Klinik der Frauenheilkunde
und Geburtshilfe
Band 5

Klinik der Frauenheilkunde und Geburtshilfe

Begründet von
Horst Schwalm und Gustav Döderlein

Herausgegeben von
Karl-Heinrich Wulf, Würzburg, und
Heinrich Schmidt-Matthiesen, Frankfurt/Main

Band 1 Endokrinologie und Reproduktionsmedizin I
Band 2 Endokrinologie und Reproduktionsmedizin II
Band 3 Endokrinologie und Reproduktionsmedizin III
Band 4 Schwangerschaft I
Band 5 Schwangerschaft II
Band 6 Geburt I
Band 7 Geburt II
Band 8 Gutartige gynäkologische Erkrankungen I
Band 9 Gutartige gynäkologische Erkrankungen II
Band 10 Allgemeine gynäkologische Onkologie
Band 11 Spezielle gynäkologische Onkologie I
Band 12 Spezielle gynäkologische Onkologie II

3. Auflage

Urban & Schwarzenberg · München – Wien – Baltimore

Klinik der Frauenheilkunde und Geburtshilfe
Band 5

Schwangerschaft II

Adaptation maternaler Organsysteme und deren Erkrankungen

Herausgegeben von
W. Künzel und K.-H. Wulf

unter Mitarbeit von
O. Behrens, P. Börner, G. A. Braems, O. Busse, G. Enders, H. Fabel, K. Federlin, A. Feige,
W. Gaßmann, B. Gay, J. Gille, H. Gips, H. Graeff, H. Heckers, M. Hohmann, R. von Hugo,
D. Kranzfelder, W. Künzel, V. Lehmann, H. Löffler, P. Mallmann, S. Marghescu, W. Rath,
K. Schander, H. Schatz, J. Schneider, W. Schumacher, K. Schwemmle, H. Tillmanns,
V. Wizemann

Urban & Schwarzenberg · München – Wien – Baltimore

Wichtiger Hinweis für den Benutzer dieses Buches:

Die in diesem Werk enthaltenen Angaben zu diagnostischen und therapeutischen Maßnahmen sind durch die Erfahrungen der Autoren und den aktuellen Stand der Wissenschaft bei Drucklegung begründet. Dies entbindet den Benutzer jedoch nicht von der Pflicht, die Indikation zu therapeutischen Interventionen für jeden Patienten sorgfältig abzuwägen. Die Gabe von Medikamenten erfordert in jedem Fall die Beachtung der Herstellerinformationen und die Prüfung von Zweckmäßigkeit, Dosierung und Applikation.

Anschriften der Herausgeber:

Band 5
Prof. Dr. med. W. Künzel
Gf. Direktor der Universitäts-Frauenklinik
Klinikstraße 28
35392 Gießen

Prof. Dr. med. K.-H. Wulf
Direktor der Universitäts-Frauenklinik
Josef-Schneider-Straße 4
97080 Würzburg

Gesamtwerk
Prof. Dr. med. K.-H. Wulf
Direktor der Universitäts-Frauenklinik
Josef-Schneider-Straße 4
97080 Würzburg

Prof. em. Dr. med. H. Schmidt-Matthiesen
Ehem. Direktor des Zentrums für Frauenheilkunde
und Geburtshilfe der Universität Frankfurt
Humperdinckstraße 11
60598 Frankfurt/Main

CIP-Titelaufnahme der Deutschen Bibliothek

Klinik der Frauenheilkunde und Geburtshilfe / begr. von Horst Schwalm und Gustav Döderlein. Hrsg. von Karl-Heinrich Wulf und Heinrich Schmidt-Matthiesen. – München ; Wien ; Baltimore : Urban und Schwarzenberg.
  Früher Losebl.-Ausg.
NE: Schwalm, Horst [Begr.]; Wulf, Karl-Heinrich [Hrsg.]
Bd. 5 Schwangerschaft II. Adaptation maternaler Organsysteme und deren Erkrankungen / hrsg. von W. Künzel und K.-H. Wulf. Unter Mitarb. von O. Behrens ... – 3. Aufl. – 1994
  ISBN 3-541-15053-X
NE: Künzel, Wolfgang [Hrsg.]; Behrens, Oliver

Planung und Lektorat: Dr. med. Burkhard Scheele, München, Dr. med. Jochen Bredehöft, Münster
Redaktion: Pola Nawrocki, München
Herstellung: Petra Laurer, München

Die Zeichnungen erstellten Birgit Biermann, Hannover, und Jochen Buschmann, München.
Einbandgestaltung von Dieter Vollendorf, München.

Gebrauchsnamen, Handelsnamen, Warenbezeichnungen und dergleichen, die in diesem Buch ohne besondere Kennzeichnung aufgeführt sind, berechtigen nicht zu der Annahme, daß solche Namen ohne weiteres von jedem benützt werden dürfen. Vielmehr kann es sich auch dann um gesetzlich geschützte Warenzeichen handeln.

Alle Rechte, auch die des Nachdruckes, der Wiedergabe in jeder Form und der Übersetzung in andere Sprachen behalten sich Urheber und Verleger vor. Es ist ohne schriftliche Genehmigung des Verlages nicht erlaubt, das Buch oder Teile daraus auf fotomechanischem Weg (Fotokopie, Mikrokopie) zu vervielfältigen oder unter Verwendung elektronischer bzw. mechanischer Systeme zu speichern, systematisch auszuwerten oder zu verbreiten (mit Ausnahme der in den §§ 53, 54 URG ausdrücklich genannten Sonderfälle).

Gesamtherstellung: Kösel, Kempten · Printed in Germany.
© Urban & Schwarzenberg 1994

ISBN 3-541-15053-X

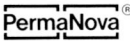

Geleitwort zur dritten Auflage

Die *Klinik der Frauenheilkunde und Geburtshilfe* wurde von H. Schwalm und G. Döderlein 1964 begründet und später zusammen mit K.-H. Wulf herausgegeben. Die erste Auflage erschien im Loseblatt-System in acht Bänden mit entsprechenden Ergänzungslieferungen bis 1984. Von 1985 bis 1990 wurde die zweite Auflage in Form von zwölf festen Einzelbänden ausgeliefert. Die Bände bzw. Bandgruppen präsentieren in monographischer Weise geschlossene Themenkomplexe der Gynäkologie und Geburtshilfe einschließlich ihrer Grenzgebiete.

Im Rahmen der jetzigen, dritten Auflage werden die einzelnen Bände in neubearbeiteter Form vorgelegt, wobei die aktuelle klinisch-wissenschaftliche Entwicklung und auch Wünsche der Leser berücksichtigt werden. So wurde die Stoffpräsentation didaktisch geändert, systematischer und optisch anschaulicher gestaltet. Schließlich erfolgte eine Straffung des Textes, wo dies ohne Verzicht auf Wesentliches möglich war.

Für Handlungsentscheidungen im klinischen Alltag werden konkrete Empfehlungen gegeben, um die Umsetzung des rein theoretischen Wissens zu erleichtern. Das Schwergewicht liegt auch weiterhin auf der Darstellung anwendbaren Wissens. Demgegenüber sind wissenschaftliche Aspekte nur so weit integriert, wie sie zum Verständnis der klinischen Problematik oder zur Abschätzung zukünftiger Entwicklung erforderlich scheinen. Gleiches gilt für die Bibliographie. Diese ist auf das Wesentliche beschränkt und nur dort ausführlicher berücksichtigt, wo es sich um innovative Methoden handelt.

Jährlich sind nach dem Perma-Nova-Prinzip zwei Banderneuerungen mit der oben erwähnten Zielsetzung vorgesehen. Dem Leser wird damit im Austauschverfahren eine Facharztbibliothek ständiger Aktualität angeboten.

Die *Klinik der Frauenheilkunde und Geburtshilfe* will auch in Zukunft dem praktisch tätigen Frauenarzt sowie den Ärzten, die sich in der Weiterbildung befinden, ein hilfreicher Ratgeber sein und alle Kenntnisse vermitteln, die für die tägliche Arbeit erforderlich sind.

Die Herausgeber

K.-H. Wulf
H. Schmidt-Matthiesen

Vorwort

Wir legen jetzt den Band 5 – *Schwangerschaft II* – der 3. Auflage unserer Handbuchreihe *Klinik der Frauenheilkunde und Geburtshilfe* vor. Das Konzept und die Reihenfolge der Beiträge wurde gegenüber der vor acht Jahren erschienenen 2. Auflage verändert. Die Gliederung erfolgt jetzt grundsätzlich nach den einzelnen Organsystemen, die schwangerschaftsspezifischen Störungen sind entsprechend zugeordnet.

Mit dem Band Schwangerschaft II, der die Adaptation maternaler Organsysteme und deren Erkrankungen zum Thema hat, liegt jetzt eine Übersicht auf dem neuesten Stand wissenschaftlicher Erkenntnisse vor, die es dem nach schneller, praktischer Information drängenden, wie auch dem nach Basisinformation suchenden Leser gleichermaßen gestattet, eine rasche und gründliche Auskunft zu erhalten. Durch diese neue Konzeption sind elf Abschnitte mit insgesamt 23 Beiträgen entstanden.

Die Veränderungen des Herz-Kreislauf-Systems werden an den Anfang gestellt, da sie den wesentlichsten Anpassungsmechanismen während der Schwangerschaft unterworfen sind, deren Störungen beträchtliche Auswirkungen auf den Fetus haben können. Einflüsse auf den uteroplazentaren Kreislauf sind jedoch nicht Gegenstand dieses Kapitels. Um Überlappungen, die sich nicht immer ganz vermeiden lassen, zu umgehen, werden diese speziellen Beiträge im Band 4 (Schwangerschaft I) abgehandelt. Aber auch den Respirationsorganen, dem blutbildenden System und dem Gerinnungssystem, dem endokrinen System, dem Gastrointestinaltrakt und der Niere und dem Harnwegssystem folgen adaptive Vorgänge, deren Kenntnis bei der Beratung der Schwangeren von Bedeutung ist. Gestörte adaptive Vorgänge gehören ebenso in diesen Themenkreis wie die erhöhte Infektanfälligkeit mancher Schwangerer sowie die Gefahr von Infektionen.

Den Autoren danken die Herausgeber für ihre bereitwillige, sachkundige Mitarbeit an diesem Band. Die begleitende, stets hilfreiche Unterstützung durch den Verlag hat die Voraussetzung geschaffen, diesen Band zu einer wichtigen Informationsquelle für den Leser zu machen.

Die Bandherausgeber

W. Künzel
K.-H. Wulf

Inhalt

1 Das Herz-Kreislauf-System während der Schwangerschaft
   J. Gille, M. Hohmann, W. Künzel, H. Tillmanns 1

2 Die Respirationsorgane während der Schwangerschaft
   H. Fabel, V. Lehmann 71

3 Das blutbildende System und das Gerinnungssystem während der Schwangerschaft
   W. Gaßmann, H. Graeff, R. von Hugo, H. Löffler, W. Rath, K. Schander ... 85

4 Das endokrine System während der Schwangerschaft
   G. A. Braems, K. Federlin, A. Feige, H. Gips, H. Schatz 113

5 Das Verdauungssystem während der Schwangerschaft
   H. Heckers, K. Schwemmle 147

6 Niere und Harnwegssystem während der Schwangerschaft
   D. Kranzfelder, V. Wizemann 181

7 Neurologische und psychiatrische Erkrankungen in der Schwangerschaft
   O. Busse, W. Schumacher 199

8 Erkrankungen der Haut
   S. Marghescu 215

9 Unfallverletzungen in der Schwangerschaft
   B. Gay 227

10 Gynäkologische Erkrankungen während der Schwangerschaft
   P. Börner 239

11 Das Immunsystem während der Schwangerschaft
   O. Behrens, G. Enders, P. Mallmann, J. Schneider 259

Sachverzeichnis 351

Autorenverzeichnis

Priv.-Doz. Dr. med. O. Behrens
Frauenklinik
Krankenhaus Oststadt
Podbielskistraße 380
30659 Hannover

Prof. Dr. med. P. Börner
Leiter der Gynäkologischen Abteilung
Krankenhaus Neukölln
Mariendorfer Weg 28
12051 Berlin

Dr. med. Dr./Univ. Gent G. A. Braems
Lawson Research Institute
St. Joseph Health Center
268 Grosvenor Street
London/Ontario N6A
4V2
Kanada

Prof. Dr. med. O. Busse
Chefarzt der Neurologischen Klinik
Klinikum Minden
Postfach 3380
32390 Minden

Frau Prof. Dr. med. G. Enders
Vorsitzende des Instituts für medizinische Virologie
und Infektionsepidemiologie e.V.
Hölderlinplatz 10
70193 Stuttgart

Prof. Dr. med. H. Fabel
Leiter der Abteilung Pneumologie der Medizinischen
Hochschule
Krankenhaus Oststadt
Podbielskistraße 380
30659 Hannover

Prof. Dr. med. Dr. h.c. K. Federlin
Leiter der III. Medizinischen Klinik und Poliklinik
der Universität
Zentrum für Innere Medizin
Rodthohl 6
35385 Gießen

Prof. Dr. med. A. Feige
Leitender Arzt der Frauenklinik II
Klinikum Nürnberg Süd
Breslauer Straße 201
90471 Nürnberg

Prof. Dr. med. W. Gaßmann
II. Medizinische Klinik und Poliklinik der Universität
im Städtischen Krankenhaus
Chemnitzstraße 33
24116 Kiel

Prof. Dr. med. B. Gay
Chefarzt d. Abt. für Unfallchirurgie
Juliusspital
Juliuspromenade 19
97070 Würzburg

Prof. Dr. med. J. Gille
Chefarzt der Gynäkologisch-geburtshilflichen
Abteilung
Städtisches Krankenhaus Lüneburg
Bögelstraße 1
21339 Lüneburg

Prof. Dr. med. H. Gips
Max-Planck-Straße 36d
16381 Friedrichsdorf

Prof. Dr. med. H. Graeff
Direktor der Frauenklinik und Poliklinik
der Technischen Universität/Klinikum rechts der Isar
Ismaninger Straße 22
81675 München

Prof. Dr. med. H. Heckers
I. Medizinische Klinik
Zentrum für Innere Medizin der Universität
Klinikstraße 36
35392 Gießen

Dr. med. M. Hohmann
Universitätsfrauenklinik und Hebammenlehranstalt
Klinikstraße 32
35392 Gießen

Prof. Dr. med. R. von Hugo
Chefarzt der Frauenklinik
Klinikum Bamberg
Bugerstraße 80
96049 Bamberg

Prof. Dr. med. D. Kranzfelder
Chefarzt der Frauenklinik des
Missionsärztlichen Instituts
Salvatorstraße 7
97074 Würzburg

Prof. Dr. med. W. Künzel
Geschäftsführender Direktor der
Universitätsfrauenklinik und Hebammenlehranstalt
Klinikstraße 28
35392 Gießen

Prof. Dr. med. V. Lehmann
Leiter der Frauenklinik
Allgemeines Krankenhaus Altona
Bülowstraße 9
22763 Hamburg

Professor Dr. med. H. Löffler
Direktor der II. Medizinischen Klinik und Poliklinik
der Universität
im Städtischen Krankenhaus
Chemnitzstraße 33
24116 Kiel

Priv.-Doz. Dr. med. P. Mallmann
Universitäts-Frauenklinik
Sigmund-Freud-Straße 25
53127 Bonn-Venusberg

Prof. Dr. med. S. Marghescu
Direktor der Hautklinik Linden
der Medizinischen Hochschule
Ricklinger Straße 5
30449 Hannover

Prof. Dr. med. W. Rath
Direktor der Frauenklinik
Medizinische Einrichtungen der RWTH
Pauwelsstraße 30
52057 Aachen

Prof. Dr. med. K. Schander
Chefarzt der Abteilung für
Gynäkologie und Geburtshilfe
Stadtkrankenhaus Neuwied
Marktstraße 74
56564 Neuwied

Prof. Dr. med. H. Schatz
Direktor der Med. Univ.-Klinik
Gilsingstraße 14
44789 Bochum

Prof. Dr. med. J. Schneider
Direktor der Frauenklinik
Krankenhaus Oststadt
Podbielskistraße 380
30659 Hannover

Prof. Dr. med. Dr. rer. nat. W. Schumacher
Geschäftsführender Direktor
Medizinisches Zentrum für Psychiatrie der Universität
Am Steg 22
35392 Gießen

Prof. Dr. med. K. Schwemmle
Leiter der Klinik für Allgemeinchirurgie
Zentrum f. Chirurgie der Universität
Klinikstraße 29
35392 Gießen

Prof. Dr. med. H. Tillmanns
Leiter d. Abteilung Kardiologie
Zentrum für Innere Medizin der Universität
Klinikstraße 36
35392 Gießen

Prof. Dr. med. V. Wizemann
Georg-Haas-Dialysezentrum
Johann-Sebastian-Bach-Straße 40
35392 Gießen

1 Das Herz-Kreislauf-System während der Schwangerschaft*

J. Gille, M. Hohmann, W. Künzel, H. Tillmanns

Inhalt

1	Physiologische Adaptation des Herz-Kreislauf-Systems an die Schwangerschaft	3
1.1	Physiologische Grundlagen	3
1.1.1	Hydrostase	3
1.1.2	Hydrodynamik	3
1.1.3	Hämodynamik	3
1.2	Hämodynamische Veränderungen während der Schwangerschaft	4
1.2.1	Herzminutenvolumen, Herzfrequenz, Schlagvolumen, arterieller Blutdruck und Gefäßwiderstand	4
1.2.2	Venöser Blutdruck	5
1.2.3	Verteilung des Herzminutenvolumens	6
1.2.4	Kreislaufveränderungen unter körperlicher Belastung	6
2	Herz-Kreislauf-Erkrankungen während der Schwangerschaft	8
2.1	Problemstellung	8
2.2	Beurteilung des Herz-Kreislauf-Systems während der Schwangerschaft	8
2.2.1	Anamnese und klinischer Untersuchungsbefund	9
2.2.2	Beurteilung der kardialen Belastbarkeit	10
2.2.3	Diagnostische Methoden	11
2.3	Kardiovaskuläre Erkrankungen während der Schwangerschaft	12
2.3.1	Rheumatische Herzerkrankungen	12
2.3.2	Erworbene Herzklappenfehler	13
2.3.3	Schwangerschaft bei Patientinnen mit Herzklappenprothesen	15
2.3.4	Angeborene Herzfehler	16
2.3.5	Entwicklungsstörungen des kardiovaskulären Bindegewebes	25
2.3.6	Kardiomyopathien	27
2.3.7	Koronare Herzkrankheit	31
2.3.8	Herzrhythmusstörungen	32
2.4	Kardiovaskuläre Pharmaka während Schwangerschaft und Stillzeit	35
2.4.1	Digitalisglykoside	35
2.4.2	Antianginöse und antihypertensive Substanzen	36
2.4.3	Calciumantagonisten	36
2.4.4	Angiotensin-Converting-Enzymhemmer (ACE-Hemmer)	37
2.4.5	Diuretika	37
2.4.6	Antiarrhythmika	37
2.4.7	Antikoagulanzien	39
3	Schwangerschaftsinduzierte Hypertonie	44
3.1	Einleitung und Definition der schwangerschaftsinduzierten Hypertonie	44
3.1.1	Symptomatische Kriterien	44
3.1.2	Terminologie	45
3.2	Häufigkeit und Risikofaktoren der schwangerschaftsinduzierten Hypertonie	46
3.3	Ätiologie der schwangerschaftsinduzierten Hypertonie	47

* Die Literaturverzeichnisse sind jeweils am Ende der Abschnitte aufgeführt.

3.3.1	Epidemiologische Faktoren	47	3.6.4.1	Antepartale Blutdrucksenkung	59
3.3.2	Immunologische Faktoren	47	3.6.4.2	Blutdrucksenkung bei hypertoner Krise peripartal	61
3.3.3	Schädigung des Gefäßendothels	50	3.6.5	Sedierung	61
3.3.4	Trophoblastinvasion	50	3.6.6	Tokolyse und Lungenreifeinduktion	62
3.3.5	Modell des Entstehungsmechanismus	52	3.6.7	Therapie des HELLP-Syndroms	62
3.4	Diagnostik der schwangerschaftsinduzierten Hypertonie	52	3.7	Prognose der schwangerschaftsinduzierten Hypertonie	62
3.4.1	Symptome	52	3.7.1	Prognose der jetzigen Schwangerschaft	62
3.4.2	Früherkennungstests	52	3.7.2	Prognose postpartal	62
3.4.3	Überwachungsparameter	55			
3.5	Verlauf der schwangerschaftsinduzierten Hypertonie	57	4	Hypotonie in der Schwangerschaft	66
3.6	Therapie der schwangerschaftsinduzierten Hypertonie	58	4.1	Hypotone Beschwerden	66
3.6.1	Grundlagen	58	4.2	Niedriger Ruheblutdruck	67
3.6.2	Prävention	58	4.3	Orthostatische Hypotonie	68
3.6.3	Nicht-medikamentöse Behandlung	59	4.4	Hypotonie bei Peridural- und Spinalanästhesie	68
3.6.4	Medikamentöse Therapie	59	4.5	Vena-cava-Okklusionssyndrom	69

1 Physiologische Adaptation des Herz-Kreislauf-Systems an die Schwangerschaft

W. Künzel, M. Hohmann

Das maternale Herz-Kreislauf-System adaptiert sich während der Schwangerschaft an die Bedürfnisse des Feten mit dem Ziel, das Angebot an nutritiven Substanzen – Fette, Kohlenhydrate, Proteine, Elektrolyte, Vitamine – sicherzustellen und den Gasaustausch über die Plazenta zu garantieren. Die Mechanismen, die diese Anpassungsvorgänge initiieren, sind im wesentlichen unbekannt. Informationen existieren über Teilprozesse des unvollständigen Mosaiks der Regulationsmechanismen, ohne deren Kenntnisse sowohl Störungen der Kreislauffunktion (schwangerschaftsinduzierte Hypertonie, Hypotonie, Auswirkungen von schweren körperlichen Belastungen, Herzfehler) wie auch therapeutische Ansätze in ihrer Auswirkung auf den Feten nicht verstanden werden können.

1.1 Physiologische Grundlagen

1.1.1 Hydrostase

Der Druck (p) ist das Produkt von drei Faktoren: der Dichte (ζ), der Schwerkraft (Erdbeschleunigung) (g) und der Höhe (h) der Flüssigkeitssäule:

$$(1)\ p^* = \zeta \cdot g^{**} \cdot h$$

In horizontaler Lage ist der Blutdruck von Patienten in den Arterien des Kopfes gleich dem Blutdruck in den Arterien der Füße. Wenn jedoch der Mensch sich in die aufrechte Position begibt, ändern sich die Blutdrucke in allen Gefäßgebieten. Der Blutdruck, der in Höhe des Herzens am Arm mit 100 mm Hg (13,3 kPa) gemessen wird, beträgt in den Gefäßen des Kopfes nur etwa 60 mm Hg (~ 8 kPa), während er in den Arterien der Füße etwa 200 mm Hg (~ 26,7 kPa) betragen wird.

Der gleiche hydrostatische Druck, der für das arterielle Gefäßsystem gilt, wirkt auch auf der venösen Seite. Auch im venösen Gefäßsystem werden die Drucke durch eine Reihe von Faktoren modifiziert: durch Gefäßklappen in den peripheren Venen, durch die Muskelpumpe und durch den intrathorakalen Druck. Der Druckanstieg in den venösen Gefäßen führt zum Flüssigkeitsaustritt aus dem Blut in den extravasalen Raum und dort mitunter zu Ödemen. Während der Schwangerschaft werden die großen Venen durch den Uterus häufig komprimiert, so daß daraus ein höherer venöser Blutdruck in den Beinen resultiert.

Wird dieses Prinzip auf Gefäßgebiete angewendet, in denen Blut das fließende Medium ist, dann zeigt sich, daß sehr wenige Gefäße eine lineare Druckflußkurve haben. Die Form der Kurve variiert von einem Gefäßbett zum anderen, sie ist abhängig von der Dehnbarkeit der Gefäße, von der Autoregulation, von der Viskosität des Blutes und von adrenergen Rezeptoren. In einigen Gefäßgebieten fließt das Blut nicht mehr, wenn ein kritischer Druck unterschritten wird. Der Druck, bei dem der Fluß im Gefäß Null beträgt, wird als *kritischer Verschlußdruck* bezeichnet.

1.1.2 Hydrodynamik

Die Hydrodynamik beschreibt das Verhalten von Flüssigkeiten, die sich in Bewegung befinden. Sie gehorchen einem physikalischen Gesetz (Hagen-Poisseuille-Strömungsgesetz), das für homogene Flüssigkeiten (Wasser) durch starre Röhren definiert ist. Die Flußmenge (Q) ist nach (2) definiert:

$$(2)\ Q = (P_A - P_B) \cdot \pi \cdot 8^{-1} \cdot 1/\eta \cdot r^4/l$$

wobei $P_A - P_B$ die Druckdifferenz zwischen zwei Meßorten, η die Viskosität, r den Radius und l die Länge der Gefäßstrecke darstellen. Diese Gleichung macht bewußt, daß sowohl Viskosität (Hämatokrit) des Blutes und der Gefäßquerschnitt (Gefäßverengung im Kreislaufschock) einen sehr starken Einfluß auf den Blutfluß haben. Der Widerstand (R) von Gefäßschnitten läßt sich nach (3) definieren:

$$(3)\ R = 8/\pi \cdot \eta \cdot l/r^4 = \frac{P_A - P_B}{Q}$$

als das Verhältnis von Druckdifferenz zur Durchblutung.

1.1.3 Hämodynamik

Die Dynamik der Blutzirkulation beinhaltet die Gesetze der Hydrodynamik unter Berücksichtigung der Eigenschaft des Blutes, des pulsatilen Charakters des Blutflusses, der Fähigkeit des Blutgefäßes, sich zu dilatieren und somit den Querschnitt zu verändern, und die Einbeziehung des Herzens als Pumpe. Das Herzkreislaufsystem wird durch Reflexe gesteuert. Die wichtigsten Reflexe des Kreislaufsystems sind jene, die eine Kontrollfunktion über den Blutdruck haben (Übersicht bei [18]).

Der arterielle Blutdruck (P) ist das Produkt aus Herzminutenvolumen (HMV) und peripherem Widerstand (R), wobei das Herzminutenvolumen ein Produkt des Schlagvolumens (SV) und der Herzfrequenz (HF) ist.

$$(4)\ p = SV \cdot HF \cdot R$$

Der arterielle Blutdruck wird durch Pressorezeptoren gemessen und über Impulse zur Medulla oblongata gesendet. Die medullären Zentren steuern durch Impulse zu den motorischen Fasern des sympathischen und parasympathischen Nervensystems den peripheren Widerstand und das Herzminutenvolumen, so daß der Blutdruck als Regelgröße weitgehend konstant bleibt.

Beim Abfall des Schlagvolumens (verminderter venöser Rückfluß) fällt der Blutdruck ab. Gegenregulatorisch steigt der Gefäßwiderstand in einigen Gefäßgebieten, zu denen auch das uterine Gefäßgebiet gehört, an. Lebenswichtige Gefäßgebiete (Herz, Gehirn, Nebenniere) nehmen zunächst an der Widerstandsregulation zur Stabilisierung des Blutdrucks nicht teil.

---

* Die Einheit für den Druck ist Pascal (Pa):
   1 mm Hg = 133,4 Pa = 0,1334 kPa

** g ist das spezifische Gewicht von Quecksilber (13,6 p'/cm³) (p' = Pond)

1.2 Hämodynamische Veränderungen während der Schwangerschaft

1.2.1 Herzminutenvolumen, Herzfrequenz, Schlagvolumen, arterieller Blutdruck und Gefäßwiderstand

Unter physiologischen Bedingungen stellt der Blutdruck auch im maternalen Kreislauf während der Schwangerschaft eine Regelgröße dar (Abb. 1-1). Blutdruckänderungen werden über Afferenzen zu den Pressorezeptoren und zum Kreislaufzentrum gemeldet, die dann ihrerseits den peripheren Widerstand und das Herzminutenvolumen so regeln, daß der Blutdruck konstant bleibt. Mit dem Beginn einer Schwangerschaft erfolgen Veränderungen an den Stellgliedern dieses Regelkreises: Das Herzminutenvolumen steigt von etwa 4,5 l/min vor der Schwangerschaft auf etwa 6,0 l/min in den ersten Wochen der Schwangerschaft an (Abb. 1-2). Der Anstieg des Herzminutenvolumens wird durch den Anstieg der Herzfrequenz und durch die Zunahme des Schlagvolumens verursacht. Die Herzfrequenz steigt von 65 auf 75 Schläge/min an, während sich das Schlagvolumen von 65 auf 80 ml/min erhöht [3, 5] (Abb. 1-3).

Untersuchungen, die bei normalen Schwangerschaften über einen Abfall des Herzminutenvolumens am Ende der Gravidität berichten, sind nach heutiger Auffassung auf die falsche Lagerung der Patientin bei der

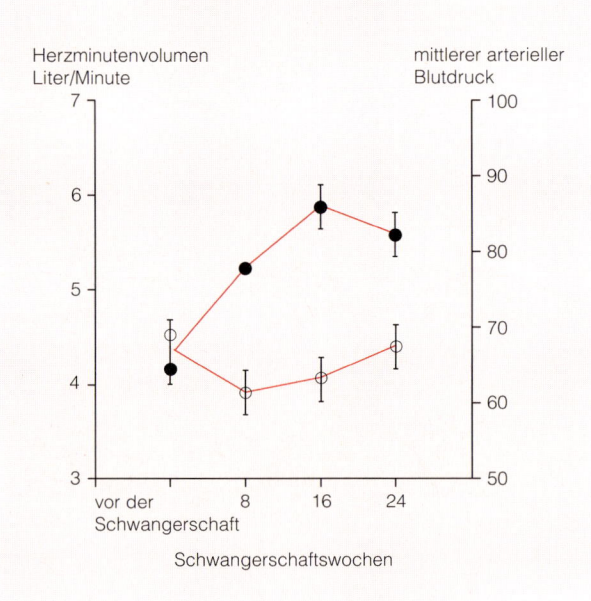

Abb. 1-2 Herzminutenvolumen (Punkte) und mittlerer arterieller Blutdruck (Kreise) als Komponenten des systemischen vaskulären Widerstandes vor der Schwangerschaft bis zur 24. Woche der Gravidität (nach Capeless und Clapp [3]).

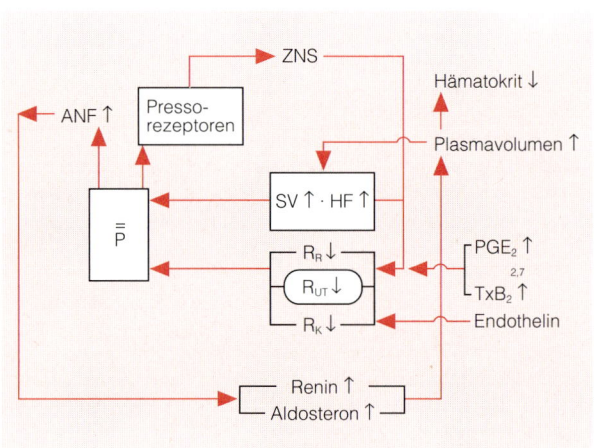

Abb. 1-1 Der Regelkreis in der Kreislaufadaptation während der Schwangerschaft. Regelgröße ist der Blutdruck p, Stellglieder sind Schlagvolumen (SV), Herzfrequenz (HF) und Gefäßwiderstand (R_{UT} = Uterus, R_R = Niere, R_K = Körper). Dargestellt sind Substanzen, die einen Einfluß auf das Herzminutenvolumen (SV·HF) und auf den Gefäßwiderstand (R) haben; ANF = atrialer natriuretischer Faktor.

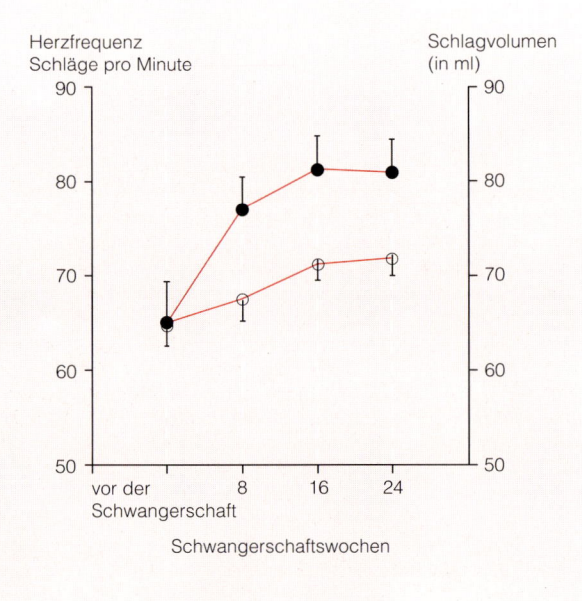

Abb. 1-3 Schlagvolumen (Punkte) und Herzfrequenz (Kreise) als Komponenten des Herzminutenvolumens vor der Schwangerschaft und bis zur 24. Woche der Gravidität (nach Capeless und Clapp [3]).

Messung (Rückenlage) zurückzuführen (siehe auch Abschnitt 4.4). Beobachtungen des arteriellen Blutdrucks während der Schwangerschaft zeigen, daß in den ersten Wochen der Gravidität der mittlere arterielle Blutdruck um etwa 10 mm Hg abfällt und dann im weiteren Verlauf der Schwangerschaft wieder ansteigt [3]. Daraus ist zu schließen, daß beträchtliche Veränderungen im peripheren Gefäßwiderstand einschließlich des uterinen Gefäßwiderstandes erfolgen. Allein durch die Dilatation der Gefäße des Uterus nimmt der gesamte periphere Widerstand um etwa ein Drittel ab.

Der Anstieg des Blutvolumens ist notwendig, damit das Schlagvolumen und somit auch das Herzminutenvolumen ansteigen können. In tierexperimentellen Untersuchungen konnte nachgewiesen werden, daß das Blutvolumen und das Plasmavolumen zur Reninkonzentration, die während der Schwangerschaft erhöht ist, korreliert sind [20]. Es wird vermutet, daß einerseits die Östrogene die Plasma-Reninaktivität und diese wieder das Angiotensin II und das Aldosteron erhöhen und über eine erhöhte Kochsalzretention in der Niere das extrazelluläre Wasser und das Plasmavolumen steigern. Andererseits könnte auch, wie Valenzuela und Longo [20] postulierten, der „arteriovenöse Shunt" der Plazenta zum Abfall des peripheren Gefäßwiderstandes führen und auf diese Weise die renale und uterine Reninproduktion stimulieren, um den Blutdruck durch Anstieg des Blutvolumens konstant zu halten.

Neuere Untersuchungen belegen jedoch, daß der Gefäßwiderstand während der Schwangerschaft über einen weiteren Mechanismus gesteuert wird [1, 2]. Möglicherweise induzieren die Östrogene die sog. Nitric-oxide (NO)-Synthetase in den Endothelzellen der Gefäße (Abb. 1-4) [11]. Der schon länger bekannte Endothelium-derived relaxing factor (EDRF) wird als Stickoxid (NO, engl. nitric oxide) angesehen. Es wird von den Endothelzellen während der enzymatischen Konversion von L-Arginin zu L-Citrullin produziert und freigesetzt [15, 16, 17, 19]. Unter dem Einfluß von Estradiol-17β erfolgt eine Aktivierung des Enzyms NO-Synthetase in den Endothelzellen, die die Uterusgefäße auskleiden, um aus dem verfügbaren L-Arginin größere Mengen an Stickoxid zu produzieren. Dies mag für die Widerstandsregulation im maternalen Kreislauf, insbesondere aber für die Regulation der uterinen Durchblutung von großer Bedeutung sein. Die Behandlung von Tieren mit L-Nitroargininmethylester (L-NAME), das kompetitiv L-Arginin verdrängt, führt zu einem dosisabhängigen Abfall der uterinen Durchblutung und des Herzminutenvolumens und zu einem Anstieg des systemischen arteriellen Blutdrucks und Gefäßwiderstands [1, 20]. Mit dieser Erkenntnis ist ein wichtiger Schlüsselmechanismus für die Veränderung des peripheren Widerstandes, insbesondere im Bereich des uterinen Gefäßsystems, aufgedeckt.

1.2.2 Venöser Blutdruck

Die Veränderungen des Blutdrucks in den venösen Gefäßen sind während der Schwangerschaft besonders ausgeprägt. Dabei zeigen sich Unterschiede zwischen oberer und unterer Körperhälfte. Der Blutdruck in den Venen des Armes verändert sich wenig während der Schwangerschaft, wohl aber der Blutdruck in den Femoralvenen und in anderen venösen Gebieten der Beine. Die femoralen Venen führen ohne Gefäßklappen direkt zur V. cava inferior und zum Herzen, so daß bei einer Patientin, die sich in horizontaler Lage befindet, der venöse Druck von den Beinen bis zum Herzen annähernd gleich ist. Der Blutdruck im rechten Vorhof des Herzens ist während der Schwangerschaft ebenfalls nicht erhöht. Der zentralvenöse Blutdruck beträgt etwa 0,2 bis 0,45 kPa (2–4,5 cm Wassersäule). Er ist damit gegenüber der Frühschwangerschaft in der Spätschwangerschaft um etwa 50 % niedriger.

Seit vielen Jahren weiß man, daß bei einem Anstieg des Femoralvenendrucks ohne Anstieg des Blutdrucks im rechten Vorhof eine Obstruktion zwischen diesen beiden Punkten vorliegen muß. Während der Schwangerschaft kommen drei Möglichkeiten als Ursache für eine Obstruktion in Frage:

– ein mechanischer Druck durch das Gewicht des schwangeren Uterus auf beide Vv. iliacae und auf die V. cava inferior
– ein Druck des fetalen Kopfes auf die Vv. iliacae
– eine hydrodynamische Stauung durch den relativ hohen Druck als Folge eines erhöhten Ausflusses von Blut aus dem Uterus

Alle drei Theorien werden durch klinische oder venenangiographische Befunde sowie Venendruckmessungen bestätigt. Der hohe Blutdruck in der Femoralvene fällt nach der Geburt (wie auch nach Entfernung eines großen Beckentumors) plötzlich ab [8].

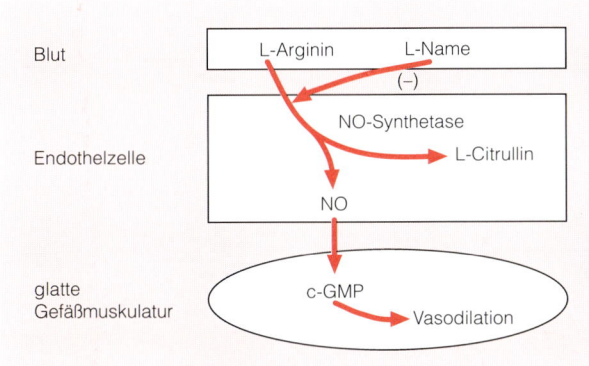

Abb. 1-4 Schematische Übersicht über den Einfluß der Nitricoxide-(NO)Synthetase, welche L-Arginin in L-Citrullin umwandelt und dabei NO in den endothelialen Zellen freigibt. Dies führt zu einer Stimulation von zyklischem Guanosinmonophosphat (c-GMP) in den glatten Muskelzellen und der Gefäße und zur Vasodilatation. L-Nitroargininmethylester (L-NAME) zeigt eine kompetitive Hemmung mit L-Arginin als Substrat für NO-Synthetase und verhindert auf diese Weise die Bildung von NO (nach van Buren et al. [1, 2]).

1.2.3 Verteilung des Herzminutenvolumens

In allen untersuchten Spezies, einschließlich des Menschen, steigt das Herzminutenvolumen während der Schwangerschaft um ca. 20% bis zum Ende der Gravidität an. Etwa 10 bis 20% des Herzminutenvolumens werden für die Durchblutung des Uterus zur Verfügung gestellt (Tab. 1-1). Die verbleibenden 80% dienen somit der Steigerung der Nierendurchblutung, der Brustdrüse, des Herzens, des Skeletts, des Splanchnikusgebietes und der Haut (Übersicht bei [12]). Wie diese Organe, so ist auch der Uterus in die Zentralisation des Kreislaufs beim Abfall des Herzminutenvolumens einbezogen.

1.2.4 Kreislaufveränderungen unter körperlicher Belastung

Der Effekt der körperlichen Belastung auf die Fähigkeit zu konzipieren und auf das fetale Wachstum ist inzwischen bekannt [6]. Die Auswirkungen auf das kardiovaskuläre System, auf den Stoffwechsel und auf die Atmung während der Schwangerschaft sind ebenfalls gut untersucht (Übersicht bei [10]).

Im allgemeinen erfolgt eine physiologische Adaptation während einer körperlichen Belastung, die dem Ausmaß der Belastung entspricht. Bei einer Belastung mit 50 W steigen das Herzminutenvolumen von 5 auf 9 l/min, die Herzfrequenz von 79 auf 114 Schläge/min und der systolische Blutdruck von 113 auf 148 mm Hg an [14] (Abb. 1-5). Das Ausmaß der individuellen Reaktionsfähigkeit auf eine definierte Belastung variiert relativ stark von einer Person zur anderen. Dies gilt

Tabelle 1-1 Das Herzminutenvolumen (HMV) bei der Frau im nichtschwangeren und im schwangeren Zustand am Ende der Tragzeit. Die Organdurchblutung ist in Prozent vom HMV angegeben. Ihr Anteil am HMV bleibt mit Ausnahme der Uterusdurchblutung mit Eintritt der Gravidität annähernd konstant, d.h. sie steigt in allen Fällen an (nach Metcalfe et al. [12]). Strich = keine Daten verfügbar

	nicht-gravide	gravide
Herzminutenvolumen (HMV, in ml/min)	4500–5000	6000–7000
Organdurchblutung (% vom HMV):		
Uterus	2	17
Niere	20	18
Brustdrüse	1	2
Gehirn	10	–
Herz	–	–
Skelett	20	–
Splanchnikusgebiet	25	–
Haut	10	12
Rest	–	–

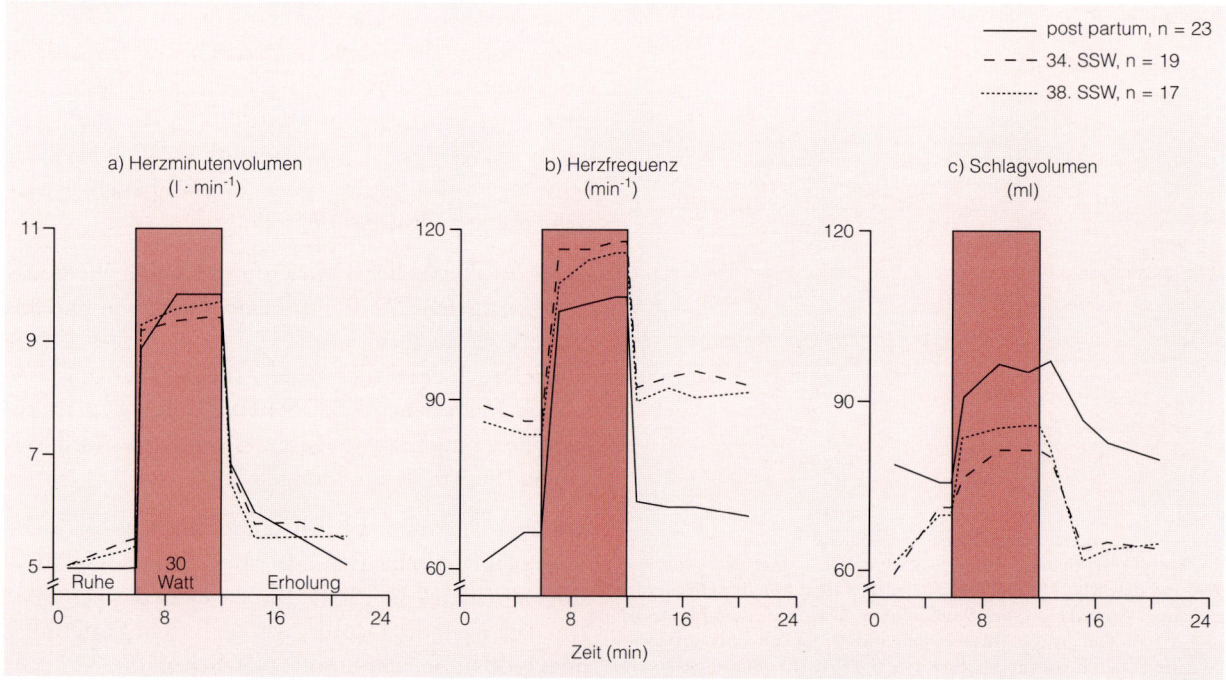

Abb. 1-5 Herzminutenvolumen, Herzfrequenz und Schlagvolumen in der Ruhephase, während einer 50-W-Fahrradbelastung im Sitzen und in der Erholungsphase in der 34. Woche, 38. Woche und drei Monate nach der Geburt (nach Morton et al. [14]).

auch für die maximale physiologische Änderung. Sie ist abhängig vom Alter und von der Kondition.

Um vergleichbare Werte zwischen verschiedenen Individuen zu erhalten, ist es notwendig, die körperliche Belastung zu quantifizieren und als Prozent des individuellen maximalen Sauerstoffverbrauchs auszudrücken. Wenn der Grad der körperlichen Belastung auf diese Weise dargestellt wird, dann läßt sich das Maß der Änderung bei jedem physiologischen Parameter korrekt messen und seine Bedeutung in Relation zu anderen adaptiven Veränderungen, die über das gesamte Spektrum von der Ruhe bis zur maximalen Belastung auftreten, bestimmen.

Es gibt bisher wenige Berichte über die Auswirkung einer wiederholten körperlichen Belastung während der Schwangerschaft auf den Verlauf der Gravidität. Im allgemeinen besteht eine positive Korrelation zwischen dem allgemeinen Ernährungs- und Kräftezustand während der Schwangerschaft und dem Gewicht der Plazenta und des Kindes bei Geburt und eine negative Korrelation mit Komplikationen vor und während der Geburt. Bei einer kleineren Studie unter standardisierten Bedingungen fand sich keine Differenz zwischen dem Geburtsgewicht und dem plazentaren Gewicht oder dem Verlauf der Geburt zwischen körperlich belasteten Frauen und Kontrollgruppen [9]. Kardiovaskuläre Untersuchungen bei geringer und mäßig starker Belastung während der Schwangerschaft haben gezeigt, daß der Anstieg des Herzminutenvolumens, der Herzfrequenz, des Schlagvolumens und des Sauerstoffverbrauchs während der Schwangerschaft nicht beeinträchtigt waren. Nur in einer Studie ist der Effekt der körperlichen Belastung auf die regionale Durchblutung untersucht worden. Während leichter Ergometriebelastung in der Spätschwangerschaft fiel die uterine Durchblutung ungefähr um 25 % ab [13].

Diese Beobachtungen haben auch dazu geführt, die fetale Herzfrequenz zu untersuchen und die maternale Belastung und auch die Einschränkung der uteroplazentaren Durchblutung zu definieren. Am Menschen haben solche speziellen Untersuchungen bisher wenig Information gebracht.

In Versuchen an Ziegen und Schafen wurde die Beziehung zwischen der maternalen körperlichen Belastung, der uterinen Durchblutung und dem fetalen Zustand geprüft [7]. Die wiederholte verlängerte körperliche Belastung ging mit einer Erhöhung der Frühgeburtlichkeit und einer Häufung des intrauterinen Fruchttodes wachstumsretardierter Feten einher. Andere Experimente haben gezeigt, daß eine lineare Beziehung zwischen dem Anstieg der maternalen Herzfrequenz und dem Abfall der uterinen Durchblutung besteht [4]. Da die Veränderung der Herzfrequenz, die durch die körperliche Belastung erzeugt wird, in direkter Beziehung zur maximalen Belastung steht, ist anzunehmen, daß das uterine vaskuläre Gebiet wie das Gefäßbett des Splanchnikus reagiert.

Die Schwangerschaft selbst stellt eine körperliche Belastung dar, die ihren höchsten Punkt am Ende der Gravidität erreicht. Die Belastungsmöglichkeit ist deshalb durch das Alter der Schwangerschaft limitiert. Mit fortschreitender Schwangerschaft ist bereits bei geringer Steigerung der Arbeit ein Abfall der uterinen Durchblutung zu erwarten. Bei normaler Plazentafunktion übersteht der Fetus eine kurzfristige Reduktion der Durchblutung durch eine Vergrößerung der arteriovenösen Sauerstoffkonzentrationsdifferenz. Wie die tierexperimentellen Untersuchungen jedoch gezeigt haben, toleriert der Fetus wiederholte verstärkte Beeinträchtigungen der uterinen Perfusion durch die Belastung nicht.

Körperliches Training vor und während der Schwangerschaft mag geeignet sein, den Effekt einer standardisierten körperlichen Arbeit auf die uterine Durchblutung zu verringern. Gegenwärtig kann man annehmen, daß es nicht notwendig ist, die körperliche Belastung während der Schwangerschaft vollständig einzuschränken. Es ist jedoch sinnvoll, übermäßige körperliche Aktivität insbesondere während der letzten Wochen der Schwangerschaft einzuschränken. Bei Bettruhe in Seitenlage ist die uterine Perfusion am besten. Diese einfache Lagerung stellt daher eine geeignete Maßnahme dar, wenn sich Komplikationen während der Schwangerschaft ergeben.

Literatur zu Abschnitt 1

1. Buren, G. A. van, U. Lang, D. S. Yang, K. E. Clark: Nitric oxide synthesis inhibition in pregnant and nonpregnant sheep: maternal and fetal hemodynamic responses. Abstract 566 in: Scientific Program and Abstracts, 39th Annual Meeting of the Society for Gynecologic Investigation, San Antonio/Texas, 18–21 March 1992.
2. Buren, G. A. van, D. S. Yang, K. E. Clark: Estrogen-induced uterine vasodilatation is antagonized by L-nitroarginine methyl ester, an inhibitor of nitric oxide synthesis. Amer. J. Obstet. Gynec. 167 (1992) 828.
3. Capeless, E. L., J. F. Clapp: Cardiovascular changes in early phase of pregnancy. Amer. J. Obstet. Gynec. 161 (1989) 1449.
4. Clapp, J. F.: Acute exercise stress in the pregnant ewe. Amer. J. Obstet. Gynec. 136 (1980) 489.
5. Clapp, J. F.: Maternal heart rate in pregnancy. Amer. J. Obstet. Gynec. 152 (1985) 659.

6. Clapp, J. F.: Exercise and fetal health. J. Devel. Physiol. 15 (1991) 9–14.
7. Hohimer, A. R., J. M. Bissonnette, J. Metcalfe, T. A. McKean: The effect of exercise on uterine blood flow in the pregnant pigmy goat. Amer. J. Physiol. 246 (1984) H 207–H 212.
8. Künzel, W.: Vena-cava-Okklusions-Syndrom. Kardiovaskuläre Parameter und uterine Durchblutung. Fortschr. Med. 94 (1976) 949.
9. Kulpa, P. J., M. Bridget, M. A. White, R. Visscher: Aerobic exercise in pregnancy. Amer. J. Obstet. Gynec. 156 (1987) 1395–1403.
10. Lotgering, F. K., D. G. Raymond, L. D. Longo: Maternal and fetal responses to exercise during pregnancy. Amer. Physiol. Soc. 65 (1985) 1–35.
11. Magness, R. R., T. Roy, C. R. Rosenfeld: Endothelium-derived relaxing factor (EDRF) modulates estradiol-17β-induced increases in uterine blood flow (UBF) in non pregnant sheep. Abstract 567 in: Scientific Program and Abstracts, 39th Annual Meeting of the Society for Gynecologic Investigation, San Antonio/Texas, 18–21 March 1992.
12. Metcalfe, J., M. K. Stock, D. H. Barron: Maternal physiology during gestation. In: Knobil, E., J. Neill et al. (eds.): The Physiology of Reproduction, pp. 2145–2176. Raven Press, New York 1988.
13. Morris, N., S. B. Osborn, H. P. Wright: Effective uterine blood flow during exercise in normal and preeclamptic pregnancies. Lancet II (1956) 481.
14. Morton, M. J., M. S. Paul, G. R. Campos, M. V. Hart, J. Metcalfe: Exercise dynamics in late gestation: effects of physical training. Amer. J. Obstet. Gynec. 152 (1985) 91–97.
15. Palmer, R. M. J., D. S. Ashton, S. Moncada: Vascular endothelial cells synthesize nitric oxide from L-arginine. Nature 333 (1988) 664.
16. Palmer, R. M. J., A. G. Ferrige, S. Moncada: Nitric oxide release accounts for the biological activity of endothelium-derived relaxing factor. Nature 327 (1987) 524.
17. Palmer, R. M. J., D. D. Rees, D. S. Ashton, S. Moncada: L-arginine is the physiological precursor for the formation of nitric oxide in endothelium-dependent relaxation. Biochem. Biophys. Res. Commun. 153 (1988) 1251.
18. Scher, A. M.: Control of arterial blood pressure: measurement of pressure and flow. In: Ruch, T. C., H. D. Patton (eds.): Physiology and Biophysics. Saunders, Philadelphia 1965.
19. Schmidt, H., M. M. Klein, F. Niroomand, E. Bohne: Is arginine a physiological precursor of endothelium-derived nitric oxide? Europ. J. Pharmacol. 148 (1988) 293.
20. Valenzuela, G. J., L. D. Longo: The relation of maternal blood volume to plasma renin activity in the pregnant rabbit. J. Devel. Physiol. 7 (1985) 99.

2 Herz-Kreislauf-Erkrankungen während der Schwangerschaft

H. Tillmanns

2.1 Problemstellung

Die Abnahme der Müttersterblichkeit in Westeuropa und in den Vereinigten Staaten ist in erster Linie auf die Kontrolle nicht-kardialer Determinanten der Müttersterblichkeit, insbesondere der Eklampsie, Blutungen und Infektionen zurückzuführen. Während der ersten Hälfte dieses Jahrhunderts war der Schwangerschaftsverlauf bei ca. 1 bis 4% der Schwangeren in Westeuropa und in den USA durch das Vorliegen einer Herzerkrankung erschwert [159]. Die Prävalenz von Herzerkrankungen während der Schwangerschaft hat in den letzten drei Jahrzehnten insgesamt abgenommen. Es hat sich vorwiegend die relative Inzidenz der verschiedenen Erscheinungsformen der Herzerkrankungen geändert. So ist z. B. die Anzahl der rheumatischen Herzerkrankungen zurückgegangen, wohingegen angeborene Herzfehler bei Schwangeren heute häufiger beobachtet werden. Weiterhin wird heute durch Fortschritte der diagnostischen Verfahren und der Patientenbetreuung auch solchen Frauen mit Herzerkrankungen das Austragen einer Schwangerschaft ermöglicht, welchen früher von einer Schwangerschaft dringend abgeraten worden wäre, und die modernen Methoden der Herzchirurgie haben ein neues Patientenkollektiv hervorgebracht, die postoperative Herzpatientin im gebärfähigen Alter [118, 158]. Um aber wirklich sinnvolle und repräsentative Daten über die Prävalenz von Herzkrankheiten während der Schwangerschaft und über die relative Häufigkeit der einzelnen Formen der Herzerkrankungen zu erhalten, müssen die untersuchten Patientenkollektive genau charakterisiert werden. In Indien und Nigeria, z. B., stellen akute und chronische rheumatische Herzerkrankungen auch heute noch ein bedeutendes Gesundheitsproblem schwangerer Frauen dar. Andererseits muß in Südamerika wegen der relativ hohen Inzidenz der Chagas-Krankheit häufiger an das Vorkommen einer durch diese Krankheit bedingten Kardiomyopathie bei schwangeren Frauen gedacht werden.

2.2 Beurteilung des Herz-Kreislauf-Systems während der Schwangerschaft

Bei der Beurteilung von kardialen Erkrankungen während der Schwangerschaft müssen die funktionellen und anatomischen Veränderungen des Kreislaufsystems berücksichtigt werden, welche im Verlauf einer normalen Schwangerschaft auftreten. Diese schwangerschaftsinduzierten Veränderungen des Kreislaufsystems können dazu führen, daß Symptome und Merkmale kardialer Erkrankungen entweder simuliert oder andererseits verborgen werden, so daß die Diagnose sehr erschwert werden kann [42]. Weiterhin ist bei der Auswahl des diagnostischen Vorgehens zur Beurteilung einer Herzerkrankung während der Schwangerschaft in Betracht zu ziehen, daß gewisse Untersuchungsverfahren ein potentielles Risiko für den Feten mit sich bringen.

2.2.1 Anamnese und klinischer Untersuchungsbefund

Symptome

Während der normalen Schwangerschaft klagen Frauen oft über Ermüdungserscheinungen, Abnahme der Belastungsfähigkeit, Schwindel und selten auch über Synkopen (Tab. 1-2) [42]. Oft werden flache und schnelle Atembewegungen beobachtet, welche irrtümlicherweise als Dyspnoe interpretiert werden können.

Inspektion und Palpation

Ebenso wie die raschen und flachen Atembewegungen können auch Erweiterungen der Jugularvenen, durch die Zunahme des Blutvolumens während der Schwangerschaft bedingt, und das Auftreten von Beinödemen, welche in Spätstadien der Schwangerschaft oft beobachtet werden, zur Fehldiagnose einer Herzinsuffizienz führen oder letztere in ihrem Schweregrad überschätzen lassen (Tab. 1-3). Die peripheren Pulsqualitäten (hart, schnellend) ähneln denjenigen einer Herz-Kreislauf-Erkrankung mit großer Blutdruckamplitude und lassen differentialdiagnostisch an eine Aorteninsuffizienz oder eine Hyperthyreose bzw. an eine arteriovenöse Fistel denken. Der Herzspitzenstoß kann bei den meisten Frauen in der Spätschwangerschaft leicht getastet werden, wird vom Untersucher gewöhnlich als schnellend empfunden und erscheint oft nach links verlagert. Differentialdiagnostisch muß bei Analyse des Spitzenstoßes eine linksventrikuläre Volumenbelastung, wie z. B. bei Aorten- oder Mitralinsuffizienz, erwogen werden. Insbesondere in der Spätphase der Schwangerschaft sind auch oft der Pulmonalarterienstamm, die Spitze des rechten Ventrikels (im Epigastrium) und der Pulmonalklappen-

Tabelle 1-2 Symptome, die auf physiologischen Veränderungen im Herz-Kreislauf-System während einer normalen Schwangerschaft beruhen können

- Abnahme der Belastungsfähigkeit
- Müdigkeit
- Belastungsdyspnoe (bis hin zu Orthopnoe)
- Schwindel
- Synkopen

Tabelle 1-3 Klinische Herz-Kreislauf-Untersuchungsbefunde während der Schwangerschaft, die meist durch physiologische Veränderungen verursacht werden

Inspektion:
- Hyperventilation
- periphere Ödeme
- Halsvenenstauung
- Kapillarpuls

Palpation:
- nach links verlagerter Herzspitzenstoß
- rechtsventrikuläre Pulsation

Auskulation:
- basale pulmonale Rasselgeräusche
- lauter 1. Herzton mit akzentuierter Spaltung
- persistierende Spaltung des 2. Herztons
- früh- und mittsystolische Strömungsgeräusche am linken unteren Sternalrand und/oder über der Herzbasis
- kontinuierliche Gefäßgeräusche (Halsvenenbrummen, Mammariapfeifen)
- diastolische Geräusche

schluß palpierbar, wodurch eine pulmonale Hypertonie mit Rechtsherzbelastung vorgetäuscht werden kann [38].

Herzauskultation

Herztöne: Insbesondere nach Ablauf der ersten drei Schwangerschaftsmonate wird bei der Auskultation oft eine Zunahme der Lautstärke des 1. Herztons mit akzentuierter Spaltung beobachtet; dieses Auskultationsphänomen kann leicht mit einem 4. Herzton (bei Vorhandensein einer linksventrikulären Hypertrophie) oder mit einem systolischen Klick verwechselt werden (Tab. 1-3). Die physiologische Zunahme der Amplitude des 2. (Pulmonalklappen-)Anteils des ersten Herztons während Inspiration läßt einen pathologischen Auskultationsbefund ausschließen. In der Spätphase der Schwangerschaft wird der 2. Herzton oft lauter vernommen; linkslateral kann eine Spaltung des 2. Herztons während der Exspiration registriert werden. Diese auskultatorisch wahrnehmbaren Veränderungen des 2. Herztons können irrtümlicherweise als

Hinweise auf eine pulmonale Hypertonie (lauter 2. Herzton) oder auf einen Vorhofseptumdefekt (atemunabhängige Spaltung des 2. Herztons) mißinterpretiert werden. Obwohl zahlreiche Autoren über ein gehäuftes Vorkommen eines 3. bzw. 4. Herztons während der Schwangerschaft berichteten, scheinen diese Auskultationsphänomene während eines normalen Schwangerschaftsverlaufs doch eher selten aufzutreten, und ihr tatsächliches Vorhandensein erfordert weitere Untersuchungen, um eine möglicherweise zugrundeliegende kardiale Erkrankung auszuschließen.

Geräuschphänomene: Systolische Geräusche treten bei den meisten Frauen im Verlauf einer Schwangerschaft auf [42] und sind durch Hyperzirkulation bei Zunahme des Blutvolumens bedingt. Sie werden am besten über dem 4. Interkostalraum links parasternal und im 2. Interkostalraum links parasternal (Pulmonalklappen-Auskultationspunkt) wahrgenommen und können zum Jugulum sowie links bzw. (seltener) rechts in den Nacken ausstrahlen. Diese (physiologischen) schwangerschaftsinduzierten systolischen Geräusche sind denjenigen bei Vorliegen eines Vorhofseptumdefektes oder einer Aorten- bzw. Pulmonalstenose ähnlich.

Kontinuierliche Geräusche können oft während der Schwangerschaft auskultiert werden. Es handelt sich hierbei um ein Summen über den Halsvenen (Nonnensausen) und um das sog. Mammariapfeifen („mammary souffle"). Das Venengeräusch wird am lautesten über der rechten Supraklavikulargrube wahrgenommen, kann aber auch zur Gegenseite und gelegentlich in die Infraklavikularregion ausstrahlen [121]. Das Mammariapfeifen, das in der Spätschwangerschaft oder bei der stillenden Mutter nach der Geburt über der Brust auskultiert werden kann, wird durch Zunahme des Blutflusses in den Gefäßen verursacht, welche die Mamma versorgen; es können systolische oder kontinuierliche Geräusche auftreten. Charakteristischerweise ist eine Abnahme der Lautstärke oder gar ein Verschwinden dieses Geräusches zu beobachten, wenn mit dem Stethoskop Druck ausgeübt wird oder wenn die Schwangere sich aufrichtet. Die kontinuierlichen, schwangerschaftsinduzierten Geräuschphänomene können mit denjenigen bei offenem Ductus arteriosus Botalli und bei Vorliegen einer arteriovenösen Fistel verwechselt werden; diese Geräusche können auch als systolische und/oder diastolische Geräusche fehlgedeutet werden, was zu einer Fehldiagnose führen kann.

Ein weiches, mittel- bis hochfrequentes Diastolikum wurde ebenso während eines normalen Schwangerschaftsverlaufs beobachtet. Jedoch ist dieser Befund bei gesunden schwangeren Frauen nur selten zu erheben; bei Nachweis eines Diastolikums ist eine sorgfältige diagnostische Abklärung erforderlich, um eine organische Herzerkrankung auszuschließen.

Durch die schwangerschaftsinduzierte Zunahme des Blutvolumens und konsekutiv auch des Blutflusses durch die Herzklappen kann eine Zunahme der Lautstärke des systolischen Geräuschs bei Aorten- oder Pulmonalstenose bzw. des niederfrequenten diastolischen Geräuschs bei Mitralstenose registriert werden. Andererseits kann die schwangerschaftsinduzierte Abnahme des peripheren Gefäßwiderstands zu einer Reduzierung der Lautstärke und Dauer des hochfrequenten Diastolikums bei Aorteninsuffizienz bzw. des Systolikums bei Mitralinsuffizienz führen. Die physiologische Blutvolumenzunahme während der Schwangerschaft vermag auch Auskultationsbefunde bei anderen volumenabhängigen kardialen Erkrankungen zu beeinflussen, wie z. B. bei Vorliegen eines Mitralklappenprolapses bzw. einer hypertrophisch-obstruktiven Kardiomyopathie. So können bei Patientinnen mit Mitralklappenprolaps und spätsystolischer Mitralinsuffizienz durch die Volumenzunahme der systolische Klick und das Spätsystolikum verschwinden; bei Patientinnen mit hypertrophisch-obstruktiver Kardiomyopathie kann eine Abnahme der Lautstärke des charakteristischen, deutlich vom ersten Herzton abgesetzten Systolikums (mit Punctum maximum über dem Erb-Punkt) registriert werden [76].

2.2.2 Beurteilung der kardialen Belastbarkeit

Die Beurteilung der kardialen Belastbarkeit nach den Kriterien der New York Heart Association (NYHA) ist auch zur Abschätzung des Schweregrades und der Prognose einer kardialen Erkrankung während der Schwangerschaft übernommen worden [40]. Im allgemeinen wird bei Patientinnen mit körperlicher Belastbarkeit entsprechend den Klassen I und II nach NYHA ein problemloses Austragen der Schwangerschaft erwartet. Bei Patientinnen mit NYHA-Klasse III wird eine intensive ärztliche Überwachung während der Schwangerschaft und eine frühzeitige stationäre Aufnahme vor der Entbindung empfohlen. Patientinnen mit stark eingeschränkter körperlicher Belastbarkeit, entsprechend Klasse IV nach NYHA, ist von einer Schwangerschaft dringend abzuraten. Obwohl diese funktionelle Einteilung der körperlichen Belastbarkeit allgemein anerkannt wird, muß berücksichtigt werden, daß diese auf subjektiver Schilderung von Symptomen beruhende Klassifizierung im Hinblick auf die gravierenden anatomischen und funktionellen Kreislaufveränderungen während der Schwangerschaft ungenau und sogar irreführend sein kann. Deshalb ist es unbedingt erforderlich, zusätzliche diagnostische Verfahren anzuwenden, welche objektive und reproduzierbare Daten über den kardiovaskulären Zustand vermitteln.

2.2.3 Diagnostische Methoden

Elektrokardiographie

Während eines unkomplizierten Schwangerschaftsverlaufs weicht die QRS-Achse nach rechts oder links ab [42]; Kammerendteilveränderungen, wie vorübergehende ST-Senkungen und Veränderungen der T-Zacke werden oft dokumentiert (Tab. 1-4). Eine kleine Q-Zacke und eine negative P-Zacke in Ableitung III, die bei Inspiration nicht mehr nachweisbar sind [42], werden oft beobachtet, ebenso wie eine hohe R-Zacke in Ableitung V_2 (unveröffentlichte Daten). Die gesteigerte Neigung zu Arrhythmien während der Schwangerschaft [63] äußert sich oft im Vorhandensein einer Sinustachykardie und im Auftreten von supraventrikulären und/oder ventrikulären Extrasystolen. Später, zum Zeitpunkt der Wehen und der Geburt, werden sehr häufig supraventrikuläre und ventrikuläre Extrasystolen, Sinusarrhythmie, -tachykardie, -bradykardie, wandernder Schrittmacher, Sinusknotenstillstand mit Knotenersatzrhythmus und supraventrikuläre Tachykardien beobachtet.

Tabelle 1-4 EKG-Veränderungen, die physiologischerweise während der Schwangerschaft auftreten können

- Abweichungen der QRS-Achse
- ST-Segment- und T-Wellenveränderungen
- kleine Q-Zacke und negative P-Welle in Ableitung III (bei Inspiration verschwindend)
- Sinustachykardie (häufig)
- supraventrikuläre und ventrikuläre Rhythmusstörungen (während der Schwangerschaft zunehmend)

Echokardiographie

Hinsichtlich einer Gefährdung des Feten bei Verwendung von Ultraschall in der kardialen Diagnostik liegen keine Daten vor, so daß heute sowohl die Echokardiographie bei der Mutter, als auch bei dem Feten als unbedenklich angesehen werden kann [10]. Bei der echokardiographischen Untersuchung müssen die physiologischen kardiovaskulären Veränderungen während der Schwangerschaft mitberücksichtigt werden; so wird im allgemeinen eine Zunahme der links- und rechtsventrikulären enddiastolischen Durchmesser infolge der vermehrten Volumenbelastung beobachtet [84]. Die biventrikulären Durchmesser nehmen im Verlaufe der Schwangerschaft weiter zu, kehren jedoch nach der Entbindung wieder zu ihren Ausgangswerten zurück. Die systolischen linksventrikulären Durchmesser und die linksventrikuläre Auswurffraktion bleiben während der Schwangerschaft unverändert oder steigen gering an; als Ausdruck der Volumenbelastung können auch die links- und rechtsatrialen Durchmesser zunehmen.

Eine kleine, hämodynamisch nicht relevante Perikardergußlamelle wird bei 40% der Frauen in der Spätschwangerschaft beobachtet [48]. Mit Hilfe der Doppler-Sonographie kann oft eine geringgradige Trikuspidal- und Pulmonalinsuffizienz nachgewiesen werden, welche auf eine mäßige Dilatation des rechten Ventrikels und Erweiterung des Trikuspidalklappenanulus zurückzuführen sind. Auch wenn diese Veränderungen hämodynamisch keine Bedeutung haben, müssen sie bei echokardiographischer Diagnostik während der Schwangerschaft in der Beurteilung berücksichtigt werden.

Belastungs-EKG

Die Sicherheit und Unbedenklichkeit einer Fahrrad- oder Laufbandbelastung zur Abklärung der Diagnose einer koronaren Herzkrankheit sowie zur Abschätzung der Leistungsfähigkeit und Prognose während der Schwangerschaft ist nicht sicher bewiesen. Bei maximaler, jedoch nicht bei submaximaler Belastung wurde eine fetale Bradykardie beschrieben [19]; aus diesem Grunde wird bei gegebener Indikation eines Belastungstests eine Beschränkung auf niedriges Belastungsniveau bei gleichzeitiger Überwachung der kindlichen Herzaktionen – mit damit einhergehender Abnahme der Sensitivität der diagnostischen Kriterien – empfohlen [43].

Röntgen-Thorax

Obwohl die anläßlich einer Röntgen-Thoraxaufnahme applizierte Strahlendosis minimal ist – die durchschnittliche Strahlendosis der Haut liegt bei einer Aufnahme in einer Ebene (im Primärstrahl) bei 70 bis 150 mrad (0,7–1,5 mGy), die abgeschätzte Strahlenexposition des Uterus bei 0,2 bis 43,0 mrad (0,002 bis 0,43 mGy) – besteht Übereinstimmung darüber, daß dieses diagnostische Verfahren während der Schwangerschaft vermieden werden sollte, um mögliche schädliche Effekte der Strahlung im Hinblick auf den Fetus zu verhindern. Wenn jedoch im Einzelfall eine Röntgen-Thoraxaufnahme erforderlich ist, sollte die Beckenregion der Mutter durch eine Bleischürze vor einer akzidentellen direkten Strahlenexposition geschützt werden.

Veränderungen in der Röntgen-Thoraxaufnahme bei Frauen mit normalem Schwangerschaftsverlauf können das Vorhandensein einer kardialen Erkrankung vortäuschen [42].

Häufig ist eine Abflachung der Herztaille (der linken oberen Herzkontur), bedingt durch eine Prominenz des Pulmonalarterienkonus, zu erkennen; hierdurch kann eine Erweiterung des linken Vorhofs vorgetäuscht werden, die gewöhnlicherweise bei Mitralklappenfehlern beobachtet wird. Bei vielen schwangeren Frauen erscheint das Herz im Röntgen-Thoraxbild infolge der durch den hohen Zwerchfellstand verursachten Querverlagerung vergrößert. Weiterhin kann eine volumenbedingte Zunahme der Lungengefäßzeichnung mit einer Umverteilung der pulmonalen Perfusion verwechselt werden, die bei erhöhtem Pulmonalvenendruck auf dem Boden einer Linksherzinsuffizienz oder einer Mitralklappenerkrankung auftreten kann. In der Frühphase des Wochenbetts kann oft ein zumeist kleiner Pleuraerguß nachgewiesen werden, der ein bis zwei Wochen nach der Entbindung resorbiert wird [66].

Herzkatheteruntersuchung

Aus den nachfolgend genannten Gründen sollte eine Herzkatheteruntersuchung bei Vorliegen einer Schwangerschaft nur dann durchgeführt werden, wenn die erforderliche Information nicht mit Hilfe nicht-invasiver Methoden gewonnen werden kann. Bei der Untersuchung sollte generell vom Arm und nicht vom Bein aus vorgegangen werden, um die Strahlenexposition der Becken- und Abdominalregion zu minimieren; ausreichender Bleischutz für die Abdominalregion ist erforderlich, und die Durchleuchtungszeit sollte so kurz wie möglich gehalten werden. Weiterhin sollte die Strahlendosis durch Anwendung von echokardiographischen und dopplersonographischen Techniken zusätzlich zur Herzkatheteruntersuchung reduziert werden; dies gilt insbesondere für die Abschätzung der links- bzw. rechtsventrikulären Funktion (Vermeidung einer Angiographie).

Rechtsherz-Einschwemmkatheteruntersuchung: Bei der Betreuung von Patientinnen mit hohem Risiko während Schwangerschaft, Wehen, Geburt und im Puerperium kann die invasive Ermittlung hämodynamischer Meßwerte mit Hilfe eines Pulmonalarterien-Einschwemmkatheters von großer Hilfe sein. Der größte Vorteil dieses Verfahrens ist bei Vorliegen einer Schwangerschaft darin zu sehen, daß auch ohne Röntgenkontrolle der Einschwemmkatheter in der Pulmonalarterie positioniert werden kann, um Pulmonalarterien- und Pulmonalkapillardruck sowie das Herzzeitvolumen (mittels Thermodilution) messen zu können [82]. Eine Einschwemmkatheteruntersuchung kann zu jedem Schwangerschaftszeitpunkt indiziert sein, um klare diagnostisch und prognostisch verwertbare Meßdaten zu erhalten, falls die zuvor durchgeführten nicht-invasiven Untersuchungen kein klares Bild ergeben haben.

Bei Frauen mit symptomatischer Herzerkrankung, insbesondere bei Verschlechterung der Symptomatik und/oder der objektiven Befunde bei Vorliegen einer koronaren Herzkrankheit, einer Kardiomyopathie oder Herzklappenerkrankung, wird heute eine invasive Überwachung der hämodynamischen Meßgrößen während Wehen und Geburt empfohlen. Da in der frühen postpartalen Periode beträchtliche funktionelle Änderungen des Kreislaufsystems auftreten, die zu hämodynamischer Verschlechterung führen können [112], sollte das invasive hämodynamische Monitoring während der ersten 24 Stunden nach der Geburt fortgesetzt werden.

Linksherz-Katheteruntersuchung: Falls Symptome einer Rechts- oder Linksherzinsuffizienz im Verlaufe einer Schwangerschaft auftreten, insbesondere wenn kardiochirurgische oder interventionelle Maßnahmen in Erwägung gezogen werden müssen, kann eine Linksherz-Katheteruntersuchung indiziert sein. Keine andere Untersuchungsmethode ergibt ähnlich klare und eindeutige Ergebnisse; der gravierende Nachteil während der Schwangerschaft ist jedoch die relativ hohe Strahlendosis. Die mittlere Strahlenbelastung der Haut während einer Linksherz-Katheteruntersuchung einschließlich Koronarangiographie liegt bei 47 rad (0,47 Gy); die Strahlenbelastung des ungeschützten Abdomens beträgt 10 bis 15 % der verabreichten Dosis, und diejenige des Feten liegt – trotz geeigneten Beckenschutzes – bei 500 mrad (5,0 mGy) [164].

Der potentiell teratogene Effekt der ionisierenden Strahlung ist direkt proportional zur absoluten Strahlenmenge und ist während der gesamten Schwangerschaft vorhanden. Bei einer Strahlendosis von weniger als 5 rad (50 mGy) ist kaum mit dem Auftreten fetaler Fehlbildungen zu rechnen, selbst wenn die Strahlenexposition zu einem Zeitpunkt erhöhter Gefährdung des Feten erfolgte (siehe auch Bd. 4, Kap. 9). Strahlenexposition während der 1. Schwangerschaftswoche führt im allgemeinen zur Ab- bzw. Resorption des präimplantierten Blastozysten, wohingegen während der 2. bis 6. Woche teratogene Effekte zu erwarten sind. Durch Strahlenexposition während der 7. bis 15. Schwangerschaftswoche kann die Hirnentwicklung beeinträchtigt werden; während der gesamten Schwangerschaft geht Strahlenexposition mit erhöhtem Risiko einer Krebserkrankung im Kindesalter einher [11], insbesondere bei Exposition während der ersten drei Schwangerschaftsmonate.

Radionuklidmethoden

Ähnlich wie die Herzkatheter-Untersuchungsverfahren, so bedeuten auch die nicht-invasiven Radionuklid-Methoden zur Erfassung der regionalen Myokardperfusion (Myokardszintigraphie) bzw. der links- und rechtsventrikulären Funktion (Herzbinnenraumszintigraphie) während der Schwangerschaft eine erhöhte Strahlenbelastung für den Fetus. Die Strahlenmenge, die bei einer Myokardszintigraphie oder Herzbinnenraumszintigraphie den Fetus erreicht, beträgt bis zu 800 mrad (8,0 mGy) [72]. Allerdings stellt diese Zahl nur einen geschätzten Mittelwert dar; die Strahlenexposition des Feten kann aufgrund von Unterschieden der Aufnahme der Radionuklide in mütterlichen Organen, ferner des Stoffwechsels und der Aufnahme des Nuklids in der Plazenta stark variieren. Aus den vorgenannten Gründen sollte die Anwendung von Radionuklidmethoden während der Schwangerschaft, insbesondere während der ersten drei Monate, vermieden werden. Auf die nuklearmedizinischen Verfahren sollte nur dann zurückgegriffen werden, wenn die erwünschte Information nicht mit Hilfe nicht-invasiver Techniken, wie z. B. der zweidimensionalen Echokardiographie bzw. Doppler-Sonographie, gewonnen werden kann.

2.3 Kardiovaskuläre Erkrankungen während der Schwangerschaft

2.3.1 Rheumatische Herzerkrankungen

Trotz des selteneren Auftretens in Westeuropa und in Nordamerika führt die rheumatische Herzerkrankung in anderen Regionen noch oft zu Komplikationen des Schwangerschaftsverlaufs [97].

Das *akute rheumatische Fieber* tritt meist bei Kindern, vor der Pubertät und unter Umständen wiederum während der Schwangerschaft auf. Bei einer schwangeren Frau kann das Auftreten eines akuten rheumatischen Fiebers tödliche Folgen haben [163]. Die in der Literatur vorhandenen Daten deuten darauf hin, daß die Chorea minor Sydenham, ebenso wie das rheumatische Fieber selbst, in der Schwangerschaft gehäuft zu beobachten ist (Chorea gravidarum) und vorzeitige Wehen sowie eine gesteigerte fetale und mütterliche Mortalität bewirken kann. Aufgrund der ernsten Prognose derjenigen Frauen, bei welchen während der Schwangerschaft ein akutes rheumatisches Fieber wiederauftritt, ist bei schwangeren Frauen mit rheumatischem Fieber in der früheren Anamnese die Weiterführung einer rheumatischen Karditisprophylaxe (Antibiotikaprophylaxe gegen Streptokokkeninfekte) dringend zu empfehlen.

Durch rheumatische Endokarditis entstandene *Herzklappenfehler* können Morbidität und sogar Mortalität während der Schwangerschaft und peripartal erhöhen. Obwohl bei Patientinnen mit chronischer rheumatischer Herzklappenerkrankung die Behandlung individuell je nach Art und Schweregrad des Herzklappenfehlers variiert werden muß, sind auch gewisse allgemeingültige Therapiemaßnahmen vorhanden, wie z. B. rheumatische Karditisprophylaxe, bakterielle Endokarditisprophylaxe, körperliche Schonung und hämodynamische Überwachung zum Zeitpunkt der Wehen und der Entbindung.

Schwangere mit eingeschränkter Belastbarkeit (z. B. Belastungsdyspnoe) sollten die körperlichen Aktivitäten einschränken, um die Belastung des kardiovaskulären Systems zu reduzieren und eine Verschlechterung der Hämodynamik und des subjektiven Befindens zu verhindern. Bei vielen Patientinnen mit chronischer rheumatischer Herzerkrankung sollte eine Antibiotikaprophylaxe erfolgen, um ein- oder mehrmaligem Auftreten einer Streptokokkeninfektion vorzubeugen (rheumatische Karditisprophylaxe). Obwohl eine Antibiotikaprophylaxe während Wehen und Entbindung nicht einheitlich empfohlen wird, wird sie dennoch allgemein bei vaginalen und abdominalen Entbindungen eingesetzt [163]. Bei Patientinnen mit Symptomen einer Herzinsuffizienz bzw. mit schwerer Herzklappenerkrankung, linksventrikulärer Dysfunktion oder pulmonaler Hypertonie während der Schwangerschaft ist eine hämodynamische Überwachung vom Wehenbeginn bis zum Zeitpunkt 24 Stunden nach der Entbindung indiziert [82].

2.3.2 Erworbene Herzklappenfehler

Mitralstenose

Die Mitralstenose stellt den bei schwangeren Frauen am häufigsten beobachteten rheumatischen Herzklappenfehler dar [97]. Die *hämodynamische Situation* kann sich mit Zunahme der Schwangerschaftsdauer deutlich verschlechtern, was bei Patientinnen mit reiner Mitralstenose oder kombiniertem Mitralvitium mit überwiegender Stenose vorwiegend auf die diastolische Einstrombehinderung in den linken Ventrikel zurückzuführen ist.

Insbesondere der frühdiastolische Druckgradient an der eingeengten Mitralklappe kann mit Abnahme der diastolischen Füllungszeit des linken Ventrikels – auf dem Boden einer Zunahme von Herzfrequenz und Herzzeitvolumen – deutlich ansteigen [112]. Der damit verbundene Anstieg des Drucks im linken Vorhof und der arrhythmogene Effekt der Schwangerschaft [63] können Vorhofflattern bzw. -flimmern begünstigen, wodurch eine beträchtliche zusätzliche Beschleunigung der Ventrikelaktionen (Tachyarrhythmia absoluta) und ein weiterer Anstieg des linksatrialen sowie Pulmonalkapillardrucks bewirkt werden. Zusätzlich zu dem peripartal oft beobachteten niedrigen kolloidosmotischen Druck – oft durch peripartale intravenöse Flüssigkeitszufuhr bedingt – können die oben beschriebenen hämodynamischen Veränderungen das Auftreten eines Lungenödems in der Peripartalphase prädisponieren.

Die *medikamentöse Therapie* der schwangeren Patientin mit hämodynamisch relevanter Mitralstenose hat eine Reduktion der Herzfrequenz und des zirkulierenden Blutvolumens zum Ziel. Die Herzfrequenz und die Symptome des erhöhten Pulmonalkapillardrucks (Belastungs-, unter Umständen auch Ruhedyspnoe) können durch Einschränkung körperlicher Aktivität und durch Gabe von Betarezeptorenblockern positiv beeinflußt werden; bei Patientinnen mit Vorhofflimmern ist eine Digitalisierung zur Vermeidung einer schnellen atrioventrikulären Überleitung indiziert. Das zirkulierende Blutvolumen kann in erster Linie durch Salzrestriktion und orale Diuretika vermindert werden; eine aggressive diuretische Therapie sollte jedoch unbedingt vermieden werden, da die hieraus resultierende Hypovolämie eine Verminderung der uteroplazentaren Perfusion mit sich bringen kann.

Bei den meisten Patientinnen mit Mitralstenose kann eine vaginale *Entbindung* vorgenommen werden; bei Vorhandensein einer Belastungs- oder gar Ruhedyspnoe sowie insbesondere bei Patientinnen mit mäßig- oder höhergradiger Mitralstenose (Mitralklappenöffnungsfläche < 1,5 cm^2) ist eine hämodynamische Überwachung während der Wehen, der Entbindung und in der Postpartalperiode ratsam. Mit Hilfe eines zu Wehenbeginn eingeführten Pulmonalarterien-Einschwemmkatheters (wenn möglich ohne Durchleuchtung, siehe Abschnitt 2.2.3, Herzkatheteruntersuchung) können der hämodynamische Status und der Therapieeffekt am besten kontrolliert werden, wie z. B. unter intravenöser Diuretikagabe, ferner bei Verabreichung von Digoxin (bei Vorhofflimmern), Betarezeptorenblockern oder Nitroglycerin, um einen Anstieg des Drucks im linken Vorhof sowie des Pulmonalkapillardrucks während der Wehen und der Entbindung zu verhindern [68]. Sofort nach der Entbindung kommt es durch das Wegfallen der venokavalen Obstruktion durch den graviden Uterus zu einem Anstieg des venösen Rückstroms und konsekutiv zu einer deutlichen Steigerung des Pulmonalarterien-Verschlußdrucks [23]. Aus diesem Grunde sollte die hämodynamische Überwachung mindestens 24 Stunden nach der Entbindung weitergeführt werden [82].

Unter den vorhandenen *Analgesieverfahren* ist die Epiduralanästhesie bei Patientinnen mit Mitralstenose vorzuziehen [52a, 58, 68]. Unter Epiduralanästhesie wird oft eine deutliche Abnahme des Pulmonalarterien- und linksatrialen Drucks beobachtet, durch systemische Vasodilatation verursacht. Aufgrund desselben Mechanismus kann auch ein Blutdruckabfall auftreten, dem durch rechtzeitige Flüssigkeitszufuhr vorgebeugt werden kann. Mit Hilfe der soeben geschilderten therapeutischen und Überwachungsmaßnahmen kann bei der überwiegenden Mehrzahl der Patientinnen mit sogar höhergradiger Mitralstenose die Entbindung komplikationsarm durchgeführt werden.

Operative Verfahren und Mitralklappen-Valvuloplastie

Bei hochgradig symptomatischen Patientinnen mit einer Mitralstenose während der Schwangerschaft (bei zunehmender Dyspnoe, Lungenstauung, unter Umständen Rechtsherzinsuffizienzzeichen) sind operative Verfahren (geschlossene bzw. offene Mitral-Kommissurotomie oder prothetischer Mitralklappenersatz) bzw. eine perkutane transluminale Ballon-Valvuloplastie der Mitralklappe durchgeführt worden [8, 97, 115].

In einer Studie über 101 Patientinnen, bei denen während der Schwangerschaft eine geschlossene Mitral-Kommissurotomie vorgenommen wurde, wurden keine mütterlichen Todesfälle registriert, und 98 der 101 Feten überlebten [8]. Ähnlich günstige Resultate wurden auch für die offene Mitral-Kommissurotomie berichtet [8]. Von 19 Patientinnen mit hochgradiger Mitralstenose, bei denen während der Schwangerschaft ein prothetischer Mitralklappenersatz durchgeführt werden mußte, verstarb eine Patientin sieben Wochen postoperativ an den Folgen einer Hepatitis. Mit 4 von 19 war die kindliche Mortalität sehr hoch; bei einem Feten wurde ein zerebraler Insult registriert, welcher der Heparintherapie zugeschrieben wurde.

Vor wenigen Jahren wurde erstmals über eine erfolgreiche perkutane Ballon-Valvuloplastie der Mitralklappe während der Schwangerschaft bei zwei Patientinnen mit höhergradiger Mitralstenose berichtet [115]; das Verfahren wurde zur Verbesserung der Symptomatik der Patientinnen mit hochgradiger Mitralstenose empfohlen.

Wenn auch bei einigen Patientinnen mit höhergradiger Mitralstenose eine Mitral-Kommissurotomie oder eine Valvuloplastie der Mitralklappe bzw. ein prothetischer Mitralklappenersatz indiziert sein können, so muß bedacht werden, daß diese Verfahren nicht risikofrei sind und zum Tod des Kindes (chirurgische Intervention) bzw. zur erhöhten Strahlenbelastung des Feten (Valvuloplastie) führen können. Deshalb sollten diese Verfahren in der Schwangerschaft nur dann angewendet werden, wenn bei Patientinnen mit hochgradiger Mitralstenose eine Besserung der Symptomatik mit adäquater medikamentöser Therapie nicht zu erreichen ist.

Insgesamt gesehen ist bei der weit überwiegenden Mehrzahl der Frauen mit hochgradiger Mitralstenose (Mitralklappenöffnungsfläche $< 1,0$ cm^2) damit zu rechnen, daß mittels gut kontrollierter, wohldosierter medikamentöser Therapie, insbesondere durch Reduktion der Herzfrequenz, die Schwangerschaft erfolgreich zu Ende geführt werden kann, ohne daß eine interventionelle kardiologische bzw. herzchirurgische Maßnahme erforderlich wird. Sollte aber doch eine chirurgische Intervention unumgänglich erscheinen, ist die geschlossene der offenen Mitral-Kommissurotomie (allerdings nur an herzchirurgischen Zentren mit großer Erfahrung!) vorzuziehen, da hierdurch die fetalen Komplikationen vermieden werden können, die bei Verwendung der extrakorporalen Zirkulation auftreten können [8, 55]. Die Anwendung der perkutanen Ballon-Valvuloplastie der Mitralklappe, welche an sich eine attraktive Alternative zu den klassischen chirurgischen Korrekturverfahren darstellt, ist durch die hohe Strahlenbelastung und durch die beträchtlichen Schwankungen der hämodynamischen Meßgrößen während des Verfahrens limitiert. Besteht die Indikation zum operativen Mitralklappenersatz während der Schwangerschaft, sollte die Auswahl des Typs der Klappenprothese deren hämodynamisches Profil und ihre Haltbarkeit, sowie die Notwendigkeit der Antikoagulation (mit ihrem Risiko für den Feten) berücksichtigen (siehe auch Kap. 3, Abschnitt 3).

Mitralinsuffizienz

Bei Vorliegen einer Mitralinsuffizienz treten gewöhnlicherweise während einer Schwangerschaft kaum Probleme auf [82], wahrscheinlich durch die Abnahme der systolischen Regurgitationsfraktion bedingt, welche wiederum auf die schwangerschaftsinduzierte Reduktion des peripheren Gefäßwiderstands zurückzuführen ist. Bei Patientinnen mit Symptomen einer eingeschränkten körperlichen Belastbarkeit ist eine medikamentöse Therapie mit Diuretika indiziert, und bei Vorliegen einer systolischen Dysfunktion oder bei Vorhofflimmern sollte Digitalis verabreicht werden. Da gezeigt werden konnte, daß Hydralazin auch während der Schwangerschaft ohne nachweisbares Risiko für den Fetus gegeben werden kann [108], darf dieses Pharmakon zur Verringerung der linksventrikulären Nachlast und damit auch der systolischen Mitralregurgitation sowie zur Prävention der hämodynamischen Verschlechterung eingesetzt werden, welche durch die isometrische Belastung während der Wehen zu erwarten ist.

Aortenstenose

Lediglich bei 10% der schwangeren Patientinnen mit rheumatischer Herzklappenerkrankung ist bei Vorhandensein eines Mitralklappenfehlers zusätzlich mit einer Beteiligung der Aortenklappe zu rechnen [116].

Eine auf dem Boden einer rheumatischen Herzerkrankung entstandene Aortenstenose wird während der Schwangerschaft nur sehr selten beobachtet; eine höhergradige Aortenstenose bedeutet jedoch bei Vorliegen einer Schwangerschaft ein deutlich erhöhtes Risiko für die Mutter. In der Literatur sind nur sehr wenige klinische Daten über den Schwangerschaftsverlauf bei Patientinnen mit Aortenstenose mitgeteilt; in einer Übersichtsarbeit wurden bei 23 schwangeren Patientinnen mit valvulärer Aortenstenose eine Müttersterblichkeitsrate von 17% sowie eine hohe therapeutische Abort- und fetale Mortalitätsrate berichtet [4]. Diese Daten belegen eindrücklich die Gefährdung der Schwangerschaft durch das Vorhandensein dieses Herzklappenfehlers. Verbesserungen der Diagnoseverfahren, hämodynamische (Mutter) und fetale Monitor-Überwachung haben jedoch in der letzten Zeit bei schwangeren Frauen mit hämodynamisch relevanter Aortenstenose zu einer Verbesserung der Prognose von Mutter und Fetus geführt [82]. Die Behandlungsstrategien bei Vorliegen einer rheumatischen Aortenstenose entsprechen denjenigen bei angeborener Aortenstenose und werden im Abschnitt 2.3.4 diskutiert.

Aorteninsuffizienz

Dieser Herzklappenfehler wird während der Schwangerschaft häufiger beobachtet als eine Aortenstenose [97, 116, 163]. Ähnlich wie bei der Mitralinsuffizienz treten auch bei der Aorteninsuffizienz während des Schwangerschaftsverlaufs weniger Probleme auf, wahrscheinlich aufgrund der Abnahme des Großkreislaufwiderstands und der daraus resultierenden Zunahme der Herzfrequenz bzw. Abnahme der Diastolendauer. Bei Patientinnen mit eingeschränkter Belastbarkeit (z.B. Belastungsdyspnoe) können Diuretika, Digitalisglykoside und Hydralazin – letzteres zum Zwecke der Nachlastsenkung und Verminderung der diastolischen aortalen Regurgitationsfraktion – während einer Schwangerschaft ohne nachweisbares Risiko für den Feten verabreicht werden. Da nachgewiesen werden konnte, daß Hydralazin einen Anstieg des Pulmonalkapillardrucks unter isometrischer Belastung verhindert [45], kann dieses Pharmakon in einer Dosierung von 2,5 bis 5 mg während der Wehen intravenös unter hämodynamischer Überwachung gegeben werden, um die Belastung des kardiovaskulären Systems zu vermindern, welche mit dem Valsalva-Manöver während der Wehen einhergeht.

2.3.3 Schwangerschaft bei Patientinnen mit Herzklappenprothesen

Für Frauen mit Herzklappenprothesen bedeutet eine Schwangerschaft ein vielfältiges Risiko, das schon vor der Konzeption sehr genau mit der Patientin und ihrer Familie besprochen werden sollte. Die während der Schwangerschaft möglicherweise auftretenden Probleme können in der Zunahme der hämodynamischen Belastung, in der Steigerung der Koagulabilität des Plasmas und der daraus resultierenden Neigung zu thromboembolischen Ereignissen sowie in der Gefährdung des Feten durch Antikoagulanzien und andere kardiovaskulär wirksame Pharmaka begründet sein. Weiterhin müssen die zu erwartenden Einschränkungen der körperlichen Leistungsfähigkeit sowie die postpartale Morbidität und Mortalität berücksichtigt werden. Die meisten Frauen mit gut funktionierenden mechanischen Klappenprothesen, die Patientinnen mit Doppel- oder Dreifachklappenersatz eingeschlossen, tolerieren die Volumenbelastung während der Schwangerschaft ohne Probleme [148]. In einer Zusammenstellung [148] wurde bei 30% der Patientinnen Vorhofflimmern dokumentiert, was meistens auf ein fortgeschrittenes Stadium der Herzklappenerkrankung hinweist; bei 60% der Patientinnen war eine Medikation mit Glykosiden und Diuretika erforderlich. Besteht Ungewißheit über das Ausmaß der Einschränkung der kardialen Funktionsreserve, kann vor der Konzeption ein Belastungstest durchgeführt werden, um weitgehend voraussagen zu können, ob eine Patientin mit einer Herzklappenprothese die gesteigerte hämodynamische Belastung während der Gravidität tolerieren kann [40].

Deutliche Veränderungen des Plasmaspiegels der Gerinnungsfaktoren steigern das Thromboserisiko während der Schwangerschaft [98]. Vereinzelt wurde bei Patientinnen mit mechanischen Herzklappenprothesen während der Schwangerschaft eine Klappenthrombose trotz Antikoagulation beobachtet [113]; bei den meisten Patientinnen war jedoch die Dosierung der Antikoagulanzien unzureichend.

Salazar und Mitarbeiter untersuchten den Schwangerschaftsverlauf hinsichtlich des Thromboembolierisikos bei Patientinnen mit mechanischen Herzklappenprothesen, welche einer adäquaten Antikoagulation unterzogen wurden [113, 148]. Thromboembolische Ereignisse traten bei 6 der 165 Patientinnen mit Mitralklappenprothesen (3,6%) und bei keiner der 37 Patientinnen mit Aortenklappenprothese auf [41]. Berücksichtigt man die Tatsache, daß bei einigen der Patientinnen eine konstante Heparindosis (5000 IE pro 12 h) anstelle einer an Meßwerten (Thrombinzeit, aPTT) adjustierten Dosis verabreicht wurde, ist die Feststellung erlaubt, daß bei adäquater Antikoagulation das Thromboembolierisiko der Patientinnen mit Herzklappenprothesen während einer Schwangerschaft wahrscheinlich demjenigen nichtschwangerer Patientinnen mit Klappenprothesen vergleichbar ist.

Die Auswahl der Herzklappenprothese bei schwangeren Patientinnen oder Frauen im gebärfähigen Alter sollte nach individuellen Gesichtspunkten erfolgen. Da angestrebt wird, eine Antikoagulation während einer Schwangerschaft zu vermeiden, wird oft die Implantation einer Bioprothese empfohlen [25, 148]. Die Zeitdauer einer ungestörten Funktion dieser Bioprothesen ist jedoch deutlich eingeschränkt, und häufig sind Rezidivoperationen mit damit einhergehender erhöhter Morbidität bzw. Mortalität erforderlich. Außerdem zeigen Bioprothesen bei jungen Patientinnen frühzeitig Degenerationserscheinungen, und das Auftreten einer Kalzifizierung der Bioprothese scheint während einer Schwangerschaft gehäuft beobachtet zu werden [34]. Die Implantation einer mechanischen Herzklappenprothese wird für solche Patientinnen empfohlen, die sich einem strengen Antikoagulationsfahrplan unterziehen wollen (siehe Abschnitt 2.4.6), sowie für Patientinnen, bei denen aus anderen Gründen eine Indikation zur Antikoagulation besteht, wie z.B. bei Vorhofflimmern, Mitralklappenerkrankungen mit deutlich vergrößertem linken Vorhof, Vorhandensein eines intrakardialen Thrombus, ferner bei Thrombophlebitis oder Zustand nach Lungenembolien.

In einer älteren Übersichtsarbeit von Hall et al. wurde auf eine erhöhte fetale Komplikationsrate bei Antikoagulanzientherapie hingewiesen. Prospektive neuere Studien haben jedoch ergeben, daß bei adjustierter Heparindosis (Parameter: Thrombinzeit, aPTT) während der gesamten Schwangerschaftsdauer, zumindest aber während der ersten drei Schwangerschaftsmonate die fetale Entwicklung unbeeinflußt bleibt [80, 113, 148]. Ähnliche günstige Ergebnisse wurden hinsichtlich einer oralen Coumadintherapie während der Gravidität publiziert [111].

Zusammenfassend kann aufgrund der bei mehr als 450 Schwangerschaften weltweit gewonnenen Erfahrungen festgestellt werden, daß asymptomatische oder gering symptomatische Patientinnen mit Herzklappenprothesen die hämodynamische Mehrbelastung während einer Schwangerschaft ohne besondere Schwierigkeiten tolerieren können. Die Anzahl der thromboembolischen Ereignisse während der Schwangerschaft ist unter Antikoagulation mit derjenigen nichtschwangerer Frauen mit Herzklappenprothesen vergleichbar [41] und kann durch sorgfältige Adjustierung der Dosis sowie Überwachung der Therapie während der Schwangerschaft weiter reduziert werden [80]. Somit besteht bei Frauen mit Herzklappenprothesen, einschließlich der mechanischen Klappenprothesen, keine absolute Kontraindikation gegen eine Schwangerschaft [148].

2.3.4 Angeborene Herzfehler

Der zunehmende Anteil angeborener Herzfehler unter den Hochrisikoschwangerschaften während der letzten 25 Jahre ist im wesentlichen auf zwei Trends zurückzuführen. Einerseits ist die bemerkenswerte Verbesserung der Betreuung der Patientinnen mit angeborenen Herzfehlern und hierbei insbesondere die Verbesserung der chirurgischen Verfahren zu erwähnen, so daß viele Patientinnen, die früher im Säuglings- oder Kindesalter verstorben wären, heute das Erwachsenenalter erreichen [118, 168]. Andererseits muß die starke Abnahme des Auftretens von rheumatischem Fieber und seinen Folgeerscheinungen, vor allem in den Industrienationen, berücksichtigt werden, welche zu einer deutlichen Abnahme der rheumatischen Herzerkrankung (insbesondere der Herzklappenfehler) bei jungen Frauen im gebärfähigen Alter geführt hat. Aufgrund dieser gegenläufigen Trends hat sich die frühere Relation rheumatischer zu angeborenen Vitien von 3:1 bis 4:1 unter die eine Schwangerschaft komplizierenden Herzkrankheiten praktisch umgekehrt.

Obwohl sich die Prognose der schwangeren Frauen mit angeborenem Herzfehler im Vergleich zu früheren Zeiten dramatisch verbessert hat, bedeutet das Vorhandensein eines angeborenen Herzfehlers eine klassische Hochrisiko-Schwangerschaft hinsichtlich Mutter und Kind. Die grundsätzliche Gefährdung der Mutter besteht in einer kardialen Dekompensation, bedingt durch die Unfähigkeit, die zusätzlichen kardiovaskulären Anforderungen zu erbringen, welche durch die physiologischen hämodynamischen Veränderungen während der Schwangerschaft und der Wehen (sowie der Entbindung) gestellt werden. Weitere Risiken stellen Infektionen, Blutungen und die Neigung zu Thromboembolien dar. Der Fetus ist einerseits durch die verminderte Sauerstoff- und Nährsubstratzufuhr gefährdet, die auf die kardiovaskuläre Dekompensation der Mutter zurückzuführen ist; andererseits besteht bei dem Neugeborenen das erst kürzlich erkannte Risiko einer hereditären Übertragung der angeborenen kardialen Fehlbildung.

Insgesamt gesehen ist zur sorgfältigen, optimalen Versorgung einer schwangeren Patientin mit angeborenem Herzfehler ein Team erforderlich, das aus einem Kardiologen, welcher die physiologischen und psychologischen Aspekte der Schwangerschaft betreuen sollte, einem Gynäkologen, welcher sich mit kardiovaskulärer Funktion und Herzerkrankungen gut auskennt, sowie aus einem Anästhesisten bestehen sollte. Unter optimalen Bedingungen sollte dieses Team durch einen Kliniker verstärkt sein, der fundierte Kenntnisse in der kardialen Diagnostik bei Feten und Neugeborenen besitzt.

Allgemeine Gesichtspunkte

Beratung vor der Schwangerschaft: Die Betreuung der Patientinnen mit angeborener Herzkrankheit sollte bereits vor der Konzeption beginnen. Zusätzlich zu einer akkuraten Diagnosestellung und funktionellen Beurteilung ist eine Beratung der Patientin und ihrer Familie hinsichtlich der möglichen Gefährdung der Mutter und des Kindes während der Schwangerschaft, hinsichtlich der zu erwartenden mütterlichen Morbidität sowie Langzeit-Überlebensrate und auch des Risikos erforderlich, daß das Neugeborene ebenfalls an einem angeborenen Herzfehler leiden wird. Weiterhin sollte die Patientin von der Notwendigkeit und Durchführung einer Antikoagulation sowie einer Antibiotikaprophylaxe unterrichtet werden [18].

Mütterliche und kindliche Prognose: Die mütterliche Prognose wird durch die Art der kardiovaskulären Fehlbildung, d. h. durch eine eventuell durchgeführte Operation, ferner durch das Vorhandensein einer Zyanose und durch die körperliche Leistungsfähigkeit bestimmt [153, 167]. Bei 237 Frauen mit insgesamt 488 Schwangerschaften wurden keine mütterlichen Todesfälle beobachtet [167, 168]. Bei Patientinnen mit eingeschränkter kardiovaskulärer Funktion und Zyanose werden oft Zeichen der Herzinsuffizienz, Herzrhythmusstörungen und arterielle Hypertonie beobachtet. Weiterhin wurden bei Patientinnen mit angeborenem Herzfehler während der Schwangerschaft öfters Angina-pectoris-Beschwerden und das Auftreten einer bakteriellen Endokarditis berichtet.

Der kardiovaskuläre Funktionszustand der Mutter und das Vorhandensein einer Zyanose bestimmen ebenfalls die *kindliche Prognose*. Bei zyanotischen Müttern wurde eine Fehlgeburtsrate von 45 % beschrieben, die deutlich höher lag als diejenige azyanotischer Mütter mit angeborenem Herzfehler (20 %) [167]. Ein für das Schwangerschaftsstadium zu niedriges Geburtsgewicht und Frühgeburten sind bei zyanotischen Müttern häufig anzutreffen und korrelieren mit dem mütterlichen Hämoglobinspiegel bzw. Hämatokritwert [168]. Bei Nachkommen von Müttern mit angeborenem Herzfehler ist das Risiko funktionell bedeutsamer kardialer und nichtkardialer angeborener Fehlbildungen erhöht; so wurde im Mittel für angeborene Herzerkrankungen bei Neugeborenen eine Inzidenz von 10 % (3,4–16,1 %) beschrieben [39, 167, 168]. Hinzu kommt eine größere Anzahl nichtkardialer Fehlbildungen sowie mentaler bzw. körperlicher Behinderungen, die bei Kindern von Müttern mit angeborenem Herzfehler beobachtet werden [167].

Betreuung der Schwangeren während Wehen und Geburt: Bei der Mehrzahl der Patientinnen mit angeborenem Herzfehler ist eine Sectio caesarea nicht indiziert; letztere sollte ganz überwiegend aus geburtshilflicher Indikation oder bei Verschlechterung des Kreislaufzustands der Mutter durchgeführt werden [39]. Bei Hypoxämie der Mutter ist Sauerstoffzufuhr während der Wehen und im Verlaufe der Geburt indiziert; bei Patientinnen mit eingeschränkter körperlicher Leistungsfähigkeit, verminderter links- bzw. rechtsventrikulärer Funktion, pulmonaler Hypertonie und Zyanose wird eine kontinuierliche hämodynamische und Blutgasüberwachung dringend empfohlen.

Antibiotikaprophylaxe: Die offiziellen Empfehlungen der American Heart Association hinsichtlich einer antibiotischen Therapie zur Prophylaxe einer bakteriellen Endokarditis erstrecken sich nicht auf Patientinnen mit einem angeborenen Herzfehler, die sich einer unkomplizierten vaginalen Entbindung unterziehen, mit Ausnahme derjenigen Patientinnen mit Herzklappenprothesen oder mit chirurgisch installiertem Shunt vom System- zum Lungenkreislauf. Trotz dieser offiziellen Empfehlungen wird in vielen Institutionen bei schwangeren Patientinnen mit angeborenem Herzfehler eine Antibiotikaprophylaxe durchgeführt; lediglich bei Patientinnen mit Vorhofseptumdefekt vom Sekundumtyp und bei solchen Patientinnen, bei denen mehr als sechs Monate zuvor ein offener Ductus arteriosus Botalli unterbunden wurde, wird generell keine bakterielle Endokarditisprophylaxe vorgenommen. Da das Risiko einer bakteriellen Endokarditis nach manueller Plazentalösung erhöht zu sein scheint, wird bei Durchführung dieser Maßnahme bei Patientinnen mit angeborenem Herzfehler eine Antibiotikaprophylaxe empfohlen [39].

In der Kindheit und beim Erwachsenen oft beobachtete angeborene Herzerkrankungen

Die zunehmende Anzahl der Patientinnen mit angeborener Herzerkrankung, die das Erwachsenenalter erreichen, ist auf die günstigen Auswirkungen chirurgischer Korrekturverfahren zurückzuführen. Eine solche Operation verlängert nicht nur das Leben der

Tabelle 1-5   Häufige angeborene Herzfehler, bei denen das Erreichen des Erwachsenenalters erwartet wird

- Vorhofseptumdefekt vom Sekundumtyp
- offener Ductus arteriosus Botalli
- valvuläre Pulmonalstenose
- Ventrikelseptumdefekt mit Pulmonalstenose
- Aortenisthmusstenose
- Aortenstenose, Aorteninsuffizienz
- bikuspide Aortenklappe (funktionell normal)

Patientinnen mit Anomalien, die einen Trend zu einer längeren Überlebenszeit aufweisen (Tab. 1-5), sondern erlaubt auch zahlreichen Frauen mit einer angeborenen Herzerkrankung, die früher schon im Kleinkindesalter zum Tode geführt hätte, das gebärfähige Alter zu erreichen.

Vorhofseptumdefekt: Diese häufigste Form einer angeborenen Herzerkrankung der Mutter wird sehr oft erst im Verlauf einer Schwangerschaft diagnostiziert, wenn das systolische Geräusch und der atemunabhängig gespaltene 2. Herzton über dem Pulmonalklappenareal zum ersten Male wahrgenommen werden. Die überwiegende Mehrzahl der Patientinnen mit unkompliziertem Vorhofseptumdefekt, meist vom Sekundumtyp, auch solche mit großem, hämodynamisch relevanten Links-Rechts-Shunt, tolerieren eine Schwangerschaft sehr gut; dies gilt sogar für Mehrlingsschwangerschaften [120]. Eine pulmonale Hypertonie tritt selten vor dem 4. Lebensjahrzehnt auf [120]; gelegentlich tolerieren Frauen mit pulmonaler Hypertonie eine Schwangerschaft überraschend gut, aber dies ist nur für Ausnahmefälle gültig [118]. Bei Patientinnen mit Vorhofseptumdefekt, die in höhergelegenen Territorien leben, wird eine größere Häufigkeit und ein früheres Auftreten einer pulmonalen Hypertonie beobachtet.

Bei Patientinnen mit einem Alter von über 40 Jahren werden allerdings zunehmend supraventrikuläre Rhythmusstörungen, wie Vorhofflimmern, -flattern oder paroxysmale supraventrikuläre Tachykardien beobachtet, die zu einer deutlichen Verschlechterung des kardiovaskulären Funktionszustands bis hin zur Herzinsuffizienz führen können [120]. Da eine bakterielle Endokarditis nur sehr selten auftritt, ist eine Antibiotikaprophylaxe bei Patientinnen mit Vorhofseptumdefekt vom Sekundumtyp nicht indiziert. Während die bakterielle Endokarditis keine Gefährdung darstellt, besteht ein erhöhtes Risiko paradoxer Embolien, von den Beinvenen ausgehend, wenn insbesondere bei großem Vorhofseptumdefekt embolisches Material aus der unteren Hohlvene durch den Vorhofseptumdefekt in den großen Kreislauf übertritt [87].

Insgesamt gesehen sollten bei Patientinnen mit einem Vorhofseptumdefekt Empfehlungen hinsichtlich einer Schwangerschaft auf individueller Basis ausgesprochen werden, wobei der kardiale Funktionszustand und das Ausmaß der Erhöhung des Pulmonalarteriendrucks entscheidend in Erwägung gezogen werden müssen.

Offener Ductus arteriosus Botalli: Diese häufige kongenitale Fehlbildung tritt vorwiegend bei Frauen auf (Männer: Frauen = 2:1) [120]. Heutzutage wird ein offener Ductus Botalli bei einer Schwangeren immer seltener diagnostiziert, da die einfache klinische Diagnose in der Regel frühzeitig gestellt und die chirurgische Korrektur ganz überwiegend in der Kindheit vorgenommen wird [97]. Bei asymptomatischen Patientinnen mit kleinem oder mäßiggradigem Links-Rechts-Shunt und normalem Pulmonalarteriendruck ist die mütterliche Prognose gewöhnlich sehr gut [103]; bei diesen Patientinnen besteht lediglich das Risiko einer bakteriellen Endokarditis. Bei Vorhandensein eines weiten Ductus arteriosus Botalli mit ausgeprägtem Links-Rechts-Shunt kann der Schwangerschaftsverlauf allerdings durch das Auftreten oder durch die Zunahme einer Herzinsuffizienz erschwert werden [39]. Obwohl ältere Arbeiten noch eine Müttersterblichkeit von ca. 5 % angeben, wurden in letzter Zeit von mehreren Autoren keine Todesfälle unter einer großen Anzahl von Schwangeren mit offenem Ductus arteriosus Botalli berichtet [97, 153]. Ist bei einem großen Ductus arteriosus Botalli bei höherem Lungengefäß- als Großkreislaufwiderstand bereits eine Shuntumkehr eingetreten, so steigt die mütterliche Mortalität deutlich an; bei diesen Patientinnen wird nur selten ein unkomplizierter Schwangerschaftsverlauf beobachtet [159].

Ist bei einer Patientin mit offenem Ductus arteriosus Botalli eine Herzinsuffizienz aufgetreten, besteht die Behandlung aus Bettruhe und Diuretika- sowie Digitalismedikation. Obwohl chirurgische Korrektur bzw. eine Okklusion des Duktus mit Hilfe von Kathetertechniken während einer Schwangerschaft erfolgreich sein können [103], sollten diese Maßnahmen nur für Patientinnen mit therapierefraktärer Herzinsuffizienz reserviert bleiben. Bei Patientinnen mit pulmonaler Hypertonie kann bei Abfall des Systemdrucks früh nach der Entbindung eine Shuntumkehr eintreten; aus diesem Grunde sollte jeder Blutdruckabfall sofort durch Volumenzufuhr oder Verabreichung von vasoaktiven Pharmaka korrigiert werden.

Valvuläre Pulmonalstenose: In den letzten zwanzig Jahren wurden mehr als 175 Schwangerschaften bei Frauen mit Pulmonalklappenstenose beschrieben [39, 97]. Asymptomatische junge Frauen mit gering- bis mäßiggradiger, gelegentlich aber auch hochgradiger Pulmonalstenose tolerieren eine Schwangerschaft trotz der sich auf die rechtsventrikuläre Druckbelastung aufpfropfenden zunehmenden Volumenbelastung gewöhnlicherweise sehr gut [118]. Obwohl Komplikationen während des Schwangerschaftsverlaufs, insbesondere Symptome der Herzinsuffizienz, gelegentlich beschrieben wurden, dokumentieren neuere Daten eindeutig, daß eine Herzinsuffizienz nur selten auftritt und die zusätzliche hämodynamische Belastung bei den meisten Schwangeren keine negativen Auswirkungen hat [18]. Bei der nur selten vorkommenden Situation einer persistierenden therapierefraktären Herzinsuffizienz muß eine chirurgische Intervention (Valvotomie) erwogen werden. Über eine perkutane Ballon-Valvuloplastie einer valvulären Pulmonalstenose während der Schwangerschaft liegen bisher keine Berichte vor. Obwohl dieses nichtoperative Korrekturverfahren eine attraktive Alternative darstellt, ist es bei weitem nicht frei von potentiell schädlichen Nebenwirkungen: So kann die Ballon-Valvuloplastie der Pulmonalstenose mit einer beträchtlichen Strahlenexposition sowie mit akuten hämodynamischen Schwankungen (z. B. Druckabfall) einhergehen, die beide eine Gefahr für den Fetus darstellen.

Aortenisthmusstenose: Eine nicht operativ versorgte, unkorrigierte Aortenisthmusstenose wird heute seltener während der Schwangerschaft beobachtet, da die chirurgische Korrektur gewöhnlicherweise bereits in der Kindheit erfolgt [97]. Allerdings drohen in einem hohen Prozentsatz auch postoperativ noch Komplikationen von koexistierenden Anomalien, wie z. B. eine bakterielle Endokarditis auf dem Boden einer bikuspiden Aortenklappe oder eine Ruptur eines Aneurysmas des Circulus Willisi. Bei Vorliegen einer umkomplizierten Aortenisthmusstenose (d. h. ohne Herzinsuffizienz, dissezierendes Aortenaneurysma bzw. bakterielle Endokarditis) ist die mütterliche Prognose während der Schwangerschaft gewöhnlicherweise gut; die kindliche Entwicklung kann allerdings behindert sein, da die uteroplazentare Perfusion infolge der aortalen Obstruktion vermindert ist. Die Müttersterblichkeit wurde in früheren Studien allgemein bei 3,5 % angesiedelt [159].

In einer Zusammenstellung aller seit 1958 publizierten Daten wurde über 13 Todesfälle unter 230 Frauen mit Aortenisthmusstenose bei insgesamt 565 Schwangerschaften berichtet [103]. Andere Autoren berichteten über keine Todesfälle, jedoch über vitienbezogene Komplikationen wie arterielle Hypertonie (prästenotisch), Herzinsuffizienz und Angina-pectoris-Beschwerden. Das Auftreten eines dissezierenden Aortenaneurysmas und einer Aortenruptur wurde ebenfalls bei Patientinnen mit Aortenisthmusstenose während des Schwangerschaftsverlaufs beobachtet. Weiterhin wurde bei Kindern von Müttern mit chirurgisch nicht korrigierter Aortenisthmusstenose häufiger eine angeborene Herzerkrankung als bei Kindern von Müttern mit chirurgisch korrigierter Aortenisthmusstenose nachgewiesen [167]. Aus den vorgenannten Gründen erscheint eine chirurgische Korrektur einer Aortenisthmusstenose vor der Schwangerschaft ratsam.

Die therapeutischen Maßnahmen zur Verhinderung der Ruptur der Aorta bzw. zerebraler Aneurysmen während der Schwangerschaft bestehen in einer Beschränkung der körperlichen Aktivität und in einer kontrollierten, mäßiggradigen Blutdrucksenkung. Eine zu starke Blutdrucksenkung gefährdet einerseits die Mutter (Gefahr des spinalen Apoplexes), andererseits aber in erster Linie über eine Verminderung der uteroplazentaren Durchblutung den Fetus. Über eine erfolgreiche chirurgische Korrektur einer Aortenisthmusstenose während einer Schwangerschaft ist berichtet worden [6]; diese Operation kann bei Patientinnen mit unkontrollierbarem, stark erhöhtem arteriellen Blutdruck oder bei therapierefraktärer, ausgeprägter Herzinsuffizienz indiziert sein. Im Gegensatz zu früheren Annahmen treten schwangerschaftsbezogene Aortendissektion und -ruptur bei Patientinnen mit Aortenisthmusstenose in der Mehrzahl vor den Wehen und der Entbindung auf [6].

Angeborene Aortenklappenerkrankung: Eine bikuspide, funktionell normale Aortenklappe stellt die häufigste angeborene Anomalie des Herzens und der großen Gefäße dar; sie tritt bei 1 bis 2 % der Neugeborenen auf. Bei Vorhandensein einer bikuspiden Aortenklappe bedeutet die erhöhte Neigung zu bakterieller Endokarditis eine konstante Bedrohung [120]. Eine funktionell nicht beeinträchtigte, bikuspide Aortenklappe wird vor oder während einer Schwangerschaft bei jungen Frauen nur selten diagnostiziert, da sich aus den anamnestischen Angaben gewöhnlicherweise kein Verdacht ergibt und der kardiale Auskultationsbefund nicht pathognomonisch ist. Eine bikuspide Aortenklappe macht sich deshalb oft erst nach einer Entbindung bemerkbar, wenn infolge einer bakteriellen Endokarditis anhaltendes Fieber oder eine akute Aorteninsuffizienz auftritt.

Eine funktionell nicht beeinträchtigte, bikuspide Aortenklappe geht oft mit einer geringfügigen Aorteninsuffizienz einher [120]. Eine hämodynamisch relevante, chronische Aorteninsuffizienz bei bikuspider

Aortenklappe zeigt im allgemeinen eine sehr langsame Progredienz, so daß das Vollbild einer schweren, operationswürdigen Aorteninsuffizienz erst im frühen Erwachsenenalter erreicht wird [120]. Junge Frauen mit normaler Myokardfunktion tolerieren selbst bei mäßig- oder höhergradiger chronischer Aorteninsuffizienz die zusätzliche Volumenbelastung während der Schwangerschaft sehr gut. Erleichternd wirken hierbei die schwangerschaftsinduzierte Abnahme des peripheren Gefäßwiderstands sowie die Zunahme der Herzfrequenz mit gleichzeitiger Verkürzung der Diastolendauer, wodurch die aortale Regurgitationsfraktion vermindert wird. Das Risiko der bakteriellen Endokarditis besteht jedoch weiterhin unvermindert.

Eine bikuspide Aortenklappe kann auch zu einer hämodynamisch relevanten Aortenstenose führen, die bei Frauen im gebärfähigen Alter manifest wird. Eine Behinderung der Entleerung des linken Ventrikels kann auch von stenosierten uni- oder trikuspiden Aortenklappen, ferner von supravalvulären oder subvalvulären Obstruktionen herrühren. Eine Aortenstenose, insbesondere bei geringem Druckgradienten über der Aortenklappe, kann bei einer körperlichen Untersuchung während der Schwangerschaft leicht übersehen werden, da das systolische Druckaustreibungsgeräusch über der Herzbasis mit dem durch die Hypervolämie bedingten Systolikum verwechselt werden kann, das während einer normalen Schwangerschaft oft auskultiert wird. Das Vorhandensein eines hebenden Herzspitzenstoßes, eines aortalen systolischen Auswurfklicks und eines 4. Herztons sollten an eine Aortenstenose denken lassen.

Obwohl nur sehr wenige Daten über den Schwangerschaftsverlauf bei Patientinnen mit chirurgisch nicht korrigierter Aortenstenose vorliegen, deuten sie die Möglichkeit einer klinischen Verschlechterung, wie z. B. Auftreten von Herzinsuffizienz, arterieller Hypertonie und Angina-pectoris-Beschwerden, ferner sogar die Möglichkeit eines tödlichen Ausgangs während Schwangerschaft und Peripartalperiode an [153]. Das Vorkommen angeborener kardialer Fehlbildungen bei lebend geborenen Kindern von Müttern, bei denen eine angeborene Herzkrankheit mit Behinderung der Entleerung des linken Ventrikels vorliegt, wird mit 20 % angegeben [167].

Eine Schwangerschaft bei Frauen mit gering- bis mäßiggradiger Aortenstenose hat eine günstige Prognose, aber die Gefahr besteht in der Neigung zu bakterieller Endokarditis nach der Entbindung. Bei Patientinnen mit schwerer Aortenstenose sind Koronar- und Systemkreislaufreserve eingeschränkt. Synkopen, insbesondere nach Belastung bzw. Aufregung, treten oft zum ersten Male während einer Schwangerschaft auf. Bei Patientinnen mit mäßig- bis höhergradiger Aortenstenose erhobene Daten weisen darauf hin, daß bei frühzeitiger Diagnose und guter Betreuung der Patientinnen, einschließlich hämodynamischer Überwachung während Wehen und Entbindung sowie geeigneter Anästhesie, die Prognose in den meisten Fällen günstig sein wird [39]. Patientinnen mit hochgradiger Aortenstenose (Aortenklappenöffnungsfläche < 1,0 cm^2) sollte von einer Schwangerschaft abgeraten werden bzw. sie sollten einem frühzeitigen Abort zustimmen, so daß der Klappenfehler chirurgisch korrigiert werden kann. Falls eine nach der 22. Schwangerschaftswoche auftretende klinische Verschlechterung nicht auf medikamentöse Therapie anspricht, ist ein operatives Vorgehen indiziert.

Bei schwangeren Frauen mit hochgradiger valvulärer Aortenstenose ist auch eine perkutane Ballon-Valvuloplastie erfolgreich durchgeführt worden [2]. Während bei diesem interventionellen kardiologischen Verfahren auf die bei Operationen erforderliche Allgemeinanästhesie und auf den extrakorporalen Kreislauf verzichtet werden kann, treten beträchtliche und oft nicht voraussagbare Strahlenbelastungen sowie hämodynamische Schwankungen auf, die zu fetalen Sofort- bzw. Spätkomplikationen führen können [164]. Erschwerend kommt hinzu, daß bei einem Großteil der Patientinnen innerhalb von sechs Monaten nach Valvuloplastie eine hämodynamisch relevante Rezidivstenose auftreten kann. Aus allen diesen Gründen sollte eine perkutane Ballon-Valvuloplastie nur bei solchen Patientinnen mit schwer ausgeprägten Symptomen in Erwägung gezogen werden, die auf medikamentöse Therapie nicht ansprechen; die Valvuloplastie der angeborenen Aortenstenose sollte so spät wie möglich im Schwangerschaftsverlauf vorgenommen werden.

Beim Erwachsenen selten, in der Kindheit oft beobachtete angeborene Herzerkrankungen

Zu dieser Gruppe angeborener Herzerkrankungen zählen Ventrikelseptumdefekt, Endokardkissendefekt, Fallot-Tetralogie, komplette Transposition der großen Gefäße und Trikuspidalatresie.

Ventrikelseptumdefekt: Diese Anomalie hat als potentielle Komplikation einer Schwangerschaft nur geringe Bedeutung, da 45 % der Ventrikelseptumdefekte in der Kindheit spontan verschließen bzw. eine unbeherrschbare Herzinsuffizienz in der Kindheit zum Tode führt, falls nicht der Pulmonalwiderstand ansteigt oder der Defekt chirurgisch verschlossen wird. Bei gelegentlich zu beobachtenden azyanotischen Patientinnen, die mit einem restriktiven Ventrikelseptumdefekt (mit nur geringgradiger bzw. fehlender pulmonaler Hypertonie) bis ins Erwachsenenalter überlebt haben, wird das Schwangerschaftsrisiko durch das Ausmaß des Links-Rechts-Shunts und den Funktionszustand des linksventrikulären Myokards bestimmt. Insgesamt gesehen tolerieren Frauen mit isoliertem Ventrikelseptumdefekt eine Schwangerschaft gut; bei Frauen mit großem Links-Rechts-Shunt allerdings kann die schwangerschaftsbedingte zusätzliche Volumenbelastung Herzinsuffizienz und Rhythmusstörungen provozieren [82], und gelegentliche Todesfälle wurden berichtet, die auf Herzversagen vor der Geburt bzw. paradoxe Embolien nach der Entbindung zurückzuführen waren [159]. Der Preßstrahl-Jet des Ventrikelseptumdefekts steigert die Gefahr einer bakteriellen Endokarditis, besonders während des Wochenbetts. Das Schwangerschaftsrisiko nach chirurgischer Korrektur eines unkomplizierten Ventrikelseptumdefekts (ohne pulmonale Hypertonie) sollte sich nicht von demjenigen der Patientinnen ohne Herzerkrankung unterscheiden.

Unter den lebend geborenen Kindern von Müttern mit Ventrikelseptumdefekt wurde bei nicht weniger als 22% eine angeborene Herzerkrankung diagnostiziert; innerhalb dieser Gruppe wurde bei 50% der Kinder wiederum ein Ventrikelseptumdefekt beobachtet [167]. Die deutlich ausgeprägte Blutdrucksenkung während oder nach der Geburt infolge von Blutverlust oder Anästhesie kann bei Patientinnen mit pulmonaler Hypertonie zu einer Shunt-Umkehr führen; mit Hilfe sofortiger Blutdruckstabilisierung durch Volumenzufuhr und Verabreichung von vasoaktiven Substanzen können weitere Komplikationen verhindert werden.

Eisenmenger-Komplex: Beim Eisenmenger-Komplex, d.h. beim nicht-restriktiven membranösen Ventrikelseptumdefekt mit hohem Lungengefäßwiderstand, ist das Ausmaß der Steigerung des Pulmonalarterienwiderstands die Hauptdeterminante des Rechts-Links-Shunts und damit auch des Schwangerschaftsrisikos [118, 124].

In einer umfassenden Literaturübersicht aus dem Jahre 1979 wurde über den Verlauf von 70 Schwangerschaften bei 44 Patientinnen mit dokumentiertem Eisenmenger-Komplex berichtet [54a]; in diesem Patientinnenkollektiv lag die Müttersterblichkeit bei 52% (Bereich 30–70%), wobei der Tod entweder während der Schwangerschaft oder im Wochenbett auftrat. In einer neueren Publikation über die Schwangerschaftsprognose bei 24 Frauen mit Eisenmenger-Komplex wurde eine mütterliche Mortalitätsrate von 38% angegeben [39].

Mehrere physiologische, schwangerschaftsinduzierte Kreislaufveränderungen bedrohen die Patientinnen mit Eisenmenger-Komplex. So führt die Abnahme des peripheren Gefäßwiderstands während der Schwangerschaft zu einer Zunahme des Rechts-Links-Shunts und damit zu einer Abnahme der arteriellen Sauerstoffsättigung sowie einem Anstieg des Hämatokrits. Andererseits kann durch Pressen während der Wehen infolge Erhöhung des peripheren Gefäßwiderstands plötzlich das Herzzeitvolumen absinken, wodurch die Patientin eine Synkope erleiden kann [118]. Schwankungen des Großkreislaufwiderstands, des Herzzeitvolumens und des Blutvolumens werden von der Patientin mit Eisenmenger-Komplex wegen des fixierten pulmonalen Gefäßwiderstands nur schlecht toleriert. Weiterhin ist die Hypothese aufgestellt worden, daß eine weit verbreitete Thrombusbildung in Pulmonalarterien und -arteriolen mit vorgeschädigter Gefäßwand postpartal zu einem rapiden Anstieg des Lungengefäßwiderstands führen kann [124].

Der Eisenmenger-Komplex ist auch mit einer schlechten Prognose für den Fetus behaftet; nur bei 26% der Schwangerschaften in einer großen Zusammenstellung wurde der Geburtstermin erreicht [54a]. Bei mehr als 55% der lebend geborenen Kinder handelte es sich um Frühgeburten; 30% zeigten eine intrauterine Wachstumsretardierung, und die perinatale Mortalität lag bei 28%.

Wegen der hohen mütterlichen Mortalitätsrate sollte Patientinnen mit Eisenmenger-Komplex von einer Schwangerschaft abgeraten werden; Patientinnen, bei denen eine Schwangerschaft bereits eingetreten ist, sollte ein frühzeitiger Abbruch nahegelegt werden. Die Betreuung einer schwangeren Patientin mit Eisenmenger-Komplex, die einen Schwangerschaftsabbruch ablehnt, muß sowohl eine Einschränkung der körperlichen Aktivität zur Verringerung der hämodynamischen Belastung als auch eine enge medizinische Überwachung zur frühzeitigen Erkennung einer klinischen Verschlechterung umfassen. Aufgrund des häufigeren Auftretens von thromboembolischen Ereignissen, welche oft die Todesursache der Patientinnen mit Eisenmenger-Komplex darstellen, erscheint eine Antikoagulation mindestens für die letzten acht bis zehn Schwangerschaftswochen und für einen Zeitraum von vier Wochen nach der Entbindung indiziert.

Da Frühgeburten gehäuft beobachtet werden, sollten schwangere Patientinnen mit Eisenmenger-Komplex stationär aufgenommen werden, falls erste Zeichen vorzeitiger Wehen erkannt werden. Um eine Einschränkung der körperlichen Aktivität und eine enge medizinische Überwachung zu ermöglichen, wird eine elektive stationäre Aufnahme empfohlen. Spontanes Einsetzen der Wehen ist einer Geburtseinleitung vorzuziehen; hierdurch wird die Gefahr einer Frühgeburt oder die Notwendigkeit einer Sectio caesarea reduziert. Um frühzeitig zum Zeitpunkt der Wehen und der Entbindung auftretende Probleme erkennen und beherrschen zu können, ist eine Überwachung der hämodynamischen, elektrokardiographischen und Blutgas-Parameter erforderlich; manchmal sind hohe Sauerstoffkonzentrationen hilfreich. Bei den meisten in stabiler Kreislaufsituation befindlichen Patientinnen kann eine vaginale Entbindung ohne große Probleme vorgenommen werden; es sollte jedoch der Versuch unternommen werden, die 2. Wehenphase durch Zangen- oder Vakuumextraktion zu verkürzen.

Da eine Epiduralanästhesie zu einer peripheren Vasodilatation und damit zu einer Steigerung des Rechts-Links-Shunts führen kann, sollten Lokalanästhetika vorsichtig titriert werden, um eine epidurale Blockade zu erreichen [52a]; andere Autoren haben die Anwendung einer systemischen Medikation, Inhalationsanalgesie und Parazervikal- oder Pudendusblockade vorgezogen [90]. Zur Durchführung einer Sectio caesarea wird eine Allgemeinnarkose mit einer Substanz empfohlen, die nur minimal negativ inotrop wirkt [52a, 90]. Weiterhin ist eine segmentale Epiduralanästhesie während einer Sectio caesarea bei Patientinnen mit Eisenmenger-Komplex erfolgreich angewendet worden [52a].

Fallot-Tetralogie: Die Fallot-Tetralogie stellt beim Erwachsenen den am häufigsten beobachteten zyanotischen angeborenen Herzfehler dar. Infolge palliativer oder endgültig korrigierender chirurgischer Maßnahmen bei den meisten Kindern, die mit diesem Herzfehler auf die Welt kommen, erreichen zunehmend mehr Patientinnen das gebärfähige Alter [52]. Die teilweise beträchtlichen schwangerschaftsinduzierten Veränderungen des Kreislaufsystems können bei Frauen mit einer Fallot-Tetralogie zu einer klinischen Verschlechterung führen. Durch Zunahme des Blutvolumens und des venösen Rückstroms zum rechten Vorhof kann der rechtsventrikuläre Druck ansteigen, und der Abfall des Großkreislaufwiderstands kann einen Rechts-Links-Shunt verursachen oder verstärken. Diese Zunahme des Rechts-Links-Shunts geht mit einer Abnahme der systemarteriellen Sauerstoffsättigung, einer Vertiefung der Zyanose und einer Erhöhung des Hämatokrits einher.

Frauen mit der zyanotischen Form der Anomalie können nur selten mit einer vollen Schwangerschaftsdauer rechnen [120]. Die Kinder dieser Frauen haben ein niedriges Geburtsgewicht; diese Beobachtung steht in Übereinstimmung mit der generell gültigen Feststellung, daß Kinder zyanotischer Mütter typischerweise klein sind, bezogen auf das Schwangerschaftsstadium [120]. Mütterlicher Hämatokrit über 60%, arterielle Sauerstoffsättigung unter 80%, hoher rechtsventrikulärer systolischer und enddiastolischer Druck sowie Synkopen (bei plötzlichem Abfall des Großkreislaufwiderstands) sind Zeichen einer schlechten Prognose. Für zyanotische und azyanotische Patientinnen mit Fallot-Tetralogie wird eine enge Überwachung der hämodynamischen und Blutgas-Parameter während Wehen und Entbindung empfohlen. Palliativ- oder korrekturchirurgische Maßnahmen vermindern das Schwangerschaftsrisiko der Frauen mit dieser Anomalie. Obwohl in einer Zusammenstellung des Schwangerschaftsverlaufs bei 37 Frauen mit chirurgisch korrigierter Fallot-Tetralogie keine mütterlichen Todesfälle beschrieben wurden [167], wird eine Schwangerschaftsunterbrechung infolge Verschlechterung der klinischen Befunde oft erforderlich.

Nach Angaben von einer Arbeitsgruppe weisen 15 bis 17% der Neugeborenen zyanotischer bzw. azyanotischer Mütter mit Fallot-Tetralogie eine kardiale Fehlbildung auf [167]; im Gegensatz dazu berichteten andere Autoren über eine geringere Inzidenz von nur 3% der Neugeborenen [103].

Da die mütterliche und fetale Prognose bei denjenigen Frauen deutlich verbessert erscheint, bei welchen die Anomalie chirurgisch korrigiert worden ist, sollte die chirurgische Intervention vor der Konzeption erfolgen. Patientinnen, bei denen nur eine Palliativoperation durchgeführt wurde oder noch hämodynamisch relevante Restdefekte im Anschluß an das chirurgische Korrekturverfahren verbleiben, weisen weiterhin ein erhöhtes Schwangerschaftsrisiko auf. Wenn auch die mit einer kompletten chirurgischen Korrektur verbundene Operationsmortalität bei älteren Patientinnen mit zuvor durchgemachter Palliativoperation leicht erhöht ist [52], so wird doch bei Fehlen von Kontraindikationen eine chirurgische Korrektur vor der Schwangerschaft empfohlen. Eine operative Revision einer zunächst nur unvollkommen korrigierten Fallot-Tetralogie ist bei Patientinnen mit einem Residual-Ventrikelseptumdefekt indiziert, wenn die Relation Kleinkreislauf/Großkreislauffluß 1,5:1 übersteigt, ferner bei Patientinnen mit Obstruktion der rechtsventrikulären Ausstrombahn (rechtsventrikulärer systolischer Druck > 60 mm Hg), sowie bei Frauen mit Rechtsherzversagen infolge einer Pulmonalinsuffizienz [52]; eine solche operative Revision sollte bei einer Frau mit Kinderwunsch vor der Konzeption erfolgen.

Für die Wehen und die vaginale Entbindung wurden Inhalationsanalgesie und Parazervikal- oder Pudendusblockade empfohlen [52a]. Da eine Epiduralanästhesie zum Blutdruckabfall im großen Kreislauf und konsekutiv zur Shunt-Umkehr oder Vergrößerung eines zuvor bestehenden Rechts-Links-Shunts führen kann, sollte diese Methode äußerst sorgfältig durchgeführt werden. Um die Gefahr eventueller hämodynamischer Probleme zu vermindern, ist für die Eröffnungsperiode eine segmentale epidurale Blockade und für die Austreibungsperiode eine Pudendus- oder Kaudablockade in Verbindung mit Opiaten empfohlen worden; hierdurch soll die Konzentration der epidural verabreichten Anästhetika vermindert werden.

Seltene angeborene Herzfehler

Einige seltene angeborene Herzfehler, bei denen ein Überleben bis zum Erwachsenenalter erwartet wird, sind in Tabelle 1-6 zusammengefaßt. Ein unkomplizierter Situs inversus ist hinsichtlich einer Schwangerschaft unbedenklich, da Herz und Gefäße ansonsten anatomisch und funktionell normal sind [120]. Ein Situs solitus mit Dextrokardie jedoch ist praktisch immer mit zusätzlichen kongenitalen kardialen Fehlbildungen assoziiert, deren Vorhandensein und Ausmaß das Schwangerschaftsrisiko bestimmen [120]. Bei den koexistierenden Anomalien handelt es sich um (angeboren) korrigierte Transposition der großen Gefäße (siehe unten), Pulmonalstenose und Ventrikelseptumdefekt [120]. Die Kombination von unkomplizierter, angeborener korrigierter Transposition, geringgradiger Pulmonalstenose und Links-Rechts-Shunt auf Vorhofebene bedeutet für eine Schwangerschaft kaum eine Bedrohung; andererseits besteht bei Vorliegen einer hochgradigen Pulmonalstenose mit Shunt-Umkehr auf Ventrikel- oder Vorhofebene und daraus resultierender Zyanose ein stark erhöhtes Schwangerschaftsrisiko.

Angeborener totaler atrioventrikulärer Block: Bei ansonsten gesunden Frauen mit angeborenem totalen atrioventrikularen Block verläuft eine Schwangerschaft gewöhnlicherweise ohne Komplikationen, obwohl vereinzelt über das erstmalige Auftreten von Adams-Stokes-Anfällen während der Schwangerschaft berichtet wurde [120, 159]. Erwähnenswert erscheint die Tatsache, daß der kardiale Funktionszustand selbst dann während einer Schwangerschaft unbeeinträchtigt bleibt, wenn bei der Patientin wegen des totalen atrioventrikulären Blocks ein starrfrequenter Schrittmacher implantiert wurde.

Angeborene korrigierte Transposition der großen Arterien: Die Prognose einer Schwangerschaft bei Patientinnen mit angeborener korrigierter Transposition der großen Arterien wird durch Art und Ausmaß der assoziierten Anomalien bestimmt; bei diesen koexistierenden Anomalien handelt es sich um eine verlängerte atrioventrikuläre Überleitungszeit, eine Insuffizienz der linksseitigen (systemischen) Atrioventrikularklappe, einen Ventrikelseptumdefekt bzw. um eine Pulmonalstenose [120].

Ebstein-Anomalie der Trikuspidalklappe: Die meisten Patientinnen mit einer Ebstein-Anomalie erreichen das gebärfähige Alter. Die Langzeitprognose der Patientinnen hängt vom Ausmaß der Trikuspidalinsuffizienz, der Einschränkung der rechtsventrikulären Funktion, der Zyanose infolge eines Rechts-Links-Shunts durch ein offenes Foramen ovale und von dem funktionellen Erfolg einer chirurgischen Intervention ab. Zahlreiche erfolgreiche Schwangerschaften sind bei Patientinnen mit Morbus Ebstein beschrieben worden [39]; allerdings ist eine Schwangerschaft bei diesen Patientinnen in vielerlei Hinsicht gefährdet [165]. Der funktionell schwache rechte Ventrikel, der bereits durch die Trikuspidalinsuffizienz volumenbelastet ist, wird durch die zusätzliche Volumenbelastung während der Schwangerschaft in seiner Funktion noch stärker beeinträchtigt. Wiederholte Episoden von supraventrikulären Tachykardien, Vorhofflimmern oder -flattern treten bei etwa einem Drittel der nichtschwangeren Patientinnen mit Morbus Ebstein auf; diese Tachyar-

Tabelle 1-6 Seltene angeborene Herzfehler, bei denen das Erreichen des gebärfähigen Alters erwartet wird

- Situs inversus mit Dextrokardie
- Situs solitus mit Dextrokardie
- angeborener totaler AV-Block
- korrigierte Transposition der großen Gefäße
- angeborene Pulmonalinsuffizienz
- Ebstein-Anomalie
- primäre pulmonale Hypertonie
- Lutembacher-Syndrom
- arteriovenöse Koronarfistel
- pulmonale arteriovenöse Fistel

rhythmien werden während einer Schwangerschaft nicht gut toleriert, insbesondere wenn bei gleichzeitigem Vorliegen eines Wolff-Parkinson-White-Präexzitationssyndroms hohe Ventrikelfrequenzen auftreten [120]. Infolge des Rechtsherzversagens kann eine Zyanose bei Shunt-Umkehr auf Vorhofebene zum ersten Male während einer Schwangerschaft beobachtet werden [120]. Bei Patientinnen mit chronischer Zyanose ist die Prognose der Schwangerschaft deutlich verschlechtert, und das Risiko einer paradoxen Embolie kommt hinzu.

Die Hauptkomplikationen einer Schwangerschaft bei Ebstein-Anomalie stellen Rechtsherzinsuffizienz, bakterielle Endokarditis und paradoxe Embolien dar. Mütterliche und fetale Komplikationen treten bei zyanotischen Patientinnen gehäuft auf [167, 168]. Die Betreuung symptomatischer oder zyanotischer Patientinnen mit Ebstein-Anomalie während Wehen und Entbindung beinhaltet Antibiotikaprophylaxe, hämodynamische Überwachung, Sauerstoffzufuhr und Bemühungen, einen Abfall des systemarteriellen Blutdrucks infolge peripherer Vasodilatation oder Blutverlusts zu verhindern.

Primäre pulmonale Hypertonie: Die primäre pulmonale Hypertonie (nicht immer angeboren) stellt eine der wenigen kardiovaskulären Erkrankungen dar, die mit einer hohen Müttersterblichkeit während der Schwangerschaft belastet sind. Der Anstieg des Herzzeitvolumens und die Abnahme des peripheren Gefäßwiderstands während der Schwangerschaft werden in Gegenwart des fixierten hohen Pulmonalgefäßwiderstands nur schlecht toleriert; die Patientinnen sind während der Wehen, der Entbindung und postpartal sogar noch stärker gefährdet. In der Literatur ist eine mütterliche Mortalitätsrate von 41 % beschrieben, wobei die Patientinnen während der Schwangerschaft oder in der frühen postpartalen Periode verstarben [44, 160]. Eine Verschlechterung der klinischen Symptomatik wird gewöhnlicherweise im 4. bis 6. Schwangerschaftsmonat beobachtet und manifestiert sich in Ermüdung, Dyspnoe, Synkopen, Angina-pectoris-Beschwerden und Zeichen einer Rechtsherzinsuffizienz. Der Tod tritt meist in der Spätschwangerschaft oder in der frühen postpartalen Periode ein. Da elektrokardiographische oder hämodynamische Parameter nicht vorliegen, ist die letztliche Todesursache der Patientinnen mit primärer pulmonaler Hypertonie nicht geklärt. Rechtsventrikuläre Ischämie und Rechtsherzversagen infolge Zunahme der hämodynamischen Belastung mit daraus resultierenden ventrikulären Rhythmusstörungen sowie Lungenembolien sind die wahrscheinlichsten Mechanismen. Zusätzlich zum hohen mütterlichen Risiko sind die Rate der spontanen Fehlgeburten sowie die Mortalitätsrate der Neugeborenen infolge angeborener Herzfehler sehr hoch [44].

Wegen der hohen Gefährdung von Mutter und Fetus erscheint eine Schwangerschaft bei primärer pulmonaler Hypertonie kontraindiziert. Da eine ätiologische Verbindung zwischen der pulmonalen Hypertonie und der Einnahme oraler Kontrazeptiva postuliert wurde [136], ist diese Form der Geburtenkontrolle bei Frauen mit primärer pulmonaler Hypertonie obsolet. Anstelle der oralen Kontrazeption bietet sich eine Tubenligatur zur Vermeidung einer unerwünschten Schwangerschaft an; dieses Verfahren sollte jedoch unter lokaler oder epiduraler Anästhesie sowie unter hämodynamischer und elektrokardiographischer Überwachung durchgeführt werden. Ist eine Schwangerschaft bereits eingetreten, so ist eine frühzeitige Schwangerschaftsunterbrechung indiziert. Falls die Patientin jedoch die Schwangerschaft austragen will, sollte die körperliche Aktivität eingeschränkt werden, um die hämodynamische Belastung zu reduzieren. Weiterhin ist eine frühzeitige, elektive stationäre Aufnahme zum Zwecke der körperlichen Schonung und der engen medizinischen Überwachung anzuraten, da bei Patientinnen mit primärer pulmonaler Hypertonie gehäuft Frühgeburten auftreten.

Aufgrund der günstigen Wirkung einer Antikoagulation bei Patientinnen mit primärer pulmonaler Hypertonie [51] und des gesteigerten Auftretens von Thromboembolien während der Schwangerschaft wird eine Antikoagulanzientherapie während der gesamten Schwangerschaft, zumindest aber während der frühen postpartalen Phase empfohlen. Hämodynamische Überwachung und Blutgasanalyse sollten während Wehen und Entbindung regelmäßig durchgeführt werden; durch Sauerstoffzufuhr sollte eine Hypoxämie verhindert werden, und alles sollte unternommen werden, einen Blutverlust während der Schwangerschaft zu verhindern oder sofort zu ersetzen.

Mit Hilfe von segmentaler Epiduralanästhesie und intrathekaler Morphinapplikation konnte der Schmerz bei diesen Patientinnen beseitigt werden. Da eine große Neigung zum Rechtsherzversagen besteht, sollten bei Patientinnen mit primärer pulmonaler Hypertonie Anästhetika mit negativ-inotroper Nebenwirkung vermieden werden. Bei den meisten Patientinnen kann eine vaginale Entbindung vorgenommen werden, und spontaner Weheneintritt ist einer Geburtseinleitung vorzuziehen. Um das Auftreten der häufigen postpartalen Komplikationen zu verhindern, wird eine Fortsetzung der hämodynamischen Überwachung über einen Zeitraum von 24 bis 48 Stunden nach der Entbindung und ein Krankenhausaufenthalt von 10 bis 14 Tagen empfohlen.

Komplexe zyanotische angeborene Herzfehler

Aufgrund der weit verbreiteten Anwendung palliativer und korrigierender chirurgischer Verfahren erreichen mehr Frauen mit komplexen zyanotischen, angeborenen kardialen Anomalien das gebärfähige Alter [39]. Obwohl die erfolgreiche Beendigung einer Schwangerschaft bei Patientinnen mit Trikuspidalatresie, korrigierter und unkorrigierter Transposition der großen Gefäße [7, 109], Truncus arteriosus [39] und singulärem Ventrikel [7] beobachtet wurde, muß wegen des hohen Risikos von einer Schwangerschaft abgeraten werden. In einem hohen Prozentsatz der Schwangerschaften ist mit einer funktionellen und hämodynamischen Verschlechterung zu rechnen, woraus ein Anstieg der mütterlichen Morbidität und sogar der Mortalität resultieren kann [153, 167]. Weiterhin ist eine hohe Anzahl von Fehlgeburten, vorzeitigen Entbindungen und kardialen sowie nicht-kardialen angeborenen Fehlbildungen, ferner Frühgeburten zu bedenken [153, 167].

Die Patientinnen sollten vor der Konzeption über die zu erwartenden mütterlichen und fetalen Komplikationen informiert werden. Wenn bei einer Patientin mit Kinderwunsch das Risiko als zu hoch erachtet wird, sollte ihr von einer Schwangerschaft dringend abgeraten oder bei bereits eingetretener Gravidität eine frühzeitige Schwangerschaftsunterbrechung vorgenommen werden. Falls die Patientin die Schwangerschaft fortzusetzen wünscht, sollte die hämodynamische Belastung durch körperliche Schonung vermindert werden. Weiterhin sollte die Patientin in kurzen Zeitintervallen kontrolliert werden, um frühzeitig drohendes Herzversagen und/oder Rhythmusstörungen erkennen und beherrschen zu können. Antibiotikaprophylaxe und Sauerstoffzufuhr werden für die Entbindung empfohlen, ebenso hämodynamische Überwachung und Blutgasbestimmungen. Obwohl bei den meisten Frauen eine vaginale Entbindung möglich erscheint, sollte versucht werden, die Austreibungsphase durch Zangen- oder Vakuumextraktion abzukürzen.

Bei der Durchführung der Anästhesie oder Analgesie während Wehen und vaginaler Entbindung sollte alles unterlassen werden, was den Rechts-Links-Shunt verstärken könnte. Aus diesem Grunde sollte bei Frauen mit komplexen zyanotischen angeborenen Herzfehlern keine Lokalanästhesie, sondern systemische Medikation, Inhalationsanalgesie, Nervenblockade bzw. intrathekales Morphin verwendet werden [52a].

2.3.5 Entwicklungsstörungen des kardiovaskulären Bindegewebes

Mitralklappenprolaps

Ein Mitralklappenprolaps wird bei Verwendung der M-mode-Echokardiographie bei ca. 15%, bei Gebrauch der zweidimensionalen Echokardiographie jedoch nur bei ca. 2% der Frauen im gebärfähigen Alter beobachtet [150, 166]. In einer zusammenfassenden Betrachtung des Schwangerschaftsverlaufs bei 128 Frauen konnte gezeigt werden, daß das Vorhandensein eines Mitralklappenprolapses die mütterliche und fetale Prognose nicht beeinflußt [8, 161].

Aufgrund der Zunahme des enddiastolischen linksventrikulären Volumens und der Abnahme des peripheren Gefäßwiderstands werden die auskultatorischen und echokardiographischen Phänomene des Mitralklappenprolapses (mit bzw. ohne begleitende Mitralinsuffizienz) oft stark abgeschwächt, oder sie können sogar völlig fehlen [130]. Unter diesen Bedingungen ist die sichere Diagnose eines Mitralklappenprolapses auf der Basis einer klinischen Untersuchung allein sehr erschwert bzw. unmöglich. Bei Vorhandensein einer gering-, mäßig- oder sogar höhergradigen Mitralinsuffizienz werden die schwangerschaftsinduzierten Kreislaufbelastungen gewöhnlicherweise gut toleriert, vorausgesetzt daß die linksventrikuläre Funktion nicht wesentlich eingeschränkt ist. Gelegentlich wird der Schwangerschaftsverlauf durch spontane Rupturen von Chordae tendineae kompliziert, welche nicht auf dem Boden einer bakteriellen Endokarditis auftreten; es ist bisher noch nicht geklärt, ob die während der Schwangerschaft beobachteten Bindegewebsveränderungen oder die Anstrengungen während der Wehen und der Entbindung diese möglichen Komplikationen bedingen. Im Hinblick auf das beschriebene familiäre Vorkommen eines Mitralklappenprolaps muß die Möglichkeit einer genetischen Übertragung bedacht werden [18, 92, 126].

Bei den wenigen Patientinnen mit präkordialen Beschwerden oder kardialen Rhythmusstörungen sollte der Schwerpunkt der Bemühungen auf wiederholten Kontrolluntersuchungen liegen; es sollte versucherden, den Gebrauch von Antiarrhythmika zu vermeiden. Die häufigste anhaltende Tachykardie bei Patientinnen mit Mitralklappenprolaps stellt die paroxysmale supraventrikuläre Reentry-Tachykardie (AV-junktionale Tachykardie) dar [168]; diese Rhythmusstörung spricht gewöhnlicherweise gut auf Digitalisglykoside an, die während der Schwangerschaft ohne Bedenken verabreicht werden können. Die Häufigkeit ventrikulärer Extrasystolen scheint während der Schwangerschaft in Abhängigkeit vom Anstieg des linksventrikulären Volumens abzunehmen; falls jedoch polytope oder mehrere aufeinanderfolgende ventrikuläre Extrasystolen persistieren bzw. oft präkordiale Beschwerden auftreten, ist eine Therapie mit einem Betarezeptorenblocker zu empfehlen, wobei die Notwendigkeit der Fortsetzung der Betablockerbehandlung immer wieder überprüft werden muß.

Patientinnen mit Mitralklappenprolaps, insbesondere diejenigen mit verdickter Mitralklappe und Mitralinsuffizienz, stehen unter erhöhtem Risiko einer bakteriellen Endokarditis. Obwohl eine Antibiotikaprophylaxe für eine unkomplizierte vaginale Entbindung nicht einheitlich empfohlen wurde, muß während der Wehen, einer vaginalen Entbindung bzw. Sectio caesarea immer mit dem Auftreten einer Bakteriämie gerechnet werden [163], so daß einige Autoren für die Wehen- und Entbindungsperiode bei Patientinnen mit Mitralklappenprolaps, Mitralklappenverdickung und/oder Mitralinsuffizienz eine bakterielle Endokarditisprophylaxe empfohlen haben [131].

Marfan-Syndrom

Eine Patientin mit einem Marfan-Syndrom ist zwei schwangerschaftsbezogenen Risiken ausgesetzt [99, 169]:

– der 50%igen Wahrscheinlichkeit einer genetischen Übertragung und
– dem Risiko einer kardialen Komplikation mütterlicherseits

Die Texturstörungen des Bindegewebes beim Marfan-Syndrom betreffen den Mitralklappenanulus, die Mitralsegel und Chordae tendineae (mit resultierendem Mitralklappenprolaps) sowie die Aortenwurzel (mit Aorteninsuffizienz und der drohenden Gefahr eines dissezierenden Aortenaneurysmas) [126, 140]. Bei nahezu allen Patientinnen mit Marfan-Syndrom kann unabhängig vom Alter eine kardiale Mitbeteiligung nachgewiesen werden; das Schwangerschaftsrisiko wird im wesentlichen durch den Schweregrad und nicht durch das bloße Vorhandensein der kardialen Manifestation bestimmt [126]. Patientinnen mit minimaler kardialer Manifestation scheinen eine Schwangerschaft ohne schwerwiegende akute Komplikationen austragen zu können, wohingegen bei Frauen mit hämodynamisch relevanter Aorten- oder Mitralinsuffizienz bzw. mäßiggradiger bis ausgeprägter Dilatation der Aortenwurzel ein deutlich erhöhtes Risiko ernsthafter kardiovaskulärer Komplikationen während bzw. kurz nach der Schwangerschaft besteht [126]. Verdünnung und Ruptur von Sehnenfäden können zu einer allmählich progredienten oder akuten, hochgradigen Mitralinsuffizienz führen, und die Manifestation der Bindegewebstexturstörung im Bereich der Aortenwurzel kann sich durch eine akute Aortendissektion oder -ruptur bzw. durch das plötzliche Auftreten einer akuten hochgradigen Aorteninsuffizienz bemerkbar machen [126]. Schwangerschaftsinduzierte Gewebeveränderungen im Bereiche der Aortenwurzel können zu den Bindegewebstexturstörungen des Marfan-Syndroms hinzukommen.

Anhand einer Literaturübersicht konnte bei 32 schwangeren Frauen mit Marfan-Syndrom eine hohe Inzidenz einer Aortendissektion und eine hohe Mortalitätsrate – meist während der peripartalen Phase – aufgezeigt werden. Die Mehrzahl dieser Frauen wies bereits vor Beginn der Schwangerschaft kardiovaskuläre Probleme auf, wie z. B. Dilatation der Aortenwurzel, Aorteninsuffizienz, Aortenisthmusstenose, arterielle Hypertonie, Herzvergrößerung und offener Ductus arteriosus Botalli. Weiterhin war die Anzahl der Fehlgeburten erhöht. Im Gegensatz dazu wurde in einer retrospektiven Analyse von 105 nichtselektierten Schwangerschaften bei 26 Patientinnen mit Marfan-Syndrom nur ein Todesfall – auf dem Boden einer Endokarditis bei einer Patientin mit hochgradiger Mitralinsuffizienz – beschrieben [127]. Weiterhin wurde unter zwölf zum regulären Geburtstermin beendeten Schwangerschaften bei zehn Frauen mit Marfan-Syndrom und einem Durchmesser der Aortenwurzel von weniger als 45 mm keine einzige kardiovaskuläre Komplikation berichtet [141].

Diese widersprüchlichen Daten legen nahe, daß anekdotische Beschreibungen in der Literatur selektierte Patientinnenkollektive mit hohem Risiko betreffen; in diesen Kollektiven sind die schwangerschaftsbezogenen Komplikationen bei Frauen mit Marfan-Syndrom sicherlich überrepräsentiert.

Die Betreuung schwangerer Frauen mit Marfan-Syndrom sollte eine ausführliche Beratung vor der Konzeption beinhalten, wobei die möglichen mütterlichen und fetalen Risiken diskutiert werden müssen, einschließlich der 50%igen Wahrscheinlichkeit, daß das Syndrom vererbt werden wird [127]. Nach dem heutigen Stand der Erkenntnis sollte Frauen mit einer funktionell relevanten kardialen Manifestation des Marfan-Syndroms, einschließlich asymptomatischer Dilatation der Aortenwurzel, von einer Schwangerschaft abgeraten oder, bei bereits eingetretener Schwangerschaft, eine frühzeitige Beendigung der

Schwangerschaft nahegelegt werden. Bei Frauen ohne kardiale Komplikationen und mit normalem Durchmesser der Aortenwurzel ist das Schwangerschaftsrisiko signifikant niedriger. Aber selbst bei dieser Konstellation ist eine günstige Prognose nicht gesichert; eine Aortendissektion kann, obwohl selten, auch bei Patientinnen ohne Aortendilatation auftreten [141]. Während der Schwangerschaft sollte sich die Patientin körperlich schonen. Es konnte gezeigt werden, daß Betarezeptorenblocker, welche die Pulswellengeschwindigkeit vermindern, das Auftreten einer Aortendilatation und das Risiko der Komplikationen bei Patientinnen mit Marfan-Syndrom reduzieren können; aus diesem Grunde sollten Betarezeptorenblocker bei Patientinnen mit Marfan-Syndrom während einer Schwangerschaft verabreicht werden [126].

Liegen bei Patientinnen mit Marfan-Syndrom eine Aortenwurzeldilatation oder andere kardiale Komplikationen vor, ist eine Entbindung durch Sectio caesarea vorzuziehen, um den potentiell gefährlichen Auswirkungen der Preßwehen vorzubeugen.

Aortendissektion

Eine Prädisposition zum Auftreten einer Aortendissektion während der Schwangerschaft wurde von mehreren Autoren vermutet; im Zeitraum der letzten 50 Jahre wurden circa 200 Dissektionen der Aorta beschrieben, die im Verlaufe einer Schwangerschaft auftraten [46]. Weiterhin hat sich herausgestellt, daß ca. 50% der Aortendissektionen bei Frauen mit einem Lebensalter von unter 40 Jahren mit einer Schwangerschaft assoziiert sind [71, 140]. Aortendissektionen treten gehäuft bei Frauen mit über 30 Jahren, bei Multiparae, ferner bei Patientinnen mit Aortenisthmusstenose oder Marfan-Syndrom auf [97]. Die Aortendissektion wird am häufigsten während der letzten drei Schwangerschaftsmonate und peripartal beobachtet, wobei fast 20% der Dissektionen zwei oder mehr Tage nach der Entbindung auftreten [140].

Das diagnostische Vorgehen bei Verdacht auf Aortendissektion bei einer schwangeren Patientin ist demjenigen bei Nichtschwangeren sehr ähnlich. Da eine Aortographie mit Kontrastmittel oft zur Sicherung der Diagnose erforderlich ist, sollte versucht werden, hierbei die Strahlenexposition möglichst gering zu halten, und der Fetus muß durch Bleiabschirmung geschützt werden. Die transösophageale Echokardiographie hat sich als besonders aussagefähige nicht-invasive Methode zur Diagnose einer Aortendissektion herausgestellt [22]. Die transösophageale Echokardiographie ist sowohl der Computertomographie, welche Strahlenbelastung mit sich bringt, als auch der Magnetresonanztomographie vorzuziehen, deren Unbedenklichkeit während einer Schwangerschaft zum jetzigen Zeitpunkt noch nicht erwiesen ist.

Zur Senkung des Blutdrucks bei Patientinnen mit Aortendissektion und arterieller Hypertonie ist eine kombinierte medikamentöse Behandlung mit Natriumnitroprussid und Propranolol (zur Verminderung der Pulswellengeschwindigkeit) zu empfehlen. Da Natriumnitroprussid unter Umständen fetale Fehlbildungen bewirken kann, sollte diese Substanz nur bei denjenigen Patientinnen verabreicht werden, deren erhöhter Blutdruck auf andere Pharmaka nicht ausreichend reagiert. Die intravenöse bzw. orale Gabe von Hydralazin stellt heute die Therapie der Wahl zur Blutdrucksenkung bei schwangeren Patientinnen mit Aortendissektion dar. Um die mit den Wehen und einer vaginalen Entbindung verbundene Blutdrucksteigerung bei Frauen mit Aortendissektion zu verhindern, wird eine Sectio caesarea unter Epiduralanästhesie empfohlen [46]. Auch über eine erfolgreiche Entbindung durch Sectio caesarea und eine chirurgische Versorgung der Aortendissektion während desselben Eingriffs nahe dem Geburtstermin wurde bereits berichtet; eine postpartal aufgetretene Dissektion kann ohne Risiko für den Feten chirurgisch korrigiert werden [71].

2.3.6 Kardiomyopathien

Hypertrophische Kardiomyopathie

Schwangere Frauen mit hypertrophischer Kardiomyopathie sehen sich zwei Gefahren ausgesetzt [75, 76, 119]:

– dem Risiko einer genetischen Übertragung dieser autosomal-dominant vererbten Erkrankung
– dem eigenen, mütterlichen Risiko, das durch die kardiale Erkrankung vorgegeben ist

Das funktionelle Verhalten des linken Ventrikels bei Vorliegen einer hypertrophischen Kardiomyopathie mit Septumhypertrophie, insbesondere aber bei Patientinnen mit einem systolischen Gradienten im Bereiche der linksventrikulären Ausstrombahn, wird in erster Linie durch die Interaktion der linksventrikulären diastolischen Dimensionen (Volumen), des peripheren Gefäßwiderstands (Nachlast) und der Kontraktionskraft des linksventrikulären Myokards bestimmt. Diese hämodynamischen Variablen werden durch Kreislaufveränderungen beeinflußt, die während des normalen Verlaufs von Schwangerschaft, Wehen und Entbindung auftreten [75, 159]. Ein Anstieg des Blutvolumens und des Herzzeitvolumens bzw. der linksventrikulären diastolischen Volumina führt zu einer Reduktion des Druckgradienten in der linksventrikulären Ausstrombahn, wohingegen ein Anstieg des peripheren Gefäßwiderstands eine Zunahme der linksventrikulären Ausstrombahnobstruktion bewirkt [76]. Die Kompression der unteren Hohlvene im Liegen (durch den graviden Uterus) kann während der letzten drei Schwangerschaftsmonate über eine Abnahme des venösen Rückstroms und konsekutiv auch des linksventrikulären Volumens zu einer Zunahme des linksventrikulären Ausstrombahngradienten führen; hierbei kann auch der Schweregrad einer vorbestehenden Mitralinsuffizienz deutlich zunehmen [75].

Eine Übersichtsarbeit über den Verlauf von 82 Schwangerschaften bei 35 Patientinnen mit hypertrophischer Kardiomyopathie hat für die Mehrzahl eine günstige Prognose angegeben; andererseits war oft das Neuauftreten bzw. eine Aggravierung bereits bestehender kardialer Symptome zu beobachten [76]. Bei 21 % der Patientinnen wurde eine Herzinsuffizienz zum ersten Male diagnostiziert bzw. eine Verschlechterung der hämodynamischen Parameter festgestellt, und einige Patientinnen klagten über präkordiale (der Angina pectoris ähnliche) Beschwerden, Palpitationen, Schwindelanfälle und Synkopen. Bei zwei Patientinnen wurden ventrikuläre Rhythmusstörungen dokumentiert, in einem Fall mit Todesfolge [152].

Die fetale Prognose wird durch die hypertrophische Kardiomyopathie der Mutter selbst nicht beeinträchtigt; das Risiko, die Krankheit zu vererben, kann bei der familiären Form jedoch bei 50 % liegen, während das Risiko bei sporadischem Auftreten verringert ist [76].

Allein auf der Basis klinischer (Auskultations-)Befunde wird die Diagnose einer hypertrophischen Kardiomyopathie während einer Schwangerschaft oft nicht gestellt, da die bei Vorhandensein einer Obstruktion im Bereiche der linksventrikulären Ausstrombahn bzw. nahe der Ventrikelspitze hörbaren systolischen Geräusche mit den systolischen Strömungsgeräuschen verwechselt werden können, die während einer normalen Schwangerschaft infolge der Volumenzunahme auskultiert werden können. Der Nachweis einer linksventrikulären Hypertrophie, eines 4. Herztons, eines Spätsystolikums mit Punctum maximum über dem Erb-Punkt und eine Zunahme der Lautstärke des Systolikums beim Aufrichten oder in der Preßphase des Valsalva-Manövers lassen an eine hypertrophische Kardiomyopathie denken; die endgültige Diagnose kann mit der Echokardiographie gestellt werden, welche die Untersuchungsmethode der Wahl bei der Diagnostik der hypertrophischen Kardiomyopathie darstellt [16].

Die therapeutischen Maßnahmen bei einer schwangeren Patientin mit nachgewiesener hypertrophischer Kardiomyopathie hängen von dem Vorhandensein von Symptomen bzw. einer Obstruktion im Bereiche der linksventrikulären Ausstrombahn ab. Asymptomatische Patientinnen ohne linksventrikuläre Ausstrombahnobstruktion in Ruhe oder unter Provokation (Valsalva-Manöver) bedürfen keiner medikamentösen Therapie. Bei symptomatischen Patientinnen mit hypertrophisch-obstruktiver Kardiomyopathie müssen hämodynamisch relevante Blutverluste während der Entbindung, Vasodilatation sowie eine sympathoadrenerge Stimulation während der Anästhesie verhindert werden. Eine medikamentöse Therapie ist beim Auftreten von Symptomen und kardialen Rhythmusstörungen indiziert. Symptome, wie z. B. Belastungsdyspnoe oder Angina pectoris, die auf einen erhöhten linksventrikulären Füllungsdruck zurückzuführen sind, sollten mit Betarezeptorenblockern behandelt werden; sollte der Effekt der Betablocker allein nicht ausreichen, können Diuretika hinzugefügt werden. Calciumantagonisten, die bei nichtschwangeren Patientinnen die Substanzen erster Wahl darstellen, sollten bei Vorliegen einer Schwangerschaft nicht verabreicht werden, da die fetalen Auswirkungen einer Therapie mit Calciumantagonisten während der Schwangerschaft noch nicht geklärt sind [169].

Obwohl durch eine Schwangerschaft per se das Risiko eines plötzlichen Herztods bei Patientinnen mit hypertrophischer Kardiomyopathie nicht erhöht zu sein scheint, kommt der plötzliche Herztod im gebärfähigen Alter bei dieser Krankheit gehäuft vor [99]. Mit Hilfe des Langzeit-EKG sollte nach ventrikulären Rhythmusstörungen gefahndet werden, die eine wesentliche prognostische Bedeutung haben; komplexe ventrikuläre Rhythmusstörungen sollten mit Medikamenten behandelt werden, die den Fetus nicht gefährden, wie z. B. Chinidin, Procainamid und Betarezeptorblocker.

Es konnte gezeigt werden, daß Amiodaron die Rate des plötzlichen Herztods bei nichtschwangeren Patientinnen mit hypertrophischer Kardiomyopathie senkt; die Unbedenklichkeit einer Amiodarontherapie während der Schwangerschaft jedoch ist bisher nicht erwiesen [169]. Amiodaron sollte deshalb nur bei Patientinnen mit lebensbedrohlichen Rhythmusstörungen angewendet werden, die mit anderen Pharmaka nicht zu beherrschen sind [146].

Supraventrikuläre Rhythmusstörungen, insbesondere Vorhofflimmern bzw. -flattern, sollten während der Schwangerschaft mit Klasse-IA-Antiarrhythmika behandelt werden; falls bei Patientinnen mit symptomatischem Vorhofflimmern eine medikamentöse Rhythmisierung nicht gelingt, kann eine elektrische

Kardioversion versucht werden [145]. Da Digitalisglykoside bei Vorhandensein einer Obstruktion im Bereiche der linksventrikulären Ausstrombahn letztere verstärken und eine Zunahme der diastolischen Compliance-Störung auch bei hypertrophisch-nichtobstruktiver Kardiomyopathie bewirken können sowie die Unbedenklichkeit der Therapie mit Calciumantagonisten während der Schwangerschaft nicht erwiesen ist, sind Betarezeptorblocker die Medikamente der ersten Wahl, um bei Patientinnen mit therapierefraktärem Vorhofflimmern die Kammerfrequenz zu senken.

Bei Patientinnen mit hypertrophischer Kardiomyopathie sollte primär eine vaginale Entbindung angestrebt werden, deren Sicherheit nachgewiesen ist. Liegen Symptome einer Obstruktion der linksventrikulären Ausstrombahn vor, kann die Austreibungsperiode durch Zangen- oder Vakuumextraktion verkürzt werden [76]. Prostaglandine sollten zum Zwecke der Beeinflussung der Uteruskontraktionen wegen ihrer vasodilatierenden Wirkung nicht verabreicht werden, wohingegen Oxytocin von den Patientinnen gut toleriert wird [152]. Da betasympathomimetische Substanzen mit tokolytischer Wirkung eine Obstruktion im Bereich der linksventrikulären Ausstrombahn verstärken können, ist bei Indikation zur Tokolyse Magnesiumsulfat das Pharmakon der ersten Wahl [152]. Aus hämodynamischen Gründen sollten Spinal- und Epiduralanästhetika wegen ihrer vasodilatierenden Eigenschaften bei Schwangeren mit einer hypertrophischen Kardiomyopathie vermieden [12] und ein stärkerer Blutverlust sollte verhindert bzw. sofort mit intravenöser Blut- oder Flüssigkeitszufuhr substituiert werden [76].

Die zum Krankheitsbild einer hypertrophisch-obstruktiven Kardiomyopathie zugehörige Mitralinsuffizienz bringt die zusätzliche Gefahr einer bakteriellen Endokarditis mit sich; aus diesem Grunde ist bei Patientinnen mit hypertrophischer Kardiomyopathie, insbesondere bei Vorliegen der obstruktiven Form, während der Wehen und der Entbindung eine bakterielle Endokarditisprophylaxe indiziert.

Peripartale Kardiomyopathie

Bei dieser Sonderform einer dilatativen Kardiomyopathie treten Symptome und klinische Befunde einer Herzinsuffizienz auf dem Boden einer systolischen Dysfunktion des linksventrikulären Myokards auf; die Symptome der Herzinsuffizienz werden erstmals im letzten Schwangerschaftsmonat oder innerhalb der ersten sechs Monate nach der Entbindung beobachtet [62]. Um die Diagnose einer peripartalen Kardiomyopathie stellen zu können, müssen andere Ursachen einer linksventrikulären Dilatation und systolischen Dysfunktion ausgeschlossen werden. Die Inzidenz der peripartalen Kardiomyopathie wird auf 1:3000 bis 1:4000 [135] bis 1:15 000 [32] geschätzt. Die Erkrankung tritt häufiger bei Frauen mit Zwillingsschwangerschaften und Multipara, ferner bei Patientinnen mit Alter über 30 Jahre und Farbigen auf [75, 76]. Obwohl allgemein der Begriff „peripartal" verwendet wird, beginnt die Erkrankung vorwiegend im 1. bis 3. Monat nach der Entbindung, wobei eine Minderheit der Patientinnen (ca. 15%) bereits vor der Entbindung Symptome erkennen läßt, welche diese Diagnose zulassen [62, 135]. Dieses gehäufte Auftreten um den Geburtstermin herum weist auf eine enge pathogenetische Beziehung der Schwangerschaft zu diesem Krankheitsbild hin, wenn auch kein Beweis für eine ursächliche Rolle der Gravidität vorliegt [62]. Falls Herzgröße und linksventrikuläre Funktion sich innerhalb von sechs Monaten wieder normalisieren, ist die Prognose im allgemeinen als gut anzusehen, einschließlich der Fähigkeit, weitere Schwangerschaften einzugehen.

Bei der pathologisch-anatomischen Untersuchung erscheinen die Herzkammern bleich, weich und dilatiert; an vielen Lokalisationen werden wandständige Thromben beobachtet, die als Ursprungsort von Lungenembolien und peripheren arteriellen Embolien in Betracht kommen [62, 135]. Bei der lichtmikroskopischen Untersuchung sind die histologischen Veränderungen von denjenigen anderer Formen der dilatativen Kardiomyopathie nicht zu unterscheiden; so werden Muskelfaserdegenerationen, interstitielles Ödem, fokale Fibrosierungen sowie verstreute interstitielle und perivaskuläre Infiltrate (aus mononukleären Zellen bestehend) beobachtet [135].

Die Patientinnen weisen gewöhnlich Symptome einer Herzinsuffizienz, Angina pectoris-ähnliche Beschwerden, Palpitationen und gelegentlich periphere (systemische) oder Lungenembolien auf [62, 91, 96, 134]. Bei der klinischen Untersuchung finden sich oft ein vergrößertes Herz und ein 3. Herzton; häufig werden systolische Geräusche einer leichten bis mäßiggradigen Mitral- bzw. Trikuspidalinsuffizienz vernommen [113]. Das Ruhe-EKG kann Zeichen der Linkshypertrophie, ST-T-Veränderungen, Erregungsleitungsverzögerungen und Rhythmusstörungen erkennen lassen. Mit Hilfe der Röntgen-Thoraxaufnahme können Herzvergrößerung, Lungenvenenstauung mit interstitiellem oder alveolärem Ödem und gelegentlich ein Pleuraerguß nachgewiesen werden. Die zweidimensionale Echokardiographie zeigt meistens eine Dilatation sämtlicher vier Herzhöhlen und oft einen gering- bis mäßiggradigen Perikarderguß, und die linksventrikuläre Auswurffraktion als Parameter der systolischen linksventrikulären Funktion ist gewöhnlicherweise stark vermindert. Eine gering- bis mäßiggradige Mitral-, Trikuspidal- bzw. Pulmonalinsuffizienz kann mittels Doppler-Sonographie nachgewiesen werden. Die soeben beschriebenen hämodynamischen Veränderungen sind von denjenigen, die bei anderen Formen einer dilatativen Kardiomyopathie gesehen werden, nicht zu unterscheiden.

Die *Ätiologie* der peripartalen Kardiomyopathie ist immer noch unbekannt. Es ist vermutet worden, daß die Erkrankung auf einer Myokarditis, einer Mangelernährung, einer Anomalie der kleinen Koronargefäße, auf Hormoneffekten, einer Toxämie oder einer mütterlichen Immunantwort auf fetales Antigen beruht [113]. Durch Anwendung von Endomyokardbiopsien konnte erst kürzlich gezeigt werden, daß im Herzmuskel von Patientinnen mit peripartaler Kardiomyopathie in einem höheren Prozentsatz Anhaltspunkte für eine Myokarditis im Vergleich zu anderen Formen der dilatativen Kardiomyopathie vorliegen [104]. Obwohl die Untersuchungen der Myokardbiopsieproben in einigen Studien Normalbefunde ergaben, wurden in der Mehrzahl der Studien auf eine Myokarditis hinweisende zelluläre Infiltrationen in 29 bis 100% der Myokardbiopsieproben entdeckt [104, 113].

Eine immunologische Grundlage der peripartalen Kardiomyopathie ist vermutet worden [74], und zahlreiche Daten unterstützen diese Hypothese. Eine immunsuppressive Therapie mit Steroiden und Azathioprin führte zu einer dramatischen klinischen Besserung, die mit einem Verschwinden der entzündlichen Infiltrate im Herzmuskel einherging [62]; allerdings wurde bei einem hohen Prozentsatz der Patientinnen mit peripartaler Kardiomyopathie auch eine spontane Besserung der Symptome registriert. Bei einer zuvor gesunden Erstgebärenden mit peripartaler Kardiomyopathie wurden Myokardantikörper im mütterlichen und Nabelschnurblut nachgewiesen; Antikörper gegen menschliches Immunglobulin wurden im fetalen Herzen nachgewiesen [129]. Bei einer 26jährigen Erstgebärenden, die sofort nach der Geburt Symptome einer Herzinsuffizienz erkennen ließ, konnten stark positive Antiactinantikörper und positive Immunofluoreszenztests für Antikörper gegen glatte Muskulatur über einen Zeitraum von neun Monaten nach der Entbindung identifiziert werden [74]. Aufgrund dieser Ergebnisse wurde eine Autoimmunätiologie der peripartalen Kardiomyopathie postuliert: Nach dieser Theorie führt die Freisetzung von Actomyosin oder seinen Metaboliten aus dem Uterus zur Bildung von Antikörpern, die mit mütterlichem Myokard kreuzreagieren.

Der *klinische Verlauf* der peripartalen Kardiomyopathie ist wechselhaft. Bei ca. 50% der Patientinnen wird eine komplette oder weitgehende Normalisierung der Myokardfunktion und des klinischen Status innerhalb der ersten sechs Monate nach der Entbindung beobachtet; die anderen 50% lassen entweder eine kontinuierliche klinische Verschlechterung bis zum frühen Tod oder eine persistierende systolische linksventrikuläre Dysfunktion und Zeichen einer chronischen Herzinsuffizienz erkennen, mit hoher Morbidität und Mortalität einhergehend [20, 62, 134].

Eine auf dem Boden einer peripartalen Kardiomyopathie auftretende akute Herzinsuffizienz sollte konsequent mit Sauerstoffzufuhr, vasodilatierenden Substanzen, Diuretika und unter Umständen mit Digitalis therapiert werden. Die Unbedenklichkeit der nachlastsenkenden Therapie mit Hydralazin während der Schwangerschaft ist nachgewiesen [142].

Nur wenige Erfahrungen liegen bezüglich der Verwendung von organischen Nitraten vor; allerdings konnte gezeigt werden, daß eine arterielle Hypotonie, durch eine zu hohe Nitratdosis bedingt, eine fetale Bradykardie provozieren kann [29]. Auch Natriumnitroprussid wurde während der Schwangerschaft erfolgreich zur Verbesserung der Myokardfunktion eingesetzt; durch Tierexperimente wurde jedoch die Gefahr einer möglichen Schädigung des Feten aufgedeckt [169]. Angiotensin-Converting-Enzym-Hemmer, die bei nichtschwangeren Patientinnen mit dilatativer Kardiomyopathie heute die Substanzen der ersten Wahl mit deutlicher Verbesserung der Prognose darstellen, führten bei Verabreichung während der Schwangerschaft zu dramatischen Störungen der Blutdruckregulation und der Nierenfunktion des Feten [139], so daß von einer ACE-Hemmertherapie der peripartalen Kardiomyopathie vor dem Entbindungstermin Abstand genommen werden muß.

Wegen des gehäuften Auftretens von Thromboembolien bei Patientinnen mit peripartaler Kardiomyopathie wird eine Antikoagulation empfohlen. Da die Erkrankung reversibel sein kann, ist unter Umständen der temporäre Einsatz der intraaortalen Ballonpumpe hilfreich, um die hämodynamische Situation zu stabilisieren [14].

In den letzten Jahren sind Berichte über die positiven Auswirkungen einer Immunsuppression bei Patientinnen mit peripartaler Kardiomyopathie publiziert worden.

In einer Studie [104] wurde eine Verbesserung des subjektiven Befindens und der objektiven hämodynamischen Parameter bei neun von zehn Patientinnen mit peripartaler Kardiomyopathie beschrieben, bei denen die Analysen der Myokardbiopsieproben auf eine Myokarditis hinwiesen. Allerdings wurde auch bei Patientinnen mit dieser Erkrankung, die nur eine Therapie zum Zwecke der hämodynamischen Stabilisierung erhielten, eine deutliche und rasche Verbesserung der klinischen Symptomatik und der linksventrikulären Funktion beobachtet [20].

Da noch nicht hinreichende Ergebnisse über die Auswirkungen einer immunsuppressiven Therapie bei peripartaler Kardiomyopathie vorliegen, kann eine solche Therapie zum jetzigen Zeitpunkt nicht empfohlen werden [93]. Bei Patientinnen mit akuter klinischer Verschlechterung jedoch, die auf konventionelle Medikation keine Besserung zeigen, kann eine immunsuppressive Therapie eingesetzt werden. Bei den Patientinnen, die keine frühzeitige Besserung erkennen lassen, sollte wegen der hohen Morbidität und Mortalität auch eine Herztransplantation erwogen werden [20, 65].

Nachfolgende Schwangerschaften bei Patientinnen mit peripartaler Kardiomyopathie sind oft mit einem Wiederauftreten der Krankheitssymptome und einem hohen mütterlichen Mortalitätsrisiko verbunden. Wenn auch die Wahrscheinlichkeit eines solchen Rückfalls bei Patientinnen mit persistierender Herzvergrößerung und/oder eingeschränkter linksventrikulärer Funktion höher ist, wurde das Wiederauftreten einer peripartalen Kardiomyopathie auch bei Patientinnen beobachtet, die eine Normalisierung der linksventrikulären Funktion nach Abklingen des ersten Krankheitsschubs erkennen ließen [81, 157]. Deshalb sollte Patientinnen mit peripartaler Kardiomyopathie und persistierender linksventrikulärer Dysfunktion von weiteren nachfolgenden Schwangerschaften abgeraten werden. Patientinnen, deren Myokardfunktion sich im Anschluß an einen Schub der peripartalen Kardiomyopathie normalisiert hat, sollten über das erhöhte Risiko nachfolgender Schwangerschaften informiert werden.

2.3.7 Koronare Herzkrankheit

Die koronare Herzkrankheit tritt bei jungen menstruierenden Frauen sehr selten auf; die Häufigkeit des peripartal auftretenden akuten Myokardinfarktes wird auf weniger als 1:10000 Schwangerschaften geschätzt [54b]. Falls eine koronare Herzkrankheit sich während einer Schwangerschaft klinisch manifestiert, präsentiert sie sich gewöhnlicherweise mehr in der Form eines akuten Myokardinfarkts, weniger als Angina-pectoris-Beschwerden; die Mortalitätsrate ist hoch.

Als Beispiel möge eine Patientin aufgeführt sein, die wegen Kammerflimmerns im akuten Infarktstadium erfolgreich reanimiert wurde; vier Tage nach dem akuten Infarktgeschehen wurde nach Weheneinleitung ein gesundes Kind geboren [24]. Als weiteres Beispiel sei eine 36jährige Frau mit zunehmenden Angina-pectoris-Beschwerden bei 90%iger Hauptstammstenose der linken Koronararterie aufgeführt, die sich während der Schwangerschaft erfolgreich einer aortokoronaren Bypass-Operation unterzog [89].

Pathogenese: Risikofaktoren der koronaren Herzkrankheit bei Frauen mit einem Lebensalter von weniger als 50 Jahren stellen hohe Plasmaspiegel des Gesamtcholesterins, niedrige Plasmaspiegel des HDL-Cholesterins, Rauchen, Diabetes mellitus, arterielle Hypertonie, eine positive Familienanamnese hinsichtlich der koronaren Herzerkrankung, eine Schwangerschaftstoxikose und die Einnahme von oralen Kontrazeptiva dar [79, 158]. Es konnte gezeigt werden, daß die Kombination von starkem Zigarettenrauchen und gleichzeitiger Einnahme von oralen Kontrazeptiva häufig zu einem akuten Myokardinfarkt führt [31]. Weiterhin wurde das gesteigerte Risiko, einen akuten Myokardinfarkt zu erleiden, mit dem Alter der Mutter zum Zeitpunkt der Geburt des ersten Kindes [78] und mit einem lebenslang andauernden irregulären Menstruationsmuster korreliert [54b].

Verschiedene Mechanismen wurden vorgeschlagen, um die Beziehung zwischen oralen Kontrazeptiva und akutem Myokardinfarkt erklären zu können. So könnten diese Substanzen die Bildung und Embolisierung von Thromben fördern, was durch das häufigere Auftreten von Venenthromben, Lungen- und Hirnembolien nahegelegt wird [54b]. Weiterhin können orale Kontrazeptiva die Serumspiegel der Triglyzeride, des Gesamtcholesterins und des LDL-Cholesterins erhöhen, im Gegensatz dazu den Spiegel des protektiv wirksamen HDL-Cholesterins senken; diese Pharmaka können das Auftreten einer arteriellen Hypertonie und die Ulzerierung atherosklerotischer Plaques (Plaque-Fissuren) fördern [54b].

Um das Risiko eines akuten Myokardinfarktes zu vermindern, sollten orale Kontrazeptiva vermieden oder Substanzen mit niedriger effektiver Östrogendosis Patientinnen mit einem Alter über 35 Jahren, Zigarettenraucherinnen und solchen Frauen verabreicht werden, die eine arterielle Hypertonie entwickeln, während sie diese Form der Geburtenkontrolle anwenden (siehe auch Bd. 2).

Der peripartale akute Myokardinfarkt geht oft mit einem angiographisch unauffälligen Koronarstatus einher [132]; dies läßt eine Abnahme der regionalen Myokardperfusion, möglicherweise auf dem Boden eines Koronararterienspasmus oder einer autochthon entstandenen Gefäßthrombose als relativ häufigen ätiologischen Faktor in diesem Patientinnenkollektiv vermuten [54b, 147, 155]. Obwohl die Ursache des Spasmus nicht geklärt ist, geht letzterer oft mit schwangerschaftsinduzierter arterieller Hypertonie und manchmal mit der Einnahme von Ergotaminderivaten, welche als Dopaminagonisten die Milchproduktion unterdrücken sollen, einher [147]. Eine weitere, relativ häufige Ursache des peripartalen akuten Myokardinfarkts stellt eine Dissektion der Koronararterien dar, die sich sofort nach der Entbindung ereignet [46, 107]. Fortgeschrittenes mütterliches Alter kann für die Entstehung einer Koronararteriendissektion prädisponierend sein; bei nahezu allen Patientinnen war der Ramus descendens anterior der linken Koronararterie betroffen [46]. Als eine weitere mögliche Ursache eines akuten Myokardinfarkts während der Schwangerschaft kommt eine Kollagenose mit Koronargefäßbefall in Betracht [128].

Diagnose: Das diagnostische Vorgehen bei Verdacht auf koronare Herzkrankheit während der Schwangerschaft wird bis zu einem gewissen Grade durch die Bedenken beeinflußt, daß ein diagnostisches Verfahren den Fetus gefährden könnte. So liegen z. B. keine Daten vor, welche die Unbedenklichkeit eines Belastungstests während der Schwangerschaft belegen. Da bei gesunden Schwangeren während maximaler Belastung eine fetale Bradykardie beobachtet wurde [19], wird zur differentialdiagnostischen Abklärung der koronaren Herzkrankheit während der Schwangerschaft ein submaximales Belastungsprotokoll mit fetaler Überwachung empfohlen [43]. Thallium-201- bzw. Isonitril-MIBI-Myokardszintigraphie und Radionuklid-Ventrikulographie setzen den Fetus einer Strahlenbelastung aus und sollten deshalb nur dann angewendet werden, wenn der potentielle Nutzen gegenüber dem fetalen Risiko überwiegt [43]. Aus ähnlichen Gründen sollte eine Herzkatheteruntersuchung (mit Durchleuchtung und Kineangiographie) nur dann bei schwangeren Frauen durchgeführt werden, wenn bedeutende Informationen nicht mit Hilfe nicht-invasiver Methoden gewonnen werden können [43].

Therapie: Das Bestreben, die Sicherheit des Feten nicht zu gefährden, sollte auch entscheidend die Auswahl des therapeutischen Vorgehens bei Patientinnen mit koronarer Herzkrankheit während der Schwangerschaft beeinflussen. Da die Unbedenklichkeit einer langfristigen Therapie mit organischen Nitraten und Calciumantagonisten während der Schwangerschaft bisher nicht nachgewiesen ist, erscheinen Betarezeptorenblocker als die geeigneten Substanzen zur Behandlung einer symptomatischen Myokardischämie während der Schwangerschaft. Koronare Revaskularisationsmaßnahmen, wie die perkutane transluminale Koronarangioplastie (PTCA) und die aortokoronare Bypass-Operation, sind erfolgreich bei Vorliegen einer Schwangerschaft durchgeführt worden [30], allerdings liegen diesbezüglich noch keine umfangreichen Erfahrungen vor. Diese Revaskularisierungsmaßnahmen sollten, wenn möglich, während der ersten drei Schwangerschaftsmonate vermieden werden, da sowohl die mit der PTCA verbundene ionisierende Strahlung als auch die extrakorporale Zirkulation einen schädigenden Einfluß auf den Fetus ausüben können [54].

Ein im Verlaufe einer Schwangerschaft auftretender akuter Myokardinfarkt ist mit einer hohen mütterlichen Mortalitätsrate belastet, insbesondere wenn er während der letzten drei Schwangerschaftsmonate und während der Wehen auftritt [57]. Die schlechte Prognose des akuten Myokardinfarkts ist wahrscheinlich einerseits auf eine verspätete Diagnose wegen der geringeren Erwartungshaltung hinsichtlich der Inzidenz der koronaren Herzkrankheit, andererseits auf die zunehmende kardiale Belastung und den Anstieg des myokardialen Sauerstoffverbrauchs während Schwangerschaft und Wehen zurückzuführen. Das therapeutische Management um den Entbindungstermin herum sollte sich auf eine Reduktion der kardiovaskulären Belastung während der letzten Schwangerschaftswochen und der Peripartalperiode erstrecken.

Eine Pulmonalarterien-Einschwemmkatheteruntersuchung mit Druckübervachung und Bestimmung des Herzzeitvolumens kann zur Früherkennung und Korrektur einer gestörten Hämodynamik während Wehen und Entbindung beitragen. Während der Wehen sollten eine adäquate Analgesie und Sauerstoffzufuhr gewährleistet sein; falls erwünscht, kann das Herzzeitvolumen durch Lagerung der Patientin in linkslateraler Position gesteigert werden. Eine elektive Sectio caesarea ist nicht bei jeder Patientin mit koronarer Herzkrankheit indiziert, sondern sollte lediglich bei Patientinnen mit Myokardischämie oder hämodynamischer Instabilität trotz adäquater antiischämischer und antianginöser Medikation angewendet werden. Mittels einer Epiduralanästhesie können die hämodynamischen Schwankungen während der Wehen vermindert werden; diese Form der Anästhesie ist mit einer Reduktion der linksventrikulären Nachlast infolge Vasodilatation verbunden. Falls eine Allgemeinanästhesie indiziert ist, sollte bei Patientinnen mit eingeschränkter systolischer linksventrikulärer Funktion Halothan nicht verwendet werden [52a]. Atropin und Ketamin sollten vorsichtig dosiert werden, um eine Tachykardie zu vermeiden. Es erscheint ratsam, eine Patientin über einen Zeitraum von 24 Stunden nach der Entbindung kontinuierlich hämodynamisch zu überwachen, um einer Verschlechterung der kardialen Funktion vorzubeugen, die auf die postpartalen hämodynamischen Veränderungen zurückzuführen ist [112].

2.3.8 Herzrhythmusstörungen

Obwohl keine exakten Daten über das Auftreten kardialer Rhythmusstörungen während der Schwangerschaft vorliegen, lassen anekdotische Berichte und klinische Erfahrung einen schwangerschaftsbezogenen arrhythmogenen Effekt bei Frauen mit bzw. ohne organische Herzerkrankung vermuten [63]. Palpitationen, Schwindel und Synkope stellen relativ häufige Symptome während einer Schwangerschaft dar.

Rhythmusstörungen während der Schwangerschaft sind grundsätzlich in zwei Kategorien einzuordnen:

- benigne Rhythmusstörungen, die während eines ansonsten normalen, unkomplizierten Schwangerschaftsverlaufs auftreten
- Rhythmusstörungen bei gewissen Herzerkrankungen, die vorwiegend bei Frauen im gebärfähigen Alter beobachtet werden

Sinusarrhythmie, gelegentlich Sinusbradykardie oder -tachykardie, ferner supraventrikuläre oder ventrikuläre Extrasystolen stellen relativ häufige benigne Rhythmusstörungen dar [102]. Gibt eine schwangere Patientin anamnestisch „Aussetzer" an, so handelt es sich meistens um supraventrikuläre, seltener um ventrikuläre Extrasystolen. Sporadische Extrasystolen haben, unabhängig von ihrem Ursprungsort, keine klinische Bedeutung, insbesondere wenn die Patientin subjektiv hierdurch nicht gestört und über deren Unschädlichkeit aufgeklärt wird. Selbst Bigemini oder Trigemini haben im allgemeinen bei schwangeren Frauen ohne organische Herzerkrankung keine klinische Bedeutung; polytope ventrikuläre Extrasystolen oder Episoden einer ventrikulären Tachykardie sollten jedoch an eine peripartale Kardiomyopathie denken lassen, insbesondere wenn die ventrikuläre Tachykardie nahe dem Entbindungstermin oder im Wochenbett auftritt.

Mit Hilfe einer Langzeit-EKG-Registrierung bei 86 Schwangeren konnte kürzlich die Häufigkeit der Symptome wie Palpitationen, Schwindel bzw. Synkope zugrunde liegenden Herzrhythmusstörungen objektiviert werden; bei 18 % der Frauen wurden gehäufte ventrikuläre oder/und supraventrikuläre Extrasystolen registriert, während supraventrikuläre oder ventrikuläre Tachykardien nicht dokumentiert wurden (unpublizierte Daten von U. Elkayam). Das Vorkommen gehäufter ventrikulärer bzw. supraventrikulärer Extrasystolen hatte keine negativen Auswirkungen auf Mutter und Fetus; die Ektopierate war nach der Entbindung deutlich reduziert.

Die häufigste anhaltende tachykarde Rhythmusstörung während der Schwangerschaft ist die paroxysmale supraventrikuläre (AV-junktionale) Reentry-Tachykardie; diese Tachykardie tritt insgesamt relativ häufig mit einem Gipfel bei Frauen im gebärfähigen Alter auf. Ist bei einer Patientin bereits vor Eintritt der Gravidität eine paroxysmale supraventrikuläre Tachykardie aufgetreten, so ist insbesondere im Verlaufe der Schwangerschaft mit einem Wiederauftreten der tachykarden Rhythmusstörung zu rechnen, insbesondere während der letzten drei Schwangerschaftsmonate [102].

In älteren Studien wurde über eine Inzidenz paroxysmaler supraventrikulärer Reentry-Tachykardien während der Schwangerschaft von 1,5 bis 3 % der Frauen mit Herzerkrankungen berichtet. Da jedoch diesen Daten eine kontinuierliche elektrokardiographische Überwachung nicht zugrunde lag, wurde die Häufigkeit des Auftretens paroxysmaler supraventrikulärer Tachykardien bei schwangeren Frauen höchstwahrscheinlich unterschätzt. Berichte über paroxysmale supraventrikuläre Tachykardien, die nur während der Gravidität registriert wurden, unterstützen die Hypothese vom arrhythmogenen Effekt der Schwangerschaft [63].

Vorhofflattern und -flimmern treten selten während einer normalen Schwangerschaft auf und weisen im allgemeinen auf eine organische, erworbene oder angeborene Herzerkrankung hin; meistens finden sich Vorhofflattern und -flimmern bei Patientinnen mit Mitralklappenfehlern auf dem Boden einer rheumatischen Herzerkrankung. Akzessorische Muskelbündel bei Vorliegen eines Wolff-Parkinson-White-Syndroms können die Grundlage für hochfrequente Ventrikelaktionen während der Schwangerschaft bilden [54]. Die Existenz solcher elektrophysiologischer Bypass-Verbindungen kann bei Vorhofflattern zu einer 1:1-Überleitung oder bei Vorhofflimmern zu einer sehr hohen Ventrikelfrequenz führen, wodurch Mutter und Fetus vital gefährdet sein können.

Ventrikuläre Tachykardien und Kammerflimmern werden selten während eines normalen Schwangerschaftsverlaufs beobachtet und entstehen gewöhnlich auf dem Boden einer strukturellen Herzerkrankung [89], obwohl vereinzelt auch über das Auftreten einer anhaltenden symptomatischen ventrikulären Tachykardie bei ansonsten gesunden schwangeren Frauen berichtet wurde [17].

Eine AV-Blockierung II. Grades Typ 1 (Wenckebach) wurde bei 6 von 26 000 ansonsten gesunden, schwangeren Frauen registriert [27]; ähnliche Daten wurden jedoch auch bei nichtschwangeren Frauen erhoben [154]. Ein totaler atrioventrikulärer Block während der Gravidität ist ebenfalls beschrieben worden, der gewöhnlich kongenital auftritt; gelegentlich kann der totale atrioventrikuläre Block aber auch Folge einer Myokarditis, einer bakteriellen Endokarditis oder eines akuten Myokardinfarkts sein. Symptomatische Patientinnen (mit Schwindel bzw. Synkopen) sind durch Schrittmacher versorgt worden, und zahlreiche Schwangerschaften sind beschrieben worden, die sich bei Patientinnen nach Schrittmacherimplantation ereigneten [69]. Bei Frauen im gebärfähigen Alter sollte in erster Linie ein frequenzadaptiver Schrittmacher verwendet werden.

In Abbildung 1-6 sind Strategien zur Behandlung von Herzrhythmusstörungen aufgezeigt, die bei schwangeren Patientinnen beobachtet werden. Zu-

```
                            Herzrhythmusstörungen
                                     |
                   ┌─────────────────┴─────────────────┐
                   ▼                                   ▼
        organische Herzerkrankung            normaler kardiovaskulärer Befund
                   │                                   │
                   ▼                                   ▼
        Behandlung der Grunderkrankung       Ausschluß anderer ätiologischer Faktoren, wie z. B.:
                   │                         – Lungenerkrankungen
                   │                         – Elektrolytstörungen
                   ▼                         – Schilddrüsenerkrankungen
        medikamentöse (antiarrhythmische)    – arrhythmogene Pharmaka
        Therapie nur bei persistierenden     – Alkohol
        Rhythmusstörungen                    – Koffein
                   │                         – Zigarettenrauchen
                   │                         – Drogenabusus
                   │                            │              │
                   │                      vorhanden         abwesend
                   │                            ▼              ▼
                   │                     Behandlung der   antiarrhythmische
                   │                     Grunderkrankung  Therapie nur bei
                   │                            │         symptomatischen oder
                   │                            ▼         Mutter und/oder Fetus
                   │                     medikamentöse    gefährdenden
                   ▼                     (antiarrhythmische)  Rhythmusstörungen
        Richtlinien:                     Therapie nur bei
        – niedrigste Dosis, die erforderlich ist    persistierenden
        – Substanzen, deren Unbedenklichkeit für den Fetus  Rhythmusstörungen
          erwiesen ist
        – Überprüfung der Indikation einer Fortsetzung der anti-
          arrhythmischen Therapie in regelmäßigen Zeitintervallen
```

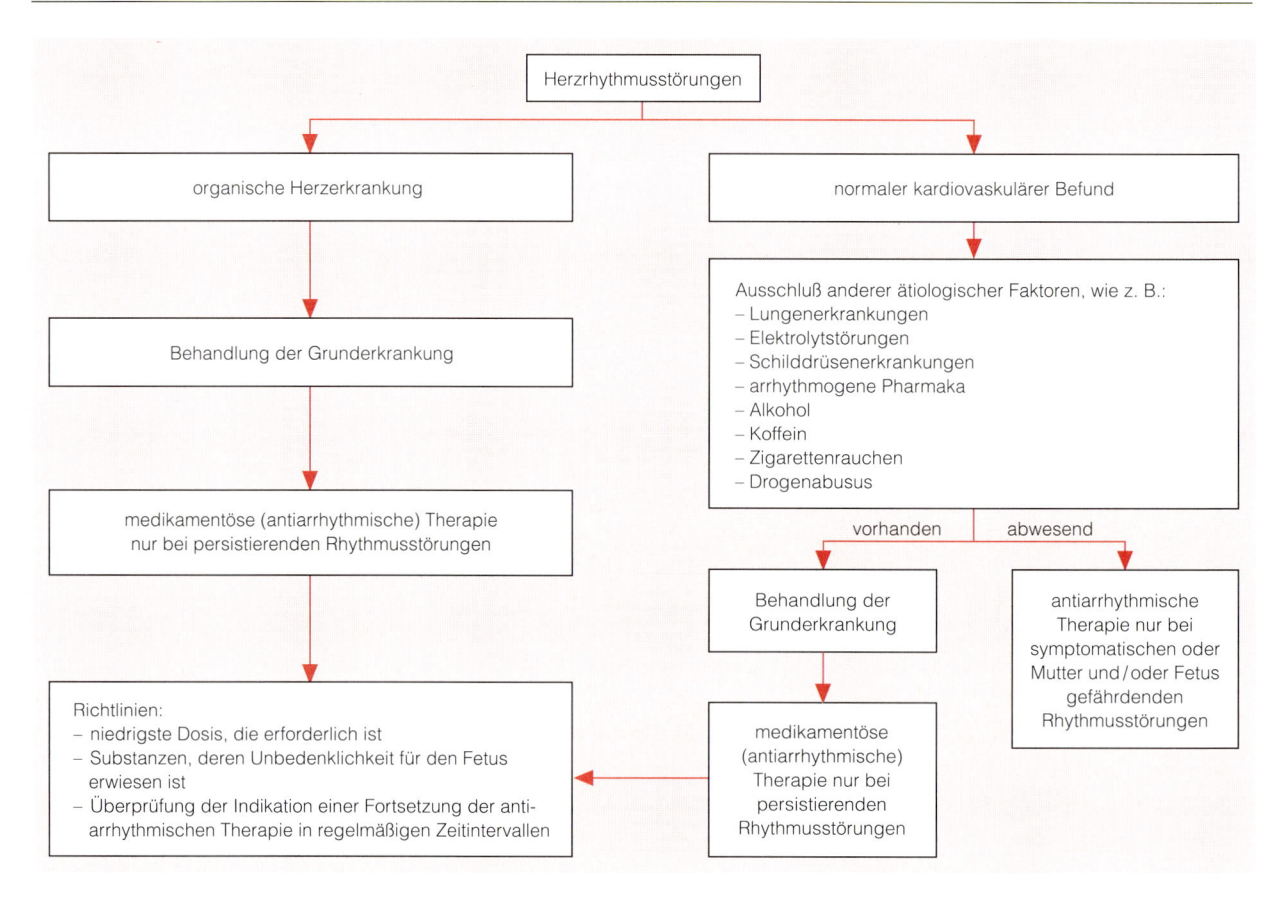

Abb. 1-6 Behandlungsschema bei Herzrhythmusstörungen in der Schwangerschaft (nach Rotmensch et al. [146]).

nächst ist eine sorgfältige klinische und Labor-Untersuchung erforderlich, um eine primär kardiale Ursache sowie Elektrolytstörungen, Schilddrüsenerkrankungen und arrhythmogene Auswirkungen von Alkohol, Koffein bzw. Zigarettenrauchen auszuschließen. Die zugrunde liegende Erkrankung sollte behandelt werden; mit einer antiarrhythmischen (medikamentösen) Therapie sollte nur dann begonnen werden, wenn die Rhythmusstörung trotz Behandlung der Grunderkrankung oder Beseitigung der schädigenden Noxe persistiert bzw. wenn sie symptomatisch ist oder das Leben von Mutter und/oder Fetus gefährdet. Wenn eine antiarrhythmische Therapie erforderlich scheint, sollten nur Substanzen verwendet werden, deren Unbedenklichkeit für den Fetus nachgewiesen ist; diese Pharmaka sollten mit der geringstmöglichen Dosis benutzt werden, um den gewünschten Effekt und/oder therapeutische Blutspiegel zu erreichen; die Indikation für eine Weiterführung der antiarrhythmischen Medikation sollte in regelmäßigen Zeitabständen überprüft werden [146].

Die medikamentösen antiarrhythmischen Behandlungsstrategien entsprechen ansonsten im wesentlichen denjenigen bei nichtschwangeren Patientinnen. Durch intravenöse Verabreichung von Verapamil können paroxysmale supraventrikuläre Reentry-Tachykardien effektiv in Sinusrhythmus übergeführt werden, und durch Digitalisglykoside kann das Auftreten von Rezidivtachykardien sicher und gewöhnlich auch effektiv verhindert werden. Die Gabe von Chinidin zur Therapie gehäufter polytoper ventrikulärer Extrasystolen ist während der Schwangerschaft (unter sorgfältiger ärztlicher Überwachung) erlaubt, obwohl die Substanz die Plazenta passiert, so daß im fetalen Serum ähnliche Spiegel erreicht werden wie bei der Mutter. Es ist allerdings streng darauf zu achten, daß die QT-Zeit der Mutter nicht über 440 ms ansteigt; eine gleichzeitige Digitalismedikation und das Auftreten einer Hypokaliämie sollten möglichst vermieden werden, und kurzfristige ambulante Kontrollen sind erforderlich. Bei Patientinnen mit Mitralklappenprolaps und gehäuften ventrikulären Extrasystolen, die eine Suppressionstherapie während der Gravidität erforderlich machen, können Betarezeptorenblocker mit Einschränkungen verwendet werden. Procainamid kommt als Alternativsubstanz zur Therapie höhergradiger ventrikulärer Rhythmusstörungen während einer Schwangerschaft in Frage; im Hinblick auf das gehäufte Vorkommen antinukleärer Antikörper und des lupusähnlichen Syndroms, das durch dieses Pharmakon hervorgerufen werden kann, sollte Procainamid jedoch lediglich solchen Patientinnen verabreicht werden, deren ventrikuläre Rhythmusstörungen auf Chinidin nicht ansprechen [144]. Amiodaron ist während der Schwangerschaft nur selten indiziert; die Substanz kann zur Therapie einer WPW-Tachykardie verwendet werden, falls sie durch andere Antiarrhythmika nicht unterbrochen werden kann. Bei Verwendung von Amiodaron müssen die transplazentare Passage des Pharmakons (zusammen mit seinem Hauptmetaboliten), die Auswirkungen auf die mütterliche und fetale Schilddrüsenfunktion sowie die lange Eliminations-Halbwertszeit bedacht werden [122].

Bei Patientinnen mit therapierefraktären Vorhofrhythmusstörungen kann eine elektive Kardioversion ohne Schädigung von Mutter oder Fetus vorgenommen werden [151].

2.4 Kardiovaskuläre Pharmaka während Schwangerschaft und Stillzeit

Für die Therapie mit kardiovaskulären Pharmaka während der Schwangerschaft gilt die Grundfeststellung, daß aufgrund der möglichen ungünstigen Auswirkungen auf den sich entwickelnden Fetus alle Substanzen, wenn möglich, vermieden werden sollten. Wenn jedoch die Gabe von Pharmaka erforderlich ist, muß die Risiko/Nutzen-Relation sorgfältig ermittelt werden, und die niedrigsten noch wirksamen Dosierungen sollten angewendet werden. Ebenso muß das Auftreten der Substanzen in der Muttermilch und nachfolgend auch bei den Neugeborenen während der Stillperiode bedacht werden. Im allgemeinen erscheinen nur 1 bis 2 % der Dosis eines Pharmakons, welches der Mutter verabreicht wurde, in der Muttermilch [106]. Die meisten Daten hinsichtlich der Ausscheidung von Pharmaka in der Muttermilch sind anekdotisch; mit Ausnahme einiger Substanzen, die klar kontraindiziert sind, existieren für die überwältigende Mehrheit der Substanzen keine Daten, die klare Richtlinien über die Möglichkeit oder Kontraindikation einer Brusternährung bei Müttern zulassen, welche kardiovaskulär wirksame Pharmaka einnehmen. Die zahlreichen Modelle und Formeln, die zur Abschätzung der Plasma/Muttermilch-Relation einer Substanz angegeben werden, besitzen einen nur sehr begrenzten klinischen Wert; aus diesem Grunde ist eine enge Überwachung der vom Kinde aufgenommenen Dosis und der kindlichen Plasmaspiegel, ferner eine genaue Überwachung der möglichen Nebenwirkungen bzw. Toxizitätserscheinungen erforderlich.

2.4.1 Digitalisglykoside

Digitalis kann während der Schwangerschaft bei richtiger Dosierung ohne größere Bedenken eingesetzt werden. Digitalisglykoside passieren schnell die Plazenta, treten in den fetalen Kreislauf ein [15, 143] und sind beim Fetus bzw. Neugeborenen identifiziert worden. Das fetale Herz besitzt eine begrenzte Kapazität, Digoxin während der ersten Schwangerschaftshälfte zu binden; in den nachfolgenden Monaten jedoch werden die höchsten fetalen Konzentrationen im Herzen gefunden. Obwohl Digitalisglykoside einen positiv inotropen Effekt auf das Myometrium ausüben, ist eine Verkürzung der Wehendauer durch diese Digitaliswirkung nicht bewiesen.

Die Richtlinien für eine Digitalistherapie während der Schwangerschaft basieren auf deren extensiver Anwendung bei Vorliegen einer Herzinsuffizienz der Mutter und Auftreten von supraventrikulären Rhythmusstörungen [105]. Während der letzten 15 Jahre ist Digitalis allein oder in Verbindung mit Verapamil oder Chinidin zunehmend zur Behandlung supraventrikulärer Tachykardien und einer Herzinsuffizienz beim Feten eingesetzt worden. Da Digoxin nur zu 20 bis 25 % an Protein gebunden ist, sind die Plasmakonzentrationen durch die Abnahme des Albuminspiegels während der Schwangerschaft nicht wesentlich beeinflußt. Eine transplazentare Passage des Digoxins ist nachgewiesen worden; die Relation der Serum-Digoxinkonzentration bei Fetus und Mutter liegt bei 0,5 bis 1,0 [105].

Bis zum heutigen Tage sind nur wenige unerwünschte Auswirkungen bei Feten beobachtet worden, deren Mütter über lange Zeit Digitalis eingenommen hatten. Ein niedriges Geburtsgewicht ist beschrieben worden; als Ursache wurde ein Effekt von Digoxin auf den Aminosäuretransport durch die Plazenta mit daraus folgender Wachstumsretardierung angesehen [169]. Da jedoch Berichte darüber vorliegen, daß die Schwangerschaftsdauer bei Langzeit-Digoxintherapie der Mutter verkürzt ist, kann das beobachtete niedrige Geburtsgewicht ebenso gut auf die verkürzte Gravidität (Frühgeburt) zurückzuführen sein [169].

Trotz dieser Einschränkungen wird der Einsatz von Digoxin während der Schwangerschaft als unbedenklich angesehen, und bis heute sind noch keine Hinweise auf eine Teratogenese beim Menschen publiziert [105, 169]. Allerdings muß die Dosis der Digitalisglykoside sorgfältig kontrolliert werden, da eine zu hohe Dosierung zu einer Gefährdung der Mutter und sogar zum Tode des Feten führen kann [169].

Digoxin wird in die Muttermilch ausgeschieden; die Muttermilch/Plasma-Relation liegt bei 0,59 bis 0,90. Die vom Neugeborenen bei Brusternährung täglich aufgenommene Menge an Digoxin beträgt 0,01 der pädiatrischen Wirkdosis. Bei gestillten Neugeborenen sind keine klinischen Auswirkungen nachgewiesen worden, so daß eine Digoxintherapie der Mutter die Entscheidung über die Durchführung einer Brusternährung nicht beeinflussen sollte [106].

2.4.2 Antianginöse und antihypertensive Substanzen

Organische Nitrate

Nitroglycerin: Es liegen viele Berichte über die intravenöse Verabreichung von Nitroglycerin zur Bekämpfung einer schweren, schwangerschaftsinduzierten arteriellen Hypertonie vor; ganz überwiegend wurden bei Mutter und Fetus keine relevanten schädlichen Effekte beobachtet [29, 108]. In einer Studie jedoch war die nitroglycerinbedingte Blutdruckerniedrigung mit einer Abnahme der fetalen Herzfrequenz (bis zur vital bedrohlichen Bradykardie) und Verminderung der spontanen systolischen Blutdruckveränderungen von Schlag zu Schlag vergesellschaftet, wahrscheinlich durch Verlust der zerebralen Autoregulation und Anstieg des intrakraniellen Drucks bedingt. Hieraus ergibt sich, daß eine Nitratbehandlung während der Gravidität durch relevante Nebenwirkungen belastet sein kann.

Weitere Studien sind notwendig, um die Auswirkungen organischer Nitratverbindungen auf die Uterusdurchblutung und die Sicherheit des Feten abzuklären, bevor diese Substanzen allgemein als Medikation während einer Schwangerschaft empfohlen werden können.

Natriumnitroprussid: Natriumnitroprussid ist bei schwangeren Patientinnen zur Kontrolle des Blutdrucks bei Vorliegen eines intrakraniellen Aneurysmas, bei chirurgischen Eingriffen oder bei schwerer Schwangerschaftshypertonie, ferner zur Behandlung einer Herzinsuffizienz eingesetzt worden [36, 169]. Die Daten über die Beeinflussung der Uterusdurchblutung durch diese Substanz sind widersprüchlich.

Sowohl in Tierversuchen als auch beim Menschen konnte nachgewiesen werden, daß Natriumnitroprussid die Plazenta passiert. Eine im Tierversuch verabreichte hohe Dosis des Pharmakons bewirkte eine ausgeprägte Cyanidakkumulation bei Mutter und Fetus sowie Tod des Feten [36]. Bei der geringen Anzahl der Patientinnen, die bisher während der Gravidität mit Natriumnitroprussid behandelt wurden, sind jedoch keine substanzbezogenen schädlichen Auswirkungen auf den Fetus beobachtet worden [36, 169].

Natriumnitroprussid ist eine sehr wirksame, aber möglicherweise auch toxische Substanz. Da die bisher verfügbaren Daten sehr begrenzt sind, müssen weitere Studien abgewartet werden, um die Pharmakodynamik, Kinetik und Sicherheit dieser Substanz während der Schwangerschaft beurteilen zu können. Bis dahin ist Vorsicht bei Verwendung von Natriumnitroprussid während der Gravidität geboten.

Betarezeptorenblocker

Indikationen für Betarezeptorenblocker während der Schwangerschaft können bei Patientinnen mit arterieller Hypertonie, Hyperthyreose, hypertrophischer Kardiomyopathie, koronarer Herzkrankheit und insbesondere bei Patientinnen mit Herzrhythmusstörungen bestehen. Betarezeptorenblocker passieren leicht die Plazenta und wirken nicht teratogen, obwohl schädliche Auswirkungen dieser Substanzen auf Mutter, Fetus und Neugeborenes beobachtet wurden [15, 36, 125].

Propranolol: Dieses Pharmakon ist bei schwangeren Patientinnen zur Behandlung von Herzrhythmusstörungen, einer hypertrophischen Kardiomyopathie und einer Hyperthyreose eingesetzt worden [145, 169]. Propranolol passiert schnell die Plazenta; zum Entbindungstermin sind die fetalen Serumkonzentrationen gleich oder etwas niedriger als diejenigen der Mutter. Zahlreiche Nebenwirkungen auf den Fetus und das Neugeborene sind beschrieben worden, einschließlich intrauteriner Wachstumsretardierung, verspätetem Einsetzen der Atmung beim Neugeborenen, ferner Bradykardie, Hypoglykämie und Hyperbilirubinämie [169]. Obwohl sich im Laufe der Zeit herausgestellt hat, daß diese Nebenwirkungen von Propranolol selten auftreten (bei vorsichtiger Dosierung!), sollte ihr mögliches Auftreten immer bei der Indikationsstellung und bei der Durchführung der Therapie bedacht werden. Da eine Betarezeptorblockade eine möglicherweise bedeutsame Funktionsreserve des Feten hinsichtlich der bei Wehen und Geburt auf den Fetus einwirkenden Belastungen beseitigt, erscheint es wünschenswert, Propranolol nahe dem Geburtstermin abzusetzen. Durch Propranolol kann eine Blockade der beta-2-adrenergen Rezeptoren des Myometriums mit Stimulation der Uteruskontraktionen provoziert werden; dieser Effekt ist bei nichtschwangeren stärker als bei schwangeren Frauen ausgeprägt [125]. Aus diesem Grunde ist bei Patientinnen mit der Gefahr von vorzeitigen Wehen Vorsicht bei der Indikationsstellung von Propranolol während der Schwangerschaft geboten; bei ihnen muß die bevorzugte Gabe eines selektiven Beta-1-Rezeptorblockers erwogen werden.

Propranolol wird in der Muttermilch mit einer Milch/Plasma-Relation von ca. 0,5 bis 1,0 ausgeschieden [106, 169]. Bei gestillten Kindern, deren Mütter Propranolol einnahmen, wurden keine schädlichen Nebenwirkungen der Substanz entdeckt. Trotzdem wird eine sorgfältige Beobachtung dieser Kinder empfohlen, da Propranolol aufgrund der Unreife des hepatischen mikrosomalen Enzymsystems beim Neugeborenen akkumulieren kann.

Metoprolol: Diese Substanz ist allein oder zusammen mit Hydralazin zur Behandlung hypertensiver Patientinnen während der Schwangerschaft eingesetzt worden, ohne daß teratogene oder andere schädliche Nebenwirkungen aufgetreten sind [61]. Die Substanz tritt in die Muttermilch über [106]; die vom Neugeborenen aufgenommene Menge ist jedoch sehr gering. Falls keine bedeutende Einschränkung der Leberfunktion beim Neugeborenen vorliegt, ist die Brusternährung bei mit Metoprolol behandelten Müttern wahrscheinlich unbedenklich.

Atenolol: Von mehreren Autoren wurde über eine Therapie mit Atenolol zur Blutdruckeinstellung während der Schwangerschaft berichtet [114]. Der Übertritt über die Plazenta wurde klar dokumentiert, die feto-maternale Relation der Serumkonzentrationen liegt bei 1,0 [106, 169]. Obwohl die bisher in der Literatur vorhandenen Daten zeigen, daß Atenolol ähnlich nebenwirkungsarm wie andere Betarezeptorenblocker ist, wurde niedriges Geburtsgewicht bei Verabreichung der Substanz während der Gravidität beschrieben [169]. Atenolol wird in die Muttermilch sezerniert; bei gestillten Neugeborenen von Müttern mit Atenololtherapie wurden keine schädlichen Nebenwirkungen entdeckt, so daß die Brusternährung fortgeführt werden kann.

2.4.3 Calciumantagonisten

Eine Zusammenstellung der in der Literatur verfügbaren Daten ergibt, daß Wirksamkeit und insbesondere Unbedenklichkeit (für Mutter und Fetus) einer Therapie mit Calciumantagonisten während der Schwangerschaft bisher nicht erwiesen sind.

Verapamil: Diese Substanz ist während einer Schwangerschaft bei unterschiedlichen Indikationen, wie z.B. bei mütterlichen bzw. fetalen supraventrikulären Rhythmusstörungen, vorzeitigen Wehen, ausgeprägter Präeklampsie und bei schwerer Schwangerschaftshypertonie mit Proteinurie eingesetzt worden [9, 95, 169].

Die Plazentapassage von Verapamil bildet die Grundlage der intrauterinen Behandlung fetaler Tachykardien, die oftmals mit Verapamil allein oder in Kombination mit Digoxin zum Erfolg führt [83, 95]. Die beim Feten bestimmten Plasmakonzentrationen sind bedeutend niedriger als bei der Mutter [170]; dies kann bedeuten, daß das Risiko einer akuten Verabreichung von Verapamil (im Notfall) akzeptabel erscheint. Obwohl funktionelle Störungen während der Wehen oder postpartale Blutungen, die Verapamil zugeschrieben werden könnten, nicht beobachtet wurden, ist ein Absetzen der Verapamilbehandlung zum Zeitpunkt des Wehenbeginns empfohlen worden. Insgesamt gesehen reichen die bisher vorliegenden Informationen nicht aus, um die Unbedenklichkeit einer akuten oder chronischen Verapamiltherapie während der Schwangerschaft konstatieren zu können [36]; weitere Studien sind notwendig, um die Sicherheit dieser Substanz für Mutter und Fetus nachzuweisen.

Verapamil wird in die Muttermilch sezerniert [169]; die fetalen Konzentrationen liegen bei 23 bis 94% des mütterlichen Blutspiegels. Nur 0,01 bis 0,04% der verabreichten Gesamtmenge des Pharmakons erscheinen in der Muttermilch; bei Neugeborenen wurden keine pharmakologischen Auswirkungen beobachtet.

Nifedipin: Über die Verwendung von Nifedipin während der Schwangerschaft, einerseits als tokolytische Substanz [133], andererseits zur Behandlung einer akuten hypertensiven Krise bzw. einer chronischen arteriellen Hypertonie, liegen nur wenige Daten vor [26]. Es bestehen Hinweise, daß diese Substanz den Blutdruck ohne signifikante Verminderung der uteroplazentaren Durchblutung senken kann [86]. Bei schwangeren Patientinnen, die langfristig Nifedipin zusammen mit Betarezeptorblockern wegen einer arteriellen Hypertonie einnahmen, wurde eine hohe Anzahl von Sectio-caesarea-Entbindungen, pathologischen pränatalen kardiotokographischen Befunden, Frühgeburten und Kindern mit für das Gestationsalter niedrigem Geburtsgewicht beobachtet [26]. Solange nicht weitere Informationen über die Unbedenklichkeit einer Nifedipintherapie vorliegen, kann die langfristige Verabreichung dieser Substanz während der Schwangerschaft nicht empfohlen werden.

2.4.4 Angiotensin-Converting-Enzymhemmer (ACE-Hemmer)

In der Literatur liegen Daten über eine Behandlung der arteriellen Hypertonie mit Captopril bzw. Enalapril während der Schwangerschaft vor [13, 139]. Eine Plazentapassage konnte bei zwei Patientinnen nachgewiesen werden; die Bestimmungen der Plasmakonzentrationen ergaben eine Mutter/Fetus-Relation von 3,4 und 1,0 [13].

In Tierversuchen wurde nach Verabreichung eines ACE-Hemmers während der Schwangerschaft beim Feten ein verlängerter Blutdruckabfall sowie Tod des Fetus beobachtet [139]. Es liegen keine Berichte über eine direkte teratogene Wirkung der ACE-Hemmer vor; allerdings wurde in zwei Fällen bei Neugeborenen, deren Mütter während der Schwangerschaft mit einem ACE-Hemmer behandelt worden waren, eine rarefizierte Ossifikation des Schädelknochens beobachtet [3]. Weiterhin wurden bei ACE-Hemmer-Therapie ein gesteigertes Risiko einer Frühgeburt, niedriges Geburtsgewicht, ein Oligohydramnion, ferner Anurie und Nierenversagen des Neugeborenen mit teilweise tödlichen Folgen beschrieben [3, 36].

Trotz der geringen Anzahl der bisher verfügbaren Informationen weisen die publizierten Daten auf ein beträchtliches potentielles Risiko der ACE-Hemmer hin; zum jetzigen Zeitpunkt sollten ACE-Hemmer während der Schwangerschaft nicht verabreicht werden [108].

2.4.5 Diuretika

Diuretika sind während der Schwangerschaft bei Patientinnen mit arterieller Hypertonie und Flüssigkeitsretention, ferner zur Prophylaxe der Präeklampsie eingesetzt worden [36, 108]. Da schwangerschaftsbedingte Ödeme in der unteren Körperhälfte klinisch unbedeutend sind und eine Verschlechterung der Uterusdurchblutung bzw. der Plazentaperfusion infolge des reduzierten Blutvolumens droht, werden Diuretika bei Vorhandensein von Ödemen in der unteren Körperhälfte nicht empfohlen. Die Effektivität einer prophylaktischen diuretischen Therapie bei Patientinnen mit Präeklampsie ist nicht erwiesen; es ist vielmehr zu befürchten, daß eine weitere Volumendepletion mit Hilfe dieser Pharmaka über eine Verminderung des effektiv zirkulierenden Blutvolumens deletäre Folgen haben kann [108]. Obwohl widersprüchliche Ansichten über eine diuretische Therapie bei schwangeren Patientinnen mit arterieller Hypertonie vorhanden sind, liegen Hinweise vor, daß die Fortsetzung einer vor der Konzeption begonnenen Diuretikamedikation keine schädlichen Auswirkungen zeigt. Aufgrund der Möglichkeit einer Abnahme der Plazentadurchblutung sollte jedoch eine diuretische Therapie während der Schwangerschaft nicht begonnen werden. In einer neueren Studie konnte gezeigt werden, daß eine Therapie mit Thiaziddiuretika bei schwangeren Patientinnen effektiv und sicher hinsichtlich einer nachweisbaren Schädigung von Mutter und Fetus ist, wenn gleichzeitig Methyldopa verabreicht wird [49]. Für die Schleifendiuretika Hydrochlorothiazid und Furosemid wurde eine Plazentapassage nachgewiesen [137]. Obwohl keine Berichte über teratogene Effekte der Diuretika vorliegen, wurde in Kasuistiken das Vorkommen von Thrombozytopenie, Gelbsucht, Hyponatriämie und Bradykardie bei Neugeborenen von Müttern beschrieben, die während der Schwangerschaft Thiazide eingenommen hatten [36].

Insgesamt gesehen sollte aufgrund der potentiellen schädlichen Auswirkungen auf den Fetus der Einsatz von Diuretika während der Schwangerschaft auf die Therapie der Herzinsuffizienz und auf einzelne schwere Fälle mit arterieller Hypertonie beschränkt bleiben. Die routinemäßige Anwendung von Diuretika bei der Therapie der arteriellen Hypertonie oder der schwangerschaftsbedingten Ödeme im Bereich der unteren Körperhälfte ist nicht zu empfehlen.

2.4.6 Antiarrhythmika

Die Anwendung antiarrhythmischer Pharmaka während der Schwangerschaft entspricht grundsätzlich derjenigen bei nichtschwangeren Patientinnen, mit Ausnahme der Plazentapassage zum fetalen Kreislauf [36, 143].

Chinidin: Hinsichtlich einer Therapie mit Chinidin bei Rhythmusstörungen der Mutter liegen zahlreiche klinische Erfahrungen vor [145, 169]. So wurde in einer Arbeit eine erfolgreiche Behandlung von fetalen supraventrikulären Tachykardien mit Chinidin und Digoxin beschrieben [156]. Da die Substanz zu 60 bis 80% an Protein gebunden ist, kann der nichtgebundene Anteil aufgrund der schwangerschaftsbedingten Hypalbuminämie zunehmen. Es konnte gezeigt werden, daß Chinidin die Plazenta passiert, wobei die Relation der fetalen zur mütterlichen Serumkonzentration 0,25 bis 0,8 beträgt [169]. Bei schwangeren Frauen, die gleichzeitig mit Chinidin und Antikoagulanzien behandelt werden, muß eine mögliche Interaktion dieser Pharmaka berücksichtigt werden, die das Blutungsrisiko erhöhen kann [143].

Eine beim Feten auftretende Thrombozytopenie ist mit einer Chinidinbehandlung assoziiert worden, und eine minimale Oxytocinwirkung wurde meist zum Zeitpunkt des Auftretens spontaner Uteruskontraktionen beobachtet. Toxische Chinidindosierungen jedoch können zu vorzeitigen Wehen, Fehlgeburten oder einer Schädigung des fetalen achten Gehirnnerven führen [145, 169]. Obwohl diese Nebenwirkungen nicht außer acht gelassen werden dürfen, werden sie doch selten beobachtet; das Pharmakon wird bei richtiger Dosierung (cave: QT-Zeit, Kammerendteilveränderungen!) als sicheres Agens zur Behandlung von Rhythmusstörungen bei Mutter und Fetus angesehen. Chinidin diffundiert frei in die Muttermilch, die Milch/Plasma-Relation liegt bei 0,71 bis 1,0 [59, 106]. Die hochgerechnete Gesamtmenge der Substanz, die vom Kleinkind beim Stillen aufgenommen wird, liegt weit unter der empfohlenen täglichen pädiatrisch-therapeutischen Dosis.

Procainamid: Über den Stellenwert von Procainamid in der antiarrhythmischen Therapie bei schwangeren Patientinnen liegen nur wenige Daten vor. Der Übertritt der Substanz in den fetalen Kreislauf über die Plazenta ist klinisch durch die erfolgreiche Behandlung fetaler supraventrikulärer Tachykardien erwiesen [53]. Nachdem bei der Mutter Procainamid intravenös verabreicht worden war, konnte transplazentar eine Beendigung einer fetalen supraventrikulären Tachykardie erreicht werden, nachdem vorherige Therapieversuche mit Digoxin und Propranolol versagt hatten [37]. Die Relation der Plasmaspiegel bei Fetus und Mutter, die bei zwei schwangeren Patientinnen ermittelt wurde, lag bei 0,28 und 1,32 [169]. Zum gegenwärtigen Zeitpunkt sind keine Informationen über die pharmakokinetischen Eigenschaften der Substanz im mütterlich-fetalen System vorhanden. Teratogene Effekte wurden bisher nicht beobachtet; allerdings wurde das Auftreten antinukleärer Antikörper und eines lupusähnlichen Syndroms während chronischer Procainamidtherapie beschrieben. Aus diesem Grunde und wegen der begrenzten klinischen Erfahrung mit dem Pharmakon sollte Chinidin als das Mittel der ersten Wahl zur Behandlung von Rhythmusstörungen während der Schwangerschaft verwendet werden. Lediglich Patientinnen mit Chinidinunverträglichkeit oder solche Patientinnen, bei denen die Chinidinmedikation ohne Erfolg geblieben ist, sollten Procainamid erhalten.

Das Pharmakon wurde in der Muttermilch nachgewiesen, mit einer Milch/Plasma-Relation von 4,3 ± 2,4 für Procainamid und 3,8 ± 1,8 für N-Acetylprocainamid (NAPA) [123]. Trotz der hohen Milch/Plasma-Relation werden bei brusternährten Kleinkindern signifikante Procainamid- bzw. NAPA-Plasmaspiegel nicht erreicht [106].

Disopyramid: Informationen über Effektivität und Sicherheit einer Disopyramidtherapie während der Schwangerschaft sind sehr spärlich; in der Literatur liegen nur vereinzelte Berichte über wenige Patientinnen vor, die wegen ventrikulärer bzw. supraventrikulärer Rhythmusstörungen mit diesem Pharmakon behandelt wurden [47, 145, 169]. Teratogene Auswirkungen der Substanz sind bisher nicht publiziert worden; die Verabreichung von Disopyramid zur Unterbrechung einer therapierefraktären supraventrikulären Tachykardie führte bei einer schwangeren Patientin mit Mitralklappenprolaps jedoch zu Uteruskontraktionen, die nach Absetzen der Substanz sistierten [169].

Disopyramid passiert leicht die Plazenta und wird in die Muttermilch sezerniert. Die geschätzte Dosis, die von einem Kleinkind bei der Brusternährung aufgenommen wird, liegt unter 2 mg/kg/Tag [106]. Obwohl bei Kleinkindern keine schädlichen Auswirkungen der Muttermilch registriert wurden [64], muß aufgrund der noch unzureichenden Information über die Unbedenklichkeit der Substanz die Anwendung von Disopyramid auf schwangere Patientinnen mit solchen Rhythmusstörungen beschränkt bleiben, die durch Verabreichung von etablierten Substanzen (in erster Linie Chinidin) nicht erfolgreich behandelt werden konnten.

Lidocain: Dieses Pharmakon wurde während der Schwangerschaft vorwiegend zum Zwecke der epiduralen bzw. Lokalanästhesie verwendet; lediglich vereinzelte Berichte befassen sich mit Lidocain als antiarrhythmischer Substanz [70, 145, 169]. Nachdem Lidocain entweder durch intravenöse oder epidurale Injektion in den mütterlichen Kreislauf gelangt ist, passiert die Substanz schnell die Plazenta [143]; die Relation der fetalen zur mütterlichen Plasmakonzentration liegt bei 0,5 bis 0,7 [106, 169]. Erhöhte Lidocainspiegel sind mit funktionellen Störungen des Kleinkinds assoziiert worden, wie z. B. mit einer Depression des zentralen Nervensystems, Apnoe, Hypotonie, Pupillenerweiterung und Krampfanfällen; bradykarde Rhythmusstörungen wurden ebenso beobachtet. Lidocain kann infolge seiner Eigenschaft als schwache Base in saurer Umgebung akkumulieren. Aus diesem Grunde kann eine fetale Azidose mit erhöhten Blutspiegeln und einer gesteigerten Toxizität von Lidocain vergesellschaftet sein. Unter einer Lidocainmedikation während der Schwangerschaft wurden bisher keine teratogenen Auswirkungen beobachtet.

Zusammenfassend kann festgestellt werden, daß eine Lidocaintherapie während der Schwangerschaft so lange als unbedenklich für Mutter und Kind angesehen werden kann, als die niedrigste noch effektive intravenöse Dosis benutzt wird und die Plasmaspiegel eng überwacht werden. Bei Vorliegen eines fetalen Atemnotsyndroms ist Vorsicht geboten, da eine Azidose und damit eine Lidocainakkumulation beim Feten wahrscheinlich sind. Um einer toxischen Wirkung vorzubeugen, sollten die Lidocain-Plasmaspiegel bei der Mutter 4 ng/ml nicht übersteigen [169].

Mexiletin: Über die Therapie von Herzrhythmusstörungen mit Mexiletin während der Schwangerschaft liegen nur wenige Daten vor; bei einer geringen Anzahl schwangerer Frauen wurde Mexiletin wegen ventrikulärer Rhythmusstörungen in einer Dosis von 600 bis 800 mg täglich verabreicht [56, 88, 169]. Diese Substanz passiert frei die Plazentaschranke; die Relation der fetalen zu den mütterlichen Plasmaspiegeln liegt bei 0,7 bis 1,0. Unter Mexiletintherapie der Mutter wurden über fetale Bradykardien, über Kinder mit für das Schwangerschaftsstadium kleinem Geburtsgewicht, niedrigen Apgar-Score und Hypoglykämie beim Neugeborenen berichtet [169]. Allerdings wurden weder teratogene, noch langfristig bestehende schädliche Auswirkungen auf den Fetus bzw. das Neugeborene berichtet. Das Pharmakon wird in die Muttermilch sezerniert und wurde hier in höheren Konzentrationen als im mütterlichen Plasma nachgewiesen [106, 169]. Die berechnete Gesamtmenge an Mexiletin, die vom Kleinkind beim Stillen täglich aufgenommen wird, scheint aber unterhalb des therapeutischen Bereichs zu liegen; Blutspiegel des Pharmakons waren beim Kleinkind nicht nachweisbar. Aufgrund der noch sehr beschränkten Informationen und der beschriebenen unerwünschten Nebenwirkungen kann Mexiletin zum jetzigen Zeitpunkt nicht zur antiarrhythmischen Therapie während der Schwangerschaft empfohlen werden [162].

Diphenylhydantoin: Eine Anwendung von Diphenylhydantoin während der Gravidität ist wegen der teratogenen Eigenschaften der Substanz kontraindiziert. Das sog. fetale Diphenylhydantoinsyndrom ist durch Störung des Wachstums und der Entwicklung, durch kraniofaziale Anomalien und Extremitätenfehlbildungen, insbesondere aber durch angeborene Herzfehler charakterisiert [15, 60].

Amiodaron: Hinsichtlich der Anwendung von Amiodaron während der Schwangerschaft zur Behandlung mütterlicher und fetaler Rhythmusstörungen liegen zahlreiche klinische Erfahrungen vor [5, 35, 50, 106, 169]. Die Plasmaspiegel der Substanz beim Neugeborenen liegen bei 10 bis 25 % des mütterlichen Wertes; dies läßt auf eine begrenzte Plazentapassage des Pharmakons bzw. seines Metaboliten Diethylamiodaron schließen [73, 100, 117, 138, 169].

Eine schädliche Auswirkung der Substanz auf den Fetus wurde in der Mehrzahl der Fälle nicht beobachtet [117, 138]. Das teratogene Risiko ist unbekannt; es wurden aber zahlreiche Nebenwirkungen, wie z. B. kongenitale Hypothyreose mit Struma, Frühgeburt, Hypotonie, Bradykardien, ferner eine große vordere und hintere Fontanellen beschrieben [5, 35, 77, 169], wodurch Zweifel an der Unbedenklichkeit einer Amiodaronmedikation während der Schwangerschaft aufgekommen sind. Während einer Amiodarontherapie passiert eine beträchtliche Menge Jod sehr schnell die Plazentaschranke und sammelt sich in der fetalen Schilddrüse bereits ab der 14. Schwangerschaftswoche an; diese Jodakkumulation führt beim Neugeborenen zu einer Struma, nachdem auch nur vergleichsweise geringe Mengen des Pharmakons aufgenommen worden sind [100].

Zum jetzigen Zeitpunkt gilt die Empfehlung, daß Amiodaron nur bei therapierefraktären mütterlichen bzw. fetalen Tachyarrhythmien angewendet werden sollte; eine sorgfältige Überwachung der Größe und Funktion der Schilddrüse der Mutter und des Neugeborenen ist erforderlich, um Änderungen der Schilddrüsenfunktion frühzeitig erkennen zu können.

Amiodaron wird in die Muttermilch in solchen Mengen sezerniert, daß die Substanz im Blut des Kleinkinds nachgewiesen werden kann [106, 169]. Die Auswirkungen einer langfristigen Amiodaronaufnahme beim Kleinkind sind nicht bekannt; aufgrund der gut dokumentierten möglicherweise auftretenden Nebenwirkungen des Pharmakons ist Stillen bei Frauen, die mit Amiodaron behandelt werden, nicht zu empfehlen [169]. Die lange Eliminationshalbwertzeit der Substanz macht es erforderlich, daß eine Amiodarontherapie einige Monate vor der Konzeption beendet werden muß, falls eine Substanzbeladung des Fetus während der ersten Schwangerschaftswochen vermieden werden soll [73].

2.4.7 Antikoagulanzien

Die Antikoagulation bei geburtshilflichen Patientinnen ohne vorbestehende Herz-Kreislauf-Erkrankungen wird in Kapitel 3, Abschnitt 3.1 besprochen. An dieser Stelle soll nur die spezielle Problematik kardiologischer Patientinnen berücksichtigt werden.

Eine Antikoagulanzienbehandlung während der Schwangerschaft bringt schwierige Probleme für Mutter und Fetus mit sich. Thrombozytenaggregationshemmer, wie z. B. Aspirin®, stellen keine akzeptable Alternative dar [28]. Um das Risiko einer Antikoagulation zu umgehen, können bei Patientinnen mit hämodynamisch relevanten Herzklappenfehlern Bioprothesen statt mechanischer Prothesen implantiert werden; hierdurch gewinnen Frauen im gebärfähigen Alter genügend Zeit, um eine Familie zu planen. Mit an Sicherheit grenzender Wahrscheinlichkeit muß eine Bioprothese wegen fibrokalzifizierender Degeneration sieben bis zehn Jahre später durch eine mechanische Klappenprothese ersetzt werden; diese Reoperation wird als Preis angesehen, den man zahlen muß, um die Mutter und Fetus durch die Antikoagulation drohenden Gefahren abzuwenden [148].

Antikoagulanzien sind jedoch, mit wenigen Ausnahmen, bei schwangeren Frauen mit mechanischen Herzklappenprothesen obligatorisch und ebenso während der Schwangerschaft bei Patientinnen mit tiefer Beinvenenthrombose [85], Lungenembolie, höhergradigem Mitralklappenfehler, peripartaler Kardiomyopathie, primärer pulmonaler Hypertonie und Eisenmenger-Komplex indiziert [98]. Die Hyperkoagulabilität während der Schwangerschaft, die auf einem Anstieg der Gerinnungsfaktoren II, VII, VIII und IX sowie einer Hemmung der Fibrinolyse beruht [80], unterstreicht die Notwendigkeit einer Antikoagulation bei Schwangeren mit mechanischen Herzklappenprothesen, um die Bildung von Thromben an der Oberfläche der Klappenprothese zu verhindern. Diese Pharmaka beseitigen nicht die Gefahr thromboembolischer Komplikationen, aber dieses Risiko ist viel höher bei schwangeren Frauen mit Klappenprothesen, bei denen eine Antikoagulanzienbehandlung abgebrochen wurde, als bei solchen Frauen, welche die Antikoagulation ununterbrochen weitergeführt bzw. diese Pharmaka niemals eingenommen hatten [21].

Die Anwendung von Coumadin während der Schwangerschaft geht mit einem beträchtlichen teratogenen Risiko einher [98, 149]. In der Hoffnung, diese fetalen Risiken einer Antikoagulation während der Schwangerschaft vermindern zu können, wurde Heparin anstelle von Coumadin vorgeschlagen, insbesondere während der ersten drei Schwangerschaftsmonate [80, 148]. Aufgrund der Größe seines Moleküls kann Heparin die Plazentaschranke nicht überwinden und stellt bei Vorliegen einer Indikation für eine Antikoagulation während der Schwangerschaft die Substanz der Wahl dar. In einer Übersichtsarbeit über die Antikoagulation während der Schwangerschaft wurde über eine hohe Anzahl mütterlicher und fetaler Komplikationen unter Heparinmedikation berichtet; andere prospektive Studien jedoch haben eine günstige Prognose der Heparintherapie ergeben [80, 113, 148].

In Abbildung 1-7 sind die heute empfohlenen Richtlinien für eine Antikoagulation vor und während der Schwangerschaft und in der Peripartalphase bei Patientinnen im gebärfähigen Alter, die langfristig Antikoagulanzien einnehmen, wiedergegeben. Sie sollten vor der Konzeption über die mütterlichen und fetalen Risiken der einzelnen Substanzen aufgeklärt werden. Falls eine Schwangerschaft geplant ist, sollte die orale Antikoagulation unterbrochen und an ihrer Stelle eine subkutane Heparintherapie begonnen werden.

Falls die Konzeption noch während einer oralen Coumadintherapie erfolgte, ist ein sofortiger Wechsel auf Heparin indiziert. Eine kurze stationäre Aufnahme erscheint zu diesem Zeitpunkt ratsam, um die erforderliche Heparindosis (Bereich 150–250 IE/kg) ermitteln und die Kontinuität einer effektiven Antikoagulation überprüfen zu können.

Eine subkutane Selbstinjektion einer adjustierten Heparindosis wird heute als das therapeutische Vorgehen der Wahl während des gesamten Schwangerschaftsverlaufs empfohlen. Da Unterschiede in der erforderlichen Heparindosis von Patientin zu Patientin bestehen und die zum Erreichen einer adäquaten Antikoagulation notwendige Heparindosis sich mit Fortschreiten der Gravidität ändert [80, 98], kann eine bestimmte fixierte Heparindosis thromboembolische Ereignisse nicht sicher verhindern und deshalb auch nicht empfohlen werden [94]. Heparin wird in 8- bis 12stündigen Intervallen in das subkutane Unterbauchgewebe injiziert, wobei die Dosis nach der aktivierten partiellen Thromboplastinzeit ausgerichtet wird, die auf das 1,5- bis 2fache des Normalwertes verlängert sein sollte. Da die Plasmaspiegel der Gerinnungsfaktoren während der letzten drei Schwangerschaftsmonate ansteigen, muß bei schwangeren Patientinnen mit Fortschreiten der Gravidität die Heparindosis erhöht werden.

Die Therapie mit Heparin vor der Konzeption und im Verlaufe der gesamten Schwangerschaft reduziert das fetale Risiko, bringt aber Unbequemlichkeiten für die Mutter mit sich. Bei einer langfristigen Heparintherapie können Komplikationen auftreten, wie z. B. sterile Abszesse und Hämatome in der Bauchwand, Thrombozytopenie und Osteoporose [98]. Wollen Patientinnen nicht während der gesamten Dauer der Gravidität die subkutanen Heparininjektionen vornehmen, kann die orale Behandlung mit Coumadin während der 13. Schwangerschaftswoche wieder aufgenommen werden, wobei die Prothrombinzeit auf das 1,5- bis 2fache der Norm verlängert sein sollte [67, 80]; in der 37. Schwangerschaftswoche wird dann erneut auf subkutane Heparinverabreichung übergegangen. Um das Risiko einer Blutung zum Zeitpunkt der Entbindung zu vermindern, sollte nach stationärer Aufnahme der Patientin nahe dem Entbindungstermin (in der 38. Schwangerschaftswoche) die subkutane durch intravenöse Heparintherapie ersetzt werden.

Mit Beginn der Wehen sollte die Heparintherapie beendet werden, um eine Normalisierung der Blutgerinnung vor der Entbindung zu ermöglichen. Es ist empfohlen worden, daß die Heparintherapie bis in die frühe Wehenphase hinein fortgesetzt werden sollte, wenn eine längere Zeitdauer der Wehen zu erwarten ist, wie z. B. bei Erstgebärenden [110]. Da bei den Frauen, welche eine gerinnungshemmende Therapie weiterhin benötigen, die Antikoagulation schon bald nach der Entbindung wieder aufgenommen wird, kann nach einer Epiduralanästhesie ein erhöhtes Risiko einer Blutung in den Epidural- und Subarachnoidalraum bestehen [110]. Ist bei Patientinnen eine Antikoagulanzienbehandlung vor der Entbindung erforderlich gewesen, bringt eine Pudendusanästhesie ein erhöhtes Blutungsrisiko mit sich. Die intravenöse Heparintherapie kann nach der Entbindung wieder aufgenommen werden, wenn die Blutstillung adäquat erscheint; mit der oralen Antikoagulation kann 24 Stunden nach der Entbindung begonnen werden, wenn Blutungen ausgeschlossen sind [98, 110].

Falls eine elektive Sectio caesarea geplant ist, sollte die Heparintherapie unmittelbar vor der Entbindung beendet werden. Treten vorzeitige Wehen bei einer Patientin auf, welche orale Antikoagulanzien einnimmt, sollten Protamin und Frischplasma verabreicht werden. Unter diesen schwierigen Bedingungen scheint eine Entbindung mittels Sectio caesarea mit einem niedrigeren Risiko eines hämorrhagischen Todes des Feten vergesellschaftet zu sein als eine vaginale Entbindung [85].

Eine orale Antikoagulation kann nach der Entbindung ohne größere Bedenken durchgeführt werden, selbst bei stillenden Frauen [98].

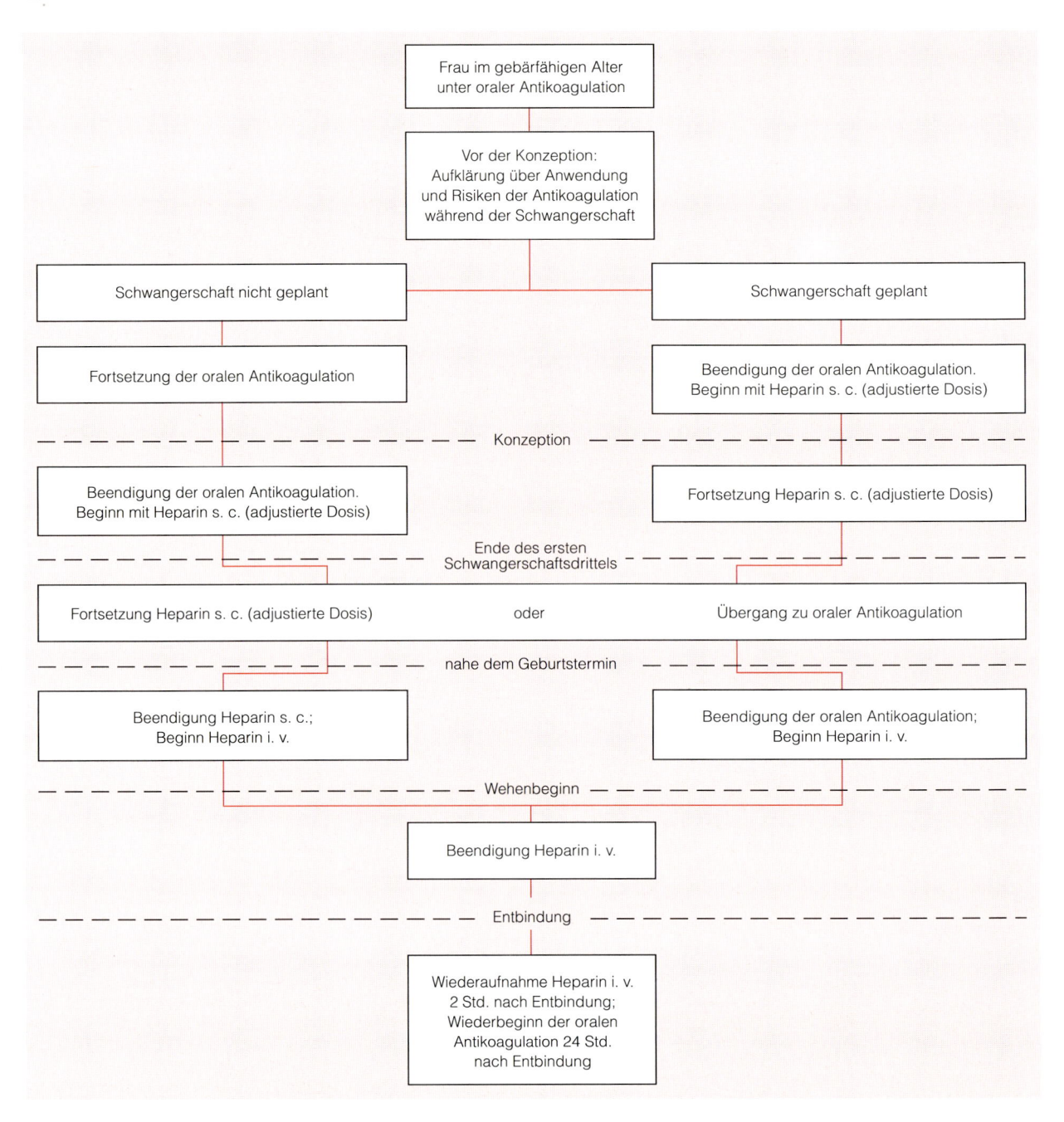

1 Das Herz-Kreislauf-System während der Schwangerschaft

```
                    ┌─────────────────────────┐
                    │ Frau im gebärfähigen Alter │
                    │ unter oraler Antikoagulation│
                    └─────────────────────────┘
                                │
                    ┌─────────────────────────┐
                    │ Vor der Konzeption:     │
                    │ Aufklärung über Anwendung│
                    │ und Risiken der Antikoagulation│
                    │ während der Schwangerschaft│
                    └─────────────────────────┘
```

Abb. 1-7 Richtlinien der Antikoagulationsbehandlung während und vor der Schwangerschaft und Entbindung bei Patientinnen, die schon unter Langzeitbehandlung mit Antikoagulanzien stehen (nach McGehee [98]).

Literatur zu Abschnitt 2

1. Abboud, T. K., J. Raya, R. Noueihed et al.: Intrathecal morphine for relief of labor pain in a parturient with severe pulmonary hypertension. Anesthesiology 59 (1983) 477.
2. Angel, J. L., C. Chapman, R. A. Knappel et al.: Percutaneous balloon aortic valvuloplasty in pregnancy. Obstet. and Gynec. 72 (1988) 438.
3. Are ACE inhibitors safe in pregnancy? Lancet II (1989) 482.
4. Arias, F., J. Pineda: Aortic stenosis and pregnancy. J. reprod. Med. 4 (1978) 229.
5. Arnoux, P., P. Seyral, M. Llurens et al.: Amiodarone and digoxin for refractory fetal tachycardia. Amer. J. Cardiol. 59 (1987) 166.
6. Barash, P .G., J. C. Hobbins, R. Hook et al.: Management of coarctation of the aorta during pregnancy. J. thorac. cardiovasc. Surg. 69 (1975) 781.

7. Baumann, H., H. Schneider, G. Drack et al.: Pregnancy and delivery by caesarean section in a patient with transposition of the great arteries and single ventricle. Case report. Brit. J. Obstet. Gynaec. 94 (1987) 704.
8. Becker, R. M.: Intracardiac surgery in pregnant women. Ann. thorac. Surg. 36 (1983) 453.
9. Belfort, M. A., P. J. Moore: Verapamil in the treatment of severe postpartum hypertension. S. Afr. med. J. 74 (1988) 265.
10. Bioeffects Committee of the American Institute of Ultrasound in Medicine. J. Ultrasound Med. Biol. 2 (1983) R 14.
11. Bithell, J. F., A. M. Stewart: Pre-natal irradiation and childhood malignancy: a review of British data from the Oxford survey. Brit. J. Cancer 31 (1975) 271.
12. Boccio, R. V., J. H. Chung, D. M. Harrison: Anesthetic management of cesarean section in a patient with idiopathic hypertrophic subaortic-stenosis. Anesthesiology 65 (1986) 663.
13. Boutroy, M. J.: Fetal effects of maternally administered clonidine and angiotensin-converting enzyme inhibitors. Develop. Pharmacol. Ther. 13 (1989) 199.
14. Brantigan, C. O., J. B. Grow, F. W. Schoonmaker: Extended use of intra-aortic balloon pumping in peripartum cardiomyopathy. Ann. Surg. 183 (1976) 1.
15. Brigs, G. G., T. W. Bodendorfer, R. K. Freeman, S. J. Yaffe: Drugs in pregnancy and lactation. Williams & Wilkins, Baltimore 1983.
16. Brockington, I. F.: Postpartum hypertensive heart failure. Amer. J. Cardiol 27 (1971) 650.
17. Brodsky, M. A., D. A. Sato, P. D. Oster et al.: Paroxysmal ventricular tachycardia with syncope during pregnancy. Amer. J. Cardiol. 58 (1986) 563.
18. Canobbio, M. M.: Counseling the adult with congenital heart disease. In: Roberts, W. C. (ed.): Adult Congenital Heart Disease, p. 733. Davis, Philadelphia 1987.
19. Carpenter, M. W., S. P. Sady, B. Hoegsberg et al.: Fetal heart rate response to maternal exertion. J. Amer. med. Ass. 259 (1988) 3006.
20. Carvalho, A., A. Brandao, E. E. Martinez et al.: Prognosis in peripartum cardiomyopathy. Amer. J. Cardiol. 64 (1989) 540.
21. Casanegra, P., G. Aviles, G. Maturana, J. Dubernet: Cardiovascular management of pregnant women with a heart valve prosthesis. Amer. J. Cardiol. 36 (1975) 802.
22. Chandrasekaran, K., P. J. Currie: Transesophageal echocardiography in aortic dissection. J. invasive Cardiol. 1 (1989) 328.
23. Clark, S. L., J. P. Phelan, J. Greenspoon et al.: Labor and delivery in the presence of mitral stenosis: Central hemodynamic observations. Amer. J. Obstet. Gynec. 152 (1985) 984.
24. Cohen, W. R., T. Steinmann, B. Patsner, D. Snyder, P. Satwicz, P. Monroy: Acute myocardial infarction in a pregnant woman at term. J. Amer. Med. Ass. 250 (1983) 2179.
25. Cohn, L. H.: Anticoagulation in pregnant women with artificial heart valves. New Engl. J. Med. 316 (1987) 1662.
26. Constantine, G., D. G. Beevers, A. L. Reynolds et al.: Nifedipine as a second line antihypertensive drug in pregnancy. Brit. J. Obstet. Gynaec. 94 (1987) 1136.
27. Copeland, G. D., T. N. Stern: Wenckebach periods in pregnancy and puerperium. Amer. Heart J. 56 (1958) 291.
28. Corby, D. G.: Aspirin in pregnancy and fetal effects. Pediatrics 62 (1978) 930.
29. Cotton, D. B., S. Longmire, M. M. Jones et al.: Cardiovascular alterations in severe pregnancy-induced hypertension: effects of intravenous nitroglycerin coupled with blood volume expansion. Amer. J. Obstet. Gynec. 154 (1986) 1053.
30. Cowan, N. C., M. A. de Belder, M. T. Rothman: Coronary angioplasty in pregnancy. Brit. Heart J. 59 (1988) 588.
31. Croft, P., P. C. Hannaford: Risk factors for acute myocardial infarction in women: evidence from the Royal College of General Practitioners' Oral Contraception Study. Brit. med. J. 298 (1989) 165.
32. Cunningham, F. G., J. A. Pritchard, G. D. V. Hankins, P. L. Anderson, M. J. Lucas, K. F. Armstrong: Peripartum heart failure: Idiopathic cardiomyopathy or compounding cardiovascular events? Obstet. and Gynec. 67 (1986) 157.
33. Devereux, R. B., J. K. Perloff, N. Reichek, M. E. Josephson: Mitral valve prolapse. Circulation 54 (1976) 3.
34. Deviri, E., M. Yechezkel, C. Levinsky et al.: Calcification of a porcine valve xenograft during pregnancy: a case report and review of the literature. Thorac. cardiovasc. Surg. 32 (1984) 266.
35. DeWolf, D., H. DeSchlepper, H. Verhaaren et al.: Congenital hypothyroid goiter and amiodarone. Acta paediat. scand. 77 (1988) 616.
36. Dicke, J. M.: Cardiovascular drugs in pregnancy. In: Gleicher, N., U. Elkayam, R. M. Galbraith et al. (eds.): Principles of Medical Therapy in Pregnancy, p. 646. Plenum, New York 1985.
37. Dumesic, D. A., N. H. Silverman, S. Tobias, M. S. Golbus: Transplacental cardioversion of fetal supraventricular tachycardia with procainamide. New Engl. J. Med. 307 (1982) 1128.
38. Elkayam, U.: Pregnancy and Cardiovascular Disease. In: Braunwald, E. (ed.): Heart Disease, 4th ed., p. 1791. W. B. Saunders Company, Philadelphia 1992.
39. Elkayam, U., T. Cobb, N. Gleicher: Congenital heart disease and pregnancy. In: Elkayam, U., N. Gleicher (eds.): Cardiac Problems in Pregnancy, 2nd ed., p. 73. Liss, New York 1990.
40. Elkayam, U., N. Gleicher: Cardiac problems in pregnancy: I. Maternal aspects: The approach to the pregnant patient with heart disease. J. Amer. med. Ass. 251 (1984) 2838.
41. Elkayam, U., N. Gleicher: Anticoagulation in pregnant women with artificial heart valves. New Engl. J. Med. 316 (1987) 1663.
42. Elkayam, U., N. Gleicher: Changes in cardiac findings during normal pregnancy: Cardiovascular physiology of pregnancy. In: Elkayam, U., N. Gleicher (eds.): Cardiac Problems in Pregnancy: Diagnosis and Management of Maternal and Fetal Disease, 2nd ed., p. 31. Liss, New York 1990.
43. Elkayam, U., N. Gleicher: Diagnostic approaches to maternal heart disease. In: Elkayam, U., N. Gleicher (eds.): Cardiac Problems in Pregnancy, 2nd ed., p. 41. Liss, New York 1990.
44. Elkayam, U., N. Gleicher: Primary pulmonary hypertension and pregnancy. In: Elkayam, U., N. Gleicher (eds.): Cardiac Problems in Pregnancy, 2nd ed., p. 189. Liss, New York 1990.
45. Elkayam, U., C. R. McKay, L. Weber et al.: Favorable effects of hydralazine on the hemodynamic response to isometric exercise in chronic severe aortic regurgitation. Amer. J. Cardiol. 53 (1984) 1604.
46. Elkayam, U., J. Rose, M. Jamison: Vascular aneurysms and dissections during pregnancy. In: Elkayam, U., N. Gleicher (eds.): Cardiac Problems in Pregnancy, 2nd ed., p. 215. Liss, New York 1990.
47. Ellsworth, A. J., J. R. Horn, V. A. Raisys et al.: Disopyramide and N-monodesalkyl disopyramide in serum and breast milk. Drug Intell. Clin. Pharmacy 23 (1989) 56.
48. Enein, M., A. Aziz, A. Zima et al.: Echocardiography of the pericardium in pregnancy. Obstet. and Gynec. 69 (1987) 851.
49. Ferris, T. F.: Toxemia and hypertension. In: Burrow, G. N., T. F. Ferris (eds.): Medical Complications During Pregnancy, p. 1. Saunders, Philadelphia 1982.
50. Foster, C. J., H. G. Love: Amiodarone in pregnancy: Case report and review of literature. Int. J. Cardiol. 20 (1988) 307.
51. Fuster, V., P. M. Steele, W. D. Edwards et al.: Primary pulmonary hypertension: Natural history and the importance of thrombosis. Circulation 70 (1984) 580.
52. Garson, H., D. G. McNamara, D. A. Cooley: Tetralogy of Fallot in adults. In: Roberts, W. C. (ed.): Congenital Heart Disease in Adults, p. 493. Davis, Philadelphia 1987.
52a. Geller, E., V. Rudick, D. Niv: Analgesia and anesthesia during pregnancy. In: Elkayam, U., N. Gleicher (eds.): Cardiac Problems in Pregnancy, 2nd ed., p. 189. Liss, New York 1990.
53. Given, B. D., M. Phillippe, S. P. Sanders et al.: Procainamide cardioversion of fetal supraventricular tachyarrhythmia. Amer. J. Cardiol 53 (1984) 1460.

54. Gleicher, N., U. Elkayam: Intrauterine therapy of rhythm and rate disorders and heart failure. In: Elkayam, U., N. Gleicher (eds.): Cardiac Problems in Pregnancy, 2nd ed., p. 189. Liss, New York 1990.

54a. Gleicher, N., J. Midwall, D. Hochberger et al.: Eisenmenger's syndrome and pregnancy. Obstet. and Gynec. Surv. 34 (1979) 721.

54b. Goldman, M. E., J. Meller: Coronary artery disease in pregnancy. In: Elkayam, U., N. Gleicher (eds.): Cardiac Problems in Pregnancy, 2nd ed., p. 189. Liss, New York 1990.

55. Goon, M. S., S. Raman, T. A. Sinnathuray: Closed mitral valvotomy in pregnancy: a Malaysian experience. Aust. N. Z. J. Obstet. Gynaec. 27 (1987) 173.

56. Gregg, A. R., P. G. Tomich: Mexiletine use in pregnancy. J. Perinat. 8 (1988) 33.

57. Hankins, G. D. V., G. D. Wendel jr., K. J. Leveno et al.: Myocardial infarction during pregnancy: a review. Obstet. and Gynec. 65 (1985) 139.

58. Hemmings, G. T., D. G. Whalley, P. H. O'Connor et al.: Invasive monitoring and anesthetic management of a patient with mitral stenosis. Canad. Anaesth. Soc. J. 34 (1987) 182.

59. Hill, L. M., G. D. Malkasian: The use of quinidine sulfate throughout pregnancy. Obstet. and Gynec. 54 (1979) 366.

60. Hill, L. M., F. Kleinberg: Effects of drugs and chemicals on the fetus and newborn. Mayo Clin. Proc. 59 (1984) 707, 755.

61. Högstedt, S., S. Lindebey, O. Axelsson et al.: A prospective controlled trial of metroprolol-hydralazine treatment in hypertension during pregnancy. Acta obstet. gynaec. scand. 64 (1985) 505.

62. Homans, D. C.: Peripartum cardiomyopathy. New Engl. J. Med. 312: 1432 (1985)

63. Hong, R. A., A. K. Bhandari: Cardiac arrhythmias and pregnancy. In: Elkayam, U., N. Gleicher (eds.): Cardiac Problems in Pregnancy: Diagnosis and Management of Maternal and Fetal Disease, 2nd ed., p. 167. Liss, New York 1990.

64. Hopper, K., P. J. Neuvonen, T. Korte: Disopyramide and breast feeding. Brit. J. clin. Pharmacol. 21 (1986) 553.

65. Hovsepian, P. G., B. Ganzel, G. S. Sohi et al.: Peripartum cardiomyopathy treated with a left ventricular assist device as a bridge to cardiac transplantation. S. Afr. med. J. 82 (1989) 527.

66. Hughson, W. G., P. J. Friedmann, D. S. Feigin et al.: Postpartum pleural effusion: a common radiologic finding. Ann. intern. Med. 97 (1982) 856.

67. Iturlie-Alessio, I., M. C. Fonseca, O. Mutchinik, M. A. Santos, A. Zajarias, E. Salazar: Risks of anticoagulant therapy in pregnant women with artificial heart valves. New Engl. J. Med. 315 (1986) 1390.

68. Jacobi, P., Z. Adler, E. Z. Zimmer et al.: Effect of uterine contractions on left atrial pressure in pregnant woman with mitral stenosis. Brit. J. Med. 298 (1989) 27.

69. Jaffe, R., A. Gruber, M. Fejgin et al.: Pregnancy with an artificial pacemaker. Obstet. Gynec. Surv. 42 (1987) 137.

70. Juneja, M. M., W. E. Ackerman, D. M. Kaczorowski et al.: Continuous epidural lidocaine infusion in the parturient with paroxysmal ventricular tachycardia. Anesthesiology 71 (1989) 305.

71. Katz, N. M., J. V. Collea, M. G. Morant, R. D. MacKenzie, R. B. Wallace: Aortic dissection during pregnancy: treatment by emergency cesarean section immediately followed by operative repair of the aortic dissection. Amer. J. Cardiol. 54 (1984) 699.

72. Kereiakes, J. J., M. Rosenstein: Handbook of Radiation Doses of Nuclear Medicine and Diagnostic X-ray, p. 170. CR Press, Boca Raton 1980.

73. Klotz, T. A.: Thrombophlebitis and pulmonary embolism. In: Gleicher, N. (ed.): Principles of Medical Therapy in Pregnancy, p. 721. Plenum, New York 1985.

74. Knobel, B., E. Melamud, Y. Kishon: Peripartum cardiomyopathy. Israel. J. med. Sci. 20 (1984) 1061.

75. Kolibash, A. J., D. E. Ruiz, R. P. Lewis: Idiopathic hypertrophic subaortic stenosis in pregnancy. Ann. intern. Med. 82 (1975) 791.

76. Kumar, A., U. Elkayam: Hypertrophic cardiomyopathy in pregnancy. In: Gleicher, N. (ed.): Principles of Medical Therapy in Pregnancy, p. 695. Plenum, New York 1985.

77. Laurent, M., P. Betremieux, Y. Biron et al.: Neonatal hypothyroidism after treatment by amiodarone during pregnancy. Amer. J. Cardiol. 60 (1987) 142.

78. LaVecchia, C., A. Decarli, A., S. Franceschi et al.: Menstrual and reproductive factors and the risk of myocardial infarction in women under fifty-five years of age. Amer. J. Obstet. Gynec. 157 (1987) 1108.

79. LaVecchia, C., S. Franceschi, A. Decarli et al.: Risk factors for myocardial infarction in young women. Amer. J. Epidem. 125 (1987) 832.

80. Lee, P. K., R. Y. C. Wang, J. S. F. Chow et al.: Combined use of warfarin and adjusted subcutaneous heparin during pregnancy in patients with an artificial heart valve. J. Amer. Coll. Cardiol. 8 (1986) 221.

81. Lee, W., D. B. Cotton: Peripartum cardiomyopathy: current concepts and clinical management. Clin. Obstet. Gynec. 32 (1989) 54.

82. Lee, W., P. K. Shah, D. K. Amin et al.: Hemodynamic monitoring of cardiac patients during pregnancy. In: Elkayam, U., N. Gleicher (eds.): Cardiac Problems in Pregnancy: Diagnosis and Management of Maternal and Fetal Disease, 2nd ed., p. 47. Liss, New York 1990.

83. Lilja, H., K. Karlsson, K. Lindecranz et al.: Treatment of intrauterine supraventricular tachycardia with digoxin and verapamil. J. perinat. Med. 12 (1984) 151.

84. Limacher, M. C., J. A. Ware, M. E. O'Meara et al.: Tricuspid regurgitation during pregnancy. Amer. J. Cardiol 55 (1985) 1059.

85. Limet, R., C. M. Grondin: Cardiac valve prostheses, anticoagulation, and pregnancy. Ann. thorac. Surg. 23 (1977) 337.

86. Lindow, S. W., N. Davey, D. A. Davy et al.: The effect of sublingual nifedipine on uteroplacental blood flow in hypertensive pregnancy. Brit. J. Obstet. Gynaec. 95 (1988) 1276.

87. Loscalzo, J.: Paradoxical embolism. Amer. Heart J. 112 (1986) 141.

88. Lownes, H. E., T. J. Ives: Mexiletine use in pregnancy and lactation. Amer. J. Obstet. Gynec. 157 (1987) 446.

89. Majdan, J. F., P. Walinsky, S. F. Cowchock, R. J. Wapner, L. Plazak: Coronary artery bypass surgery during pregnancy. Amer. J. Cardiol. 52 (1983) 1145.

90. Mangano, D. T.: Anesthesia for the pregnant cardiac patient. In: Shnider, S. M., G. Levinson (eds.): Anesthesia for Obstetrics, p. 345. Williams & Wilkins, Baltimore 1986.

91. Marin-Neto, J. A., B. C. Maciel, L. L. Teran Urbanetz et al.: High output failure in patients with peripartum cardiomyopathy: a comparative study with dilated cardiomyopathy. Amer. Heart J. 121 (1990) 134.

92. Maron, B. J., R. D. Bonow, R. O. Cannon et al.: Hypertrophic cardiomyopathy. Interrelations of clinical manifestations, pathophysiology and therapy. New Engl. J. Med. 316 (1987) 844.

93. Mason, J. W., J. B. O'Connell: A model of myocarditis in humans. Circulation 81 (1990) 1154.

94. Matorras, R., J. A. Reque, J. A. Usandizaga et al.: Prosthetic heart valve and pregnancy. A study of 59 cases. Gynec. obstet. Invest. 19 (1985) 21.

95. Maxwell, D. J., D. C. Crawford, P. V. M. Curry et al.: Obstetric importance: diagnosis and management of fetal tachycardia. Brit. Heart J. 297 (1988) 107.

96. McAdams, S. A., F. E. Maguire: Unusual manifestations of peripartal cardiac disease. Crit. Care Med. 14 (1986) 910.

97. McFaul, P. B., J. C. Dorman, H. Lamki et al.: Pregnancy complicated by maternal heart disease. A review of 519 women. Brit. J. Obstet. Gynaec. 95 (1988) 861.

98. McGehee, W.: Anticoagulation in pregnancy. In: Elkayam, U., N. Gleicher (eds.): Cardiac Problems in Pregnancy, 2nd ed., p. 397. Liss, New York 1990.
99. McKenna, W. J., J. F. Deanfield, A. M. Faruqui et al.: Prognosis in hypertrophic cardiomyopathy: role of age and clinical, electrocardiographic, and hemodynamic features. Amer. J. Cardiol 47 (1981) 532.
100. McKenna, W. J., L. Harris, E. Rowland, A. Whitelaw, G. Storey, D. Holt: Amiodarone therapy during pregnancy. Amer. J. Cardiol. 51 (1983) 1231.
101. Meadows, W. R.: Idiopathic myocardial failure in the last trimester of pregnancy and the puerperium. Circulation 15 (1957) 903.
102. Meller, J., M. E. Goldman: Arrhythmias in pregnancy. In: Gleicher, N. (ed.): Principles of Medical Therapy in Pregnancy, p. 710. Plenum, New York 1985.
103. Metcalfe, J., J. H. McAnulty, K. Ueland: Heart Disease and Pregnancy, Physiology and Management, p. 223. Little, Brown, Boston 1986.
104. Midei, M. C., S. H. DeMent, A. M. Feldman et al.: Peripartum myocarditis and cardiomyopathy. Circulation 81 (1990) 922.
105. Mitani, G. M., E. C. Harrison, I. Steinberg et al.: Digitalis glycosides in pregnancy. In: Elkayam, U., N. Gleicher (eds.): Cardiac Problems in Pregnancy, 2nd ed., p. 417. Liss, New York 1990.
106. Mitani, G. M., I. Steinberg, E. Lien et al.: The pharmacokinetics of antiarrhythmic agents in pregnancy and lactation. Clin. Pharmacokinet. 12 (1987) 253.
107. Movsesian, M. A., R. B. Wray: Postpartum myocardial infarction. Brit. Heart J. 62 (1989) 154.
108. Myers, S. A.: Antihypertensive drug use during pregnancy. In: Elkayam, U., N. Gleicher (eds.): Cardiac Problems in Pregnancy, 2nd ed., p. 381. Liss, New York 1990.
109. Neukermans, K., T. J. Sullivan, P. T. Pitlick: Successful pregnancy after the Mustard operation for transposition of the great arteries. Amer. J. Cardiol. 62 (1988) 838.
110. Noller, K. L.: Cardiac surgery and pregnancy. In: Gleicher, N., U. Elkayam, R. M. Galbraith (eds.): Principles of Medical Therapy in Pregnancy, p. 713. Plenum, New York 1985.
111. Oakley, C. M.: Valve prosthesis and pregnancy. Brit. Heart J. 58 (1987) 303.
112. Oakley, C. M.: Cardiovascular disease in pregnancy. Can. J. Cardiol. 6 (Suppl. B) (1990) 33B.
113. O'Connell, J. B., M. Rosa Constanzo-Nordin, R. Subramanian et al.: Peripartum cardiomyopathy: clinical, hemodynamic, histologic and prognostic characteristics. J. Amer. Coll. Cardiol. 8 (1986) 52.
114. O'Donnell, M., J. Meecham, S. R. Tosson et al.: Ventricular fibrillation and reinfarction in pregnancy. Postgrad. med. J. 63 (1987) 1095.
115. Palacios, I. F., P. C. Block, G. T. Wilkins et al.: Percutaneous mitral balloon valvotomy during pregnancy in a patient with severe mitral stenosis. Cathet. cardiovasc. Diagn. 15 (1988) 109.
116. Panja, M., K. Nutra, A. K. Kar et al.: A clinical profile of heart disease in pregnancy. Indian Heart J. 38 (1986) 392.
117. Penn, I. M., P. A. Barrett, V. Pannikote, P. F. Barnaby, J. B. Campbell, N. R. Lyons: Amiodarone in pregnancy. Amer. J. Cardiol. 56 (1985) 196.
118. Perloff, J. K.: Congenital heart disease and pregnancy. In: Gleicher, N. (ed.): Principles of Medical Therapy in Pregnancy, p. 665. Plenum, New York 1985.
119. Perloff, J. K.: Pathogenesis of hypertrophic cardiomyopathy. In: Goodwin, J. F. (ed.): Heart Muscle Disease, p. 7. MTP, Lancaster/Boston 1985.
120. Perloff, J. K.: The Clinical Recognition of Congenital Heart Disease, 3rd ed. W. B. Saunders, Philadelphia 1986.
121. Perloff, J. K.: Normal or innocent murmurs. In: Perloff, J. K. (ed.): The Clinical Recognition of Congenital Heart Disease, 3rd ed., p. 8. Saunders, Philadelphia 1987.
122. Pitcher, D., H. M. Leather, G. C. A. Storey, D. W. Holt: Amiodarone in pregnancy. Lancet I (1983) 597.
123. Pittard, W. B., H. Glazier: Procainamide excretion in human milk. J. Pediat. 102 (1984) 631.
124. Pitts, J. A., W. M. Crosby, L. L. Basta: Eisenmenger's syndrome in pregnancy: does heparin prophylaxis improve the maternal mortality rate? Amer. Heart J. 93 (1977) 321.
125. Pruyn, S. C., J. P. Phelan, G. C. Buchanan: Long term propranolol therapy in pregnancy: maternal and fetal outcome. Amer. J. Obstet. Gynec. 135 (1979) 485.
126. Pyeritz, R. E.: Propranolol retards aortic root dilatation in the Marfan syndrome. Circulation 68 (Suppl. III) (1983) 365.
127. Pyeritz, R. E.: The Marfan syndrome. Amer. Fam. Phycn. 34 (1986) 83.
128. Rallings, P., T. Exner, R. Abraham: Coronary artery vasculitis and myocardial infarction associated with antiphospholipid antibodies in a pregnant woman. Aust. N. Z. J. Med. 19 (1989) 347.
129. Rand, R. J., D. M. Jenkins, D. G. Scott: Maternal cardiomyopathy of pregnancy causing stillbirth. Brit. J. Obstet. Gynaec. 82 (1975) 172.
130. Rayburn, W. F., M. S. LeMire, J. L. Bird et al.: Mitral valve prolapse: echocardiographic changes during pregnancy. J. Reprod. Med. 32 (1987) 185.
131. Rayburn, W. F.: Mitral valve prolapse and pregnancy. In: Elkayam, U., N. Gleicher (eds.): Cardiac Problems in Pregnancy, 2nd ed., p. 181. Liss, New York 1990.
132. Raymond, R., J. Lynch, D. Underwood et al.: Myocardial infarction and normal coronary arteriography: A 10-year clinical and risk analysis of 74 infants. J. Amer. Coll. Cardiol. 11 (1988) 471.
133. Read, M. D., D. E. Wellby: The use of a calcium antagonist (nifedipine) to suppress preterm labor. Brit. J. Obstet. Gynaec. 93 (1986) 933.
134. Ribner, H. S., R. Silverman: Peripartal cardiomyopathy. In: Gleicher, N. (ed.): Principles of Medical Therapy in Pregnancy, p. 689. Plenum, New York 1985.
135. Ribner, H. S., R. I. Silverman: Peripartal cardiomyopathy. In: Elkayam, U., N. Gleicher (eds.): Cardiac Problems in Pregnancy, 2nd ed., p. 115. Liss, New York 1990.
136. Rich, S., D. R. Dantzker, S. M. Ayres et al.: Primary pulmonary hypertension: a national prospective study. Ann. intern. Med. 107 (1987) 216.
137. Riva, E., P. Farina, G. Tognoni et al.: Pharmacokinetics of furosemide in gestosis of pregnancy. Europ. J. clin. Pharmacol. 14 (1978) 361.
138. Robson, D. J., M. V. J. Raj, G. C. A. Storey, D. W. Holt: Use of amiodarone during pregnancy. Postgrad. med. J. 61 (1985) 75.
139. Rosa, F. W., L. A. Bosco, C. F. Graham et al.: Neonatal anuria with maternal angiotensin-converting enzyme inhibitors. Obstet. and Gynec. 74 (1989) 371.
140. Rose, J. S., F. Lee, U. Elkayam: Aneurysms of the aorta and its major branches. In: Gleicher, N. (ed.): Principles of Medical Therapy in Pregnancy, p. 700. Plenum, New York 1985.
141. Rosenblum, N. G., A. R. Grossmann, M. T. Mennuti et al.: Failure of serial echocardiographic studies to predict aortic dissection in pregnant patient with Marfan's syndrome. Amer. J. Obstet. Gynec. 146 (1983) 470.
142. Roth, A., S. Rahimtoola, U. Elkayam: Enhancement of hemodynamic effects of hydralazine with nitroglycerin in patients with chronic mitral regurgitation. Circulation 76 (Suppl. IV) (1987) 89.
143. Rotmensch, H. H., U. Elkayam, W. Frishman: Antiarrhythmic drug therapy during pregnancy. Ann. intern. Med. 98 (1983) 487.
144. Rotmensch, H. H., J. B. Lessing, Y. Donchin: Clinical phar-

145. Rotmensch, H. H., A. Pines, Y. Donchin: Antiarrhythmic drugs in pregnancy. In: Elkayam, U., N. Gleicher (eds.): Cardiac Problems in Pregnancy, 2nd ed., p. 361. Liss, New York 1990.
146. Rotmensch, H. H., S. Rotmensch, U. Elkayam: Management of cardiac arrhythmia during pregnancy. Current concepts. Drugs 33 (1987) 623.
147. Ruch, A., J. L. Duhring: Postpartum myocardial infarction in a patient receiving bromocriptine. Obstet. and Gynec. 74 (1989) 448.
148. Salazar, E., A. Zajarias, N. Gutierrez, I. Iturbe: The problem of cardiac valve prostheses, anticoagulants and pregnancy. Circulation 70 (Suppl. 1) (1984) 1169.
149. Sareli, P., M. J. England, H. R. Berk et al.: Maternal and fetal sequelae of anticoagulation during pregnancy in patients with mechanical heart valve prostheses. Amer. J. Cardiol. 63 (1989) 1462.
150. Savage, D. D., R. J. Garrison, R. B. Devereux et al.: Mitral valve prolapse in the general population. I. Epidemiology features: The Framingham Study. Amer. Heart J. 106 (1983) 571.
151. Schroeder, J. S., D. C. Harrison: Repeated cardioversion during pregnancy. Amer. J. Cardiol. 27 (1971) 445.
152. Shah, D. M., S. G. Sunderji: Hypertrophic cardiomyopathy and pregnancy: report of the maternal mortality and review of the literature. Obstet. Gynec. Surv. 40 (1985) 444.
153. Shime, J., E. J. M. Mocarski, D. Hastings, G. D. Webb, P. R. McLaughlin: Congenital heart disease in pregnancy: short- and long-term implications. Amer. J. Obstet. Gynec. 156 (1987) 313.
154. Sobotka, P. A., J. H. Mayer, R. A. Bauernfeind et al.: Arrhythmias documented by 24-hr continuous ambulatory electrocardiographic monitoring in young women without apparent heart disease. Amer. Heart J. 101 (1981) 753.
155. Sonel, A., C. Erol, D. Oral et al.: Acute myocardial infarction and normal coronary arteries in a pregnant woman. Cardiology 75 (1988) 218.
156. Spinnato, J. A., D. C. Shaver, G. S. Flinn et al.: Fetal supraventricular tachycardia in utero therapy with digoxin and quinidine. Obstet. and Gynec. 64 (1984) 730.
157. St. John Sutton, M., P. Cole, D. Saltzman et al.: Risks of cardiac dysfunction in peripartum cardiomyopathy (PPCM) with subsequent pregnancy. Circulation 80 (1989) 320.
158. Sullivan, J. M., K. B. Ramanathan: Management of medical problems in pregnancy – severe cardiac disease. New Engl. J. Med. 313 (1985) 304.
159. Szekely, P., L. Snaith: Heart Disease and Pregnancy. Churchill Livingstone, Edinburgh–London 1974.
160. Takenchi, T., O. Nishii, T. Okamura et al.: Primary pulmonary hypertension in pregnancy. Int. J. Gynaec. Obstet. 26 (1988) 145.
161. Tank, L. C. H., S. Y. W. Chan, V. C. W. Wong et al.: Pregnancy in patients with mitral valve prolapse. Int. J. Gynaec. Obstet. 23 (1985) 217.
162. Timmis, A. D., G. Jackson: Mexiletine for control of ventricular arrhythmias in pregnancy. Lancet II (1980) 647.
163. Ueland, K.: Rheumatic heart disease and pregnancy. In: Elkayam, U., N. Gleicher (eds.): Cardiac Problems in Pregnancy, 2nd ed., p. 99. Liss, New York 1990.
164. Wagner, C. K., R. G. Lester, L. R. Saldana: Exposure of the pregnant patient to diagnostic radiation. A Guide to Medical Management, p. 52. Lippincott, Philadelphia 1985.
165. Waickman, L. A., D. J. Skorton, M. W. Varner, D. A. Ehmke, C. P. Goplerud: Ebstein's anomaly and pregnancy. Amer. J. Cardiol. 53 (1984) 357.
166. Wann, L. S., J. R. Grove, T. R. Hess et al.: Prevalence of mitral prolapse by two-dimensional echocardiography in healthy young women. Brit. Heart J. 49 (1983) 334.
167. Whittemore, R., J. C. Hobbins, M. A. Engle: Pregnancy and its outcome in women with and without surgical treatment of congenital heart disease. Amer. J. Cardiol. 50 (1982) 641.
168. Whittemore, R.: Congenital heart disease: Its impact on pregnancy. Hosp. Pract. 18 (1983) 65.
169. Widerhorn, J., J. N. Rubin, W. H. Frishman et al.: Cardiovascular drugs in pregnancy. Cardiol. Clin. 5 (1987) 651.
170. Wolff, F., K. H. Breuker, K. H. Schlensker, A. Bolte: Prenatal diagnosis and therapy of fetal heart rate anomalies, with a contribution on the placental transfer of verapamil. J. perinat. Med. 8 (1980) 203.

3 Schwangerschaftsinduzierte Hypertonie

J. Gille

3.1 Einleitung und Definition der schwangerschaftsinduzierten Hypertonie

Je weiter man in der geburtshilflichen Historie zurückgeht, desto mystischer stellen sich die Zusammenhänge von Hypertonie, Proteinurie, Ödemen und zerebralen Krämpfen mit der Schwangerschaft dar. Daß diese Symptome einem schwangerschaftstypischen Krankheitsbild entsprechen, wird heute von niemandem mehr bestritten. Zunehmend lassen sich jetzt auch eindeutige ursächliche Verknüpfungen in der Entstehung dieses Krankheitsbildes herstellen.

3.1.1 Symptomatische Kriterien

Eine in der Schwangerschaft auftretende *Hypertonie* besitzt Krankheitswert, wenn sie bestimmte systolische und/oder diastolische Werte überschreitet. Dem relativen Blutdruckanstieg ohne Erreichen pathologischer Werte wird durchweg keine praktische Bedeutung beigemessen. Verschiedene Arbeitsgruppen haben sich um die Definition von Grenzwerten bemüht. Als praktisch gut anwendbare Lösung hat sich die alleinige Beachtung des *diastolischen Wertes von 90 mm Hg* als erstem pathologischen Wert bewährt [17].

Voraussetzung für die Blutdruckmessung ist ein einheitliches Meßverfahren. Für die Praxis empfiehlt sich, daß zunächst bei der Patientin im Sitzen nach etwa fünf Minuten Ruhe an beiden Armen gemessen wird. Der Arm, an dem der höhere Wert festgestellt wird, wird für die folgenden Messungen verwendet. Bei grenzwertigen Befunden sollten drei Messungen durchgeführt werden. Deutliches Leiserwerden entspricht dem diastolischen Wert (Korotkow-Phase IV) [38]. Dieser Wert ist für die Praxis am günstigsten, wenn auch einige Autoren das Verschwinden der Herztöne (Korotkow-V) als diastolischen Wert definieren [16].

Zusammen mit der Hypertonie tritt häufig eine *Proteinurie* auf. Auch hier sind Grenzwerte nicht allgemein anerkannt. Gewöhnlich werden $\geq 0{,}3$ g Eiweiß im 24-Stunden-Sammelurin als pathologisch angesehen [17] (Tab. 1-7).

Wie sich in der noch teilweise verwendeten Bezeichnung *EPH-Gestose* (*E*dema, *P*roteinuria, *H*ypertension) widerspiegelt, wurden die *Ödeme* zu dem Krankheitsbild früher hinzugerechnet. Jedoch sind Wassereinlagerungen in das mütterliche Gewebe, vor allem in den abhängigen Partien (prätibial, Fußrücken, Finger) bei über 80% der Schwangeren anzutreffen, so daß ihnen kein Krankheitswert zukommt. Geburtsgewicht und perinatale Mortalität werden durch die Ödeme nicht beeinflußt [45]. Lediglich Ödeme im Gesicht sowie ein rapider Gewichtsanstieg können Hinweis auf die bevorstehende Ausbildung einer Hypertonie/Präeklampsie sein [52].

Frühere Einteilungskriterien unterscheiden zwischen *leichten, mittelgradigen und schweren Verläufen* entsprechend der Höhe des Blutdrucks und der Quantität der Eiweißausscheidung. Damit wird eine kritische Auswertung von Krankheitsverläufen ermöglicht. Für die klinische Beurteilung jedoch ist diese Unterteilung von geringerer Bedeutung. Vielmehr kann sich aus jedem Krankheitsbeginn mit nur leichter Symptomatik plötzlich ein schwerer Verlauf entwickeln. Daher ist die Kenntnis von Symptomen von Bedeutung, die auf eine Verschlechterung hinweisen. Vom American Committee on Maternal Welfare [44] wurden 1972 u. a. als Zeichen der Verschlechterung angegeben:

- Blutdruckwerte über 160/110 mm Hg
- Proteinurie über 5 g im 24-Stunden-Urin
- Oligurie (unter 400 ml/24 Stunden)
- klinische Symptome

Diese Angaben werden in einer detaillierten Zusammenstellung aus dem National High Blood Pressure Education Program [63] ergänzt und tragen damit der gefürchteten Komplikation des HELLP-Syndroms Rechnung, schließen aber auch die drohenden Zeichen der seltener werdenden Eklampsie ein (Tab. 1-8).

3.1.2 Terminologie

Da die symptomatischen Kriterien schwangerschaftsbezogen auftreten, erscheint die Bezeichnung „Gestose" sinnvoll mit möglicher Differenzierung in

Tabelle 1-7 Definition der Schwangerschaftshypertonie und -proteinurie (nach Davey und McGillivray [17])

Hypertonie:
- diastolischer Blutdruck ≥ 90 mm Hg, mindestens zweimal im Abstand von ≥ 4 Stunden

oder:
- diastolischer Blutdruck ≥ 110 mm Hg bei einmaliger Messung

Proteinurie:
- Gesamteiweißausscheidung ≥ 300 mg im 24-Stunden-Harn

oder:
- zweimal im Mittelstrahl- oder Katheterurin im Abstand von ≥ 4 Stunden: 1 g Albumin/l Urin oder Stix ++

oder:
- 0,3 g Albumin/l Urin oder Stix + bei spezifischem Gewicht < 1030 und pH < 8

Tabelle 1-8 Zeichen der Verschlechterung der Hypertonie in der Schwangerschaft mit möglicher Entwicklung eines HELLP-Syndroms und einer Eklampsie (nach der National High Blood Pressure Education Program Working Group [63])

Blutdruck:
- systolisch: ≥ 160 mm Hg
- diastolisch: ≥ 110 mm Hg

Proteinurie (neu auftretend):
- ≥ 2 g/24 Stunden
oder
- ≥ 100 mg/dl

Kreatinin im Serum (neu auftretend): $> 1{,}2$ mg/dl

Thrombozyten: < 100/nl
oder:
Zeichen der Hämolyse (z. B. Schistozyten oder Anstieg von LDH und direktem Bilirubin im Serum)

Erhöhte Leberenzyme

Klinische Zeichen:
- Schmerzen im Oberbauch, besonders rechts oder im Epigastrium
- Kopfschmerzen, Sehstörungen oder andere zerebrale Störungen
- kardiale Dekompensation (z. B. Lungenödem)
- Retinablutungen, Exsudat oder Papillenödem (selten; fast immer Zeichen einer zugrundeliegenden chronischen Hypertonie)
- retardierter Fetus

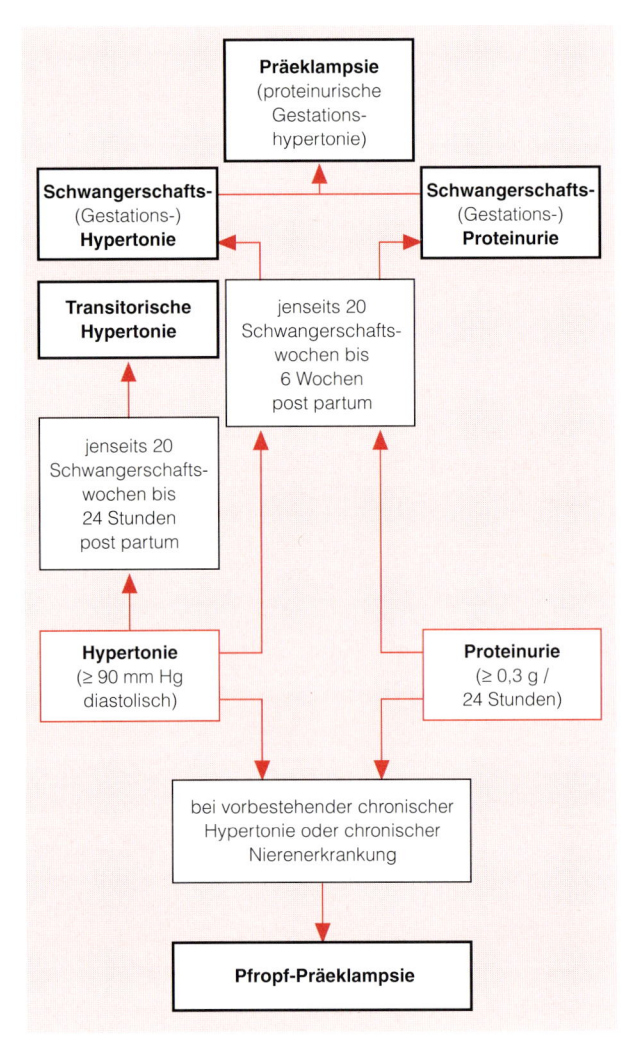

Abb. 1-8 Terminologie des schwangerschaftsbedingten Hypertoniekomplexes (nach Davey und MacGillivray [17]).

Tabelle 1-9 Einteilung der schwangerschaftsbedingten Hypertonie nach anamnestischen Kriterien (modifiziert nach Committee on Terminology of the American College of Obstetricians and Gynecologists [44])

I. Präeklampsie/Eklampsie:
- nach der 20. Schwangerschaftswoche entstandene Hypertonie und/oder Proteinurie
- Normalisierung innerhalb von 42 Tagen post partum

II. Chronische Hypertonie:
- verschiedenster Ursache
- Hypertonie vor der 20. Schwangerschaftswoche oder bereits vor Schwangerschaftsbeginn

III. Aufgepfropfte Präeklampsie:
- bei vorbestehender chronischer Hypertonie oder chronischer Nierenerkrankung mit weiterem Blutdruckanstieg
- kombiniert mit Proteinurie oder generalisierten Ödemen

IV. Transitorische Hypertonie:
- nach der 20. Schwangerschaftswoche oder in den ersten 24 Stunden postpartal auftretend
- gewöhnlich nur mäßiggradige Hypertonie ohne weitere Zeichen der Präeklampsie oder der chronischen Hypertonie
- im späteren Leben Entwicklung einer essentiellen Hypertonie wahrscheinlich
- Diagnose erst retrospektiv möglich

H(Hypertonie)- und P(Proteinurie)-Gestose. Das Präfix „E-" soll wegen der oben erwähnten, durchweg fehlenden pathologischen Bedeutung nicht mehr verwendet werden. Gleichermaßen sollten andere Begriffe, die sich auf falsche pathogenetische Voraussetzungen beziehen wie z. B. „Toxikose", nicht mehr benutzt werden. Nach den Vorschlägen von Davey und MacGillivray [17] wird das Zusammentreffen von Hypertonie und Proteinurie als *Präeklampsie*, die Symptome allein werden als *Schwangerschaftshypertonie* und *-proteinurie* bezeichnet (Abb. 1-8). Es besteht die Hoffnung, daß damit die Grundlage für eine einheitliche Nomenklatur geschaffen wird, um die sich die International Society for the Study of Hypertension in Pregnancy (ISSHP) bemüht. Bis zu einer endgültigen Einigung wird es schwierig bleiben, epidemiologische Studien miteinander zu vergleichen.

Ausgehend von der Terminologie des American College of Obstetricians and Gynecologists wird eine Einteilung entsprechend der Entstehung vorgenommen (Tab. 1-9).

3.2 Häufigkeit und Risikofaktoren der schwangerschaftsinduzierten Hypertonie

Die Häufigkeit der *Hypertonie in der Schwangerschaft* ist im Laufe der Jahre zurückgegangen. Ähnlich wie in Erhebungen anderer Bundesländer wurden in der Niedersächsischen Perinatalerhebung für 1991 bei 70 000 ausgewerteten Entbindungen folgende Häufigkeiten errechnet.

- Hypertonie 3,5 %
- Proteinurie 1,5 %
- mittelgradige/schwere Ödeme 2,0 %

In den USA wurden in einer Studie der Jahre 1979 bis 1986 in 2,6 % der Entbindungen Präeklampsien gefunden [83]. In einer vergleichenden Studie der WHO fanden sich in Vietnam und Burma etwa gleiche Häufigkeitsangaben, während in Thailand und China etwa 25 % der Schwangeren an Hypertonie litten [117]; diese Unterschiede könnten auf genetische und/oder Umweltfaktoren zurückzuführen sein.

Bei der *Häufigkeit der Eklampsie* läßt sich eine deutliche Abhängigkeit von dem medizinischen Standard der Länder erkennen.

In den westlichen Ländern ist die Häufigkeit mit 0,56 bis 0,94 auf 1000 Geburten [83] drei bis viermal geringer als z. B. in Indien oder Nigeria [66]. Daher ist die Präeklampsie/Eklampsie in den medizinisch besser versorgten Regionen nur in 7,5 % Ursache der mütterlichen Mortalität. Von 138 Müttersterbefällen in Bayern verstarben 13 (9,4 %) an den Folgen einer Gestose, 11 dieser 13 Fälle an HELLP-Syndrom [116] (siehe Abschnitt 3.6.7). In den Entwicklungsländern starben etwa 30 % in Zusammenhang mit einer Präeklampsie/Eklampsie [23, 50].

Risikofaktoren

Die bekannten Vorstellungen über eine Bevorzugung der Primigravidae, unter diesen wieder der jungen und alten Patientinnen, wurde immer wieder bestätigt [52, 63], wobei das Risiko der Frauen unter 15 und über 35 Jahren deutlich erhöht ist [83]. Die in Tabelle 1-10 zusammengestellten Risikofaktoren werden durch ähnliche Zahlen aus USA unterstützt [25].

Tabelle 1-10   Erhöhung des Risikos, an einer Hypertonie in der Schwangerschaft zu erkranken (nach Eskenazi et al. [25] und Weitzel und Hinrichs [115])

Risikofaktoren	Risikoerhöhung
Nicht ausgesuchtes Kollektiv	1
Hypertonie in der Familie	3–4
Eigene Vorgeschichte: – chronische Hypertonie – Nierenerkrankungen – Lupus erythematodes – Diabetes mellitus	2–7
Hormonell induzierte Ovulation bei polyzystischen Ovarien	5
Erste Schwangerschaft: – bei junger Primigravida (≤ 15jährig) – bei alter Primigravida (≥ 35jährig)	6–8
Alte Mehrgebärende	erhöht
Mehrlingsschwangerschaft	2–6
Polyhydramnie	erhöht
Hydrops fetalis	10
Blasenmole	10

Wie auch immer der Entstehungsmechanismus der Hypertonie in der Schwangerschaft ist, so spielt die familiäre Belastung eine wichtige Rolle. Töchter von erkrankten Müttern mit Eklampsie erkranken selbst auch wieder häufiger [30]; als mögliche Ursache wird ein rezessives oder dominantes Gen mit inkompletter Penetranz vermutet [2].

3.3 Ätiologie der schwangerschaftsinduzierten Hypertonie

3.3.1 Epidemiologische Faktoren

Das *erhöhte Erkrankungsrisiko* der Primigravida ist zum einen mit äußeren Faktoren zu erklären: niedriger sozioökonomischer Standard bei sehr jungen Schwangeren, mangelhafte Ernährung, geringe Zahl von Schwangerschaftsvorsorgeuntersuchungen. Diese Kriterien stellen allgemein ein erhöhtes Risiko für einen ungünstigen Ausgang der Schwangerschaft dar mit kürzerer Tragzeit, erhöhter Rate an Totgeburten und Neugeborenentodesfällen [118]. Zum anderen scheint bei der Primigravida die noch mangelhaft ausgebildete Immuntoleranz gegenüber den Antigenen des Vaters eine wichtige Rolle zu spielen (siehe auch Kap. 11, Abschnitt 1). Selbst erste Schwangerschaften, die in einem Abort endeten, lassen die Häufigkeit einer Hypertonie/Präeklampsie in der nachfolgenden Schwangerschaft geringer werden. Je kürzer präkonzeptionell die Exposition gegenüber väterlichen Antigenen in den Spermien war, desto größer ist das Erkrankungsrisiko [58]. Daß auch der Wechsel eines Partners in der folgenden Schwangerschaft die Erkrankungshäufigkeit erhöhen kann, wurde statistisch nachgewiesen [27]. Erhöhte Erkrankungsrisiken finden sich auch bei heterologer Insemination [64].

Diese erhöhte Krankheitswahrscheinlichkeit findet ihr Gegenstück im *verringerten Risiko,* an einer Schwangerschaftshypertonie zu erkranken [93], unter den folgenden Umständen:

– vorausgegangene Schwangerschaft von demselben Partner
– vorhergehende Aborte
– Schwangerschaften nach Bluttransfusionen
– Schwangerschaften zwischen Verwandten
– nach Leukozytenstimulation vor Gravidität

Diese epidemiologischen Angaben unterstützen die These der immunologischen Maladaptation der Mutter auf ihr Kind als Ursache des Hochdrucks in der Schwangerschaft (siehe Abschnitt 3.3.2).

3.3.2 Immunologische Faktoren

Nicht nur epidemiologische, auch experimentelle Daten unterstützen die Vorstellung der immunologischen Genese der Gestose. Eine verringerte T-Helfer-Zellpopulation [4] sowie erhöhte Immuntoleranz begünstigen offensichtlich die Entstehung [41]. Sowohl lokal an der Implantationsstelle als auch im peripheren Blut von Frauen mit Schwangerschaftshypertonie konnten immunologische Reaktionen nachgewiesen werden, die bei unkomplizierter Schwangerschaft signifikant seltener waren [34, 37]. Diese Veränderungen im immunologischen System Mutter/Trophoblast-Fetus führen möglicherweise über Gefäßendothel-Zellschädigungen zu einer Verschiebung des Gleichgewichtes im Prostaglandinstoffwechsel zugunsten einer verstärkten Wirkung von Thromboxan [85].

Bei Hypertonie in der Schwangerschaft können *Autoimmunphänomene* nachgewiesen werden [9], die im Serum zunächst als Lupusantikoagulans (wie bei Patienten mit Lupus erythematodes), in weiteren Untersuchungen einer großen Gruppe von Autoantikörpern zugehörig, vorrangig als Antiphospholipidantikörper vom IgG-Typ identifiziert wurden [24]. Diese Antikörper wurden vermehrt auch bei Retardierungen der Feten gefunden, ohne daß in diesen Fällen gleichzeitig eine Blutdruckerhöhung bestand.

Diese humoralen Antikörper beeinflussen das *Gefäßendothel*. Von besonderer Bedeutung erscheint für diese Schädigung die Implantationsstelle des Trophoblasten im Deziduabett. Hier können morphologisch auch Immunglobulinablagerungen nachgewiesen werden [34]. Jedoch wird auch auf zellulärem Weg eine Immunreaktion erfolgen durch granuläre Lymphozyten als plazentaspezifische Leukozytenart, ergänzt durch zytotoxische und Suppressor-T-Zellen [20]. In den Plazentazotten sind ab dem II. Trimenon im Stroma Hofbauer-Zellen vorhanden, die heute als plazentare Makrophagen angesehen werden. Die Freisetzung von Elastase und anderen Proteasen aus diesen aktivierten Neutrophilen kann die Endothelzellen und

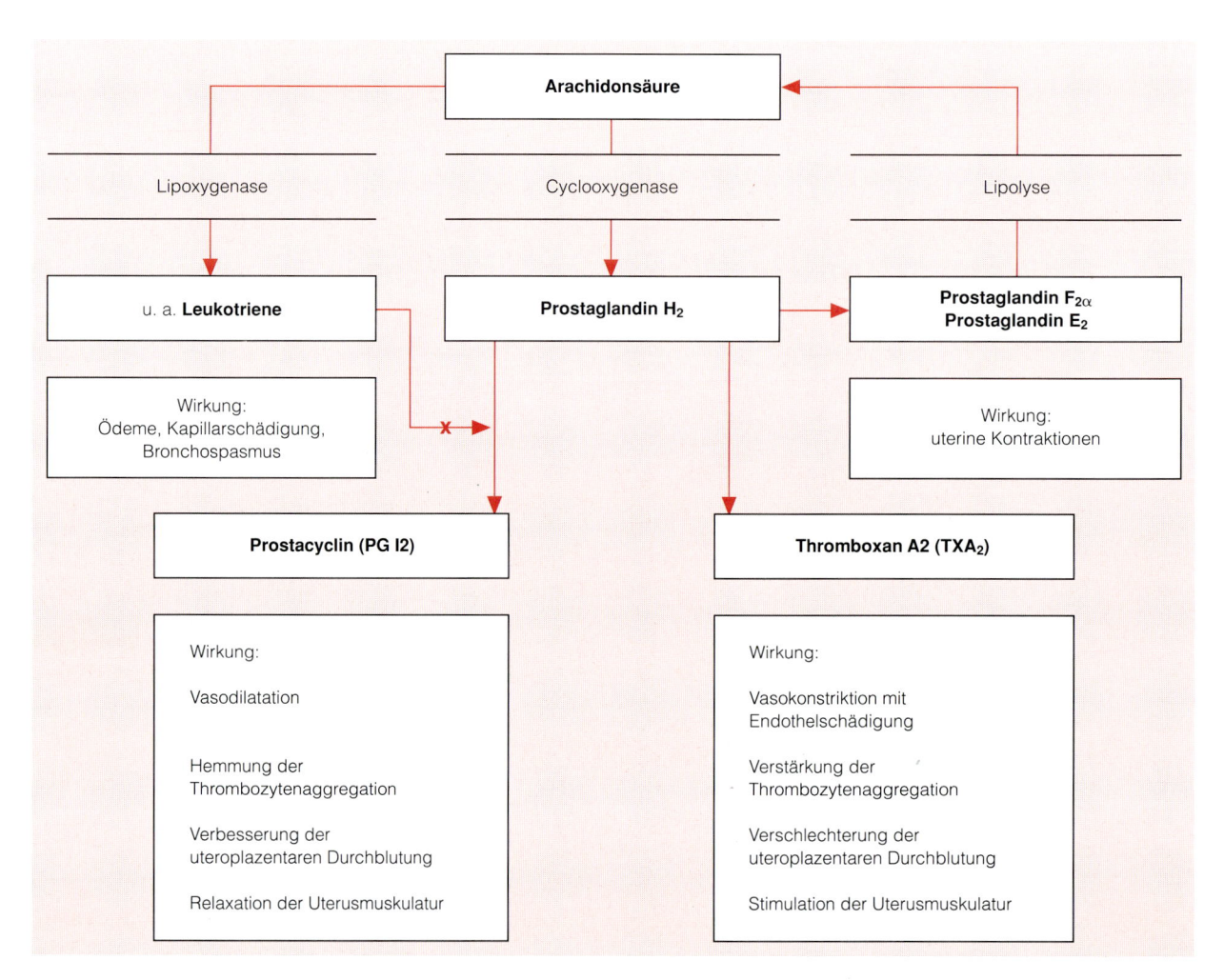

Abb. 1-9 Arachidonsäuremetabolismus bei unkompliziertem Schwangerschaftsverlauf und Schwangerschaftshypertonie (nach Ogburn [69]).

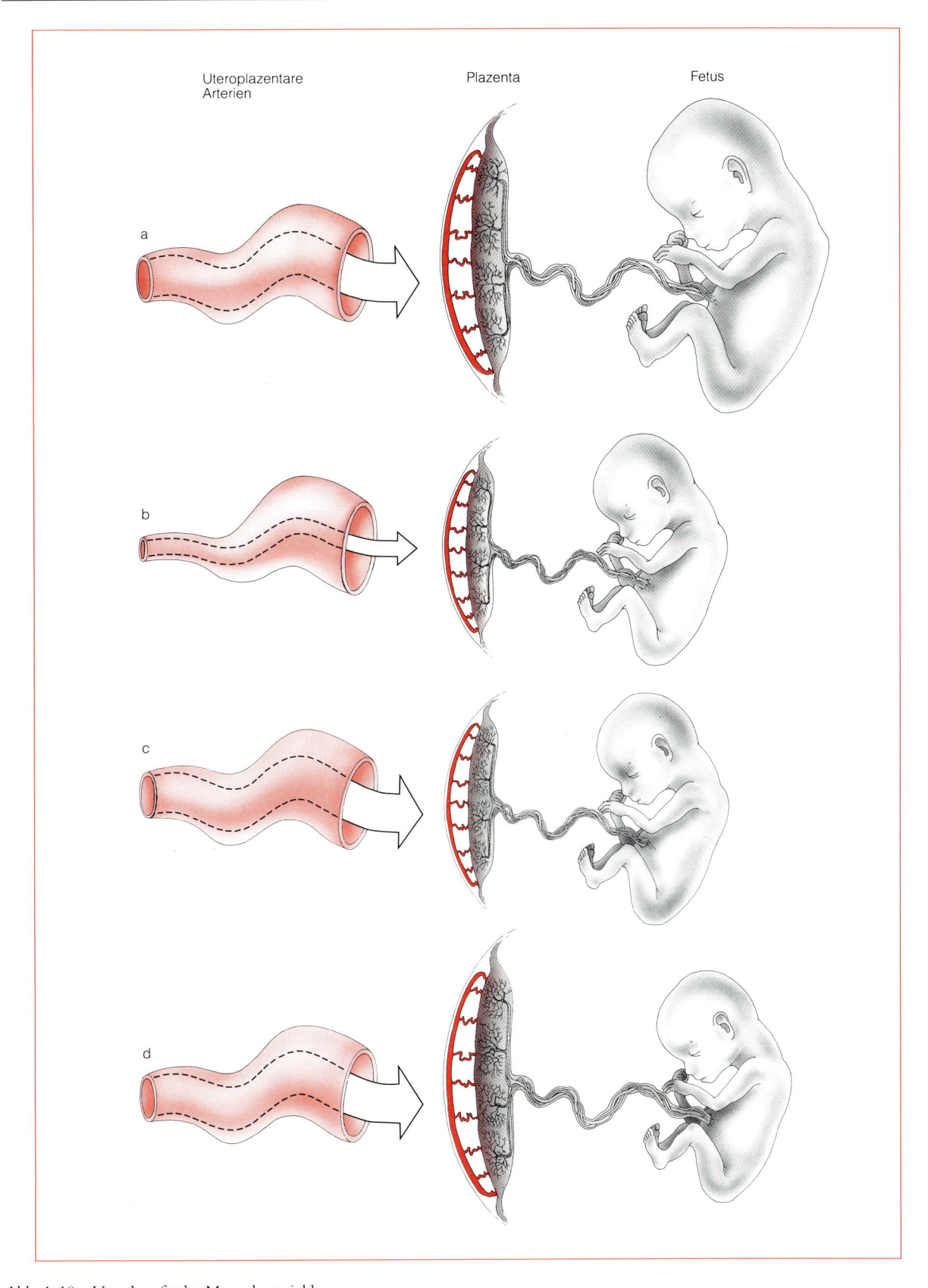

Das Herz-Kreislauf-System während der Schwangerschaft

Uteroplazentare Arterien — Plazenta — Fetus

Abb. 1-10 Ursachen fetaler Mangelentwicklung.
a) regelrechte Verhältnisse, b) materne Ursachen (stenosierte Lumina der uteroplazentaren Arterien), c) plazentare Ursachen, d) fetale Ursachen

die Basalmembran der Gefäße zerstören [12]. Ungeklärt ist bisher, wodurch die Ausschüttung dieser endothelschädigenden Substanzen in Gang gesetzt wird.

3.3.3 Schädigung des Gefäßendothels

Durch eine Schädigung des Gefäßendothels kommt eine Minderproduktion von gefäßerweiternden Prostaglandinen zustande, die an dieser Stelle gebildet werden (siehe auch Bd. 1, 3. Aufl., Kap. 7). Damit ist das Gleichgewicht der Gegenspieler *Prostacyclin (PGI$_2$) und Thromboxan (TXA$_2$)* (Abb. 1-9) zugunsten von TXA$_2$ verschoben. Dadurch werden weitere hormonelle Regelkreise beeinträchtigt: Die verminderte Prostacyclinbildung führt zu einer Freisetzung von Angiotensin II [52], klinisch kommt es zum Blutdruckanstieg. Verstärkte Antwort auf den Angiotensin-II-Belastungstest wird vor Auftreten hypertoner Blutdruckwerte als Hinweis für eine im späteren Verlauf der Schwangerschaft auftretende Blutdruckerhöhung gewertet [32].

Der *Überschuß von Thromboxan* führt unter anderem über eine verminderte uteroplazentare Durchblutung zu plazentaren Infarkten [20]. Durch die Vasokonstriktion kommt es zu einer weiteren Schädigung des Gefäßendothels, damit wird das Ungleichgewicht zugunsten der TXA$_2$-Wirkung verstärkt. Die von den Endothelzellen gebildeten aktiven Substanzen Endothelium-derived relaxing factor und Endothelin wie auch Prostacyclin selbst werden durch die Endothelschädigung in der Synthese gestört [46, 108] und können damit nicht gefäßerweiternd und relaxierend wirken (siehe auch Abschnitt 1.2.1).

Aufgrund dieser Schlüsselrolle des Endothels wird die Hypertonie in der Schwangerschaft als *generalisierte Dysfunktion des Endothels* gesehen, die zu Vasospasmus, Ödemen, Proteinurie, Thrombozytopenie, kompensierter disseminierter intravasaler Gerinnung sowie Veränderungen der Funktion von Nieren und Leber führt. Für die generalisierte Endothelschädigung sprechen die pathognomischen Veränderungen an den Glomerulumkapillaren sowie die elektronenoptisch sichtbaren Umwandlungen uteroplazentarer Gefäße [90, 91].

3.3.4 Trophoblastinvasion

Möglicherweise ist die in der 2. Schwangerschaftshälfte auftretende Endotheldysfunktion durch morphologisch erkennbare Veränderungen bereits in der Früh-

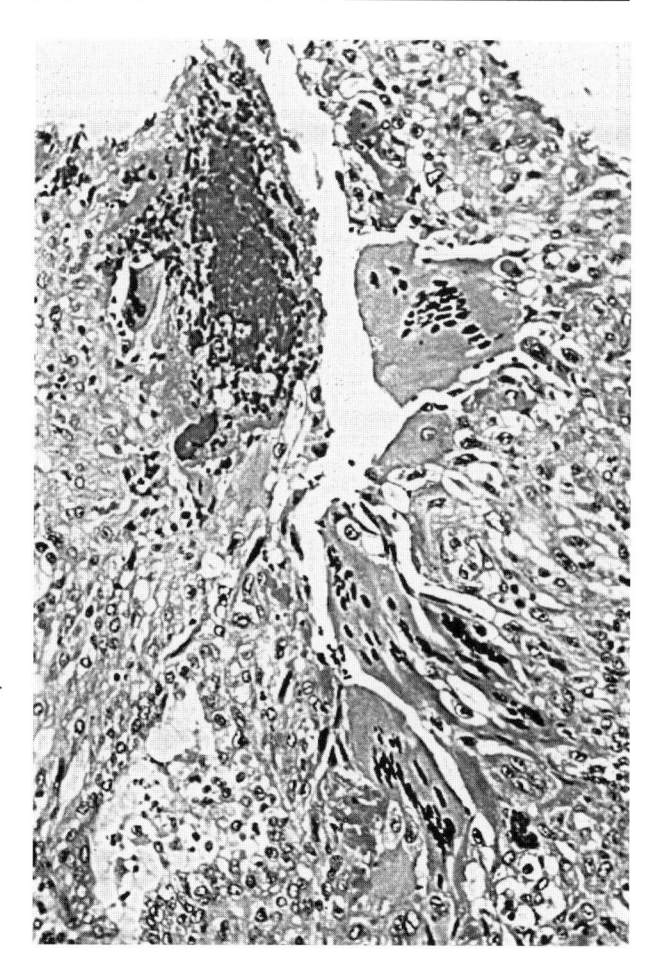

Abb. 1-11   Öffnung einer Spiralarterie in den intervillösen Raum mit Zytotrophoblastzellen, 7. Schwangerschaftswoche (Mikrophoto, Hämatoxylin-Eosin, 157fach).

schwangerschaft vorgebahnt: Die Trophoblastinvasion in die Myometriumsegmente der Spiralarterien bleibt bei Hypertonie in der Schwangerschaft aus [74], so daß die physiologische Dilatation dieser Arterien, die für die Plazentafunktion notwendig ist, fehlt. Die deziduale Haftfläche der Plazenta bleibt oder wird klein und führt zu retardiertem Wachstum des Feten (Abb. 1-10). Biopsien des Plazentabettes zeigen im I. Trimenon eine Durchwanderung der Dezidua mit Zytotrophoblastzellen, die sich von den Haftzottenspitzen gelöst haben (Abb. 1-11). Im II. und III. Trimenon werden aus diesen extravillösen Trophoblastzellen die Riesenzellen. Die Migration dieser Zellen hat ein wichtiges Ziel: über die Einwanderung in die Gefäßwände der Spiralarterien zu einer physiologischen Dilatation des Lumens zu führen, das damit neurovegetativen Einflüssen entzogen wird. Im I. Trimenon liegt diese Erweiterung im Deziduaanteil, im II. in den myometralen Abschnitten. Die endovaskuläre Tro-

Das Herz-Kreislauf-System während der Schwangerschaft 1

Pathophysiologie | **Diagnostik / Morphologie** | **Klinik**

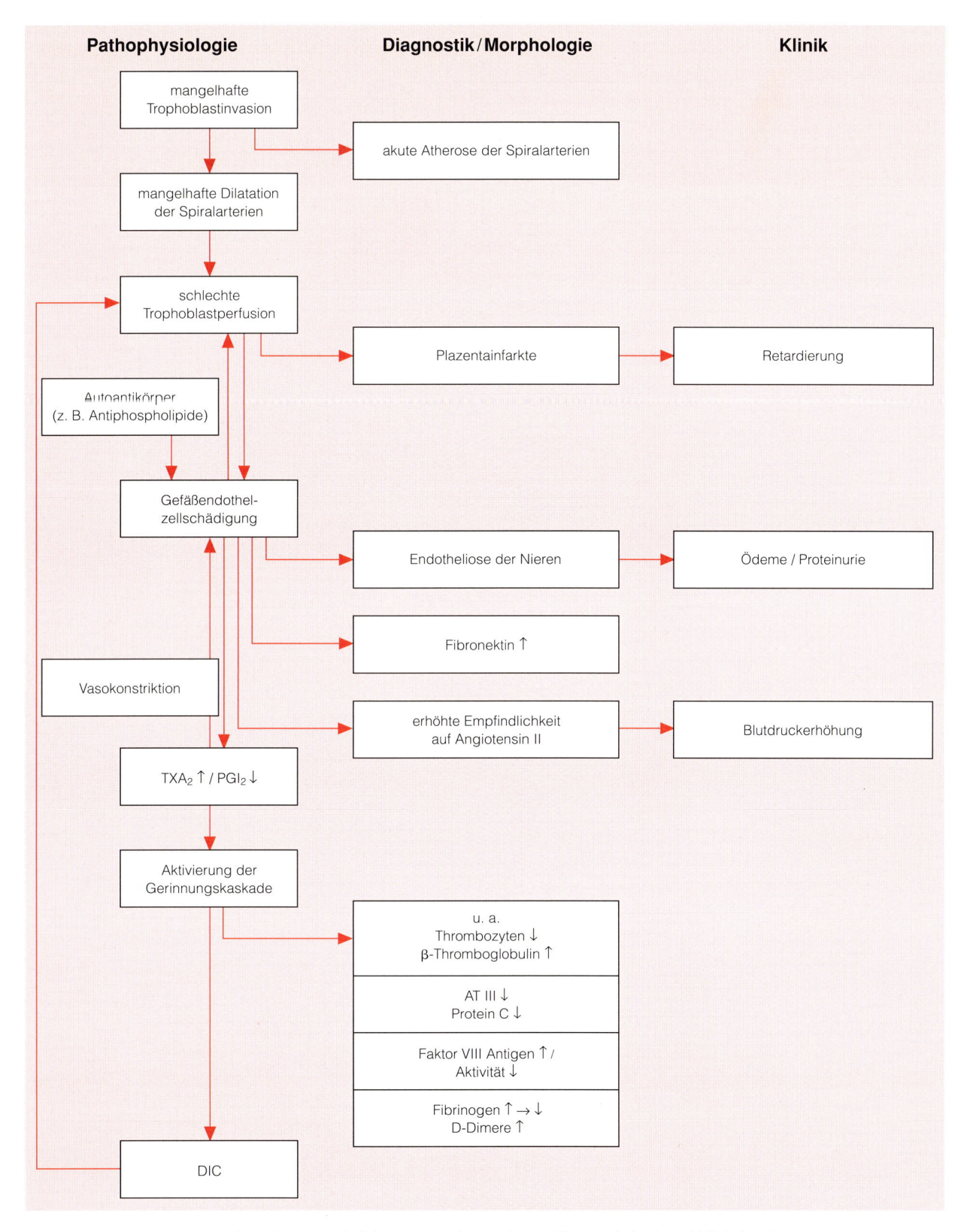

- mangelhafte Trophoblastinvasion
- akute Atherose der Spiralarterien
- mangelhafte Dilatation der Spiralarterien
- schlechte Trophoblastperfusion
- Plazentainfarkte → Retardierung
- Autoantikörper (z. B. Antiphospholipide)
- Gefäßendothelzellschädigung
- Endotheliose der Nieren → Ödeme / Proteinurie
- Fibronektin ↑
- Vasokonstriktion
- erhöhte Empfindlichkeit auf Angiotensin II → Blutdruckerhöhung
- TXA$_2$ ↑ / PGI$_2$ ↓
- Aktivierung der Gerinnungskaskade
- u. a. Thrombozyten ↓, β-Thromboglobulin ↑
- AT III ↓, Protein C ↓
- Faktor VIII Antigen ↑ / Aktivität ↓
- Fibrinogen ↑ → ↓, D-Dimere ↑
- DIC

Abb. 1-12 Pathophysiologie der Schwangerschaftshypertonie, deren Diagnostik, Morphologie und klinischen Symptome.

phoblastmigration liefert die Grundlage für die Gefäßversorgung des intervillösen Raums der Plazenta.

Diese physiologische Dilatation der Spiralarterien ist doppler-sonographisch zu bestätigen [21].

3.3.5 Modell des Entstehungsmechanismus

Die gegenwärtigen Vorstellungen über die Entstehung der Hypertonie in der Schwangerschaft sind in Abbildung 1-12 zusammengefaßt.

Durch mangelhafte Trophoblastinvasion in die Wand der Plazentabettarterien und die dadurch ausbleibende Dilatation der Gefäßlumina kommt es zu einer verringerten Plazentaperfusion, die zu einer Endothelzellschädigung führt. Lokal entsteht die akute Atherose, die als pathognomisch für die Schwangerschaftshypertonie, Präklampsie und Eklampsie angesehen wird. In eigenen Untersuchungen war jedoch nur in knapp der Hälfte von Patientinnen mit einer Präklampsie eine akute Atherose vorhanden [34]. Ein Zusammenhang mit der Höhe des Blutdrucks und seiner Dauer besteht nicht.

An der Niere entsteht durch Endothelschädigung eine glomeruläre Endotheliose, die zum klinischen Bild der Proteinurie sowie zu Ödemen führt. Das funktionsgeschädigte Endothel bildet weniger Prostacyclin, und damit gerät das balancierte Zusammenspiel mit Thromboxan in ein Ungleichgewicht zugunsten von TXA_2. Über eine Vasokonstriktion wird das Gefäßendothel weiter geschädigt, und es entsteht ein Circulus vitiosus mit Aktivierung der Gerinnungskaskade bis zur Ausbildung einer disseminierten intravasalen Gerinnung. Diese Störungen führen zu einer weiteren Verschlechterung der Plazentaperfusion. Als Zeichen der Aktivierung der Gerinnungskaskade gehen ein erhöhter Quotient von Faktor-VIII-Antigen-Aktivität, Thrombozytenabfall und Erhöhung von Plasmathromboglobulin der klinisch wirksamen Störung voraus. Zeichen der Gefäßwandschädigung sind erhöhte Fibronektinwerte im Serum.

Welche Faktoren diese Entwicklung des Krankheitsprozesses in Gang setzen, ist derzeit noch nicht vollständig beweisbar, wenn auch immunologische Störungen eine entscheidende Auslöserfunktion in Form von Autoantikörpern zu besitzen scheinen.

3.4 Diagnostik der schwangerschaftsinduzierten Hypertonie

Diagnostische Maßnahmen dienen dazu, die Diagnose der Hypertonie in der Schwangerschaft zu stellen und entsprechende therapeutische Schritte einzuleiten. Da jedoch zum Zeitpunkt der Manifestation der *Symptome* Hypertonie und Proteinurie bereits eine erhebliche Gefährdung der Schwangeren und des Feten intrauterin besteht, diese Symptome also Spätsymptome darstellen, ist die Suche nach *Früherkennungsparametern* dringend, zumal sich therapeutische Möglichkeiten z. B. durch Acetylsalicylsäure (ASS) abzuzeichnen beginnen, die jedoch noch der Bestätigung durch die Ergebnisse großer Studien bedürfen.

Der Wert der Diagnostik durch *Verlaufsparameter* bei der Hypertonie in der Schwangerschaft besteht zum einen in der Vermeidung mütterlicher Morbidität und Mortalität sowie in der Bestimmung des rechtzeitigen Entbindungszeitpunktes. Für die Mutter werden lebensbedrohliche exzessive Blutdruckanstiege mit der Gefahr zerebraler Blutungen, Entwicklung des HELLP-Syndroms und eklamptischer Anfälle vermieden, für das Kind die intrauterine Asphyxie bei möglicher vorheriger Schädigung durch Retardierung aufgrund einer chronischen Plazentainsuffizienz verhindert.

3.4.1 Symptome

Die Symptome der Schwangerschaftshypertonie sind in Tabelle 1-7 zusammengestellt. Diastolische Blutdruckwerte von 90 mm Hg und mehr mit oder ohne Proteinurie (≥ 0,3 g/24 Stunden) sind Zeichen für die Manifestation der Erkrankung; sie bedürfen konsequenter Überwachung und gegebenenfalls Therapie. Die Bedeutung der Ödeme wird, wenn überhaupt, ausschließlich im diagnostischen Bereich gesehen, zumal eine Therapie nicht notwendig ist (keine Obst-Reis-Tage, keine NaCl-freie oder -arme Diät). Da eine Patientin auch ohne vorherigen Gewichtsanstieg erkranken kann, ist die Verläßlichkeit dieses Symptoms als Diagnostikum jedoch in Frage zu stellen. Eine mit Ödemen verbundene Hypertonie ist sogar prognostisch günstiger zu bewerten als eine sog. trockene Hypertonie [39].

3.4.2 Früherkennungstests

Der Wert aller Früherkennungstests ist nur sehr eingeschränkt zu sehen, da zwar bei fast allen klinischen wie labortechnischen Methoden eine große Empfindlichkeit besteht, andererseits aber eine recht hohe Rate an falsch-positiven Aussagen vorkommt, d. h. nur Vorhersagen bei später Nicht-Erkrankten in einem hohen Prozentsatz zutreffen [19].

Klinische Untersuchungen (Tab. 1-11)

Ein *erhöhter diastolischer Blutdruck* in der ersten Schwangerschaftshälfte mit Überschreiten von 75 mm Hg läßt nur in 20 bis 30% der Patientinnen später Hypertonien finden, während bei 95% mit einem Wert von 75 mm Hg und niedriger keine Hypertonie auftritt [62a]. Ähnliche Ergebnisse liefert die Bestimmung des *mittleren arteriellen Druckes (MAD-II)* im zweiten

Tabelle 1-11 Klinische Früherkennungstests für schwangerschaftsinduzierte Hypertonie (zusammengestellt nach Dekker und Sibai [19] und Kaulhausen [49])

Maßnahme	Schwangerschaftsalter (Wochen p.m.)	Sensitivität (%)	Spezifität (%)
Diastolischer Blutdruck ≥ 80–85 mm Hg	9–20	16–46	84–97
MAD-II ≥ 90 mm Hg	18–26	8–90 $\bar{x} = 48$	62–95 $\bar{x} = 82$
Mikroalbuminurie als Hinweis auf spätere Proteinurie		50	82
Starker Gewichtsanstieg	20–30	ungeeigneter Parameter	
Roll-over-Test	28–32	10–88 $\bar{x} = 59$	5–95 $\bar{x} = 68$
Angiotensin-II-Belastungstest	28–32	67–100 $\bar{x} = 85$	30–86 $\bar{x} = 70$
Isometrischer Handgrifftest	28–32	54–81	96–98
Doppler-Sonographie Aa. arcuatae des Uterus	16–24		

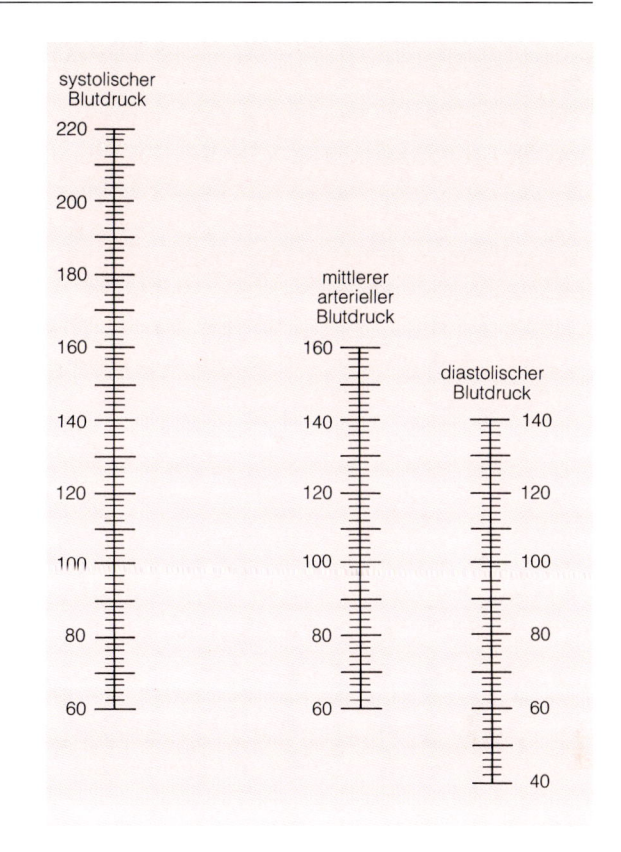

Abb. 1-13 Nomogramm zur Bestimmung des mittleren arteriellen Blutdrucks (nach Page und Christianson [71]).

Schwangerschaftsdrittel [71, 72] (Abb. 1-13). Wird das Nomogramm nicht benutzt, ist der MAD durch folgende Formel zu errechnen:

$$\text{MAD} = \frac{\text{systolischer Blutdruck} + 2\text{mal diastolischer Blutdruck}}{3}$$

Wenn auch bei einem Wert von 90 mm Hg und mehr die falsch-positiven Ergebnisse in einigen Untersuchungen hoch liegen [19], besteht der Wert des Tests für die Praxis darin, daß die Aufmerksamkeit des die Schwangerschaft betreuenden Arztes erhöht wird. Systolische und diastolische *Blutdruckanstiege* scheinen keinen prospektiven Aussagewert zu besitzen [109].

Eine *Mikroalbuminurie* als Frühzeichen für eine später entstehende Proteinurie, die als signifikante Befundverschlechterung bei der Hypertonie in der Schwangerschaft zu gelten hat, besitzt nur mäßigen prognostischen Aussagewert.

So wie den Ödemen durch kritische Untersuchungen ihr Wert in der (Früh-)Diagnostik verlorenging, ist auch der *Gewichtsanstieg* wegen der großen physiologischen Schwankung weder als Frühdiagnostikum noch als Verlaufsparameter brauchbar [18, 19].

Der *Lagerungstest* (Roll-over-Test) [32] hat die in ihn gesetzten Hoffnungen nicht erfüllen können. Zwischen der 28. und 32. Schwangerschaftswoche wird nach 30minütiger Linksseitenlagerung und nachfolgendem Drehen in Rückenlage eine Blutdrucksteigerung in den Fällen vermehrt gefunden, in denen später eine Hypertonie entsteht. Ein Anstieg des diastolischen Wertes um 20 mm Hg und mehr spricht für eine erhöhte Empfindlichkeit des Gefäßsystems auf Angiotensin II. Nach der Erstbeschreibung wurden in so vielen Untersuchungen schlechtere Ergebnisse in bezug auf die Sensitivität gefunden [19, 49], daß dieser Test nicht als Früherkennungsmethode in Frage kommt.

Eine methodische Verbesserung der Vorhersagegenauigkeit des Lagerungstests ist durch *Infusion von Angiotensin II* möglich, um die Ansprechbarkeit des Gefäßsystems mit Erhöhung des diastolischen Druckes zu untersuchen [18a, 49]. Jedoch ist wegen des methodischen und zeitlichen Aufwandes dieser Test für die Praxis nicht geeignet, zumal die zur Blutdruckbelastung verwendeten Pressordosen nicht ausreichend standardisiert sind [49]. Von großer Bedeutung ist das Ergebnis des Angiotensin-II-Tests bei der Auswahl der prophylaktisch mit ASS behandelten Patientinnen [112].

Durch isometrische Kontraktion der Hand *(isometrischer Handgrifftest)* erhöht sich der arterielle Blutdruck, möglicherweise bedingt durch eine Erhöhung des systemischen Gefäßwiderstandes [62]. Bei einer Überempfindlichkeit, definiert durch einen um 20 mm Hg und mehr erhöhten diastolischen Blutdruck, ist die Wahrscheinlichkeit der späteren Entwicklung einer Hypertonie mit einer positiven Vorhersagewahrscheinlichkeit von 79% gegeben [62]. Dieser Test besitzt damit keine ungünstige prognostische Qualität, bedarf jedoch der Bestätigung durch weitere Studien.

Eine hervorragende Rolle besitzt die *Doppler-Sonographie* bei der In-vivo-Beurteilung der Trophoblastinvasion der Spiralarterien, die für die Entstehung der Hypertonie in der Schwangerschaft eine wichtige Rolle spielt [19, 74, 104]. Gemessen wird die Blutflußgeschwindigkeit in den Aa. arcuatae zwischen der 16. und 24. Woche, erreicht wird eine gute Voraussagemöglichkeit. Entsprechend der Zunahme des Widerstandsindex steigt die Wahrscheinlichkeit der späteren Entwicklung einer Hypertonie [104].

Laboruntersuchungen (Tab. 1-12)

Entsprechend der Pathophysiologie weist die *Hämokonzentration* auf die Volumenreduktion bei Hypertonie in der Schwangerschaft hin, am einfachsten abzulesen am Hämatokrit- und Hämoglobinwert [84]. *Hämatokritwerte* über 38% weisen auf eine intrauterine Gefährdung des Feten durch eine Verschlechterung der Hämorrheologie hin, bei chronischem Bestehen mit der Möglichkeit einer Retardierung oder akut auftretend mit einer Asphyxie. Die Hämatokritbestimmung ist eine für die Praxis leicht durchzuführende Untersuchung, die neben der Möglichkeit des Frühdiagnostikums als Verlaufsparameter eingesetzt werden kann. Gleiches – zahlenmäßig besser belegt – gilt für die *Hämoglobinkonzentration* [65]. Bei Werten unter 10,5 g/dl tritt in 7%, über 14,5 g/dl in 42% später eine Präeklampsie auf.

Der Anstieg der *Harnsäure* im Plasma steht in Korrelation zum verringerten Plasmavolumen sowie zur reduzierten Nierenleistung im Bereich des tubulären Schenkels. Unbestritten ist der Wert der Harnsäurebestimmung bei der Verlaufskontrolle der manifesten Erkrankung [97], während der prognostische Wert unterschiedlich beurteilt, zwar von einigen Autoren positiv [26], durchweg aber kritisch gesehen wird [19]. Als Grenzwerte der Harnsäurekonzentration gelten [79]:

Tabelle 1-12 Laboruntersuchungen zur Früherkennung einer schwangerschaftsinduzierten Hypertonie (zusammengestellt nach Dekker und Sibai [19], Friedberg [29] und Gärtner und Friedberg [31])

Parameter/Befund	Eignung als Früherkennungstest	Eignung als Verlaufsparameter
Hämatokrit >38%	ja	ja
Hämoglobin <10,5 g/dl >14,5 g/dl	ja	ja
Harnsäure erhöht	nein	ja
Calciumausscheidung im Urin vermindert	ja (?)	nein
Enzyme/Hormone	nein	nein
Gerinnungsfaktoren:		
– Faktor-VIII-Antigen erhöht, Faktor-VIII-Aktivität verringert	nein	ja
– Antithrombin III erniedrigt (nicht bei chronischer Hypertonie)	nein	ja
– Fibronektin erhöht ED1 + Fibronektin	ja ja	
– Plasminogenaktivator-Inhibitor-1 erhöht (ab 25.–32. SSW)	ja	
– Thrombozytenabfall (nicht bei chronischer Hypertonie)	nein	ja
– β-Thromboglobulin erhöht	nein	ja

– bis zur 32. SSW: 3,6 mg/dl
– nach der 32. SSW: 5,0 mg/dl

Die *Calciumausscheidung* im Urin ist bei den Patientinnen in der Schwangerschaft vermindert, die an einer Hypertonie leiden [87, 106], als Frühdiagnostikum jedoch ist die Hypokalziurie weniger zuverlässig [86]. Der Quotient von Calciumausscheidung und Creatinin ergibt für die Früherkennung in Einzeluntersuchungen günstige Vorhersagewerte in Verbindung mit einer Mikroalbuminurie [81].

Enzyme und Hormone sind über viele Jahre als Früherkennungszeichen oder Verlaufsparameter verwendet worden, werden jedoch nach dem heutigen Kenntnisstand wegen der schwierigen Diskriminierung des Normalbereiches von den pathologischen Werten nicht mehr eingesetzt. Darunter fallen unter anderem humanes Plazentalaktogen (hPL), SP 1, schwangerschaftsassoziierte Proteine, β-hCG, Estriol-Serienbestimmungen und der DHEA-S-Test (siehe auch Bd. 4, Kap. 15).

Die *Gerinnungsfaktoren* einschließlich der *Thrombozyten* sind bis auf Fibronektin als Vorhersageparameter ungeeignet. Sie sind nicht einmal zu Beginn der klinisch manifesten Erkrankung verändert, stellen aber im Krankheitsverlauf wichtige Verlaufsparameter vor Auftreten schwerer Gerinnungsstörungen (disseminierte intravasale Gerinnung) dar [78], z. B.:

– erhöhter Anstieg des Faktor-VIII-Antigen durch Endothelschädigung und Thrombozytenaggregation sowie erhöhtes Verhältnis von Faktor-VIII-Antigen zu Faktor-VIII-Aktivität [89]
– verbrauchsbedingter Abfall des Antithrombin III, korreliert zur Schwere der Erkrankung [113]
– Abfall des Protein C als Inhibitor von Faktor V und VIII [8]
– Erhöhung von Fibronektin und ED 1 + Fibronektin im Plasma durch Freisetzung aus geschädigtem vaskulären Endothel der Basalmembran [3, 19, 55]
– Herabsetzung der fibrinolytischen Aktivität mit Erhöhung des Plasminogenaktivator-Inhibitor 1 [3]
– Verbrauch in der vaskulären Endstrombahn mit Verminderung der Thrombozytenzahl [78] und Erhöhung des β-Thromboglobulins [102]
– Steigerung des Fibrinin-Fibrinogen-Umsatzes (D-Dimeranstieg in Abhängigkeit von der Schwere der Erkrankung)
– Erhöhung der Thrombinbildung und -aktivität

Von diesen Verlaufsparametern wird zur Zeit als einziger aussagekräftiger Frühparameter für geeignet gehalten [19]:

– Fibronektin und ED 1 + Fibronektin

Mögliche Früherkennungsparameter, deren diagnostischer Wert groß, deren Einsatz aber in der Praxis noch zu umständlich ist, sind die *Thrombozyten-Angiotensin-II-Rezeptoren* [19], die Reaktion des *Thrombozytencalciums* auf Arginin-Vasopressin [119] und die Ausscheidung von *Prostacyclinmetaboliten* im Urin [19].

3.4.3 Überwachungsparameter

Ist die Hypertonie in der Schwangerschaft klinisch manifest, gelten die Überwachungsparameter der Abschätzung der mütterlichen und fetalen Gefährdung. Durch weitere Beobachtung oder aber Therapie dieser Symptome, im konsequenten Fall durch Beendigung der Schwangerschaft, kommt diesen Parametern eine wichtige klinische Bedeutung zu.

Die in den Tabellen 1-11 und 1-12 zusammengefaßten *Früherkennungsparameter* sind in der Mehrzahl als Verlaufs- und damit Überwachungsparameter geeignet. Mit den vom National High Blood Pressure Education Program [63] herausgegriffenen Laborbefunden (Tab. 1-13) ist es möglich, eine Verschlechterung des Krankheitsbildes festzustellen.

Klinische Überwachung

Für die *Routineüberwachung* der an einer Schwangerschaftshypertonie erkrankten Schwangeren (Tab. 1-14) dienen klinische Methoden, wie sie zur Überwachung jeder Schwangeren von Bedeutung sind: Sonographie und Kardiotokogramm mit den entsprechenden Belastungstests. Die Verknüpfung von Kindsbewegungen, Uterusaktivität und Herzfrequenzmuster scheint von zusätzlicher diagnostischer Bedeutung zu sein (siehe auch Bd. 4).

Schmerzen im Oberbauch sind häufig der erste klinische Hinweis auf ein HELLP-Syndrom, differential-

Tabelle 1-13 Laborbefunde bei Schwangeren mit Hypertonie in der 2. Schwangerschaftshälfte (nach der National High Blood Pressure Education Programm Working Group [63])

Parameter	Stellenwert
Hämoglobin und Hämatokrit	– Hämokonzentration bestätigt die Diagnose einer Präeklampsie – Maßstab für Schwere der Erkrankung – erniedrigte Werte bei Hämolyse
Blutausstrich	– Zeichen der mikroangiopathischen hämolytischen Anämie, bereits möglich auch bei gering erhöhten Blutdruckwerten
Thrombozytenzahl	– Abfall spricht für Schwere der Präeklampsie
Urinanalyse	– bei positivem Proteinnachweis mit Stix quantitative Messung über 24 Stunden notwendig
Serum-Creatinin	– pathologische oder steigende Werte sprechen vor allem mit Oligurie für schwere Präeklampsie
Serumharnsäure	– erhöhte Werte unterstützen Diagnose der Präeklampsie – Indikator für Schwere der Erkrankung
LDH	– erhöhte Werte in Kombination mit Hämolyse sprechen für Entwicklung eines HELLP-Syndroms
Serum-Albumin	– erniedrigte Werte auch bei sonst geringer Proteinurie möglich – Werte korrelieren mit dem Ausmaß des kapillaren Lecks oder einer Beteiligung der Leber

Tabelle 1–14 Überwachungsparameter der klinisch manifesten Schwangerschaftshypertonie (teilweise nach Rath et al. [76])

Überwachungsparameter	Wichtige Zeichen
Klinische Methoden:	
– Abdomen	– Schmerzangaben im Oberbauch (Mitte/rechts)
– Augen	– Flimmern
– Augenhintergrund	– DD chronische/essentielle Hypertonie
– Gewichtskontrolle	– plötzlicher Anstieg
– Ödeme [52]	– plötzliches Auftreten
– Blutdruck in Ruhe	– diastolischer Anstieg auf ≥ 90 mm HG
– Blutdruck (24-h-Messung; siehe auch Abb. 1-12a bis c)	– Verlust des zirkadianen Rhythmus
– Sonographie (wie bei jeder Risikoschwangerschaft) Biometrie, Plazentareifezeichen (bei Retardierung Doppler-Sonographie)	– Retardierung
– Kardiotokogramm (wie bei jeder Risikoschwangerschaft) Nonstreßtest [40], Belastungstest	– pathologisches Herzfrequenzmuster
Nierenfunktion:	
– Ausscheidungsmenge	< 400 ml/24 h
– Proteinurie	> 0,3 g/24 h
– Creatinin im Serum	> 1,2 mg/dl
– Harnsäure im Serum	> 3,6 mg/dl (vor der 32. SSW) > 5,0 mg/dl (nach der 32. SSW)
Leberfunktion:	
– Bilirubin	> 1,2 mg/dl
– SGOT	Anstieg
– SGPT	Anstieg
– LDH	> 200 IE/l
Gerinnungsstatus [49]:	
– Thrombozyten	< 100/nl
– Antithrombin III	erniedrigt
– β-Thromboglobulin	erhöht
– Protein C	erniedrigt
– D-Dimere	erhöht
– Thrombin-Antithrombin-Komplex	erhöht
– Faktor-VIII-Antigen	erhöht
– Faktor-VIII-Aktivität	erniedrigt
Hämorrheologie:	
– Hämoglobin	< 10,5 g/dl; > 14,5 g/dl
– Hämatokrit	> 38%
– Blutausstrich	Fragmentozyten

diagnostisch ist stets daran zu denken (siehe auch Abschnitt 3.5 und 3.6.7).

Die eingeschränkte Genauigkeit punktueller Blutdruckmessungen wird durch die *24-Stunden-Messung* überwunden. Diese für die Patientin wenig belastende unblutige Methode gibt durch zusätzliche Kriterien Auskunft über das Gefährdungspotential der Blutdruckerhöhung (Abb. 1-14a–c). Nicht nur die Höhe

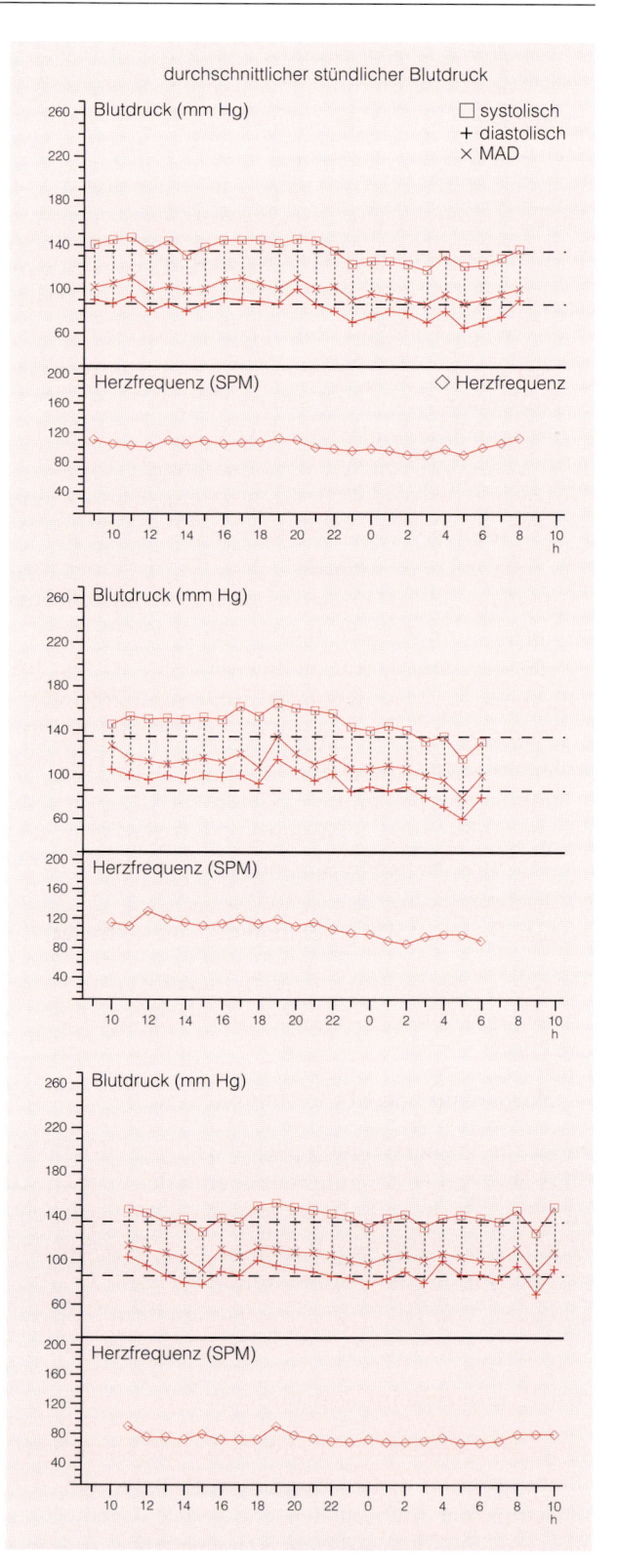

Abb. 1-14 24-Stunden-Blutdruckmessungen bei Patientinnen ohne/mit Schwangerschaftshypertonie (nach Rath et al. [77]).
a) regelrechter Verlauf bei einer Patientin ohne Schwangerschaftshypertonie
b) Nachtabsenkung bei Patientin mit Schwangerschaftshypertonie
c) fehlende Nachtabsenkung bei einer Patientin mit Schwangerschaftshypertonie

des in kurzen Abständen gemessenen diastolischen Druckes, sondern auch der Verlauf der Blutdruckkurve während der Nacht sind von zusätzlichem diagnostischen Wert. Der Verlust der Nachtabsenkung ist neben der Höhe ein ungünstiges Kriterium und Hinweis für eine Gefährdung durch einen möglicherweise drohenden eklamptischen Anfall [72].

Überwachung durch Labortests

Bei der Beurteilung der *Nierenfunktion* ist die Proteinurie prognostisch am wichtigsten, da die Komplikation der Schwangerschaftshypertonie durch eine Proteinurie mit einer erhöhten fetalen Gefährdung einhergeht. Die quantitative Bestimmung durch die Eintauchstreifenmethode („Stix") ist nicht ausreichend [53].

Unter den *Leberfunktionstests* ist von den Leberenzymen die LDH-Erhöhung der eindrucksvollste Parameter für die Entwicklung des HELLP-Syndroms. Dazu gehört auch in weiterem Verlauf die Erhöhung des Bilirubin im Serum als Zeichen der Hämolyse.

Von den Gerinnungsparametern findet sich in der Erstdiagnostik ein Abfall der Thrombozyten [54], auch ein hervorstechendes Symptom des HELLP-Syndroms. Bei weitergehender Diagnostik wird als weitere Folge des Verbrauchs in der Mikrozirkulation eine Erhöhung des β-Thromboglobulins und Verringerung des Antithrombin-III-Wertes sichtbar. Gleichzeitig finden sich als Zeichen der intravasalen Gerinnungsaktivierung eine Steigerung des Fibrin-Fibrinogenumsatzes (Anstieg der D-Dimere), die relative Erhöhung des Faktor-VIII-Antigens unter Verlust der Faktor-VIII-Aktivität und eine Erhöhung des Thrombin-Antithrombinkomplex-Spiegels bei erhöhter Thrombinbildung und -aktivität [78].

Die Veränderung der Gerinnungswerte ist am deutlichsten beim HELLP-Syndrom (38%) [100], während bei der Präeklampsie Zeichen der Gerinnungsaktivierung selten zu erkennen sind [43].

Wenn sich auch in der klinischen Beurteilung der Anstieg des *Hämatokrits* als Hinweis für ein reduziertes Plasmavolumen bewährt hat, hält diese Korrelation genaueren Untersuchungen nicht stand. Erhöhter diastolischer Blutdruck und Proteinurie sind besser mit vermindertem Plasmavolumen korreliert [11].

Im peripheren Blutausstrich lassen sich beim HELLP-Syndrom durch Hämolyse veränderte Erythrozyten in Stechapfelform als *Fragmentozyten* nachweisen.

3.5 Verlauf der schwangerschaftsinduzierten Hypertonie

Der Verlauf der schwangerschaftsinduzierten Hypertonie kann sich aus den zum Untersuchungszeitpunkt vorhandenen Symptomen nur schwer abschätzen lassen, wenn auch Veränderungen bestimmter Untersuchungsparameter (siehe auch Tab. 1-13) eine Exazerbation wahrscheinlich machen. Trotzdem wird es immer die Dramatik eines überraschend eintretenden Krankheitsbeginns geben, der nicht vorhersehbar war.

Klinik des HELLP-Syndroms

Ein hervorragendes Beispiel einer solchen plötzlichen Entwicklung eines schweren Krankheitsbildes ist das HELLP-Syndrom [114], das als Variante der Präeklampsie anzusehen ist. Die Häufigkeit wird mit 4 bis 12% aller schweren Präeklampsien angegeben [59], etwa einmal auf 200 Geburten [56].

Das HELLP-Syndrom ist charakterisiert durch:

- eine mikroangiopathische hämolytische Anämie, die durch Zerstörung der Erythrozyten an dem geschädigten Gefäßendothel zustandekommt
- eine Thrombozytopenie, die sich ebenfalls durch Anlagerung an das Endothel und damit einen Thrombozytenverbrauch erklärt und bis zur disseminierten intravasalen Gerinnung führen kann
- Leberfunktionsstörungen, die durch Mikrozirkulationsstörungen hervorgerufen werden und die das Parenchym bis hin zur Leberruptur schädigen

Die *Erstsymptome* können zu differentialdiagnostischen Schwierigkeiten führen, da sie sich bei oft fehlender Hypertonie und Proteinurie zunächst nur als Oberbauchbeschwerden allein bemerkbar machen. Erst die Laborbefunde, die sich an der typischen Symptomentrias orientieren, lassen die Diagnose stellen (Tab. 1-15).

Die Thrombozytenzahl, die Höhe der Leberenzyme, die Hämolysezeichen sowie die Blutgerinnungswerte müssen kurzfristig kontrolliert werden, da sich innerhalb kurzer Zeit dramatische Veränderungen ergeben können, die eine sofortige Beendigung der Schwangerschaft, meistens durch Sectio caesarea, erforderlich machen (siehe Abschnitt 3.6.7).

Der Nadir der Thrombozyten wird erst 24 bis 48 Stunden postpartal erreicht. Ein Aufwärtstrend in den meisten Fällen ohne die Notwendigkeit eines Plasmaaustauschs ist um den 4. Tag zu erwarten, bei den meisten Fällen sind am 6. Tag Thrombozytenzahlen von

Tabelle 1-15 Symptome des HELLP-Syndroms
(nach Martin et al. [59] und Rath et al. [76]

Erstsymptome:
- Oberbauchbeschwerden (Mitte, rechts), Übelkeit, Erbrechen
- Ödeme
- (oft Fehlen von Hypertonie und Proteinurie bei Aufnahme)

Laborbefunde:

H (Hämolyse):
- Bilirubin im Serum > 1,2 mg/dl
- Fragmentozyten im Blutausstrich
- Hämaturie

EL (erhöhte Leberwerte):
- LDH > 600 IE/l
- SGOT   steigende Tendenz bei
- SGPT   kurzfristiger Kontrolle

LP (low platelets):
- Thrombozyten < 100/nl, Tendenz fallend

Gerinnungswerte (siehe Tab. 1-14)

über 100/nl wieder erreicht [59]. Ein zeitlich gleicher Verlauf, wenn auch von den Werten her gegenläufig, besteht bei der LDH.

Differentialdiagnostisch ist wegen der Oberbauchbeschwerden und der pathologischen Leberwerte die akute Schwangerschaftsfettleber abzugrenzen, bei der sich im Gegensatz zum HELLP-Syndrom eine verlängerte Prothrombin- und partielle Thromboplastinzeit findet. Zeichen der Hämolyse sind auch beim hämolytisch-urämischen Syndrom vorhanden, das durch hämolytische Anämie, Thrombozytopenie, Hämoglobinurie und schließlich akutes Nierenversagen charakterisiert ist; gewöhnlich beginnt dieses Krankheitsbild in der Kindheit. Eine Hämolyse besteht auch bei der thrombotischen thrombozytopenischen Purpura, bei der es gleichzeitig durch die Mikrothrombenbildung zum Thrombozytenverbrauch, zur Nierenschädigung und zu zentralnervösen Symptomen kombiniert mit Fieber kommt (siehe auch Bd. 7).

3.6 Therapie der schwangerschaftsinduzierten Hypertonie

3.6.1 Grundlagen

Es gilt als unbestritten, daß die Therapie der Schwangerschaftshypertonie vorwiegend, wenn nicht ausschließlich dem Wohl der Mutter dient. Es sollen Blutdruckerhöhungen vermieden werden, die zerebrale Blutungen hervorrufen könnten. Welche Grenzwerte dafür bestehen, ist nicht bekannt. Angenommen wird, daß ein diastolischer Blutdruckwert von 100 mm Hg die Gefährdungsgrenze darstellt, bei chronischer, also bereits vor der Schwangerschaft existierender Hypertonie 90 bis 100 mm Hg [63]. Diese Grenzwerte einzuhalten, ist das Ziel der antihypertensiven Behandlung; wie dieses Ziel erreicht wird, ob nicht-medikamentös oder medikamentös, hat keine Bedeutung. Ob bei chronischer Hypertonie eine antihypertensive Therapie in der 1. Schwangerschaftshälfte die Entwicklung einer Pfropfgestose verhindern kann, ist unklar [63]. Bei der chronischen Hypertonie scheint ein erhöhtes Risiko für eine erhöhte perinatale Morbidität und Mortalität zu bestehen [63, 71, 72].

Nicht nur, daß das Kind in utero nicht von der mütterlichen Blutdrucksenkung profitiert, vielmehr ist noch die Gefahr gegeben, daß eine zu starke Blutdrucksenkung zu einer Verschlechterung der uteroplazentaren Perfusion und damit Gefährdung des Kindes führt. Einzig die *Verhinderung der Schwangerschaftshypertonie* verbessert die Chancen des Kindes; es wird weder an den Folgen einer chronischen noch an einer akuten Plazentainsuffizienz erkranken (Infarkte, kleine deziduale Haftfläche mit nachfolgender Retardierung, Abruptio placentae mit intrauteriner Asphyxie).

3.6.2 Prävention

Die *Beratung vor der Konzeption* läßt Risiken für die Entwicklung einer Hypertonie in der Schwangerschaft abschätzen, z.B. bei Gefäßerkrankungen wie Lupus erythematodes, Diabetes mellitus und chronischer Hypertonie. Verhindern kann jedoch dieses Wissen um ein definierbares Risiko die Erkrankung nicht.

Durch die *Gabe von Calcium und Magnesium* soll die Erkrankungswahrscheinlichkeit reduziert werden können. Statistisch zuverlässige Ergebnisse liegen jedoch nicht vor [57, 101].

Seit einigen Jahren ist die prophylaktische Gabe von *Acetylsalicylsäure (ASS)* in der Diskussion, ohne daß bis jetzt Ergebnisse einer großen Multicenter-Studie vorliegen [111].

Nachdem sich herausgestellt hat, daß in der Entstehung der Schwangerschaftshypertonie ein Ungleichgewicht zwischen Thromboxan A_2 (TXA$_2$) und Prostacyclin (PGI$_2$) eine entscheidende Rolle spielt (siehe auch Abschnitt 3.3.3), hat die selektive Hemmung der Thrombozyten-Cyclooxygenase durch ASS große Bedeutung erlangt. In niedriger Dosierung führt ASS zu einer irreversiblen Hemmung der TXA$_2$-Bildung in den Thrombozyten und verhindert damit deren pharmakologische Effekte wie Vasokonstriktion, Verstärkung der Thrombozytenaggregation und Verschlechterung der plazentaren Durchblutung (siehe auch Abb. 1-9). Die PGI$_2$-Synthese in den Gefäßendothelien dagegen wird durch niedrigdosierte ASS nicht beeinflußt [7]. ASS wird irreversibel an die Cyclooxygenase gebunden und damit bleibend inaktiviert; bei niedrigdosierter ASS ist die Bildung neuer Cyclooxygenase nur in den Endothelzellen, nicht jedoch in den Thrombozyten möglich. In niedriger Dosierung hemmt ASS zusätzlich die Aggregation und Aktivierung von Thrombozyten, ohne daß azetylierte Salicylsäure in wirksamer Dosierung über Darm und Leber den Blutkreislauf erreicht [111]. Auch klinisch hat sich die Richtigkeit dieser Vorstellungen bestätigt.

Bei der Auswertung von fünf randomisierten Studien ergaben sich Vorteile durch die ASS-Therapie [111]. Bei Beginn dieser Behandlung in einer Dosierung zwischen 60 und 150 mg/Tag mit Beginn im I. Trimenon oder später vor Auftreten von Symptomen hat sich eine signifikante Verbesserung folgender Parameter ergeben: geringere Häufigkeit von Bluthochdruck und Proteinurie im weiteren Verlauf der Schwangerschaft, geringere Zahl retardierter Feten (unterhalb der 10. Gewichtsperzentile) und erniedrigte perinatale Mortalität. Schädliche Effekte der in dieser niedrigen Dosierung eingesetzten ASS-Therapie sind mit großer Wahrscheinlichkeit nicht zu erwarten. In zwei weiteren Studien werden diese günstigen Ergebnisse bestätigt [47, 107]. Eine Behandlung klinisch manifester Symptome durch ASS erscheint nicht erfolgreich [88].

Mit Einschränkung kann bis zum Vorliegen gesicherter Daten folgendermaßen vorgegangen werden [16]: Bei belasteter Vorgeschichte durch retardierte Kinder und (Schwangerschafts-)Hypertonie werden prophylaktisch ab der 12. Schwangerschaftswoche täglich 50 bis 60 mg ASS oral bis zum Termin verabreicht.

Weitere prophylaktisch einsetzbare Therapeutika wären selektive TXA_2-Blocker, die bisher nicht zur Verfügung stehen. Die Applikation von PGI_2 erscheint zu nebenwirkungsreich [51]. Stimulierend auf die PGI_2-Bildung wirken Magnesiumsulfat sowie die Betablocker Atenolol und Labetalol [51].

3.6.3 Nicht-medikamentöse Behandlung

Beendigung der Schwangerschaft

Ursache der Schwangerschaftshypertonie ist die Schwangerschaft; so löst die Beendigung der Schwangerschaft auch die Problematik dieses Krankheitsbildes. Eine vorzeitige Geburtsbeendigung erscheint ab einem Alter von 36 Wochen unbedenklich. Davor ist ein Kompromiß zwischen dem Risiko der Unreife und der möglichen Gefährdung von Mutter und Feten durch die Hypertonie zu suchen.

Ambulante Maßnahmen

Zunächst wird man bei Manifestation klinischer Symptome versuchen, ambulant zu therapieren mit engmaschigen Kontrollen unter Einbeziehen der Möglichkeit häuslicher Blutdruckmessungen (Abb. 1-15).

Die *Ruhigstellung* spielt eine wichtige Rolle zusammen mit Streßabschirmung. Im Liegen sollte die Linksseitenlage bevorzugt werden; Uterus- und Nierendurchblutung sollen dabei wesentlich verbessert werden können. Beim Vergleich zwischen medikamentöser Therapie und Bettruhe allein ließ sich zwar eine signifikante Senkung des mütterlichen Blutdruckes mit Nifedipin, nicht aber eine Verkürzung der stationären Behandlungsdauer und auch keine Verbesserung des perinatalen Zustandes des Feten erreichen [98].

Diätetisch kann durch eiweißreiche Kost bis zu einem gewissen Grade der Eiweißverlust durch Proteinurie kompensiert werden. Kochsalz spielt in der Ätiologie der Schwangerschaftshypertonie keine Rolle, so daß auch die Restriktion nicht mehr empfohlen wird [63, 103]. Eine Ausnahme stellt die schwangerschaftsunabhängige chronische Hypertonie dar.

Calciumreiche Nahrung soll blutdrucksenkend wirken [110]. Alkohol und Nikotin haben neben ihrem sonstigen ungünstigen Einfluß auf die Schwangerschaft bei der Hypertonie einen zusätzlich belastenden Effekt, so daß zur Abstinenz zu raten ist [63]. Eine Gewichtsreduktion ist für die Behandlung der manifesten Hypertonie nicht von zusätzlichem Wert [63].

Läßt sich durch diese Maßnahmen der Blutdruck nicht senken, ist eine *medikamentöse Therapie* unumgänglich, die entweder ambulant oder stationär durchgeführt wird. Als Grenzwert wird heute ein diastolischer Wert von 100 mm Hg angesehen [63].

3.6.4 Medikamentöse Therapie

3.6.4.1 Antepartale Blutdrucksenkung

Eine antihypertensive Therapie soll einerseits mütterliche Komplikationen verhindern, zum anderen die Prognose des Feten verbessern, jedoch erscheint diese Einflußnahme auf den Fetus nicht belegt [63, 94]. Stets ist an die Möglichkeit einer unbeabsichtigten Drosselung der uteroplazentaren Durchblutung bei zu schneller oder starker Senkung des mütterlichen Blutdrucks zu denken. Vorbestehende pathologisch-anatomische Veränderungen an den Spiralarterien sind durch eine antihypertensive Therapie nicht beeinflußbar, zumal Selbstregulationsmechanismen der Spiralarterien fehlen.

Ist eine Beeinflussung des mütterlichen Blutdrucks medikamentös nicht möglich, erscheint vielmehr für die Schwangere das Risiko durch die Schwere der Erkrankung hoch, einen eklamptischen Anfall und/oder eine Hirnblutung zu erleiden oder bei einer HELLP-Symptomatik eine schwere, nicht beherrschbare Gerinnungsstörung zu entwickeln, ist die *vorzeitige Entbindung* nicht zu umgehen. Jenseits von 32 Schwangerschaftswochen wird diese Entscheidung leichter fallen als davor. Das Risiko der Frühgeburt ist gegen das Ri-

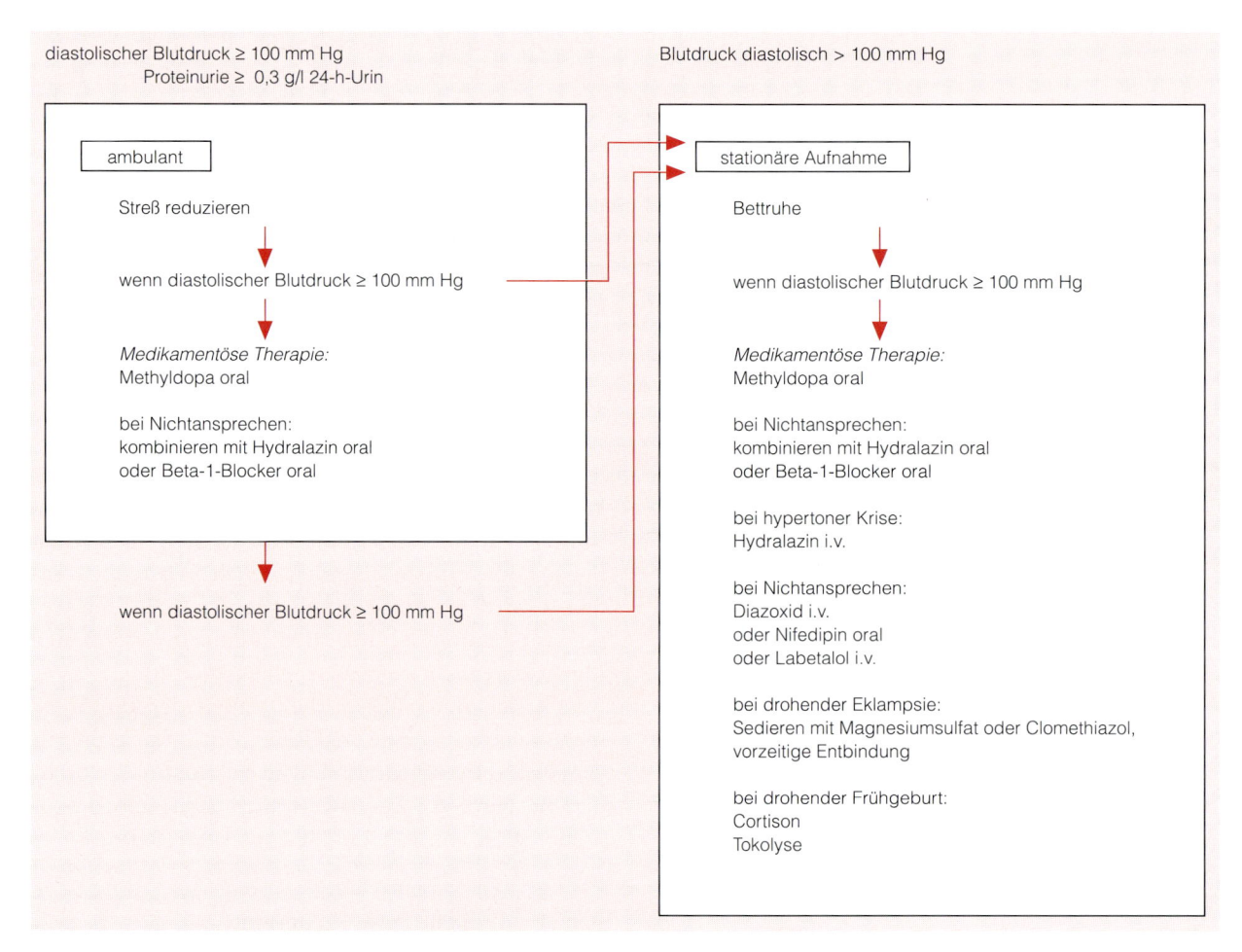

1 Das Herz-Kreislauf-System während der Schwangerschaft

```
diastolischer Blutdruck ≥ 100 mm Hg              Blutdruck diastolisch > 100 mm Hg
     Proteinurie ≥ 0,3 g/l 24-h-Urin

┌─────────────────────────────────┐              ┌─────────────────────────────────┐
│   ambulant                      │              │   stationäre Aufnahme           │
│                                 │              │                                 │
│      Streß reduzieren           │              │      Bettruhe                   │
│            ↓                    │              │            ↓                    │
│   wenn diastolischer Blutdruck  │──────────────│   wenn diastolischer Blutdruck  │
│        ≥ 100 mm Hg              │              │        ≥ 100 mm Hg              │
│            ↓                    │              │            ↓                    │
│   Medikamentöse Therapie:       │              │   Medikamentöse Therapie:       │
│   Methyldopa oral               │              │   Methyldopa oral               │
│                                 │              │                                 │
│   bei Nichtansprechen:          │              │   bei Nichtansprechen:          │
│   kombinieren mit Hydralazin    │              │   kombinieren mit Hydralazin    │
│   oral oder Beta-1-Blocker oral │              │   oral oder Beta-1-Blocker oral │
│                                 │              │                                 │
│                                 │              │   bei hypertoner Krise:         │
│                                 │              │   Hydralazin i.v.               │
└─────────────────────────────────┘              │                                 │
            ↓                                    │   bei Nichtansprechen:          │
   wenn diastolischer Blutdruck  ────────────────│   Diazoxid i.v.                 │
        ≥ 100 mm Hg                              │   oder Nifedipin oral           │
                                                 │   oder Labetalol i.v.           │
                                                 │                                 │
                                                 │   bei drohender Eklampsie:      │
                                                 │   Sedieren mit Magnesiumsulfat  │
                                                 │   oder Clomethiazol,            │
                                                 │   vorzeitige Entbindung         │
                                                 │                                 │
                                                 │   bei drohender Frühgeburt:     │
                                                 │   Cortison                      │
                                                 │   Tokolyse                      │
                                                 └─────────────────────────────────┘
```

Abb. 1-15 Schema zur Therapie der Schwangerschaftshypertonie.

siko der mütterlichen Morbidität und Mortalität abzuschätzen.

Verschiedene Substanzen sind klassisch in der Therapie der Hypertonie in der Schwangerschaft (Methyldopa, Hydralazin, Betablocker) [27]. Diese Substanzen führen zu einer kontrollierten Blutdrucksenkung, verringern nicht die Herzauswurfleistung und besitzen keine nachweislich negativen Wirkungen auf den Feten. Nifedipin und ACE-Hemmer wurden bisher nur in der Hypertoniebehandlung außerhalb der Schwangerschaft erfolgreich eingesetzt.

Methyldopa gilt als Antihypertensivum der ersten Wahl. Der Wirkungsmechanismus besteht in einer Hemmung der Synthese von Noradrenalin aus Dopa durch Einführen einer „falschen" Übertragersubstanz, nämlich des Methyldopa. Dadurch kommt es zu einer Verringerung des Sympathikotonus; eine geringe Senkung der Herzauswurfleistung ist möglich. Der Wirkungseintritt erfolgt langsam über zwei bis drei Tage. Mögliche Nebenwirkungen sind Sedierung, Kopfschmerzen und Fieber sowie Flüssigkeitsretention. In seltenen Fällen wurden Psychosen und Parkinsonismus beschrieben. Bei Beginn der Behandlung zwischen der 16. und 20. Schwangerschaftswoche wurden bei den Kindern verringerte Kopfumfänge gemessen. Langzeituntersuchungen zeigten jedoch keine neurologischen Auffälligkeiten [70].

Dosierung: Es sollte einschleichend begonnen werden. Empfohlen wird eine achtstündliche Gabe von jeweils 125 mg, die auf maximal 3×500 mg gesteigert werden kann. Kombination mit Dihydralazin ist möglich, die Maximaldosis muß dann auf 3×250 mg/Tag reduziert werden [67].

Dihydralazin: Kommt es zu keiner befriedigenden Blutdrucksenkung, ist neben der Kombination auch die ausschließliche orale Therapie mit Dihydralazin möglich. Die Wirkung beruht auf der Senkung des peripheren Widerstandes durch direkten Einfluß auf die glatte Muskulatur der Arteriolen. Die Nierendurchblutung nimmt darunter zu.

Mögliche Nebenwirkungen sind eine reflektorische Erhöhung der Pulsfrequenz sowie der Herzauswurfleistung. Diese können sich in Herzklopfen, Angina pectoris, Kopfschmerzen, Flush, Nausea bis zum Erbrechen subjektiv äußern. Eine Kombination mit Betablockern kann diese Nebenwirkungen reduzieren [48]. Die *Dosierung* erfolgt oral achtstündlich mit 12,5 mg, bis zu 3 × 50 mg/Tag.

Betablocker stellen eine weitere Behandlungsalternative dar (siehe auch Abschnitt 2. 4. 2). Im wesentlichen wird sich die Auswahl auf kardioselektive Betablocker beschränken (Metoprolol, Acebutolol, Atenolol). Diese Betablocker interferieren nicht mit der unter Umständen gewünschten Stimulation der Beta-2-Rezeptoren im Myometrium bei Tokolyse. Betablocker werden in der Regel als Zusatztherapie verordnet. Labetalol mit zusätzlich geringer Hemmung der Alpharezeptoren kann auch intravenös zur Blutdrucksenkung eingesetzt werden (Beginn mit 20 mg/Stunde [67]).

Kontraindikationen sind manifeste Herzinsuffizienz, atrioventrikuläre Überleitungsstörungen und Asthma bronchiale. Als Nebenwirkungen der Betablocker können Bradykardie, Hypoglykämie, Magen-Darm-Beschwerden und Schlafstörungen auftreten. Im Kardiotokogramm sind Oszillationsverlust sowie Verminderung von Akzelerationen möglich. Die *Dosierung* beträgt zwölfstündlich 100 bis 300 mg oral/Tag.

Der pharmakologische Ansatz für *Clonidin* ist wie für Methyldopa zentral als adrenerger Inhibitor. Diese Substanz hat jedoch den Nachteil der Verringerung der Herzauswurfleistung [63] und eine Verschlechterung der uterinen Durchblutung, so daß ihre Verwendung in der Schwangerschaft nicht empfohlen wird. Auch *ACE-Hemmer* sollen in der Schwangerschaft wegen vielfältiger möglicher Nebenwirkungen auf den Feten nicht verwendet werden [105] (siehe auch Abschnitt 2. 4. 4).

Nifedipin besitzt einen raschen Wirkungseintritt bei direkter Wirkung auf die glatte Gefäßmuskulatur, eignet sich somit für die Soforttherapie als Kapsel mit 5 mg oral. Einem generellen Einsatz in der Schwangerschaft steht die mögliche Teratogenität entgegen [67]. In einem Vergleich mit Hydralazin i.v. gegen Nifedipin oral ließen sich keine statistisch signifikanten Wirkunterschiede finden [61] (siehe Abschnitt 2. 3. 4).

Diuretika sollen nicht eingesetzt werden, weil sie die bei Präeklampsie vorhandene reduzierte uteroplazentare Durchblutung zusätzlich verschlechtern würden. Eine große Metaanalyse [15] hat allerdings keine negativen Auswirkungen auf den Zustand des Feten nachweisen lassen. Bei Schwangeren, die bereits vor der Schwangerschaft wegen eines Hochdrucks mit Diuretika behandelt wurden, ist eine Fortsetzung dieser Therapie zu verantworten [16, 63] (siehe auch Abschnitt 2. 4. 5).

Aufgrund des verringerten Plasmavolumens bei Präklampsie bietet sich die systemische Therapie der Plasmavolumenvermehrung mit *Hydroxyethylstärke (HAES)* an. Damit ließe sich auch die mögliche negative Wirkung der Senkung des peripheren Widerstandes durch Hydralazin kompensieren [48]. Bei fetaler Mangelentwicklung, persistierender Plasmavolumenverminderung sowie bei Hydralazintherapie werden 500 ml HAES 10% und 500 ml Elektrolytlösung täglich jeweils 4 Stunden über 14 Tage infundiert [42]. Bei Anwendung höherer Dosen wird vor der Gefahr der Entwicklung einer Niereninsuffizienz gewarnt [1]. Der Effekt der Infusion einer kolloidalen Lösung wird jedoch nur begrenzte Zeit anhalten, so daß die Anwendung nicht durchweg empfohlen wird [10].

3. 6. 4. 2 Blutdrucksenkung bei hypertoner Krise peripartal

Mittel der ersten Wahl ist *Dihydralazin*. Als Bolus werden initial 5 mg i.v. gegeben, anschließend als Infusion fortgesetzt mit 50 bis 75(–120) µg/min (50 mg in 500 ml 0,9%ige NaCl-Lösung über Infusomat oder in 50 ml über Perfusor). Zu berücksichtigen ist, daß der Wirkungseintritt von Dihydralazin um Minuten verzögert ist, so daß wegen der Gefahr der zu starken Blutdrucksenkung durch initiale Überdosierung nur unter Kontrolle der fetalen Herzfrequenz behandelt werden darf [48].

Sollte der Blutdruck darunter nicht auf gewünschte diastolische Werte zwischen 90 und 100 mm Hg gesenkt werden können, sind neben den notwendigen sedierenden Maßnahmen Einsatz von *Diazoxid* (30 mg als Minibolus alle 60 Sekunden i.v.), *Labetalol* i.v. (α1-, β1-, β2-Rezeptorenblocker) oder *Nifedipin* 5 mg oral möglich [16, 28, 48] (siehe auch Bd. 7).

3. 6. 5 Sedierung

Eine Sedierung wird sich bereits in einigen Fällen als Begleitmaßnahme der oralen Therapie empfehlen (z. B. mit Diazepam), bei Zeichen der drohenden

Eklampsie wird ein parenterales Vorgehen nötig. Nach initialer Gabe von *Diazepam* wird *Magnesiumsulfat* (Calciumantagonist, Hemmung neuromuskulärer Übertragung, Relaxierung glatter und quergestreifter Muskulatur, zentrale Dämpfung) oder *Clomethiazol* zur Herabsetzung der Reizbarkeit kortikaler Zentren gegeben [68] (siehe auch Bd. 7).

3.6.6 Tokolyse und Lungenreifeinduktion

Zwar stellt die Beendigung der Schwangerschaft eine kausale Therapie der durch sie entstandenen Hypertonie dar, jedoch kann der Zeitpunkt für den Fetus so ungünstig sein, daß eine Fortsetzung der Schwangerschaft für begrenzte Zeit das geringere Risiko darstellt [95]. Die Tokolyse mit Stimulation der Betarezeptoren wird neben dem gewünschten Effekt an der Uterusmuskulatur zu einer vorübergehenden Blutdrucksenkung führen. Angaben über Veränderungen der uteroplazentaren Durchblutung durch Tokolytika sind uneinheitlich.

Bei *kombinierter Therapie von Tokolytikum und Kortikosteroiden* kann wegen der wasserretinierenden Wirkung beider Medikamente ein Lungenödem entstehen. Bei sorgfältiger Flüssigkeitsbilanzierung mit Messung des zentralen Venendrucks ist diese Gefahr jedoch gering. Über den Nutzen einer Kortikosteroidtherapie besteht kein Zweifel. Daß bereits durch Streß oder andere Faktoren Kinder von Müttern mit Schwangerschaftshypertonie eine beschleunigte Lungenreifung aufweisen, ist statistisch nicht zu sichern. Die Blutdruckwerte von hypertonen Schwangeren unter Kortikosteroiden sind nicht erhöht [82].

Wenn der mütterliche Zustand durch therapieresistenten Hochdruck, Oligurie, Lungenödem oder Zeichen der drohenden Eklampsie eine Entbindung nicht erzwingt, ist ein Geburtstermin jenseits der 36. Schwangerschaftswoche wünschenswert.

3.6.7 Therapie des HELLP-Syndroms

Der *klinische Verdacht* auf ein HELLP-Syndrom ist immer Grund für eine Intensivüberwachung, die die engmaschige Kontrolle der Symptome einschließt (siehe auch Tab. 1-15, Abschnitt 3.5). Bei *klinisch gesicherter Diagnose* ist die sofortige Entbindung meistens durch Sectio notwendig. Eine Substitution von Gerinnungsfaktoren mit Fresh-frozen-Plasma und/oder Thrombozytenkonzentraten kann zusätzlich notwendig sein [75]. Eine Therapie mit Heparin und Antithrombin III wird nicht empfohlen [75] (siehe auch Bd. 7). Eine postpartale intensivmedizinische Überwachung muß eine mögliche Exazerbation erkennen und zu einer Behandlung führen, unter Umständen durch Plasmapherese [60].

Bei *Persistenz oder Besserung geringer Symptome* und nur mäßig veränderten Laborwerten ist ein abwartendes Verhalten gerechtfertigt, vor allem bei Schwangerschaften unterhalb von 32 Wochen. Große Aufmerksamkeit ist jedoch notwendig, um Zeichen einer allmählichen Verschlechterung mit Entwicklung einer Gerinnungsstörung nicht zu übersehen, die zu Abruptio placentae und Leberruptur führen können.

3.7 Prognose der schwangerschaftsinduzierten Hypertonie

3.7.1 Prognose der jetzigen Schwangerschaft

Auch die intensive Beobachtung und Behandlung einer Schwangeren mit den Symptomen einer schweren Präklampsie kann nicht verhindern, daß eine Verschlechterung ihres Zustandes mit eklamptischen Anfällen und Abruptio placentae eintritt. Eine *rechtzeitige Verlegung in ein perinatologisches Zentrum* ist notwendig; wichtig ist die Stabilisierung des Zustandes vor einer Verlegung [92].

Die Prognose von Mutter und Kind ist von der Schwere des Krankheitsbildes und seiner Progredienz abhängig. So wird die *sofortige Entbindung* durch Sectio bei HELLP-Syndrom von den meisten Autoren für notwendig gehalten [75]. Andererseits ist zu berücksichtigen, daß trotz der Fortschritte der Neonatologie die Unreife ein erheblicher Risikofaktor für Mortalität und Morbidität des Kindes bedeutet und sich eine exspektative Haltung bei niedrigem Schwangerschaftsalter durchaus vertreten läßt [95].

3.7.2 Prognose postpartal

Mutter

Wie hoch das Wiederholungsrisiko einzuschätzen ist, hängt vom Nachweis schwangerschaftsunabhängiger Nieren- und Gefäßveränderungen ab. Daher sollte im Wochenbett bei Patientinnen nach Präklampsie eine sorgfältige Untersuchung erfolgen (Tab. 1-16). Dazu gehören das Infusionsurogramm und unter Umständen eine Nierenbiopsie. Der Anteil der unerwarteten, nicht schwangerschaftsbedingten Nierenveränderungen ist hoch [33]. Die für die Schwangerschaftshypertonie typische glomeruläre Endotheliose sowie fluores-

Tabelle 1-16 Untersuchungen post partum nach Schwangerschaftshypertonie/proteinurie, Präeklampsie

- Infusionsurogramm
- Sonographie der Nieren
- u. U. Nierenbiopsie
- Augenhintergrundgefäße
- Serumparameter der Nierenfunktion
- Urindiagnostik (Sediment, Proteinurie, bakteriologischer Befund)

zenzmikroskopisch nachweisbare Immunglobulin- und Komplementablagerungen [33] verschwinden nach einiger Zeit wieder, wie in einigen Langzeituntersuchungen drei Monate bis drei Jahre später festgestellt wurde. Bei vorbestehenden Nierenerkrankungen, die durch eine Schwangerschaft klinisch erstmals apparent wurden, sind solche Verläufe nicht zu erwarten, wenn auch symptomfreie Intervalle möglich sind [6].

Nach schwerer Präeklampsie im II. Trimenon ist das *Wiederholungsrisiko* hoch für eine gleiche Komplikation in der folgenden Schwangerschaft (65%) [99], jedoch ist für eine Beurteilung im Einzelfall die Kenntnis der Untersuchungsbefunde von größter Wichtigkeit.

Das Risiko, nach Präeklampsie an einer Hypertonie zu erkranken, ist nicht erhöht. Chronische Hypertonie findet sich häufiger nach mehrfacher Präeklampsie [99]. Nach Eklampsie wird die Wahrscheinlichkeit einer Blutdruckerhöhung im weiteren Leben mit 23,8% angegeben [14]. Der spätere Tod erfolgte bei Frauen, die in der ersten Schwangerschaft eine Eklampsie erlitten, statistisch nicht häufiger an einer hypertensiven Gefäßerkrankung als in einem Kontrollkollektiv. Bei Multiparae mit Eklampsie allerdings war diese Todesursache dreimal häufiger.

Mit anderen Worten ist die Wahrscheinlichkeit, nach einer Präeklampsie oder Eklampsie in der ersten Schwangerschaft bei fehlenden Zeichen einer Nierenerkrankung später an einer chronischen Hypertonie zu erkranken oder an deren Folgen zu sterben, genauso groß wie in der Gesamtbevölkerung. Tritt jedoch die Hypertonie erst bei späteren Schwangerschaften auf, steigt das Risiko, später an einer chronischen Hypertonie zu erkranken. Gleiches gilt auch für die sog. transitorische Hypertonie [13].

Kind

Langzeituntersuchungen von Kindern nach Schwangerschaftshypertonie/Präeklampsie lassen keine krankheitsspezifischen Veränderungen finden. Auch der weitere Verlauf entspricht Kindern von Müttern mit unkomplizierter Schwangerschaft. Für eine verzögerte körperliche Entwicklung post partum sind neben Retardierung vor allem Frühgeburtlichkeit und perinatale Asphyxie verantwortlich. Neurologische Auffälligkeiten wurden nach Eklampsie der Mutter mit Abruptio placentae beschrieben [96].

Dabei sollte man sich bewußt sein, daß sich bei 50 bis 85% der Kinder mit zerebralen Krämpfen und schwerer geistiger Retardierung kein Hinweis auf eine perinatale Asphyxie finden läßt. Andererseits zeigt die Mehrzahl der bei der Geburt deprimierten Feten in der weiteren Entwicklung keine Auffälligkeiten [73].

Literatur zu Abschnitt 3

1. Arzneimittelkommission der deutschen Ärzteschaft: Akutes Nierenversagen nach Infusion von Hydroxyethylstärke im Rahmen einer Hämodilutionstherapie. Dtsch. Ärztebl. 89 (1992) 2423.
2. Arngrimsson, R., S. Bjornsson, R. T. Geirsson, H. Bjornsson, J. J. Walker, G. Snaedall: Genetic and familial predisposition to eclampsia and preeclampsia in a defined population. Brit. J. Obstet. Gynaec. 97 (1990) 762.
3. Ballegeer, V., B. Spitz, L. Kieckens, H. Moreau, A. van Assche, D. Collen: Predictive value of increased plasma levels of fibronectin in gestational hypertension. Amer. J. Obstet. Gynec. 161 (1989) 432.
4. Bardeguez, A. D., R. McNerney, M. Frieri, U. L. Verma, N. Tejani: Cellular immunity in preeclampsia: alterations in T-lymphocyte subpopulations during early pregnancy. Obstet. and Gynec. 77 (1991) 859.
5. Belizan, J. M., J. Villar, J. Repke: The relationship between calcium intake and pregnancy-induced hypertension: up-to-date evidence. Amer. J. Obstet. Gynec. 158 (1988) 898.
6. Beller, F. K.: Beziehung zwischen Nierenerkrankung und schwangerschaftsinduzierter Hypertonie. In: Kaulhausen, H., J. Schneider (Hrsg.): Schwangerschaftsbedingte Hypertonie, S. 130. Thieme, Stuttgart–New York 1983.
7. Benigni, A., G. Gregorini, T. Frusca et al.: Effect of low-dose aspirin on fetal and maternal generation of thromboxane by platelets in women at risk for pregnancy-induced hypertension. New Engl. J. Med. 321 (1989) 357.
8. Boer, K. de, J. W. ten Cate, A. Sturk, J. J. J. Borm, P. E. Treffers: Enhanced thrombin generation in normal and hypertensive pregnancy. Amer. J. Obstet. Gynec. 160 (1989) 95.
9. Branch, D. W., J. R. Scott, N. K. Kochenour, E. Hershgold: Obstetric complications associated with the lupus anticoagulant. New Engl. J. Med. 313 (1985) 1322.
10. Brown, M. A., V. C. Zammit, S. A. Lowe: Capillary permeability and extracellular fluid volumes in pregnancy-induced hypertension. Clin. Sci. 77 (1989) 599.
11. Brown, M. A., V. C. Zammit, D. M. Mitar: Extracellular fluid volumes in pregnancy-induced hypertension. J. Hypertens. 10 (1992) 61.
12. Butterworth, B. H., I. A. Greer, W. A. Liston, N. G. Haddad,

T. A. Johnston: Immunocytochemical localization of neutrophil elastase in term placenta decidua and myometrium in pregnancy-induced hypertension. Brit. J. Obstet. Gynaec 98 (1991) 929.

13. Chesley, L. C., J. E. Annitto, R. A. Cosgrove: The remote prognosis of eclamptic women. Sixth periodic report. Amer. J. Obstet. Gynec. 124 (1976) 446.
14. Chesley, L. C.: Hypertensive disorders in pregnancy. Appleton-Century-Crofts, New York, 1978.
15. Collins, R., S. Yusuf, R. Peto: Overview of randomized trials of diuretics in pregnancy. Brit. med J. 290 (1985) 17.
16. Cunningham, F. G., M. D. Lindheimer: Hypertension in pregnancy. New Engl. J. Med. 326 (1992) 927.
17. Davey, D. A., I. MacGillivray: The classification and definition of the hypertensive disorders of pregnancy. Amer. J. Obstet. Gynec. 158 (1988) 892.
18. Dawes, M. G., J. G. Grudzinskas: Patterns of maternal weight gain in pregnancy. Brit. J. Obstet. Gynaec. 98 (1991) 195.
18a. Dekker, G. A., J. W. Makowitz, H. C. S. Wallenburg: Prediction of pregnancy-induced hypertensive disorders by angiotensin II sensitivity and supine pressor test. Brit. J. Obstet. Gynaec. 97 (1990) 817.
19. Dekker, G. A., B. M. Sibai: Early detection of preeclampsia. Amer. J. Obstet. Gynec. 165 (1991) 160.
20. Dekker, G. A., H. P. van Geijn: Hypertensive disease in pregnancy. Curr. Opin. Obstet. Gynec. 4 (1992) 10.
21. Den Ouden, M., T. E. Cohen-Oberbeek, J. W. Wladimiroff: Uterine and fetal umbilical artery flow velocity waveforms in normal first trimester pregnancies. Brit. J. Obstet. Gynaec. 97 (1990) 716.
22. Deutsche Liga zur Bekämpfung des hohen Blutdruckes: Hochdruck in der Schwangerschaft und während der Stillperiode. 1991.
23. Dorfman, S. F.: Maternal mortality in New York City, 1981–1983. Obstet. and Gynec. 76 (1990) 317.
24. El-Roeiy, A., S. A. Myers, N. Gleicher: The relationship between autoantibodies and intrauterine growth retardation in hypertensive disorders of pregnancy. Amer. J. Obstet. Gynec. 164 (1991) 1253.
25. Eskenazi, B., L. Fenster, S. Sydney: A multivariate analysis of risk factors for preeclampsia. Jama 266 (1991) 237.
26. Fay, R. A., D. R. Bromham, J. A. Books, V. J. Gebski: Platelets and uric acid in the prediction of preeclampsia. Amer J. Obstet. Gynec. 152 (1985) 1038.
27. Feeney, J. G.: Pre-eclampsia and changed paternity. In: Bonnar, J., I. MacGillivray, E. M. Symonds (eds.): Pregnancy Hypertension, p. 41. MTP Press, Lancaster 1980.
28. Fenakel, K., G. Fenakel, Z. Appelman, S. Lurie, Z. Katz, Z. Shoham: Nifedipine in the treatment ov severe preeclampsia. Obstet. and Gynec. 77 (1991) 331.
29. Friedberg, V.: Pathophysiologie des Schwangerschaftshochdrucks. Gynäkologe 25 (1992) 370.
30. Furuhashi, N., M. Suzuki, H. Kono, M. Tanaka, T. Takahashi, M. Hiruta: Clinical background of preeclampsia in Japanese women. Clin. exp. Hypertens. (B) 1 (1982) 505.
31. Gärtner, H. V., V. Friedberg: Morphologische und funktionelle Veränderungen der Nieren. Gynäkologe 25 (1992) 398.
32. Gant, N. F., S. Chand, R. J. Worley, P. J. Whalley, O. D. Crosby, P. C. MacDonald: A clinical test useful for predicting the development of acute hypertension in pregnancy. Amer. J. Obstet. Gynec 120 (1974) 1.
33. Gille, J.: Die Pathogenese der essentiellen EPH-Gestose. Organisation Gestosis Press, Basel, 1981.
34. Gille, J.: Neuere immunologische Vorstellungen über die Pathophysiologie der schwangerschaftsbedingten Hypertonie/Gestose. Extr. gynaec. 9 (1985) 251.
35. Gille, J.: Schwangerschaftsrisiko durch Hypertonie und Proteinurie. TW Gyn 2 (1989) 221.
36. Gille, J.: Postnatale Plazenta-Untersuchung. Klinische und forensische Aspekte. TW Gyn 4 (1991) 284.
37. Gille, J., J. H. Williams, C. P. Hoffman: The feto-maternal lymphocyte interaction in preeclampsia and in uncomplicated pregnancy. Europ. J. Obstet. Gynaec. 7 (1977) 227.
38. Girndt, J.: Hypertonie und Hypotonie in der Schwangerschaft. VCH, Weinheim 1987.
39. Goecke, C.: Zur Diagnostik der Gestose. In: Kaulhausen, H., J. Schneider (Hrsg.): Schwangerschaftsbedingte Hypertonie, S. 161. Thieme, Stuttgart–New York 1983.
40. Goeschen, K.: Kardiotokographie-Praxis. Thieme, Stuttgart–New York 1990.
41. Grosse-Wilde, H., U. Kuhn: Immundiagnostik und -therapie des habituellen Abortes. Gynäkologe 21 (1988) 249.
42. Heilmann, L.: Hämodilutionstherapie in der Schwangerschaft. gynäk. praxis 14 (1990) 465.
43. Heilmann, L., B. Hojnacki, E. Spanuth: Hämostase und Präeklampsie. Geburtsh. u. Frauenheilk. 51 (1991) 223.
44. Hughes, E. C.: Obstetric-gynecologic terminology. Davis, Philadelphia, 1972.
45. Hytten, F. E., A. M. Thomson: Weight gain in pregnancy, in: Lindheimer, M. D., A. I. Katz, F. P. Zuspan (eds.): Hypertension in Pregnancy, p. 179. Wiley, New York 1976.
46. Ignarro, L. J.: Physiological significance of nitric oxide. Semin Perinatol 15 (1991) 20.
47. Imperiale, T. F., A. S. Petrulis: A meta-analysis of low-dose aspirin for the prevention of pregnancy-induced hypertensive disease. J. Amer. med. Ass. 266 (1991) 260.
48. Kaulhausen, H.: Akutdiagnostik und -therapie bei hypertensiven Notfällen, Präeklampsie und Eklampsie. Gynäkologe 24 (1991) 146.
49. Kaulhausen, H.: Gestationshypertonie und Präeklampsie bzw. Gestose. Klinische und biochemische Funktionstests in der Früherkennung und Basisdiagnostik. Gynäkologe 25 (1992) 386.
50. Keeling, J. W., A. M. McCaw-Binns, D. E. Ashley, J. Golding: Maternal mortality in Jamaica: health care provision and causes of death. Int. J. Gynec. Obstet. 35 (1991) 19.
51. Klockenbusch, W., K. Schrör: Prostaglandine und Prostazyklin. Gynäkologe 25 (1992) 205.
52. Künzel, W.: Das „Goldblatt-Phänomen am Uterus" und die latente Nierenerkrankung als Ursache der schwangerschaftsinduzierten Hypertonie – Epidemiologie und therapeutische Konsequenzen. Gebh. u. Frauenheilk. 50 (1990) 833.
53. Kuo, V. S., G. Koumantakis, E. D. M. Gallery: Proteinuria and its assessment in normal and hypertensive pregnancy. Amer. J. Obstet. Gynec. 167 (1992) 723.
54. Leduc, L., J. M. Wheeler, B. Kirshon, P. Mitchell, D. B. Cotton: Coagulation profile in severe preeclampsia. Obstet. and Gynec. 79 (1992) 14.
55. Lockwood, C. J., J. H. Peters: Increased plasma levels of ED 1+ cellular fibronectin precede the clinical signs of preeclampsia. Amer. J. Obstet. Gynec. 162 (1990) 358.
56. Loos, W., W. Rath: Das HELLP-Syndrom – ein „Gestaltwandel" der Präeklampsie. Geburtsh. Frauenheilk. 52 (1992) 581.
57. Lopez-Jaramillo, P., M. Narvaez, R. M. Weigel: Calcium supplementation reduces the risk of pregnancy-induced hypertension in an Andes population. Brit. J. Obstet. Gynaec. 96 (1989) 648.
58. Marti, J. J., U. Herrmann: Immunogestosis: a new etiological concept of „essential" EPH gestosis with special consideration of the primigravid patients. Amer. J. Obstet. Gynec. 128 (1977) 489.
59. Martin, J. N., P. G. Blake, K. G. Perry, J. F. McCaul, L. W. Hess, R. W. Martin: The natural history of HELLP syndrome: patterns of disease progression and regression. Amer. J. Obstet. Gynec. 164 (1991) 1500.
60. Martin, J. N., J. C. Files, P. G. Blake et al.: Plasma exchange for preeclampsia. Amer. J. Obstet. Gynec. 162 (1990) 126.

61. Martins-Costa, S., J. G. Ramos, E. Barros, R. M. Bruno, C. A. Costa, J. R. Goldin: Randomized controlled trial od hydralazine versus nifedipine in preeclamptic women with acute hypertension. Clin. exp. Hypert. Pregnancy (B) 11 (1992) 25.
62. Marya, R. K., S. Rathee, R. Mittal: Evaluation of three clinical tests for predicting pregnancy-induced hypertension. Amer. J. Obstet. Gynec. 158 (1988) 683.
62a. Moutquin, J. M., C. Rainville, L. Giroux, P. Raynauld, G. Amyot, R. Bilodeau, N. Pelland: A prospective study of blood pressure in pregnancy: prediction of preeclampsia. Amer. J. Obstet. Gynec. 151 (1985) 191.
63. National High Blood Pressure Education Program Working Group Report on High Blood Pressure in Pregnancy: Consensus Report. Amer. J. Obstet. Gynec. 163 (1990) 1689.
64. Need, J. A., B. Bell, E. Meffin, W. R. Jones: Preeclampsia in pregnancies from donor inseminations. J. Reprod. Immunol. 5 (1983) 329.
65. Nordenvall, M., B. Sandstedt: Placental lesions and maternal hemoglobin levels. Acta. obstet. gynaec. scand. 69 (1990) 127.
66. Öney, T.: Zur Epidemiologie der hypertensiven Schwangerschaftskomplikationen. In: Kaulhausen, H., J. Schneider (Hrsg.): Schwangerschaftsbedingte Hypertonie, S. 17. Thieme, Stuttgart–New York 1983.
67. Öney, T.: Therapie des Schwangerschaftshochdrucks. Gynäkologe 25 (1992) 422.
68. Öney, T., H. Weitzel: Neue Gesichtspunkte der antikonvulsiven Therapie bei schwerer Präeklampsie und Eklampsie. Gebh. u. Frauenheilk. 49 (1989) 906.
69. Ogburn, P. L., P. P. Williams, S. B. Johnson, R. T. Holman: Serum arachidonic acid levels in normal and preeclamptic pregnancies. Amer. J. Obstet. Gynec. 148 (1984) 5.
70. Ounsted, M. K., V. A. Moar, A. Scott: Growth in the first four years: III. The effects of maternal factors associated with small-for-dates pregnancies. Early hum. Dev. 7 (1982) 347.
71. Page, E. W., R. Christianson: The impact of mean arterial pressure in the middle trimester upon the outcome of pregnancy. Amer. J. Obstet. Gynec. 125 (1976) 740.
72. Page, E. W., R. Christianson: Influence of blood pressure with and without proteinuria upon outcome of pregnancy. Amer. J. Obstet. Gynec. 126 (1976) 821.
73. Paneth, N., R. I. Stark: Cerebral palsy and mental retardation in relation to indicators of perinatal asphyxia. Amer. J. Obstet. Gynec. 147 (1983) 960.
74. Pijnenborg, R., J. Anthony, D. A. Davey et al.: Placental bed spiral arteries in the hypertensive disorders of pregnancy. Brit. J. Obstet. Gynaec. 98 (1991) 648.
75. Rath, W.: Das HELLP-Syndrom. Gynäkologe 25 (1992) 430.
76. Rath, W., W. Loos, W. Kuhn, H. Graeff: The importance of early laboratory screening methods for maternal and fetal outcome in cases of HELLP syndrome. Europ. J. Obstet. Gynec. 36 (1990) 43.
77. Rath, W., J. Schrader, U. Guhlke: 24-Stunden-Blutdruckmessungen im Verlauf der normalen Schwangerschaft und bei hypertensiven Schwangeren. Klin. Wschr. 68 (1990) 768.
78. Rath, W., J. U. Wieding, W. Kuhn: Neue Erkenntnisse über hämostaseologische Veränderungen bei Gestose und HELLP-Syndromen für die klinische Praxis. Gebh. u. Frauenheilk. 51 (1991) 741.
79. Redman, C. W. G., J. Bonnar, L. J. Beilin: Early platelet consumption in preeclampsia. Brit. med. J. I (1978) 467.
80. Riedel, H.: Risiko- und Früherkennung der Gestose durch Bestimmung der Harnsäurekonzentration im Serum. In: Kaulhausen, H., J. Schneider (Hrsg.): Schwangerschaftsbedingte Hypertonie, S. 151. Thieme, Stuttgart–New York 1983.
81. Roberts, J. M., R. N. Taylor, T. J. Musci, G. M. Rodgers, C. A. Hubel, M. K. McLaughlin: Preeclampsia: an endothelial cell disorder. Amer. J. Obstet. Gynec. 161 (1989) 1200.
82. Rodriguez, M. H., D. I. Masaki, J. Mestman, D. Kumar, R. Rude: Calcium/creatinine ratio and microalbuminuria in the prediction of preeclampsia. Amer. J. Obstet. Gynec. 159 (1988) 1452.
83. Ruvinsky, E. D., S. G. Douvas, W. E. Roberts et al.: Maternal administration of dexamethasone in severe pregnancy-induced hypertension. Amer. J. Obstet. Gynec. 149 (1984) 722.
84. Saftlas, A. F., D. R. Olson, A. L. Franks, H. K. Atrash, R. Pokras: Epidemiology preeclampsia and eclampsia in the United States, 1979–1986. Amer. J. Obstet. Gynec. 163 (1990) 460.
85. Sagen, N., O. Koller, K. Haram: Haemoconcentration in severe preeclampsia. Brit. J. Obstet. Gynaec. 89 (1982) 802.
86. Samuels, P., E. K. Main, A. Tomaski, M. T. Mennuti, S. G. Gabbe, D. B. Cines: Abnormalities in platelet antiglobulin tests in preeclamptic mothers and their neonates. Amer. J. Obstet. Gynec. 157 (1987) 109.
87. Sanchez-Ramos, L., D. C. Jones, M. T. Cullen: Urinary calcium as an early marker for preeclampsia. Obstet. and Gynec. 77 (1991) 685.
88. Sanchez-Ramos, L., S. Sandroni, F. J. Andres, A. M. Kaunitz: Calcium excretion in preeclampsia. Obstet. and Gynec. 77 (1991) 510.
89. Schiff, E., G. Barkai, G. Ben-Baruch, S. Mashiach: Low dose aspirin does not influence the clinical course of women with mild pregnancy-induced hypertension. Obstet. and Gynec. 76 (1990) 742.
90. Scholtes, M. C. W., G. Gerretsen, H. L. Haak: The factor VIII ratio in normal and pathological pregnancies. Europ. J. Obstet. Gynec. 16 (1983) 89.
91. Shanklin, D. R., B. M. Sibai: Ultrastructural aspects of preeclampsia. I. Placental bed and boundary vessels. Amer. J. Obstet. Gynec. 161 (1989) 735.
92. Shanklin, D. R., B. M. Sibai: Ultrastructural aspects of preeclampsia. II. Mitochondrial changes. Amer. J. Obstet. Gynec. 163 (1990) 943.
93. Sibai, B. M.: Eclampsia. VI. Maternal perinatal outcome in 254 consecutive cases. Amer. J. Obstet. Gynec. 163 (1990) 1049.
94. Sibai, B. M.: Medical disorders in pregnancy, including hypertensive diseases. Curr. Opin. Obstet. Gynec. 3 (1991) 28.
95. Sibai, B. M.: Management and counseling of patients with preeclampsia remote from term. Clin. Obstet. Gynec. 35 (1992) 426.
96. Sibai, B. M., S. Akl, F. Fairlie, M. Moretti: A protocol for managing severe preeclampsia in the second trimester. Am J. Obstet. Gynec. 163 (1990) 733.
97. Sibai, B. M., G. D. Anderson, T. H. Abdella, J. H. MacCubbin, P. von Dilts: Eclampsia. III. Neonatal outcome, growth and development. Amer. J. Obstet. Gynec. 146 (1983) 307.
98. Sibai, B. M., G. D. Anderson, J. H. McCubbin: Eclampsia. II. Clinical significance of laboratory findings. Obstet. and Gynec. 59 (1982) 153.
99. Sibai, B. M., J. R. Barton, S. Akl, C. Sarinoglu, B. M. Mercer: A randomized prospective comparison of nifedipine and bed rest versus bed rest alone in the management of preeclampsia remote from term. Amer. J. Obstet. Gynec. 167 (1992) 879.
100. Sibai, B. M., B. M. Mercer, M. A. Dahmus: Severe preeclampsia in the second trimester: ecurrence risk and long term prognosis. Amer. J. Obstet. Gynec. 164 (1991) 244.
101. Sibai, B. M., M. M. Taslimi, A. El-Nazer, E. Amon, B. C. Mabie, G. M. Ryan: Maternal-perinatal outcome associated with the syndrome of hemolysis, elevated liver enzymes, and low platelets in severe preeclampsia-eclampsia. Amer. J. Obstet. Gynec. 155 (1986) 501.
102. Sibai, B. M., M. A. Villar, E. Bray: Magnesium supplementation during pregnancy: a double-blind randomized controlled clinical trial. Amer. J. Obstet. Gynec. 161 (1989) 115.
103. Socol, M. L., C. P. Weiner, G. Louis, K. Rehnberg, E. C. Rossi: Platelet activation in preeclampsia. Amer. J. Obstet. Gynec. 151 (1985) 494.

104. Steegers, E. A., T. K. Eskes, H. W. Jongsma, P. R. Hein: Dietary sodium restriction during pregnancy: a historical review. Europ. J. Obstet. Gynec. 40 (1991) 83.
105. Steel, S. A., J. M. Pearce, P. McParland, G. V. Chamberlain: Early Doppler ultrasound screening in prediction of hypertensive disorders of pregnancy. Lancet 335 (1990) 1548.
106. Sturgiss, S. N., M. D. Lindheimer, J. M. Davison: Treatment of hypertension during pregnancy: drugs to be avoided and drugs to be used. In: Andreucci, V. E., L. G. Fine (eds.): International Yearbook of Nephrology 1992, p. 163. Springer, New York 1991.
107. Taufield, P. A., K. L. Alex, L. M. Rensnick, M. L. Druzin, J. M. Garnter, J. H. Laragh: Hypocalciuria in preeclampsia. New Engl. J. Med. 316 (1987) 715.
108. Uzan, S., M. Beaufils, G. Breart, B. Bazin, C. Capitant, J. Paris: Prevention of fetal growth retardation with low-dose aspirin: findings of the Epreda trial. Lancet 337 (1991) 1427.
109. Vane, J. R., R. Botting: Endothelium-derived vasoactive factors and the control of circulation. Semin. Perinatol. 15 (1991) 4.
110. Villar, M. A., B. M. Sibai: Clinical significance of elevated mean arterial blood pressure in second trimester and threshold increase in systolic or diastolic blood pressure during the third trimester. Amer. J. Obstet. Gynec. 160 (1989) 419.
111. Villar, J., J. T. Repke: Calcium supplementation during pregnancy may reduce preterm delivery in high-risk populations. Amer. J. Obstet. Gynec. 163 (1990) 1124.
112. Wallenburg, H. C. S.: Azetylsalizylsäure und Schwangerschaftshypertonie. Gynäkologe 24 (1991) 183.
113. Wallenburg, H. C. S., G. A. Dekker, J. W. Makowitz, N. Rotmans: Low-dose aspirin prevents pregnancy-induced hypertension and preeclampsia in angiotensin-sensitive primigravidae. Lancet I (1986) 1.
114. Weenink, G. H., P. E. Treffers, P. Vijn, M. E. Smorenberg-Schoorl, J. W. ten Cate: Antithrombin III levels in preeclampsia correlate with maternal and fetal morbidity. Amer. J. Obstet. Gynec. 148 (1984) 1092.
115. Weinstein, L.: Syndrome of hemolysis, elevated liver enzymes and low platelet count: a severe consequence of hypertension in pregnancy. Amer. J. Obstet. Gynec. 142 (1982) 159.
116. Weitzel, H., S. Hinrichs: Epidemiologische Aspekte hypertensiver Schwangerschaftskomplikationen. In: Kaulhausen, H., J. Schneider (Hrsg.): Schwangerschaftsbedingte Hypertonie, S. 22. Thieme, Stuttgart–New York 1983.
117. Welsch, H.: Das gestationsbedingte materne Mortalitätsrisiko – gestern und heute. Frauenarzt 33 (1992) 727.
118. World Health Organization International Collaborative Study of Hypertensive Disorders of Pregnancy: geographic variation in the incidence of hypertension in pregnancy. Amer. J. Obstet. Gynec. 158 (1988) 80.
119. Wulf, K.-H.: Schwangerenvorsorge. Effektivität und Inanspruchnahme. TW Gynäk. 5 (1992) 279.
120. Zemel, M. B., P. C. Zemel, S. Berry, G. Norman: Altered platelet calcium metabolism as an early predictor of increased peripheral resistance and preeclampsia of urban black women. New Engl. J. Med. 323 (1990) 434.

4 Hypotonie in der Schwangerschaft

W. Künzel, M. Hohmann

4.1 Hypotone Beschwerden

Subjektive Symptome wie kalte Extremitäten, Kopfschmerzen und Müdigkeit gehen gehäuft mit einem niedrigen Ruheblutdruck der Schwangeren einher. Gerade am Anfang einer Schwangerschaft kommt es in vielen Fällen zu einem Absinken des maternalen Blutdrucks. Ebenfalls steigt die Inzidenz an hypotonen Beschwerden im gleichen Zeitraum an. Bis zum Ende der Gravidität nehmen die hypotensiven Störungen wieder ab. Gleichzeitig normalisiert sich der Blutdruck auf präkonzeptionelle Werte [8].

Eine Ursache dieser hypotonen Kreislaufregulationsstörungen, wie z. B. Kopfschmerzen, liegt in der Minderdurchblutung des Gehirns. Die schwangeren Frauen sind hierbei nicht in der Lage, einen ausreichenden Perfusionsdruck im Zerebrum aufrechtzuerhalten. Zum anderen manifestieren sich Zeichen der peripheren Minderdurchblutung (Abb. 1-16). Die am häufigsten beklagten Beschwerden sind kalte Hände und kalte Füße, Müdigkeit und Kopfschmerzen. Im Vergleich zu normotonen Schwangeren ist die Anzahl der sub-

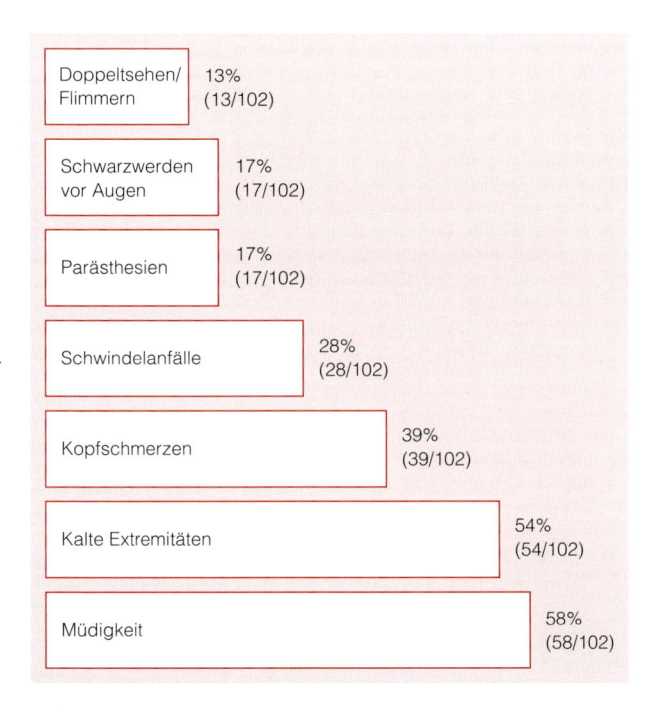

Symptom	Häufigkeit
Doppeltsehen/Flimmern	13% (13/102)
Schwarzwerden vor Augen	17% (17/102)
Parästhesien	17% (17/102)
Schwindelanfälle	28% (28/102)
Kopfschmerzen	39% (39/102)
Kalte Extremitäten	54% (54/102)
Müdigkeit	58% (58/102)

Abb. 1-16 Die Häufigkeit von subjektiven Symptomen im Verlauf der Schwangerschaft (nach Hohmann et al. [8]).

jektiven Symptome bei Patientinnen mit Hypotonie deutlich erhöht. Beispielsweise findet man das Symptom der kalten Hände und kalten Füße bei hypotonen Schwangeren mehr als dreimal so häufig (77 vs. 21%), während Doppelsehen und Augenflimmern um das Zweifache erhöht ist (31 vs. 17%). Insbesondere Parästhesien der Extremitäten scheinen aber fast ausschließlich bei hypotonen Schwangeren (13 vs. 0,5%) vorzukommen [17].

Die Häufigkeit der subjektiven Symptome ist während der Schwangerschaft keineswegs gleichförmig. Bei einem Vergleich von hypotonen Schwangeren, die schon seit ihrer Kindheit häufig über hypotone Beschwerden klagten, mit normotonen Schwangeren zum gleichen Zeitpunkt der Gravidität geben die hypotonen Frauen in der Frühschwangerschaft etwa zweimal häufiger subjektive Beschwerden an als die normotonen Schwangeren. Im weiteren Verlauf der Schwangerschaft nimmt die Anzahl der geklagten Beschwerden in beiden Gruppen kontinuierlich ab. Wenige Wochen vor dem Ende der Gravidität ist ein Unterschied in der Beschwerdehäufigkeit zwischen hypotonen und normotonen Schwangeren nicht mehr nachzuweisen. Ähnliche Beobachtungen sind nicht nur für die Anzahl der Beschwerden, sondern auch für deren Intensität und Ausprägungsgrad belegbar. Diese subjektiven Symptome können das Wohlbefinden der Schwangeren erheblich beeinträchtigen, jedoch zeigen sich hinsichtlich des fetalen Gewichts keine signifikanten Unterschiede zwischen Patientinnen mit und ohne subjektiven Beschwerden [8].

Das gehäufte Auftreten des hypotonen Beschwerdebildes zu Beginn der Schwangerschaft ist möglicherweise auf einen unzureichenden venösen Rückfluß des Blutes zum Herzen zurückzuführen. Ein suffizienter venöser Rückfluß wird im wesentlichen vom sympathischen Nervensystem gewährleistet [18]. Da das Herzminutenvolumen vor allem von der venösen Blutzufuhr abhängig ist, scheint es vorstellbar, daß die adrenerge Antwort auf einen vasoaktiven Stimulus am Anfang der Schwangerschaft unzureichend ist, um ausreichend Blut aus dem erweiterten venösen System zu mobilisieren. In In-vitro-Untersuchungen an isolierten Mesenterialvenen, die besonders für die Volumenregulation bedeutsam sind, können deutliche Veränderungen in der Funktion der Venen während der Frühschwangerschaft nachgewiesen werden [10]. Auf eine transmurale Stimulation sympathischer Nerven zeigt sich in der Frühschwangerschaft eine verringerte Antwort der Venen. Möglicherweise stellen diese Veränderungen eine Erklärung für die hypotensiven Beschwerden zu Beginn der Schwangerschaft dar.

4.2 Niedriger Ruheblutdruck

Im Gegensatz zu dem physiologischen Anstieg des Herzminutenvolumens und des Blutvolumens während einer risikofreien Schwangerschaft ist der mittlere arterielle Blutdruck in den beiden ersten Trimenon erniedrigt. Das Absinken des mittleren arteriellen Blutdrucks ist schon in der 7. Schwangerschaftswoche nachzuweisen [3] und zur Mitte der Gravidität am ausgeprägtesten. Diese Beobachtung ist von besonderer Bedeutung, da Schwangere, deren arterieller Blutdruck in der Frühschwangerschaft nicht abfällt, statistisch häufiger eine Präklampsie entwickeln [14]. Im Verlauf der letzten Wochen der Schwangerschaft steigt der arterielle Blutdruck wieder auf das Niveau präkonzeptioneller Werte an. Aus diesen Untersuchungen wird verständlich, daß eine Hypotonie, wenn sie als systolischer Blutdruck von 100 mm Hg und weniger definiert wird, in der 24. Woche der Gravidität mit einer Häufigkeit von 32% vorliegt, während sie nach vorgenannter Definition in der 40. Woche nur mit einer Häufigkeit von 15% vorkommt [17].

Bisher gibt es keine einheitliche *Definition für die Hypotonie* in der Schwangerschaft. Bei Absinken des mütterlichen systolischen Blutdrucks am Ende der Gravidität unter 110 mm Hg und des diastolischen Blutdrucks unter 60 mm Hg steigt die kindliche perinatale Mortalität steil an [4]. Dagegen weisen Analysen der Bayerischen und Hessischen Perinatalerhebungen [12] darauf hin, daß kein signifikanter Unterschied in der perinatalen Mortalität zwischen den hypotonen Schwangerschaften und dem Restkollektiv nachzuweisen war, obwohl als oberer Grenzwert ein systolischer Blutdruckwert von 100 mm Hg während des III. Trimenons herangezogen wurde. Dieser zunächst scheinbare Gegensatz im Ergebnis ist möglicherweise durch die in den letzten Jahren verbesserte Schwangerenvorsorge, Geburtsleistung und neonatale Erstversorgung zu erklären.

Erst größere Sammelstatistiken lassen die Bedeutung der Hypotonie für Mutter und Kind erkennen. So zeigte eine Analyse von 11 082 Einlingsschwangerschaften, die am Termin entbunden wurden, daß mit zunehmendem mütterlichen Ruheblutdruck auch das kindliche Geburtsgewicht ansteigt [15]. Bei Erreichen hypertensiver Werte (diastolischer Blutdruck: > 90 mm Hg) war diese Korrelation nicht mehr gegeben, vielmehr kam es zu einer Häufung von Wachstumsretardierungen.

Eine Reihe von Autoren berichten, daß die Hypotonie im Vergleich zu einem Kontrollkollektiv etwa doppelt so häufig mit einer Früh- und Mangelgeburt verknüpft ist [5, 6, 12]. Eine neue prospektive Studie hingegen [20] findet keinen Zusammenhang zwischen der Hypotonie in der zweiten Schwangerschaftshälfte (systolischer Blutdruck < 100 mm Hg) und der Frühgeburtlichkeit oder fetalen Mangelentwicklung. Die Gründe hierfür bleiben spekulativ, jedoch liegt in manchen Fällen die Ursache für den niedrigen Blutdruck in mütterlichen Erkrankungen wie z. B. Infektionen und Anämie, die selbst einen negativen Einfluß auf den Feten ausüben können.

4.3 Orthostatische Hypotonie

Liegt eine Probandin in einer horizontalen Körperlage, unterscheidet sich der Blutdruck in den Blutgefäßen des Kopfes und den Füßen kaum. Wird eine stehende Position eingenommen, fällt der mittlere arterielle Blutdruck im Kopf um etwa 50 mm Hg ab und nimmt im Bereich der Füße um etwa 90 mm Hg zu. Gleichzeitig strömen beim schnellen Übergang vom Liegen zum Stehen 400 bis 600 ml Blut aufgrund der Schwerkraft von den intrathorakalen Gefäßen in die unteren Extremitäten. Der venöse Rückfluß zum Herzen ist daraufhin verringert und mit einer kurzfristigen Abnahme des Schlagvolumens und des mittleren arteriellen Blutdrucks verbunden. Diese Veränderungen aktivieren das sympathische Nervensystem. Der daraus resultierende Anstieg der Herzfrequenz und des totalen peripheren Widerstandes ist in den meisten Fällen in der Lage, den mittleren arteriellen Blutdruck wieder auf das Ausgangsniveau anzuheben, obwohl das Herzminutenvolumen noch gegenüber den Ausgangswerten reduziert ist. Der systolische Blutdruck bleibt in dieser Kompensationsphase nahezu unverändert, wohingegen der diastolische Blutdruck ansteigt und die Blutdruckamplitude geringer wird. Diese Reaktion im Blutdruckverhalten und der Herzfrequenz ist bei den meisten gesunden nichtschwangeren Probandinnen gleichförmig. Nur eine kleine Gruppe vermag den mittleren arteriellen Blutdruck während der Stehphase nicht aufrechtzuhalten, was zumeist auf eine unzureichende Aktivierung des sympathischen Nervensystems hinweist. Diese Störung wird *orthostatische Hypotonie* genannt.

Die aufgrund der Schwerkraft ausgelösten kardiovaskulären Reaktionen im Stehen sind möglicherweise während der Schwangerschaft ausgeprägter, da der periphere vaskuläre Widerstand verringert und die venöse Kapazität vergrößert ist. Unter diesen Bedingungen kann vermehrt Blut in die Venen der unteren Extremität strömen und dort verbleiben [13]. Der konsekutive Abfall des Schlagvolumens und des mittleren arteriellen Blutdrucks ist während der Gravidität stärker ausgeprägt, zumal er gleichzeitig mit einer Verringerung der Durchblutung im Splanchnikusgebiet einhergeht. Diese theoretische Vorstellung wird durch die Beobachtung gestützt, daß bei schwangeren Frauen im Orthostasetest ein Abfall des Blutdrucks im Stehen häufiger vorkommt. Dieser Blutdruckabfall im Stehen ist aber nicht vom Ruheblutdruck abhängig, sondern kann sowohl bei hypotonen als auch bei normotonen Schwangeren vorkommen [9].

Die Zahl der Frauen, deren diastolischer Blutdruck im Stehen abfällt, beträgt in der Spätschwangerschaft 73% gegenüber 33% in einer Kontrollgruppe außerhalb der Schwangerschaft [7]. Diese Ergebnisse zeigen, daß durch die graviditätsbedingten Änderungen die Fähigkeit im III. Trimenon abnimmt, den systemischen vaskulären Widerstand zu steigern.

Diese Vorstellung scheint von zwei Longitudinalstudien gestützt zu werden, bei denen Plasma-Katecholamine im Kipptischversuch im III. Trimenon der Schwangerschaft bestimmt wurden. In diesem Schwangerschaftsalter war beim Übergang in eine stehende Körperhaltung ein signifikant geringerer Anstieg der Herzfrequenz und ein ebenso geringerer Anstieg der Plasma-Katecholamine im Vergleich zu dem Meßzeitpunkt nach der Geburt zu beobachten [1, 16].

Unter der Annahme, daß die uterine Durchblutung direkt von Blutdruckveränderungen abhängig ist, sollte eine Zunahme der hypotensiven Reaktion im Stehen während der linearen Phase des fetalen Wachstums zu einer Wachstumsretardierung führen [2]. Tatsächlich kann eine Beziehung zwischen der Veränderung des mittleren arteriellen Blutdrucks beim Übergang vom Liegen zum Stehen und dem Geburtsgewicht nachgewiesen werden. Schwangere mit dem ausgeprägtesten Blutdruckabfall im Stehen haben die leichtesten Neugeborenen. Im Gegensatz zur Spätschwangerschaft war in der Frühschwangerschaft keine Beziehung zwischen dem Geburtsgewicht und der Veränderung des mittleren arteriellen Blutdrucks nachzuweisen [11].

4.4 Hypotonie bei Peridural- und Spinalanästhesie

Das relativ seltene Vorkommen eines Blutdruckabfalls bei Schwangeren in Rückenlage läßt vermuten, daß das venöse Gefäßsystem im allgemeinen ausreichend tonisiert ist. Bei Inhalationsnarkose, insbesondere aber bei der Spinalanästhesie zur Durchführung eines Kaiserschnitts sind dramatische Zwischenfälle bei Rückenlage der Patientin beschrieben worden.

Alle Fälle boten etwa die gleiche Symptomatik: Nach Injektion des Anästhetikums in den Subarachnoidalraum war es in Rückenlage während des Kaiserschnitts zum plötzlichen Tod der Patientin gekommen. Das Intervall war abhängig vom verwendeten Anästhetikum und korrelierte zu der Zeit, die bis zur Sympathikusblockade verging. Die Höhe der Betäubung bei Spinalanästhesie ist von entscheidender Bedeutung.

Untersuchungen haben gezeigt, daß bei abdomineller Kompression und bei Graviden in Rückenlage die Höhe der Anästhesie im Segment T7–T8 lokalisiert war, während bei der gynäkologischen Kontrollserie die Anästhesie bei T11 lag; die Ursache für die unterschiedliche Höhe der Anästhesie ist danach in der Verteilung des Anästhetikums im Subarachnoidalraum zu suchen. Die Verteilung war abhängig vom Füllungsdruck der Vertebralvenen. Der Blutdruckabfall beruht sehr wahrscheinlich auf einer Abnahme der sympathischen Aktivität, die zu einer Dilatation im arteriellen und venösen Gefäßsystem führt. Insbesondere wird die Dilatation des venösen Gefäßsystems durch den internen Blutverlust in das schon ohnehin gestaute Gefäßgebiet der unteren Körperhälfte begünstigt.

Das Herzminutenvolumen und der arterielle Blutdruck können nach Spinalanästhesie bedrohlich abfallen [19]. Sympathotonika sind hier nur mit Vorsicht anzuwenden, da diese den Blutdruck zwar kurzfristig normalisieren, aber zum einen die Okklusion der V. cava nicht beseitigen und zum anderen eine Reduktion der uterinen Durchblutung bewirken. Die Wirkung von Sympathotonika nach Freigabe der Okklusion resultiert gelegentlich in einer exzessiven Blutdrucksteigerung und Ausbildung eines Lungenödems.

4.5 Vena-cava-Okklusionssyndrom

Eine ausführliche Darstellung des Vena-cava-Okklusionssyndroms erfolgt in Band 7. Deshalb sei hier nur kurz auf die wesentlichsten hämodynamischen Veränderungen verwiesen, die bei der partiellen oder totalen Okklusion der V. cava inferior auftreten können.

In Rückenlage klagen Schwangere gelegentlich über Empfindlichkeit und Müdigkeit, über diffuse Beschwerden mit Lokalisation im Bauch, mitunter auch über Atemnot, die sich bis zum Erstickungsgefühl steigern kann. Blässe, Schwitzen, Übelkeit und schließlich Bewußtlosigkeit kennzeichnen die extreme Form dieses Syndroms. Ursache ist der Druck des schwangeren Uterus auf die V. cava inferior. Durch die Kompression der V. cava fällt das Herzminutenvolumen um etwa 13% ab, das Schlagvolumen sinkt um 10%, und der periphere Strömungswiderstand steigt um etwa 13% an. Der Abfall des Herzminutenvolumens und des Schlagvolumens erfolgt durch die Einschränkung des venösen Rückstroms zum Herzen, in dessen Folge der arterielle Mitteldruck sinkt. Der Anstieg des peripheren Strömungswiderstandes ist nicht in den Arteriolen, sondern in der V. cava lokalisiert. Die uterine Durchblutung fällt durch die Verminderung des Perfusionsdrucks (arterieller Blutdruck minus Blutdruck in der V. uterina) ab.

Der Fetus reagiert auf das Vena-cava-Okklusionssyndrom mit einer Verlangsamung der Herzfrequenz, wenn eine kritische Grenze der uterinen Perfusion unterschritten wird (siehe auch Abschnitt 1.1.1).

Es gibt zahlreiche klinische Situationen, bei denen das Vena-cava-Okklusionssyndrom auftreten kann oder verstärkt wird. Die Therapie besteht in der Lagerung der Patientin auf die linke oder rechte Seite.

Literatur zu Abschnitt 4

1. Barrron, W. M., S. K. Mujais, M. Zinaman, E. L. Bravo, M. D. Lindheimer: Plasma catecholamine responses to physiologic stimuli in normal human pregnancy. Amer. J. Obstet. Gynec. 154 (1986) 80–84.
2. Clapp, J. F.: Physiological adaptation in fetal growth retardation. In: Spencer, J. A. D. (ed.): Fetal Monitoring, p. 103. Castle House, Tunbridge Wells/UK 1989.
3. Clapp, J. F., B. L. Seaward, R. H. Sleamaker, J. Hiser: Maternal physiologic adaptations to early human pregnancy. Amer. J. Obstet. Gynec. 159 (1988) 1456–1460.
4. Friedman, E. A., R. K. Neff: Hypertension-Hypotension in pregnancy. J. Amer. med. Ass. 239 (1978) 2249–2251.
5. Goeschen, K., O. Behrens: Hypotonie in der Schwangerschaft. In: Schneider, J., H. Weitzel (Hrsg.): Edition Gynäkologie und Geburtsmedizin, S. 11. Wissenschaftliche Verlagsgesellschaft, Stuttgart 1988.
6. Harsanyi, J., D. Kiss: Hypotonie in der Schwangerschaft. Zbl. Gynäk. 107 (1985) 363–369.
7. Hohmann, M.: Bedeutung und Funktion von Venen während der Schwangerschaft. Habilitationsschrift, Universität Gießen 1991.
8. Hohmann, M., C. Heimann, P. Kamali, W. Künzel: Hypotone Symptome und Schwangerschaft. Z. Geburtsh. Perinat. 196 (1992) 118–122.
9. Hohmann, M., C. Heimann, P. Kamali, W. Künzel: Das Verhalten des Blutdrucks und der Herzfrequenz in Ruhe und Orthostase während der Schwangerschaft. Z. Geburtsh. Perinat. 197 (1993) 250–256.
10. Hohmann, M., T. M. Keve, G. Osol, M. K. McLaughlin: Norepinephrine sensitivity of mesenteric veins in pregnant rats. Amer. J. Physiol. 259 (1990) R753–R759.
11. Hohmann, M., W. Künzel: Orthostatic hypotension and birthweight. Arch. Gynec. 248 (1991) 181–189.
12. Kastendieck, E.: Bedeutung der Hypotonie, Hypertonie, Anämie, Minderwuchs, pathologische Gewichtszunahme, Über- und Untergewicht der Mutter als Schwangerschaftsrisiko – Daten der Bayerischen Perinatalerhebung. In: Dudenhausen, J. W., E. Saling (Hrsg.): Perinatale Medizin. Thieme, Stuttgart–New York 1986.
13. Metcalfe, J., M. K. Stock, D. H. Barron: Maternal physiology during gestation. In: Knobil, E., J. Neill et al. (eds.): The Physiology of Reproduction. Raven Press, New York 1988.
14. Moutquin, J. M., C. Rainville, L. Giroux: A prospective study

of blood pressure in pregnancy: prediction of preeclampsia. Amer. J. Obstet. Gynec. 151 (1985) 191–196.
15. Naeye, R. I.: Maternal blood pressure and fetal growth. Amer. J. Obstet. Gynec. 141 (1981) 780–787.
16. Nissel, H., P. Hjemdahl, B. Linde, N. O. Lunell: Sympathoadrenal and cardiovascular reactivity in pregnancy-induced hypertension. II. Responses to tilting. Amer. J. Obstet. Gynec. 152 (1985) 554–560.
17. Rimbach, E., E. Heiligenstein: Die klinische Bedeutung der Hypotonie in der Schwangerschaft und während der Geburt. Med. Welt 34 (1967 1950–1954.
18. Rothe, C. F.: In: Sheperd, J. T., F. M. Abboud (eds.): Handbook of Physiology, Section 2: The Cardiovascular System, vol. III, pp. 397–452. American Physiological Society, Bethesda/Md 1983.
19. Ueland, K., M. J. Nowy, E. N. Person, J. Metcalfe: Maternal cardiovascular dynamics. IV. The influence of gestational age on the maternal cardiovascular response to posture and exercise. Amer. J. Obstet. Gynec. 104 (1969) 856.
20. Wolff, F., M. Bauer, A. Bolte: Schwangerschaftshypotonie. Geburtsh. u. Frauenheilk. 50 (1990) 842–847.

2 Die Respirationsorgane während der Schwangerschaft*

H. Fabel, V. Lehmann

Inhalt

1	Physiologie der Lungenfunktion während der Schwangerschaft...... 72	2.3.2.1	Behandlung der Sarkoidose während der Schwangerschaft............. 77
1.1	Volumina.................... 72	2.3.2.2	Einfluß der Schwangerschaft auf den Verlauf der Sarkoidose.......... 77
1.2	Ventilationsgrößen............. 73	2.3.2.3	Einfluß der Sarkoidose auf den Schwangerschaftsverlauf.......... 78
1.3	Diffusionskapazität............. 73	2.3.2.4	Einfluß der maternalen Sarkoidose auf den Fetus und das Neugeborene. 78
1.4	Atemarbeit................... 73	2.3.3	Asthma bronchiale............. 78
2	Lungenerkrankungen während der Schwangerschaft............... 74	2.3.3.1	Behandlung des Asthma bronchiale während der Schwangerschaft..... 78
2.1	Dyspnoe bei Schwangeren........ 74	2.3.3.2	Einfluß der Schwangerschaft auf den Verlauf des Asthma bronchiale..... 79
2.2	Diagnostik von Lungenerkrankungen bei Schwangeren............... 75	2.3.3.3	Einfluß des Asthma bronchiale auf den Schwangerschaftsverlauf...... 79
2.3	Spezielle Lungenerkrankungen bei Schwangeren................. 75	2.3.3.4	Einfluß des maternalen Asthma bronchiale auf den Fetus und das Neugeborene................. 80
2.3.1	Tuberkulose.................. 75	2.3.4	Chronische bronchopulmonale Erkrankungen................. 81
2.3.1.1	Behandlung der Tuberkulose während der Schwangerschaft..... 75	2.3.4.1	Chronische Bronchitis........... 81
2.3.1.2	Einfluß der Schwangerschaft auf den Verlauf der Tuberkulose....... 76	2.3.4.2	Bronchiektasen................ 81
2.3.1.3	Einfluß der Tuberkulose auf den Schwangerschaftsverlauf......... 76	2.3.4.3	Mukoviszidose................ 81
2.3.1.4	Einfluß einer maternalen Tuberkulose auf den Fetus und das Neugeborene................. 77	2.3.5	Lungenembolie bei Schwangeren.. 82
2.3.2	Lungensarkoidose............. 77	2.3.6	Mendelson-Syndrom............ 82

---
* Die Literaturverzeichnisse finden sich jeweils am Ende der Abschnitte.

1 Physiologie der Lungenfunktion während der Schwangerschaft

V. Lehmann

Die respiratorische Funktion in der Schwangerschaft hat Velpeau schon 1831 in seinen Abhandlungen zur Geburtshilfe erwähnt und den Einfluß des Zwerchfellhochstandes während der Gravidität auf Form und Volumen des Thorax beschrieben.

Lungenvolumina, Ventilation, Atemmechanik und auch die Diffusionskapazität werden während der Schwangerschaft verändert. Die Gravide muß bei körperlicher Belastung eine größere Atemarbeit leisten, sie muß mehr Sauerstoff aufnehmen, ihr Kalorienumsatz ist erhöht im Vergleich zur gleichen Belastung bei einer nicht schwangeren Frau; sie muß eine größere Sauerstoffschuld eingehen und gerät unter Belastung schneller in eine metabolische Azidose.

Diese physiologischen Veränderungen der Lungenfunktion während der Gravidität werden im folgenden beschrieben.

1.1 Volumina

Eine Übersicht der Lungenvolumina findet sich in Abbildung 2-1. Die Vitalkapazität verändert sich im Verlauf der Gravidität nicht signifikant, sie ist geringfügig eingeschränkt [1, 3]. Die Abnahme des exspiratorischen Reservevolumens wird durch die Zunahme der inspiratorischen Kapazität ausgeglichen. Die erhöhte inspiratorische Kapazität ist durch die Steigerung des Atemzugvolumens bedingt [1, 3, 10]. Funktionelle Residualkapazität und Residualvolumen nehmen nach der 24. Schwangerschaftswoche statistisch signifikant ab, wenn der gravide Uterus einen Zwerchfellhochstand bewirkt [1]. In der 36. Woche bei höchstem Stand des Uterusfundus beträgt die Abnahme des Residualvolumens 15 %. Röntgenologische Untersuchungen verschiedener Autoren über den Hochstand und die Atemverschieblichkeit des Zwerchfells während der Schwangerschaft haben zu einheitlichen Ergebnissen geführt [7]. Danach steht am Ende der Gravidität das Diaphragma in Exspirationsstellung 1,5 bis 2,1 cm höher als außerhalb der Schwangerschaft. Während der maximalen Inspiration senkt sich das Zwerchfell wieder auf eine Ebene, die der Inspirationsstellung außerhalb der Schwangerschaft entspricht. Daraus ergibt sich eine größere Zwerchfellverschieblichkeit bei Schwangeren gegenüber nichtschwangeren Frauen. Die Thoraxform zeigt eine Ausweitung der Brustkorbbasis.

Diese topographischen Veränderungen dürften die Abnahme der funktionellen Residualkapazität und des Residualvolumens bedingen. Das exspiratorische Reservevolumen und das Residualvolumen sind so stark erniedrigt, daß die Zunahme der inspiratorischen Kapazität als Volumenausgleich nicht ausreicht. Daher kommt es im Verlauf der Schwangerschaft zu einer Abnahme der Totalkapazität um 5 % [3].

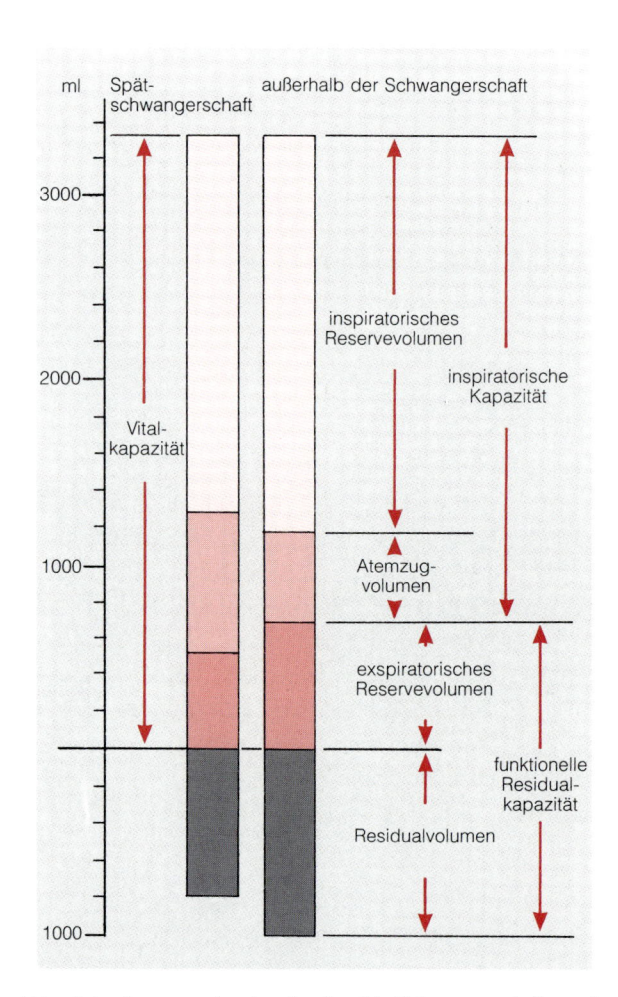

Abb. 2-1 Lungenvolumina in der 36. Schwangerschaftswoche und außerhalb der Gravidität.

1.2 Ventilationsgrößen

Die signifikante Zunahme des Atemminutenvolumens um 30% ist allein durch den Anstieg des Atemzugvolumens bedingt, denn die Atemfrequenz verändert sich während der Gravidität nicht [1, 3, 10]. Außerhalb der Gravidität wurde ein Atemzugvolumen von 550 ml gemessen. Bereits in der 12. Schwangerschaftswoche erhöhte sich der Wert auf 620 ml und war in der 36. Schwangerschaftswoche auf 740 ml angestiegen. Das bedeutet eine Steigerung von fast 35% [3]. Die alveoläre Ventilation ist bereits in der 11. Schwangerschaftswoche um 80% signifikant gesteigert. Bis zum Ende der Schwangerschaft erfolgt dann eine geringe Steigerung um weitere 5% [10].

Im Tiffeneau-Test werden während der Gravidität keine signifikanten Veränderungen gemessen. Der Atemgrenzwert bleibt im Verlauf der Schwangerschaft gleich [3]. Diese beiden unveränderten Parameter lassen den Schluß zu, daß sich der Strömungswiderstand während der Schwangerschaft nicht wesentlich ändert. Für diese Annahme spricht auch, daß die Atemarbeit gegen viskose Widerstände während der Gravidität gleich bleibt. Allerdings werden auch eine geringe Zunahme oder Abnahme des bronchialen Strömungswiderstandes in der Literatur beschrieben [8].

Die neueste Messung des Strömungswiderstandes mit der Oszillometrie ergab keine veränderten Werte gegenüber den Messungen bei nichtschwangeren Frauen [9]. Die Lungen-Compliance wurde von der Mehrzahl der Untersucher unverändert gefunden; je eine Literaturstelle läßt sich finden, wo die Compliance erhöht und auch erniedrigt gemessen wurde [3].

Unter der Gabe von Fenoterol (2 µg/min) wurde eine Erhöhung des Atemwegwiderstandes gemessen. Die zusätzliche Betablockade zur Kardioprotektion mit Metoprolol (50 µg/min) hob diese Zunahme des Atemwegwiderstandes auf, führte bei einigen Schwangeren sogar zu einer leichten Verminderung [2].

Bereits in der 12. Schwangerschaftswoche ist die Sauerstoffaufnahme gesteigert. Der arterielle Kohlendioxidpartialdruck ist zu diesem Zeitpunkt erniedrigt gemessen worden [6, 10]. Man muß also annehmen, daß bereits während der Frühschwangerschaft eine Hyperventilation besteht. Zwerchfellhochstand und erhöhter Sauerstoffverbrauch durch den fetalen Stoffwechsel können nicht allein die Ursache sein. Eine weitere Ursache für eine Hyperventilation könnte eine Verteilungsstörung sein, wenn eine große Zahl von Alveolen hypoventiliert wird. Eine Verteilungsstörung läßt sich jedoch in der Schwangerschaft nicht feststellen. Die Heliummischungszeit ist nicht verlängert, und auch ein kleinerer „Mixing"-Index deutet eher auf eine verkürzte Mischungszeit hin [3]. Diese Befunde sind durch die Hyperventilation zu erklären, sind aber keinesfalls als eine Verteilungsstörung zu interpretieren. Gegen Ende der Gravidität ist die Sauerstoffaufnahme um 25% erhöht gegenüber Werten außerhalb der Gravidität. Hier spielt der hohe fetale Stoffwechsel sicherlich eine entscheidende ursächliche Rolle [1, 3, 10].

1.3 Diffusionskapazität

Von den meisten Autoren wird die Diffusionskapazität in der Schwangerschaft als erniedrigt angegeben, wobei die stärkste Abnahme in der 24. Schwangerschaftswoche gemessen wurde [1, 3]. Die Abnahme der Diffusionskapazität während der Schwangerschaft wird durch einen Östrogeneffekt auf Kapillar- und Alveolarwand sowie das Interstitium der Lungen erklärt, die Diffusionsstrecke soll sich damit vergrößern [3].

Damit ließe sich sowohl die Hyperventilation im I. Trimenon als auch der dem Ausmaß der Hyperventilation nicht entsprechende Anstieg des Sauerstoffpartialdrucks im arteriellen Blut der Schwangeren erklären [6]. Ebenso könnte die verminderte Diffusionskapazität eine Ursache für die von vielen Schwangeren geklagte Dyspnoe sein (siehe auch Abschnitt 2.1). Bei Schwangeren, die über Dyspnoe bereits in der 12. Schwangerschaftswoche klagten, war die Diffusionskapazität signifikant niedriger als bei dem Vergleichskollektiv. Die Hyperventilation war stärker ausgeprägt. Das Atemminutenvolumen ist bei diesen Frauen in der 13. Schwangerschaftswoche um das Doppelte gesteigert. Die Sauerstoffaufnahme ist in diesen Fällen lediglich im gleichen Maße erhöht wie bei den Schwangeren ohne Dyspnoe [5].

1.4 Atemarbeit

Unter der Geburt muß die Atemarbeit gesteigert werden. Zu Beginn der Eröffnungsperiode erfolgt ein steiler Anstieg des Atemminutenvolumens. Danach vollzieht sich die weitere Steigerung in kleineren, aber kontinuierlichen Schritten bis zum Ende der Geburt. Die Sauerstoffaufnahme steigt von Beginn der Geburt bis zur Vollständigkeit des Muttermundes auf fast das Doppelte an. In der Austreibungsphase kommt es dann nochmals zu einer weiteren Erhöhung der Sauerstoffaufnahme.

Die Ventilation ist abhängig von der Schmerzhaftigkeit der Geburtsvorgänge. Die Multiparität und die Gabe von Analgetika lassen die Zunahme der Ventilation geringer werden. Wenn eine Schwangere einer körperlichen Belastung ausgesetzt wird, muß von ihr das Atemminutenvolumen unverhältnismäßig im Vergleich zur nichtschwangeren Frau gesteigert werden.

Ebenso muß während der Gravidität zunehmend mehr Sauerstoff für die gleiche Arbeit aufgenommen werden [5, 10]. Auffallend ist, daß der Wirkungsgrad aus der Arbeit und dem Arbeitsumsatz zum Ende der Gravidität signifikant erniedrigt ist. Tierexperimentelle Studien haben einen Einfluß der Steroidhormone auf die Physiologie der quergestreiften Muskulatur gezeigt [4].

Literatur zu Abschnitt 1

1. Gazioglu, K., N. L. Waltreider, M. Rosen, P. N. Yu: Pulmonary function during pregnancy in normal women and in patients with cardiopulmonary disease. Thorax 25 (1970) 445.
2. Hettenbach, A., H. Bode, A. Wischnik, W. D. Hittmann: Lungenfunktion unter der Tokolyse mit Betastimulatoren und β-1-Blockern. Z. Geburtsh. Perinat. 193 (1989) 251.
3. Lehmann, V., H. Fabel: Lungenfunktionsuntersuchungen an Schwangeren. Z. Geburtsh. Perinat. 177 (1973) 387.
4. Lehmann, V., G. Horner: Beeinflussung der isometrischen Kontraktion des Rattenzwerchfells durch Steroidhormone und Schwangerschaft. Arch. Gynäk. 225 (1978) 161.
5. Lehmann, V., K. Regnat: Der Einfluß standardisierter Arbeit auf Herz-Kreislauf-System, Ventilation, Gasaustausch, Kohlenhydratstoffwechsel und Säure-Basen-Haushalt. Z. Geburtsh. Perinat. 180 (1976) 279.
6. Lucius, H., H. Gahlenbeck, H.-O. Kleine, H. Fabel, H. Bartels: Respiratory functions, buffer system and electrolyte concentrations of blood during human pregnancy. Resp. Physiol. 9 (1970) 311.
7. Möbius, W.: Atmung und Schwangerschaft. Münch. med. Wschr. 103 (1961) 1389.
8. Nolte, D., B. Spiegel: Einfluß der Schwangerschaft auf bodyplethysmographische Meßergebnisse. Klin. Wschr. 49 (1971) 1150.
9. Oddoy, A., K. Joschko, J. Vogel: Atemwiderstand und dynamische Ventilationsgrößen bei lungengesunden Schwangeren unterschiedlichen Gestationsalters. Zbl. Gynäk. 104 (1982) 1270.
10. Spätling, L., F. Fallenstein, A. Huch, R. Huch, G. Rooth: The variability of cardiopulmonary adaption to pregnancy at rest and during exercise. Brit. J. Obstet. Gynaec. 99 (1992) Supp. 8.

2 Lungenerkrankungen während der Schwangerschaft

H. Fabel

2.1 Dyspnoe bei Schwangeren

Atemnot ist die häufigste subjektive Beschwerde, die eine Schwangere zum Arzt führt oder auf Befragen angibt. Dyspnoe kann Symptom einer ernst zu nehmenden und therapiebedürftigen kardiopulmonalen Erkrankung sein, auf jeden Fall ist sie diagnostisch abzuklären. Tatsächlich klagen 60 bis 70 % aller Schwangeren im Verlauf der Gravidität über Luftnot, ohne in irgendeiner Weise krank zu sein [44].

Dieses subjektive Empfinden einer Luftnot tritt häufig bereits im I. und II. Trimenon auf, es kann in Ruhe vorhanden sein und unter körperlicher Belastung sowie im Verlauf der weiteren Schwangerschaft wieder verschwinden.

Es wurde die Theorie aufgestellt, daß Schwangere mit Dyspnoe ihre veränderte Atemmechanik mit Inspirationsstellung des Thorax, Zwerchfellhochstand und die hormonell bedingte Hyperventilation unbewußt an dem früheren Zustand messen und als Mißempfindung registrieren [5]. Für diese Vorstellung könnte sprechen, daß Frauen mit starker Dyspnoe in der Tat auch stärker hyperventilieren und daß die zusätzliche Bürde der Schwangerschaft bei veränderter thorakaler und diaphragmaler Atemmechanik mit erhöhtem Sauerstoffverbrauch auch eine größere Atemarbeit zur Folge hat.

Unter körperlicher Belastung zeigen Schwangere mit Dyspnoe in der Regel gegenüber nicht dyspnoischen Schwangeren keine Abweichungen der atemphysiologischen Parameter und auch keine weiteren Gasaustauschstörungen. Allerdings weisen Schwangere mit Dyspnoe stärkere Veränderungen der statischen und dynamischen Lungenvolumina, insbesondere eine höhere Atemwegs-Resistance auf als Schwangere ohne Dyspnoe [21]. Die beobachteten Veränderungen der Lungenfunktion bleiben aber im Bereich der Norm.

Eine Störung der Lungenfunktion sollte immer durch eine spirographische Untersuchung ausgeschlossen werden (siehe auch Abschnitt 1) bzw. sollte die ängstliche und dyspnoische Schwangere durch den Nachweis einer normalen Lungenfunktion von der Harmlosigkeit ihres Beschwerdebildes überzeugt werden.

2.2 Diagnostik von Lungenerkrankungen bei Schwangeren

Da aufwendige und eingreifende Untersuchungen einschließlich der Röntgendiagnostik in der Gravidität hintangestellt werden sollten, muß sich das diagnostische Vorgehen an Leitsymptomen orientieren. Unter Berücksichtigung des Geschlechts und des meist jugendlichen Alters sowie der möglichen Krankheiten, die durch eine Gravidität verschlimmert werden oder eine Gravidität bedrohen, sollte insbesondere auf Dyspnoe, Husten und Auswurf geachtet werden.

Dyspnoe

Bei Dyspnoe, die sich unter Belastung verstärkt und die eventuell mit Hustenreiz und Schmerzen im Brustkorb einhergeht, muß man differentialdiagnostisch die folgenden Möglichkeiten berücksichtigen:

- kardiale Erkrankungen
- Pleuritis
- Lungenembolie
- Pneumothorax
- interstitielle entzündliche Lungenerkrankungen

Bei *plötzlichen Anfällen von Luftnot* sind differentialdiagnostisch in erster Linie zu berücksichtigen:

- Asthma bronchiale
- Pneumothorax
- akute Linksherzinsuffizienz mit Lungenödem
- Lungenembolie

Husten und Auswurf

Die Differentialdiagnose umfaßt unspezifisch entzündliche Atemwegserkrankungen, Bronchiektasen, Pneumonie einschließlich Aspirationspneumonie, Lungenembolie, Tuberkulose, Bronchialkarzinom.

Bleibt die Ursache der genannten Symptome nach klinischer Durchuntersuchung und Lungenfunktionsanalyse ungeklärt, muß eine weitere Abklärung unter Einschluß von Röntgenuntersuchungen erfolgen. Auf die Problematik von Röntgenuntersuchungen von Schwangeren, insbesondere im I. Trimenon, wird in Band 4, Kapitel 9, Abschnitt 3.5, ausführlich eingegangen. An dieser Stelle sei nur gesagt, daß eine Thoraxdurchleuchtung wegen der gegenüber der Thoraxfernaufnahme deutlich höheren Strahlendosis und der höheren Gonadenbelastung durch Streustrahlung ausscheidet. Bei einer unter Bleigummiabdeckung des Abdomens lege artis durchgeführten einmaligen Thoraxaufnahme ist die Gonadendosis unter 0,2 Milliröntgen (0,052 mC/kg) [1] und somit vernachlässigbar klein.

2.3 Spezielle Lungenerkrankungen bei Schwangeren

2.3.1 Tuberkulose

Die Lungentuberkulose spielt bei Frauen der in Frage kommenden Altersgruppe in Mitteleuropa eine nur untergeordnete Rolle. Sie tritt in erster Linie bei Personen aus Entwicklungsländern, Drogensüchtigen und AIDS-Kranken auf.

Bei entsprechendem anamnestischem oder klinischem Verdacht unterscheidet sich das Vorgehen zur Diagnose oder zum Ausschluß einer Lungentuberkulose bei Schwangeren nur insofern gegenüber dem Vorgehen bei Nichtschwangeren, als Tuberkulintestung, direkter Erregernachweis im Sputum oder Magensaft (einschließlich Tuberkulosekultur), Heranziehen alter Thoraxaufnahmen zeitlich vor der Anfertigung einer Thoraxaufnahme unter Bleiabdeckung des Abdomens rangieren sollten.

2.3.1.1 Behandlung der Tuberkulose während der Schwangerschaft

Chemotherapie während der Schwangerschaft

Die Therapie von tuberkulosekranken Schwangeren folgt den allgemeinen Behandlungsrichtlinien. Eine aktive und infektiöse Tuberkulose wird somit auch in der Gravidität mit einer Dreierkombination in üblicher Dosis behandelt, wofür in erster Linie Isoniazid (INH), Streptomycin, Rifampicin und Ethambutol zur Verfügung stehen, während die weniger wirksame p-Aminosalicylsäure (PAS), von der keinerlei teratogene Nebenwirkungen bekannt sind, kaum noch verwendet wird. Pyrazinamid, das zunehmend als Alternative zu Ethambutol eingesetzt wird, sollte wegen der Beeinflussung der Hämatopoese und seiner Lebertoxizität nicht verwendet werden.

Auch von INH, das leicht durch die Plazenta diffundiert und milchgängig ist, sind keine teratogenen Wirkungen bekannt. Streptomycin hingegen sollte wegen der guten Plazentagängigkeit, der hohen Fruchtwasserspiegel und der außerordentlich guten Milchgängigkeit während Gravidität und Stillzeit nicht gegeben werden, da Schädigungen des Innenohrs mit Innenohrschwerhörigkeit und Gleichgewichtsstörungen nicht auszuschließen sind.

Das hochwirksame Rifampicin, über das zahlenmäßig geringe Erfahrungen hinsichtlich der Teratogenität vorliegen, scheint beim Menschen keine Fehlbildungen zu verursachen. Da aber im Tierexperiment (Ratten) eine erhöhte Fehlbildungsrate besteht, sollte Rifampicin nicht in der Frühgravidität verordnet werden.

Auch für Myambutol wurden bislang keine teratogenen Nebenwirkungen beschrieben [38]. Die Zahl der beobachteten unter Myambutoltherapie ausgetragenen Schwangerschaften ist allerdings noch zu klein, um eine abschließende Unbedenklichkeitserklärung abzugeben. Zumindest ist im I. Trimenon weiterhin Zurückhaltung geboten.

Sonstige Maßnahmen

Nicht mehr medikamentös behandlungsbedürftige, aber auch unter ausreichender Chemotherapie stehende Schwangere müssen nicht mehr wie früher in spezielle Heilstätten eingewiesen werden, sondern können ohne besondere Schutzvorkehrungen und Risiken für die Umgebung in allgemeinen Kreißsälen entbunden werden. Unmittelbar vor der Geburt sollten allerdings Sputumkontrollen und eine Röntgenuntersuchung der Lunge erfolgen. Auch post partum sollten die Kontrolluntersuchungen engmaschiger weitergeführt werden.

Wie bei nichttuberkulösen Erkrankungen mit Lungenfunktionsstörungen wird man bei deutlicher irreversibler arterieller Hypoxämie (pO_2 < 60 mm Hg, entsprechend 8,0 kPa) bei Anstieg des arteriellen CO_2-Drucks über 45 mm Hg (6,0 kPa) bei extrem erhöhten bronchialen Strömungswiderständen, bei einer Erniederung der Vitalkapazität auf weniger als 50 % des Sollwerts sowie bei nachgewiesenem Cor pulmonale mit in Ruhe erhöhtem pulmonalarteriellem Druck eine Gefährdung von Mutter und Feten annehmen müssen. Weiterhin können Miliartuberkulose, Meningitis tuberculosa sowie Tuberkulose, die mit hohen Dosen potentiell teratogener Chemotherapeutika behandelt wurden (eventuell in Unkenntnis einer vorliegenden Frühgravidität), Anlaß zum *Schwangerschaftsabbruch* geben [47].

Verhindern komplizierende Erkrankungen oder Nebenwirkungen der indizierten Chemotherapeutika die für notwendig erachtete medikamentöse Behandlung (z. B. bei Nieren- und Leberinsuffizienz, bei Schäden am Nervus opticus, acusticus oder vestibularis oder bei chronischem Alkoholismus, Diabetes mellitus und Herzinsuffizienz), sollte das Risiko der Schwangerschaft ebenfalls überdacht und mit Vertretern der entsprechenden Fachdisziplinen besprochen werden.

2.3.1.2 Einfluß der Schwangerschaft auf den Verlauf der Tuberkulose

Der Verlauf einer Lungentuberkulose wird durch das Eintreten einer Schwangerschaft nicht ungünstig beeinflußt.

Vom Altertum bis ins mittlere 19. Jahrhundert hielt sich die Vorstellung, daß die Schwangerschaft eine Lungenschwindsucht ungünstig beeinflusse. Aus der Folgezeit liegen zahlreiche Berichte vor, die eine Verschlimmerung der Tuberkulose während und nach der Gravidität beschrieben, wobei zusätzliche Risiken wie ungünstige soziale Verhältnisse, allgemeiner Gesundheitszustand der Mutter mit häufig rasch aufeinanderfolgenden Geburten, die Stillperiode sowie die erhöhte körperliche Belastung der Mutter durch mehrere Säuglinge und Kleinkinder eine große Rolle gespielt haben dürften [43]. Dabei ist zu berücksichtigen, daß mit und ohne Schwangerschaft bei unbehandelter Lungentuberkulose in 15 bis 30 % der Fälle innerhalb von zweieinhalb Jahren nach Diagnosestellung eine deutliche Progredienz des Leidens eintritt.

Behandelte tuberkulöse Schwangere haben heute die gleiche ausgezeichnete Prognose wie Nichtschwangere [51].

Als kritische Phase bezüglich einer Progression des Leidens und bezüglich der Reaktivierung gilt bei unbehandelten Patienten die postpartale Phase. Bei adäquater Ernährung der Mutter ist allerdings heute nicht mehr damit zu rechnen, daß die Stillperiode einen ungünstigen Einfluß auf den Verlauf einer Tuberkulose hat oder daß es zu einer Exazerbation einer inaktiven Tuberkulose kommt.

2.3.1.3 Einfluß der Tuberkulose auf den Schwangerschaftsverlauf

Der Verlauf einer Gravidität wird durch das Auftreten einer Lungentuberkulose nicht ungünstig beeinflußt. Eine eindeutige medizinische *Indikation zu einem Schwangerschaftsabbruch* besteht nur dann, wenn eine Ateminsuffizienz mit entsprechender Ventilations- und Gasaustauschstörung oder mit Cor pulmonale vorliegt oder wenn eindeutig teratogene Chemotherapeutika gegeben wurden (siehe auch Abschnitt 2.3.1.1).

Sollte – was heute selten ist – bei einer graviden tuberkulosekranken Frau ein thoraxchirurgischer Eingriff (Lungenresektion, Thorakoplastik) nötig werden, so kann dieser ohne Schaden für die Gravidität durchgeführt werden, wenn die Lungenfunktion (siehe Abschnitt 1) diese Maßnahme zuläßt [45].

2.3.1.4 Einfluß einer maternalen Tuberkulose auf den Fetus und das Neugeborene

Unter Berücksichtigung einer Chemotherapie oder Chemoprophylaxe der Mutter und einer Schutzimpfung des Säuglings sind Erkrankungen des Neugeborenen nicht zu befürchten.

Eine konnatale Infektion in utero oder während der Geburt kann hämatogen über eine Aspiration oder Inhalation von Keimen aus infiziertem Fruchtwasser oder durch Kontakt mit dem infizierten Geburtskanal erfolgen. Die Genitaltuberkulose, insbesondere die Tuberkulose des Endometriums mit direkter Infektion des Fetus, dürfte zahlenmäßig für die insgesamt sehr selten gewordene konnatale Tuberkulose eine größere Bedeutung haben als die mütterliche Lungentuberkulose mit hämatogener Infektion des Feten.

Eine hinreichend tuberkulostatisch behandelte Schwangere und Mutter bietet keine Infektionsgefahr für den Fetus und das Neugeborene. Tuberkulosen im ersten Lebensjahr kommen praktisch nicht mehr vor.

Das Neugeborene einer ausreichend tuberkulostatisch behandelten Mutter ist nicht gefährdet. Es sollte jedoch im Zweifelsfall von der Mutter isoliert werden, bis sechs Wochen nach erfolgter Tuberkuloseimpfung ein wirksamer Schutz eingetreten ist.

2.3.2 Lungensarkoidose

Die Sarkoidose (Synonym: Morbus Boeck), eine ätiologisch ungeklärte epitheloidzellige Granulomatose, befällt neben den mediastinalen und hilären Lymphknoten am häufigsten das Lungenparenchym. Ihr Häufigkeitsgipfel liegt zwischen dem 20. und 40. Lebensjahr.

Die Erkrankung ist bei Frauen im gebärfähigen Alter häufiger als die Lungentuberkulose. Neben einer akuten Verlaufsform mit Erythema nodosum und Arthralgien gibt es eine chronische, symptomarm verlaufende Form, die meist zufällig durch den Nachweis vergrößerter Hiluslymphknoten bei Röntgenreihenuntersuchungen festgestellt wird. Ein Übergang in eine Lungenfibrose ist möglich. Insgesamt ist die Spontanheilungsrate mit über 80 % sehr hoch. Rezidive sind möglich.

2.3.2.1 Behandlung der Sarkoidose während der Schwangerschaft

Therapeutisch wird man während der Gravidität in der Regel auf Kortikosteroide verzichten können und die Schwangeren lediglich bezüglich einer Progression der Lungenveränderungen und dem Auftreten von extrapulmonalen Manifestationen engmaschig überwachen, wobei der Kontrolle der Lungenfunktion die Hauptbedeutung zukommt. Steroide sollten allerdings nicht vorenthalten werden, wenn [43]:

– die pulmonalen Veränderungen, gemessen an Dyspnoe, Lungenfunktion und Röntgenbild, zunehmen
– eine Augenbeteiligung hinzukommt
– eine deutliche Hyperkalzämie oder eine vermehrte Calciumausscheidung auftritt
– Hinweise auf eine myokardiale Beteiligung bestehen
– ein Hyperplenismus sich entwickelt
– das zentrale Nervensystem beteiligt ist oder ausgeprägte Boeck-Granulome der Haut beobachtet werden.

Bei unumgänglichem Einsatz von Steroiden ist es üblich, mit 40 bis 60 mg Prednison (oder der äquivalenten Dosis anderer Steroide) zu beginnen und bei Rückbildung der Veränderungen wöchentlich um 5 mg auf eine Erhaltungsdosis von etwa 10 mg täglich zurückzugehen.

2.3.2.2 Einfluß der Schwangerschaft auf den Verlauf der Sarkoidose

Eine Schwangerschaft beeinflußt den Verlauf einer unkomplizierten Sarkoidose günstig oder läßt ihn unbeeinflußt. Die von vielen Autoren beschriebene Rückbildung von Hiluslymphomen und anderen Lymphknotenvergrößerungen [35, 40] wird auf eine Erhöhung des freien Plasmacortisols während der Gravidität zurückgeführt [4], ist aber letztlich nicht eindeutig geklärt.

In den ersten drei bis sechs Monaten nach Schwangerschaftsende kommt es in etwa der Hälfte der Fälle wieder zu einer Progression, meistens die Organe oder Lymphknotenregionen betreffend, die auch vor der Gravidität erkrankt waren [16]. In der Laktationszeit tritt das Krankheitsbild häufig erstmals in Erscheinung. Das trifft besonders für die akute Verlaufsform der Sarkoidose (Löfgren-Syndrom) zu. Die in der Schwangerschaft beobachtete Besserung des Krankheitsbildes wird in der Regel durch die postpartale Exazerbation wieder rückgängig gemacht, so daß langfristig keine Änderung der Prognose durch die Gravidität zu erwarten ist [40].

2.3.2.3 Einfluß der Sarkoidose auf den Schwangerschaftsverlauf

Eine unkomplizierte Lungensarkoidose hat keinen ungünstigen Einfluß auf die Fertilität, die Gravidität und den Fetus. Nur wenn infolge einer Lungenfibrose eine schwere Lungenfunktionsstörung eingetreten ist, sind bedrohliche Komplikationen wie Ateminsuffizienz und Rechtsherzinsuffizienz zu erwarten. Hingegen können extrapulmonale Sarkoidose-Manifestation, insbesondere Milzsarkoidose mit Hypersplenismus, Myokardsarkoidose mit Herzrhythmusstörungen oder Herzinsuffizienz und eine Sarkoidose des zentralen Nervensystems ein hohes Geburtsrisiko bedeuten und gegebenenfalls einen Schwangerschaftsabbruch rechtfertigen.

2.3.2.4 Einfluß der maternalen Sarkoidose auf den Fetus und das Neugeborene

Es sind keinerlei nachteilige Veränderungen durch eine Erkrankung der Mutter für das Neugeborene zu erwarten. Eine Übertragung der Erkrankung auf das Neugeborene wurde bislang nicht beobachtet. Der Befall der Plazenta ist eine Rarität [26]. Auch im Kindesalter kommt die Sarkoidose praktisch nicht vor [43].

2.3.3 Asthma bronchiale

2.3.3.1 Behandlung des Asthma bronchiale während der Schwangerschaft

Bei der Asthmatherapie Schwangerer sind die Risiken eines schweren, nicht behandelten Asthmas mit Gefährdung von Mutter und Kind gegenüber den Risiken einer Schädigung des Feten durch Pharmaka abzuwägen (siehe auch Abschnitt 2.3.3.4). Die Basis der Therapie sollten Dinatriumcromoglykat, inhalierbare Beta-2-Sympathomimetika und inhalierbare Steroide sein [13, 14]. Wenn irgend möglich, sollten systemische Steroide nicht im I. Trimenon und nicht über die gesamte Gravidität hinweg gegeben werden. Theophyllinpräparate sind in normaler therapeutischer Dosis vertretbar. Die klassischen Bronchospasmolytika (Adrenalin, Aludrin, Ephedrin) sollten nicht verordnet werden. Jodhaltige Expektoranzien sind kontraindiziert. In lebensbedrohlichen Situationen, beim schweren Asthmaanfall oder im Status asthmaticus, sollte die kurzfristige Therapie ohne Einschränkungen, d. h. wie bei einer Nichtschwangeren, durchgeführt werden

[31]. Eine Schwangerschaft ist auch keine Kontraindikation für eine vorübergehende maschinelle Beatmung. Über die Wahl des günstigsten Antibiotikums bei komplizierender eitriger Bronchitis wird in Abschnitt 2.3.4 berichtet.

Falls eine *Langzeittherapie* notwendig ist, sollte man zunächst den Versuch machen, mit ausschließlich oder überwiegend lokal wirkenden Pharmaka, also mit inhalativ applizierten Medikamenten zu behandeln. Das betrifft die Beta-2-Sympathomimetika wie Fenoterol, Terbutalin, Reproterol, Hexoprenalin, Salbutanol sowie das Vagolytikum Ipratropriumbromid, die per Dosieraerosol in systemisch wesentlich geringer wirkender Dosis verabreicht werden können. Mehr noch sollten Steroide wie Beclomethason oder Budesonid inhalativ-topisch eingesetzt werden. Ihre Resorption ist gering, und ihre Halbwertszeit ist kurz, so daß bei therapeutischen Dosen nicht mit einer systemischen Wirkung und einer Rückwirkung auf den Fetus gerechnet werden muß. Mit einer solchen inhalativen Steroidtherapie kann man etwa 5 bis 10 mg oral gegebenes Prednison ersetzen.

Grundsätzlich sollte jede Asthma-Langzeittherapie in der Gravidität mit inhalierten Steroiden begonnen werden [34, 36]. Bei hoher Steroidbedürftigkeit, insbesondere im Status asthmaticus, wird man auf eine parenterale oder orale Steroidmedikation übergehen müssen. Auch Dinatriumcromoglykat, das über eine Stabilisierung der Mastzellenmembran die Freisetzung spasmogener Substanzen im Bronchialbaum verhindert, sollte insbesondere bei Schwangeren mit exogenallergischem Asthma bronchiale als Basismedikation inhalativ eingesetzt werden [48].

Orciprenalin und alle Nachfolgesubstanzen bewirken eine therapeutisch genutzte Erschlaffung der Uterusmuskulatur und Abschwächung der Wehentätigkeit. Die dazu notwendigen Mengen liegen deutlich über den in der Asthmatherapie verwendeten Dosierungen. Unter der Geburt sollten diese Substanzen trotzdem vorsichtig eingesetzt werden. Auch hochdosiert intravenös appliziertes Aminophyllin scheint die Kontraktilität des Uterus herabzusetzen, ohne daß bislang beim Menschen ungünstige Wirkungen auf den Geburtsablauf beobachtet wurden [8].

Eine weitere Frage ist, ob eine eingeleitete *Hyposensibilisierungsbehandlung* während der Gravidität fortgeführt werden sollte. Da Uteruskontraktionen oder ungünstige Sauerstoffversorgungsbedingungen für den Fetus infolge anaphylaktischer Reaktionen der Mutter auftreten können, sollte man – auch unter Berücksichtigung einer völlig unsicheren Wirkung bei veränderten hormonellen und immunologischen Verhältnissen während der Gravidität – eine Hyposensibilisierungstherapie immer dann abbrechen, wenn sie nicht vorher eine eindeutige Besserung des Krankheitsverlaufs zur Folge gehabt hat. Bei vorsichtiger Fortführung der Hyposensibilisierungstherapie wurden allerdings keine Nebenwirkungen beobachtet.

Unter Berücksichtigung der oben dargelegten Richtlinien sind lebensbedrohliche Asthmaattacken während der Gravidität ausgesprochen selten. Eine Indikation für einen *Schwangerschaftsabbruch* besteht bei Asthmapatientinnen fast nie [30], es sei denn, in den ersten Schwangerschaftsmonaten wurden langfristig hochdosiert Steroide, jodhaltige Expektoranzien oder andere eindeutig teratogene Substanzen gegeben (siehe auch Abschnitt 2.3.3.4).

2.3.3.2 Einfluß der Schwangerschaft auf den Verlauf des Asthma bronchiale

Über den Verlauf einer Asthmaerkrankung während der Gravidität lassen sich keine sicheren Vorhersagen machen. Die Mehrzahl der schwangeren Patientinnen wird keine Veränderungen im Schweregrad ihrer Erkrankung erfahren.

Es scheint gesichert zu sein, daß asthmakranke Patientinnen in aufeinanderfolgenden Schwangerschaften ähnlich oder noch ausgeprägter reagieren als in der ersten Gravidität. Warum sich die Asthmaerkrankung bei einigen schwangeren Patientinnen bessert, bei anderen verschlimmert, ist nach wie vor unbekannt.

Aufschlußreich könnte die in einer prospektiven Studie ermittelte Feststellung sein, daß bei vor der Gravidität mildem Asthma kaum Verschlimmerungen während der Gravidität auftraten, während Patientinnen mit bereits vorher schwerem Asthma bronchiale mehrheitlich eine Verschlimmerung gegen Ende der Gravidität erfuhren. Möglicherweise besteht ein Zusammenhang mit der Immunglobulin-E-Konzentration, die normalerweise in der Gravidität abfällt, bei Patienten mit zunehmendem Asthma bronchiale aber erhöht gefunden wurde [19].

Inwieweit hormonelle Veränderungen während der Gravidität einen günstigen oder ungünstigen Einfluß auf die Asthmaerkrankung haben, ist ebenfalls umstritten. Zwar sind die Plasmacortisolspiegel in der Gravidität erhöht [11], die Ausscheidung von Cortisolmetaboliten im Urin ist aber nur gering vermehrt und die Ausscheidung von freiem Cortisol sogar unverändert [37], so daß die biologischen Nebennierenrindensteroidwirkungen gering sein dürften.

Auch ein unmittelbarer Einfluß von Östrogen auf den Querschnitt des Bronchialbaums infolge erhöhter Blutfülle der Bronchialschleimhaut und vermehrter Wassereinlagerung in das Interstitium der Lunge ist denkbar, aber nicht bewiesen. Progesteron, in der Schwangerschaft deutlich erhöht, könnte einen günstigen Einfluß auf den Bronchomotorentonus haben und die Asthmaanfälle mildern. Obwohl Progesteron den Tonus der glatten Muskulatur, z. B. des Harnleiters, in der Gravidität herabsetzt, ist eine unmittelbare Wirkung auf die Bronchialmuskulatur noch nicht bewiesen.

Diskutiert wird auch der Einfluß verschiedener Prostaglandine, insbesondere von Prostaglandin $F_{2\alpha}$ und Prostaglandin E_2. Prostaglandin $F_{2\alpha}$ ist sowohl im Tierexperiment als auch beim Menschen ein starker Bronchokonstriktor [42]. Asthmapatienten reagieren auf Prostaglandin $F_{2\alpha}$-Inhalation mit einer wesentlich ausgeprägteren Bronchokonstriktion als gesunde Probanden [28]. Auch Prostaglandin E_2, das bei In-vitro-Versuchen eine bronchodilatatorische Wirkung hat, verursacht bei schwangeren Frauen eine Erhöhung der Atemwegs-Resistance [42] und bei Asthmatikern ebenfalls eine geringe Bronchokonstriktion [28]. Prostaglandin $F_{2\alpha}$, das normalerweise im venösen Blut nicht meßbar ist, tritt bei schwangeren Frauen unter der Geburt im Venenblut in nachweisbaren Mengen auf. Einzelbeobachtungen sprechen für einen Zusammenhang zwischen Prostaglandin $F_{2\alpha}$ und Asthma. So liegt ein Bericht vor über einen schweren Asthmaanfall nach intravenöser Prostaglandin-F_2-Infusion zur Weheneinleitung [15]. Allerdings werden die angeschuldigten Prostaglandine rasch von der Lunge aus dem zirkulierenden Blut eliminiert. Nach einer einzigen Lungenpassage beträgt die Schwundrate 58 % für Prostaglandin $F_{2\alpha}$ und 82 % für Prostaglandin E_2 [22], so daß eine ungünstige Wirkung der Prostaglandine nur in Ausnahmefällen unter der Geburt auftreten sollte.

Eine Weheneinleitung mittels Prostaglandin $F_{2\alpha}$ ist bei Asthmapatientinnen selbstverständlich kontraindiziert.

2.3.3.3 Einfluß des Asthma bronchiale auf den Schwangerschaftsverlauf

Störungen der Schwangerschaft und Gefahren für die Mutter und den Fetus durch eine Asthmaerkrankung sind glücklicherweise selten, wenn schwere Asthmaanfälle oder eine Dauertherapie mit Nebennierenrindenhormonen vermieden werden können [13, 14]. Es wird allerdings eine gering höhere Komplikationsrate von Gestosen, vaginalen Blutungen und Hyperemesis gravidarum angenommen, obwohl gesicherte prospektive Studien zu diesem Problem fehlen. Kommt es im Rahmen einer Asthmaerkrankung zu einer deutlichen arteriellen Hypoxie der Mutter, besteht deshalb die Gefahr einer schweren fetalen Hypoxie und Azidose, weil bereits die bei gesunden Schwangeren bestehende respiratorische Alkalose [27] eine stärkere Bindung des Sauerstoffs an das mütterliche Hämoglobin bewirkt und die Sauerstoffabgabe in der Plazenta erschwert. Die Summation der Effekte von schwangerschaftsbedingter Hypokapnie, Alkalose und asthmabedingter Hypoxämie bedeutet eine Verschlechterung der Sauerstoffversorgung für den Fetus auch schon bei mäßig schwerem Asthma, was zu der erhöhten Fehlgeburtenrate beitragen könnte.

2.3.3.4 Einfluß des maternalen Asthma bronchiale auf den Fetus und das Neugeborene

In den mitgeteilten Studien liegt die Häufigkeit von *Fehlgeburten* bei Asthmapatientinnen 2 bis 3 % höher als die Fehlgeburtenrate gesunder Schwangerer. Die Zahl der Frühgeburten erhöht sich ungefähr um den gleichen Prozentsatz [2]. Die Gefahren für den Fetus scheinen erheblich zuzunehmen, wenn die Schwangere von der Konzeption bis zur Entbindung regelmäßig Kortikosteroide eingenommen hat, wobei auch niedrige Dosen (<10 mg Prednison pro Tag) das Risiko steigern. Bei 18 kontinuierlich in dieser Art behandelten Schwangeren endeten vier mit einer Fehlgeburt, einmal trat ein Neugeborenen-Atemnotsyndrom auf, und bei weiteren vier Schwangerschaften wurde eine Plazentainsuffizienz nachgewiesen [49]. Es ist kaum zu entscheiden, ob allein die Steroidtherapie oder auch die Schwere des steroidbedürftigen Asthmas (mit Hypoxämie) für die erhöhte Früh- und Fehlgeburtenrate verantwortlich zu machen ist. Allerdings findet sich eine erhöhte perinatale Sterblichkeit (von etwa 15 %) nicht nur bei Kindern steroidbehandelter Asthmapatientinnen, sondern auch bei Kindern von steroidbehandelten Rheumapatientinnen.

Für die beobachtete *intrauterine Wachstumsretardierung* wird eine Hemmung der Wachstumshormonbildung, eine glukokortikoidbedingte Verminderung der Insulinaktivität und eine verminderte Androgenproduktion verantwortlich gemacht. Diese Wachstumsretardierung korreliert mit der erhöhten perinatalen Mortalität.

Steroide passieren die Plazentaschranke ohne Schwierigkeiten [18]. Tierexperimentell sind eindeutig *Fehlbildungen des Feten,* insbesondere Gaumenspalten, nachgewiesen worden. Auch beim Menschen scheinen Gaumenspalten dann gehäuft aufzutreten, wenn Frauen in den ersten Monaten der Gravidität Steroide erhalten [13, 14]. Fallzahlen und Inzidenz sind aber so gering, so daß noch keine eindeutigen Aussagen möglich sind. Weitere Schädigungsmöglichkeiten durch Kortikosteroide sind die vorzeitige Plazentareifung, die zur erhöhten Frühgeburtenrate beitragen kann [33]. Eine fetale Entwicklungsretardierung wird mit einem Hemmeffekt der Steroide auf den zellulären Stoffwechsel erklärt [13, 14].

Schließlich muß auch eine vorübergehende *Nebennierenrindeninsuffizienz des Neugeborenen* infolge Suppression der fetalen Nebennierenrinde durch synthetische Steroide, die der Mutter verabreicht werden, diskutiert werden. Der Nachweis einer solchen Störung ist insofern schwierig, als sich die kindliche Nebennierenrinde anscheinend rasch erholt und deshalb in der Regel auch keiner Steroidsubstitution bedarf.

Nebenwirkungen weiterer bei Asthma bronchiale eingesetzter Pharmaka

Expektoranzien enthalten häufig *Jodsalze* (z. B. Kalium jodatum). Jodsalze passieren die Plazenta und können bei Feten eine Kropfbildung und auch eine Schilddrüsenunterfunktion hervorrufen. Selbst eine Kompression der Trachea mit Todesfolge wurde beschrieben [52]. Wenn auch die meisten Fälle von fetaler Strumabildung bei hochdosierter Therapie der Mutter mit Lugol-Lösung beschrieben wurden [52], so ist doch auch eine solche Komplikation nach langzeitiger und hochdosierter Gabe von jodhaltigen Expektoranzien möglich.

Xanthine, z. B. Coffein, sind plazentagängig. Gleiches ist auch für *Aminophyllin* und andere *Theophylline* anzunehmen. Aminophyllin kann im Tierexperiment strumigen wirken [53] und – intravenös gegeben – Extremitätenfehlbildungen hervorrufen [17]. Über Nebenwirkungen auf menschliche Feten liegen keine Beobachtungen vor. Allerdings wurde bei Neugeborenen, deren Mütter noch am Tag nach der Niederkunft mit hohen Theophyllindosen behandelt wurden, Tachykardien, Zittern und Erbrechen beobachtet.

Von den *Sympathikomimetika* sollten die früher häufig eingesetzten Pharmaka wie Adrenalin, Aludrin und Ephedrin, die meist mit einer hohen Nebenwirkungsrate belastet sind, heute nicht mehr gegeben werden. Wegen der ausgeprägten kardiovaskulären Wirkungen sind sie selbst bei bronchopulmonal Gesunden nicht mehr angebracht. Diese Substanzen passieren die Plazenta und können fetale Tachykardien hervorrufen. Adrenalin führt zur Konstriktion der Uterusarterien [32]. Auch Ephedrin führt zu einer Reduktion der uterinen Durchblutung und sollte nicht bei graviden Asthmatikerinnen eingesetzt werden, zumal die modernen Beta-2-Sympathomimetika (Salbutamol, Fenoterol, Terbutalin) frei von diesen Wirkungen zu sein scheinen.

2.3.4 Chronische bronchopulmonale Erkrankungen

2.3.4.1 Chronische Bronchitis

Akute Infektionen der oberen Luftwege, meist viraler Genese, bedürfen auch in der Schwangerschaft in der Regel keiner medikamentösen Therapie. Anders die *chronisch-eitrige Bronchitis* mit Bronchialobstruktion oder die akute Exazerbation einer eitrigen Bronchitis im Rahmen einer anderen bronchopulmonalen Erkrankung, z.B. bei Asthma bronchiale, Bronchiektasie, Mukoviszidose oder Lungenfibrose. Bei diesen Erkrankungen sollte mit dem Einsatz von Antibiotika nicht gewartet werden. Da bei einer eitrigen Bronchitis Pneumokokken und Haemophilus influenzae über 80% der Erreger ausmachen, können synthetische Penizilline und Zephalosporine mit Erfolg eingesetzt werden. Bei bekannten allergischen Reaktionen auf eine dieser Medikamentengruppen kann, insbesondere bei Asthmapatientinnen, auf Erythromycin ausgewichen werden. Tetrazykline passieren die Plazenta und verursachen beim Feten Zahn- und Knochenschäden. Sie sind deshalb kontraindiziert. Eine Kontraindikation besteht, wie bereits bei der Asthmatherapie ausgeführt, für die längere Verabreichung von jodhaltigen Hustenpräparaten, die zu Kropfbildungen und zur lebensbedrohlichen Trachealkompression führen können.

Selbstverständlich ist das *Rauchen* in der Gravidität und im Wochenbett, insbesondere bei der Neigung zu obstruktiver Bronchitis, zu untersagen. Das Ausheilen der Bronchitis ist gefährdet, Exazerbationen sind bei Rauchern häufiger. Säuglinge rauchender Eltern erkranken wesentlich häufiger selbst an Bronchitis als Säuglinge nichtrauchender Eltern [6]. Außerdem ist eindeutig erwiesen, daß das mittlere Geburtsgewicht von Kindern rauchender Eltern deutlich (um etwa 200 g) niedriger liegt als das Geburtsgewicht von Kindern nichtrauchender Mütter [29].

Eine Zunahme von Fehlgeburten und Totgeburten wird aufgrund tierexperimenteller Ergebnisse ebenfalls vermutet, ist aber nicht eindeutig erwiesen. Neben dem Einfluß von Nikotin wird auch der Einfluß des beim Rauchen entstehenden Kohlenmonoxids und eine fetale Hypoxämie infolge CO-Hämoglobinbildung diskutiert [44].

2.3.4.2 Bronchiektasen

Die für die chronische Bronchitis gemachten Aussagen treffen insbesondere für Schwangere mit Bronchiektasen zu. Da diese Erkrankung meist in früher Kindheit beginnt und die junge Frau ihr Leiden bereits kennt, sollten Beratung und Therapie bereits vor der geplanten Schwangerschaft einsetzen. Bei umschriebener Bronchiektasie – durch Bronchographie zu sichern – ist eine vorherige Segmentresektion oder Lobektomie zu empfehlen. Eine Verschlimmerung des Leidens durch die Gravidität ist nicht zu erwarten, es sei denn, es liegen bereits erhebliche Einbußen der Lungenfunktion vor.

Besteht bereits in Ruhe eine Hypoxämie mit einem Sauerstoffdruck unter 50 mm Hg (8,0 kPa), eine Hyperkapnie mit einem Kohlensäuredruck über 50 mm Hg (6,7 kPa), eine hochgradige irreversible bronchiale Obstruktion und eine Erniedrigung der Vitalkapazität unter 50% des Sollwerts, sollte von einer Gravidität abgeraten oder eine *Schwangerschaftsunterbrechung* angeraten werden, wenn nicht ausgesprochener Kinderwunsch besteht [47].

Bei Schwerkranken mit chronisch-eitrigem Auswurf und bei langdauernder antibiotischer Vorbehandlung ist eine exakte bakterielle Sputumanalyse, am besten mittels bronchoskopischer oder transtrachealer Absaugung, durchzuführen, da mit Problemkeimen wie Pseudomonas, Proteus, Escherichia coli und Klebsiellen zu rechnen ist. Auch beim Auftreten von Bronchopneumonien sollte frühzeitig eine bakterielle Sputumanalyse mit Antibiogramm veranlaßt werden.

2.3.4.3 Mukoviszidose

Über den Verlauf der Mukoviszidose, einer autosomal rezessiven Erkrankung mit zystischer Pankreasfibrose und Ausbildung einer bronchiektatischen Wabenlunge, ist unter der Belastung einer Schwangerschaft noch wenig bekannt. Bis vor wenigen Jahren erreichten die Betroffenen aufgrund inkonsequenter Antibiotikatherapie meist nicht die Geschlechtsreife. Darüber hinaus ist der Eintritt einer Schwangerschaft wegen eines behinderten Eitransportes durch die Beteiligung der Tubenschleimhaut selten.

Bis 1960 wurde nur eine Gravidität einer Mukoviszidosepatientin – mit tödlichem Ausgang für die Mutter – berichtet. Die zehn bis 1967 in der Weltliteratur beobachteten Fälle [20] bestätigten das hohe Risiko für Mutter und Kind: zwei Mütter und ein Kind verstarben, und vier weitere Mütter erfuhren eine deutliche Verschlechterung ihres Krankheitsbildes während oder unmittelbar nach der Schwangerschaft. In den letzten Jahren werden zunehmend glücklich endende Schwangerschaftsverläufe bei erwachsen gewordenen Patientinnen mit Mukoviszidose berichtet.

Auch im Hinblick auf eine mögliche Erkrankung des Kindes sollte von einer Gravidität abgeraten werden, wenn bereits eine deutliche Einschränkung der Lungenfunktion vorliegt. Bei der Behandlung einer schwanger gewordenen Mukoviszidosepatientin, die ihre Schwangerschaft austragen will, ist neben der Behandlung der bronchopulmonalen Infektion eine kardiale Therapie (wegen häufig bereits entwickeltem Cor pulmonale), eine genaue Elektrolytüberwachung, eine konsequente Therapie des oft vorliegenden mütterlichen Diabetes und eine sofortige Untersuchung des Neugeborenen auf Mukoviszidose einzuleiten.

2.3.5 Lungenembolie bei Schwangeren

Über die Häufung thromboembolischer Erkrankungen einschließlich der Lungenembolie wird in Kapitel 3, Abschnitt 3, berichtet. Hier sei nur angemerkt, daß bei unkompliziertem Schwangerschaftsverlauf erstaunlicherweise kein erhöhtes Emboliersiko besteht. Die Häufung thromboembolischer Komplikationen resultiert im wesentlichen aus operativen Eingriffen und Geburtskomplikationen, z.B. Sectio caesarea [50]. Die Therapie der Lungenembolie ist insofern schwierig, als der Einsatz von Kumarinpräparaten wegen ihrer Teratogenität kontraindiziert ist und auch Heparin und Streptokinase nicht unproblematisch sind.

Hier soll nur auf die seltene, aber ungemein gefährliche *Fruchtwasserembolie* eingegangen werden, die bei ausgesprochen heftigen Wehen, insbesondere bei Multipara, bei intrauterinem Fruchttod und bei Sectio caesarea auftreten kann [7]. Die Erkrankung geht mit Angst, schwerer Atemnot, Zyanose und Schock einher. Sie endet in mehr als 80% der Fälle tödlich [7]. Die Symptome können noch nach Geburtsende eintreten.

Die Ursache ist eine mechanische Blockade der Lungenstrombahn durch Bestandteile des Fruchtwassers, die pathologisch-anatomisch nachgewiesen werden können (fetale Epithelien, Vernix caseosa, Lanugohaare, Muzin), sowie eine extreme intravaskuläre Gerinnung mit nachfolgendem Ödem und Blutungen.

Auch eine Anaphylaxie gegenüber fetalen Antigenen wird diskutiert.

Therapeutisch steht die Behandlung des Schocks mit Flüssigkeits- und Blutersatz sowie die hochdosierte Gabe von Steroiden im Vordergrund. Da nach dem seltenen Überleben der ersten Stunden radiologisch diffuse Lungeninfiltrationen imponieren, ist differentialdiagnostisch an eine akute Linksherzinsuffizienz, mehr noch an eine massive Magensaftaspiration (das sog. Mendelson-Syndrom, siehe auch Abschnitt 2.3.6) zu denken.

2.3.6 Mendelson-Syndrom

Im Jahr 1946 beschrieb Mendelson eine besondere Form der Aspiration von flüssigem Magensaft während Narkose in der Spätschwangerschaft und unter der Geburt. Er schätzte die Häufigkeit auf 0,15% der Schwangerschaften und schloß aus eigenen tierexperimentellen Untersuchungen, daß die von der üblichen Aspirationspneumonie abweichende Symptomatik auf eine salzsäurebedingte Reaktion der kleinen Bronchien mit peribronchialem toxischem Ödem zurückzuführen ist.

Die Patienten klagen dabei über asthmaähnliche Symptome (Dyspnoe, Zyanose, Tachykardie). Die radiologischen Veränderungen können diskret sein. Der rechte Lungenflügel ist bevorzugt befallen, schwere Fälle weisen beiderseitige Lungeninfiltrationen auf, die mit einer primären Bronchopneumonie, einem primär kardialen Lungenödem, Miliärtuberkulose und anderen Formen einer Alveolitis verwechselt werden können.

Bei zunehmender Frequenz von Entbindungen in Vollnarkose ist das Mendelson-Syndrom ein hochaktuelles und noch nicht gelöstes therapeutisches Problem. Die Mortalität wird mit 1 bis 2% angegeben.

Therapie

Da eine Absaugung des aspirierten Magensaftes und eine anschließende Broncholavage mit physiologischer Kochsalzlösung oder verdünnter Humanalbuminlösung nur in den ersten Stunden erfolgreich ist, sind bei schweren Fällen unsere therapeutischen Bemühungen weitgehend auf die Behandlung des Schocks, die Gabe von Sauerstoff und die Behandlung der sekundären Infektion beschränkt.

Nachdem in früheren Publikationen eine Abhängigkeit des Schweregrades von einem pH-Wert unter 2,5 und einer aspirierten Magensaftmenge von mehr als 25 ml angegeben wurde [39], gab es in der Folgezeit zahlreiche Berichte über den Nutzen von präoperativen oder vor der Entbindung verabreichter *Antazida,* gemessen an deutlich nachweisbaren pH-Erhöhungen des Magensaftes [10, 25]. Es wurden in der Regel Magnesiumtrisilikat und Aluminiumhydroxid in Kombination oder Natriumcitrat eingesetzt. Unter dem Eindruck von Veröffentlichungen über einen deutlichen Rückgang der Mortalität unter Antazida wurde das Unterlassen einer Antazidatherapie sogar als Behandlungsfehler bezeichnet [9]. Inzwischen kann man diese Ansicht nicht mehr aufrechterhalten, da nachgewiesen wurde, daß auch aspirierte Antazida selbst ähnliche Lungenveränderungen hervorrufen können [3] und zudem Aluminiumhydroxid die Entleerung des Magens verzögert, was die Aspirationsgefahr noch steigern kann [24]. Auch scheint nach neueren Statistiken die Mortalität bei Magensaftaspiration nach der Einführung der Antazidatherapie nicht zurückgegangen zu sein [41].

In den letzten Jahren sind mehrere Publikationen erschienen, die den Einsatz von Cimetidin und Ranitidin, beides *Histamin-H_2-*Rezeptorantagonisten, befürworten, da sie den pH-Wert des Magensaftes eindeutig anheben [25, 46], wobei die intravenöse Gabe der oralen vorzuziehen ist. Bei einmaliger oder kurzfristiger Gabe zum Geburtstermin sind teratogene Effekte nicht zu erwarten, von einer Dauertherapie in der Gravidität sollte jedoch bei noch fehlenden teratotoxikologischen Untersuchungen Abstand genommen werden.

Empfohlen wird die Kombination mit *Metoclopramid* [9], das bei Schwangeren die Magenentleerung beschleunigt [23], antiemetisch wirkt und von dem keine teratogenen Nebenwirkungen bekannt sind.

Literatur zu Abschnitt 2

1. Angerstein, W., M. Stier, M. Wolf: Über die Strahlenbelastung bei der standardisierten Untersuchungstechnik des Thorax. Radiol diagn. 16 (1975) 863.
2. Bahna, S. L., T. Bjerkedal: The course and outcome of pregnancy in women with bronchial asthma. Acta allergol. 27 (1972) 397.
3. Bond, V. K., R. K. Stoelting, C. D. Gupta: Pulmonary aspiration syndrome after inhalation of gastric fluid containing antacids. Anesthesiology 51 (1979) 452.
4. Burke, C. W., T. R. Fraser: Effect of oestrogen treatment and late pregnancy on non-protein-bound cortisol levels and urinary free cortisol levels. Clin. Sci. 37 (1969) 876.
5. Campbell, E. J. M., J. Newsom-Davis: Respiratory sensations. In: Campbell, E. J. M., E. Agostoni, J. Newsom-Davis (eds.): Respiratory Muscle Mechanics and Neural Control, p. 291. Saunders, Philadelphia 1970.
6. Colley, J. R. T., W. W. Holland, R. T. Cockhill: Influence of passive smoking and parental phlegm on pneumonia and bronchitis in early childhood. Lancet II (1974) 1031.
7. Courtney, L. D.: Amniotic fluid embolism. Obstet. Gynec. Surv. 29 (1974) 169.
8. Coutinho, E. M., A. C. Vieira Lopes: Inhibition of uterine motility by aminophylline. Amer. J. Obstet. Gynec. 110 (1971) 726.
9. Crawford, J. S.: Obstetrics, analgesia and anaesthesia. Brit. J. Anaesth. 9 (1977) 19.
10. Detmer, M. D., S. K. Pandit, P. J. Cohen: Prophylactic single-dose oral antacid therapy in the preoperative period: comparison of cimetidine and Maalox®. Anesthesiology 51 (1979) 270.
11. Doe, R. P., R. Fernandez, U. S. Seal: Measurement of corticoid-binding globulin in man. J. clin. Endocr. 24 (1964) 1029.
12. Ewert, E. G.: Kortikoid-Langzeittherapie bei chronisch-rezidivierender Lungensarkoidose. Med. Welt 22 (1971) 1612.
13. Fabel, G.: Medikation in Schwangerschaft und Stillzeit. Urban & Schwarzenberg, München–Wien–Baltimore 1993.
14. Fabel, G., H. Fabel: Risiken einer medikamentösen Asthmatherapie während der Schwangerschaft. Prax. klin. Pneumol. 38 (1984) 320.
15. Fishburne, J. I. jr., W. E. Brenner, J. T. Braaksma, C. H. Hendricks: Bronchospasm complicating prostaglandin F_2 for therapeutic abortion. Obstet. and Gynec. 39 (1972) 892.
16. Franz, W., K. Wurm: Einfluß der Graviditas auf den Verlauf der Lungensarkoidose. Tuberk. Arzt 16 (1962) 696.
17. Georges, A., J. Dened: Les anomalies digitales: manifestations teratogeniques des derives xanthiques chez le rat. Arch. int. Pharmacodyn. 172 (1968) 219.
18. Ginsburg, J.: Placental drug transfer. Amer. Rev. Pharmacol. 11 (1971) 387.
19. Gluck, J. C., P. A. Gluck: The effects of pregnancy on asthma: a prospective study. Ann. Allergy 37 (1976) 164.
20. Grand, R. J., R. C. Talamo, P. A. di Sant Agnese, R. H. Schwartz: Pregnancy in cystic fibrosis of the pancreas. J. amer. med. Ass. 195 (1966) 117.
21. Heidenreich, J., B. Lüken, D. Müller, V. Schulz, K. H. Schnabel, L. Beck: Ventilation in der Schwangerschaft und im Wochenbett. II. Mitteilung: Statische und dynamische Ventilationsgrößen bei Schwangeren mit Dyspnoe. Arch. Gynäk. 213 (1973) 3.
22. Higgins, D. B., E. Braunwald: The prostaglandins. Amer. J. Med. 53 (1972) 92.
23. Howard, F. A., D. S. Sharp: Effect of metoclopramide on gastric emptying during labour. Brit. med. J. I (1973) 446.
24. Hurwitz, A., R. G. Robinson, S. V. Tribhawon: Effects of antacids on gastric emptying. Gastroenterology 71 (1976) 268.
25. Husemeyer, R. P., H. T. Davenport: Prophylaxis for Mendelson's syndrom before elective cesarean section. A comparison of cimetidine and magnesium trisilicate mixture regimes. Brit. J. Obstet. Gynaec. 87 (1980) 565.
26. Kelemen, J. T., L. Mandi: Sarcoidose in der Placenta. Zbl. allg. Pathol. 112 (1969) 18.
27. Lucius, H., H. Gahlenbeck, H.-O. Kleine, H. Fabel, H. Bartels: Respiratory functions, buffer system and electrolyte concentrations of blood during human pregnancy. Respir. Physiol. 9 (1970) 311.
28. Mathe, A. A., P. Hedqvist, A. Holmgren, N. Svanborg: Bronchial hyperreactivity to prostaglandin F_2 and histamine in patients with asthma. Brit. med. J. I (1973) 193.
29. Meredith, H. V.: Relation between tobacco smoking of pregnant women and body size of their progeny: a compilation and synthesis of published studies. Hum. Biol. 47 (1979) 451.
30. Mintz, S.: Pregnancy and Asthma. In: Weiss, E. B., M. S. Segal (eds.): Bronchial Asthma. Little Brown, Boston 1976.
31. Mintz, S.: Status asthmaticus in pregnancy. In: Weiss, E. B. (ed.): Status Asthmaticus. University Park Press, Baltimore 1976.
32. Mischhimer, R. H., S. J. Margulies, P. Panigel, E. M. Ramsey, M. W. Donner: Effect of vasoconstrictive drugs on the placental circulation of the rhesus monkey. Invest. Radiol. 7 (1972) 496.
33. Nebel, L., A. Ornoy: Interdependence of fetal anomalies and placental impairment following maternal hypervitaminosis D and hypercorticism. In: Klingberg, M. A., A. Abramovici,

J. Chemke (eds.): Drugs and Fetal Development. Plenum, New York 1972.
34. Nolte, D.: Asthma und Schwangerschaft. In: Pneumologische Akzente. Perimed, Frankfurt 1990.
35. O'Leary, J. A.: Ten-year study of sarcoidosis and pregnancy. Amer. J. Obstet. Gynec. 84 (1962) 462.
36. Patterson, R.: Corticosteroid therapy in pregnancy. J. Allergy clin. Immunol. 78 (1986) 349.
37. Peterson, R. E.: Cortisol. In: Fuchs, F., A. Klopper (eds.): Endocrinology of Pregnancy. Harper & Row, New York 1983.
38. Pyle, M. M.: Ethambutol and viomycin. Med. Clin. N. Amer. 54 (1979) 1317.
39. Roberts, R. B., M. A. Shierley: Reducing the risk of acid aspiration during cesarean section. Anesth. Analg. 53 (1974) 859.
40. Scadding, J. G.: Sarcoidosis. Eyre Spottiswodde, London 1967.
41. Scott, C. B.: Editorial: Mendelson's syndrome. Brit. J. Anaesth. 50 (1978) 81.
42. Smith, A. P.: The effects of intravenous infusion of grades doses of prostaglandins F_2 and E_2 on lung resistance in patients undergoing termination of pregnancy. Clin. Sci. 44 (1973) 17.
43. Steinbrück, P., B. Lachmann: Erkrankungen der Lunge. In: Kyank, H., M. Gülzow (Hrsg.): Erkrankungen während der Schwangerschaft, S. 165. VEB, Leipzig 1978.
44. Sulavik, S. B.: Pulmonary Disease. In: Burrow, G. N., T. F. Ferris (eds.): Medical Complications During Pregnancy. Saunders, Philadelphia 1975.
45. Tarnoff, J., W. M. Less, R. T. Fox: Major thoracic surgery during pregnancy. Amer. Rev. resp. Dis. 96 (1967) 1169.
46. Toung, T., J. L. Cemeron: Cimetidine as a preoperative medication to reduce the complications of aspiration of gastric contents. Surgery 87 (1980) 205.
47. Trendelenburg, F., F. H. Hertle: Indikation zur Schwangerschaftsunterbrechung bei Krankheiten der Atmungsorgane. Internist 19 (1978) 291.
48. Walker, S. R., A. J. Richards, J. W. Paterson: The absorption, excretion and metabolism of disodium (^{14}C) chromoglycate in man. Biochem. J. 125 (1971) 27.
49. Warrell, D. W., R. Taylor: Outcome for the foetus of mothers receiving prednisolone during pregnancy. Lancet I (1968) 117.
50. Weinberger, S. E., S. T. Weiss, W. R. Cohen, J. W. Weiss, T. S. Johnson: Pregnancy and the lungs. Amer. Rev. resp. Dis. 121 (1980) 559.
51. Wilson, E. A., T. J. Thelin, P. V. Dilts: Tuberculosis complicated by pregnancy. Amer. J. Obstet. Gynec. 115 (1973) 526.
52. Wolff, J.: Iodide goiter and the pharmacological effects of excess iodide. Amer. J. Med. 47 (1969) 101.
53. Wolff, J., S. Varonne: The methylxanthines: a new class of goitrogens. Endocrinology 85 (1969) 410.

3 Blutbildendes System und Gerinnungssystem in der Schwangerschaft*

W. Gaßmann, H. Graeff, R. von Hugo, H. Löffler, W. Rath, K. Schander

Inhalt

1	Hämatologische Veränderungen und Erkrankungen in der Schwangerschaft 86	2.1.1	Blutgerinnung 97
1.1	Blutbildveränderungen in der Schwangerschaft 86	2.1.2	Fibrinolyse 98
1.1.1	Physiologische Blutbildveränderungen 86	2.1.3	Blutplättchen 98
1.1.2	Eisen, Folsäure, Vitamin B_{12} 86	2.2	Gerinnungsveränderungen beim Neugeborenen 99
1.1.2.1	Eisenhaushalt und Eisenmangel 86	2.2.1	Blutgerinnung 99
1.1.2.2	Folsäure- und Vitamin B_{12}-Mangel . 87	2.2.2	Fibrinolyse 99
1.1.3	Thalassämien 87	2.2.3	Blutplättchen 100
1.2	Thrombozytopenien in der Schwangerschaft 88	3	Thrombosebehandlung und Thromboembolieprophylaxe in der Schwangerschaft und im Wochenbett 101
1.3	Hämatologische Neoplasien in der Schwangerschaft 89	3.1	Thrombose und Thromboembolie in der Schwangerschaft 102
1.3.1	Probleme der zytostatischen Therapie in der Schwangerschaft ... 90	3.1.1	Diagnosestellung 102
1.3.2	Spezielle Krankheitsbilder 92	3.1.2	Behandlung 102
1.3.2.1	Chronische myeloische Leukämie .. 92	3.1.3	Thromboembolieprophylaxe 105
1.3.2.2	Akute Leukämien 92	3.1.4	Anwendung von niedermolekularem Heparin zur Thromboembolieprophylaxe und -therapie in der Schwangerschaft 105
1.3.2.3	Lymphogranulomatose (Morbus Hodgkin) 94	3.2	Thrombose und Thromboembolie im Wochenbett 107
2	Das Gerinnungssystem in der Schwangerschaft und beim Neugeborenen 97	3.3	Thrombose und Thromboembolie nach abdominaler Schnittentbindung 108
2.1	Gerinnungsveränderungen in der Schwangerschaft 97	3.4	Zusammenfassung 110

* Die Literaturverzeichnisse finden sich am Ende der Abschnitte.

1 Hämatologische Veränderungen und Erkrankungen in der Schwangerschaft

H. Löffler, W. Gaßmann

1.1 Blutbildveränderungen in der Schwangerschaft

1.1.1 Physiologische Blutbildveränderungen

In der Schwangerschaft kommt es zu einem deutlichen Anstieg des Gesamtblutvolumens um etwa 30%. Dabei führt der disproportional starke Anstieg des Plasmavolumens trotz steigender Erythrozytenmasse physiologischerweise zum Absinken des Hämatokrits. Dieser Prozeß beginnt in der 6. bis 8. Schwangerschaftswoche und führt zwischen der 16. und 22. Woche zu einem neuen Äquilibrium mit Hämoglobinwerten zwischen 11 und 13 g/dl. Nach der WHO-Definition gelten in der Schwangerschaft Hämoglobinwerte unter 11 g/dl als pathologisch. Die resultierende „Verdünnungsanämie" ist normozytisch und normochrom, solange kein Eisen- oder Folsäuremangel hinzukommt.

Die Leukozytenzahl kann – bedingt durch eine neutrophile Leukozytose – in der Schwangerschaft steigen, während die Thrombozyten eher eine fallende Tendenz haben.

1.1.2 Eisen, Folsäure, Vitamin B$_{12}$

1.1.2.1 Eisenhaushalt und Eisenmangel

Der *Eisenbestand* des Körpers liegt bei 3 bis 4 g, wovon 3% im Myoglobin und weniger als 1% in Enzyme eingebaut sind. Der ganz überwiegende Teil (70%) ist im Hämoglobin gebunden, und 25% (ca. 1 g) steht physiologischerweise als Speichereisen, z. B. für eine Schwangerschaft zur Verfügung. Die Eisenverluste in der Schwangerschaft und bei der Geburt liegen etwa bei 700 mg und entsprechen einem Blutverlust von 1300 ml: Fetus 300 mg, Plazenta 50 bis 100 mg, Blutverluste unter der Geburt 150 mg und schwangerschaftsunabhängiger Eisenverlust 200 mg [37].

Der *Zusatzbedarf* an Eisen liegt demnach mit 2,5 mg pro Tag in der Größenordnung des Basisbedarfs einer Frau im fortpflanzungsfähigen Alter. Da die intestinale Eisenresorptionsquote bedarfsabhängig von 5 bis 10% auf 20 bis 30% gesteigert werden kann und angesichts der großen Speicherkapazität sollte die normale Schwangerschaft nicht zum Eisenmangel führen. Bei vielen Frauen sind die Eisenspeicher jedoch schon vor der Schwangerschaft reduziert; 20 bis 30% aller Frauen im gebärfähigen Alter und 60% aller Schwangeren ohne Eisensubstitution haben erniedrigte Serumeisenspiegel bzw. erniedrigte Ferritinwerte [36].

Die Symptome des Eisenmangels sind in Tabelle 3-1 zusammengefaßt. Laborparameter, die an einen Eisenmangel denken lassen, sind neben dem erniedrigten Serumeisen (<60 µg/dl = 10,7 µmol/l) die Hypochromie der Erythrozyten (mittlerer Hämoglobingehalt <28 pg), die Mikrozytose (Erythrozytenvolumen <80 fl) und die erniedrigte gesättigte Eisenbindungskapazität (<16%). Bewiesen wird der Eisenmangel durch Ferritinwerte unter 20 ng/ml Serum und/oder durch das Fehlen des Speichereisens im Knochenmark (Berliner-Blau-Reaktion).

Eisensubstitution: Die Substitution sollte, wenn immer möglich, oral erfolgen. Optimal wäre die tägliche Gabe von 200 mg Fe^{++}, entsprechend etwa 550 mg Eisen(II)-Sulfat, verteilt auf vier Dosen, vor den Mahlzeiten. Um Übelkeit, Erbrechen und Durchfall (in rund 25% der Fälle) und damit Einnahmefehler zu vermeiden, gibt man zunächst insgesamt nur die Hälfte der optimalen Dosis täglich *mit* den Mahlzeiten (suboptimale Dosierung). Versuche zur Minderung der Nebenwirkungen sind meist mit verminderter Resorption verbunden: Mahlzeiten mindern die Resorption um etwa die Hälfte; Antazida binden Eisen. Vorteile anderer Verbindungen gegenüber FeSO$_4$ sind nicht erkennbar. Unnütz ist der Zusatz von Schwermetallen (Kupfer, Kobalt) oder von Vitaminen mit Ausnahme von Vitamin C, das die Resorption etwas begünstigt.

Tabelle 3-1 Symptome des Eisenmangels

Anämiesymptome:	trockene, schuppige Haut
– Schwäche	Brüchigkeit der Nägel
– orthostatische Beschwerden	Mundwinkelrhagaden
– Kopfschmerzen	Glossitis
– Ohrensausen	Dysphagie
– Tachykardie	Inappetenz
– Belastungsdyspnoe	gastritische Beschwerden

1.1.2.2 Folsäure- und Vitamin-B$_{12}$-Mangel

Makrozytäre Anämien sind in der Schwangerschaft wesentlich seltener als mikrozytäre. In aller Regel beruhen sie auf einem Folsäuremangel.

Vitamin-B$_{12}$-Mangelzustände sind, da die Vorräte des Körpers für zwei bis 20 Jahre reichen, sehr viel seltener. Die Patienten klagen über Anämiesymptome, Gewichtsverlust, Zungenbrennen und gastrointestinale Beschwerden. Beim Vitamin-B$_{12}$-Mangel können Parästhesien, Gangstörungen und zentralnervöse Symptome hinzutreten oder den hämatologischen Veränderungen um Monate vorausgehen. Die charakteristischen Laborbefunde sind Megalozytose und Hyperchromie der Erythrozyten, niedrige Retikulozytenzahlen und Zeichen der vorwiegend intramedullären Hämolyse: Erhöhung des indirekten Bilirubins, LDH-Erhöhung und Erniedrigung des freien Haptoglobins. Leukozyten- und Thrombozytenzahlen können erniedrigt sein. Die typische Knochenmarksmorphologie mit megaloblastärer Erythropoese, Riesenmetamyelozyten sowie hypersegmentierten Granulozyten und hypersegmentierten Megakaryozyten beweist die megaloblastäre Natur der Erkrankung.

Der Folsäuremangel beruht in aller Regel auf einer falschen, einseitigen Ernährung ohne Salate, Gemüse, Früchte und Molkereiprodukte und auf Zerstörung der thermolabilen Folate durch überlanges Kochen. Die Vorräte des Körpers reichen für zwei bis vier Monate, so daß Diätfehler besonders dann schnell zu einem Mangelzustand führen können, wenn – wie in der Schwangerschaft – ein Mehrbedarf besteht.

Je nach sozialer Schicht, Altersgruppe und Kochgewohnheiten wurden Folsäuremangelzustände bei 2 bis 3 bis sogar 50% der Schwangeren beschrieben, besonders im letzten Trimenon.

Niedrige Vitamin-B$_{12}$-Serumspiegel und niedrige Erythrozyten-Folsäurewerte beweisen den jeweiligen Mangelzustand. Der Serum-Folsäurespiegel stellt lediglich die Folsäurebilanz der letzten Tage dar. Maskiert wird der Folsäuremangel in der Schwangerschaft oft durch den noch häufigeren und noch ausgeprägteren Eisenmangel. Es kommt dann nicht zur Hyperchromie und Makrozytose der Erythrozyten, und selbst der Folsäuregehalt der Erythrozyten kann bei gleichzeitig bestehendem Eisenmangel normal bleiben.

Prophylaktische Eisen- und Folsäuretherapie

Angesichts der knappen Eisen- und Folsäurereserven des Körpers und der Häufigkeit entsprechender Mangelzustände sollten sowohl Eisen als auch Folsäure routinemäßig vom II. Trimenon an prophylaktisch gegeben werden.

1.1.3 Thalassämien

Die β-Thalassämie ist eine hereditäre, hypochrome, mikrozytäre Anämie mit Hämolysezeichen.

Das Hämoglobinmolekül besteht aus vier Ketten, die bei den verschiedenen Hämoglobinspezies unterschiedlich zusammengesetzt sind: Hämoglobin A (HbA) enthält zwei α- und β-Ketten, Hämoglobin A$_2$ (HbA$_2$) α- und δ-Ketten und Hämoglobin F (HbF) α- und γ-Ketten. Bei den Thalassämien wird eine der Hämoglobinketten nicht oder vermindert synthetisiert. Die Erkrankung wird nach der vermindert gebildeten Kette benannt. HbA ist mit über 95% der beim Erwachsenen dominierende Hämoglobintyp. HbA$_2$ und HbF spielen beim Erwachsenen keine Rolle, während HbF beim Feten dominiert.

Durch den genetischen Defekt kommt es auch bei heterozygoten Merkmalsträgern zu einer verminderten oder fehlbilanzierten Hämoglobinbildung mit einem deutlichen Überschuß von α-Ketten. Die genetisch determinierte Funktionsstörung führt einerseits zu einer Hypochromie der Erythrozyten und andererseits zu einem beschleunigten Abbau, zum Teil schon intramedullär.

Während die homozygote β-Thalassaemia major eine sehr schwere, in der Regel zum Tode führende Erkrankung ist, fühlen Patienten mit Thalassaemia minor sich gesund und haben eine normale Lebenserwartung. In einigen Regionen insbesondere Italiens weisen bis zu 30% der Einwohner die Konstellation der β-Thalassaemia minor auf. Klinisch relevant wird sie allerdings nur durch schwere Allgemeinerkrankungen und in der Schwangerschaft.

Laborwerte bei Thalassaemia minor: Die Hämoglobinwerte sind normal oder leicht erniedrigt, Hämoglobingehalt pro Erythrozyt unter 25 pg, mittleres Erythrozytenvolumen unter 70 µl, Serumeisen erhöht, HbA$_2$ über 3,5%, Bilirubin normal oder nur grenzwertig erhöht, Retikulozytenzahl normal oder leicht erhöht, HbF über 2%. Die Diagnosestellung erfolgt durch Hämoglobinelektrophorese.

Der im Abschnitt 1.1.1 beschriebene Anstieg des Gesamtblutvolumens in der Schwangerschaft stellt für Patientinnen mit β-Thalassaemia minor, die unter den Bedingungen des täglichen Lebens eine gerade noch kompensierte Erythropoese haben, naturgemäß ein besonderes Problem dar. So liegt der Hämoglobinwert von Schwangeren mit β-Thalassaemia minor in der Regel um 1,5 bis 2,5 g/dl niedriger als bei nicht betroffenen gesunden Schwangeren. Daneben ist der Anstieg der hämolyseanzeigenden Parameter in der Schwangerschaft keine Seltenheit.

Etwas problematisch ist bei diesen Patientinnen die Frage der *Eisensubstitution*. Während für gesunde Patientinnen in der Regel die prophylaktische Eisengabe zu empfehlen ist, gilt diese Regel nicht uneingeschränkt für Patienten mit Thalassaemia minor, da diese Erkrankung prinzipiell mit einer Eisenüberlagerung assoziiert ist. Es sollte deshalb der Eisenbestand durch den Ferritinwert im Serum kontrolliert werden, bevor Eisen substituiert wird.

1.2 Thrombozytopenien in der Schwangerschaft

Thrombozytopenien können viele Ursachen haben, wie der Tabelle 3-2 zu entnehmen ist. In der Mehrzahl der Fälle handelt es sich aber bei isolierter Thrombopenie um eine Autoimmunerkrankung. Gelegentlich ist dieses Geschehen durch Medikamente induziert, die in Tabelle 3-3 zusammengefaßt sind. Häufiger handelt es sich jedoch um eine idiopathische thrombozytopenische Purpura (ITP).

Die ITP (Synonym: Autoimmunthrombozytopenie, Morbus Werlhof) wird in eine akute und eine chronische Form unterteilt. Während die akute ITP meist im jüngeren Lebensalter auftritt und wahrscheinlich durch zirkulierende Immunkomplexe nach Infekten ausgelöst ist, wird die chronische ITP durch thrombozytäre Autoantikörper verursacht. Meist handelt es sich um IgG-Autoantikörper, selten um IgM- oder IgA-Antikörper [5, 16, 37, 38]. Da IgG-Moleküle die Plazenta passieren, kann in solchen Fällen auch beim Kind eine Thrombozytopenie auftreten.

Mütterliches Risiko: Frauen mit ITP kann nicht grundsätzlich von einer Schwangerschaft abgeraten werden, da Morbidität und Letalität – im Gegensatz zu früheren kasuistischen Beobachtungen – geringer sind, wie neue Studien gezeigt haben. Unter 88 Müttern wurde lediglich ein Todesfall mehrere Monate nach der Entbindung bei einer Frau mit Lupus erythematodes disseminatus und Thrombozytopenie beobachtet [5, 18, 37, 38].

Kindliches Risiko: Etwa die Hälfte der Neugeborenen von Müttern mit ITP entwickelt eine postnatale Thrombozytopenie. In mehreren Studien wurde bei 10 von 94 Neugeborenen eine hämorrhagische Diathese beobachtet, wobei sechs Kinder eine schwere Blutung aufwiesen. Bei 5 von 99 Schwangerschaften kam es während der 18. bis 24. Woche zu einer Totgeburt. Vorkommen und Grad der neonatalen Zytopenie sind nicht nach der Thrombozytenzahl der Mütter vorhersagbar.

Der Tiefpunkt der kindlichen Thrombozytenzahlen tritt meist erst am 3. bis 5. Lebenstag auf, so daß Neugeborene mit derartigem Risiko mindestens eine Woche lang kontrolliert werden müssen. Die Normalisierung der Thrombozytenzahlen erfolgt oft erst nach mehreren Wochen.

Therapie: Bei fehlender hämorrhagischer Diathese und Thrombozytenwerten über 50 000/µl ist während der Schwangerschaft in der Regel eine abwartende Haltung gerechtfertigt, während bei Werten unter 20 000/µl bei gleichzeitig bestehender deutlicher hä-

Tabelle 3-2 Thrombozytopenien in der Gravidität (seltene Formen in Klammern)

Bildungsstörungen
- aplastische Anämie (Panmyelopathie)
- Knochenmarkskarzinose
- Folsäure-, Vitamin-B12-Mangel
- zytostatische Therapie
- Strahlentherapie
- (hereditäre Formen)

Umsatzsteigerungen
immunologisch
- idiopathische thrombozytopenische Purpura (ITP)
- medikamenteninduzierte Thrombozytopenien
- (posttransfusionelle Purpura)

nicht immunologisch
- disseminierte intravasale Gerinnung
- Eklampsie
- Hämorrhagien
- thrombotisch-thrombopenische Purpura Moschkowitz
- andere Mikroangiopathien

Lienale Sequestration (pooling)
- Splenomegalien verschiedener Genese

Tabelle 3-3 Ursachen medikamenteninduzierter Immunthrombozytopenien (modifiziert nach Miescher und Miescher [22])

Acetazolamid	Digitoxin	Penicillin
Cefalotin	Diphenylhydantoin	Phenothiazin
Chinin	Furosemid	Phenylbutazon
Chinidin	*Heparin*	Rifampicin
Chlorpromazin	Hydrochlorothiazid	Sulfonamide
Cotrimoxazol	Isoniazid	
Diazepam	Methyldopa	
Desimipramin	p-Aminosalizylsäure	

morrhagischer Diathese eine Behandlung erforderlich ist.

Während bisher therapeutisch nur Glukokortikoide und die Splenektomie empfohlen wurden, steht jetzt mit der hochdosierten intravenösen Immunglobulintherapie eine wirksame und in Bezug auf das Kind wahrscheinlich nebenwirkungsärmere Alternative zur Verfügung [5, 37, 38]. Verabreicht werden meist 0,4 g/kg eines nicht gespaltenen Immunglobulinpräparats (Venimmun®, Intraglobulin®, Sandoglobin® und andere) an fünf aufeinanderfolgenden Tagen. Der bei den meisten Patienten auftretende Effekt hält bei chronischer ITP oft nur wenige Wochen an, so daß bei erneuter Therapieindikation eventuell eine Erhaltungstherapie durchgeführt werden muß. Diese Therapie wirkt wahrscheinlich auch transplazentar, so daß sie eventuell als Prophylaxe zur Vermeidung einer neonatalen Thrombozytopenie für den Zeitraum unmittelbar vor der Geburt in Frage kommt (Abb. 3-1). Zur Prophylaxe einer neonatalen Thrombozytopenie unmittelbar vor der Geburt werden auch Glukokortikoide für die Mutter empfohlen, die jedoch größere Nebenwirkungen verursachen als die Immunglobulingabe.

Ob die *Geburt* per vias naturales oder durch Sectio erfolgen soll, richtet sich nach der Thrombozytenzahl des Kindes, bestimmt aus dem Blut der kindlichen Kopfschwarte. Die Indikation zur Sectio wird bei Thrombozytenwerten von weniger als 50 000/µl gestellt [18].

1.3 Hämatologische Neoplasien in der Schwangerschaft

In Tabelle 3-4 ist angegeben, wie groß das Risiko für 20- bis 35jährige Frauen ist, in der Schwangerschaft an einer der häufigeren hämatologischen Neoplasien zu erkranken. Danach muß in einer Million Schwangerschaften mit etwa 40 derartigen Erkrankungen gerechnet werden. Die Zahl ist amerikanischen Inzidenztabellen entnommen [7] und geht von der Annahme aus, daß die Schwangerschaft keinen Einfluß auf die Inzidenz hat. Zusätzlich werden gelegentlich im Rahmen der Vorsorgeuntersuchungen präexistente hämatologische Neoplasien in ihrer asymptomatischen Frühphase aufgedeckt. Dies gilt besonders für Erkrankungen wie die chronische myeloische Leukämie und

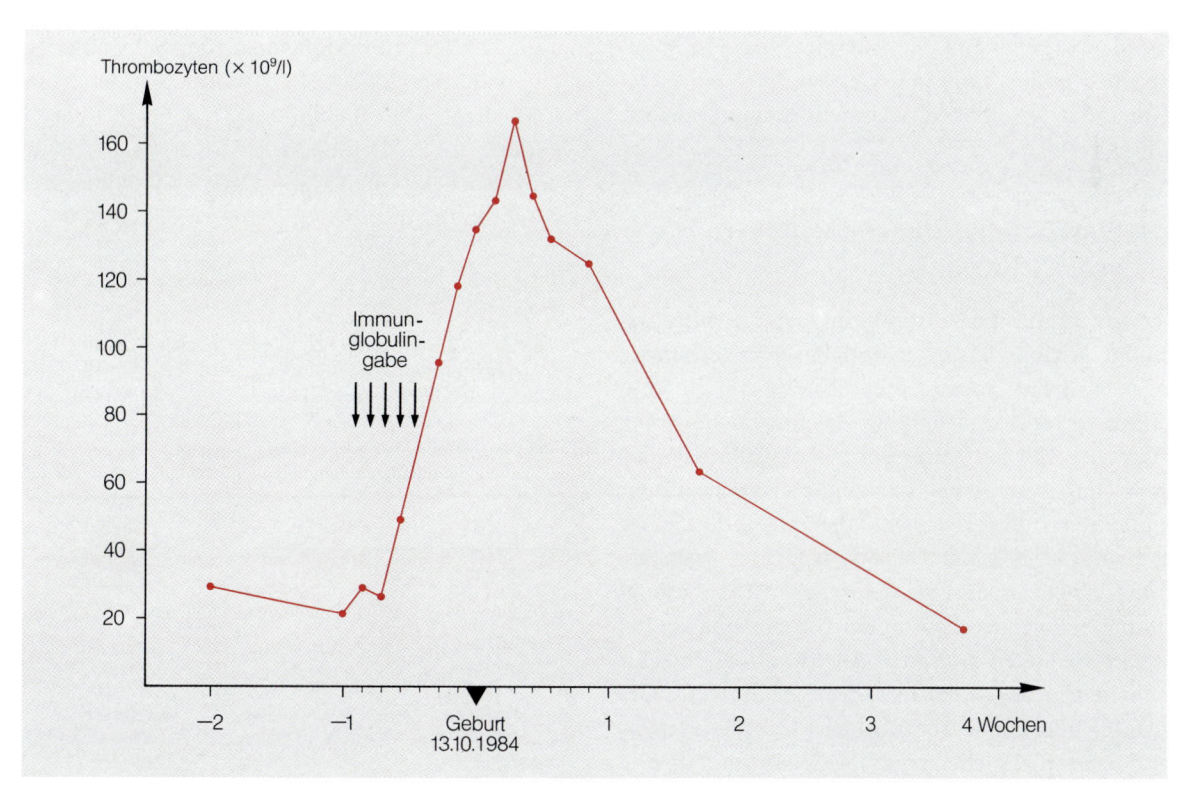

Abb. 3-1 Verlauf der Thrombozytenwerte bei einer Schwangeren unter und nach hochdosierter Immunglobulintherapie (5 Tage à 0,4 g/kg) wegen idiopathischer thrombozytopenischer Purpura in der Schwangerschaft. Die Thrombozytenwerte des Kindes lagen immer über 130 000/µl.

Tabelle 3-4 Die Wahrscheinlichkeit, mit der 20- bis 35-jährige Frauen in der Schwangerschaft an einer der häufigeren hämatologischen Neoplasien erkranken (Zahlen pro eine Million Schwangerschaften) [17]

	Neuerkrankungen auf 10^6 Schwangerschaften
chronisch myeloische Leukämie	3
chronisch lymphatische Leukämie	0–1
akute lymphatische Leukämie	2
akute myeloische Leukämie	7
Plasmozytom	0–1
Morbus Hodgkin	25
Non-Hodgkin-Lymphome	3

Tabelle 3-5 Empirisch nachgewiesene oder aufgrund des Wirkungsmechanismus oder tierexperimenteller Daten mögliche Gefahren der Chemotherapie in der Schwangerschaft für das Kind

– Abort
– retardierte intrauterine Entwicklung
– Teratogenität
– Mutagenität
– Kanzerogenität
– funktionelle Organschäden (z.B. Lungenfibrose, Myokardiopathie)

den Morbus Hodgkin, deren Proliferationstendenz wechselnd und phasenweise gering ist. Gerade bei der chronischen myeloischen Leukämie können solche Phasen mit geringer Proliferationstendenz jahrelang andauern. Obwohl hämatologische Neoplasien eine sehr große Disseminationstendenz haben – nicht selten findet man auch Infiltrate in der Plazenta –, ist die diaplazentare Übertragung der Erkrankung eine ausgesprochene Rarität [24].

Von den Neoplasien werden im folgenden exemplarisch die häufigsten besprochen, für andere und insbesondere für seltenere sei auf entsprechende Literaturstellen verwiesen [25]. Auf die Non-Hodgkin-Lymphome mußte verzichtet werden, da deren Heterogenität den gegebenen Rahmen sprengen würde [12, 13].

1.3.1 Probleme der zytostatischen Therapie in der Schwangerschaft

Die zytostatische Therapie ist mit einer Reihe gravierender Nebenwirkungen und Risiken verbunden (Tab. 3-5), die an anderer Stelle [5, 36, 37, 38] umfassend dargestellt sind und auf die hier nicht weiter eingegangen werden kann. Speziell erwähnt werden müssen hingegen einige schwangerschaftsspezifische Besonderheiten der Zytostatikatherapie [10, 19, 29, 34].

Mütterlicherseits sind bei der zytostatischen Therapie in der Schwangerschaft in der Regel keine zusätzlichen Probleme zu erwarten. Allerdings besteht eine erhebliche Blutungs- und Infektionsgefahr, wenn Geburt, Interruptio oder Abort in der Phase der zytostatikainduzierten Knochenmarksaplasie stattfinden.

Für das Kind ist die zytostatische Therapie in der Schwangerschaft mit einer ganzen Reihe von Risiken verbunden (Tab. 3-5). Im I. Trimenon führt die zytostatische Therapie nicht selten zum Abort. Aminopterin wurde in den fünfziger Jahren sogar zur Interruptio verwendet. Im II. und III. Trimenon kommt es vereinzelt zum intrauterinen Fruchttod oder zur vorzeitigen Geburt [31, 36], häufiger jedoch nur zu einer mehr oder weniger ausgeprägten Retardierung der intrauterinen Entwicklung [8, 9, 30, 31, 36]. Welchen Anteil dabei im Einzelfall die Grundkrankheit und welchen die Therapie hat, muß allerdings offen bleiben.

Fehlbildungen sind eine typische, aber nicht zwangsläufige Folge zytostatischer Therapie im I. Trimenon. In den Tabellen 3-6 und 3-7 sind Literaturdaten zu diesem Thema zusammengefaßt (siehe auch Bd. 4, Kap. 9). Besonders gefährlich ist der dem Methotrexat nahe verwandte Folsäureantagonist Aminopterin, der aufgrund von Fehlbildungen in der Schwangerschaft nicht mehr verwendet wird. Für die anderen Zytostatika liegt die Fehlbildungshäufigkeit bei Anwendung im I. Trimenon niedriger als bei Aminopterin, doch beruhen diese Daten für jedes einzelne Zytostatikum auf nur sehr wenigen Fällen (Tab. 3-6).

Tabelle 3-6 Inzidenz von Fehlbildungen nach zytostatischer Monotherapie im ersten Trimenon der Schwangerschaft (tabellarische Zusammenstellung basierend auf Literaturübersichten von Löffler et al. [21], Doll et al. [11], Avilés et al. [1], Mulvihill et al. [23], Patel et al. [26], Reynoso et al. [28])

	behandelte Patientinnen	Fehlbildungen	keine Angaben über Fehlbildungen
Cyclophosphamid	9	4	0
Stickstoff-Lost	6	0	3
Chlorambucil	5	1	1
Busulfan	27	2	3
Vinblastin	12	1	0
Procarbazin	1	0	0
Aminopterin	52	10	40
6-Mercaptopurin	22	1	8
Azathioprin	35	0	0
Cytarabin	1	0	0
Daunorubicin	1	0	0
Hydroxyurea	1	0	0

Noch weniger Erfahrungen liegen mit den neueren Zytostatika und den verschiedenen Polychemotherapieprotokollen vor, deren Fehlbildungsrisiko im ersten Trimenon derzeit noch nicht sicher beurteilt werden kann (Tab. 3-7). Bei der zytostatischen Therapie im II. und III. Trimenon sind Fehlbildungen nicht mehr zu erwarten. Hier liegt bereits ein sehr umfangreiches Datenmaterial vor [2, 8, 17, 31, 33, 35, 36, 39, 40].

Zur Frage der *Mutagenität* der zytostatischen Therapie liegt eine Reihe von Chromosomenanalysen vor, durchgeführt an Blutzellen der Neugeborenen. Während in der Regel keine Chromosomenanomalien gefunden wurden [8], weisen einige Ausnahmen [30, 32] auf das mutagene Potential der Zytostatika hin.

Eine Häufung von Leukämien oder anderen Malignomen trat bislang nicht bei Kindern auf, deren Mütter während der Schwangerschaft eine zytostatische Behandlung erhielten, obwohl bei Erwachsenen nach alkylierenden Substanzen wie Melphalan, Chlorambucil und Cyclophosphamid gehäuft akute myeloische Leukämien beobachtet wurden [5, 15, 37, 38].

Belege dafür, daß Zytostatika mit selektiver Organtoxizität (z. B. Kardiotoxizität der Anthrazykline, Polyneuropathie der Vincaalkaloide und Lungenfibrose nach Busulfan und Bleomycin) beim Feten in gleicher Weise toxisch wirken, sind uns nicht bekannt.

Zusammenfassend kann – soweit heute beurteilbar – das kindliche Risiko der zytostatischen Therapie im II. und III. Trimenon als relativ gering und durchaus akzeptierbar gelten. Unter Berücksichtigung der psychischen Situation, der bekannten Risiken und der noch ungeklärten Fragen (Mutagenität, Kanzerogenität) wird man bei einer Patientin, die eine zytostatische oder Strahlentherapie benötigt, sowohl die Unterbrechung der Schwangerschaft als auch deren Fortsetzung vertreten können.

Tabelle 3-7 Inzidenz von Fehlbildungen nach zytostatischer Polychemotherapie im ersten Trimenon der Schwangerschaft (erweitert nach Löffler et al. [21])

Autoren (Literaturstelle)	Jahr	Zytostatika	Patienten (n)	Fehlbildungen (n)
Garrett (zit. bei [21])	1974	Vinblastin, Procarbazin, N-Lost	1	1
Menutti et al. (zit. bei [21])	1975	Vincristin, Procarbazin, N-Lost	1	1
Thomas u. Peckham (zit. bei [21])	1976	Vinblastin, Vincristin, Procarbazin	1	1
Lilleyman et al. (zit. bei [21])	1977	Thioguanin, Cytarabin	1	0
Newcomb et al. (zit. bei [21])	1978	Vincristin, Doxorubicin, Cytarabin	1	0
Pizzuto et al. (zit. bei [21])	1980	a) 6-Mercaptopurin, Methotrexat, Cyclophosphamid	1	0
		b) 6-Mercaptopurin, Methotrexat, Cyclophosphamid, Vincristin, Cytarabin	2	0
Dara et al. [9]	1981	6-Mercaptopurin, Methotrexat	1	0
Garcia et al. (zit. bei [21])	1981	Vincristin, Doxorubicin, Cyclophosphamid	1	0
Schafer [30]	1981	Thioguanin, Cytarabin	2	1
Schapira u. Chudley [31]	1984	Procarbazin, BCNU	1	0
Eigene Erfahrung	1991	Cytarabin, Daunorubicin	1	1
Juárez et al. [17]	1988	a) nicht spezifiziert (akute myeloische Leukämie)	2	0
		b) Vincristin, Cytarabin, Daunorubicin		
Zemlickis et al. [39]	1992	verschiedene – Sammelstatistik	9	2
Avilés et al. [1]	1991	a) akute Leukämien: Vincristin, Methotrexat, 6-Mercaptopurin, Cytarabin, Doxorubicin	3	0
		b) Morbus Hodgkin: N-Lost, Vincristin, Procarbazin, Prednison	2	0
		oder: Doxorubicin, Vinblastin, Bleomycin, Dacarbazin	4	0
		c) Non-Hodgkin-Lymphom: Doxorubicin, Vincristin, Cyclophosphamid (Bleomycin)	9	0
Turchi u. Villasis [35]	1988	Doxorubicin/Daunorubicin plus weitere	3	0
Zuazu et al. [40]	1991	verschieden - Sammelstatistik	9	0
Mulvihill et al. [23]	1987	verschieden - Sammelstatistik	10	2
Feliu et al. [14]	1988	verschieden	3	0

1.3.2 Spezielle Krankheitsbilder

1.3.2.1 Chronische myeloische Leukämie

Die chronische myeloische Leukämie [5, 27, 37, 38] ist durch eine Leukozytose mit Werten meist über 50000/μl charakterisiert. Im Differentialblutbild findet man unreife granulozytäre Vorstufen: Myeloblasten, Promyelozyten, Myelozyten und Metamyelozyten. Außerdem sind basophile und eosinophile Granulozyten vermehrt. Der Hämoglobinwert ist anfangs normal, die Thrombozyten sind initial normal oder erhöht, nur selten erniedrigt. Stark erhöhte Thrombozytenwerte (über 500000/μl) sind verdächtig auf das Vorliegen des megakaryozytär-granulozytären Subtyps bzw. der megakaryozytären Myelose nach anderer Einteilung.

Die Erkrankung sollte durch histologische Untersuchung eines Knochenzylinders von anderen Krankheiten des myeloproliferativen Formenkreises abgegrenzt werden. Kennzeichnende Laborbefunde der chronischen myeloischen Leukämie sind die erniedrigte alkalische Leukozytenphosphatase, der Nachweis des Philadelphia-Chromosoms und klinisch die stets zumindest sonographisch nachweisbare Splenomegalie.

Primär ist die Erkrankung asymptomatisch, die Symptomatik entwickelt sich mit Zunahme der Zellmasse. Zunächst können abdominelle Beschwerden bei Splenomegalie und später auch Hepatomegalie auftreten. Erst in den Spätstadien kann es zu einer hämorrhagischen Diathese bei Thrombopenie und zu Symptomen einer ausgeprägten Anämie kommen.

Die Erkrankung verläuft in zwei Phasen: In der ersten – der chronischen Phase – ist eine zytostatische Behandlung nur bei Progredienz mit allmählich stärker werdenden Beschwerden und sich verschlechternden Laborbefunden erforderlich. Die Zytostatika Busulfan und Hydroxyharnstoff sind in dieser Phase bei sehr guter Veträglichkeit fast immer erfolgreich. In der zweiten – terminalen – Phase kündigt sich mit zunehmender Therapieresistenz zunächst die sog. Akzeleration und schließlich die nur selten erfolgreich behandelbare Blastenkrise an, die klinisch, zytologisch und prognostisch oft einer therapierefraktären akuten myeloischen Leukämie entspricht.

Die mediane Überlebenszeit dieser Erkrankung liegt bei 4 Jahren. Bei jüngeren Patienten (z. Z. <45 Jahren) mit einem HLA-identischen Geschwister kann durch Ganzkörperbestrahlung (10–12 Gy) und hochdosierte Cyclophosphamidbehandlung mit nachfolgender Knochenmarktransplantation die leukämische Zellpopulation eliminiert und eine normale Blutbildung etabliert werden; die Rezidivrate ist nach den bislang vorliegenden Daten niedrig.

Therapie: In den ersten drei bis vier Monaten der Schwangerschaft wird eine zytostatische Therapie als riskant angesehen. Danach kann, soweit heute beurteilbar, relativ gefahrlos eine Therapie mit Hydroxyurea begonnen werden, sofern tatsächlich eine dringliche Therapieindikation besteht. Die Behandlung mit Interferon wird heute ebenfalls für die Schwangerschaft diskutiert [3, 4, 6].

Für die Blastenkrise lassen sich gerade in der Schwangerschaft keine allgemeingültigen therapeutischen Regeln aufstellen. Die Lebenserwartung solcher Patienten beträgt oft nur wenige Wochen. Remissionen, also die Elimination der Blastenpopulation und Rückführung der Erkrankung in eine chronische Phase, werden nur in wenigen Fällen erreicht, wenn man von der seltenen Ausnahme der lymphatischen Blastenkrise absieht. In der Frühphase der Schwangerschaft ist die Interruptio unumgänglich, sofern der Eingriff nicht zu einem erhöhten Risiko für die Mutter führt. In der Spätphase wird die Rettung des Kindes ganz im Mittelpunkt der therapeutischen Strategie stehen.

1.3.2.2 Akute Leukämien

Bei den akuten Leukämien [5, 27, 37, 38] ersetzt die neoplastische Proliferation von undifferenzierten oder wenig differenzierten Vorstufen der Leukozyten die normale Hämopoese. Je nach der Zellreihe, der die undifferenzierten Leukozyten (Blasten) angehören, wird die Leukämie als lymphatisch oder myeloisch bezeichnet. In einer Reihe von Fällen erlaubt die Morphologie der Blasten bereits die Einordnung, in der Mehrzahl der Fälle ist jedoch eine subtile zytochemische und immunologische Diagnostik zur genauen Einordnung der Erkrankung nötig. Patienten, die an einer akuten Leukämie leiden, sind in der Regel schwer bis schwerst krank. Die Symptome der Erkrankung sind in Tabelle 3-8 aufgeführt. Sie können in drei Gruppen zusammengefaßt werden:

– Symptome im Sinne eines „Leistungsknicks"
– Symptome, ausgelöst durch die hämopoetische Insuffizienz
– Lokalsymptome, ausgelöst unmittelbar durch die leukämischen Infiltrate.

Tabelle 3-8 Symptomatik der akuten Leukämien

Allgemeinsymptome
- Schwäche
- Gewichtsverlust
- Appetitlosigkeit
- Fieber

Hämopoetische Insuffizienz
- Blässe
- Infektionen, insbesondere der oberen Luftwege
- Blutungen: Petechien, Nasenbluten

Lokalsymptome
- Knochen- und Gelenkschmerzen
- Druckgefühl bei Hepatosplenomegalie
- Lymphom bei lymphatischen Leukämien
- Husten oder obere Einflußstauung bei Mediastinaltumor bei lymphatischen Leukämien
- Meningeosis leucaemica bei lymphatischen Leukämien
- Gingivahyperplasie bei Beteiligung der Monozyten
- Hautinfiltrate bei Beteiligung der Monozyten

Therapie und Prognose: Bei jüngeren Patienten (<40 Jahren) kann bei der akuten myeloischen Leukämie in etwa 70% der Fälle und bei der akuten lymphatischen Leukämie in etwa 85% der Fälle durch adäquate Therapie eine Vollremission erreicht werden, in der mit keinerlei Methoden residuale Leukämiezellen mehr nachweisbar sind. Von diesen Patienten erleiden bei der akuten lymphatischen Leukämie etwa 60 bis 70% und bei der akuten myeloischen Leukämie 80 bis 90% Rezidive, so daß insgesamt etwa 30% der 20- bis 40jährigen Patienten mit akuter lymphatischer Leukämie und 10% derjenigen mit einer akuten myeloischen Leukämie durch die konventionelle Chemotherapie geheilt werden können. Durch eine Knochenmarktransplantation nach hochdosierter Chemotherapie und Ganzkörperbestrahlung läßt sich dieser Prozentsatz noch verbessern, sofern ein geeigneter Spender zur Verfügung steht. Die mediane Überlebenszeit unbehandelter Patienten, die an einer akuten Leukämie leiden, liegt nach Diagnosestellung zwischen zwei und vier Monaten. Anders als bei der chronischen myeloischen Leukämie ist hier also sofortiges Handeln immer erforderlich und kann höchstens für kurze Zeit aufgeschoben werden. Entscheidend für die therapeutische Strategie ist der Diagnosezeitpunkt in der Schwangerschaft.

Im I. Trimenon: Bei der begrenzten Lebenserwartung unbehandelter Patienten ist ein Austragen der Schwangerschaft ohne zytostatische Therapie nicht möglich. In dieser Situation wird die Frage nach einer Interruptio sorgfältig abgewogen werden müssen. Es bleibt jedoch festzuhalten, daß auch im I. Trimenon der Schwangerschaft Fehlbildungen nicht zwangsläufig Folge zytostatischer Therapie sind.

Entschließt sich die Patientin zu einer Interruptio, kann diese auch nach erreichter Vollremission bei normalisierten peripheren Blutwerten durchgeführt werden. Durch dieses Vorgehen kann das vaginale Blutungs- und Infektionsrisiko deutlich gesenkt werden.

Möchte die Patientin trotz der Risiken für das Kind und sich selbst die Schwangerschaft austragen, wird es sinnvoll sein, den Beginn der Zytostatikatherapie zumindest über die 8. bis 10. Woche hinauszuzögern, sofern die klinische Situation es zuläßt. Wie in den anderen beiden Trimena der Schwangerschaft muß dann die effektivste verfügbare Zytostatikakombination eingesetzt werden. Selbstverständlich sollte auf Maßnahmen ohne zweifelsfrei dokumentierte Wirksamkeit verzichtet werden.

Im II. Trimenon: Auch bei der Manifestation der akuten Leukämie im II. Trimenon ist ein Austragen der Schwangerschaft ohne zytostatische Therapie in der Regel nicht möglich. In dieser Zeit sind die Zytostatika für Mutter und Kind mit geringeren Risiken als im I. und III. Trimenon verbunden, dennoch wird aus oben genannten Gründen im frühen II. Trimenon die Interruptio zu erwägen sein, sofern der Eingriff kein erhöhtes Risiko für die Mutter bringt.

Im III. Trimenon: Erkrankt die Patientin im III. Trimenon an einer akuten Leukämie, können je nach kindlichem Entwicklungsstand und klinischen Problemen von seiten der Leukämie zwei Wege eingeschlagen werden:

Im frühen III. Trimenon und bei zu niedrigem zu erwartenden Geburtsgewicht wird man in aller Regel eine zytostatische Therapie beginnen müssen. Je nach kindlicher Entwicklung wird man nach erreichter Vollremission mit der konsolidierenden Therapie eventuell bis nach der Geburt warten.

Im späten III. Trimenon, bei ausreichendem kindlichen Entwicklungsstand, sofern die Leukämie noch nicht zu gravierenden Komplikationen wie Infekten und Blutungen geführt hat, kann die zytostatische Therapie auch kurzzeitig aufgeschoben und das Kind unter ausgiebiger Erythrozyten- und Thrombozytensubstitution durch Sectio bei gleichzeitiger Hysterektomie entbunden werden. Die Hysterektomie erleichtert durch Elimination bzw. Reduktion des vaginalen Blutungs- und Infektionsrisikos die anschließende Chemotherapie.

1.3.2.3 Lymphogranulomatose (Morbus Hodgkin)

Das klinische Bild der Lymphogranulomatose [5, 27, 37, 38] ist sehr vielgestaltig (Tab. 3-9). Einige Patienten suchen den Arzt wegen einer asymptomatischen Lymphknotenschwellung auf, andere stellen sich vor mit dem Vollbild der Erkrankung mit Lymphomen, Hepatosplenomegalie, allgemeiner Schwäche, Nachtschweiß, Fieber, Gewichtsverlust und in seltenen Fällen Juckreiz. Dabei kann es durchaus vorkommen, daß Patienten mit weit fortgeschrittener Erkrankung im Stadium III oder IV fast beschwerdefrei sind, während andererseits auch einzelne Patienten mit lokalisierter Erkrankung unter ausgeprägten Allgemeinsymptomen leiden.

Das für alle Lymphome geltende *Stadiensystem* ist in Tabelle 3-10 dargestellt. Zusätzlich zur anatomischen Ausbreitung der Erkrankung werden die sog. B-Symptome (Nachtschweiß, Fieber, Gewichtsabnahme) zur Stadienfestlegung herangezogen, da sie prognostische Bedeutung haben.

Die *Laborbefunde* können völlig normal sein – dies sei ausdrücklich betont –; häufiger findet man jedoch eine „entzündliche" Laborkonstellation mit beschleunigter Blutsenkung, erhöhtem Kupfer bei erniedrigtem Eisen im Serum, erhöhtem Anteil von Alpha-2-Globulinen in der Elektrophorese und erhöhtem Fibrinogenspiegel.

Therapie: Bis vor wenigen Jahren war die Therapie der Lymphogranulomatose weitgehend standardisiert. Patienten der Stadien I A, I B (sehr selten), II A, II B und III A erhielten eine Strahlentherapie mit 36 bis 44 Gy, während Patienten der Stadien III B, IV A und IV B eine Polychemotherapie erhielten. In Tabelle 3-11 sind die Langzeitremissionsraten (Zehnjahresergebnisse) dieser therapeutischen Strategie angegeben [5, 37, 38].

Dieses Konzept bildet auch heute noch das Grundgerüst der Therapie; doch hat man inzwischen erkannt, daß das Rezidivrisiko innerhalb der einzelnen Stadien in Abhängigkeit von bestimmten prognostischen Faktoren (Histologie, Alter, Größe der einzelnen Lymphome, Anzahl der Lymphome, Knochenmarkfunktion) sehr unterschiedlich ist, so daß die Therapie des Morbus Hodgkin heute wieder weitgehend individualisiert und der Risikosituation des einzelnen Patienten angepaßt ist. So erhält eine Reihe von Patienten eine kombinierte Strahlen- und Chemotherapie, und für viele andere wurde die zytostatische Therapie wesentlich intensiviert und die Anzahl der zu gebenden Zytostatika von vier auf acht gesteigert.

Der Morbus Hodgkin ist das häufigste Malignom in der Schwangerschaft [8, 15, 20, 31, 36]. Er bietet vor den therapeutischen schon besondere diagnostische Probleme, da es bei der Therapieplanung entscheidend auf eine exakte Stadienfestlegung ankommt. Das in

Tabelle 3-9 Symptomatik der Lymphogranulomatose

- schmerzlose Lymphknotenschwellung
- Alkoholschmerz der befallenen Lymphknoten (selten)
- Schwäche
- Müdigkeit
- Husten und Dyspnoe bei intrathorakalem Befall
- Anämie
- Splenomegalie, Hepatomegalie
- Kompressionssymptome des Rückenmarks bei Wirbelkörperbefall
- Schmerzen bei Knochenbefall
- Zeichen der Knochenmarkinsuffizienz bei Knochenmarkbefall (petechiale Blutungen, Anämie, Infekte)
- Juckreiz
- Nachtschweiß
- Fieber
- Gewichtsverlust

Tabelle 3-10 Stadiensystem der Lymphogranulomatose

I	eine Lymphknotenregion
II	mehrere Regionen auf einer Seite des Zwerchfells
III	Lymphknoten auf beiden Seiten des Zwerchfells
IV	disseminierter extralymphatischer Befall

Milz: wird als Lymphknotenregion betrachtet

lokalisierter extralymphatischer Befall wird als E-Befall bezeichnet und führt nicht zur Klassifikation als Stadium IV

B-Symptome:
- Nachtschweiß
- Fieber über 38 °C
- Gewichtsverlust über 10% in sechs Monaten

Tabelle 3-11 Langzeitergebnisse („Heilungsraten") der Therapie des Morbus Hodgkin

Stadium	Therapie	rezidivfreie Langzeitremissionen (%)
I	Bestrahlung: supraphragmales Mantelfeld + paraortale Lymphknoten	90–97
II A	Bestrahlung: Mantelfeld + paraortale Lymphknoten	80
II B	total-nodale Bestrahlung	40–70
III A	total-nodale Bestrahlung	45–70
III B	Chemotherapie	30–60
IV A–IV B	Chemotherapie	30–60

Tabelle 3-12 Staging-Untersuchungen bei Morbus Hodgkin

- körperliche Untersuchung
- Frage nach B-Symptomen
- Labor: BSG, Elektrophorese, Fe, Cu, Fibrinogen, Gamma-GT, AP
- Röntgenaufnahme der Thoraxorgane
- Oberbauchsonographie
- Beckenstanzbiopsie
- Knochenszintigramm
- Lymphangiographie
- Computertomographie
- Staging-Laparotomie

Tabelle 3-12 dargestellte diagnostische Konzept muß in der Schwangerschaft weitgehend modifiziert werden. Wir würden den Verzicht auf die Staging-Laparotomie (außer in der Frühschwangerschaft) empfehlen sowie von der Knochenszintigraphie und der Computertomographie des Abdomens wegen der hohen kindlichen Strahlenbelastung abraten. Bei der Lymphographie wird man sich auf die Röntgendarstellung der Speicherphase beschränken und die übrige abdominelle Staging-Diagnostik auf die Sonographie beschränken.

Da bei einer Schwangerschaft eine subdiaphragmale Bestrahlung nicht in Frage kommt, muß die Strahlentherapie auf Patientinnen mit lokalisierter supradiaphragmaler Erkrankung beschränkt bleiben. Die Grenzlinie zwischen Strahlentherapie einerseits und Chemotherapie andererseits ist strittig; sie liegt in der Schwangerschaft entweder zwischen den Stadien II A und II B oder zwischen den Stadien II B und III A. Bei einer nur supradiaphragmalen Strahlentherapie im Stadium II B liegt die Rezidivrate bei 50 % [5, 37, 38].

Bei lokalisierter Erkrankung im Stadium I A oder II A ist im I. Trimenon eine abwartende Haltung mit wöchentlichen klinischen, sonographischen und Laborwertkontrollen möglich. Auch die Röntgenuntersuchung des Thorax muß in kurzen Intervallen wiederholt werden, wenn ein Befall besteht. So sollten, wenn irgend möglich, die ersten zehn bis zwölf Wochen der fehlbildungsgefährdeten Frühschwangerschaft überbrückt werden. Anschließend wird die supradiaphragmale Strahlentherapie durchgeführt, während die Bestrahlung der lymphomfreien infradiaphragmalen Regionen postpartal nachgeholt wird [15].

Im II. Trimenon kann die supradiaphragmale Strahlentherapie unverzüglich beginnen, während im III. Trimenon wieder eine abwartende Haltung angeraten ist. Bei ausreichendem kindlichen Entwicklungsstand kann die Geburt eingeleitet und anschließend die Strahlentherapie begonnen werden.

Leidet die Patientin auch bei lokalisierter Erkrankung unter sog. B-Symptomen, insbesondere unter Fieber, muß mit einer raschen Progredienz gerechnet und unverzüglich eine Therapie begonnen werden. Im I. Trimenon ist in dieser Situation eine Interruptio zu diskutieren.

Bei einer Strahlentherapie in der Schwangerschaft muß prinzipiell von den gleichen Risiken ausgegangen werden wie bei der zytostatischen Chemotherapie, jedoch sind die einzelnen Risiken auch bei der Strahlentherapie kaum quantifizierbar. Publizierte Daten, insbesondere für die Leukämie- und Tumorinduktion, sind widersprüchlich.

Die Malignominzidenz in den ersten zehn Lebensjahren wird mit 0,572‰/cGy intrauterine Strahlendosis angegeben [5, 37, 38]. Diese sehr hohe Malignominzidenz konnte allerdings von einer Reihe anderer Arbeitsgruppen nicht bestätigt werden.

Bei 1292 Kindern, deren Mütter die Atombombenexplosionen in Hiroshima und Nagasaki schwanger überlebt hatten, wurde keine Malignomhäufung beobachtet. Keine erhöhte Malignomhäufigkeit fand man bei 998 Kindern, die intrauterin mit 1,5 bis 3 cGy belastet worden waren, und keine erhöhte Leukämieinzidenz bei 39 000 Kindern, deren intrauterine Strahlendosis bei etwa 1 cGy gelegen hatte.

Liegt bei einer Patientin bereits ein infradiaphragmaler Befall vor, kommt in der Schwangerschaft nur eine zytostatische Therapie in Frage. Wie bei der Strahlentherapie sollte insbesondere im I. und III. Trimenon zunächst der Krankheitsverlauf kurzfristig beobachtet werden. Wenn eine Chemotherapie sich dann als erforderlich erweist, sollte die effektivste verfügbare Zytostatikakombination eingesetzt werden.

Literatur zu Abschnitt 1

1. Avilés, A., J. C. Diaz-Maqueo, A. Talavera, R. Guzmán, E. L. Garcia: Growth and development of children of mothers treated with chemotherapy during pregnancy: current status of 43 children. Amer. J. Hemat. 36 (1991) 243–248.
2. Awidi, A. S., M. S. Tarawneh, K. S. Shubair, A. A. Issa, Y. F. Dajani: Acute leukemia in pregnancy: report of five cases treated with a combination which included a low dose of adriamycin. Europ. J. Cancer 19 (1983) 881–884.
3. Baer, M. R.: Letter to the Editor: Normal full-term pregnancy in a patient with chronic myelogenous leukemia treated with α-interferon. Amer. J. Hemat. 37 (1991) 66.
4. Baer, M. R., H. Ozer, K. A. Foon: Interferon-alpha therapy during pregnancy in chronic myelogenous leukemia and hairy cell leukemia. Brit. J. Haemat. 81 (1992) 167–169.
5. Begemann, H., J. Rastetter (eds.): Klinische Hämatologie, 4. Aufl. Thieme, Stuttgart – New York 1992.

6. Crump, M., X.-H. Wang, M. Sermer, A. Keating: Successful pregnancy and delivery during α-interferon therapy for chronic myeloid leukemia. Amer. J. Hemat. 40 (1992) 238–243.
7. Cutler, S., J. C. Young: Third National Cancer Survey. Incidence data. Nat. Cancer Inst. Monogr. 41 (1975) 107.
8. Daly, H., S. R. McCann, T. D. Hanratty, I. J. Temperley: Successful pregnancy during combination chemotherapy for Hodgkin's disease. Acta haemat. (Basel) 64 (1980) 154–156.
9. Dara, P., L. M. Slater, S. A. Armentrout: Successful pregnancy during chemotherapy for acute leukemia. Cancer 47 (1981) 845–846.
10. Doll, C. D., S. Ringenberg, J. W. Yarbro: Management of cancer during pregnancy. Arch. Int. Med. 148 (1988) 2058–2064.
11. Doll, D. C., Q. S. Ringenberg, J. W. Yarbo: Management of cancer during pregnancy. Arch. int. Med. 148 (1988) 2058–2064.
12. Du Bois, A., M. Runge, J. Schmid, H. G. Hillemanns: Disseminiertes, hochmalignes Non-Hodgkin-Lymphom (NHL) und Schwangerschaft. Geburtsh. u. Frauenheilk. 50 (1990) 405–409.
13. Engert, A., B. Lathan, R. Cremer, S. Seeber, M. Schulte, V. Diehl: Non-Hodgkin-Lymphom und Schwangerschaft. Med. Klin. 85 (1990) 734–738.
14. Feliu, J., S. Juárez, A. Ordonez, L. Garcia-Paredes, M. Gonzalez-Baron, J. M. Montero: Acute leukemia and pregnancy. Cancer 61 (1988) 580–584.
15. Gassmann, W., J. Slanina: Langzeittoxizität kurativer Lymphomtherapie. Internist 34 (1993) 161–169.
16. Gondo, H., Y. Hamasaki, H. Nakayama et al.: Acute leukemia during pregnancy. Association with immune-mediated thrombocytopenia in mother and infant. Acta haemat. 83 (1990) 140–144.
17. Juárez, S., J. M. Cuadrado Pastor, J. Feliu, M. González Barón, A. Ordóñez, J. M. Montero: Association of leukemia and pregnancy: clinical and obstetric aspects. Amer. J. clin. Oncol. 11 (1988) 159–165.
18. Kelton, J. G.: Management of the pregnant patient with idiopathic thrombocytopenic purpura. Ann. int. Med. 99 (1983) 796–800.
19. Koren, G., L. Weiner, M. Lishner, D. Zemlickis, J. Finegen: Cancer in pregnancy: identification of unanswered questions on maternal and fetal risks. Obstet. Gynec. Survey 45 (1990) 509–514.
20. Lishner, M., D. Zemlickis, P. Degendorfer, T. Panzarella, S. B. Sutcliffe, G. Koren: Maternal and foetal outcome following Hodgkin's disease in pregnancy. Brit. J. Cancer 65 (1992) 114–117.
21. Löffler, H., W. Gassmann, W. Kayser: Hämatologische Veränderungen und Erkrankungen. In: Künzel, W. K., H. Wulf (Hrsg.): Die gestörte Schwangerschaft. Klinik der Frauenheilkunde und Geburtshilfe, 2. Aufl., Bd. 5. Urban & Schwarzenberg, München – Wien – Baltimore 1986.
22. Miescher, P. A., A. Miescher: Immunologic drug induced blood dyscrasias. Klin. Wschr. 56 (1978) 1–5.
23. Mulvihill, J. J., E. A. McKeen, F. Rosner, M. H. Zarrabi: Pregnancy outcome in cancer patients. Cancer 60 (1987) 1143–1150.
24. Osada, S., K. Horibe, K. Oiwa et al.: A case of infantile acute monocytic leukemia caused by vertical transmission of the mother's leukemic cells. Cancer 65 (1990) 1146–1149.
25. Pajor, A., E. Kelemen, Z. Mohos, J. Hambach, G. Váradi: Multiple myeloma in pregnancy. Int. J. Gynaec. Obstet. 35 (1991) 341–342.
26. Patel, M., I. A. F. Dukes, J. C. Hull: Use of hydroxyurea in chronic myeloid leukemia during pregnancy: a case report. Amer. J. Obstet. Gynec. 165 (1991) 565–566.
27. Pralle, H.: Checkliste Hämatologie, 2. Aufl. Thieme, Stuttgart – New York 1991.
28. Reynoso, E. E., F. A. Shepherd, H. A. Messner, H. A. Farquharson, M. B. Garvey, M. A. Baker: Acute leukemia during pregnancy: The Toronto Leukemia Study Group experience with long-term follow-up of children exposed in utero to chemotherapeutic agents. J. clin. Oncol. 5 (1987) 1098–1106.
29. Rice, J. M.: Editorial: Fetal susceptibility to viral and chemical carcinogens. Lab. Invest. 58 (1988) 1–4.
30. Schafer, A. I.: Teratogenic effects of antileukemic chemotherapy. Arch. int. Med. 141 (1981) 514–515.
31. Schapira, D. V., A. E. Chudley: Successful pregnancy following continuous treatment with combination chemotherapy before conception and throughout pregnancy. Cancer 54 (1984) 800–803.
32. Schleuning, M., C. Clemm: Chromosomal aberrations in a newborn whose mother received cytotoxic treatment during pregnancy. New Engl. J. Med. 317 (1987) 1666–1667.
33. Schleuning, M., M. Fink, E. R. Weißenbacher, E. Hiller: Cytostatische Kombinationstherapie bei einer Schwangeren mit akuter lymphatischer Leukämie. Internist 26 (1985) 652–656.
34. Spann, W., B. Emmerich: Tumorerkrankungen und Schwangerschaft. Internist 33 (1992) 108–113.
35. Turchi, J. J., C. Villasis: Anthracyclines in the treatment of malignancy in pregnancy. Cancer 61 (1988) 435–440.
36. Wiesner-Bornstein, R., M. Niesen, R. Grobe-Einsler, M. Schulte-Holtey: Zytostatika-Therapie bei Morbus Hodgkin in der Schwangerschaft. Geburtsh. u. Frauenheilk. 43 (1983) 373–376.
37. Williams, W. J., E. Beutler, A. J. Erslev, M. A. Lichtman: Hematology. McGraw-Hill, New York 1983.
38. Lee, R., T. C. Bithell, J. Foerster, J. W. Athens, J. N. Lukens (eds.): Wintrobe's Clinical Hematology, 9th ed. Waverly, Baltimore 1993.
39. Zemlickis, D., M. Lishner, P. Degendorfer, T. Panzarella, S. B. Sutcliffe, G. Koren: Fetal outcome after in utero exposure to cancer chemotherapy. Arch. int. Med. 152 (1992) 573–576.
40. Zuazu, J., A. Julia, J. Sierra et al.: Pregnancy outcome in hematologic malignancies. Cancer 67 (1991) 703–709.

2 Das Gerinnungssystem in der Schwangerschaft und beim Neugeborenen

R. von Hugo, H. Graeff

2.1 Gerinnungsveränderungen in der Schwangerschaft

Während der Schwangerschaft, der Geburt und im Wochenbett treten Veränderungen der Blutgerinnung auf, deren Zusammenhänge und Ursachen nur teilweise bekannt sind.

Typischerweise wird eine Verkürzung der Blutungszeit, der partiellen Thromboplastinzeit, der Prothrombinzeit und der Gerinnselbildungszeit im Thrombelastogramm beobachtet. Die veränderten Gerinnungstests zeigen zusammengefaßt eine Beschleunigung der Gerinnselbildung.

Ursächlich werden neben der hormonell bedingten Steigerung der Umsätze einzelner Gerinnungsproteine auch chronisch verlaufende Gerinnungsvorgänge in der Plazenta, insbesondere im letzten Schwangerschaftsdrittel diskutiert. Ein gewisser teleologischer Zusammenhang wird in der Begrenzung des peripartalen Blutverlustes gesehen [16].

2.1.1 Blutgerinnung

Der Anstieg des *Fibrinogenspiegels* erreicht am Termin Werte zwischen 400 und 600 mg/dl, die über dem Normbereich liegen und durch eine Steigung der Synthese bedingt sind [32, 35].

Während beim *Prothrombin* und bei den *Faktoren V und IX* nur eine geringe Zunahme der Konzentration auftritt, steigen die *Faktoren VII und X* deutlich an. Regelmäßig wird eine Zunahme des *Faktors VIII* beobachtet, wobei *Faktor-VIII-Antigen* besonders betroffen ist. Diese Beobachtung findet ihr klinisches Äquivalent im vielfach deutlich gebesserten Verlauf der von Willebrand-Jürgens-Erkrankung.

Der für die Kontaktaktivierung wichtige *Faktor XII* steigt am Ende der Schwangerschaft an. Im Gegensatz hierzu wird beim *Faktor XI* keine Veränderung bzw. ein leichter Abfall beobachtet. Der *Faktor XIII* fällt deutlich am Ende der Schwangerschaft [3, 4, 20] ab.

Der Nachweis aktivierter Gerinnungsfaktoren und hierbei insbesondere das Auftreten thrombininduzierter Umsatzprodukte des Fibrinogens, sei es als lösliche Fibrinmonomerkomplexe, als Fibrinopeptid A oder als Fibrinabbauprodukt D-Dimer, deuten auf eine Gerinnungsaktivierung hin, wie sie unter dem Begriff der Hyperkoagulabilität subsumiert ist [16]. So konnten schon nach der zehnten Schwangerschaftswoche ein Anstieg löslichen *Fibrins* und erhöhte *Fibrinopeptid-A-Spiegel* gefunden werden [20, 36, 40]. Das Auftreten dieser aktivierten Formen steht in offensichtlichem Zusammenhang mit der experimentell gesicherten Umsatzsteigerung des Fibrinogens in der Schwangerschaft [25, 29]. Aber auch aktivierter *Faktor V* konnte im letzten Trimenon nachgewiesen werden [15]. Darüber hinaus wurde die Kälteaktivierung von *Faktor VII* im Plasma von Schwangeren ebenso als Ausdruck einer Gerinnungsaktivierung gedeutet [36] wie das Ansteigen des Quotienten aus *Faktor-VIII-Antigen und -Aktivität* nach der 32. Schwangerschaftswoche.

Viele Autoren sehen die Gerinnungsveränderungen in der Schwangerschaft als Folge einer lokalen, in der Plazenta ablaufenden, begrenzten Gerinnungsaktivierung, die ein kompensatorisches Ansteigen der Syntheserate von Fibrinogen und anderen Gerinnungsfaktoren bedingt, das den lokalen Verbrauch übersteigt. So kann elektronenmikroskopisch Fibrin in den Wänden der Spiralarterien nachgewiesen werden [37]. Diese Gefäße erfahren während der Schwangerschaft Umbauvorgänge, die die elastischen Fasern und den muskulären Anteil betreffen. Bei dieser „Alterung" können auch Endothelaufbrüche mit Freilegung von subendothelial liegendem Kollagen auftreten, die ebenfalls zu einer Gerinnungsaktivierung führen. Plazenta und Dezidua enthalten viel Thromboplastin; es wird diskutiert, ob hiervon während der Schwangerschaft kleine Mengen freigesetzt werden können.

Die postpartale Blutstillung bedarf neben der myometranen Kontraktion auch des Gefäßverschlusses durch Thromben. Schätzungsweise macht das hierbei benötigte Fibrin etwa 5 bis 10 % des gesamten zirkulierenden Fibrinogens aus [24]. Demzufolge ist die physiologischerweise nachweisbare Hyperkoagulabilität nicht nur in Zusammenhang mit der zweifellos erhöhten thromboembolischen Gefährdung der Schwangeren und insbesondere der Wöchnerin zu sehen, vielmehr ist auf ihre physiologische Bedeutung bei der Erhaltung der Integrität des fetoplazentaren Strombetts an der Nahtstelle zwischen mütterlichem und kindlichem Kreislaufsystem hinzuweisen [33]. Diese Vorstellung wird durch klinische Beobachtung an einer Patientin mit angeborener Hypofibrinogenämie gestützt, bei der zwei Erkrankungsfälle einer vorzeitigen Lösung der Plazenta beschrieben wurden [31].

Die Umwandlung von Prothrombin zu Thrombin wird durch einige Inhibitoren kontrolliert, wobei dem Antithrombin-III entscheidende Bedeutung zukommt. Aber auch andere Inhibitoren, wie Alpha-2-Makroglobulin, Alpha-1-Antitrypsin, C1-Inaktivator, Protein S und Protein C, können Gerinnungsenzyme hemmen.

Untersuchungen in der Schwangerschaft ergaben widersprüchliche Ergebnisse und sprechen dafür, daß bei 80 % der Schwangeren keine Veränderung des Antithrombin-III-Spiegels auftritt, während 20 % Werte im unteren Normbereich bei unkomplizierter Schwangerschaft zeigen. Alpha-1-Antitrypsin und Alpha-2-Makroglobulin steigen, wenn auch unterschiedlich stark, an, während der C1-Inaktivator fällt [3, 21].

2.1.2 Fibrinolyse

Es gibt Hinweise dafür, daß das fibrinolytische Aktivitätspotential im Plasma im Verlauf der Schwangerschaft abnimmt. Dies zeigt sich insbesondere im letzten Trimenon und kann mit der Euglobulin-Lysiszeit gemessen werden. Neuere Arbeiten haben eine Zunahme der Plasminogenaktivator-Inhibitor 1 (PAI 1) [9, 41] sowie Plasminogenaktivator-Inhibitor 2 (PAI 2) [2, 9] und einen tendentiellen Abfall des Plasminogenaktivators vom Gewebetyp (t-PA) gezeigt [41]. Andere Autoren fanden dagegen einen Anstieg von t-PA [38].

Nach der Geburt kommt es zu einer raschen Zunahme der fibrinolytischen Aktivität im Plasma [3, 4, 26]. Während die Plasminogenkonzentration ansteigt, läßt sich freie Plasminaktivität erst nach der Geburt der Plazenta nachweisen. Im Plasma und in Venenwänden Schwangerer wurden erniedrigte Konzentrationen von Plasminogenaktivatoren gefunden [1]. Da einerseits Plasminogenaktivator-Inhibitoren in der Plazenta und im Plasma nachgewiesen wurden und andererseits die verminderte fibrinolytische Aktivität nach der Geburt der Plazenta sehr schnell ein normales Ausmaß erreicht, postulierte man das Vorhandensein eines plazentaren Fibrinolyseinhibitors. Dieser wurde nach erfolgreicher Isolierung als Plasminogenaktivator-Inhibitor vom Plazenta Typ 2 (PAI 2) beeichnet [2, 9, 11].

Niedrige Spiegel von Fibrinogen-Fibrin-Abbauprodukten treten physiologischerweise in der Schwangerschaft auf und hängen mit der gesteigerten Fibrinfreisetzung bzw. deren reaktiver fibrinolytischer Abräumung während der Hyperkoagulabilität zusammen. Offensichtlich läuft diese Reaktion trotz der verminderten fibrinolytischen Aktivität des Gefäßinhalts, der Gefäßwand und des Gewebes ab.

2.1.3 Blutplättchen

Untersuchungen zur *Plättchenzahl* zeigen in der Schwangerschaft widersprüchliche Ergebnisse. Während in einer seriellen Untersuchung keine signifikanten Veränderungen beobachtet wurden [12], fanden andere Autoren [10] bei einer größeren Patientenzahl, die jedoch nicht longitudinal untersucht wurde, ab der 32. Schwangerschaftswoche einen signifikanten Abfall der Plättchenzahl bei steigendem mittleren Plättchenvolumen. Sie schlossen daraus auf einen verstärkten Plättchenabbau. Dies steht wiederum in Widerspruch zu Untersuchungen, bei denen keine Verkürzung der Plättchenhalbwertszeit in der Schwangerschaft beobachtet werden konnte [34]. Lediglich bei Patientinnen mit EPH-Gestose war die Plättchenlebenszeit vermindert. Dieser Widerspruch könnte dadurch erklärt werden, daß in großangelegten, nichtseriellen Studien Patientinnen aufgenommen wurden, bei denen die Gestose oder die plazentare Dysfunktion, die häufig mit Störungen der Blutplättchen einhergehen, primär noch nicht erkannt wurden. Soweit Informationen über Thrombozytenfunktionen vorliegen, ergeben auch sie kein einheitliches Bild, wenn auch steigende Thromboxan-, β-Thromboglobulin- und Plättchenfaktor-4-Spiegel in der Spätschwangerschaft auf eine erhöhte Plättchenaggregationsbereitschaft hinweisen [13, 43] (Tab. 3-13).

Offensichtlich hat auch das *Prostacyclin*, ein vaskuläres Gewebehormon, das ebenso wie das Thromboxan den

Tabelle 3-13 Veränderung des maternalen Gerinnungssystems während der Schwangerschaft

Gerinnung	
– Gerinnungsfaktoren (Fg, Faktor II, VII, VIII, IX, X)	↑
– aktivierte Gerinnungsfaktoren (Faktor Va, VIIa, Xa)	↑
– lösliches Fibrin, Fibrinopeptid A	↑
– Inhibitoren der Gerinnung (AT III)	↓
– Protein C	→
Fibrinolyse	
– Gesamtfibrinolytische Aktivität Euglobulin-Lyse	↓
– Plasminogenaktivator (Gefäßwand und Gewebe)	↓
– Plasminogen	↑
– Inhibitoren der Fibrinolyse (Antiplasmin)	↑
– Fibrinogenabbauprodukte	↑
Blutplättchen	
– Thrombozytenzahl	→
– Thrombozytenaggregation	↑

Arachidonsäureabkömmlingen zuzuordnen ist, in der Schwangerschaft eine besondere Bedeutung. Das Prostacyclin ist der stärkste aller bekannten biologisch vorkommenden Thrombozytenaggregationshemmer und bewirkt zusätzlich eine ausgeprägte Vasodilatation im arteriellen System. Der Abbau erfolgt rasch in biologisch inaktive Metabolite.

Prostacyclin und Thromboxan-A_2 sind zwei Stoffe mit entgegengesetzter Wirkung, die für die ungestörte Mikrozirkulation und Plättchen-Endothelwechselwirkung von großer Bedeutung sind (Übersicht bei [39]; siehe auch Bd. 4, Kap. 4, Abschnitt 2.5.4). Während der Gravidität findet sich ein physiologischer Anstieg des Prostacyclin-/Thromboxan-Quotienten. Während der Gravidität findet sich physiologischerweise ein Anstieg der Prostacyclinaktivität in Präparationen peripherer und uteriner Gefäße. Auch fetale Gefäße zeigen eine im Vergleich zu Nichtgraviden deutlich gesteigerte Prostacyclinaktivität [6]. Die Steigerung der vaskulären Prostacyclinsynthese scheint für die Verminderung des peripheren Widerstands bei erhöhtem Blutvolumen und gesteigertem Herzminutenvolumen mitverantwortlich zu sein. Auch die relative Resistenz von gesunden Schwangeren gegenüber Angiotensin-II-Infusionen könnte in diesem Zusammenhang gesehen werden [5, 7].

Behandlungserfolge bei Infektionskrankheiten, Gestosen und peripartalen Blutungskomplikationen führten dazu, daß thromboembolische Erkrankungen für die mütterliche Morbidität und Mortalität zunehmend an Bedeutung gewinnen. Die physiologischerweise auftretende Hyperkoagulabilität, gemeinsam mit einer schwangerschaftstypischen Weitstellung venöser Gefäße und damit verbundenen Stasebereitschaft, kann thromboembolische Erkrankungen begünstigen. Normalerweise wird die Hyperkoagulabilität bei unkomplizierter Schwangerschaft folgenlos toleriert. Bestehen jedoch zusätzliche Risikofaktoren, z.B. Zustand nach thromboembolischen Erkrankungen, langdauernde Bettruhe bei Tokolysebehandlung wegen vorzeitigem Wehenbeginn, massive Varikosis und operative Entbindung, steigt die Thrombosegefährdung, insbesondere im Wochenbett, an [14, 23] (siehe auch Abschnitt 3). Weiterhin ist zu bedenken, daß die schwangerschaftstypische Hyperkoagulabilität bei Erkrankungen, die durch einen Schockzustand kompliziert sein können, einen fließenden Übergang zur disseminierten intravaskulären Gerinnung mit nachfolgender Blutungsstörung begünstigen kann (Übersicht bei [17]).

2.2 Gerinnungsveränderungen beim Neugeborenen

2.2.1 Blutgerinnung

Diagnostik und Therapie von Blutgerinnungsstörungen bei Neugeborenen setzen die Kenntnis physiologischer Gerinnungsveränderungen voraus. Im Plasma sind die Vitamin-K-abhängigen Gerinnungsfaktoren II, VII, IX und X auf 20 bis 60% der Norm vermindert. In den ersten Lebenstagen kann ein vorübergehender weiterer Abfall auftreten. Die Gerinnungsaktivität des Faktor-VII-X-Komplexes erreicht 50% der Norm. Die Faktoren der Kontaktaktivierung (Präkallikrein, hochmolekulares Kininogen, Faktor XII und XI) liegen zwischen 50 und 70% der Norm. Der Antithrombin-III-Spiegel ist ebenfalls erniedrigt (50–60%), während für das Alpha-2-Makroglobulin Werte im Normbereich bestimmt wurden. Protein C, ein Vitamin-K-abhängiges Glykoprotein, das selektiv die Faktoren Va, VIIIa und kompetitiv den Faktor Xa hemmt, findet sich, anders als bei der Mutter, im Neugeborenenblut nur zu 30% der Norm [27]. Im Gegensatz zu Faktor XIII (50% der Norm) werden die Faktoren V und VIII beim gesunden Neugeborenen nicht vermindert gefunden. Es wird diskutiert, daß die niederen Spiegel von Gerinnungsfaktoren und ihren Inhibitoren auf die noch nicht voll ausgereifte Proteinsyntheseleistung der Neugeborenenleber zurückzuführen ist. Die gerinnungsanalytischen Befunde bei Frühgeborenen unterstützen diese These. Die physiologischerweise auftretende Verminderung der Vitamin-K-abhängigen Gerinnungsfaktoren und der Faktoren der Kontaktaktivierung bewirken eine verlängerte Prothrombinzeit (Quick-Wert bei 30 bis 40%) bzw. partielle Thromboplastinzeit (Übersicht bei [18]).

Das Fibrinogen nimmt in der Neugeborenenhämostase eine Sonderstellung ein. Obwohl seine Konzentration im Plasma nahezu Erwachsenenwerte erreicht, scheinen doch eine Anzahl molekularer Veränderungen funktionelle Besonderheiten bei der Umwandlung von Fibrinogen zu Fibrin zu bedingen, die ihrerseits wiederum in einer verlängerten Thrombin- und Reptilasezeit resultieren (Übersicht bei [42]).

2.2.2 Fibrinolyse

Der Plasminogenspiegel liegt etwa 50% unter dem des Erwachsenen. Die Plasminogenaktivator-Aktivität scheint höher zu sein. Insgesamt gehen die meisten Autoren davon aus, daß zum Zeitpunkt der Geburt die fibrinolytische Aktivität des Neugeborenen erhöht ist und über der der Mutter liegt [8]. Die Fibrinolyseinhibitoren oder Antiplasmine werden im allgemeinen nicht erhöht gefunden [19]. Fibrinogenabbauprodukte werden wie beim Erwachsenen normalerweise nicht nachgewiesen (Tab. 3-14).

2.2.3 Blutplättchen

Die Plättchenzahl des Neugeborenen entspricht der des Erwachsenen. Die Plättchenaggregation gegenüber niedermolarem Adenosindiphosphat, Kollagen und Epinephrin ist vermindert, die Plättchenadhäsion wird im allgemeinen unbeeinträchtigt gefunden. Auch die durch Ristocetin ausgelöste Plättchenaggregation ist normal. Die Veränderungen der Plättchenfunktion bilden sich innerhalb von drei bis vier Wochen nach der Geburt zurück [41].

Trotz all dieser Abweichungen zeigt das reife Neugeborene nach unauffälligem Geburtsverlauf keine Blutungsbereitschaft. Die beschriebenen Verhältnisse sind demzufolge als physiologisch anzusehen, so daß der Versuch, durch therapeutische Maßnahmen Normalwerte entsprechend der Gerinnungsanalytik beim Erwachsenen herbeizuführen, nicht sinnvoll ist.

Im Fall von peripartal auftretenden Schockzuständen kann lösliches Fibrin als Ausdruck streßbedingter Hyperkoagulabilität beim Neugeborenen nachgewiesen werden. Parallel hierzu findet sich eine Aktivierung der Fibrinolyse, und es treten erhöhte Spiegel von Fibrinabbauprodukten auf [22]. Fehlen Zeichen einer intravaskulären Gerinnung, reicht die intensive primäre Reanimation zur Behandlung der Hyperkoagulabilität aus. Nach Empfehlungen der Arbeitsgemeinschaft für Biochemie und Klinische Chemie an Frauenkliniken der Deutschen Gesellschaft für Gynäkologie und Geburtshilfe werden folgende Werte als Normbegrenzung für Neugeborene vorgeschlagen [28]:

– Thrombozytenwerte über 100 000 µl
– eine partielle Thromboplastinzeit von 40 bis 60 s
– eine Thromboplastinzeit über 50%
– Fibrinogenwerte über 160 mg/dl
– Plasminogen über 50%
– eine Blutungszeit unter drei Minuten.

Bei Blutungen sollte die Diagnostik außer dem Plasminogenspiegel die vorgenannten Gerinnungstests umfassen.

Tabelle 3-14 Veränderung des Gerinnungssystems beim Neugeborenen

Gerinnung	
– Fibrinogen	→
(fetales Fibrinogen)	↑
– Vitamin-K-abhängige Faktoren	↓
(Faktor II, VII, IX, X)	
– Faktor V, VIII	→
– Kontaktfaktoren	↓
(Faktor XI, XII, Präkallikrein und HMW-Kininogen)	
– aktivierte Gerinnungsfaktoren	→
– Inhibitoren der Gerinnung (AT III)	↓
– Protein C	↓
Fibrinolyse	
– Gesamtfibrinolytische Aktivität	↑
Euglobulin-Lyse	
– Plasminogenaktivator	↑
– Plasminogen	↓
– Inhibitoren der Fibrinolyse	↑
(Antiplasmin)	
– Fibrinogenabbauprodukte	→
Blutplättchen	
– Thrombozytenzahl	→
– Thrombozytenaggregation	↓

Literatur zu Abschnitt 2

1. Åstedt, B., S. Isacson, I. M. Nilsson, M. Pandolfi: Fibrinolytic activity of veins during pregnancy. Acta obstet. gynec. scand. 49 (1970) 171.
2. Åstedt, B., I. Lecander, T. Ny: The placental type plasminogen activator inhibitor, PAI 2. Fibrinolysis 1 (1987) 203–208.
3. Beller, F. K., C. Ebert: The coagulation and fibrinolytic enzyme in pregnancy and in the puerperium. Europ. J. Obstet. Gynaec. 13 (1982) 177.
4. Bonnar, J.: Haemostasis and coagulation disorders in pregnancy. In: Bloom, A. L., D. P. Thomas (eds.): Haemostasis and Thrombosis, p. 454. Churchill Livingstone, Edinburgh 1981.
5. Briel, R. C.: Derzeitiger Stand der Prostazyklinforschung in Geburtshilfe und Gynäkologie. Geburtsh. u. Frauenheilk. 41 (1981) 871.
6. Bussolino, F., C. Benedetto, M. Massobrio, G. Camussi: Maternal vascular prostacyclin activity in preclampsia. Lancet II (1980) 702.
7. Dadak, C.: Anwendung von Prostazyklin und Thromboxan in Geburtshilfe und Gynäkologie. Münch. med. Wschr. 125 (1983) 655.
8. Ekelund, H., U. Hedner, I. M. Nilsson: Fibrinolysis in newborns. Acta paediat. scand. 59 (1970) 33.
9. Estelles, A., J. Gilabert, J. Aznar, D. J. Loskutoff, R. R. Schleef: Changes in the plasma levels of type 1 and type 2 plasminogen activator inhibitors in normal pregnancy and in patients with severe preeclampsia. Blood 74 (1989) 1332–1338.
10. Fay, R. A., A. O. Hughes, N. T. Farron: Platelets in pregnancy: Hyperdestruction in pregnancy. Obstet. and Gynec. 61 (1983) 238.

11. Feinberg, R. F., L. C. Kao, J. E. Haimowitz et al.: Plasminogen activator inhibitor types 1 and 2 in human trophoblasts. Lab. Invest. 61 (1989) 20–26.
12. Fenton, V., K. Saunders, I. Cavill: The platelet count in pregnancy. J. clin. Path. 30 (1977) 68.
13. Gerbasi, F. R., S. Bottoms, A. Farag, E. F. Mammen: Changes in hemostasis activity during delivery and the immediate postpartum period. Amer J. Obstet. Gynec. 162 (1990) 1158–1163.
14. Gerbasi, F. R., S. Bottoms, A. Farag, E. F. Mammen: Increased intravascular coagulation associated with pregnancy. Obstet. and Gynec. 75 (1990) 385–389.
15. Gjonnaess, H., M. K. Gagerhol: Studies on coagulation and fibrinolysis in pregnancy. Acta obstet. gynec. scand. 54 (1975) 363.
16. Graeff, H., R. Hafter, R. von Hugo: Einflüsse der Schwangerschaft auf die Blutgerinnung. In: Ludwig H., H. J. Genz (Hrsg.): Blutgerinnung und Gefäßwand. Schattauer, Stuttgart 1980.
17. Graeff, H., W. Kuhn: Coagulation disorders in obstetrics. In the series: Major Problems in Obstetrics and Gynecology, Vol. 13, p. 73. Saunders, Philadelphia 1980.
18. Hathaway, W. E.: Hemostatic disorders in newborn. In: Bloom, A. L., D. P. Thomas (eds.): Haemostatis and Thrombosis, p. 439. Churchill Livingstone, Edinburgh 1981.
19. Hathaway, W. E., J. Bonnar: Perinatal Coagulation. Grune & Stratton, New York 1978.
20. Hellgren, M., M. Blombäck: Studies on blood coagulation and fibrinolysis in pregnancy, during delivery and in the puerperium. Gynec. obstet. Invest. 12 (1981) 141.
21. Hellgren, M., E. B. Nygårds, H. Robbe: Antithrombin III in late pregnancy. Acta obstet. gynec. scand. 61 (1982) 187.
22. Hugo, R. von, H. Graeff: Hämostaseologische Gesichtspunkte in der Pathogenese der perinatalen Blutung und therapeutische Möglichkeiten. In: Marx, R., H. A. Thies (Hrsg.): Cerebrum, Blutgerinnung und Hämostase, S. 69. Editiones Roche, Basel 1980.
23. Hugo, R. von, W. Theiss, W. Kuhn, H. Graeff: Thromboembolische Erkrankungen in der Geburtshilfe. Gynäkologie 17 (1984) 115.
24. Ludwig, H.: Uterine haemostase postpartum. Thromb. Diath. Haemorrh. (Suppl. 44) (1971) 105.
25. Mahn, I., R. M. Moeller, G. Müller-Berghaus: Catobolism of fibrinogen in pregnant rabbits before and after delivery. Thrombos. Haemostas. 39 (1978) 32.
26. Mackinnon, S., I. D. Walker, J. F. Davidson, J. J. Walker: Plasma fibrinolysis during and after normal childbirth. Brit. J. Haematol. 65 (1987) 339–342.
27. Mannucci, M., S. Vigano: Deficiencies of protein C, an inhibitor of blood coagulation. Lancet II (1982) 462.
28. Meyer-Bertenrath, J. G., H. Graeff: Moderatorenbericht der Arbeitsgemeinschaft für Biochemie und klinische Chemie an Frauenkliniken: Diagnostik und Therapie von Gerinnungsstörungen. Arch. Gynec. 238 (1985) 220.
29. Müller-Berghaus, G., R. Moeller, I. Mahn: Fibrinogen turnover in pregnant rabbits during the first and the last thirds of gestation. Amer. J. Obstet. Gynec. 131 (1978) 655.
30. Mull, M. M., W. E. Hathaway: Altered platelet function in newborns. Pediat. Res. 4 (1970) 229.
31. Ness, P. M., A. Z. Budzynski, S. A. Olexa, R. Rodvien: Congenital hypofibrinogenemia and recurrent placental abruption. Obstet. and Gynec. 61 (1983) 519.
32. Pindyck, J. M. W., M. Mosesson, M. W. Roomi, R. D. Levere: Steroid effects on fibrinogen synthesis by cultured embryonic chicken hepatocytes. Biochem. Med. 12 (1975) 22.
33. Pritchard, J. A.: Chronic hypofibrinogenemia and frequent placental abortion. Obstet. and Gynec. 18 (1961) 146.
34. Rakoczi, I., F. Tallian, S. Bagdany, I. Gati: Platelet lifespan in normal pregnancy and pre-eclampsia as determined by a non-radio-isotope technique. Thrombos. Res. 15 (1979) 553.
35. Regoeczi, E., K. R. Hobbs: Fibrinogen turnover in pregnancy. Scand. J. Haemat. 6 (1969) 175.
36. Royen, E. A. van, J. W. Ten Cate: Generation of a thrombin-like activity in late pregnancy. Thrombos. Res. 8 (1976) 487.
37. Sheppard, B. L., J. Bonnar: The ultrastructure of the arterial supply of the human placenta in early and late pregnancy. J. Obstet. Gynaec. Brit. Cwlth. 81 (1974) 497.
38. Shimada, H., E. Takashima, M. Soma, M. Murakami, Y. Maeda, S. Kasakura, A. Takada, Y. Takada: Source of increased plasminogen activators during pregnancy and puerperium. Thromb. Res. 54 (1989) 91–98.
39. Vane, J. R., S. Bunting, S. Moncada: Prostacyclin in physiology and pathophysiology. Int. Rev. exp. Path. 23 (1982) 162.
40. Weiner, C. P., H. Kwaan, W. W. Hauck, F. J. Duboe, P. Michael, C. B. Wallemark: Fibrin generation in normal pregnancy. Obstet. and Gynec. 64 (1984). 46.
41. Wersch, J. W. J. van, J. M. H. Ubachs: Blood coagulation and fibrinolysis during normal pregnancy. Europ. J. clin. Chem. 29 (1991) 45–50.
42. Witt, I., R. Tesch: Untersuchungen zur Struktur des fetalen Fibrinogens. In: Schimpf, K. (Hrsg.): Fibrinogen. Fibrin und Fibrinkleber, S. 31. Schattauer, Stuttgart 1980.
43. Ylikorkala, O.: Prostacyclin and thromboxane during human pregnancy. Acta obstet. gynec. scand. (Suppl.) 113 (1983) 51.

3 Thrombosebehandlung und Thromboembolieprophylaxe in der Schwangerschaft und im Wochenbett

K. Schander, W. Rath

In der Geburtshilfe kommt dem Problem der Behandlung und der Prophylaxe von Becken- und Beinvenenthrombosen eine besondere Bedeutung zu, infolge einer Prädestination der geburtshilflichen Patientin zu diesen Komplikationen und spezieller Risikofaktoren bei der Durchführung der geeigneten Therapie. Unterschiedliche therapeutische Maßnahmen werden für Thrombosebehandlungen in der Schwangerschaft, im Wochenbett und bei abdominaler Schnittentbindung beschrieben.

Die speziellen Aspekte der Antikoagulanzienbehandlung bei geburtshilflichen Patientinnen mit Herzleiden werden im Kapitel 1, Abschnitt 2. 4. 7, abgehandelt.

3.1 Thrombose und Thromboembolie in der Schwangerschaft

Eine orientierende summarische Analyse der Statistiken zur Thrombosemorbidität in diesen Gruppen ergibt im Verlauf der Schwangerschaft eine Zunahme der Thrombosemorbidität im Bereich der Bein- und Beckenvenen von 0,05 auf 0,45% (im Mittel von 0,3%), eine Inzidenz nicht tödlicher Lungenembolien von 0,09% [27] und eine Mortalität an Lungenembolien von 0,01 bis 0,05‰ [13, 16, 17, 22, 23, 26, 29]. Damit ist die Thromboembolierate in der Schwangerschaft trotz der gesteigerten Blutgerinnbarkeit und der Umstellung der Hämodynamik nur mäßig erhöht; die allmähliche Adaptation des Organismus an diese Veränderungen gewährt einen gewissen Schutz (siehe auch Abschnitt 2.1).

In den letzten Jahren wird eine deutliche Zunahme der Thrombosemorbidität und auch der Emboliemortalität offenkundig. Als Ursache ist die zunehmende Hospitalisierung und damit Immobilisierung der Frauen mit einer Risikoschwangerschaft anzusehen [14, 17, 26]. Besonders gefährdet ist dabei das Kollektiv der Frauen mit einer Langzeittokolyse und strenger Bettruhe. Weitere Risikofaktoren sind Multiparität, höheres Lebensalter, Gestose, Diabetes mellitus und Nikotinabusus in der Schwangerschaft [2, 13, 17, 22, 23].

3.1.1 Diagnosestellung

Die Diagnose der Thrombose wird überwiegend aus dem klinischen Befund gestellt und ist damit in ihrer Sicherheit eingeschränkt [13, 16, 22, 23, 26]. Repräsentative Zahlen über die Thrombosefrequenz in der Schwangerschaft mit objektiven apparativen Methoden zu ihrer Diagnostik liegen nicht vor. Die Strahlenbelastung bei der Anwendung des Radiofibrinogentests z. B. liegt mit 0,2 rem (2 mJ/kg) zwar unter der der Phlebographie mit einer Gesamtbelastung von etwa 0,5 bis 1,5 rem (5–15 mJ/kg); eine Untersuchungsreihe mit diesem Test bei Schwangeren ist jedoch noch nicht durchgeführt worden. Hier ist zudem die Gefahr der Konzentration des Isotops in der fetalen Schilddrüse gegeben [16, 23, 26]. Die Anwendung der Phlebographie muß auf die Fälle mit begründetem Verdacht auf das Vorliegen einer obliterierenden Ileofemoralvenenthrombose beschränkt bleiben.

Die Ultraschall-Flow-Messung und die Venenverschlußplethysmographie kommen als weitere nicht-invasive apparative Methoden zur Thrombosediagnostik in Frage [26]. Darunter ist das Doppler-Ultraschallverfahren am meisten verbreitet, es ist – in der Hand des erfahrenen Untersuchers – wohl am ehesten geeignet, neue objektive Daten zur Thrombosehäufigkeit in der Schwangerschaft zu liefern. Die Treffsicherheit bei dem Nachweis eines Beckenabflußhindernisses liegt bei 80 bis 90% [16]. Frisch entstehende Thrombosen und ein bereits gut ausgebildeter Kollateralkreislauf können zu falsch negativen Resultaten führen.

3.1.2 Behandlung

Die Behandlung der *oberflächlichen Thrombophlebitis* im Bereich der Beinvenen entspricht in der Schwangerschaft den allgemein gültigen klinischen Regeln [17, 25] (Tab. 3-15). Sie besteht aus Mobilisation und nächtlicher Hochlagerung der Beine, Kompression durch feste stufenlose Zweizug-Gummistrumpfhosen oder fachgerecht anzulegende und regelmäßig erneuerte Kompressionsbinden und der Anwendung von Antiphlogistika, ergänzt durch eine Lokalbehandlung mit einem heparinhaltigen Gel.

Die drei- bis viermal seltenere *subfasziale Phlebothrombose* mit der Gefahr der fortschreitenden Thrombosierung und der Lungenembolie erfordert neben der Immobilisation und der konsequenten Elevation des Beins die sofortige Behandlung mit Antikoagulanzien [22, 23, 25]. Die Gefahr der Lungenembolie wird da-

Tabelle 3-15 Richtlinien zur Thrombosebehandlung in der Schwangerschaft

Oberflächliche Thrombophlebitis
- Mobilisation, Kompression
- Antiphlogistika

Subfasziale Phlebothrombose
- Immobilisation und Hochlagerung des Beins
- Antikoagulanzien (nach der 12. SSW)
- Heparin 30 000–50 000 IE/24 h (für 8–10 Tage)

Obliterierende Ileofemoralvenenthrombose
Thrombolyse (nach der 14. SSW)
- Streptokinase: initial: 250 000 IE
  nach 3–4 h: 200 000 IE/h
  nach 16–36 h: 100 000 IE/h
- ggfs. Urokinase
- Kombination mit Heparin (20 000–30 000 IE/24 h)
- Kardiotokographie, evtl. Tokolyse, evtl. Antibiotika

Thrombektomie
- obligate Phlebo- und Kavographie
- Frühmobilisation

Prophylaxe
- Gymnastik und Kompression
- Lokalbehandlung
- Heparin (10 000–20 000 IE/24 h)

bei zwar nicht völlig beseitigt, sie verläuft aber nur noch sehr selten letal [31].

Auch wenn mit der Antikoagulanzientherapie im allgemeinen keine Auflösung des Thrombus mit sicherer Vermeidung des postthrombotischen Syndroms erwartet werden kann, so vermindert sie doch eine Apposition des Thrombus und schützt die kollateralen Gefäße vor einer möglichen Thrombosierung. Darüber hinaus wird durch die Behandlung die Rate tödlicher Lungenembolien deutlich vermindert [22, 23, 25].

Entscheidend für die Auswahl des geeigneten Antikoagulans in der Schwangerschaft ist die potentielle Gefährdung des Feten. Als Mittel der Wahl ist das *Heparin* anzusehen. Es gilt als gesichert, daß die Heparinsalze mit Molekulargewichten von ungefähr 10 000 bis 20 000 Dalton die Plazentaschranke nicht durchdringen. Nach Ausbildung der Plazenta – also nach der 12. Schwangerschaftswoche – können sie ohne Risiko für die Frucht injiziert werden [4, 16, 22, 23, 25, 26]. Auch bei einer therapeutischen Dosis von 30 000 bis 50 000 IE pro 24 Stunden sind, abgesehen von einer vorübergehenden Hämaturie, keine Blutungskomplikationen zu erwarten [22, 23]. Nach einer Besserung des klinischen Bildes wird die Dosis reduziert, eine Rezidivprophylaxe sollte aber im weiteren Verlauf der Schwangerschaft bis zur Geburt fortgeführt werden (siehe auch die Abschnitte 3. 1. 3 und 3. 1. 4).

Als äußerst seltene Komplikation einer Langzeitanwendung von Heparin ist die Osteoporose anzusehen, über die bei Applikation von mehr als 20 000 IE Heparin/24 Stunden über einen Zeitraum von mehr als sechs Monaten in der Schwangerschaft berichtet wurde [16, 24, 29].

Orale *Antikoagulanzien vom Kumarintyp* durchdringen mit einem Molekulargewicht von 1000 Dalton die Plazentaschranke und können bei Anwendung in der Schwangerschaft zu fetalen und plazentaren Blutungen führen. Sie sind daher in der Gravidität kontraindiziert. Kommt es während einer Antikoagulation mit Kumarinderivaten zum Eintritt einer Schwangerschaft, ist eine Umstellung auf Heparin erforderlich. Thrombozytenaggregationshemmer, wie z. B. Acetylsalicylsäure, sind zur Thrombosebehandlung ebenfalls nicht geeignet; ihre Anwendung in der Schwangerschaft über einen längeren Zeitraum und in höherer Dosierung ist mit dem Risiko fetaler und möglicher teratogener Schäden behaftet. Hinzu kommen mögliche Interferenzen mit dem fetalen Prostaglandinstoffwechsel (fehlender Verschluß des Ductus Botalli post partum). Dextran ist zur Langzeitbehandlung ebenfalls nicht adäquat [22, 23, 26].

Bei einer phlebographisch gesicherten *obliterierenden Ileofemoralvenenthrombose* mit deutlicher Umfangszunahme des Beines infolge einer Abflußstauung ist die Antikoagulanzienbehandlung nicht ausreichend, um eine baldige Wiederherstellung der Gefäßdurchgängigkeit und der Funktion der Venenklappen zu gewährleisten und das postthrombotische Syndrom zu vermeiden.

Nach den bisher vorliegenden Erfahrungen gilt hier die Thrombolyse mit *hochgereinigter Streptokinase* als eine wirksame konservative Behandlungsmethode [18, 22, 23, 28, 30]. Untersuchungen haben gezeigt, daß Streptokinase, die ein Molekulargewicht von 47 000 Dalton besitzt, die Plazenta nicht als funktionsfähige Substanz durchdringt; eine Aktivierung des fibrinolytischen Systems beim Feten ist nicht erkennbar [18, 23, 25]. Bei einer Thrombolyse vor der 14. Schwangerschaftswoche kann die Haftung der Fruchtanlage durch die Auflösung des stabilisierenden Fibrinwalls gefährdet sein [18]. Wegen der Blutungsgefahr aus der Plazentahaftfläche sollte zwei bis drei Wochen vor der zu erwartenden Entbindung eine therapeutische Fibrinolyse unterbleiben [23]. Die Anwendung von Streptokinase in der Schwangerschaft erfordert eine besondere Erfahrung und eine intensive Überwachung von Mutter und Feten. Die größten Erfahrungen und die besten Ergebnisse finden sich bei Ludwig. Das sich ihm bewährte Dosierungsschema sei hier zitiert (siehe Tab. 3-15): Eine Initialdosis von 250 000 IE wird innerhalb von 30 Minuten infundiert, danach 200 000 IE pro Stunde und nach drei bis vier Stunden, je nach Verträglichkeit und dem Lokalbefund, 100 000 IE pro Stunde [17, 18, 23]. Beträgt das Intervall zwischen dem Auftreten des thrombotischen Verschlusses und dem Beginn der Thrombolyse nicht mehr als sechs Tage, ist in den meisten Fällen die Lyse innerhalb von 36 Stunden erfolgt. In 60 bis 70 % Fälle kann damit eine Restitutio ad integrum erreicht werden. Wichtig für den bleibenden Erfolg ist die Kombination von Streptokinase und Heparin in einer Dosis von 500 bis 800 IE pro Stunde zu einem Zeitpunkt, an dem die Antithrombin-VI-Aktivität der bei der Lyse anfallenden Fibrinspaltprodukte nachläßt und die Thrombinzeit eine Tendenz zur Verkürzung zeigt; sie sollte um das Dreifache der Norm verlängert sein [18, 23, 30].

Die Thrombolyse in der Schwangerschaft ist auch mit *Urokinase* möglich. Mit einem Molekulargewicht von 33 000 bzw. 54 000 Dalton passiert Urokinase die Plazenta nicht. Urokinase ist zur Thrombolyse dann einzusetzen, wenn z. B. der Antistreptokinasetiter über 1 000 000 IE liegt oder wenn die Streptokinasebehandlung nach fünf bis sechs Tagen nicht erfolgreich war. Als Dosis hat sich eine Initialgabe von 250 000 IE pro 20 Minuten und einer Erhaltungsdosis von 80 000 IE pro Stunde bewährt; auch hier ist die Nachbehandlung mit Heparin in einer Dosierung von 800 IE pro Stunde erforderlich [23, 30].

Da die Erfahrungen mit Streptokinase bei dieser Indikation noch sehr viel größer sind und die Behandlungskosten erheblich unter denen der Urokinase liegen, bietet sich primär die Streptokinase als Fibrinolytikum an, obwohl die Urokinase besser verträglich ist, und die Nebenwirkungen, insbesondere die Blutungskomplikationen, geringer sind [25, 28, 30].

Als wichtigste und einfache *laborchemische Kontrollen* der fibrinolytischen Therapie sollten das Fibrinogen und zur Steuerung der Heparinzufuhr die Plasmathrombinzeit (PTZ) und die aktivierte partielle Thromboblastinzeit (PTT) täglich einmal bestimmt werden. Die heparinunabhängige Reptilasezeit ist ein weiterer indirekter Parameter zur Bestimmung der bei der Lyse anfallenden Fibrin- und Fibrinogenderivate [18, 23, 30].

Nach erfolgreicher Thrombolyse muß die Remobilisierung der Patientin auf jeden Fall unter Heparinschutz erfolgen; am sichersten ist es, dann die Heparinbehandlung bis zur Geburt fortzuführen. Nach zunächst intravenöser Heparinapplikation über drei bis vier Tage kann die erforderliche Heparindosis von 20 000 bis 30 000 IE/24 Stunden auf drei Einzeldosen verteilt subkutan verabreicht werden unter Kontrolle der Thrombinzeit [23].

Es wurde berichtet über die erfolgreiche Anwendung eines fibrinspezifischen Plasminogenaktivators zur Fibrinolysetherapie einer Lungenarterienembolie in der 11. Schwangerschaftswoche [27].

Potentielle Komplikationen der Lysetherapie, besonders mit Streptokinase, sind Temperatursteigerungen bis 39 °C während der ersten Stunden und in ungefähr 1 % schwere anaphylaktoide Reaktionen, die die Gabe von Cortison erforderlich machen [23]. Eine vorbestehende okkulte Infektion, z. B. der Harnwege, könnte sich unter der Streptokinasetherapie zu einer Sepsis ausweiten. Ein genereller Antibiotikaschutz bei der Lyse in der Schwangerschaft wird daher diskutiert. Als direkte oder indirekte Folge der Thrombolyse kann es zu einer vorzeitigen Wehentätigkeit kommen, die eine Anwendung von Tokolytika erforderlich macht [23]. Diese Komplikationsmöglichkeiten machen eine Intensivüberwachung der Mutter sowie eine kontinuierliche Registrierung der fetalen Herzaktionen und der Uterusmotilität im Kardiotokogramm zu einer Voraussetzung für die Thrombolyse in der Schwangerschaft.

Eine Alternative zu dieser Therapie ist auch in der Gravidität die *Thrombektomie* mit ausreichender intra- und postoperativer Heparinbehandlung [20, 23]. Bei ausbleibendem Erfolg der Lyse, bei schweren Fällen der Phlegmasia coerulea dolens mit Ischämie der Extremität, bei besonders ausgedehnten ileofemoralen und ileokavalen Thrombosen, bei einem phlebographisch nachgewiesenen flottierenden Thrombus mit der Gefahr der fulminanten Lungenembolie, bei Unverträglichkeitsreaktionen und bei von vornherein bestehenden Kontraindikationen gegen eine Lysetherapie (hämorrhagische Diathesen, akute Infekte, Hypertonie, manifeste oder kurz zurückliegende Blutungen, Magen- und Darmulzera, Glomerulonephritis, Pankreatitis, Lebererkrankungen und Frühschwangerschaft bis zur 14. Woche) bleibt die chirurgische Intervention die Methode der Wahl [16, 23, 25]. An einem instruktiven Beispiel sei die Durchführung der Thrombektomie in der Schwangerschaft demonstriert:

Die Patientin kam in der 26. Schwangerschaftswoche ohne belastende Anamnese mit einer nur leicht schmerzhaften Anschwellung beider Beine und einer Umfangsdifferenz von 4 cm zur Aufnahme. Die Phlebographie mit obligater Kavographie ergab einen thrombotischen Verschluß der Vv. iliacae communis und interna links, der V. iliaca communis rechts sowie der V. cava inferior bis unterhalb der Vv. renales mit einem Kollateralkreislauf über die Vv. paravertebrales. Hier wurde zur Prophylaxe einer intraoperativen Lungenembolie und, um die vollständige Ausräumung des Thrombus zu gewährleisten, die transjuguläre Kavablockade angewandt [20]. Danach erfolgte die beidseitige Thrombektomie mit dem Ballonkatheter entsprechend dem Prinzip mit Freilegung der Vv. femorales [7]. Eventuell vorliegende distale Thromben können durch das Auswickeln des Beins mit einer Esmarch-Binde und zusätzlichem Ausmassieren entlang des Venenverlaufs entfernt werden, bis ein Blutstrom von distal her die freie Gefäßdurchgängigkeit anzeigt [20]. Intraoperativ wurden 3000 IE Heparin intravenös und zusätzlich 8000 IE subkutan injiziert. Das während der Operation angefertigte Kardiotokogramm zeigte weder eine wesentliche Alteration der fetalen Herzfrequenz noch eine Wehentätigkeit. Die Patientin wurde nach sechs Stunden mit fester Kompression der Beine mobilisiert. Die Heparintherapie wurde postoperativ mit einer Dosis von 20 000 bis 30 000 IE pro 24 Stunden in achtstündlichen subkutanen Injektionen fortgesetzt. Die Patientin konnte vier Wochen nach der Operation in die ambulante Betreuung entlassen werden, sie führte die Heparinapplikationen (10 000 IE pro 12 Stunden) selbst durch. Der weitere Schwangerschaftsverlauf war ohne Komplikationen und führte zu einem Spontanpartus eines klinisch gesunden Kindes in der 41. Schwangerschaftswoche. Die Heparinbehandlung wurde intra- und postpartal fortgesetzt, am 7. Wochenbettstag wurde die Patientin, die nicht stillen wollte, auf Kumarinderivate umgestellt. Die vier Monate post partum durchgeführte Kontrollphlebographie zeigte eine freie Gefäßdurchgängigkeit.

Es liegen eigene Erfahrungen mit der Thrombektomie in der Schwangerschaft bisher bei 18 Fällen vor. Bei reifem Kind wurde gleichzeitig die Sectio durchgeführt. In 15 Fällen war dabei eine bleibende freie Gefäßdurchgängigkeit zu erzielen, in zwei Fällen blieb ein partieller Verschluß bestehen, in einem Fall kam es zu einer Rethrombosierung. Besonders wichtig ist eine optimale postoperative Heparinisierung [22, 23]. Für die erfolgreiche Thrombektomie ist eine schnelle konsiliarische Kooperation zwischen dem Geburtshelfer, dem Radiologen, dem Hämostaseologen und dem gefäßchirurgisch versierten Operateur Bedingung.

3.1.3 Thromboembolieprophylaxe

Vor dem Hintergrund dieser therapeutischen Maßnahmen gewinnt die Thromboembolieprophylaxe in der Schwangerschaft besondere Bedeutung. Sie schließt physikalische Maßnahmen wie die ausreichende Bein- und Gefäßgymnastik und die Verordnung von Kompressionsstrumpfhosen für jede Schwangere mit einer Varikosis oder auch einer vermehrten Adipositas ein [13, 16, 17, 22, 25]. Bei einem vorbestehenden postthrombotischen Syndrom, nach rezidivierenden Thrombophlebitiden oder auch bei einer extremen Varikosis ist eine prophylaktische Antikoagulation mit Heparin indiziert. Dies trifft weiterhin bei einer Schwangerschaft nach Herzklappenersatz oder fortbestehender kardiovaskulärer Erkrankung zu [4, 16, 17, 26]. Ob die Patientin mit einer Langzeittokolyse in diese Indikationsliste mit aufgenommen werden sollte, liegt im Ermessen des behandelnden Arztes. Auf jeden Fall gehört die Patientin mit einer ausgeprägten Varikosis oder Thromboembolien in der Vorgeschichte hinein [26]. Frauen mit einer Gestose sind ebenfalls vermehrt thromboemboliegefährdet [17]. Bei einer extremen Hypertonie und einer Eklampsie ist eine Antikoagulanzienprophylaxe allerdings mit einem erhöhten Blutungsrisiko verbunden; die Indikation ist im Einzelfall abzuwägen.

Die geeignete Heparindosis liegt bei 10 000 bis 20 000 IE pro 24 Stunden (d. h. alle zwölf Stunden 5000 IE bzw. 10 000 IE s.c.) Bei einer Langzeit-Heparinprophylaxe in der Schwangerschaft sind Blutungskomplikationen nicht zu erwarten, sofern der Plasmaheparinspiegel 0,5 IE pro Minute nicht überschreitet [4]. Die Patientin lernt, die subkutanen Injektionen zu Hause selbst durchzuführen [10]. Die Prophylaxe kann bis zur Geburt beibehalten werden. Liegt die letzte Injektion mindestens sechs Stunden vor dem Entbindungszeitpunkt, ist bei ausreichender Gabe von Uteruskontraktionsmitteln und exakter Blutstillung bei der Episiotomie eine erhöhte Blutungsgefahr unter der Geburt nicht gegeben. Auf die sehr seltene Koinzidenz der Osteoporose mit einer Langzeitanwendung von Heparin wurde bereits hingewiesen [15, 29].

Die hier dargestellten Möglichkeiten und Indikationen zur Thromboembolieprophylaxe in der Schwangerschaft beruhen auf dem Ergebnis einzelner Untersuchungsreihen und der persönlichen Erfahrung kompetenter Autoren [4, 10, 13, 16, 17, 23, 26]. Größere randomisierte Studien über den Einfluß einer Langzeit-Heparinprophylaxe in der Schwangerschaft im Vergleich zu einem Kontrollkollektiv ohne Antikoagulanzien liegen nicht vor, bei den oben aufgeführten Indikationen dazu sind sie auch nicht zu realisieren.

3.1.4 Anwendung von niedermolekularem Heparin zur Thromboembolieprophylaxe und -therapie in der Schwangerschaft

Allgemeines

Im Gegensatz zu unfraktioniertem Heparin (Standardheparin) mit einem mittleren Molekulargewicht von ca. 15 000 Dalton weisen niedermolekulare Heparine (NMH) ein mittleres Molekulargewicht von ca. 4000 bis 6000 Dalton auf; sie sind durch verschiedene Methoden aus Standardheparin herstellbar. Hinsichtlich ihrer verschiedenen Wirkungen sollen NMH folgende Vorteile gegenüber Standardheparin bieten:

- zweifach verlängerte biologische Halbwertszeit und bessere Bioverfügbarkeit (Halbwertszeit: drei bis vier Stunden nach subkutaner Applikation)
- dadurch reicht einmal täglich die subkutane Anwendung zur Thromboembolieprophylaxe aus
- geringere Beeinflussung der Thrombozytenaggregation und -adhäsion, damit Verminderung des intra- und postoperativen Blutungsrisikos
- stärkere Wirkung auf den aktivierten Faktor X, geringerer Effekt auf den aktivierten Faktor II (NMH 4:1, Standardheparin 1:1); die globalen Gerinnungsteste wie aktivierte PTT und Thrombinzeit sollen daher durch NMH weniger beeinflußt werden als durch Standardheparin
- verminderte Aktivierung der Lipoproteinlipasen, dadurch keine relevante Beeinflussung der Lipolyse
- bessere Verträglichkeit: geringere Rate allergischer Reaktionen und lokaler Hämatome, geringere Schmerzinzidenz bei Applikation.

Eine Heparinkumulation findet auch nach mehrfacher Applikation niedermolekularer Heparine nicht statt. Von klinischer Relevanz ist, daß sich im Gegensatz zu

Standardheparin die gerinnungshemmende Wirkung von NMH durch Protaminsulfat bzw. -chlorid nur zu ca. 80% antagonisieren läßt.

Derzeit sind ca. 10 bis 12 verschiedene niedermolekulare Heparine verfügbar, die sich hinsichtlich des Herstellungsverfahrens, der Verteilung des Molekulargewichtes, der biologischen Aktivität sowie ihrer biochemischen und biophysikalischen Eigenschaften voneinander unterscheiden, so daß alle kommerziell verfügbaren Substanzen individuell zu betrachten sind [1].

Klinische Anwendung

Die Wirksamkeit der NMH zur Prophylaxe thromboembolischer Erkrankungen ist außerhalb der Schwangerschaft durch eine Vielzahl klinischer Studien belegt (Übersicht bei [1]). Dabei ist z.B. die einmalige subkutane Applikation von 2500 IE Anti-Xa-Aktivität (Fragmin®) pro Tag ausreichend; sie entspricht hinsichtlich ihrer Effizienz der subkutanen Gabe von 2×5000 IE Standardheparin/Tag [9]. Wie prospektive randomisierte Studien aus der operativen Gynäkologie zeigen [5, 15], konnte bei vergleichbarer Wirksamkeit allerdings keine signifikante Verminderung der intra- und postoperativen Blutungskomplikationen durch den Einsatz von NMH erreicht werden.

Anwendung in der Schwangerschaft

Niedermolekulare Heparine sind derzeit in der Schwangerschaft noch nicht zugelassen, da über die Unbedenklichkeit der Anwendung noch keine ausreichenden Erfahrungen vorliegen; allerdings dürfte vor dem Hintergrund zunehmender klinischer Erfahrung im Umgang mit diesen Substanzen in Kürze auch mit der Zulassung der NMH in der Gravidität zu rechnen sein.

In zahlreichen Tierversuchen konnte radioaktiv markiertes NMH beim Feten nicht nachgewiesen werden (Übersicht bei [14]); Hinweise auf eine teratogene Wirkung dieser Substanzen ergaben sich nicht. Darüber hinaus zeigten Untersuchungen bei Schwangerschaftsabbrüchen im II. und III. Trimenon, daß es auch nach hochdosierter subkutaner Applikation von NMH zu keinen relevanten Veränderungen der funktionellen Gerinnungsparameter beim Feten kommt [8].

Dies steht in Übereinstimmung mit anderen Studien, in denen auch nach Langzeitanwendung von NMH während der Schwangerschaft in unmittelbar postpartal entnommenem Nabelschnurblut keine Beeinflussung der *fetalen Gerinnung* beobachtet werden konnte (Übersicht bei [1]). Damit dürfte als gesichert gelten, daß NMH wie Standardheparine die Plazentaschranke nicht passieren und negative Auswirkungen auf das kindliche Gerinnungssystem nicht zu befürchten sind. Gleiches gilt auch für die Anwendung von NMH während der *Stillzeit*; so ließ sich nach Gabe von Fragmin® keine relevante Heparinaktivität in der Muttermilch nachweisen [11].

Niedermolekulare Heparine wurden bisher *in der Schwangerschaft* sowohl zur Thromboembolieprophylaxe als auch zur Behandlung tiefer Beinvenenthrombosen wirksam und verträglich eingesetzt; dabei bestehen die meisten klinischen Erfahrungen in graviditate mit den Präparaten Fragmin® und Fraxiparin®, die vor allem bei Unverträglichkeitsreaktionen auf Standardheparin angewandt wurden [11, 14]. Die Dosierung der NMH hat unter Berücksichtigung der Indikation (Prophylaxe, Therapie) und des jeweiligen Präparates individuell zu erfolgen. So wurde zur Thromboseprophylaxe in der Schwangerschaft beispielsweise Fragmin® in Dosierungen zwischen 1×2500 und 1×7500 IE Anti-Xa-Aktivität pro Tag [22, 28], in Einzelfällen aber auch bis zu 1×10000 IE Anti-Xa-Aktivität pro Tag subkutan appliziert [11]. Die Dosierung zur Behandlung tiefer Beinvenenthrombosen wurde mit 1×15000 IE Anti-Xa Fragmin® pro Tag angegeben oder, intravenös über einen Perfusor gesteuert, mit 400 IE Anti-Xa pro Stunde [3, 19]. Dabei muß allerdings berücksichtigt werden, daß es sich hierbei nur um Einzelfallbehandlungen in der Schwangerschaft handelte.

Im Hinblick auf die Thromboembolieprophylaxe in der Gravidität dürfte nach bisherigen Erfahrungen die klinische Sicherheit der Anwendung von NMH der von Standardheparinen gleichwertig sein.

Auch nach Langzeitanwendung von NMH ergaben sich bisher keine Hinweise für die Entwicklung einer heparinassoziierten *Osteoporose* [19, 21]; ebenso liegen bisher keine Mitteilungen über andere schwerwiegende Nebenwirkungen nach Applikation von NMH in der Schwangerschaft vor. Heparinbedingte *Thrombozytopenien*, mit denen nach Gabe von Standardheparin in 1 bis 2% der Fälle gerechnet werden muß, sollen nach Anwendung von NMH seltener auftreten; möglicherweise trifft dies auch für das White-clot-Syndrom (Häufigkeit: <1‰) zu, das sich etwa 7 bis 14 Tage nach Heparinexposition unter dem Bild multipler venöser und arterieller Thrombosen manifestieren kann [1].

Die Vorteile der NMH liegen gerade bei Langzeitanwendung in der Schwangerschaft in der nur einmal täglich notwendigen Applikation und damit in der besseren Akzeptanz gegenüber Standardheparin. Dies betrifft sowohl die ambulante Selbstanwendung von NMH als auch die Entlastung des Pflegepersonals im stationären Bereich. Darüber hinaus treten, wie eigene Vergleichsuntersuchungen in der Schwangerschaft zeigten, nach NMH signifikant seltener Nachblutungen aus der Injektionsstelle bei gleichzeitiger Verminderung der mittleren Hämatomgröße im Vergleich zu Standardheparin auf [6].

Diese Vorteile müßten allerdings durch die um 20 bis 30% höheren Kosten der NMH erkauft werden [1].

Tabelle 3-16 Richtlinien zur Thrombosebehandlung im Wochenbett

Antikoagulation
- Heparin (Stillen möglich)
- Uteruskontraktionsmittel
- Kumarinderivate (Stillen fraglich)

Thrombolyse
- Streptokinase oder Urokinase („Kurzzeitlyse")
- optimale Uteruskontraktion
- Kombination mit Heparin, Antibiotika

Prophylaxe
- Frühmobilisation, Gefäßgymnastik
- großzügige Indikation zur Antikoagulation, nach Sectio obligat, Heparin (15000–20000 IE/24 h) 6 h post partum
- alternativ: Kumarinderivate, Dextran

3.2 Thrombose und Thromboembolie im Wochenbett

Im Wochenbett ist nach vaginalen Entbindungen gemäß den Sammelstatistiken die Morbidität an Bein- und Beckenvenenthrombosen mit 0,3 bis 2,5%, im Mittel mit 1%, im Vergleich zur Schwangerschaft etwa um das Dreifache erhöht. Die Emboliemortalität liegt bei 0,1 bis 0,25‰ [16, 17, 22, 23, 26]. Als besondere thrombotische Komplikation ist zusätzlich im Wochenbett die Ovarialvenenthrombose, die in einer Häufigkeit von rund 0,5‰ – überwiegend rechtsseitig – auftritt, zu erwähnen [16, 17, 22].

Die *Ursache* für diese sprunghafte Zunahme der Thrombosefrequenz ist in erster Linie in der akut einsetzenden Umstellung der Hämodynamik und weiterhin auch in der plötzlichen und unterschiedlich schnellen Aktivitätsänderung der einzelnen Faktoren der Blutgerinnung und Fibrinolyse während und nach der Geburt zu sehen [16, 17, 23, 26]. Der Gehalt an löslichen Fibrinmonomerkomplexen als sicheres Äquivalent der Hyperkoagulabilität im frühen Wochenbett ist im Vergleich zur Schwangerschaft erhöht [16]. Weitaus die meisten Thrombosen treten in den ersten fünf Wochenbettstagen auf, der Lungenemboliegipfel liegt um den 7. bis 8. Tag [17].

Das Prinzip der *Behandlung* der Bein- und Beckenvenenthrombosen im Wochenbett entspricht weitgehend dem in der Schwangerschaft; es soll hier nur auf die veränderten Bedingungen eingegangen werden (Tab. 3-16). Eine notwendige Antikoagulanzientherapie wird wegen des sofortigen Wirkungseintritts auch im Wochenbett mit Heparin in der oben beschriebenen Dosis von 30000 bis 50000 IE pro 24 Stunden begonnen [12, 22, 23, 26]. Dabei ist die gleichzeitige Gabe hochdosierter Uteruskontraktionsmittel erforderlich. Eine verstärkte Blutung ex utero tritt dann nur in 1 bis 2% der Fälle auf, eine Hämatombildung im Bereich der Episiotomie ist ebenfalls selten [23]. Heparin geht nicht in die Muttermilch über, die Stilltätigkeit braucht somit nicht unterbrochen zu werden. Die primäre Antikoagulation mit Heparin kann im weiteren Wochenbett durch orale Antikoagulanzien ersetzt werden. Von einer weiteren Stilltätigkeit ist dann eher abzuraten, denn Kumarine treten in Spuren in die Muttermilch über [17, 23, 26].

Nach komplikationslosen Spontangeburten ist eine Thrombolyse ab dem 6. bis 10. Tag post partum möglich [23]. Voraussetzungen sind eine optimale Kontraktion des Uterus, die Vermeidung einer uterinen Infektion durch Antibiotikagabe und die Begrenzung der Lyse auf einen kurzen Zeitraum [18]. Die Kombination und Nachbehandlung mit Heparin für einen Zeitraum von etwa sechs Monaten ist notwendig. Die chirurgische Behandlung der obliterierenden Ileofemoralvenenthrombose bietet sich im Wochenbett als Alternative oder – bei Bestehen von Kontraindikationen – ebenfalls an, bei einer verstärkten Blutungsgefahr oder einer vorbestehenden Infektion ist sie die einzige Möglichkeit [17, 23, 25]. Auch bei der puerperalen Ovarialvenenthrombose ist bei Versagen der Antikoagulanzien und Antibiotikagabe die chirurgische Therapie indiziert [16, 17, 22].

Eine wirksame *Thromboseprophylaxe* hat im Wochenbett entsprechend der erhöhten Thromboemboliegefährdung eine besonders große Bedeutung. Neben der konsequenten Anwendung der physikalischen Maßnahmen ist daher die Indikation zu einer Prophylaxe mit Antikoagulanzien großzügig zu stellen. Sie sollte jede Wöchnerin mit vermehrter Varikosis, Thromboseanamnese während oder vor der Schwangerschaft, erhöhtem Blutverlust und größeren operativen vaginalen Eingriffen unter der Geburt und Immobilisation im Wochenbett umfassen [16, 17, 22, 23, 26].

Die Prophylaxe muß möglichst bald nach der Entbindung wirksam sein. Mit Heparin z. B. kann die erste Injektion sechs Stunden post partum erfolgen, die Dosis sollte bei 15 000 bis 20 000 IE pro 24 Stunden liegen und in acht- bis zwölfstündlichen Abständen erfolgen [16, 23]. Die Dauer der Antikoagulanzienprophylaxe richtet sich nach der Indikation; bis zu einem Zeitraum von sechs Wochen ist das Risiko als erhöht anzusehen. Neben Heparin und oralen Antikoagulanzien haben im Wochenbett auch Dextran und Acetylsalicylsäure in einzelnen Untersuchungen eine objektivierte antithrombotische Wirkung [26].

Es liegen zur Zeit noch keine Zahlen zur Thrombosefrequenz oder zum Erfolg einer Antikoagulanzienprophylaxe im Wochenbett vor, die mit den oben dargelegten objektiven Untersuchungsmethoden zur Thrombosediagnostik an einem größeren Kollektiv im Wochenbett erhoben wurden. Bei Frauen mit erhöhtem Thromboserisiko ist die Anwendung hochdosierter exogener Steroide zum Abstillen wegen der damit verbundenen zusätzlichen Thromboemboliegefährdung nicht geeignet, unter der Gabe von Bromergocriptin ist nach den bisher vorliegenden Untersuchungen dieses Risiko nicht erhöht [26]. Bei gefährdeten Patientinnen sollte eine Tubensterilisation nicht unmittelbar post partum durchgeführt werden. Nach rund sechs Wochen liegen sowohl die Parameter des Gerinnungssystems als auch die der Hämodynamik wieder im Normbereich und vermindern das Risiko des Eingriffs [17, 26].

3.3 Thrombose und Thromboembolie nach abdominaler Schnittentbindung

Nach der abdominalen Schnittentbindung kombinieren sich im postoperativen Wochenbett die thromboembolischen Gefahrenmomente des Zustands post partum mit denen des postoperativen Verlaufes. Infolgedessen ist in den Sammelstatistiken ohne generelle Antikoagulanzienprophylaxe bei der Sectio die Morbidität an Bein- und Beckenvenenthrombosen mit 2 bis 7 % etwa fünfmal höher und die Emboliemortalität mit 1 bis 2‰ etwa zehnmal höher als nach vaginalen Entbindungen [12, 16, 17, 22, 23, 26]. Diese Zahlen ergeben sich wiederum aus der klinischen Thrombosediagnostik. Vergleichbare Ergebnisse mit der Radiofibrinogenmethode oder der Phlebographie liegen mit einer Ausnahme [9] noch nicht vor, in Analogie zu den Frequenzen bei gynäkologischen Operationen liegen sie wahrscheinlich damit weitaus höher [22, 23]. Bei der Zunahme der Sectiofrequenz in den letzten Jahren gewinnt diese potentielle Gefährdung ein besonderes Gewicht.

Bei der Behandlung einer auftretenden Bein- oder Beckenvenenthrombose gelten die bereits aufgeführten Maßnahmen, allerdings mit der Voraussetzung, daß die intra- und postoperative Hämostase erhalten bleiben muß. Blutungen aus dem uterinen Wundgebiet können lebensbedrohlich sein. Bei einer notwendigen Heparinbehandlung sollte daher in den ersten sieben postoperativen Tagen die Dosis von 30 000 IE pro 24 Stunden nicht überschritten werden, im weiteren Verlauf ist eine Dosiserhöhung und auch der Übergang auf orale Antikoagulanzien möglich [22, 23, 26]. Eine Thrombolyse gilt innerhalb der ersten sieben Tage nach der Sectio als erhöhtes Risiko, wenn auch Ludwig [17, 18] nach einer kurzzeitig durchgeführten Lyse in der oben angegebenen Dosierung keine bedrohlichen Blutungen beobachtet hat. Bei einer intra- oder sofort postoperativ aufgetretenen Ileofemoralvenenthrombose ist die Thrombektomie die geeignete Methode [23, 26].

Zur Thromboembolieprophylaxe kommen bei der abdominalen Schnittentbindung neben den oben erklärten physikalischen Maßnahmen zur Beeinflussung der Hämodynamik als Antikoagulanzien für die präoperative oder intraoperative Applikation Heparin und Dextran in Frage [16, 22, 23, 26], im postoperativen Verlauf bestehen keine Einschränkungen in der Auswahl der Antikoagulanzien bei Beachtung der Konzentrationen der Kumarinderivate in der Muttermilch [26]. Mit einer gezielten Antikoagulanzienprophylaxe, d. h. einer Beschränkung auf Risikopatientinnen, ist sicherlich eine Reduktion der Thromboemboliefrequenz zu erreichen [16], die Analyse von Lungenembolietodesfällen nach der Sectio spricht aber gegen einen zwingenden Zusammenhang zwischen Risikofaktoren und dem Emboliegeschehen. Der gezielte Ausschluß von der Thromboembolieprophylaxe ist schwieriger zu definieren und zu praktizieren als ihre allgemeine Anwendung, zumal relevante Nebenwirkungen fehlen. Bei der eindeutigen potentiellen Gefährdung jeder Frau im postoperativen Wochenbett gibt es gute Gründe für die generelle Durchführung einer Antikoagulanzienprophylaxe [12, 22, 23, 26].

Bisher sind nur wenige Untersuchungen über den Erfolg einer solchen Prophylaxe bekannt. Rath und Mitarbeiter [22] beschreiben mit einer generellen Heparindosierung von 1000 IE intravenös bei Verschluß des Blasenperitoneums, 5000 IE Heparin-Dihydergot s.c. vier Stunden postoperativ und 5000 IE Heparin-Dihydergot s.c. alle 12 Stunden bis zum 10. postoperativen Tag bei 1200 Sectiones zwei postpartale Beckenvenen- und eine tiefe Beinvenenthrombose. Eine Patientin, die aus Furcht vor Nachblutungen bei schwierigen Operationsbedingungen kein Heparin erhalten hatte, bekam eine Lungenembolie. Tödliche Lungenembolien wurden nicht beobachtet.

Von Heilmann und Mitarbeitern [12] wurden in einer prospektiven randomisierten Studie bei 204 Schwangeren mit einer Kaiserschnittoperation entweder 1500 ml 6 %ige Hydroxyäthylstärke 0,62 am Operationstag und am 1. postoperativen Tag oder 5000 IE unfraktioniertes Heparin dreimal täglich über sieben Tage als Thromboseprophylaktikum angewandt. Die Thromboseinzidenz – bestimmt mit der Impedanzplethysmographie – lag bei 5,9% in der HAES-Gruppe und bei 7,8% in der Heparingruppe. Die Unterschiede waren nicht statistisch signifikant.

In einer eigenen Untersuchungsreihe wurde überprüft, inwieweit eine Antikoagulation mit niedrigen Dosen von Heparin die charakteristischen postoperativen Veränderungen des Gerinnungssystems quantitativ beeinflussen kann [26]. Dazu wurde unter anderem einem Kontrollkollektiv von 15 Frauen mit abdominaler Schnittentbindung ohne Antikoagulanzien ein gleich großes Kollektiv von Frauen mit der gleichen Operation gegenübergestellt, denen, beginnend am Abend des Operationstages, bis zum 21. postoperativen Tag in zwölfstündlichen Abständen 8000 bis 10000 IE Heparin, je nach Gewicht der Patientin, s.c. injiziert wurde. Die Blutentnahmen erfolgten zwölf Stunden nach der Injektion, also unmittelbar vor der nächsten Heparingabe (Abb. 3-2a). Bei dem hier exemplarisch dargestellten Aktivitätsverlauf des Faktors X erklären sich die erhöhten Ausgangswerte durch die gesteigerte Aktivität in der Schwangerschaft; eine vermehrte Einschwemmung in die Blutbahn bei der Lösung der Plazenta ist möglich. In beiden Kollektiven zeigt sich ein initialer Aktivitätsabfall in den Normbereich; ohne Heparin folgt ein signifikanter, zum Teil überschießender Wiederanstieg nach dem dritten postoperativen Tag. Wird Heparin injiziert, verbleibt die Faktor-X-Aktivität im Rahmen des Normbereichs.

Die zur Erfassung des Antithrombinspiegels im Plasma bestimmte Thrombinzeit (Abb. 3-2b) zeigt ohne Heparin eine Verkürzung, besonders in der Zeit vom 1. bis 3. postoperativen Tag. Mit Heparin ist im Vergleich dazu die Thrombinzeit signifikant verlängert, sie verbleibt aber noch im Rahmen des Normbereichs.

In diesen vergleichenden Untersuchungen konnte der Nachweis erbracht werden, daß die erhöhte Gerinnungsneigung des Blutes

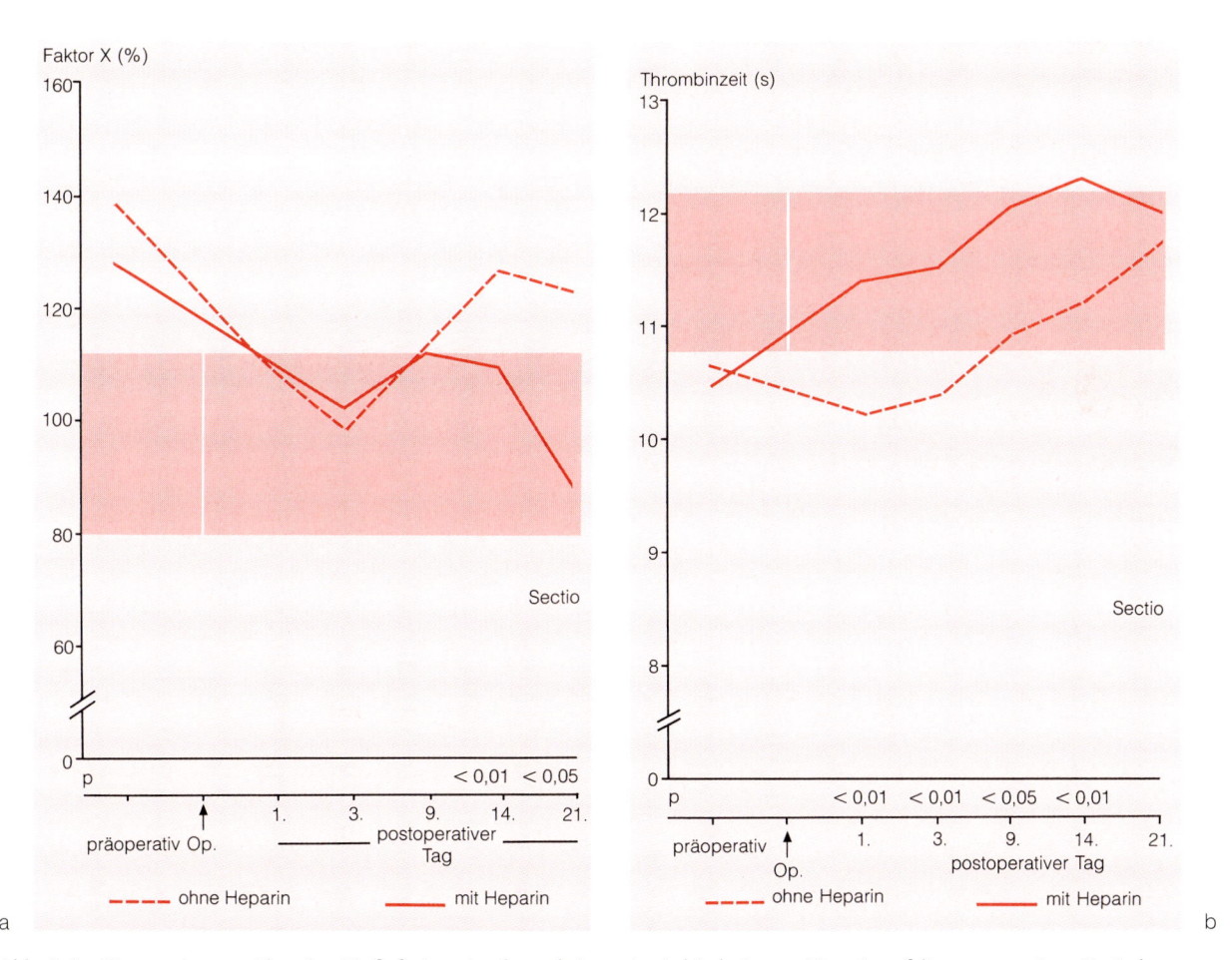

Abb. 3-2 Untersuchungen über den Einfluß einer Antikoagulation mit niedrigdosiertem Heparin auf die postoperativen Veränderungen des Gerinnungssystems nach Sectio.
a) Der Aktivitätsverlauf des Faktors X bei der Sectio ohne und mit Heparinprophylaxe (Mittelwertkurve); signifikante Differenzen zwischen beiden Kollektiven sind mit p gekennzeichnet, der Normalbereich ist schraffiert.
b) Der Aktivitätsverlauf der Plasma-Thrombinzeit bei der Sectio ohne und mit Heparinprophylaxe.

während und nach der Sectio und die Aktivitätsschwankungen im postoperativen Verlauf durch die Injektion von Heparin in niedrigen Dosen abgeschwächt und ausgeglichen werden können. Bei der Begrenzung auf den Normbereich ist dabei ein erhöhtes Blutungsrisiko nicht gegeben.

An der Universitäts-Frauenklinik Bonn kam es bei 1737 Sectiones in den Jahren 1969 bis 1978 unter der generellen Heparinprophylaxe in der oben angegebenen Dosierung zu 19 klinischen Thrombophlebitiden (1,09%) und einer einzigen obliterierenden Ileofemoralvenenthrombose. Eine Patientin verstarb an einer Lungenembolie, bei ihr war wegen einer Blutungskomplikation die Heparindosis vorübergehend reduziert worden. In 35 Fällen (2%) entstand ein Bauchdeckenhämatom, in zwei Fällen kam es bei dem Zustand nach einer vorzeitigen Lösung der Plazenta unter der Heparinprophylaxe zu einer ausgeprägten hämorrhagischen Diathese mit einer Hyperfibrinolyse. Wir haben daraus den Schluß gezogen, nach der Sectio wegen einer Abruptio und bei dem Nachweis einer verstärkten reaktiven fibrinolytischen Aktivität, z. B. auch nach einer schweren Gestose, die Heparingabe mit einem Antifibrinolytikum zu kombinieren oder vorübergehend darauf zu verzichten, bis sich das Gleichgewicht wieder in Richtung auf eine Hyperkoagulabilität verschiebt [26].

Unter der generellen Antikoagulanzienprophylaxe kann nach den vorliegenden Untersuchungen somit die Thrombosemorbidität nach der Sectio auf 0,5 bis 1% reduziert werden, die Emboliemortalität lag in dem eigenen Kollektiv bei 0,7‰ [22, 23, 26].

Repräsentative randomisierte Untersuchungen über die Thromboemboliefrequenz nach der Sectio ohne und mit Antikoagulation liegen nicht vor, bei der erhöhten Thromboemboliegefährdung im postoperativen Verlauf ist sie auch nicht als sinnvoll anzusehen.

3.4 Zusammenfassung

Die Schwangerschaft, das Wochenbett und die abdominale Schnittentbindung beinhalten eine erhöhte Thromboemboliegefährdung für die Frau. Die Behandlung der Becken- und Beinvenenthrombosen durch Antikoagulation, Thrombolyse und Thrombektomie sind gerade in diesen gefährdeten Situationen mit bestimmten Risiken verbunden. Sie erfordern die genaue Kenntnis und Wertung dieser Risikofaktoren, die Auswahl des geeigneten Medikaments in adäquater Dosierung und eine intensive Überwachung von Mutter und Kind.

Als beste aller Behandlungsarten hat die erfolgreiche Thromboseprophylaxe zu gelten.

Ihre richtige Form und konsequente Durchführung ermöglicht es, den thromboembolischen Komplikationen einen Schritt voraus zu sein.

Literatur zu Abschnitt 3

1. Basic-Micic, M., H. K. Breddin: Neue Aspekte in der perioperativen Heparinanwendung. Gynäkologe 24 (1991) 59.
2. Bergqvist A., D. Bergqvist, A. Lindhagen, T. Mätzsch: Late symptoms after pregnancy-related deep vein thrombosis. Brit. J. Obstet. Gynaec. 9 (1990) 338–341.
3. de Boer, K., H. Heybor, J. W. ten Cate, J. I. J. Borm, C. I. W. van Ginkel: Low molecular weight heparin treatment in a pregnant woman with allergy to standard heparins and heparinoids. Thromb. Haemostas. 61 (1989) 148.
4. Bonnar, J.: Long-term self-administered heparin therapy for prevention and treatment of thromboembolic complications in pregnancy. In: Kakkar, V. V., D. P. Thomas (eds.): Heparin Chemistry and Clinical Usage, p. 247. Academic Press, London 1976.
5. Briel, R. C., P. Doller, C. u. P. Hermann: Thromboembolieprophylaxe bei Hysterektomien mit dem niedermolekularen Heparin Fragmin. Geburtsh. u. Frauenheilk. 48 (1988) 160.
6. Dittmer, U., W. Rath, J. Schrader, F. Scheler, W. Kuhn: Prevention of deep vein thrombosis in pregnancy, after caesarean section and after gynaecological abdominal surgery: a comparison between low molecular weight heparin and standard heparin. 35. Jahrestagung der Gesellschaft für Thrombose- und Haemostaseforschung, Göttingen 20. 2.–23. 2. 1991.
7. Fogarty, T. J., D. Dennis, W. W. Krippaehne: Surgical management of ileofemoral venous thrombosis. Amer. J. Surg. 112 (1966) 211.
8. Forestier, F., Y. Sole, M. Aiach, M. Alhene Gélas, F. Daftos: Absence of transplacental passage of Fragmin (Kabi) during the second and the third trimesters of pregnancy. Thromb. Haemostas. 67 (1992) 180.
9. Friend, J. R., V. V. Kakkar: The diagnosis of deep vein thrombosis in the puerperium J. Obstet. Gynaec. Brit. Cwlth. 77 (1970) 820.
10. Genz, H. J., H. Gerlach, H. Ludwig: Heparinbehandlung durch Selbstinjektion bei thromboembolisch gefährdeten Schwangeren. Arch. Gynec. 232 (1981) 684.
11. Harenberg, J., G. Leber, R. Zimmermann, W. Schmidt: Thromboembolieprophylaxe mit niedermolekularem Heparin in der Schwangerschaft. Geburtsh. u. Frauenheilk. 47 (1987) 15.
12. Heilmann, L., R. Heitz, F. U. Korch, C. Ose: Die perioperative Thromboseprophylaxe beim Kaiserschnitt: Ergebnisse einer randomisierten prospektiven Vergleichsuntersuchung mit 6% Hydroxyathylstärke 0,62 und Low-dose-Heparin. Z. Geburtsh. u. Perinat. 195 (1991) 10–15.
13. Heilmann, L., B. Hojnacki, W. M. Fischer: Die tiefe Venenthrombose in der Schwangerschaft: Risikofaktoren und Präventionsmöglichkeiten. Z. Geburtsh. Perinat. 194 (1990) 275–278.
14. Hugo, R. von: Ist niedermolekulares Heparin placentagängig? Hämostaseologie 9 (1989) 244.
15. Hugo, R. von, R. C. Briel, B. Kaiser: Medikamentöse Thromboseprophylaxe mit niedermolekularem Heparin in der operativen Gynäkologie. Gynäkol. Prax. 15 (1991) 97.
16. Hugo, R. von, W. Theiss, W. Kuhn, H. Graeff: Thromboembolische Erkrankungen in der Geburtshilfe. Gynäkologe 17 (1984) 115.
17. Ludwig, H.: Diagnostik und Therapie thromboembolischer Erkrankungen in Geburtshilfe und Gynäkologie. In. Marx, R., H. A. Thies, V. Tilsner (Hrsg.): Aktuelle Antikoagulation in Klinik und Praxis, S. 117. Schattauer, Stuttgart–New York 1982.

18. Ludwig, H., H. J. Genz: Thrombolytic treatment during pregnancy. Thrombos. Haemostas. 46 (1981) 438.
19. Melissari, E., S. Das, C. Kanthou, K. D. Pamberton, V. V. Kakkar: The use of LMW heparin in treating thromboembolism during pregnancy and prevention of osteoporosis. Thromb. Haemostas. 65 (1991) 819.
20. Nedjabat, T., K. J. Paquet, M. Thelen, G. Neuhaus: Eine neue Technik der transjugulären Cavablockade bei Ausräumung der akuten Beckenvenen- und der unteren Cavavenenthrombose. Chirurg. 48 (1977) 28.
21. Rasmussen, C.: Thromboembolic prophylaxis with low molecular weight heparin in pregnancy. European American Symposion on Venous Diseases, Vienna 7. 11.–10. 11. 1990.
22. Rath, W., M. Hölzl, W. Kuhn: Thromboembolische Erkrankungen in Schwangerschaft, Wochenbett und nach Kaiserschnitt. Gynäk. Prax. 6 (1982) 241–253.
23. Rath, W., H. Köstering, W. Kuhn: Die akute Becken- und Oberschenkelvenenthrombose in Schwangerschaft und Wochenbett. Gynäk. Prax. 7 (1983) 505–518.
24. Ringe, J. D., A. Keller: Osteoporoserisiko bei langzeitiger Heparintherapie thromboembolischer Erkrankungen in der Schwangerschaft: Präventionsversuch mit Ossein-Hydroxyapatit. Geburtsh. u. Frauenheilk. 52 (1992) 426–429.
25. Rosenfeld, J. C., F. P. Estrada, R. M. Orr: Management of deep venous thrombosis in the pregnant female. J. Cardiovasc. Surg. 31 (1990) 678–682.
26. Schander, K.: Der heutige Stand der Thromboembolieprophylaxe in der Geburtshilfe und Gynäkologie. Gynäkologe 10 (1977) 198.
27. Seifried, E., A. Gabelmann, D. Ellbrück, A. Schmidt: Thrombolytische Therapie einer Lungenarterienembolie in der Frühschwangerschaft mit rekombinantem Gewebe-Plasminogen-Aktivator. Geburtsh. u. Frauenheilk. 51 (1991) 655.
28. Spannagl, M., W. Schramm: Schwangerschaft bei thrombophiler Diathese. Internist 33 (1992) 85–89.
29. Squires, J. W., L. W. Pinch: Heparin induced spinal fractures. J. Amer. med. Ass. 241 (1979) 2417.
30. Trübestein, G.: Die fibrinolytische Therapie der tiefen Venenthrombose. Med. Welt 33 (1982) 592.
31. Villasanta, U.: Thromboembolic disease in pregnancy. Amer. J. Obstet. Gynec. 93 (1965) 142.

4 Endokrines System[*]

G. A. Braems, K. Federlin, A. Feige, H. Gips, H. Schatz

Inhalt

1	Endokrinologische Aspekte von Emesis und Hyperemesis gravidarum	115
1.1	Definitionen und Epidemiologie der Emesis und Hyperemesis gravidarum	115
1.2	Ätiologie von Emesis und Hyperemesis gravidarum	115
1.2.1	Hormonelle Einflüsse	115
1.2.2	Immunologische Einflüsse	116
1.3	Symptomatik von Emesis und Hyperemesis gravidarum	117
1.4	Morphologische und biochemische Veränderungen bei Hyperemesis gravidarum	118
1.5	Therapie der Emesis und Hyperemesis gravidarum	118
2	Funktionsänderungen endokriner Organsysteme in der Schwangerschaft (Hypophyse, Schilddrüse, Nebennierenrinde, Nebenschilddrüse)	120
2.1	Allgemeines zur Physiologie der endokrinen Organsysteme in der Schwangerschaft	120
2.2	Die Hypophyse in der Schwangerschaft	120
2.2.1	Physiologische Veränderungen	120
2.2.2	Prolactinom	121
2.2.3	Andere Hypophysentumoren	121
2.2.4	Sheehan-Syndrom	122
2.3	Die Schilddrüse in der Schwangerschaft	122
2.3.1	Physiologische Veränderungen	122
2.3.2	Struma	123
2.3.3	Hyperthyreose	123
2.3.3.1	Diagnostik	123
2.3.3.2	Behandlung	124
2.3.3.3	Einflüsse auf das Kind	124
2.3.4	Hypothyreose	125
2.3.4.1	Einfluß der Schwangerschaft auf eine Hypothyreose	125
2.3.4.2	Auswirkungen einer Hypothyreose auf die Schwangerschaft	126
2.3.4.3	Kindliche Anomalien bei mütterlicher Hypothyreose	126
2.3.4.4	Behandlung	126
2.3.5	Konnatale Hypothyreose	126
2.3.6	Post-partum-Thyreoiditis	127
2.4	Die Nebenschilddrüse in der Schwangerschaft	127
2.4.1	Physiologische Veränderungen	127
2.4.2	Hyperparathyreoidismus	128
2.4.3	Hypoparathyreoidismus	128
2.5	Die Nebenniere in der Schwangerschaft	129
2.5.1	Physiologische Veränderungen	129
2.5.2	Nebennierenüberfunktion bzw. -unterfunktion	129
2.5.2.1	Cushing-Syndrom	129
2.5.2.2	Langzeittherapie mit Kortikosteroiden	129
2.5.2.3	Nebennierenrindeninsuffizienz	130
2.5.3	Nebennierenmark	130

[*] Die Literaturverzeichnisse finden sich am Ende der Abschnitte.

3	Diabetes mellitus und Gravidität ... 132	3.3.2	Einfluß des manifesten Diabetes mellitus auf die Schwangerschaft ... 137
3.1	Einleitung ... 132		
3.2	Pathophysiologie und Diagnostik des Diabetes mellitus in der Schwangerschaft ... 133	3.3.3	Einfluß der Schwangerschaft auf den Diabetes mellitus der Mutter. Stoffwechseleinstellung der Diabetikerin ... 138
3.2.1	Änderungen im Kohlenhydrat- und Fettstoffwechsel der Mutter in der Schwangerschaft ... 133	3.4	Probleme des Feten und Neugeborenen ... 140
3.2.2	Methoden zur Aufdeckung einer pathologischen Glucosetoleranz ... 134	3.4.1	Überwachung des Feten ... 140
		3.4.2	Versorgung des Neugeborenen und Betreuung der Wöchnerin ... 141
3.2.3	Glucosurie ... 134	3.5	Abruptio, Sterilisation, Kontrazeption ... 141
3.2.4	Glucosetoleranztests ... 135		
3.3	Manifester Diabetes mellitus in der Schwangerschaft ... 136	3.6	Genetik des Diabetes mellitus ... 141
3.3.1	Überwachung bei Gestationsdiabetes 136	3.7	Zusammenfassung ... 142

1 Endokrinologische Aspekte von Emesis und Hyperemesis gravidarum

H. Gips, G. A. Braems

1.1 Definition und Epidemiologie der Emesis und Hyperemesis gravidarum

Übelkeit und Erbrechen sind nicht nur die häufigsten Symptome der Frühschwangerschaft, sondern wahrscheinlich mit die unangenehmsten. In 50 bis 70% aller Schwangerschaften tritt Übelkeit auf. Ungefähr die Hälfte der betroffenen Schwangeren leidet an mehr oder weniger ausgeprägtem Erbrechen. Charakteristischerweise zeigen sich die Symptome überwiegend morgens; sie verschwinden im allgemeinen nach der 14. bis 16. Schwangerschaftswoche.

Während unter *Emesis gravidarum* ein neben der Übelkeit auftretendes morgendliches zwei- bis dreimaliges Nüchternerbrechen ohne weitere Beeinträchtigung des Wohlbefindens und ohne Krankheitsgefühl verstanden wird, ist der Übergang zum persistierenden, quälenden Erbrechen während des ganzen Tages und sogar nachts als *Hyperemesis gravidarum* zu bezeichnen. Klinisch bestehen gleitende Übergänge von der Emesis zur Hyperemesis gravidarum. Schwere Fälle von Hyperemesis sind selten geworden. In der Inzidenz bestehen ausgeprägte regionale und zeitliche Unterschiede, welche auf den psychosozialen Aspekt dieser Erkrankung hinweisen. So zeigen Untersuchungen in verschiedenen Zentren von Großbritannien in den 50iger und 60iger Jahren eine Streuung von 0,5 bis 10,0 auf 1000 Schwangerschaften. In den USA lag die Inzidenz in dem gleichen Zeitraum zwischen 2,3 und 3,9 [7]. Während des I. und II. Weltkrieges sowie in den Nachkriegsjahren wurde die Hyperemesis gravidarum seltener beobachtet [7]. Die sich verändernden psychosozialen Einflüsse mit einer Verschiebung der Wertigkeit der durch Schwangerschaften hervorgerufenen Probleme mögen hierbei eine entscheidende Rolle spielen.

1.2 Ätiologie von Emesis und Hyperemesis gravidarum

Die Ätiologie der Übelkeit und des Schwangerschaftserbrechens ist noch weitgehend ungeklärt. Auch nach den heutigen Erkenntnissen hat die 1933 von Kemp formulierte Bezeichnung der Hyperemesis gravidarum als eine „Krankheit der Theorien" noch ihre Gültigkeit. Zu den Hypothesen gehören biochemische Veränderungen, insbesondere die hormonellen, sowie die immunologischen Einflüsse und psychosomatische Aspekte.

1.2.1 Hormonelle Einflüsse

Während der Schwangerschaft treten zahlreiche Veränderungen im endokrinen System der Frau auf. Aufgrund der Häufigkeitsverteilung der Symptomatik mit einem Maximum zwischen der 8. und 12. Schwangerschaftswoche und dem analogen Verlauf der plazentaren Produktion des humanen Choriongonadotropins (hCG) wurde immer wieder versucht, einen ätiologischen Zusammenhang zwischen der hCG-Produktion bzw. der Konzentration im Urin oder Plasma und der Übelkeit bzw. dem Erbrechen in der Schwangerschaft herzustellen. Die bisher vorliegenden Untersuchungsergebnisse sind ausgesprochen widersprüchlich [8, 12].

Als ein Argument für einen möglichen ätiologischen Zusammenhang zwischen erhöhter plazentarer hCG-Produktion sowie Übelkeit und Erbrechen während der Schwangerschaft wird das gehäufte Vorkommen der Hyperemesis bei Zwillingsschwangerschaften und Blasenmolen angeführt. Beide gehen mit erhöhter hCG-Konzentration einher, jedoch sind die Untersuchungsergebnisse nicht einheitlich [4,7]. Blasenmolenschwangerschaften sind im Mittel mit fünf- bis zehnfach höheren hCG-Konzentrationen vergesellschaftet als intakte Graviditäten. Trotzdem litten weniger als die Hälfte der untersuchten Patientinnen an Übelkeit und Erbrechen. Zwischen der Gruppe mit Übelkeit und Erbrechen und der Gruppe ohne Symptome bestand kein signifikanter Unterschied in der hCG-Konzentration. Bei Molenschwangerschaften und Frühaborten ist die Häufigkeit von Übelkeit und Erbrechen geringer. Eine verminderte hCG-Produktion durch das nicht-intakte Trophoblastgewebe wird hierfür verantwortlich gemacht [7]. Emesis kann als ein prognostisch günstiges Zeichen für die Intaktheit der Frühgravidität angesehen werden [13].

Zwischen dem Konzentrationsverlauf des hCG in der Schwangerschaft und dem Häufigkeitsverlauf von Übelkeit und Erbrechen besteht eine gute Korrelation. Ein ätiologischer Zusammenhang konnte jedoch nicht bewiesen werden. Andere Theorien legen eine Beeinflussung des hypothalamischen Brechzentrums oder eine Veränderung der Magenmotilität durch hCG zugrunde. Hierüber liegen bisher keine Untersuchungen vor.

Ein weiterer, jedoch indirekter ätiologischer Zusammenhang mag über eine vermehrte Stimulation der Schilddrüse durch hohe hCG-Konzentrationen bestehen, wobei das Erbrechen ein Symptom der Überfunktion der Schilddrüse darstellen würde [6]. Bei hydatiformen Molenschwangerschaften und Chorionkarzinomen wurde eine gesteigerte Schilddrüsenfunktion im Sinne eines Hyperthyreoidismus festgestellt [5]. Bei 24 von 33 Patientinnen mit ausgeprägter Hyperemesis gravidarum wurde eine Erhöhung des freien Thyroxins im Serum nachgewiesen [1]. Eine andere Studie demonstrierte im Bioassay und Radiorezeptorassay einen stimulierenden Effekt des hCG [3].

Eine Unterfunktion der Nebennierenrinde wird als eine weitere mögliche endokrine Ursache angegeben. Eine verminderte Urinausscheidung der 17-Hydroxykortikosteroide und der 17-Ketosteroide wurde bei Schwangeren mit Hyperemesis festgestellt. Als Ursache wurde eine erniedrigte endogene Sekretion des hypophysären ACTH angenommen [9]. Radioimmunologische Untersuchungen der Serumkonzentrationen von ACTH und Cortisol zeigen jedoch höhere basale Konzentrationen bei Schwangeren mit Hyperemesis gravidarum als in einer Kontrollgruppe ohne Beschwerden. Die hypophysäre ACTH-Sekretion kann durch insulininduzierte Hypoglykämie stimuliert werden. In der Gruppe mit Hyperemesis gravidarum wurde eine erhöhte ACTH-Freistellung nach Insulingabe beobachtet [8].

Weitere Untersuchungen zur funktionellen Kapazität der Hypophyse wiesen beim FSH und TSH keine unterschiedliche Sekretion bei Hyperemesispatientinnen nach. Lediglich bei Somatotropin wurden niedrige basale Konzentrationen gefunden, die Reaktion auf insulininduzierte Hypoglykämie war jedoch identisch. Prolactin war sowohl basal als auch nach Gabe von Thyreotropin-Releasing-Hormon höher [15].

Aus diesen Untersuchungsergebnissen läßt sich keine Nebennierenrindeninsuffizienz aufgrund einer verminderten hypophysären ACTH-Sekretion ableiten, jedoch muß man die erfolgreiche Therapie der Hyperemesis gravidarum mittels exogener ACTH-Gabe berücksichtigen [10]. Die Ursache für die Effektivität der Therapie mit ACTH könnte auf eine verminderte biologische Wirksamkeit von Gluko- und Mineralokortikoiden während der Schwangerschaft zurückzuführen sein.

Bereits in der 7. Schwangerschaftswoche kommt es zu einer signifikanten Erhöhung der Bindungskapazität des cortisolbildenden Globulins. Dieser östrogeninduzierte, schnelle Anstieg mag zu einem vorübergehenden Adaptationsproblem im hypothalamisch-hypophysär-adrenalen Regulationssystem führen. Überschüssige Bindungsvalenzen führen hierbei zu einem Abfall der Serumkonzentrationen des freien Cortisols. Eine vermehrte Bindung der Mineralokortikoide und ein analoger Abfall der freien Fraktion dieser Kortikosteroide ist ebenfalls zu erwarten. Die über diesen Mechanismus in der frühen Schwangerschaft sich einstellende Erniedrigung der biologisch wirksamen freien Fraktionen von Gluko- und Mineralokortikoiden mag bei disponierten Patientinnen die Zeichen einer Nebennierenrindeninsuffizienz im Sinne eines sog. Addison gravidarum [9], verbunden mit Übelkeit und Erbrechen, hervorrufen.

Vergleichende Untersuchungen über die Serumkonzentrationen des freien Cortisols und Aldosterons bei Patientinnen mit und ohne Hyperemesis gravidarum liegen bisher nicht vor. Durch die exogene Gabe von Östrogenen kommt es zu einem Anstieg der Bindungskapazität des cortisolbildenden Globulins. In diesem Zusammenhang ist die hohe Inzidenz der Hyperemesis gravidarum bei Patientinnen zu erwähnen, die bereits auf die Einnahme östrogenhaltiger hormonaler Kontrazeptiva mit Übelkeit reagierten [7]. Das Verschwinden oder Nachlassen der Übelkeit nach zwei- bis dreimonatiger Einnahme hormonaler Kontrazeptiva spricht für einen Adaptationsmechanismus.

1.2.2 Immunologische Einflüsse

Neben endokrinen Faktoren müssen auch mögliche immunologische Ursachen der Hyperemesis gravidarum in Betracht gezogen werden. In diesem Zusammenhang wird eine vermehrte Empfindlichkeit von Patientinnen mit Hyperemesis gegenüber in das mütterliche Kompartiment abgeschwemmten Chorionelementen postuliert [11]. Dieser Übertritt soll im I. Trimenon besonders ausgeprägt sein. Für eine immunologische ätiologische Komponente der Hyperemesis spricht das signifikant häufigere Vorkommen bei Patientinnen mit allergischer Anamnese [4, 7]. So unklar die Ätiologie der Übelkeit und des Erbrechens in der Schwangerschaft auch sein mag, so kann sie letztendlich doch als eine adaptive Reaktion auf eine veränderte endokrine, metabolische und/oder immunologische Situation interpretiert werden, deren Intensität durch die psychische und psychosoziale Situation der einzelnen Patientin ihre Modulation erfährt.

1.3 Symptomatik von Emesis und Hyperemesis gravidarum

Die ersten Symptome der Übelkeit und des Erbrechens können bereits nach dem Ausbleiben der Regelblutung auftreten. Das Maximum der Häufigkeit liegt zwischen der 8. und 12. Schwangerschaftswoche. Nach der 16. Schwangerschaftswoche zeigen sich die Symptome nur noch selten [4].

Bei länger anhaltendem Erbrechen sind *differentialdiagnostisch* andere Ursachen in Betracht zu ziehen (Tab. 4-1):

- Hyperthyreoidismus
- Morbus Addison
- primärer Hyperparathyreoidismus
- Leber- und Gallenblasenerkrankungen
- Pankreatitis
- Gastroenteritis
- Zwerchfellhernien
- Ulcus ventriculi oder duodeni
- Magenkarzinom
- Pyelonephritis

Eine Gefahr besteht darin, im Anfang der Symptomatik eine Appendizitis oder einen Ileus als eine Hyperemesis gravidarum zu deuten (siehe auch Kap. 5).

Beim überwiegenden Anteil der Patientinnen liegt die größte Intensität der Übelkeit und des Erbrechens in den Morgenstunden. Meistens ist die morgendliche Nahrungsaufnahme beeinträchtigt, und im weiteren Tagesverlauf ist bei der leichteren Form die Nahrungs- und Flüssigkeitszufuhr möglich. Bei diesen Patientinnen bleibt das Gewicht meist stabil oder zeigt lediglich vorübergehend eine leichte Reduktion. Das Allgemein- und Wohlbefinden wird nicht wesentlich beeinträchtigt.

Bei der *schwerer verlaufenden Form* der Hyperemesis mit über den Tag und sogar nachts anhaltender Übelkeit, verbunden mit rezidivierendem Erbrechen, kommt es dagegen aufgrund der ausbleibenden Nahrungs- und Flüssigkeitsaufnahme zu einer ausgeprägten Gewichtsabnahme sowie zu Elektrolytverlusten, Dehydratation und Stoffwechselstörungen. Zudem kann es bei einem länger anhaltenden Mangel des Vitamin-B-Komplexes zu den Symptomen einer peripheren Polyneuritis mit ausgeprägter Muskelschwäche sowie zu zerebralen Störungen im Sinne einer Wernicke-Enzephalopathie kommen [14].

Tabelle 4-1 Übersicht des diagnostischen und therapeutischen Vorgehens bei Hyperemesis gravidarum

1. Diagnostik

Anamnese
- Erbrechen (Dauer, Frequenz)
- Gewichtsabnahme
- Hinweise auf Konfliktsituation (z.B. ungewollte Schwangerschaft oder Heirat)

Untersuchung
- Nachweis einer intakten, intrauterinen Schwangerschaft (cave: Molengravidität, Mehrlinge)
- Dehydratationszeichen (Hautfalten, Tachykardie, Hypotonie)
- Gewicht

Labor
- Nachweis einer Acetonurie
- Hämokonzentration möglich
- cave: Elektrolytstörungen (K^+)

Ausschluß differentialdiagnostisch relevanter Erkrankungen
- cave: Ileus (Obstipation, Bauchschmerzen), Appendizitis

2. Therapie

Therapiebeginn:
- 1000 ml Glucose 5–10%ig + 1000 ml Kochsalz- oder Ringerlösung + Vitamin-B_6- und Vitamin-C-Supplement peripher i.v., evtl. + 1000 ml Aminosäurengemisch (z.B. Aminosteril® 10%ig)
- ggf. K^+-Substitution
- Antiemetika (z.B. Postadoxin® Supp. 2 × 1)
- Nahrungskarenz

Erneute Evaluierung im weiteren Verlauf:
- Befragung, Gewichtskontrolle, Labor
  bei Verbesserung: progressiver Nahrungsaufbau durch kleine, kohlenhydratreiche Mahlzeiten
  bei Persistenz: Konfliktsituationen erforschen, ggf. psychosomatisches Konsil und Besuchsverbot
- differentialdiagnostisch relevante Erkrankungen (z.B. Hepatitis) weiter abklären; internistisches Konsil (z.B. Ausschluß eines Ulcus Ventriculi bzw. duodeni)
- eventuell parenterale Ernährung (zentraler Venenkatheter) und Bilanzierung.
  → 100–400 g Glucose/d (z.B. 1000 ml Glucose 40–50%ig), bei persistierender Hyperglykämie (> 180 mg/dl) Insulin i.v. (1 IE Normalinsulin neutralisiert 5 g Glucose)
  → 100 g Aminosäurengemisch/Tag (z.B. 1000 ml Aminosteril® 10%ig)
  → Elektrolytsubstitution (z.B. 1000 ml Kochsalz- oder Ringerlösung). Der Normalbedarf an K^+ beträgt 20 mmol/Tag. Bei Mangel können bis zu 120 mmol/Tag in 1000 ml Kochsalz oder Ringerlösung infundiert werden.

3. Entlassung
- Rat zu mehreren kleinen kohlenhydratreichen Mahlzeiten über den Tag verteilt.
- Antiemetika (z.B. Postadoxin® Supp., 2 × 1)
- kurzfristige Wiedereinbestellung

1.4 Morphologische und biochemische Veränderungen bei Hyperemesis gravidarum

An *Leber, Niere, Gehirn und peripheren Nerven* sind morphologische Veränderungen beschrieben worden; die Berichte entstammen einer Zeit, in der die Hyperemesis gravidarum noch mit einer hohen Mortalität einherging. In der Leber wurden fettige Degenerationen und Nekrosen der zentralen Regionen der Läppchen nachgewiesen. Die Peripherie war von diesen Veränderungen weniger betroffen [4, 11]. Die Nieren wiesen vakuolige Veränderungen im Zytoplasma und Schwellung der Zellen des proximalen Tubulus auf, wie sie bei hypokaliämischen Nephropathien gefunden werden [11].

Der Mangel an Vitaminen des B-Komplexes zeigte sich in einer Degeneration der Myelinscheiden peripherer Nerven [11] sowie in Nekrosen und Degeneration von Gehirnregionen im Sinne einer Wernicke-Enzephalopathie [14].

Durch ausbleibende Nahrungs- und Flüssigkeitszufuhr sowie durch das ständige Erbrechen des Mageninhalts treten Störungen im *Wasser- und Elektrolyt-Gleichgewicht* und des *Säure-Basen-Status* auf. Ein Kohlenhydratmangel führt über einen kompensatorischen Anstieg freier Fettsäuren und Ketonkörper zur Ketoazidose. Das ständige Erbrechen des Magensaftes ist mit einem starken Verlust von Chlorid- und Wasserstoffionen verbunden, wodurch häufig eine hypochlorämische metabolische Alkalose entsteht. Gleichzeitig kommt es zu einem ständigen Verlust von Kaliumionen sowie von Kochsalz und Flüssigkeit. Im Blut sind die Chloridionen erniedrigt, während das Bicarbonat durch den Verlust der Wasserstoffionen ansteigt. Der Kaliumverlust bewirkt einen kompensatorischen Übertritt dieses Elektrolyts von dem intra- in den extrazellulären Raum. Dieser Vorgang zieht eine umgekehrte Umverteilung der Wasserstoffionen nach sich, was zu einer weiteren Verschlechterung der metabolischen Alkalose führt. Die extrazellulären Kaliumkonzentrationen bleiben durch diesen Kompensationsmechanismus lange Zeit im Normbereich oder sind nur geringfügig erniedrigt.

Durch die *anhaltende Dehydratation* kommt es, verbunden mit einer Hämokonzentration, zur verminderten Nierenperfusion und damit zur Oligurie. Im Blut sind Hämatokrit, Hämoglobinkonzentration und die harnpflichtigen Substanzen erhöht. Das spezifische Gewicht des Urins nimmt zu. Bei einem länger anhaltenden Natriummangel kommt es bei gleichzeitiger Oligurie zu einem Absinken des spezifischen Uringewichtes. Im Blut sind die Reststickstoffwerte ebenso wie die harnpflichtigen Substanzen stark erhöht, während die Alkalireserve und die Natriumkonzentration erniedrigt sind. Die zunehmende Zellschädigung, verbunden mit einer Oligo- oder Anurie, führt schließlich zur *Hyperkaliämie*. In diesem fortgeschrittenen Stadium, das bei dem heutigen Stand der Schwangerenvorsorge nicht mehr auftreten dürfte, entwickelt sich neben dem allgemeinen körperlichen Verfall, der Apathie, Exsikkose und Hypotonie eine durch die Hyperkaliämie zusätzlich bedingte kardiale Gefährdung der Patientin.

Laboruntersuchungen

Um eine Übersicht über den Grad der metabolischen Entgleisung sowie über die Effizienz der Therapie zu erhalten, sind die folgenden Laboruntersuchungen angezeigt (siehe auch Tab. 4-1):

- *Blut:* Hämoglobin, Hämatokrit, Bilirubin, Reststickstoff, Natrium, Kalium, Glucose, Lactat, Leberenzyme, Säure-Basen-Status
- *Urin:* Tagesausscheidungsmenge, spezifisches Gewicht, Natrium, Kalium, Aceton, Gallenfarbstoff

1.5 Therapie der Emesis und Hyperemesis gravidarum

Die morgendliche Übelkeit, verbunden mit einem zeitweiligen Erbrechen im Sinne der Emesis gravidarum, kann ambulant behandelt werden. Die Entwicklung eine Hyperemesis gravidarum erfordert eine stationäre Therapie (siehe auch Tab. 4-1).

Ambulante Behandlung

Bei der ambulanten Behandlung der leichten Form sollte insbesondere auf die häusliche Ruhe und die häufige Einnahme kleiner fett- und eiweißarmer Mahlzeiten geachtet werden. Bei Bedarf können zusätzlich niedrig dosiert Antiemetika in Form von Suppositorien verabreicht werden. Die Wirksamkeit einer medikamentösen Therapie wurde anhand einer Metaanalyse für Antihistaminika bewiesen [2]. Die Gabe von Medikamenten in der Frühschwangerschaft ruft immer Fragen betreffend die Teratogenität auf. Antihistaminika führen zwar manchmal zu Nebenwirkungen wie Sehstörungen und Sedierung, scheinen aber im allgemeinen während der Schwangerschaft unbedenklich zu sein [2].

Stationäre Behandlung

Bei übermäßiger Belastung am Arbeitsplatz oder angespannter Situation im häuslichen Milieu kann das vorübergehende Herauslösen der Patientin aus der jeweiligen Umgebung sich positiv auswirken. Bei der stationären Therapie der Hyperemesis gravidarum steht die Beseitigung der Dehydratation der Elektrolytentgleisung und des Ruhezustandes im Vordergrund. Während der ersten Tage des Klinikaufenthaltes soll eine intravenöse Therapie zur Substitution und Korrektur der metabolischen Störungen erfolgen. Die intravenös applizierte Flüssigkeitsmenge sollte 3000 ml und mehr betragen. Durch die Gabe hochprozentiger Glucose- und Aminosäurelösungen ist eine tägliche Zufuhr von 2000 bis 2500 kcal (8400–10 500 kJ) anzustreben. Die Korrektur der Elektrolytbilanz erfolgt durch die zusätzliche Information von isotonischer Kochsalzlösung und durch eine adäquate Kaliumsubstitution. Eine metabolische Azidose wird durch eine parenterale Gabe von Bicarbonat und eine metabolische Alkalose durch die einer 0,1molaren Salzsäurelösung korrigiert. Zur Vermeidung eines durch die Glucoseinfusion zusätzlich bewirkten Vitamin-B-Mangels ist die Gabe von Vitamin-B-Komplexen, am besten in Form von Multivitaminpräparaten, angezeigt. Anfänglich ist die ergänzende Therapie mit Antiemetika (Dimenhydrinat, Meclozin-HCl oder Doxylamin), jeweils allein oder mit Pyridoxin (Vitamin B_6) kombiniert, zweckmäßig. Die Gabe von Depot-ACTH kann ebenfalls versucht werden.

Da Spannungssituationen im häuslichen Milieu nicht selten eine verstärkende Rolle spielen, sollte die Entlassung aus der Klinik nicht zu früh erfolgen, um einer Rezidivgefahr vorzubeugen. In einigen Fällen ist eine psychosomatische Beratung angezeigt.

Literatur zu Abschnitt 1

1. Bouillon, R., M. Naesens, F. A. van Assche et al.: Thyroid function in patients with hyperemesis gravidarum. Amer. J. Obstet. Gynec. 143 (1982) 922.
2. Bracken, M., M. Enkin, H. Campbell, I. Chalmers: Symptoms in pregnancy: nausea and vomiting, heartburn, constipation and leg cramps. In: Chalmers, I., M. Enkin, M. J. N. C. Keirse (eds.): Effective Care in Pregnancy and Childbirth, pp. 501–506. Oxford University Press, Oxford – New York – Toronto 1989.
3. Davies, T. F., G. S. Taliadouros, K. J. Catt, B. C. Nisula: Assessment of urinary thyrotropin-competing activity in choriocarcinoma and thyroid disease: further evidence for human chorionic gonadotropin interacting at the thyroid cell membrane. J. clin. Endocr. 49 (1979) 353.
4. Fairweather, D. V. I.: Nausea and vomiting in pregnancy. Amer. J. Obstet. Gynec. 102 (1968) 135.
5. Hershman, J. M., H. P. Higgins: Hydatidiform mole – a cause of clinical hyperthyroidism. New. Engl. J. Med. 284 (1971) 573.
6. Hill, W. C.: Gastrointestinal diseases complicating pregnancy. In: Reese, E. A., J. C. Hobbins, M. J. Mahony, R. M. Petrie (eds.): Medicine of the Fetus and Mother, p. 1051. Lippincott, Philadelphia 1992.
7. Järnfelt-Samsioe, A., G. Samsioe, G.-M. Velinder: Nausea and vomiting in pregnancy: a contribution to its epidemiology. Gynec. Obstet. Invest. 16 (1983) 221.
8. Kauppila, A., O. Ylikorkala, P. A. Järvinen. J. Haapalathi: The function of the anterior pituitary–adrenal cortex axis in hyperemesis gravidarum. Brit. J. Obstet. Gynaec. 83 (1976) 11.
9. Künzel, W., C. Lauritzen: Steroidhormonanalytische Untersuchungen bei der Hyperemesis gravidarum. Endokrinologie 54 (1969) 392.
10. Lauritzen, C.: Hyperemesis gravidarum. Dtsch. med. Wschr. 98 (1973) 2051.
11. Reid, D. E.: Hyperemesis gravidarum. In: Reid, D. E., K. J. Ryan, K. Benirschke (eds.): Principles and Management of Human Reproduction, p. 302. Saunders, Philadelphia 1972.
12. Soules, M. R., C. L. Hughes, J. A. Garcia, C. H. Livengood, M. R. Prystowsky, E. Alexander: Nausea and vomiting of pregnancy: role of human chorionic gonadotropin and 17-hydroxyprogesterone. Obstet. and Gynec. 55 (1980) 696.
13. Weigel, R. M., M. M. Weigel: Nausea and vomiting of early pregnancy and pregnancy outcome. A meta-analytical review. Brit. J. Obstet. Gynaec. 96 (1989) 1312.
14. Wood, P., A. Murray, B. Sinha, M. Godley, H. J. Goldsmith: Wernicke's encephalopathy induced by hyperemesis gravidarum: case reports. Brit. J. Obstet. Gynaec. 90 (1983) 583.
15. Ylikorkala, O., A. Kauppila, J. Haapalathi: Follicle stimulating hormone, thyrotropin, human growth hormone and prolactin in hyperemesis gravidarum. Brit. J. Obstet. Gynaec. 83 (1976) 528.

2 Funktionsänderungen endokriner Organsysteme in der Schwangerschaft (Hypophyse, Schilddrüse, Nebennierenrinde, Nebenschilddrüse)

K. Federlin, H. Schatz

2.1 Allgemeines zur Physiologie der endokrinen Organsysteme in der Schwangerschaft

Eine Besprechung endokriner Erkrankungen während der Gravidität sollte nicht ohne eine kurze Anmerkung zu den physiologischen Grundlagen des Plazentatransfers von Hormonen erfolgen.

Ausgedehnte Untersuchungen der letzten Dekaden haben ergeben, daß die Plazenta impermeabel für die Hormone des Hypophysenvorderlappens wie Wachstumshormon, ACTH, Gonadotropine und TSH ist. Ferner scheint zumindest nach Studien beim Schaf und beim Menschen ein Transfer der Hinterlappenhormone Vasopressin und Oxytocin nicht stattzufinden. In gleicher Weise gilt, daß nur ganz minimale Mengen von Insulin, Glucagon, Parathormon und Calcitonin die Plazenta durchschreiten (siehe auch Bd. 4, Kap 4, Abschnitt 3.3.5). Schließlich gibt es einige Hinweise dafür, daß Katecholamine die plazentare Schranke ebenfalls nur geringfügig passieren, wie z. B. das Fehlen von Plasmarenin im Blut von Feten, bei denen die Nieren nicht angelegt sind im Gegensatz zum normalen Feten [8].

Die Plazenta gilt als permeabel für Nebennierenrindensteroide durch Hinweise, die nahezu ausschließlich aus Bestimmungen der maternal-fetalen Transferraten bei Tieren abgeleitet werden. Von dem mütterlichen Cortisol werden 80% in der Plazenta zu Cortison umgewandelt. Auch Aldosteron und Progesteron sowie Androgene und Östrogene können die Plazenta durchtreten. Demgegenüber ist seit Jahrzehnten bekannt, daß nur Spuren von Schilddrüsenhormonen (T_3, T_4) unter normalen Bedingungen die Plazenta passieren, lediglich bei sehr hohen Blutkonzentrationen der Mutter nimmt der Übertritt zu. Auch für TSH ist die Plazenta weitgehend undurchlässig. Die Hormone der fetalen hypothalamisch-hypophysären Achse werden relativ früh gebildet: TRH ist bereits zwischen der 10. und 12. Schwangerschaftswoche, TSH ab der 12. Schwangerschaftswoche nachweisbar [16].

Adrenalin und Noradrenalin erreichen den fetalen Kreislauf, wobei 50% unverändert bleiben; 70% werden in Normetanephrin und Vanillinmandelsäure metabolisiert. Prinzipiell scheint der plazentare Transfer mehr auf das molekulare Gewicht bezogen zu sein als zu anderen Charakteristika der entsprechenden Hormone. Untersuchungen bei zahlreichen Tierspezies, insbesondere beim Kaninchen, haben gezeigt, daß die Plazenta eher für lipidlösliche als für lipidunlösliche Substanzen permeabel ist. Aus der minimalen Durchlässigkeit der Plazenta für Schilddrüsenhormone einerseits und der guten Durchlässigkeit von Steroidhormonen andererseits muß geschlossen werden, daß der Schwellenwert für den signifikanten Hormontransfer bei physiologischen Konzentrationen etwa zwischen 350 und 800 Dalton liegt.

2.2 Die Hypophyse in der Schwangerschaft

2.2.1 Physiologische Veränderungen

Der Hypophysenvorderlappen nimmt während einer Schwangerschaft an Größe um das zwei- bis dreifache zu, und zwar vorwiegend durch Hypertrophie und Hyperplasie der prolactinbildenden Zellen. Der Prolactinspiegel im Plasma steigt parallel dazu an. Während bei nichtschwangeren Frauen die obere Normgrenze bei etwa 20 ng/ml liegt, findet man bei Graviden einen Anstieg im III. Trimenon bis auf 200 bis 250 ng/ml. Im Gegensatz dazu nimmt die Zahl der wachstumshormonbildenden Zellen während der Schwangerschaft ab, die mütterlichen Spiegel für Wachstumshormon (STH) sind niedrig und ändern sich während der Schwangerschaft nicht. Der hypoglykämische Stimulationsreiz für STH ist weitgehend unterdrückt. Desgleichen sind die Konzentrationen für LH und FSH während der Schwangerschaft niedrig und die Reaktion auf eine Gonadotropininfusion ist weitgehend unterdrückt. Als Ursache hierfür gelten die hohen Spiegel für Östrogen und Progesteron. Demgegenüber liegen die TSH-Spiegel im Bereich wie bei nichtschwangeren Frauen und läßt sich das Hormon durch TRH normal stimulieren.

2.2.2 Prolactinom

Die häufigste Störung an der Hypophyse im Zusammenhang mit einer Schwangerschaft ist das Wachstum von Tumoren dieses Organs, wobei es sich meistens um Prolactinome handelt (siehe auch Bd. 1, 3. Aufl.). Im allgemeinen führen Prolactinome zu Amenorrhö, Galaktorrhö oder Infertilität, bei sehr kleinen Prolactinomen kann allerdings eine Schwangerschaft eintreten. War wegen eines vorbestehenden Prolactinoms die Therapie mit einem Dopaminagonisten (z. B. Bromocriptin, Lisurid) bereits begonnen worden, so empfehlen einige Autoren bei eingetretener Schwangerschaft, diese Therapie abzusetzen und dann im Rahmen klinischer Kontrollen den Prolactinspiegel, der im Schwangerschaftsverlauf noch ansteigen wird, zu überwachen. Andere allerdings setzen die Behandlung mit Dopaminagonisten fort, zumal beim Menschen bisher keine Nebenwirkungen auf den Fetus beobachtet wurden [22].

Ist das *(Mikro-)Prolactinom* größer, reicht es z. B. bis zum Sellaeingang und macht es deutliche radiologische Veränderungen des Türkensattels, so ist bei nichtschwangeren Frauen der Prolactinspiegel oft schon höher als in der späten Gravidität. Er kann Werte von 200 bis 300 ng/ml überschreiten. Auch solche Patientinnen sprechen sehr gut auf Dopaminagonisten an und sollten keineswegs immer operiert werden. Selbst nach erfolgreicher selektiver Prolactinomentfernung – und dies gelingt oft nur bei kleinen Adenomen bei einem Prolactinspiegel bis etwa 200 ng/ml – kann es nämlich in einem nicht unbeträchtlichen Prozentsatz zu Rezidiven kommen. Eine Operation ist bei derartigen größeren Mikroprolactinomen dann ins Auge zu fassen, wenn die Patientinnen schwanger werden möchten. Wenn auch die hohen Östrogenspiegel der Schwangerschaft bei sehr kleinen Prolactinomen in der Regel zu keinen durch Adenomwachstum bedingten Komplikationen führen, ist doch die Beseitigung oder zumindest Verkleinerung der Tumormasse bei größeren Prolactinomen unter diesem Gesichtspunkt vor einer erwünschten Schwangerschaft ratsam. Nach eingetretener Schwangerschaft verhält man sich meist abwartend und überprüft nur das Ausmaß des Prolactinanstieges, gegebenenfalls auch das Gesichtsfeld [21].

Ist eine Schwangerschaft nicht mehr erwünscht, so können orale Kontrazeptiva mit niedrig dosiertem Östrogenanteil ohne besonderes Risiko eines Tumorwachstums zusammen mit dem Dopaminagonisten gegeben werden. Bei unbehandelter Hyperprolactinämie mit gestörter Regel besteht nämlich sonst kein sicherer Schwangerschaftsschutz.

Auch bei *Makroprolactinomen* (Durchmesser von > 1 cm) senken Dopaminagonisten den Prolactinspiegel in der Regel gut. Häufig bewirken sie auch eine schon innerhalb von Tagen einsetzende Schrumpfung des Adenomgewebes, was man heute zunehmend auch zu präoperativen Tumorverkleinerungen ausnutzt. Sofort operieren muß man naturgemäß bei rasch progredienter Schädigung des Gesichtsfeldes, wie sie bei Tumoreinblutung auftritt. Eine Operationsindikation liegt auch bei Unverträglichkeit von Dopaminagonisten vor. Aus den oben angeführten Gründen ist bei Patientinnen mit Makroprolactinom und Kinderwunsch die Operation angezeigt. Zur Erzielung von Fertilität muß hier allerdings nach der Operation mit Dopaminagonisten behandelt werden; beim Makroprolactinom ist nämlich eine Normalisierung des Prolactins allein durch die Operation kaum zu erreichen [26]. Auch hier wird man die Dopaminagonistengabe nach eingetretener Schwangerschaft für die Dauer der Gravidität absetzen und lediglich wie oben angegeben den Prolactinspiegel kontrollieren.

2.2.3 Andere Hypophysentumoren

Andere Hypophysentumoren, die während einer Schwangerschaft auftreten können, betreffen STH- und ACTH-sezernierende Geschwülste.

Eine *Akromegalie* gilt allerdings als sehr seltene Komplikation während einer Schwangerschaft. Bei einigen wenigen Patientinnen führte die Gravidität zu einer Verschlechterung des Krankheitsbildes. Als Behandlung kommt der Versuch einer medikamentösen Therapie (Dopaminagonisten), Bestrahlung oder chirurgische Entfernung in Frage.

Eine *exzessive ACTH-Sekretion* aus einem Hypophysentumor ist ebenfalls nur sehr selten mit einer Schwangerschaft vereinbar. Andererseits kann eine Schwangerschaft bei Patientinnen mit einem Nelson-Syndrom infolge einer vorausgegangenen bilateralen Adrenalektomie eintreten. Hier ist wegen der oft erheblichen Hypophysenvergrößerung eine Hypophysektomie erforderlich, die – bei den wenigen beobachteten Fällen – den Verlauf der Schwangerschaft oder den Fetus nicht ungünstig beeinflußte. Die gesteigerte Vaskularisierung des hypophysären Bereiches während der Schwangerschaft kann allerdings zu gesteigertem Blutverlust bei der Operation führen [8].

2.2.4 Sheehan-Syndrom

Nach einer Entbindung mit Verbrauchskoagulopathie bei schwerem Blutverlust kann es zur Nekrose des Hypophysenvorderlappens und somit zur postpartalen Hypophysenvorderlappeninsuffizienz kommen. In Mitteleuropa wird das voll ausgeprägte Sheehan-Syndrom heute nur noch selten beobachtet.

Der Ausfall der Hypophysenvorderlappenhormone bewirkt Stillunfähigkeit der Patientin und macht sich auch in einer sekundären Amenorrhö, in Ausfall der Geschlechts- und Axillarbehaarung sowie in Libidoverlust bemerkbar. Die sekundäre Hypothyreose und die sekundäre Nebennierenrindeninsuffizienz äußern sich in Abnahme der Leistungsfähigkeit, Müdigkeit, Kältegefühl, Spontanhypoglykämien, Hypotonie und Anämie. Das Vollbild entwickelt sich oft erst Jahre nach der Entbindung. Diagnostik und Therapie des Sheehan-Syndroms entsprechen der bei Hypophysenvorderlappeninsuffizienz.

2.3 Die Schilddrüse in der Schwangerschaft

2.3.1 Physiologische Veränderungen

Eine Schwangerschaft beeinflußt den Hormonstoffwechsel der Schilddrüse beträchtlich. Das Organ ist meistens vergrößert und weist eine derart gesteigerte Durchblutung auf, daß sogar ein Strömungsgeräusch hörbar werden kann. Jod wird verstärkt aufgenommen, und die thyreoidale Jod-Clearance ist gesteigert. Die Ursache dieser Veränderungen ist der Jodmangel, welcher durch eine erhöhte renale Jodausscheidung bedingt ist. Die Thyroxin- (T_4-) und Trijodthyronin- (T_3-)Konzentrationen im Serum der Schwangeren steigen bereits im ersten Monat an, letztere dabei weniger, so daß der T_4/T_3-Quotient verglichen mit dem einer nicht schwangeren Person höher liegt. Der erhöhte T_4-Spiegel resultiert aus der Zunahme des thyroxinbindenden Globulins (TBG) in der Leber, welches wiederum mit der gesteigerten Östrogenbildung erklärt wird. Freies T_4 (fT_4) und freies T_3 (fT_3) sind bei den meisten Schwangeren unverändert, wenngleich nicht gänzlich stabil während der gesamten Schwangerschaft. Am Ende des I. Trimenons und am Ende des III. Trimenons kommt es zu leichten Anstiegen [7]. Reverse-T_3 (rT_3) ist im Serum schwangerer Frauen mäßig erhöht. Die TSH-(thyreoideastimulierende Hormon-)Spiegel befinden sich bei den meisten Frauen innerhalb der Normgrenzen. Zu Beginn der Schwangerschaft kommt es meistens zu einer leichten Erniedrigung der Werte, wodurch eine TSH-ähnliche stimulierende Wirkung auf die Schilddrüsenfunktion ausgeübt wird. Die Serum-Thyreoglobulinspiegel steigen bei der Mehrzahl der Frauen an, und zwar bereits im I. Trimenon. Sie entsprechen etwa der Größenzunahme der Schilddrüse, finden jedoch bisher ihre Erklärung nicht in erhöhten TSH-Spiegeln, so daß andere Regulationsmechanismen bisher unbekannter Art herangezogen werden müssen [20]. Die verschiedenen genannten Schilddrüsenhormone kehren innerhalb von sechs Wochen nach der Entbindung zur Norm zurück.

Im Nabelschnurblut ist zum Geburtstermin die Konzentration von T_4 nur geringfügig niedriger als im Serum, jedoch übersteigen wegen des geringen Anteils des TBG relativ zum normalen Serum die freien T_4-Konzentrationen diejenigen im mütterlichen Blut. Da die fetalen Enzyme T_4 geringer zu T_3 umwandeln können, sind Gesamt-T_3 und freies T_4 im fetalen Blut weitaus niedriger als im mütterlichen Blut. Infolge der niedrigen Aktivität der Jodthyronin-5-Monodejodinase in Feten ist die Konzentration von rT_3 zum Zeitpunkt der Geburt im Nabelschnurblut viel höher als im mütterlichen Serum. Nach der Geburt steigt der TSH-Gehalt in Neugeborenen kurzfristig für 30 Minuten stark an, um im Zeitraum von 48 Stunden allerdings wieder zur Norm abzufallen. Die Zunahme wird als Notfallreaktion auf die Abkühlung des Organismus außerhalb des uterinen Lebensraums gedeutet. T_3 und T_4 steigen sowohl infolge des genannten TSH-Anstiegs bald nach der Geburt ebenfalls und erreichen hyperthyreote Werte, die sich jedoch in fünf Tagen wieder normalisieren. Die T_3-Erhöhung ist wohl vor allem wegen der nunmehr höheren Konversion von T_4 zu T_3 im kindlichen Organismus zu erklären.

Besondere Aufmerksamkeit ist der *Jodversorgung der Schwangeren* zu widmen. Da in der Schwangerschaft allgemein ein erhöhter Jodbedarf besteht, andererseits das gesamte Gebiet Deutschlands als Jodmangelregion zu betrachten ist, weil Trinkwasser und Nahrungsmittel heimischer Produktion zu wenig Jod enthalten, kommt der Jodprophylaxe in der Schwangerschaft besondere Bedeutung zu. Zwar bestehen je nach geologischen Gegebenheiten gewisse regionale Unterschiede (der Jodmangel nimmt vom Norden des Landes nach Süden hin etwas zu, ist jedoch auch im Norden deutlich vorhanden), so daß es prinzipiell für das gesamte Bundesgebiet erforderlich ist, dem Jodmangel zu begegnen. Wird eine jodmangelbedingte Unterfunktion der Schilddrüse nicht erkannt und dementsprechend nicht behandelt, so kann dies eine Unreife des Gehirns zur Folge haben. So zeigte das EEG bei etwa 50% der unter Jodmangel leidenden Kinder Veränderungen, die man sonst nur bei Frühgeborenen findet. Desweiteren kann es zu einer Reifungsstörung des Skelettsystems in Form von Wachstumsverzögerungen kommen [18].

Zur Vermeidung des Jodmangels läßt sich dieser zum Teil durch die Verwendung von jodiertem Speisesalz, durch regelmäßigen Verzehr von Seefischen beheben. Für die Schwangerschaft reicht dies jedoch nicht aus. Da die Basisversorgung mit Jod in der Bundesrepublik etwa zwischen 60 und 90 μg, in manchen Gebieten auch nur bei 50 μg und darunter liegt, und der tägliche Jodbedarf in der Schwangerschaft etwa 250 μg beträgt, sollten daher ca. 200 μg durch Jodidtabletten zugeführt werden.

2.3.2 Struma

Liegt bei der Schwangeren ein schon vorausgehender Jodmangel vor, so kommt es fast stets zu einer Ausbildung oder zur Verschlimmerung einer schon vorhandenen Struma. Selbst in skandinavischen Ländern mit relativ guter Jodversorgung vergrößert sich die Schilddrüse in der Schwangerschaft [19]. Dennoch sollten differentialdiagnostische Erwägungen nicht außer acht gelassen und an die Möglichkeit eines Morbus Basedow, einer Autonomie, einer Thyreoiditis oder sogar einer Struma maligna (sehr selten) gedacht werden.

Hyperthyreose oder Hypothyreose lassen sich durch In-vitro-Untersuchungen (T_3, T_4, fT_4, TSH) diagnostizieren. Die TBG-Erhöhung während der Schwangerschaft ist zu beachten. Die Sonographie hat die wichtige Aufgabe, die Dignität des vergrößerten Organes zu erfassen und unter Umständen auffällige Regionen (echoarm, echoreich, Zysten) weiterer Aufklärung zuzuführen (Feinnadelbiopsie). Eine nuklearmedizinische Diagnostik ist naturgemäß ausgeschlossen.

Wird die Diagnose einer *euthyreoten Struma* gestellt und ist diese erstmals in der Schwangerschaft aufgetreten, so wird im allgemeinen nur mit Jodid behandelt, und zwar in einer Dosis von 200 bis 250 μg (siehe auch Abschnitt 2.3.1). Höhere Joddosen sollten in der Schwangerschaft vermieden werden, um eine Jodüberladung des kindlichen Organismus zu vermeiden. Wurde die Struma bereits vor der Schwangerschaft behandelt, so sollte die bisherige Therapie mit L-Thyroxin, Jodid oder auch in Kombination von beiden fortgeführt werden. Nach Meinung der meisten Autoren sollte die T_4-Dosis dabei 150 μg/Tag nicht überschreiten; als Therapie der Wahl gilt allgemein 100 μg T_4 + 300 μg Jodid.

2.3.3 Hyperthyreose

Das Auftreten einer Hyperthyreose während einer Schwangerschaft kommt nach Literaturangaben in 0,04 bis 1,4% vor, wobei in der größten publizierten Serie 0,08% angegeben werden, d. h. etwa ein Ereignis auf 1000 Schwangerschaften trifft. Dennoch scheint es regionale Unterschiede zu geben, z. B. in der Essener Region, wo 41 von 2000 Schwangeren eine Hyperthyreose erlebten, d. h. 2% [11]. Im Prinzip kommt es während einer Hyperthyreose zwar seltener zu einer Konzeption und ist auch die Abortrate erhöht, jedoch ist eine Schwangerschaft auch während einer Hyperthyreose durchaus möglich. Nicht selten wird das Auftreten einer Schwangerschaft bei einer in Behandlung befindlichen Hyperthyreose gesehen, oder aber diese entwickelt sich nach Eintritt der Gravidität. Ursache ist dabei in der weit überwiegenden Mehrzahl eine immunogene Schilddrüsenerkrankung (Morbus Basedow); funktionelle Autonomien werden ganz selten beobachtet [6].

Bezüglich des klinischen Verlaufes gibt es unterschiedliche Beobachtungen. Während einige Autoren von einem unveränderten Verlauf der Überfunktion sprechen, berichten andere von einer Verbesserung sowie auch von Verschlechterungen. Im allgemeinen erfährt der Morbus Basedow in der frühen Schwangerschaft und nach der Entbindung eine Verschlechterung, in der zweiten Hälfte der Schwangerschaft jedoch eher eine Minderung der Symptome.

Über die immunologischen bzw. auch endokrinen Mechanismen, welche die entzündlichen Aktivitäten im Organ bei einem Morbus Basedow oder eventuell auch bei einer Hashimoto-Thyreoiditis hemmen, gibt es verschiedene Hypothesen. Am längsten ist bekannt, daß sowohl zelluläre als auch humorale Immunität während der Schwangerschaft zeitweise erniedrigt ist. Einerseits könnte sie durch die östrogenbedingte Zunahme der Bindungsproteine in die Fraktion der freien Schilddrüsenhormone abnehmen, zum anderen ist es denkbar, daß durch die physiologischerweise eintretenden höheren Jodverluste der Schilddrüse weniger Jod für die Hormonsynthese zur Verfügung steht [7, 11].

2.3.3.1 Diagnostik

Die zahlreichen Parallelen, welche eine Schilddrüsenüberfunktion und gleichermaßen eine Gravidität im Hinblick auf klinische Erscheinungsbilder betreffen, müssen bei der klinischen Diagnostik sorgfältig in Rechnung gestellt werden. Schweißneigung, innere

Unruhe, Herzklopfen und Tachykardien können auch bei einer normalen Schwangerschaft auftreten.

Bei den Laboruntersuchungen ist die Mehrsynthese von TBG in der Schwangerschaft mit dadurch erhöhter Gesamthormonkonzentration zu beachten; Gesamtkonzentrationen von T_4 bis 16 μg% und von T_3 bis 260 ng/dl bedeuten keineswegs unbedingt eine Hyperthyreose [11]. Das erhöhte fT_4 sowie ein negativer TRH-Test bzw. ein supprimiertes sensitives TSH weisen auf die Hyperthyreose hin [12]. Hierbei ist jedoch zu bedenken, daß die freien Hormonkonzentrationen in der Schwangerschaft von der Bestimmungsmethode abhängig sind. Der fT_4-Index und der Radioimmunoassay für fT_4 sind jedoch in der Lage zu differenzieren und die Einflüsse des TBG-Exzesses auszuschalten. Allerdings findet man auch bei schwerer Hyperemesis gravidarum erhöhte Konzentrationen für freies T_4 und ein niedriges Serum TSH. Schließlich kann die Bestimmung von TSH-Rezeptorantikörpern (TRAK) zur Diagnose hilfreich sein. Im übrigen ist unter Umständen das sonographische Echomuster eine wesentliche diagnostische Hilfe, das bei Morbus Basedow eine typische echoarme Binnenstruktur der Schilddrüse aufweist.

2.3.3.2 Behandlung

Ziel der Behandlung einer Hyperthyreose in der Schwangerschaft ist es, einen Abort zu vermeiden, desgleichen eine drohende Frühgeburt sowie das Risiko von Fehlbildungen, obwohl ein echter Kausalzusammenhang nach den verschiedenen Beobachtungen in der Literatur nicht ohne weiteres angenommen werden kann.

Anstelle einer Radiojodtherapie, die streng kontraindiziert ist, kommt nur entweder eine medikamentöse oder eine operative Therapie in Frage. Erstere gilt als die Therapie der Wahl, letztere besitzt ihre Indikation bei Ausnahmesituationen.

Eine Schwangere mit klinisch ausgeprägter, laborchemisch geklärter Hyperthyreose ist mit *Thyreostatika als Monotherapie* zu behandeln. Thiamazol 10 mg (entspricht etwa 15 mg Carbimazol) gelten heute als Initialdosis. Eine Erhöhung auf 20 mg oder sogar auf 40 mg Thiamazol, wie es früher von einigen wenigen Autoren bevorzugt wurde, bedingt keinen rascheren Erfolg, weswegen die niedrige Dosis in diesem Falle anzustreben ist. Manche Autoren bevorzugen Propylthiouracil (z.B. Propycil®) in einer Dosis von 200 mg. Diese Substanz hat eine stärkere Eiweißbindung im Serum der Mutter, was als Vorzug gegenüber weniger proteingebundenen Medikamenten gesehen wird. Eine *Kombinationstherapie mit L-Thyroxin*, wie bei nichtschwangeren Patienten empfohlen, sollte nicht durchgeführt werden, da T_4 im Unterschied zum Thyreostatikum kaum plazentagängig ist (siehe auch Abschnitt 2.1) und der Fetus trotz mütterlicher Euthyreose in eine Hypothyreose mit Strumabildung usw. gerät; abgesehen davon, daß dadurch auch der Thyreostatikabedarf erhöht würde. Auch sollte keine hochdosierte Jodidbehandlung erfolgen. Eine klinische Besserung und Überprüfung der Anfangsdosis im Abstand von zwei Wochen läßt sich häufig durch eine niedrige Erhaltungsdosis (Methimazol 2,5–7,5 mg, Propylthiouracil 50–150 mg) erreichen.

Propranolol ist eine wirksame Unterstützung bei der Therapie der Hyperthyreose, wobei jedoch vor einer routinemäßigen Anwendung gewarnt wird, da die Substanz Wehen erzeugen kann und den Muttermund beeinflußt. Es sollte nur kurzfristig eingesetzt werden. Aus der Hochdrucktherapie der Graviden ist der Hinweis bekannt, anstelle von Propranolol kardioselektiv wirksame Betarezeptorenblocker einzusetzen, da sie keine Uteruswirkung entfalten. Prinzipiell wird man diesen Rat auch für die Betarezeptorenblockade bei einer Hyperthyreose geben können, obwohl unseres Wissens entsprechende Studien, die den Vorteil belegen, bisher noch nicht bekannt sind.

Die Indikation zur *Operation* ist gegeben, wenn schwere mechanische Symptome (Trachealeinengung) vorliegen oder aber eine Unverträglichkeit der thyreostatischen Medikamente besteht. Als optimaler Termin für eine subtotale Thyreoidektomie gilt das II. Trimenon, im I. Trimenon sollte insbesondere keine Narkose erfolgen.

2.3.3.3 Einflüsse auf das Kind

Gefahren für das Kind bestehen einerseits in der Grundkrankheit der Mutter und andererseits, wenngleich weniger gravierend, in der thyreostatischen Therapie. TSH-rezeptorstimulierende *Autoantikörper* können die Plazenta passieren und damit auch die kindliche Schilddrüse stimulieren, so daß eine angeborene Hyperthyreose auftreten kann. Letzteres ist vor allem dann anzunehmen, wenn die Titer der Antikörper bei der Mutter sehr hoch waren. Da neben den thyreoideastimulierenden Antikörpern auch solche mit blockierendem Charakter bei Morbus Basedow auftreten, ist prinzipiell auch ein Übertritt dieser Immunglobuline auf den Fetus denkbar. Tatsächlich sind in sehr seltenen einzelnen Fällen auch Hypothyreosen bei Neugeborenen auf dieser Grundlage beobachtet worden [29]. Da die mütterliche Therapie mit Thyreostatika die Antikörperkonzentration nach bisherigem Wissen nicht beeinflußt, ist eine Neugeborenenhyperthyreose auch denkbar, wenn die Schilddrüsenüberfunktion der Mutter durch die thyreostatische Therapie in eine Euthyreose umgewandelt werden konnte.

In einem geringen Prozentsatz blieb nach einer neuen Statistik [11] bei 300 neugeborenen Kindern von Müttern mit Morbus Basedow in elf Fällen, d.h. bei 3%, eine konnatale Struma als Auswirkung der thyreostatischen Therapie zurück und bei drei Kindern (1%) eine konnatale Hypothyreose. Es ist daher dringend erforderlich, den *Schildddrüsenstoffwechsel des Neugeborenen* von Müttern mit vorausgehender Hyperthyreose zu analysieren und dies auch über einige Monate nach der Geburt fortzusetzen.

Als *klinische Zeichen einer neonatalen Hyperthyreose* gelten: Tachykardie, Hyperaktivität, Wachstumsretardierung, fortgeschrittenes Knochenalter, Struma (in manchen Fällen), prämature Kraniosynostose sowie erhöhte Mortalität und Morbidität. Dabei ist daran zu denken, daß bei der Therapie der Mutter mit Thyreostatika das Kind während der ersten Tage noch vor der Hyperthyreose geschützt ist, so daß die Erkrankung erst einige Zeit später zur Entwicklung kommen kann. Sie dauert meistens zwei bis drei Monate und sollte in gleicher Weise wie die mütterliche Erkrankung therapiert werden: z.B. Methimazol 0,5 bis 1 mg/kg/Tag (aufgeteilt in drei Dosen über 24 Stunden) oder Propylthiouracil 5 bis 10 mg/kg/Tag, ebenfalls verteilt. Propylthiouracil hat den Vorzug, daß es die Konversionsrate von T_4 in T_3 in den peripheren Geweben herabsetzt [15]. In den schwersten Fällen einer Neugeborenenhyperthyreose wird die Gabe von einer gesättigten Lösung Kaliumjodid empfohlen (d.h. ca. 1000 mg/ml, so daß ein Tropfen ungefähr 50 mg enthält). Die Gabe von einem Tropfen ist vollkommen ausreichend, um akut die Hormonsekretion der Schilddrüse zu vermindern. Bei Tachykardien ist Propranolol in einer Dosis von 1 bis 2 mg/kg/Tag die Therapie der Wahl. Die Jodidgabe sollte nicht länger als drei Wochen erfolgen, sorgfältigste Funktionskontrolle ist erforderlich.

Inwieweit fetale *Fehlbildungen* durch die Grunderkrankung der Hyperthyreose oder eine thyreostatische Therapie bedingt sind, ist nach wie vor in der Diskussion. Dennoch scheint die Fehlbildungsrate am höchsten bei Kindern unbehandelter hyperthyreoter Frauen zu sein und auch keine Dosisabhängigkeit von Thyreostatika vorzuliegen. Es gibt allerdings einige Berichte in der Weltliteratur über eine Aplasia cutis congenita im Zusammenhang mit einer Thiamazoltherapie. Eine deutsche Umfrage hat bei insgesamt 332 Berichten über die Kinder von Basedow-Müttern lediglich drei Fälle ergeben, bei denen man im weiteren Sinne von Fehlbildungen sprechen kann: einmal Beckenniere- und Leistenhoden beidseits, eine gespaltene Uvula und einmal eine Osteogenesis imperfecta (Totgeburt) bei unbehandelter Mutter [11].

2.3.4 Hypothyreose

Bei eindeutiger Hypothyreose liegt meistens Sterilität vor (oft auch erloschene Libido). Die Rate der Aborte und der neonatalen Todesfälle ist hoch. Andererseits sind in der Literatur wiederholt Fälle beschrieben worden, bei denen von „mütterlicher Hypothyreose" berichtet wurde, wobei es häufig schwierig ist, den Grad der Hypothyreose zu beurteilen, wenn konkrete Laborparameter fehlen. Hinweise lassen sich lediglich aus vorausgegangenen chirurgischen Interventionen bei früherer Hyperthyreose oder Behandlung mit Thyreostatika, Phenylhydantoin und anderen Substanzen, welche die Sekretion, Bindung oder Dejodierung von Schilddrüsenhormonen beeinträchtigen, entnehmen. Weiterhin kann eine Hypothyreose auch durch eine Immunthyreoiditis bedingt sein, die darüber hinaus eine neonatale Hypothyreose des Kindes bewirken kann.

So fanden Takasu et al. [27] im Serum eines Neugeborenen Antikörper gegen mikrosomales Antigen und gegen Thyreoglobulin sowie gegen TSH-Rezeptoren. Das Kind erholte sich später und machte eine normale Entwicklung durch. Der IgG-Antikörper der Mutter blockierte nicht nur die Bindung von TSH an die Rezeptoren der Thyreozyten, er verhinderte auch die TSH-stimulierte cAMP-Antwort. Die Antikörper blockierten aber auch die stimulierende Wirkung von TSH auf das Schilddrüsenwachstum, das Kind wies keine Struma auf.

2.3.4.1 Einfluß der Schwangerschaft auf eine Hypothyreose

Hat die Hypothyreose bereits vor der Schwangerschaft bestanden und ist bereits eine Substitutionstherapie mit Thyroxin vorgenommen worden, so ist eine Änderung der Hormontherapie während der Gravidität nicht erforderlich. Es sollte jedoch die Schilddrüsenfunktion anhand der TSH-Spiegel regelmäßig überprüft werden.

In einer Untersuchung von Pekonen et al. [17] wurden 34 derartig behandelte Patienten während der Gravidität weiterhin untersucht. In sieben Fällen stieg das TSH auf mittlere Spiegel um 14 mIE/l an, so daß die T_4-Dosis um 62 µg/Tag erhöht werden mußte, um eine Normalisierung des TSH-Spiegels zu erreichen. Bei einer Patientin kam es während zweier folgender Schwangerschaften unter der T_4-Therapie zu hyperthyreoten Symptomen, so daß die Dosis reduziert werden mußte. Die Schwangerschaft selbst kann dazu führen, daß die anfangs stark erhöhten TSH-Werte im III. Trimenon auf Normalwerte abfallen und postpartal wieder ansteigen (Literatur über entsprechende Einzelfälle bei [2]).

2.3.4.2 Auswirkungen einer Hypothyreose auf die Schwangerschaft

Auch hier gibt es verschiedene Einzelbeschreibungen über die Geburt lebender Kinder von Müttern mit Hypothyreose bzw. sogar einem Myxödem während der Schwangerschaft. In einer älteren Publikation wird sogar mitgeteilt, daß bei 29 Schwangerschaften hypothyreoter Frauen kein erhöhtes Schwangerschaftsrisiko beobachtet worden sei [5]. Andererseits weist jedoch die Mehrzahl der Publikationen zum Schwangerschaftsverlauf von Frauen mit niedrigem Thyroxinspiegel auf die eindeutig erhöhte Inzidenz von Aborten, Frühgeburten und Totgeburten hin. Auch wurde von einer Steigerung der Präklampsie, von vorzeitiger Plazentalösung und postpartalen Blutungen berichtet (Literatur bei [2]).

2.3.4.3 Kindliche Anomalien bei mütterlicher Hypothyreose

In Tierversuchen konnte gezeigt werden, daß bei einer induzierten Hypothyreose in der Schwangerschaft die Nachkommen zwar eine verringerte Körpergröße aufwiesen, eine erhöhte Anomalierate aber nicht auftrat [28]. Auch in der Humanpathologie wurden entsprechende Beobachtungen gemacht, indem das Geburtsgewicht von Neugeborenen hypothyreoter Mütter, bei denen man mit der Thyroxinbehandlung erst im II. Trimenon begonnen hatte, in einem Drittel unter 2000 g lag [4]. Bezüglich der Gefährdung für kindliche Fehlbildungen gibt es keine genauen Angaben. Sie soll je nach Autor zwischen 7 und 19,2 % liegen. Eine kindliche Euthyreose bei Geburt und auch das Fehlen von kongenitalen Fehlbildungen schließen nicht aus, daß nicht doch die körperliche und geistige Entwicklung gestört ist [2].

2.3.4.4 Behandlung

Frauen mit Hinweisen oder Symptomen einer Hypothyreose, einer Struma oder einer Vorgeschichte, die auf eine Schilddrüsenerkrankung schließen läßt, vorausgegangenen Schilddrüsenoperationen und Entzündungen oder Radiojodtherapien sollten in jedem Falle *bereits vor der Schwangerschaft* auf ihre Serum-TSH-Konzentration überprüft werden. Kann eine adäquate Schilddrüsenhormontherapie somit vor Beginn der Schwangerschaft begonnen werden, so besteht kein erhöhtes Risiko für Mutter und Kind. Setzt die Behandlung erst während der Schwangerschaft ein, so reduziert sich das Risiko, ohne jedoch die Rate stoffwechselgesunder Frauen zu erreichen [2]. Die Gabe von Schilddrüsenhormonen sollte soweit gesteigert werden, daß die TSH-Spiegel im Normbereich liegen; anschließend ist regelmäßig der TSH-Spiegel zu kontrollieren.

2.3.5 Konnatale Hypothyreose

Eine *pränatale Diagnose* einer konnatalen Hypothyreose aus Untersuchungen des Fruchtwassers ist auch heute noch nicht mit Sicherheit möglich. Eine konnatale Hypothyreose auf dem Boden einer Dys- oder Agenesie der Schilddrüse entsteht bereits während der Embryogenese in den ersten Schwangerschaftswochen. Diese Entwicklung geschieht unabhängig von der Funktion der mütterlichen Schilddrüse. Fetaler Jodmangel kann nicht die Ursache für eine Hypothyreose sein, da Jodid die Plazenta gut überschreitet. Andererseits sollen exzessive Jodgaben an die Mutter während der Gravidität unterbleiben, damit eine jodinduzierte Hypothyreose (Plummer-Effekt) vermieden wird. Da die fetale Schilddrüse bereits von der 12. Woche an Jod speichert, ist bei Gabe von Radiojod in der Schwangerschaft eine Hypothyreose praktisch nicht zu vermeiden. Es muß daher bei einer Frau im gebärfähigen Alter vor jeder Radiotherapie unbedingt eine Schwangerschaft ausgeschlossen werden.

Durch das heute generell durchgeführte *Hypothyreose-Screening bei Neugeborenen* ist es möglich geworden, auch klinisch nicht sofort diagnostizierte konnatale Hypothyreosen innerhalb der ersten beiden Lebenswochen festzustellen. Anschließend muß eine Therapie mit Schilddrüsenhormonen sofort eingeleitet werden.

Auch hier sollte nochmals die Rolle maternaler Immunglobuline bei der Entstehung der sporadischen konnatalen Hypothyreose erwähnt werden.

In einer Studie bei 34 Müttern entsprechender Kinder waren in 15 Fällen Immunglobuline mit schilddrüsenwachstumblockierenden Eigenschaften gefunden worden [9]. Zum Zeitpunkt der Entbindung waren die Mütter in allen Fällen klinisch und biochemisch euthyreot. In zwei Fällen bestanden signifikant erhöhte Titer für mikrosomale Antikörper und wurde ein bzw. drei Jahre nach der Entbindung klinisch eine Hypothyreose festgestellt. Acht von 16 Kindern wiesen Immunglobuline auf, welche das TSH-induzierte Schilddrüsenwachstum blockierten. Vier von sieben zunächst serum-positiven Müttern waren nach drei Jahren serum-negativ. Der transplazentare Durchtritt maternaler Immunglobuline mit blockierender Wirkung für die Schilddrüse des Feten sollte daher in Zukunft neben der Thyroxin- und TSH-Bestimmung in solchen Fällen in Betracht gezogen werden.

2.3.6 Post-partum-Thyreoiditis

Die Post-partum-Thyreoiditis ist normalerweise eine vorübergehende Störung, die in 5 bis 10% der Frauen innerhalb des ersten Jahres nach der Entbindung beobachtet wird [6]. Die Inzidenz schwankt zwischen 1,9 und 16,7% zwischen den einzelnen Studien (Literatur bei [10]). Das klassische Syndrom besteht in einer vorübergehenden Hyperthyreose, gefolgt von einer ebenso transienten Hypothyreose etwa acht bis zwölf Wochen postpartal. Nach sechs bis acht Monaten ist die Schilddrüsenfunktion meistens wieder normal, wenngleich in einzelnen seltenen Fällen auch eine permanente Hypothyreose zurückbleiben kann. Diese Störung muß nicht unbedingt klinisch manifest werden, sie geht gelegentlich in der allgemein veränderten Situation für die Patientin nach der Geburt unter.

Pathogenetisch liegt eine Autoimmunerkrankung der Schilddrüse vor, welche durch den positiven Nachweis von Antikörpern gegen Thyreoglobulin oder thyreoidale Peroxydase (TPO) belegt wird, während man histologisch eine lymphozytäre Infiltration der Schilddrüse findet. Patientinnen, bei denen im I. Trimenon bereits Autoantikörper nachgewiesen werden, zeigen die Erkrankung häufiger als diejenigen ohne Autoantikörper. Es ist jedoch erforderlich, das Krankheitsbild von vorher existierenden Autoimmunerkrankungen der Schilddrüse (Morbus Basedow, Hashimoto-Thyreoiditis) abzugrenzen, d. h. Störungen, die im allgemeinen während einer Schwangerschaft eher an Aktivität nachlassen. So kann es schwierig sein, eine klassische Post-partum-Thyreoiditis von einer immunogenen Hyperthyreose zu unterscheiden.

Als Erklärungsversuch für das Auftreten dieser erst in jüngster Zeit als eigenständiges Krankheitsbild eingestuften Störung wird die während der Schwangerschaft herabgesetzte immunologische Kompetenz des Organismus herangezogen, die zu einem sog. Rebound-Effekt während der postpartalen Periode führen könnte. Gestagene sind in der Lage, die Aktivität der T-Suppressorlymphozyten zu stimulieren, eine teleologisch im Hinblick auf die Schwangerschaft (natürliches Transplantat) sinnvolle Regulation des Organismus. Zahlreiche andere Autoimmunerkrankungen zeigen während der Schwangerschaft einen milderen Verlauf, was ebenfalls zu dieser Hypothese paßt. In der postpartalen Periode nimmt die Reaktivität häufig zu (z. B. Lupus erythematodes). Nach verschiedenen Studien sollen bis zu 70% der Frauen einen positiven Nachweis von TPO-Antikörpern aufweisen und dementsprechend auch eine Schilddrüsendysfunktion erleben.

Als eine besondere Risikogruppe für die Entwicklung einer postpartalen Thyreoiditis sind Patientinnen anzusehen, die positive Schilddrüsenautoantikörper schon im I. Trimenon haben [10].

Für die Praxis ist wichtig, daß die Störungen der Schilddrüsenfunktion in den meisten Fällen subklinisch oder höchstens mild und uncharakteristisch sind und die Patientinnen häufig nur eine Leistungsminderung, Abgeschlagenheit oder andere Symptome wie Wärmeintoleranz, Nervosität oder Palpitationen aufweisen, Symptome, wie sie aber in der postpartalen Periode sowieso häufig angegeben werden. Ferner limitiert sich die Erkrankung, so daß sie nach einem Jahr bei fast allen Patienten als abgeklungen gelten kann. Nur etwa 0,2% sollen mit einer dauerhaften Hypothyreose zu rechnen haben. Es ist jedoch zu empfehlen, daß bei Schwangeren mit positivem Schilddrüsenautoantikörpernachweis auch nach der Geburt die Kontrolle der Schilddrüsenfunktion mittels basalem TSH und sechs bis zwölf Monate lang durchgeführt wird. Bei Vorliegen einer Hypothyreose ist eine Jodid-/Thyroxintherapie vorzunehmen.

Wie neuere Untersuchungen erkennen lassen [24], scheint ein Antikörper-Screening post partum nicht indiziert zu sein. Eine in zwei verschiedenen Regionen der Bundesrepublik durchgeführte Untersuchung zeigte, daß 3,9% von insgesamt 470 Frauen thyreoidale Dysfunktionen in der postpartalen Periode mit dem Auftreten von entsprechenden Antikörpern aufwiesen. Die Prävalenz liegt niedriger als in Ländern wie Japan oder den USA. Als vorwiegend subklinisch verlaufende Schilddrüsenerkrankung bedarf sie aufwendiger Suchtests nicht.

2.4 Die Nebenschilddrüse in der Schwangerschaft

2.4.1 Physiologische Veränderungen

Während einer Gravidität entwickeln sich verschiedene physiologische Mechanismen in der Nebenschilddrüse, welche erforderlich sind, um eine schnelle Calciumresorption durch den Fetus zu erreichen. Zunächst steigt die Calciumabsorption bei der Mutter von rund 150 auf 400 mg/Tag zum Zeitpunkt der 20. Woche an [1]. Die Plazenta entwickelt einen sehr effektiven Calciumtransportmechanismus, so daß der Calciumspiegel im Serum des Feten höher liegt als bei der Mutter (siehe auch Bd. 4, Kap. 4). Regelmäßig steigt der Parathormonspiegel im mütterlichen Serum im letzten Trimenon an, da hier der fetale Calciumbedarf am höchsten ist. Demgegenüber ist die Produktion von Calcitonin reduziert. Auch die Konzentration von doppelthydroxyliertem Vitamin D (1,25 $[OH]_2$-Vitamin D) ist im mütterlichen Serum in der Schwangerschaft erhöht, vor allem während des III. Trimenons.

2.4.2 Hyperparathyreoidismus

Bei bereits vorhandener Hyperplasie der maternalen Epithelkörperchen oder eines Epithelkörperchenadenoms kann die zusätzliche Stimulierung durch die Erfordernis des Kindes dazu führen, daß sich bei der Mutter ein Hyperparathyreoidismus entwickelt, oder daß die Gravidität einen bis dahin klinisch latent gebliebenen Hyperparathyreoidismus mit Nierensteinen, Knochenbeteiligung und Hyperemesis manifest werden läßt. In manchen Fällen zeigt sich das Krankheitsbild sogar erst postpartal. Die sich aus einem Hyperparathyreoidismus entwickelnde Hyperkalzämie kann sich im fetalen Organismus deletär auswirken (intrauteriner Fruchttod, Abort oder neonataler Tod in über 30% der Fälle). Nach der Geburt können sich eine Trinkstörung des Neugeborenen sowie eine verzögerte Hypokalzämie entwickeln, und eine neonatale Tetanie kann der erste Hinweis auf die mütterliche Störung sein. Sogar im normalen Feten ist die Parathormonsekretion unterdrückt und setzt nicht vor Ablauf von 48 Stunden nach der Geburt ein.

Die Diagnose eines Hyperparathyreoidismus in der Schwangerschaft stützt sich auf die gleichen Untersuchungen wie bei nichtschwangeren Personen, d. h. auf den Nachweis für erhöhte PTH-Werte und Calciumspiegel. Ein Computertomogramm oder auch bereits die ultrasonographische Untersuchung der Schilddrüsenregion sollten den Tumor entdecken.

Die operative Entfernung des Adenoms (der Adenome) wird am besten im II. Trimenon erfolgen, jedoch muß ein schwerer Hyperparathyreoidismus der Mutter in jedem Falle rechtzeitig behandelt werden. In diesem Zusammenhang ist daran zu erinnern, daß bei Vorliegen eines Epithelkörperchenadenoms das Krankheitsbild multipler endokriner Adenome zu bedenken ist und eine gründliche allgemein-endokrinologische Untersuchung in jedem Falle erforderlich wird.

Die Risiken eines pränatalen Todes und neonataler Tetanie liegen zwischen 25 und 50% [8]. Dieser hohe Prozentsatz wird durch die Suppression der fetalen Nebenschilddrüsen durch die lang anhaltende intrauterine Hyperkalzämie erklärt. Eine Hypomagnesiämie kann ebenfalls auftreten und bei der Hemmung der Parathormonsekretion zusätzlich mitwirken. Handelt es sich um eine Frühgeburt, so kann die Unreife des Nierengewebes und eine eventuell phosphatreiche Diät (Kuhmilch!) die Hyperphosphatämie und Hypokalzämie noch unterstützen. Der Calciumspiegel sollte raschestmöglich durch Calciumsalze über einige Tage oder Wochen angehoben werden, wobei Untersuchungen der Phosphatausscheidung während der ersten drei Monate als Überprüfung für die Erholung der normalen Schilddrüsenfunktion des Neugeborenen herangezogen werden müssen.

Ein Hyperparathyreoidismus beim Neugeborenen ist ein äußerst seltenes Ereignis. Er ist durch Hypotonie, schlechtes Trinken, Obstipation und Atmungsstörungen charakterisiert. Ferner wurden erhebliche Hyperkalzämie, Hypophosphatämie und schwere Knochendemineralisationen, aber erstaunlicherweise keine Nephrokalzinose beobachtet. Auch hier muß an eine polyglanduläre Hyperplasie gedacht werden (multiple endokrine Adenome) und eine gründliche allgemeine endokrinologische Untersuchung erfolgen.

2.4.3 Hypoparathyreoidismus

Eine Epithelkörperchenunterfunktion während einer Gravidität kommt außerordentlich selten vor und führt meist nicht zu einer gesteigerten fetalen Morbidität. Über einige wenige Beispiele eines maternalen Hypoparathyreoidismus mit nachfolgendem fetalen Hyperparathyreoidismus ist berichtet worden. Bei diesen Müttern wurde die vorher bestehende Tendenz zur Hypokalzämie während der Schwangerschaft mitigiert. Bei einem der beschriebenen Fälle lagen eine schwere Hypotonie, Hyperkalzämie, generalisierte Knochendemineralisation und subperiostale Knochenresorption vor. In anderen Fällen wurden bei minimaler neonataler Morbidität Skelettveränderungen im Sinne einer Ostitis fibrosa cystica gefunden. Interessanterweise scheinen die Kinder meistens keine Hyperkalzämie zu haben, jedenfalls nicht in den ersten Lebenswochen. Diese relative Hypokalzämie könnte durch einen Rückgang der Hypersekretion von Parathormon in der neonatalen Phase bedingt sein, und im übrigen verschwinden die Knochenläsionen innerhalb weniger Monate nach der Geburt [13].

2.5 Die Nebenniere in der Schwangerschaft

2.5.1 Physiologische Veränderungen

Während der Gravidität nehmen die Nebennieren an Größe zu, insbesondere infolge einer Verbreiterung der Nebennierenrinde. Dabei steht die Dickenzunahme der Zona glomerulosa und der Zona fasciculata im Vordergrund [14]. Interessanterweise betonen andere Autoren [3] im Gegensatz zur fetalen Nebenniere eine unveränderte Morphologie des mütterlichen Organs [3]. Zweifelsfrei steigen jedoch die Plasmaspiegel der adrenalen Steroide mit zunehmender Schwangerschaftsdauer. Der globale Anstieg an Plasma-Cortisol hängt eng mit dem begleitenden Anstieg des cortisolbindenden Globulins (CBG, Transcortin) in der Leber zusammen. Insgesamt kommt es zu einem leichten Ansteigen des freien Plasma-Cortisols und des freien Cortisols im Harn, jedoch entwickeln schwangere Frauen keine manifesten Zeichen eines Hypercortisolismus. Der Tagesrhythmus der Cortisolsekretion bleibt während der ganzen Schwangerschaft unverändert mit einer Tendenz zu einem etwas größeren Morgengipfel bei zunehmender Schwangerschaftsdauer. Die niedrigen Spiegel des ACTH im Serum sind wahrscheinlich Ausdruck der leichten Erhöhung des freien Cortisols.

Auch die Aldosteronspiegel steigen während der Schwangerschaft an. Dem würde die histologisch beobachtete Dickenzunahme der Zona glomerulosa entsprechen. Auch die Spiegel von Renin und Angiotensinogen sind erhöht, mit der Folge gesteigerter Angiotensin-II-Spiegel und als deren Folge mit erheblicher Erhöhung der Aldosteronspiegel verbunden. Auch Deoxycorticosteron ist im Serum schwangerer Frauen erhöht.

2.5.2 Nebennierenüberfunktion bzw. -unterfunktion

Bei Verdacht auf Gravidität bei einer sekundären Amenorrhö muß bei negativem Schwangerschaftstest auch daran gedacht werden, daß eine sekundäre Amenorrhö sowohl mit einer Überfunktion (Cushing-Syndrom) als auch einer Unterfunktion der Nebennierenrinde (Morbus Addison, sekundäre Nebennierenrindeninsuffizienz) einhergehen kann.

2.5.2.1 Cushing-Syndrom

Die klinische Diagnose eines Morbus Cushing in der Schwangerschaft ist deswegen schwierig, weil Schwangere auch abdominelle Striae aufweisen, ebenso Gewichtszunahme, Flüssigkeitsretention, gelegentlich eine Hypertonie und auch eine gestörte Glucosetoleranz. Die Labordiagnostik sollte in der Bestimmung des freien Cortisols im 24-Stunden-Harn, des Plasma-ACTH-Spiegels und der Kernspintomographie der Sella sowie der Nebennieren-Ultraschalldiagnostik bestehen. Ein Nebennieren-Computertomogramm ist wegen der relativ hohen Strahlenexposition für den schwangeren Uterus kontraindiziert. Für die Schwangere ist die Erkrankung besonders gefährlich. Abort, Früh- und Totgeburten werden häufig gefunden. Beim Neugeborenen kann sogar eine Addison-Krise zum Tod führen, da eine Atrophie der Nebennierenrinde bei Kindern von Müttern mit Cushing-Syndrom infolge des hohen, von der Mutter stammenden Cortisolspiegels auftreten kann. Ist bei einer schon fortgeschrittenen Schwangerschaft die Cushing-Symptomatik bei der Mutter ausgeprägt bzw. durch konservativ symptomatische Maßnahmen wie Blutdrucksenkung, Regulation des Elektrolyt- und Wasserhaushaltes nicht beherrschbar, so besteht bei zentralem Cushing-Syndrom die Möglichkeit der transnasaltranssphenoidalen Hypophysenoperation, bei peripherem Cushing-Syndrom die einer operativen Entfernung des Nebennierenrindentumors. Wenn möglich, sollte jedoch die Therapie bis zum Entbindungszeitraum hinausgeschoben werden.

2.5.2.2 Langzeittherapie mit Kortikosteroiden

Wie beim Cushing-Syndrom ist bei (höher dosierter) Langzeitbehandlung mit Nebennierenrindensteroiden die Graviditätsrate vermindert. Bei eingetretener Schwangerschaft sollte eine Kortikoidmedikation vermieden werden. Insbesondere im ersten Trimenon ist sie nur bei vitaler Indikation zu verabfolgen, etwa zur Substitutionstherapie nach Hypophysektomie. Während eine immer wieder diskutierte Schädigung bzw. Wachstumsretardierung des Feten bei niedriger Dosierung nicht oder kaum relevant sein dürfte, liegen Berichte über eine Häufung von Plazentainsuffizienz mit Frühaborten vor. Unter Kortikoidtherapie kann beim Feten auch – ebenso wie beim Cushing-Syndrom – infolge ACTH-Suppression eine sekundäre Nebennierenrindeninsuffizienz auftreten, die beim

Neugeborenen zu Komplikationen führt. Bei der Mutter kann nach Langzeiteinnahme von Kortikoiden eine sekundäre Nebennierenrindeninsuffizienz mit entsprechenden klinischen Symptomen durch den Geburtsstreß ausgelöst werden, so daß in der Geburtsperiode eine höhere Cortisolgabe nötig wird.

2.5.2.3 Nebennierenrindeninsuffizienz

Im Gegensatz zum seltenen gemeinsamen Auftreten einer Schwangerschaft und eines Morbus Cushing kommt es sehr viel häufiger zu einer Nebenniereninsuffizienz (Morbus Addison) während einer Schwangerschaft. Dennoch gibt es in der Literatur Berichte von über 100 Graviditäten bei primärer Nebennierenrindeninsuffizienz [24]. Wurde bei der Mutter eine ausreichende Substitutionstherapie durchgeführt, so ließ sich häufig im Verlauf der Schwangerschaft eine leichte Verbesserung der Symptome und eine verminderte Dosiserfordernis für den Kortikosteroidersatz beobachten. Tritt die Erkrankung erstmals während der Schwangerschaft auf, so kann die Diagnose durch den Übertritt von fetalen Steroiden der Nebenniere in den mütterlichen Blutkreislauf verzögert werden. Darüber hinaus sind Übelkeit, Erbrechen und Abgeschlagenheit auch Symptome einer normalen Schwangerschaft.

Für die Mutter besteht eine besondere Gefährdung im I. Trimenon als Folge einer Hyperemesis gravidarum, aber auch durch den Geburtsstreß sowie im Puerperium infolge der jetzt nicht vorhandenen Hormonbildung in der Plazenta und in der Nebennierenrinde des Feten. Bei nachgewiesener Schwangerschaft sollte die Glukokortikoiddosis um etwa die Hälfte, die der Mineralkortikoide etwa auf das doppelte gesteigert werden; bei Hypertonie, Ödemen oder Eklampsie müssen jedoch die Mineralkortikoide reduziert oder sogar abgesetzt werden. Am Tag vor der Geburt ist eine orale Gabe von 100 bis 200 mg Cortisol und während der Geburt die intravenöse Cortisol-Dauerzufuhr (insgesamt etwa 200–400 mg/24 h) anzuraten. Am Ende des Puerperiums sollte nach stufenweiser Reduktion der oralen Cortisolgabe wieder die normale Tagesdosis (z.B. 30 mg Hydrocortison) erreicht werden.

Eine sekundäre Nebennierenrindeninsuffizienz kann auch im Rahmen eines Sheehan-Syndroms (siehe Abschnitt 2.2) oder – heute wesentlich häufiger – bei (operierten) Hypophysentumoren vorliegen. Auch bei totaler Hypophysenvorderlappeninsuffizienz ist unter Substitutionstherapie mit Cortisol oder Cortison und Thyroxin durch entsprechende hCG-hMG-Gabe die Induktion von Schwangerschaften möglich, die in der Regel problemlos verlaufen. Während der Entbindung gelten prinzipiell die gleichen Richtlinien wie bei primärer Nebennierenrindeninsuffizienz.

Auch im Wochenbett kann es zum ersten Auftreten einer Nebennierenrindeninsuffizienz kommen. Hierbei handelt es sich entweder um eine primäre Nebennierenrindeninsuffizienz (Morbus Addison; über zehn derartige Fälle sind beschrieben) oder es liegt eine sekundäre Nebennierenrindeninsuffizienz (Morbus Sheehan) vor. Letztere wird heute freilich seltener beobachtet als in früheren Zeiten. An eine Erstmanifestation einer Nebennierenrindeninsuffizienz im Wochenbett sollte man bei folgenden Symptomen denken: Hypotonie, Kreislaufkollaps, Muskelschwäche, Adynamie, präkomatöser Zustand.

2.5.3 Nebennierenmark

Phäochromozytom

Das Auftreten eines Phäochromozytoms während einer Schwangerschaft ist für Mutter und Kind lebensbedrohlich. Nach einer großen Statistik [25] liegt die mütterliche Mortalität bei 48% und die des Kindes bei 54%, wenn die Diagnose nicht rechtzeitig gestellt wird. Wo dies gelang, ließ sich die mütterliche Mortalität auf 17% senken. In der neueren Literatur allerdings ist bei rechtzeitiger Diagnose kein mütterlicher Todesfall mehr beschrieben worden, während die fetale Mortalität unverändert hoch bleibt. Für die Mutter bestehen die Risiken vor allem in zerebrovaskulären Blutungen, akutem Lungenödem, Herzrhythmusstörungen oder Schock. Die fetale Mortalität liegt in der spontanen Abortneigung. Der Anstieg der Katecholamine im mütterlichen Blut kann eine fetale Anoxie als Folge der Kontraktion der Uterinarterien sowie auch durch gesteigerte uterine Kontraktionen herbeiführen. Weniger als 10% des Noradrenalins gelangen über die plazentare Barriere in den fetalen Kreislauf.

Die *klinischen Symptome* sind wie bei Personen ohne Schwangerschaft in der gelegentlichen hypertensiven Krise zu sehen, die dadurch ausgelöst werden kann, daß bei Rückenlage eine Kompression der Nebenniere durch den vergrößerten Uterus zustandekommt. Die entsprechende Hypothese wird vor allem deswegen formuliert, da zahlreiche Patientinnen mit einem vorher unentdeckten Phäochromozytom die Symptome erst während der Schwangerschaft entwickeln. Hierbei können auch stimulierende Effekte der Östrogene auf das Tumorgewebe bzw. eine gesteigerte Nebennierendurchblutung (entsprechend den übrigen Geweben in der Schwangerschaft) auslösend wirken.

Bei der Verdachtsdiagnose sind besonders viele *differentialdiagnostische Überlegungen* anzustellen. Die Diagnose wird durch Messung von Adrenalin und Noradrenalin im Plasma und der verschiedenen Katecholaminfraktionen und -metabolite im Sammelurin gestellt. Auf Provokationstests sollte verzichtet werden. Zur Lokalisationsdiagnostik ist die Ultraschalldiagnostik gut geeignet. Nutzen und Risiko einer Diagnostik mit ionisierenden Strahlen sind insbesondere im I. Trimenon stets sorgfältig abzuwägen.

Die *therapeutischen Empfehlungen* in der Literatur sind nicht einheitlich. Ein Teil der Autoren empfiehlt, den Tumor in der frühen Schwangerschaft (d. h. vor der 20. Woche) zu entfernen. Der chirurgische Eingriff kann zwar einen Spontanabort induzieren, jedoch ist er insofern gerechtfertigt, als maternale und fetale Mortalität in gleicher Weise zu berücksichtigen sind.

Wird die Diagnose erst während der zweiten Schwangerschaftshälfte gestellt, so sollte versucht werden, durch medikamentöse Therapie den Geburtstermin zu erreichen bzw. die Reife des Fetus abzuwarten, die einen Kaiserschnitt erlaubt mit nachfolgender Tumorexstirpation während der gleichen Operation. Eine vaginale Entbindung sollte wegen des Geburtsstresses und der Gefahr einer akuten hypertensiven Krise vermieden werden. Hat man sich zum Abwarten entschlossen, muß unter Gabe von Alpharezeptorenblockern zusammen mit Betablockern unter sorgfältiger Kontrolle der Herzfrequenz eine strenge Überwachung von Mutter und Kind erfolgen.

Kommt es zu einer hypertensiven Krise während der Operation, so ist diese mit Phentolamin oder Nitroprussidnatrium zu behandeln. Nach Entfernung des Tumors ist die Gefahr einer plötzlichen Hypotonie durch rasche intravenöse Gabe von Volumenersatz- oder Elektrolytlösungen zu bekämpfen. Hat man sich zu einer medikamentösen Therapie entschlossen, so muß bedacht werden, daß Betablocker perinatale Probleme herbeiführen können, einschließlich gestörter Reaktion auf anoxischen Streß, Blutdruckabfall bei der Geburt, kleiner Plazenta sowie intrauteriner Wachstumsretardation, postnataler Bradykardie und postnataler Hypoglykämie (Literatur bei [25]).

Literatur zu Abschnitt 2

1. Auerbach, G. D., J. S. Marx, A. M. Spiegel: Parathyroid hormone, calcitonin and the calciferols. In: Williams, R. H. (ed.): Textbook of Endocrinology, p. 922. Saunders, Philadelphia – London – Toronto 1981.
2. Bogner, U.: Hypothyreose und Schwangerschaft. Med. Welt 42 (1991) 33.
3. Carr, B. R.: The maternal-fetal-placental unit. In: Becker, K. L., J. B. Lippincott (eds.): Principals and Practice of Endocrinology and Metabolism, p. 897. Philadelphia 1990.
4. Davies, L. E., K. J. Leveno, G. Cunningham: Hypothyroidism complicating pregnancy. Obstet. and Gynec. 72 (1988) 108.
5. Echt, C. R., J. F. Doss: Myxedema in pregnancy. Obstet. and Gynec. 22 (1963) 615.
6. Emerson, H. C.: Thyroid disease during and after pregnancy. In: Braverman, L. E., R. D. Utiger (eds.): The Thyroid, p. 1263. Lippincott, Philadelphia – New York – London – Hagerstown 1991.
7. Federlin, K., H. Becker: Autoimmunität in der Schwangerschaft und Postpartalperiode. Med. Welt 42 (1991) 120.
8. Fischer, G. A.: Fetal endocrinology: Endocrine disease and pregnancy. In: de Groot, L. J. (ed.): Endocrinology, p. 2102 ff. Saunders, Philadelphia – London – Toronto 1989.
9. Gaag, R. D. van der, H. A. Drexhage, H. A. Dussault: Role of maternal immunoglobulins locking TSH-induced thyroid growth in sporadic forms of congenital hypothyroidism. Lancet I (1985) 246.
10. Gärtner, R.: Post-partum-Thyreoiditis – Definition, Häufigkeit und klinische Bedeutung. Internist 33 (1993) 100.
11. Hehrmann, R.: Hyperthyreose und Schwangerschaft. Med. Welt 42 (1991) 26.
12. Ladensol, P. W.: Diagnosis of thyrotoxicosis. In: Braverman, L. E., R. D. Utiger (eds.): The Thyroid, p. 880. Lippincott, Philadelphia – New York – London – Hagerstown 1991.
13. Landing, B. H.: Kamoshita: Congenital hyperparathyreoidism secondary to maternal hypoparathyreoidism. J. Pediat. 77 (1970) 842.
14. Lauritzen, C.: Endokrinologie der normalen Schwangerschaft. Med. Klin. 68 (1973) 897.
15. McKenzie, J. M., M. Zakarija.: Fetal and Neonatal hyperthyreoidism and hypothyreoidism due to maternal TSH-receptor antibodies. Thyroid 2 (1992) 155.
16. Merz, W. E.: Placenta. In: Hesch, R. D. (Hrsg.): Endokrinologie, S. 375 ff. Urban & Schwarzenberg, München – Wien – Baltimore 1989.
17. Pekonen, F., K. Teramo, E. Ikonen, K. Österlund, T. Mäkinen, B. A. Lamberg: Women on the thyroid hormone therapy: pregnancy cause, fetal outcome, and amniotic fluid thyroid hormone level. Obstet. and Gynec. 63 (1984) 635.
18. Pickardt, T. R.: Jodmangel während der Schwangerschaft. Die Schilddrüse. Hormonforschung Merck 14 (1989) 25.
19. Rasmussen, N. G., P. J. Hornnes, L. Hegedüs: Ultrasonographically determined thyroid size in pregnancy and post partum: the goitrogenic effect of pregnancy. Amer. J. Obstet. Gynec. 160 (1989) 1216 .
20. Rasmussen, N. G., P. J. Hornnes, L. Hegedüs, U. Feldt-Rasmussen: Serum thyroglobulin during the menstrual cycle, during pregnancy, and post partum. Acta endocr. 121 (1989) 168.
21. Rjosk, H., K. R. Fahlbusch, K. von Werder: Influence of pregnancies on prolactinomas. Acta endocr. 100 (1982) 337.

22. Ruiz-Velasco, V., G. Tolis: Pregnancy in hyperprolactinemic women. Fertil. and Steril. 41 (1984) 793.
23. Schatz, H.: Erkrankungen endokriner Organe während der Schwangerschaft. Folge 2: Schilddrüse- und Nebennierenrinden-Erkrankungen. Fortschr. Med. 100 (1983) 1753.
24. Schatz, H., H. Löbig: Post-partum-Thyreoiditis. Nuklearmediziner 16 (1993) 197–208.
25. Schenker, J. G., U. Chowers: Pheochromocytoma and pregnancy: review of 89 cases. Obstet. and Gynec. 26 (1971) 739.
26. Stracke, H., O. Schröder, R. Leicht, W. Heinlein, E. Grothe, H. Schatz: Immunhistochemische Klassifizierung, medikamentöse und operative Therapieergebnisse und Untersuchungen zur Evaluierung der postoperativen (Rest-) Hypophysenfunktion bei insgesamt über 100 Patienten mit Hypophysengeschwülsten. Verh. Dtsch. Ges. Inn. Med. 88 (1982) 1110.
27. Takasau, M., T. Mori, Y. Koizumi, S. Takeuchi, T. Yamada: Transient neonatal hypothyreoidism due to maternal immunoglobulins that inhibit thyrotropin binding and post-receptor processes. J. clin. Endocr. 59 (1984) 142.
28. Varma, S. K., R. Murray, J. B. Stanbury: Effect of maternal hypothyroidism and triiodothyronine on the fetus and newborn in rats. Endocrinology 102 (1978) 24.
29. Zakarija, M., J. M. McKenzie, M. S. Eidson: Transient neonatal hyperthyreoidism: characterization of maternal antibodies to the thyrotropin receptor. J. clin. Endocr. 70 (1990) 1239.

3 Diabetes mellitus und Gravidität

A. Feige

3.1 Einleitung

Die Koinzidenz eines anamnestisch bekannten Diabetes mellitus mit einer Gravidität wird in einer *Häufigkeit* von 1 bis 5‰, bezogen auf die Gesamtzahl der Graviditäten, angegeben [64]. Für die Bundesrepublik Deutschland werden Zahlen zwischen 1 und 2‰ genannt [59]. In Bayern wurden 1990 248 Diabetikerinnen entbunden [6]; das entspricht 2‰ der Gesamtgeburtenzahl in Bayern. Hochgerechnet auf etwa 700 000 Geburten 1990 im Gesamtdeutschland wurden demnach ca. 1400 Diabetikerinnen entbunden.

Ein latenter Diabetes mellitus (Synonym: Gestationsdiabetes), der erst in der bestehenden Schwangerschaft auftritt, wird je nach Spezifität der Untersuchungsmethode in etwa 2,5% aller Schwangerschaften diagnostiziert [53]. Ein Gestationsdiabetes scheint etwa vier- bis zehnmal häufiger als ein manifester Diabetes mellitus aufzutreten [7]. Nach Angaben der Bayerischen Perinatalerhebung von 1990 ist das Risikomerkmal Gestationsdiabetes lediglich in 0,2% aller Geburten dokumentiert worden [6]. Die perinatale Mortalität der Kinder von Müttern mit Diabetes mellitus liegt – je nach Schweregrad des Diabetes, der Güte der ambulanten und stationären Überwachung sowie der Leistungsfähigkeit des geburtshilflich-pädiatrischen Teams – mehr oder weniger deutlich über der perinatalen Mortalität der Kinder stoffwechselgesunder Mütter. In allen Zentren wird eine deutliche Senkung der perinatalen Mortalität in den letzten zehn Jahren berichtet. Diese Senkung wurde vor allem durch eine verbesserte Überwachungstechnik des Feten in der Spätschwangerschaft sowie durch die genauere Kenntnis über die Zusammenhänge im Kohlenhydrat- und Fettstoffwechsel der Mutter und über die metabolischen Beziehungen zwischen Mutter und Fetus erreicht. Die Angaben aus den verschiedenen Zentren über die perinatale Mortalität schwanken zwischen 1,4 und 4,9%, je nachdem, ob die Mortalität bei latentem Diabetes mit berücksichtigt wurde und je nach Untersuchungszeitraum sowie nach Unterteilung in gereinigte und ungereinigte perinatale Mortalität [20, 40, 42, 44, 71]. Die ungereinigte perinatale Mortalität an unserer Klinik bei Vorliegen eines manifesten Diabetes mellitus sowie eines Gestationsdiabetes betrug 0,93% (n = 107) in den Jahren 1987 bis 1991. Sie liegt damit in etwa im Bereich unserer gesamtperinatalen Mortalität von 0,9% in dem genannten Zeitraum.

Die beschriebene höhere perinatale Mortalität soll zu etwa 50% durch nicht mit dem Leben vereinbare *Fehlbildungen* hervorgerufen werden [29]. Da die erhöhte Fehlbildungsrate und die Frühgeburtlichkeit ursächlich mit der Stoffwechsellage der Mutter in Verbindung stehen, sollte zum besseren Vergleich der Ergebnisse der perinatalen Mortalität in der Literatur immer die ungereinigte Mortalität unter Einbeziehung der Kinder unter 1000 g angegeben werden.

Die *Ursache der erhöhten Embryopathierate* ist in der nicht normoglykämischen Einstellung des Diabetes der Mutter in der präkonzeptionellen Phase und während der Organogenese zu sehen [11, 19, 28, 47, 68]. Eine entscheidende Senkung der perinatalen Mortalität kann deshalb nur dadurch erreicht werden, daß eine Patientin mit juvenilem (Typ-I-) Diabetes nur geplant bei normoglykämischer Stoffwechsellage die Schwangerschaft beginnen sollte. Sie hierauf aufmerksam zu machen, ist Aufgabe des behandelnden Kinderarztes, Hausarztes, Internisten oder Gynäkologen. Auch in den Selbsthilfegruppen sowie in den Laienmedien sollte auf diese Problematik hingewiesen werden. Da aber die Embryopathierate der Diabetikerinnen gegenüber der normalen Embryopathierate von etwa 2% um das Drei- bis Vierfache erhöht ist [11, 42, 47, 54, 68] (Universitäts-Frauenklinik Würzburg: 11,2% in den Jahren 1964–1984), kommt der in der Bundesrepublik Deutschland in den Mutterschaftsrichtlinien (Wortlaut im Bd. 4, Anhang zum Kap. 5) verankerten Ultraschallbasisuntersuchung zwischen der 16. und 20. Schwangerschaftswoche eine besondere Bedeutung zu (siehe auch Bd. 4, Kap. 16). Der Gynäkologe, der diese Untersuchung durchführt, ist bei einer Diabetikerin zu besonderer Sorgfalt verpflichtet, da in der Bundesrepublik bei Vorliegen einer nicht behebbaren Schädigung des Feten nach Paragraph 218a, Absatz 2.1 StGB die Möglichkeit besteht, aus kindlicher Indikation heraus die Schwangerschaft bis zu 24 Wochen post menstruationem abzubrechen.

Die sorgfältige *Überwachung des Feten* in der Perinatalphase durch den behandelnden Gynäkologen und Pädiater ist selbstverständlich. Die Senkung der perinatalen Mortalität der Kinder diabetischer Mütter im Bereich der gesamtperinatalen Mortalität ist bei Beachtung folgender Punkte möglich:

– normoglykämische Einstellung der Diabetikerin prä- und perikonzeptionell sowie in der Phase der Organogenese (Nüchtern-Blutzuckerspiegel im Tagesprofil <100 mg/dl)
– sorgfältige Ultraschalluntersuchung in der 16. bis 20. Schwangerschaftswoche zur Aufdeckung fetaler Fehlbildungen
– sorgfältige feto-maternale Überwachung in der Perinatalphase

Die Senkung der erhöhten perinatalen Mortalität der Kinder von Diabetikerinnen ist weniger ein medizinisches als vielmehr ein organisatorisches Problem.

3.2 Pathophysiologie und Diagnostik des Diabetes mellitus in der Schwangerschaft

3.2.1 Änderungen im Kohlenhydrat- und Fettstoffwechsel der Mutter in der Schwangerschaft

Schon in der Gravidität einer stoffwechselgesunden Frau ist die B-Zelle des Pankreas einer starken Belastung ausgesetzt. Die im Intermediärstoffwechsel der Mutter stattfindenden Veränderungen während der Schwangerschaft sind darauf ausgerichtet, dem wachsenden Feten in ausreichender Menge energiereiche Substrate zuzuführen. *Glucose als wichtigster Energiequelle des Feten* kommt hier eine besondere Bedeutung zu: Die mütterliche Glucose passiert die Plazenta durch erleichterte Diffusion, die fetalen Glucosekonzentrationen liegen etwa 30% unter den mütterlichen Konzentrationen [23]. Der tägliche fetale Glucosebedarf beträgt am Ende der Gravidität etwa 30 bis 50 g [12], den kontinuierlichen Abfluß von der Glucose der Mutter spiegelt die Abnahme der Glucosekonzentration im Laufe der Schwangerschaft wider [24]. Diese Abnahme der Glucosekonzentration weist auf einen dem Hungern ähnlichen Zustand hin, die Mutter befindet sich aufgrund des unabläßlich vorhandenen Substratabflusses zum Feten in der Schwangerschaft in einer dauernden katabolen Stoffwechsellage.

Diese Veränderungen werden durch das im Synzytiotrophoblasten der Plazenta gebildete *humane Plazentalactogen (hPL)* gesteuert. hPL wirkt bei der Mutter lipolytisch [73], die freien Fettsäuren und Triglyzeridkonzentrationen im mütterlichen Serum steigen in der Schwangerschaft an. Damit ist zum einen gewährleistet, daß die Mutter ihre benötigte Energie aus Fettstoffwechselsubstraten bezieht, zum anderen wird durch die im peripheren Blut vorliegenden erhöhten Fettspiegel der Einbau von Glucose in die mütterliche Zelle mittels Insulin erschwert (sog. periphere Insulinresistenz [8]). Zur Verstoffwechselung einer gleichen Menge Glucose benötigt die Mutter am Ende der Schwangerschaft also wesentlich mehr Insulin als zu Beginn. Eine gesunde B-Zelle im Pankreas toleriert diesen Streß und reagiert in der Schwangerschaft mit einer Hyperplasie und Hypergranulation [4, 17].

Wachstumshormon, Estriol und Prolactin wirken in ihrem lipolytischen Einfluß synergistisch zum hPL. Da sich die Mutter in der Schwangerschaft bei der konstanten Substratnachfrage des wachsenden Feten in einer chronisch-katabolen Stoffwechsellage befindet, ist die B-Zelle des Pankreas gezwungen, sich den wechselnden Veränderungen, die durch Nahrungsaufnahme und Nahrungskarenz entstehen, bei gleichzeitig zunehmenden hPL-Spiegeln im Blut in ihrer Insulinsynthese und -sekretion exakt den jeweiligen Verhältnissen anzupassen. Dieser Zustand wird am besten mit dem Begriff des *angepaßten Hyperinsulinismus* beschrieben [24]. Auf diese Weise wird dem wachsenden Feten ein zunehmendes Substratangebot gesichert. Eine gesunde B-Zelle paßt sich diesen Veränderungen auch über mehrere Schwangerschaften hin an, eine nicht mehr oder nicht mehr voll funktionstüchtige B-Zelle stellt zu wenig Insulin zur Assimilation der Glucose zur Verfügung. Die Folge ist eine materne Hyperglykämie, die zahlreiche Veränderungen bei der Mutter und beim Feten verursacht.

3.2.2 Methoden zur Aufdeckung einer pathologischen Glucosetoleranz

Die Stadieneinteilung des Diabetes mellitus in Anlehnung an die WHO [79] gibt Tabelle 4-2 wieder.

Der Begriff *Prädiabetes* weist lediglich auf eine mögliche diabetische Erbanlage hin und ist für die Klinik bedeutungslos. Die Begriffe *latenter Diabetes mellitus* und *Gestationsdiabetes* werden synonym gebraucht und besagen, daß unter besonderer Belastung, wie sie eine Schwangerschaft oder Cortisongabe darstellen, eine Störung der Kohlenhydrattoleranz vorliegt. Nur in einem Teil dieser Fälle liegt ein endogenes Insulindefizit vor; möglicherweise sind das die Patientinnen, die erst im späteren Leben einen manifesten Diabetes mellitus entwickeln [51]. Vom *manifesten Diabetes mellitus* spricht man bei einer Nüchtern-Glucosekonzentration im Vollblut von über 120 mg/dl (6,66 mmol/l) und/oder gleichzeitigem Vorliegen klinischer Diabeteszeichen wie Glucosurie, Polyurie und Polydipsie.

Während einige Autoren keine gehäuft pathologischen Glucosetoleranztests bei der Korrelation zu den anamnestisch vermuteten *Risikofaktoren* wie Diabetes in der Familie oder vorausgegangene Geburt eines überschweren Kindes fanden [49], sahen andere bei diesen Faktoren gehäuft pathologische Glucosetoleranztests. Übereinstimmend scheint mütterliches Übergewicht bei Gravidität das Auftreten einer Kohlenhydratstoffwechselstörung zu begünstigen.

Das *Glykohämoglobin (HbA_1)* hat sich als effektiver Parameter zur Erfassung der Qualität der Stoffwechseleinstellung herausgestellt, da mit Hilfe des HbA_1 Rückschlüsse auf das Blutzuckerverhalten der vorangegangenen vier bis sechs Wochen angestellt werden können und die Höhe des HbA_1-Spiegels unabhängig ist von der aktuellen Blutzuckerkonzentration zum Zeitpunkt der Abnahme. Zur Aufdeckung einer pathologischen Stoffwechsellage in der Gravidität hat sich das HbA_1 aber als ungeeigneter Parameter erwiesen [2].

Ein geeigneter Screening-Parameter zur Aufdeckung einer Stoffwechselstörung in der Schwangerschaft scheint der *Nüchtern-Blutzuckerwert* zu sein. Nie wurde ein pathologischer Glucosetoleranztest bei einem Nüchternblutzucker unter 70 mg/dl (3,89 mmol/dl) diagnostiziert [49]. Ob eine Blutzuckerbestimmung bei der Mutter unabhängig von der Nahrungsaufnahme und unabhängig vom Schwangerschaftsalter in der Lage ist, das potentielle Risikokollektiv besser als mit dem Nachweis der Glucosurie im Urin herauszufiltern, ist noch nicht entschieden [34, 41]. Einigkeit besteht jedoch darüber, daß der derzeit nach den Mutterschaftsrichtlinien geforderte Nachweis von Glucose im Urin ungeeignet ist, Glucosetoleranzstörungen aufzudecken [1, 34, 41]. Solange also in der Bundesrepublik Deutschland ein Screening-Programm zur Aufdeckung einer verminderten Kohlenhydrattoleranz nicht vorliegt, sollte bei den in Tabelle 4-3 wiedergegebenen anamnestischen und befundeten Risiken ein Glucosetoleranztest durchgeführt werden.

3.2.3 Glucosurie

Da der Nachweis von Glucose im Urin in Deutschland gemäß den Mutterschaftsrichtlinien (Wortlaut im Bd. 4, Anhang zum Kap. 5) anläßlich jeder Schwan-

Tabelle 4-2 Stadieneinteilung des Diabetes mellitus in Anlehnung an die Definition der WHO 1980 [79]

Stadium	Glucosetoleranztest
Prädiabetes	normal
latenter Diabetes Gestationsdiabetes Pathologischer Glucosetoleranztest jetzt oder früher	pathologisch
manifester Diabetes (Nüchternblutzucker > 120 mg/dl, Glucosurie)	nicht erforderlich

Tabelle 4-3 Indikationen zur Durchführung eines Glucosetoleranztests oder zur Bestimmung der Insulinkonzentration aus dem Fruchtwasser

– Vorausgegangenes Kind mit einem Geburtsgewicht > 4500 g
– Adipositas der Mutter: Körpergewicht vor Eintritt der Gravidität 20% über Normalgewicht, Gewichtszunahme*
  bis zum Ende des I. Trimenon > 2,6 kg
  bis zum Ende des II. Trimenon > 7,9 kg
  bis zum Ende des III. Trimenon > 13,9 kg
– „Big-Baby" sonographisch diagnostiziert
– Hydramnie sonographisch diagnostiziert, ohne daß die vermehrte Fruchtwassermenge durch fetale Fehlanlagen zu erklären ist
– Glucosurie im Nüchternurin, die in der ersten Schwangerschaftshälfte erstmals oder zwei- oder mehrmals in der zweiten Schwangerschaftshälfte auftritt

* mittlere Gewichtszunahme gesunder Frauen in der Schwangerschaft (siehe Band 4, Kap. 2, Abb. 2-5)

gerenberatung erfolgen soll, kommt ihm zur Aufdeckung einer Kohlenhydratstoffwechselstörung weiterhin große Bedeutung zu, auch wenn nicht immer bei pathologischer Kohlenhydrattoleranz eine Glucosurie vorliegen muß [49].

Physiologisch wird die über die Glomerula filtrierte Glucose, die in etwa der Plasma-Blutzuckerkonzentration entspricht, nahezu vollständig im Tubulussystem der Niere rückresorbiert. Eine Glucosurie kann also dann auftreten, wenn die im Primärharn enthaltene Glucosekonzentration so hoch ist, daß sie vom Tubulusepithel nicht mehr rückresorbiert werden kann. In der Schwangerschaft scheint diese Rückresorptionskapazität in unterschiedlichem Ausmaß reduziert zu sein. Das Auftreten einer Glucosurie in der Schwangerschaft wird je nach Untersuchungszeitraum und Nachweismethode unterschiedlich häufig angegeben. Wir fanden bei 410 nieren- und stoffwechselgesunden Patientinnen über alle Schwangerschaftswochen verteilt, enzymatisch gemessen eine Glucosurie in 3,4 % [22]. Andere Autoren geben 5 bis 9,3 % an [26, 63].

Die heute verwendeten *Teststreifen* messen enzymatisch-spezifisch D-Glucose und sprechen bei Vorliegen einer Urin-Glucosekonzentration über 30 mg/dl (1,67 mmol/l) positiv an. Bei Vorliegen einer mittels Teststreifen diagnostizierten Glucosurie ist also zu entscheiden, ob eine intermittierend auftretende, durch unzureichende Rückresorption des Tubulus bedingte, nicht behandlungsbedürftige, renale oder Schwangerschaftsglucosurie vorliegt oder ob die Mutter an einer auf Hyperglykämie zurückzuführenden, behandlungsbedürftigen Stoffwechselerkrankung leidet. Da eine renale Schwangerschaftsglucosurie überwiegend erst in der zweiten Schwangerschaftshälfte auftritt, ist es ausreichend, in diesem Abschnitt der Schwangerschaft erst nach zwei- oder mehrmaligem Auftreten einer Glucosurie einen Toleranztest durchzuführen. In der ersten Schwangerschaftshälfte sollte aber in jedem Fall bei Auftreten einer Glucosurie ein Glucosetoleranztest zum Ausschluß der eher wahrscheinlichen Stoffwechselerkrankung der Mutter durchgeführt werden.

3.2.4 Glucosetoleranztests

Der orale Glucosetoleranztest

In der Bundesrepublik Deutschland wird nach den Empfehlungen der Deutschen Diabetes-Gesellschaft der orale Glucosetoleranztest mit 100 g Glucose (z. B. Dextro-O.G.-T.®) durchgeführt. Außerhalb der Schwangerschaft wird zur Diagnostik der 75-Gramm-

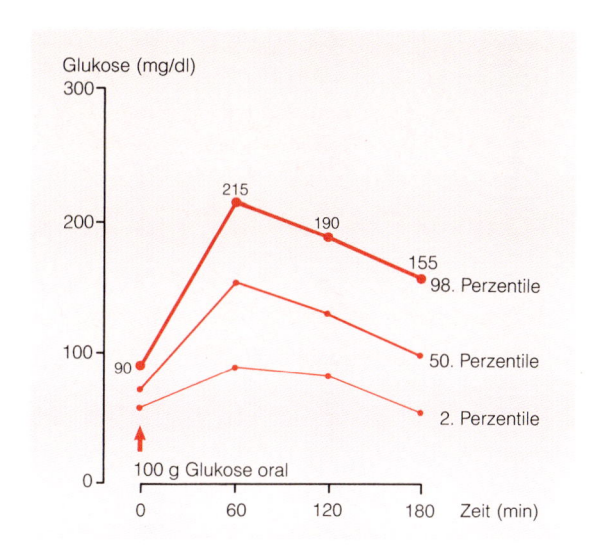

Abb. 4-1 Normkriterien für den oralen Glucosetoleranztest in der Spätschwangerschaft (nach Lang et al. [38]).

Belastungstest empfohlen [79]. Andere Autoren favorisieren den 50-Gramm-Belastungstest in der Schwangerschaft [49]. Aus Gründen der Vereinheitlichung sollte aber, wie von der American Diabetes Association und der Deutschen Diabetes-Gesellschaft empfohlen, der 100-Gramm-Belastungstest durchgeführt werden [10].

Durchführung: Die Patientin sollte sich vorher über drei Tage normal ernährt haben. Dann wird der Belastungstest bei der nüchternen, sitzenden oder liegenden Patientin durchgeführt. Blutentnahmen erfolgen vor der Applikation der Glucose und nach 60, 120 und 180 Minuten. Die Messung der Blutzuckerkonzentration muß enzymatisch erfolgen, z. B. mit der Hexokinasezwischenferment- und Glucosedehydrogenase-Methode oder mit der Glucoseoxydase-Peroxydase-Methode. Die Auswertung geschieht nach der von Lang und Mitarbeitern [38] empfohlenen Weise (Abb. 4-1), so daß bei Überschreitung der 98. Perzentile von nur einem Wert der Test wiederholt werden soll. Liegen zwei oder mehr Werte über der 98. Perzentile, liegt eine Kohlenhydratstoffwechselstörung vor.

Der intravenöse Glucosetoleranztest

Durchführung: Die Patientin sollte sich ebenfalls, wie beim oralen Test, in den Tagen vorher normal ernährt haben und zum Zeitpunkt des Tests nüchtern sein. Der liegenden Patientin wird innerhalb von zwei bis drei Minuten 0,8 ml/kg Körpergewicht einer 40%igen Glucoselösung injiziert. Blutzuckerbestimmungen erfolgen vor dem Test sowie nach 10, 20, 30, 45 und 60 Minuten. Als Maß für die pro Zeit verstoffwechselte Glucose wird der Glucose-Assimilationskoeffizient (K_G) gebildet [18]. Die Dimension ist Prozent pro Minute (%/min). Werte über 1,2 %/min gelten als normal, Werte zwischen 1,0 und 1,2 %/min zeigen eine Störung im Kohlenhydratstoffwechsel an, Werte unter 0,99 %/min weisen auf einen manifesten Diabetes mellitus hin.

Der Test kann in der gesamten Schwangerschaft nach den oben angegebenen Grenzwerten durchgeführt werden. Außerhalb der Schwangerschaft und im Wochenbett liegen die K_G-Werte deutlich unter den in der Schwangerschaft gemessenen Werten. Deshalb sollte der intravenöse Glucosetoleranztest, wenn er postpartal – z.B. zur Aufdeckung eines latenten Diabetes bei überschwerem Kind (>4500 g) – durchgeführt werden soll, möglichst erst vier bis acht Wochen nach der Entbindung veranlaßt werden. Im Wochenbett muß wegen der kurzen Halbwertszeit des hPL mit täglich wechselnden Ergebnissen gerechnet werden, so daß die Aussagefähigkeit des Tests während dieser Zeit stark eingeschränkt ist. Ein im Spätwochenbett normaler Glucosetoleranztest schließt selbstverständlich eine in der Schwangerschaft vorhandene Kohlenhydratstoffwechselstörung nicht aus und muß deshalb bei Eintritt einer erneuten Schwangerschaft wiederholt werden.

Der orale und der intravenöse Glucosetoleranztest im Vergleich

Der orale Glucosetoleranztest hat wohl im deutschen Sprachraum die größte Verbreitung gefunden. Er ist einfach durchzuführen und auszuwerten. Da möglicherweise die Glucoseresorption in der Schwangerschaft verzögert ist, ergeben sich hierdurch eventuell falsche Normalwerte für die Schwangerschaft. Auch scheint die B-Zelle des mütterlichen Pankreas in der Schwangerschaft individuell höchst unterschiedlich auf einen gastrointestinalen Stimulus zu reagieren [43]. Wir bevorzugen den intravenösen Glucosetoleranztest: Er dauert nur eine Stunde, und die Patientin wird nicht durch die orale Glucosegabe belästigt, allerdings ist die Auswertung durch den Arzt umständlicher. Eine Übereinstimmung zwischen oralem und intravenösem Test wurde in 75% gefunden [39].

Bestimmung der Insulinkonzentration im Fruchtwasser

Ein direkter Nachweis einer mütterlichen Kohlenhydratstoffwechselstörung ist durch die Insulinbestimmung im Fruchtwasser möglich [77]. Kinder von Müttern mit latentem Diabetes mellitus weisen siebenfach erhöhte Fruchtwasser-Insulinwerte auf; postpartal kann die Stoffwechselstörung der Mutter durch den Nachweis einer erhöhten Nabelschnur-Insulinkonzentration geführt werden [76].

Möglicherweise ist der Nachweis der mütterlichen Stoffwechselstörung mit Hilfe der Fruchtwasser-Insulinbestimmung sicherer zu führen, als das mit Hilfe der Glucosetoleranztests gelingt. Unbedingt sollte jedoch ein in der Frühschwangerschaft fraglich pathologischer Toleranztest im späteren Schwangerschaftsalter wiederholt werden, unabhängig davon, ob eine Glucosurie vorliegt oder nicht. Auch zweifelhaft erhöhte Fruchtwasserinsulinwerte müssen durch eine in einem späteren Schwangerschaftsalter durchgeführte Amniozentese mit erneuter Messung der Insulinkonzentration abgeklärt werden.

3.3 Manifester Diabetes mellitus in der Schwangerschaft

3.3.1 Überwachung bei Gestationsdiabetes

Das *Embryopathierisiko* ist bei Patientinnen mit Gestationsdiabetes nach Angaben einiger Autoren erhöht, andere wiederum fanden keine erhöhte Fehlbildungsrate [32]. In jedem Fall sollte eine Patientin, bei der ein Gestationsdiabetes aus einer früheren Schwangerschaft schon bekannt ist, perikonzeptionell und während der Organogenese normoglykämisch eingestellt sein.

Eine *erhöhte perinatale Mortalität* wurde von einigen Untersuchern bei Vorliegen eines Gestationsdiabetes beschrieben, jedoch scheint bei entsprechender Überwachung des Feten und adäquater Therapie des Gestationsdiabetes die Mortalität nicht erhöht zu sein [38, 54]. In den Jahren 1987 bis 1991 ist an unserer Klinik kein Kind einer Patientin mit Gestationsdiabetes perinatal verstorben; möglicherweise ist die perinatale Mortalität bei Vorliegen eines nicht bekannten Gestationsdiabetes erhöht, bei bekanntem und behandeltem dagegen nicht.

Die *perinatale Morbidität* dagegen ist erhöht, vor allem durch die Stoffwechselkomplikationen der überschweren Kinder bei der Geburt (4000 g [38]). Auch ein Atemnotsyndrom, eine Hypoglykämie und eine Hyperbilirubinämie treten gehäuft auf [46]. Diätetische Behandlung und Insulintherapie scheinen die Morbidität zu senken [52].

Bei Kenntnis eines Gestationsdiabetes sollte die *Mutter* diätetisch behandelt werden. Zusätzliche Insulingaben sind erforderlich, wenn sich das angestrebte Ziel der Aglucosurie bei Fehlen von Ketonkörpern im Urin und Normoglykämie (postprandialer Blutzucker <120 mg/dl, entsprechend 6,66 mmol/l), mittlere Blutzuckerkonzentration im Tagesprofil von weniger als 100 mg/dl (5,55 mmol/l) nicht erreichen läßt. Das glykolysierte Hämoglobin (HbA_1) sollte im Normbereich liegen (<7%), wobei der physiologische Abfall des HbA_1 im II. Trimenon berücksichtigt werden muß [25, 80]. Die Patientin sollte in der Technik der Selbstkontrollen zum Nachweis von Glucose und Aceton im Urin (z. B. Keto-Diabur 5000®) sowie in der Technik der Blutzuckerselbstkontrolle (z. B. Haemoglucotest 20–800®) ausgebildet werden.

Die *Überwachung des Feten* unterscheidet sich nicht von der üblichen Überwachung bei Risikoschwangeren. Entbindungsmodus und -zeitpunkt hängen vom Ergebnis des fetalen Zustands ab. Das Kind sollte zur Behandlung eventuell auftretender Hypoglykämien dem Pädiater übergeben werden.

Auch wegen des Risikos, daß sich aus einem Gestationsdiabetes *im späteren Lebensalter ein manifester Diabetes* entwickeln kann [7], kommt der Diagnostik und Therapie des Gestationsdiabetes eine große Bedeutung zu.

3.3.2 Einfluß des manifesten Diabetes mellitus auf die Schwangerschaft

Embryopathia diabetica

Alle Untersucher sind sich darüber einig, daß die Fehlbildungsrate bei Kindern diabetischer Mütter erhöht ist (siehe Abschnitt 3.1). *Ursächlich* scheint die Hyperglykämie während der Organogenese das ausschlaggebende Agens zu sein, wie tierexperimentell nachgewiesen wurde [5, 16, 19]. Auch beim Menschen besteht eine enge Korrelation zwischen der Fehlbildungsrate und der Hyperglykämie bei Frühschwangerschaft [47]. Aufgrund des Auftretens von hypoglykämischem Schock in der Frühschwangerschaft wurde allerdings schon in den siebziger Jahren vermutet, daß die Hypoglykämie nicht die Ursache der erhöhten Fehlbildungsrate sein konnte [55].

Die *Prävention von Fehlbildungen* besteht also in der Normalisierung der Blutglucose während der Organogenese, besser schon in der Zeit vor der Konzeption. Durch Normoglykämie vor und während der Konzeption sowie in den ersten Wochen der Gravidität kann die Fehlbildungsrate bis auf 0,8 % gesenkt werden [27]. Nicht nur durch diätetische Therapie, sondern vor allem durch eine früh einsetzende Insulintherapie kann darüber hinaus das Embryopathierisiko vermindert werden [66]. Dennoch auftretende schwere Fehlbildungen sollten mit Hilfe der Ultraschalldiagnostik in der 16. bis 20. Schwangerschaftswoche diagnostiziert werden [58]. Das Ergebnis muß mit den Eltern vor dem Hintergrund der möglichen Abruptio graviditatis besprochen werden.

Abortrate, Hydramnie

Ursache vermehrter *Aborte* bei Diabetikerinnen könnte eine Plazentationsstörung sein. In eigenen Untersuchungen aus den Jahren 1964 bis 1984 betrug die Abortrate 14,6 %. Wahrscheinlich besteht auch hier eine Korrelation zur Güte der Diabeteseinstellung.

Ursache der häufig sonographisch diagnostizierten *Hydramnie* dürfte eine schlechte Stoffwechseleinstellung der Mutter sein. Die erhöhten Glucosekonzentrationen der Mutter führen zur Hyperglykämie beim Feten, worauf es zur fetalen Glucosurie und Polyurie kommt. Diese Vermutung wird auch durch neue tierexperimentelle Untersuchungen bestätigt [33]. Unabhängig davon sollte bei Vorliegen einer Hydramnie sorgfältig sonographisch nach fetalen Fehlbildungen vor allem im Bereich des Ösophagus, Magens und Darms gefahndet werden. Bereitet die abnorme Fruchtwasservermehrung der Patientin klinische Beschwerden, sollte eine Entlassungspunktion durchgeführt werden. Immer sollte bei einer solchen Maßnahme zusätzlich der fetale Karyotyp bestimmt werden.

Pyelonephritis, Nephropathia diabetica, Angiopathia diabetica

Glucosurie ist ein idealer Nährboden für die Keimbesiedelung, weshalb Pyelonephritiden bei Diabetikerinnen gehäuft auftreten [54]. Die Therapie mit dem Ziel der Ausheilung der Pyelonephritis ist wichtig, um auf jeden Fall die Entstehung einer chronisch-rezidivierenden Pyelonephritis mit daraus resultierender Nephropathie mit Gestoserisiko zu verhindern. Gute Stoffwechseleinstellung und Normalisierung des Blutdrucks vermindern das Risiko einer diabetischen Nephropathie [78]. Als Zeichen einer chronisch schlechten Stoffwechseleinstellung bildet sich bei Diabetikerinnen eine Angiopathie aus, die am einfachsten am Augenhintergrund als Retinopathia diabetica zu diagnostizieren ist. Da die gleichen Veränderungen aber auch an den Nierenarterien zu finden sind, wird bei den Patientinnen eine eingeschränkte Creatinin-Clearance und/oder ein erhöhter Creatininspiegel vorliegen. Die Angiopathie an den Spiralarterien des Uterus führt zur uteroplazentaren Mangelversorgung mit sich daraus ergebender Hypotrophie des Feten.

Die Überprüfung der Gefäßverhältnisse der Diabetikerin durch den Augenarzt sowie die Untersuchung der Nierenfunktion durch Bestimmung der harnpflichtigen Substanzen und der Creatinin-Clearance gehören deshalb zu den ersten Untersuchungen, die bei einer schwangeren Diabetikerin durchgeführt werden müssen. Sie geben wichtige prognostische Aufschlüsse über die Entwicklung der Schwangerschaft; die Ergebnisse müssen mit der Patientin im Hinblick auf eine eventuell aus materner Indikation erforderliche Abruptio graviditatis möglichst frühzeitig besprochen werden.

Fetopathia diabetica

Bei den Patientinnen, deren Diabetes mellitus schlecht eingestellt ist, verursacht die Hyperglykämie des Feten eine vorzeitige Reifung des endokrinen Pankreas. Die physiologisch erst im postpartalen Leben auf einen Glucosestimulus einsetzende Insulinsekretion wird nach intrauterin vorverlegt. Die vorhandene Glucose wird mittels Insulin verstoffwechselt und als Fett im subkutanen Gewebe des Feten eingelagert. Die durch die schlechte Stoffwechseleinstellung der Mutter hervorgerufene makrosome Entwicklung wird als *Fetopathia diabetica metabolica* bezeichnet. Diese Form der Fetopathie kann durch frühzeitig einsetzende Normalisierung des Blutzuckers verhindert werden [61].

Anders verläuft die Entwicklung des Feten einer Patientin mit einer diabetischen Angiopathie. Hier entsteht durch die uteroplazentare Mangelversorgung mit nachfolgender Ausbildung einer Gestose eine Retardierung des Feten, die als *Fetopathia diabetica vasalis* bezeichnet wird. Beide Krankheitsbilder machen bestimmte Symptome. Wegen der hohen perinatalen Mortalität muß die Schwangerschaft einer Diabetikerin mit retardiertem Feten besonders sorgfältig überwacht werden (siehe auch Abschnitt 3. 3. 1).

3.3.3 Einfluß der Schwangerschaft auf den Diabetes mellitus der Mutter. Stoffwechseleinstellung der Diabetikerin

Voraussetzung für eine gute Stoffwechseleinstellung einer Diabetikerin ist die Kenntnis des Insulinbedarfs in der Schwangerschaft (Abb. 4-2). Nach Eintritt der Schwangerschaft wird ein leichter Anstieg des Insulinbedarfs beobachtet, gefolgt von einer Phase eines steilen Anstiegs von der 24. bis zur 32. Schwangerschaftswoche. Um die 36. Schwangerschaftswoche wird ein Plateau erreicht. Der Insulinbedarf sinkt dann physiologisch ab und beträgt postpartal in den ersten zwei Tagen im Mittel nur 85 % des Bedarfs vor der Gravidität, um sich dann auf den ursprünglichen Bedarf wieder einzupendeln. Vermutlich aufgrund einer stärker ausgeprägten mütterlichen peripheren Insulinresistenz, also einer herabgesetzten biologischen Wirksamkeit

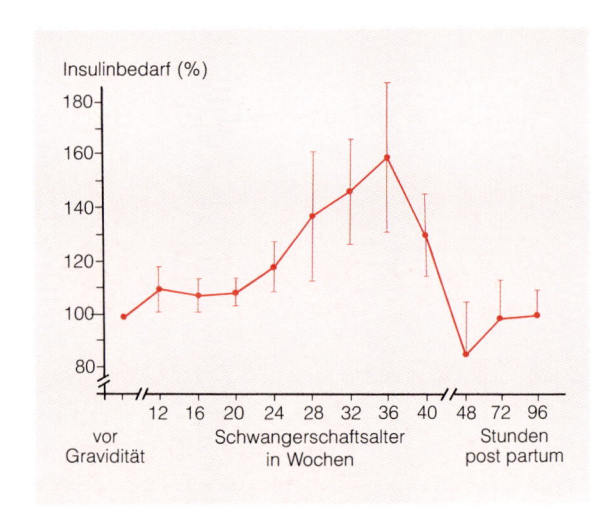

Abb. 4-2 Der Insulinbedarf insulinpflichtiger Diabetikerinnen in der Schwangerschaft und im Wochenbett (n = 106). Die exogene Insulinzufuhr vor Eintritt der Schwangerschaft ist als 100-Prozent-Wert angegeben.

des Insulins, ist der Insulinbedarf bei Müttern weiblicher Feten von der 28. Woche an signifikant höher als bei Müttern männlicher Feten [48].

Die *erste stationäre Aufnahme* der Patientin erfolgt nach Bekanntwerden der Gravidität. Anläßlich dieses Aufenthalts wird ein sog. Staging durchgeführt, d. h., der Schweregrad des Diabetes mellitus der Mutter wird festgelegt, um so die Prognose für Mutter und Kind frühzeitig abschätzen zu können. Ferner wird die Patientin auf die Notwendigkeit einer engen Zusammenarbeit mit dem Arzt und auf die erforderliche Bereitschaft, in ihrer Schwangerschaft unter Umständen lange stationäre Aufenthalte mit zusätzlichen Belastungen ertragen zu müssen, hingewiesen.

Das *Staging* umfaßt folgende Untersuchungen:

– Überprüfung der Gefäßverhältnisse durch eine Augenhintergrunduntersuchung
– Überprüfung der Nierenfunktion durch Bestimmung der harnpflichtigen Substanzen und der Creatinin-Clearance
– Überprüfung der Stoffwechseleinstellung (Nüchternblutzucker 60–70 mg/dl [3,33–3,89 mmol/l], postprandialer Blutzucker <120 mg/dl [6,66 mmol/l], mittlerer Blutzuckerspiegel <100 mg/dl [5,55 mmol/l]; Urin: Aceton und Glucose negativ)
– Bestimmung der HbA_1-Konzentration (<7 %)

Ferner wird die Patientin, sofern das nicht schon geschehen ist, mit der *Selbstkontrolle von Blut und Urin* (z. B. mit Haemoglucotest 20-800® und Keto-Diabur

5000®) vertraut gemacht. Die Zuverlässigkeit dieser kostengünstigen, vom Arzt unabhängigen Methoden ist nachgewiesen [67]. Einfacher jedoch lassen sich die Blutzuckerselbstkontrollen mit einem Reflektometer (z. B. Reflomat®) durchführen. Zusätzlich wird die Patientin diätetisch beraten und mit Besonderheiten ihrer diätetischen Therapie, etwa mit Hilfe einer Austauschtabelle, vertraut gemacht.

Immer muß eine schwangere Diabetikerin in der *Technik der Selbstkontrolle* ihres Blutzuckers unterwiesen werden. Die Rezeptur eines Blutzuckermeßgerätes mit digitaler Anzeige und enzymatischer Bestimmung der Blutglucose bereitet von seiten der Krankenkassen keine Schwierigkeit. Die Schwangere sollte über die täglich gemessenen Werte sowie über die mittels Teststreifen nachgewiesene Acetonurie bzw. Glucosurie ein Buch führen und dieses Buch dem behandelnden Arzt zu den Visiten mitbringen. Die Selbstkontrollen ersparen stationäre klinische Aufenthalte. Sie bringen der Schwangeren mehr Lebensqualität bei nachgewiesenem Nutzen für den Fetus [45].

Diät

Die Patientin soll bei angenommener mittlerer körperlicher Belastung 30 bis 35 kJ pro Kilogramm Sollgewicht erhalten. Diese Diät sollte zu 40 bis 50% aus Kohlenhydraten, zu 20 bis 25% aus Eiweißen und zu 30 bis 35% aus Fett bestehen. Die Gesamtkohlenhydratmenge beträgt demnach etwa 150 bis 200 g pro Tag, der Tagesbedarf an Eiweiß etwa 100 g und an Fett 70 g. Glucoseverluste von mehr als 10 g in 24 Stunden über die Nieren sollten ersetzt werden. Die Gewichtszunahme einer übergewichtigen Patientin sollte in der Schwangerschaft nicht unter der physiologischen Zunahme einer stoffwechselgesunden Patientin liegen.

Orale Antidiabetika

Die schwangere Diabetikerin sollte keine oralen Antidiabetika erhalten. Eine teratogene Wirkung ist beim Menschen durch orale Antidiabetika zwar nicht nachgewiesen worden [9]. Die Stoffe haben jedoch eine lange Halbwertszeit, so daß der Diabetes mellitus der Patientin vor allem peripartal schlecht steuerbar ist; postpartal besteht aufgrund des vorausgegangenen diaplazentaren Übertritts auf den Fetus die Gefahr prolongierter Hypoglykämie.

Insulintherapie

Die exogene Insulinzufuhr wird durch den in Abbildung 4-2 wiedergegebenen Bedarf bestimmt. Bei geringem Insulinbedarf reicht in der Regel die einmalige morgendliche Gabe eines Verzögerungsinsulins. Bei steigendem Insulinbedarf kann die morgendliche und abendliche Gabe eines Intermediärinsulins erforderlich werden; unter Umständen muß mittags zusätzlich Altinsulin hinzugefügt werden. Patientinnen mit hohem Insulinbedarf oder schlecht einstellbarem Diabetes mellitus mit starken Schwankungen im täglichen Insulinbedarf (sog. Brittle-Diabetes) müssen auf Altinsulin umgestellt werden.

Ist trotz mehrfacher Einzelgaben von Insulin keine befriedigende Stoffwechseleinstellung zu erreichen, empfehlen wir hier den Einsatz der *Insulindosierpumpe* (etwa Promedos E1®, Siemens; Miles/Ames, USA; Pharmaject®, Pharmacia).

Voraussetzung zur Applikation der Pumpe ist eine kooperative Patientin, die die Technik der Selbstkontrollen beherrscht, und die ständige Bereitschaft eines mit der Pumpentechnik vertrauten Arztes. Wir bevorzugen die subkutane Form der Applikation wegen der Möglichkeit eines raschen Wechsels der zuführenden Schläuche oder Nadeln; eine intraperitoneale Applikation, eventuell mit Implantation, ist ebenfalls möglich [35].

Der Vorteil der Pumpe besteht darin, daß auftretende Änderungen des Insulinbedarfs mit Hilfe eines leicht justierbaren Abrufsystems ausgeglichen werden können. Damit können kooperative Patientinnen länger ambulant kontrolliert werden. Ein früher erforderlicher stationärer Aufenthalt zwischen der 24. und 32. Woche, der der Anpassung der Insulinzufuhr an den steigenden Bedarf diente, kann mit Hilfe der Pumpenapplikation häufig umgangen werden.

Ein Pumpensystem, das die erforderliche Insulinmenge mittels eines Glucosesensors ermittelt, steht in tragbarer Form in absehbarer Zeit noch nicht zur Verfügung, da die Abstoßungsreaktionen des Organismus gegen den Sensor noch nicht behandelbar sind [57, 62]. Pankreas- und Inselzelltransplantation sind für den klinischen Routineeinsatz vorerst ebenfalls noch nicht einsetzbar [21, 74].

Unter der Geburt stellen wir häufig auf Altinsulin um. Die Patientin erhält die benötigte Glucosemenge für 24 Stunden in einem Glucose-Insulin-Gemisch in drei Infusionen zugeführt. Die Umrechnung von Intermediär- oder Depot- auf Altinsulin zum Erreichen einer Äquivalenzdosis erfolgt im Verhältnis 1:1,5 [50]. Immer infundieren wir im Bypass 5%ige Glucose über 24 Stunden, um möglicherweise auftretende Hypoglykämien korrigieren zu können. Eine eventuell vorliegende Hypokaliämie wird ausgeglichen, Blutzuckerkontrollen erfolgen zweistündlich. Nach der Expression der Plazenta wird statt des Insulin-Glucose-Gemisches lediglich die in 24 Stunden benötigte Glucosemenge weiter infundiert. Nach 12–24–48 Stunden muß der Patientin wieder Insulin zugeführt werden (Abb. 4-2).

Insulin-Glucose-Infusionen verabreichen wir immer dann, wenn die Patientin nüchtern bleiben muß, wie beim Oxytocin-Belastungstest oder bei einem Einleitungsversuch. Den Routineeinsatz einer glucosegesteuerten Insulininfusion („künstliches Pankreas", Biostator®, Miles Division, Ames/Indiana, USA) unter der Geburt halten wir für nicht erforderlich.

3.4 Probleme des Feten und Neugeborenen

3.4.1 Überwachung des Feten

Die ambulante Überwachung des Feten im I. und II. Trimenon wird im Abschnitt 3.7 besprochen. Entsprechende Kooperationsbereitschaft der Patientin vorausgesetzt und unter der Möglichkeit, den fetalen Zustand mit Hilfe der Doppler-Sonographie oder eines Oxytocinbelastungstests ambulant durchführen zu können, kann in Einzelfällen der endgültige Termin zur stationären Aufnahme auch in die Nähe des errechneten Termins rücken [30].

Eine Fetopathia diabetica metabolica oder vasalis wird durch die *sonographische Beurteilung* des biparietalen Durchmessers sowie des Thorax-Querdurchmessers des Feten diagnostiziert. Die Untersuchung sollte in 14tägigen Abständen erfolgen. Eine direkte Methode des Nachweises einer diabetischen metabolischen Fetopathie besteht in der Bestimmung der *Insulinkonzentration im Fruchtwasser*. Bei einem Teil normoglykämisch eingestellter Patientinnen wurden erhöhte Fruchtwasser-Insulinkonzentrationen gefunden [75]. Wahrscheinlich ist der Diabetes mellitus dieser Patientinnen zu irgendwelchen Zeitpunkten der Schwangerschaften nicht straff genug eingestellt worden.

Vorzeitige Wehen scheinen – entgegen früheren Annahmen – bei ausgeglichener Stoffwechsellage nicht häufiger aufzutreten als bei Nichtdiabetikerinnen [65]. Ist die Gabe von Betamimetika indiziert, ist nach oraler sowie intramuskulärer Gabe keine Änderung der Glucosekonzentration bei der Mutter zu erwarten. Eine bei intravenöser Gabe zu Beginn der Behandlung auftretende Hyperglykämie kann durch kurzfristige Steigerung der zugeführten Insulindosis leicht ausgeglichen werden. Sehr häufig stellt sich die Frage, ob bei vorzeitiger Wehentätigkeit eine Amniozentese zur Bestimmung der Lungenreife des Feten mittels Lecithin/Sphingomyelin-Quotienten (L/S-Ratio) durchgeführt werden soll (siehe auch Bd. 4, Kap. 3, Abschnitt 5). Die alleinige Bestimmung der L/S-Ratio scheint bei Diabetikerinnen keine Aussage über die Lungenreife des Feten zuzulassen [72], da auch bei einer L/S-Ratio über 2 bei fast 30% der Kinder ein Atemnotsyndrom beobachtet wurde [13].

Solange sowohl Normoglykämie als auch Hyperglykämie des Feten keine Änderung im Lungenreifeverhalten des Feten erkennen lassen [31], sollte zumindest von der alleinigen Bestimmung der L/S-Ratio nicht auf vorhandene Lungenreife geschlossen werden. Wir führen deshalb die *Cortisonprophylaxe zur Lungenreifebeschleunigung* vor der 34. Schwangerschaftswoche „blind" durch. Unsere bisherigen Ergebnisse überzeugen uns von der Richtigkeit dieser Maßnahme. Die Bestimmung der L/S-Ratio scheint entbehrlich [14]. Der Anstieg der Glucosekonzentration im mütterlichen Blut ist unterschiedlich und nicht vorhersehbar. Er muß durch entsprechend häufige Blutzuckerkontrollen und Gaben von Altinsulin individuell ausgeglichen werden. Da wir kein häufigeres Auftreten von Infekten bei Diabetikerinnen nach Gabe von Cortison gesehen haben, verzichten wir auf die prophylaktische Applikation von Breitspektrumantibiotika.

Die Bestimmung von Estriol sowie humanem Plazentalaktogen (hPL) im Serum der Mutter zur Überwachung des Feten haben wir aufgegeben (siehe auch Bd. 4, Kap. 15, Abschnitt 3).

Der zuverlässigste Parameter zur Überwachung des Feten ist die *Kardiotokographie*. Wir überwachen drei- bis viermal täglich bei einwandfrei auswertbarer Aufzeichnung über 30 Minuten. Bei Anzeichen einer Gefährdung des Feten oder nicht eindeutig auswertbarem Kardiotokogramm wird ein Oxytocinbelastungstest durchgeführt, der gegebenenfalls in zweitägigen Abständen wiederholt wird (siehe auch Bd. 4, Kap. 13, Abschnitt 1).

Ein weiterer Parameter, der möglicherweise schon im II. Trimenon, offensichtlich aber in den letzten Schwangerschaftswochen eine mögliche Gefährdung des Feten durch die beginnende plazentare Insuffizienz anzeigt, ist die Doppler-Sonographie (siehe auch Bd. 4, Kap. 13, Abschnitt 2). Derzeit ist diese Technik jedoch nicht in der Lage, die Kardiotokographie abzulösen. Sie stellt lediglich ein ergänzendes Untersuchungsverfahren dar [60].

Für *Entbindungszeitpunkt* und *Entbindungsmodus* gelten bei Diabetikerinnen keine besonderen Empfehlungen. Grundsätzlich sollte versucht werden, möglichst nahe am errechneten Termin und möglichst vaginal zu entbinden. Der Diabetes mellitus der Mutter ist keine Indikation zur vorzeitigen Entbindung. Zusammengefaßt unterscheiden sich die präpartale Überwachung des Feten sowie Entbindungszeitpunkt und -modus bei Diabetikerinnen nicht vom Vorgehen bei anderen Risikoschwangeren, bei denen der Verdacht auf eine Fetopathie besteht.

Die gängigen lokalen und allgemeinen *Anästhesieverfahren* können unter den üblichen Indikationen und Kontraindikationen auch bei Diabetikerinnen durchgeführt werden.

3.4.2 Versorgung des Neugeborenen und Betreuung der Wöchnerin

Die *letzte Blutzuckeruntersuchung* bei der Mutter sollte etwa eine Stunde vor der Geburt erfolgen. Die Blutzuckerkonzentration sollte bei dieser Bestimmung nicht unter 100 mg/dl (5,55 mmol/l) liegen. Gegebenenfalls muß mit Hilfe der Glucose-Insulin-Infusion die Höhe des Blutzuckerspiegels korrigiert werden. Die fetale Blutzuckerkonzentration liegt dann bei etwa 60 mg/dl (3,33 mmol/l), so daß unmittelbar postpartal keine Hypoglykämie befürchtet werden muß. Die fetale Blut-Glucosebestimmung kann außerdem aus der Kopfschwarte des Feten erfolgen.

Unmittelbar *postpartal* werden aus dem Nabelschnurblut Blutzucker, Hämoglobin, pH, Calcium und Bilirubin bestimmt. Bei Blutzuckerkonzentrationen unter 30 mg/dl (1,67 mmol/l) erfolgt die sofortige intravenöse Gabe von 10 ml 5%iger Glucose in die Nabelschnurvene. Eine gegebenenfalls vorliegende Hyperkalzämie oder eine wegen einer Unreife der Leber vorliegende Hyperbilirubinämie wird vom Pädiater korrigiert, der immer bei der Geburt anwesend sein sollte. Die Behandlung anderer Komplikationen (Atemnotsyndrom, Azidose) erfolgt in üblicher Weise (siehe auch Bd. 7). Auf die Verlegung des Neugeborenen kann verzichtet werden, wenn eine ständige neonatologische Präsenz mit entsprechenden Überwachungsmöglichkeiten des Neonaten in der Frauenklinik möglich ist. Andernfalls sollte das Kind in die Kinderklinik verlegt werden. Die Rückverlegung in die Frauenklinik erfolgt nach Stabilisierung der Glucosehomöostase in der Regel nach drei bis fünf Tagen.

Die Patientin wird deshalb auch *nicht abgestillt*. Die Diabeteseinstellung der Mutter wird durch das Stillen nicht erschwert. Sollte eine Indikation zum Abstillen bestehen, ist durch die Gabe von Bromocriptin (z. B. Pravidel®) kein Einfluß auf den Kohlenhydratstoffwechsel zu erwarten.

3.5 Abruptio, Sterilisation, Kontrazeption

Der Diabetes mellitus der Mutter allein ist keine medizinische Indikation zur *Abruptio graviditatis*. Die mütterliche Mortalität ist bei Diabetikerinnen nicht erhöht [54]. Bei zusätzlichen Gefäßschäden sind tödliche Urämie und Myokardinfarkt beschrieben worden. Deshalb kann bei Vorliegen einer Nephropathie (erhöhte Creatininwerte, eingeschränkte Clearance, histologisch nachgewiesene Glomerulosklerose) einer Retinopathia diabetica proliferans oder einer Kardiomyopathie eine materne Indikation zur Abruptio gegeben sein. Probleme bei der Stoffwechseleinstellung (z.B. Brittle-Diabetes) können im allgemeinen im Rahmen eines stationären Aufenthaltes gelöst werden. Die Zahl der Schwangerschaften wird ebenfalls vom Gefäßstatus und von der Nierenfunktion der Patientin abhängig gemacht.

Für die *Sterilisatio* einer Diabetikerin wenden wir die gleichen Kriterien an wie bei Stoffwechselgesunden: ausführliche Aufklärung, Alter möglichst über 30 Jahre.

Kontrazeption: Bei jungen, auch insulinbedürftigen Diabetikerinnen besteht keine Kontraindikation zur Einnahme von niedrig dosierten Ovulationshemmern [69]. Bei älteren Patientinnen, die hinsichtlich des weiteren Kinderwunsches unentschlossen sind, empfehlen wir die Einlage eines Intrauterinpessars.

3.6 Genetik des Diabetes mellitus

Ist ein Elternteil an einem manifesten Diabetes mellitus erkrankt, beträgt das statistische Risiko, daß ein Nachkomme bis zum 25. Lebensjahr an Diabetes mellitus erkrankt, 1 bis 4% [15, 37, 56, 70]. Das Morbiditätsrisiko steigt allerdings stark an (auf 10–15%), wenn bereits ein Geschwister an juvenilem Diabetes mellitus erkrankt ist [36]. Allgemein wird heute ein multifaktorieller Erbgang beim Diabetes mellitus angenommen. Möglicherweise wird in Zukunft durch die Untersuchung der HLA-Antigene eine exaktere Aussage für das Einzelindividuum erreichbar sein. Insgesamt sind die Kenntnisse über das Vererbungsrisiko zur Zeit jedoch so gering, daß außer den oben erwähnten empirischen Daten einer Patientin keine genaue Auskunft über das genetische Risiko gegeben werden kann. Die Frage nach der Realisierbarkeit einer Schwangerschaft und dem damit verbundenen Risiko sollte deshalb mit den Eltern zur Zeit besser anhand der Intensität des Kinderwunsches mit der daraus resultierenden Belastbarkeit des Elternpaares sowie nach dem Schweregrad des Diabetes der Mutter individuell diskutiert werden.

3.7 Zusammenfassung

Die Senkung der perinatalen Mortalität und Morbidität setzt *geplante Schwangerschaften* voraus. Die Betreuung der schwangeren Diabetikerin erfordert großen personellen und apparativen Aufwand, der nur dort sinnvoll eingesetzt werden kann, wo die anstehenden Probleme bekannt sind und gelöst werden können. Die Senkung der perinatalen Mortalität und Morbidität der Kinder von Diabetikerinnen in den Bereich der Gesamtmortalität und -morbidität ist deshalb weniger ein medizinisches als vielmehr ein organisatorisches Problem.

Vor der Schwangerschaft

Die *Planung der Schwangerschaft* einer Diabetikerin und die Beratung in der Schwangerschaft muß unter dem Gesichtspunkt erfolgen, die Embryopathie und Fetopathie zu vermeiden. Daraus ergeben sich bestimmte Ratschläge für die Planung einer Schwangerschaft und *feste Untersuchungen im Laufe der Gravidität* (Tab. 4-4). Die konsequente Befolgung muß zwangsläufig zur Senkung der perinatalen Mortalität und Morbidität führen. Bei der Planung der Schwangerschaft muß die Diabetikerin auf die Bedeutung der normoglykämischen Diabeteseinstellung für die Vermeidung der Fehlbildung hingewiesen werden. Eine schlechte Diabeteseinstellung erfordert Kontrazeption.

Ferner sollte der Schweregrad des Diabetes durch ein sog. *Staging* ermittelt werden, um das Risiko einer Schwangerschaft für Mutter und Kind quantifizieren zu können (siehe auch Abschnitt 3.3.3). Das Staging umfaßt neben der Überprüfung der Güte der Stoffwechseleinstellung eine Untersuchung des Augenhintergrunds und der Nierenfunktion, eine Klärung der Frage, ob die Patientin die Selbstkontrollen beherrscht, und ein Gespräch mit der Patientin über das hohe Maß an Kooperationsbereitschaft und Belastbarkeit, welches eine Diabetikerin zum Austragen der Schwangerschaft mitbringen muß. Eine Diabetikerin, die sich zu einer Schwangerschaft entschließt, muß wissen, daß sie zum Erfolg oder Mißerfolg wesentlich beiträgt.

Tabelle 4-4 Beratung und Betreuung der Diabetikerin vor und während der Gravidität

A Präkonzeptionell		B In der Schwangerschaft		
Ambulant	I. Trimenon		II. Trimenon	III. Trimenon
1. Allgemeine gynäkologische Untersuchung zur Feststellung der Fertilität 2. Unterweisung in der Technik der Selbstkontrollen (z.B. Haemoglucotest 20-800®, Keto-Diabur 5000®, Reflectometer) 3. Unterweisung über Insulintherapie und Diät 4. „Staging" (Nierenfunktion, Augenhintergrund) 5. Überprüfung der Diabeteseinstellung, bei Normoglykämie: Nüchternblutzucker 60–70 mg/dl (3,33–3,89 mmol/l), mittlerer Blutzuckerspiegel < 100 mg/dl (5,55 mmol/l), postprandialer Blutzuckerspiegel < 120 mg/dl (6,60 mmol/l), Urinazeton negativ, Glucose im Urin negativ, Hb-A$_1$ < 7% 6. Beratungsgespräch führen über Konzeptionsoptimum und Ablauf der Schwangerschaft Aufbau einer „Compliance" 7. Bei schlechter Stoffwechsellage: Kontrazeption und Korrektur der Diabeteseinstellung, Konzeption verschieben	1. Stationäre Aufnahme nach Eintritt der Gravidität, Beratung und Betreuung wie unter A, ggf. Korrektur der Diabeteseinstellung 2. Zusätzlich: Gestationsalterbestimmung mit Ultraschall, danach ambulant 14tägige Kontrollen nach A5 3. Übliche gynäkologisch-geburtshilfliche Untersuchung nach den Mutterschaftsrichtlinien 4. Bei pathologischen Befunden: stationäre Aufnahme		1. Beratung und Betreuung wie I. Trimenon 2. Bei Ultraschalluntersuchung in der 16.–20. Schwangerschaftswoche auf Fehlbildung achten, ggf. Gespräch mit der Patientin führen über Indikation zur Abruptio graviditatis aus medizinischer oder kindlicher Indikation	1. Übliche Betreuung nach den Mutterschaftsrichtlinien bei eutropher fetaler Entwicklung und normoglykämischer Stoffwechsellage der Mutter. Doppler-Sonographie. 2. Stationäre Aufnahme spätestens am errechneten Entbindungstermin, Kontrolle des fetalen Zustandes mit Hilfe eines Oxytocin-Belastungstest in zweitägigen Abständen, evtl. Doppler-Sonographie. CTG-Überwachung täglich, zeitliche Dauer und Häufigkeit in Abhängigkeit vom fetalen Zustand. 3. Entbindung möglichst nahe am Termin, Neonatologe bei der Entbindung anwesend. Entbindung im Zentrum (siehe Mutterschaftsrichtlinien zur Betreuung der Risikoschwangeren; Wortlaut in Bd. 4, Anhang zu Kap. 5)

In der Schwangerschaft

Ist die Patientin schwanger, erfolgt *sofort die stationäre Aufnahme zum Staging* oder zur Überprüfung, ob sich gegenüber den Voruntersuchungen Befunde geändert haben. Das Schwangerschaftsalter wird sonographisch objektiviert, gegebenenfalls die Diabeteseinstellung geändert und die Patientin in den Selbstkontrollen unterwiesen. In der Folgezeit wird die Patientin in 14tägigen Abständen ambulant einbestellt. Das Hauptaugenmerk gilt der *Diabeteseinstellung*. Aus dem 24-Stunden-Sammelurin werden die Glucoseausscheidung pro 24 Stunden gemessen und die Ketonkörper im Urin bestimmt. Das Therapieziel ist: Glucose und Aceton im Urin negativ, HbA$_1$ unter 7%. Lagen aufgrund der von der Patientin angefertigten Aufzeichnungen Hypo- oder Hyperglykämien vor und bestand eine Ketonurie und Glucosurie, erfolgt die stationäre Aufnahme. In der 16. bis 20. Woche erfolgt gemäß den Mutterschaftsrichtlinien (Wortlaut siehe Bd. 4, Anhang zu Kap. 5) eine sorgfältige Ultraschalluntersuchung zum Ausschluß von Fehlbildungen. Von der 24. Schwangerschaftswoche an wird die Sonographie zum Nachweis einer regelrechten Größenzunahme des Feten eingesetzt. Bei der Diabeteseinstellung muß der steigende Insulinbedarf korrigiert werden. Bei Vorliegen von pathologischen Befunden erfolgt die stationäre Aufnahme. Die üblichen Schwangerenvorsorgeuntersuchungen erfolgen nach den Mutterschaftsrichtlinien.

Am Termin

Unauffällige Untersuchungsbefunde in der Schwangerschaft und regelmäßige Kontrolluntersuchungen bei kooperativer Patientin vorausgesetzt, halten wir eine frühzeitige stationäre Aufnahme der schwangeren Diabetikerin nicht mehr für erforderlich. Wir haben bei eutrophen Feten am Termin niemals eine akute Verschlechterung der Sauerstoffversorgung beobachtet. Allerdings versuchen wir, die Patientin möglichst nicht übertragen zu lassen. *Am errechneten Entbindungstermin* wird deshalb die schwangere Diabetikerin stationär aufgenommen, es erfolgt eine dopplersonographische Untersuchung des Feten sowie ein Oxytocinbelastungstest. Bei unauffälligen mütterlichen und kindlichen Befunden erfolgt dann das sog. Softening der Zervix mit Prostaglandin und die nachfolgende Geburtseinleitung in üblicher Weise.

Literatur zu Abschnitt 3

1. Ales, K. L., D. L. Santini: Should all pregnant women be screened for gestational glucose intolerance? Lancet I (1989) 1187.
2. Artal, R., G. M. Mosley, F. J. Dorey: Glycohemoglobin as a screening test for gestational diabetes. Amer. J. Obstet. Gynec. 148 (1984) 412.
3. Artner, J., K. Irsigler, E. Ogris, A. Rosenkranz: Diabetes und Schwangerschaft. Z. Geburtsh. Perinat. 185 (1981) 125.
4. Assche, F. A. van: Quantitative morphologic and histoenzymatic study of the endocrine pancreas in nonpregnant and pregnant rats. Amer. J. Obstet. Gynec. 118 (1974) 39.
5. Baker, L., J. M. Egler, S. H. Klein, A. S. Goldmann: Meticulous control of diabetes during organogenesis prevents congenital lumbosacral defects in rats. Diabetes 30 (1981) 955.
6. Bayerische Perinatalerhebung 1990 (unveröffentlichte Daten aus laufenden Studien).
7. Beard, R. W., J. J. Hoet: Is gestational diabetes a clinical entity? Diabetologia 23 (1982) 307.
8. Burt, R. L., N. H. Leake, A. L. Rhyne: Human placental lactogen and insulin-blood glucose homeostasis. Obstet. and Gynec. 36 (1970) 233.
9. Coetzee, E. J., W. P. U. Jackson: Oral hypoglycaemics in the first trimester and fetal outcome. S. Afr. med. J. 65 (1984) 635.
10. Committee on Statistics of American Diabetes Association: Standardization of the oral glucose tolerance test. Diabetes 18 (1969) 299.
11. Cousins, L.: Congenital anomalies among infants of diabetic mothers. Amer. J. Obstet. Gynec. 147 (1983) 333.
12. Crenshaw, C.: Fetal glucose metabolism. Clin. Obstet. Gynec. 13 (1970) 579.
13. Cruz, A. C., W. C. Buhi, S. A. Birk, W. N. Spellacy: Respiratory distress syndrome with mature lecithin/sphingomyelin ratios: diabetes mellitus and low Apgar scores. Amer. J. Obstet. Gynec. 126 (1976) 78.
14. Curet, L. B., et al: Phosphatidylglycerol, lecithin/sphingomyelin ratio and respiratory distress syndrome in diabetic and non-diabetic pregnancies. Int. J. Gynaec. Obstet. 30 (1989) 105.
15. Degnbol, B., A. Green: Diabetes mellitus among first- and second-degree relatives of early onset diabetes. Ann. hum. Genet. 42 (1978) 25.
16. Deuchar, E. M.: Culture in vitro as a means of analysing the effect of maternal diabetes on embryonic development in rats. In: Elliot, K., M. O'Connor (eds.): Pregnancy, Metabolism, Diabetes and the Fetus. CIBA Foundation Symposium No. 63, p. 181. Excerpta Medica, Amsterdam-Oxford-New York 1979.
17. Dorsche, H. H. von, H. Reiher, H. J. Hahn: Quantitative-histologic investigations of human fetal pancreas in nondiabetic and insulin-dependent diabetic women. Acta anat. 118 (1984) 139.
18. Dost, F. H., E. Gladtke, M. v. Hattingberg, H. Rind: Biokinetische Normwerte bei der intravenösen Glucosebelastung. Klin. Wschr. 46 (1968) 503.
19. Eriksson, U. J., E. Dahlström, C. Hellerström: Diabetes in pregnancy. Skeletal malformations in the offspring of diabetic rats after intermittent withdrawal of insulin in early gestation. Diabetes 32 (1983) 1141.
20. Fadel, H. E., S. D. Hammond: Diabetes mellitus and pregnancy. Management and results. J. reprod. Med. 27 (1982) 56.

21. Federlin, K., R. G. Bretzel: Pankreas-Inseltransplantation: gegenwärtiger Stand und zukünftige Aspekte. Dtsch. Ärztebl. 43 (1984) 3166.
22. Feige, A., R. Feige-Bruhns: Diabetes-Suchdiagnostik in der Schwangerschaft. Med. Mschr. 2 (1977) 60.
23. Feige, A., W. Künzel, H. J. Mitzkat: Fetal and maternal blood glucose, insulin and acid-base observations following maternal glucose infusion. J. perinat. Med. 5 (1977) 84.
24. Feige, A., H.-J. Mitzkat, R. Zick, K. Jakobitz: Untersuchungen zum Einfluß der Schwangerschaft auf den Kohlenhydrat- und Fettstoffwechsel der Mutter, Teil II: Änderungen im Lipid- und Kohlenhydratmetabolismus sowie hormonale Veränderungen nach intravenöser Glukosegabe. Z. Geburtsh. Perinat. 188 (1984) 167.
25. Feige, A., U. Nössner: Das Verhalten des glykosylierten Hämoglobins (HbA_1) in normaler und pathologischer Schwangerschaft. Z. Geburtsh. Perinat. 189 (1985) 13.
26. Fine, J.: Glucosuria in pregnancy. Brit. med. J. III (1967) 205.
27. Fuhrmann, K. H. Reiher, K. Semmler, F. Fischer, M. Fischer, E. Glöckner: Prevention of congenital malformations in infants of insulin-dependent diabetic mothers. Diabetes Care 6 (1983) 219.
28. Fuhrmann, K., H. Reiher, K. Semmler, E. Glöckner: The effect of intensified conventional insulin therapy before and during pregnancy on the malformation rate in offspring of diabetic mothers. Exp. clin. Endocr. 83 (1984) 173.
29. Gabbe, S. G: Diabetes mellitus in pregnancy: Have all the problems been solved? Amer. J. Med. 70 (1981) 613.
30. Golde, S. H., M. Montoro, B. Good Anderson, et al. : The role of nonstress tests, fetal biophysical profile, and contraction stress tests in the outpatient management of insulin-requiring diabetic pregnancies. Amer. J. Obstet. Gynec. 148 (1984) 269.
31. Hallmann, M., D. Wermer, B. L. Epstein, L. Gluck: Effects of maternal insulin or glucose infusion on the fetus: study on lung surfactant phospholipids, plasma myoinositol, and fetal growth in the rabbit. Amer. J. Obstet. Gynec. 142 (1982) 877.
32. Haukkamaa, M., C. G. Nilsson, T. Luukkainen: Screening, management, and outcome of pregnancy in diabetic mothers. Obstet. and Gynec. 55 (1980) 596.
33. Hölzl, M.: Untersuchungen zur Frage des Fruchtwasserkreislaufs unter besonderer Berücksichtigung des Hydramnions. Fortschr. Med. 101 (1983) 1298.
34. Hong, P. L, F. Benjamin, S. Deutsch: First prenatal visit glucose screening. Amer. J. Perinatol. 6 (1989) 433.
35. Irsigler, K., H. Kritz, G. Hagmüller, et al. : Long-term continuous intraperitoneal insulin infusion with an implanted remote-controlled insulin infusion device. Diabetes 30 (1981) 1972.
36. Köbberling, J.: Studies on the genetic heterogeneity of diabetes mellitus. Diabetologia 7 (1971) 46.
37. Köbberling, J., B. Brüggeboes: Prevalence of diabetes among children of insulin-dependent diabetic mothers. Diabetologia 18 (1980) 459.
38. Lang, N., O. Bellmann, H. J. Hinckers, H. Schlebusch: Diagnostik und klinische Bedeutung des Gestationsdiabetes. Gynäkologe 11 (1978) 78.
39. Lang, N., H. J. Hinckers, Z. Schlebusch, O. Bellmann: Vergleich von oralem und intravenösem Glukosetoleranztest in ihrer Bedeutung für Verlauf und Ausgang der Schwangerschaft. In: Dudenhausen, J. W., E. Saling (Hrsg.): Perinatale Medizin, Bd. 5, S. 73. Thieme, Stuttgart – New York 1974.
40. Lang, U., W. Künzel: Diabetes mellitus in pregnancy. Management and outcome of diabetic pregnancies in the state of Hessen, F. R. G.; a five-year-survey. Eur. J. Obstet. Gynaec. 33 (1989) 115.
41. Lang, U., W. Künzel: Maternale Blutglukose als Screening für Kohlenhydrattoleranzstörungen in der Schwangerschaft. Gynäkologe 23 (1990) 303.
42. Lavin, J. P., D. R. Lovelace, M. Miodovnik, H. C. Knowles, T. P. Barden: Clinical experience with 107 diabetic pregnancies. Amer. J. Obstet. Gynec. 147 (1983) 30.
43. de Leacy, E. A., D. M. Cowley: Evidence that the oral glucose-tolerance test does not provide a uniform stimulus to pancreatic islets in pregnancy. Clin. Chem. 35 (1989) 1482.
44. Lemons, J. A., P. Vargas, J. J. Delaney: Infant of the diabetic mother: review of 225 cases. Obstet. and Gynec. 57 (1981) 187.
45. Martin, J. N. jr.: The impact of ambulatory glycemic control on the insulin-dependent diabetic gravida. J. Miss. State med. Assoc. 30 (1989) 395.
46. Mestman, J. H.: Outcome of diabetes screening in pregnancy and perinatal morbidity in infants of mothers with mild impairment in glucose tolerance. Diabetes Care 3 (1980) 477.
47. Miller, E., J. W. Hare, J. P. Cloherty et. al.: Elevated maternal hemoglobin A_1 in early pregnancy and major congenital anomalies in infants of diabetic mothers. New Engl. J. Med. 304 (1981) 1331.
48. Miller, E.-C.: Abhängigkeit des Insulinbedarfsanstiegs der schwangeren Diabetikerin vom Fetalgeschlecht. Z. Geburtsh. Perinat. 187 (1983) 1.
49. Miller, E.-C., R. Steinhoff: Diabetesscreening in der Schwangerschaft. Geburtsh. u. Frauenheilk. 42 (1982) 583.
50. Mitzkat, H.-J.: Prä- und postoperative Störungen des Kohlenhydratstoffwechsels. In: Pichelmayr, R. (Hrsg.): Postoperative Komplikationen, S. 274. Springer, Berlin – Heidelberg – NewYork 1976.
51. O'Sullivan, J. B.: Gestational diabetes. New Engl. J. Med. 264 (1961) 1082.
52. O'Sullivan, J. B.: Insulin treatment for gestational diabetes. In: Camerini-Davalos, R. A., H. S. Cole (eds.): Early Diabetes in Early Life, p. 447. Academic Press, New York 1975.
53. O'Sullivan, J. B., D. Charles, C. M. Mahan, R. V. Dandrow: Gestational diabetes and perinatal mortality rate. Amer. J. Obstet. Gynec. 116 (1973) 901.
54. Pedersen, J.: The Pregnant Diabetic and the Newborn. Williams & Wilkins, Baltimore 1977.
55. Pedersen, J., L. Mølsted-Pedersen, B. Andersen: Assessors of fetal perinatal mortality in diabetic pregnancy. Analysis of 1332 pregnancies in the Copenhagen series 1946 – 1972. Diabetes 23 (1974) 302.
56. Persson, B.: Longterm morbidity in infants of diabetic mothers. Acta endocr. Suppl. 1989.
57. Pfeiffer, E. F., W. Kerner: Diabetestherapie: künstliches endokrines Pankreas und tragbare Insulinpumpen. Bisherige Entwicklung, gegenwärtiger Stellenwert und Chancen einer Weiterentwicklung. Dtsch. Ärztebl. 47 (1984) 3495.
58. Pijlman, B. M., W. B. de Koning, J. W. Wladimiroff, P. A. Stewart: Detection of fetal structural malformations by ultrasound in insulin-dependent pregnant women. Ultrasound Med. Biol. 15 (1989) 541.
59. Potthoff, S., N. Heisig: Schwangerschaft und Diabetes mellitus. Diagnostik 14 (1981) 7.
60. Raesaenen, J., P. Kirkinen, P. Jouppila: Fetal aortic blood flow and echocardiographic findings in human pregnancy. Europ. J. Obstet. Gynaec. 27 (1988) 115.
61. Reiher, H., K. Fuhrmann, K. Semmler, E. Jutzi, W. Besch, H.-J. Hahn: Der Einfluß des Kohlenhydratstoffwechsels während der Schwangerschaft insulinabhängiger Diabetikerinnen auf das Neugeborene. Zbl. Gynäk. 106 (1984) 524.
62. Renner, R.: Versuche mit neuen Behandlungsmethoden: Insulinpumpen, künstliches Pankreas. In: Mehnert, H., K. Schöffling (Hrsg.): Diabetologie in Klinik und Praxis, S. 270. Thieme, Stuttgart – New York 1984.
63. Renschler, H. E., H. G. Bach, H. von Baeyer: Die Ausscheidung von Glucose im Urin bei normaler Schwangerschaft. Dtsch. med. Wschr. 91 (1966) 1673.
64. Report of the National Commission on Diabetes to the Con-

gress of the United States. Department of Health, Education, and Welfare Publication 76 (1975) 1022.
65. Roversi, G. D., E. Pedretti, M. Gargiulo, G. Tronconi: Spontaneous preterm delivery in pregnant diabetics: a high risk hitherto "unrecognized". J. perinat. Med. 10 (1982) 249.
66. Sadler, T. W.: Effects of maternal diabetes on embryogenesis. Amer. J. Perinat. 5 (1988) 319.
67. Schöffling, K., W. Bachmann, H. Drost et. al.: Wie zuverlässig sind ambulante Blutzucker-Kontrollmethoden in der Hand des Patienten? Multizentrische Studie. Dtsch. med. Wschr. 107 (1982) 3.
68. Simpson, J. L., S. Elias, A. O. Martin, M. S. Palmer, E. S. Ogata, R. A. Radvany: Diabetes in pregnancy, Northwestern University series (1977 - 1981). I. prospective study of anomalies in offspring of mothers with diabetes mellitus. Amer. J. Obstet. Gynec. 146 (1983) 263.
69. Spellacy, W. N.: Carbohydrate metabolism during treatment with estrogen, progestogen, and low-dose oral contraceptives. Amer. J. Obstet. Gynec. 142 (1982) 732.
70. Tillil, H., J. Köbberling: Genetik des idiopathischen Diabetes mellitus. I. Teil: Typ-1-Diabetes. Med. Klin. 80 (1985) 198.
71. Traub, A. I.: Is centralized hospital care necessary for all insulin-dependent pregnant diabetics? Brit. J. Obstet. Gynaec. 94 (1987) 957.
72. Tsai, M. Y., E. K. Shultz, J. A. Nelson: Amniotic fluid phosphatidylglycerol in diabetic and control pregnant patients at different gestational lengths. Amer. J. Obstet. Gynec. 149 (1984) 388.
73. Turtle, J. R., D. M. Kipnis: The lipolytic action of human placental lactogen on isolated fat cells. Biochim. biophys. acta 144 (1967) 583.
74. Usadel, K. H., U. Schwedes: Versuche mit neuen Behandlungsmethoden: Pankreastransplantation, Inselzellimplantation. In: Mehnert H., K. Schöffling (Hrsg.): Diabetologie in Klinik und Praxis, S. 278. Thieme, Stuttgart – New York 1984.
75. Weiss, P. A. M.: Der Fruchtwasserinsulingehalt als Parameter zur Beurteilung des fetalen Zustandes bei Diabetes mellitus. Klin. Wschr. 56 (1978) 49.
76. Weiss, P. A. M., H. Hofmann, P. Purstner: Fetal insulin balance: gestational diabetes and postpartal screening. Obstet. and Gynec. 64 (1984) 65.
77. Weiss, P. A. M., H. Hofmann, R. Winter: Gestational diabetes and screening during pregnancy. Obstet. and Gynec. 63 (1984) 776.
78. Westberg, N. G.: Diabetic nephropathy. Pathogenesis and prevention. Acta endocr. 238 (1980) 85.
79. WHO Expert Committee on Diabetes Mellitus: 2nd Report. Technical Report Series 646. World Health Organization, Genf 1980.
80. Widness, J. A., H. C. Schwartz, C. B. Kahn, W. Oh, R. Schwartz: Glycohemoglobin in diabetic pregnancy: a sequential study. Amer. J. Obstet. Gynec. 136 (1980) 1024.

5 Das Verdauungssystem während der Schwangerschaft*

H. Heckers, K. Schwemmle

Inhalt

1	Gastrointestinale Störungen während der Schwangerschaft aus internistischer Sicht 149	1.2.3	Schwangerschaftsspezifische Lebererkrankungen 162
1.1	Der Gastrointestinaltrakt während der Schwangerschaft 149	1.2.3.1	Intrahepatische Schwangerschaftscholestase 162
1.1.1	Physiologische Veränderungen des Gastrointestinaltraktes 149	1.2.3.2	Akute idiopathische Schwangerschaftsfettleber, Präeklampsie-Eklampsie, HELLP-Syndrom 163
1.1.2	Gastroösophageale Refluxkrankheit . 149	1.2.3.3	Spontane Leberruptur 167
1.1.3	Colitis ulcerosa und Morbus Crohn . 150		
1.1.3.1	Fertilität 150	2	Gastrointestinale Störungen aus chirurgischer Sicht 170
1.1.3.2	Schwangerschaftsverlauf bei chronisch-entzündlichen Darmerkrankungen 151	2.1	Allgemeine Gesichtspunkte 170
		2.2	Schwangerschaftstypische Veränderungen 170
1.1.3.3	Einfluß der Schwangerschaft auf den Verlauf von Colitis ulcerosa und Morbus Crohn 152	2.2.1	Veränderungen der Darmmotilität . . 170
		2.2.2	Veränderungen der Darmlage 170
1.1.3.4	Medikamentöse Therapie 152	2.3	Akutes Abdomen 171
1.1.3.5	Schlußfolgerungen 153	2.4	Akute Appendizitis 172
1.1.4	Obstipation 153	2.4.1	Häufigkeit, Symptomatik und Differentialdiagnose 172
1.2	Die Leber während der Schwangerschaft 154	2.4.2	Therapie 173
1.2.1	Physiologische Veränderungen der Leberfunktion während der Schwangerschaft 154	2.4.3	Kindliche und mütterliche Letalität . . 173
		2.4.4	Frage nach Abruptio bei Appendizitis in der Schwangerschaft 174
1.2.2	Nicht-schwangerschaftsspezifische Lebererkrankungen 156	2.5	Ileus 174
		2.5.1	Häufigkeit und Ursache 174
1.2.2.1	Virushepatitis 156	2.5.2	Diagnose 174
1.2.2.2	Chronische Hepatitis 160	2.5.3	Therapie 175
1.2.2.3	Leberzirrhose und Ösophagusvarizen 161	2.6	Gastroduodenalulkus 175
1.2.2.4	Lebertransplantation 161	2.7	Gallenwegserkrankungen 175
		2.8	Pankreatitis 176

* Die Literatur befindet sich jeweils am Ende der Abschnitte.

2.9	Spontane intraabdominelle Blutungen 176	2.11.1	Divertikulitis. 177
2.10	Hiatusgleithernie. 177	2.11.2	Enterocolitis regionalis Crohn. 178
2.11	Entzündliche Dickdarmerkrankungen 177	2.11.3	Colitis ulcerosa 178
		2.12	Maligne Tumoren. 178

1 Gastrointestinale Störungen während der Schwangerschaft aus internistischer Sicht

H. Heckers

1.1 Der Gastrointestinaltrakt während der Schwangerschaft

Der Geburtshelfer wird keineswegs selten mit gastroenterologischen Fragestellungen konfrontiert. Oft sind diese wie bei der häufigen banalen gastroösophagealen Refluxkrankheit ohne besondere klinische Relevanz. Manchmal betreffen sie aber auch prognostisch sehr ernste schwangerschaftsspezifische gastroenterologische Erkrankungen wie die seltene idiopathische Schwangerschaftsfettleber, die von anderen mit Ikterus einhergehenden Lebererkrankungen abgegrenzt werden muß. Unsicherheit herrscht selbst bei Internisten über die Bedeutung präexistenter oder auch erst in der Schwangerschaft erstmals manifest werdender chronisch-entzündlicher Erkrankungen wie Morbus Crohn, Colitis ulcerosa oder chronische Hepatitis für Mutter und Kind. Nachfolgend sollen die wichtigsten gastroenterologischen Erkrankungen aus internistischer Sicht in ihrer Bedeutung für die Schwangerschaft dargestellt werden. Diese Darstellung kann nicht den in den meisten Fällen erforderlichen engen Kontakt zwischen Geburtshelfer und Gastroenterologen ersetzen.

1.1.1 Physiologische Veränderungen des Gastrointestinaltraktes

Bedingt durch den mit fortschreitender Schwangerschaftsdauer kontinuierlich ansteigenden Serum-Progesteronspiegel – essentiell zur Aufrechterhaltung der Schwangerschaft – als wahrscheinlich wesentlichste Teilkomponente, kommt es zu einer generalisierten gastrointestinalen Tonusminderung der glatten Muskulatur. Diese führt zur Tonusminderung des unteren Ösophagussphinkters, zur Erschlaffung der Gallenblase mit Zunahme des Gallenvolumens und erhöhtem Residualvolumen nach Gallenblasenkontraktion und zu einer Verlängerung sowohl der intestinalen Gesamtpassagezeit wie der Dünndarmpassagezeit.

Relevante Änderungen der exokrinen gastrointestinalen Sekretion sind nicht bekannt.

1.1.2 Gastroösophageale Refluxkrankheit

Über Sodbrennen, oftmals verbunden mit saurer Regurgitation, klagen bis zu 72% aller Schwangeren [66]. Es ist damit das häufigste gastrointestinale Symptom in der Gravidität.

Sodbrennen ist Ausdruck eines pathologisch gesteigerten gastroösophagealen Refluxes infolge eines verminderten Ruhedruckes des unteren Ösophagussphinkters bei gleichzeitig erhöhtem intragastralen Druck. Möglicherweise spielt auch eine verminderte ösophageale Clearance von refluiertem Material infolge Abnahme der ösophagealen Peristaltik eine Rolle. Verantwortlich wird hierfür die hormonelle Umstellung in der Schwangerschaft gemacht, insbesondere der massive Anstieg des Progesteronspiegels. Da die Progesteronspiegel bei Schwangeren mit Reflux ebenso hoch sind wie bei Schwangeren ohne Reflux, sind zusätzliche, vermeintlich endogene, pathogenetische Faktoren erforderlich. Ob ursächlich auch eine unzeitgemäße Erschlaffung des unteren Ösophagussphinkters mit im Spiel ist, ein Mechanismus, der außerhalb der Schwangerschaft als Ursache der gastroösophagealen Refluxkrankheit viel häufiger ist als ein verminderter Ruhetonus, ist bisher nicht untersucht worden. Daß das Sodbrennen – nicht die Regurgitation – mit zunehmender Dauer der Schwangerschaft immer häufiger und heftiger wird [66], wird darauf zurückgeführt, daß das Maximum der Drucksenkung des unteren Ösophagussphinkters parallel zum Progesteronanstieg erst in der späten Schwangerschaft erreicht wird, und auch darauf, daß der intragastrale Druck mit der Größenzunahme des Uterus weiter ansteigt. Ein alleiniger intragastraler Druckanstieg, wie z. B. bei Aszites, hat keinen pathologischen gastroösophagealen Reflux zur Folge [108]. Weitere unabhängige Prädiktoren einer gastroösophagealen Refluxkrankheit in der Schwangerschaft sind präexistentes Sodbrennen, die Zahl früherer Schwangerschaften und – invers assoziiert – das Alter der Schwangeren. Keinen Einfluß haben der Bodymass-Index und die Gewichtszunahme in der Schwangerschaft ebenso wie die ethnische Zugehörigkeit [66].

Komplikationen

Bei anhaltendem und stark ausgeprägtem, unbehandeltem Reflux kann sich durchaus eine massive Refluxösophagitis mit entzündlicher Stenose entwickeln, erkennbar an Odynophagie und Dysphagie, die dann bougiert werden muß. Dafür ist keine Narkose erforderlich, sondern allenfalls eine leichte Sedierung der Patientin. Nach der Entbindung verschwindet mit der Normalisierung des Sphinkterdruckes die Refluxsymptomatik vollständig.

Allgemeine Behandlungsmaßnahmen

Die Behandlung der gastroösophagealen Refluxkrankheit erfolgt in erster Linie durch nicht-medikamentöse Maßnahmen. Die Einnahme kleiner, dafür häufigerer Mahlzeiten, der Verzicht auf eine späte Abendmahlzeit sowie die Erhöhung des Bettkopfteiles um 30 cm, z. B. durch die Verwendung eines Keilkissens oder die Benutzung eines Bettes mit verstellbarer Auflegefläche oder durch das Unterstellen von Holzklötzen, führen meist schon zu einer deutlichen Linderung der Beschwerden. Alkohol, Nikotin, Kaffee, der reichliche Verzehr von süßen Kohlenhydraten und von Fett ebenso wie Streß können die Refluxsymptomatik begünstigen und sollten bei Unverträglichkeit vermieden werden. Auf beengende Kleidung sollte verzichtet, eine Obstipation sollte behandelt werden.

Medikamentöse Therapie

Reichen diese Maßnahmen nicht aus, so muß eine zusätzliche medikamentöse Therapie erwogen werden. Mittel der ersten Wahl bei gastroösophagealer Refluxkrankheit sind üblicherweise Antazida und/oder prokinetisch wirkende Medikamente wie Metoclopramid, Domperidon und Cisaprid. Falls dies nicht ausreicht, können H_2-Rezeptorantagonisten wie Cimetidin, Ranitidin und Famotidin und nur bei dritt- und viertgradiger Refluxösophagitis, die meist auf H_2-Rezeptorantagonisten nur unzureichend ansprechen, auch Protonenpumpenblocker wie Omeprazol erforderlich werden. Letzteres geht transplazentar auf den Feten über.

Die Wirkung der besonders häufig in der Schwangerschaft vielfach als Selbstmedikation angewandten Antazida, gegen die keine Einwände bestehen, weil es sich um eine nicht-systemische Therapie handelt, ist meist nur kurzdauernd und vielfach unzureichend. Höhere Dosen aluminium- oder calciumhaltiger Antazida fördern die ohnehin in der Schwangerschaft häufigere Obstipation, während magnesiumhaltige Antazida eher laxierend wirken. Wenn auch von keinem der sonst aufgeführten Pharmaka embryotoxische oder teratogene Effekte bekannt sind (sie gehören alle in die Klasse B der Einteilung nach fetaler Schädigungsmöglichkeit der FDA [80]), erscheint es in Anbetracht der begrenzten Erfahrungen bei Schwangeren, unter Einschluß derer, die in Unkenntnis einer bestehenden Schwangerschaft derartige Medikamente eingenommen haben, geboten, die Indikation eng zu stellen und gegebenenfalls denjenigen Substanzen den Vorzug zu geben, die wie Cimetidin und Ranitidin schon lange verfügbar sind, und Präparate wie Omeprazol mit nur kurzer Markterprobung zu meiden.

1.1.3 Colitis ulcerosa und Morbus Crohn

Die Ätiologie der chronisch-entzündlichen Darmerkrankungen Colitis ulcerosa und Morbus Crohn ist unbekannt. Eine Heilung beider Erkrankungen ist bisher nicht möglich. Der chronische Krankheitsverlauf ist durch eine Vielzahl von Komplikationsmöglichkeiten geprägt und individuell nicht vorhersehbar. Beide Erkrankungen sind relativ selten. Die Angaben zur Inzidenz der Colitis ulcerosa variieren zwischen 5,1 und 15,1, die des Morbus Crohn zwischen 2,7 und 6,0 Neuerkrankungen im Jahr pro 100 000 Einwohner [12]. Die Prävalenzen beider Erkrankungen betragen etwa das Zehnfache der jeweiligen Inzidenzraten. Beide Erkrankungen kommen bei Männern und Frauen in etwa gleich häufig vor. Der Altersgipfel der Erstdiagnose bei beiden Erkrankungen und beiden Geschlechtern ist zwischen dem 2. und 4. Lebensjahrzehnt zu finden. Dadurch ergibt sich bei vielen der erkrankten Frauen die Möglichkeit einer andauernden wechselseitigen Beeinflussung von Colitis ulcerosa und Morbus Crohn mit Fertilität und Schwangerschaft.

1.1.3.1 Fertilität

Anders als in vielen früheren Arbeiten wird die Fertilität von Frauen mit chronisch-entzündlichen Darmerkrankungen, möglicherweise infolge der heute optimierten konservativen Therapie, als weitgehend normal eingeschätzt [47]. In früheren anderslautenden Studien, die insbesondere Frauen mit Morbus Crohn eine deutlich reduzierte Fertilität zusprachen, war oftmals unberücksichtigt geblieben, daß Kinderlosigkeit auch durch männliche Zeugungsunfähigkeit erklärt werden kann, daß im akuten Stadium der Erkrankung die Frauen einen schlechten Allgemeinzustand, oftmals verbunden mit sekundärer Amenorrhö, aufweisen, und daß Frauen auch deshalb kinderlos bleiben, weil sie wegen ihrer Erkrankung Angst vor einer Schwangerschaft haben, weil sie eine reduzierte Vita sexualis aufweisen oder aus anderen Gründen kein Kinderwunsch besteht. Andere Ursachen eines unerfüllten Kinderwunsches können Mangelernährung sein oder auch ein uni- oder bilateraler Tubenverschluß infolge entzündlicher Verwachsungen oder Fistelbildungen im kleinen Becken, speziell bei Ileitis terminalis. Die Bedeutung des körperlichen Allgemeinzustandes wird durch die Beobachtung gestützt, daß Frauen nach chirurgischer Therapie, die in aller Regel zumindest vorübergehend zu einer deutlichen Besserung des Allgemeinbefindens führt, häufiger schwanger werden als nach alleiniger medikamentöser Therapie. Dabei bestehen keine Hinweise für negative Einflüsse einer medikamentösen Therapie mit Salazosulfapyridin oder Glukokortikoiden auf die Konzeptionsfähigkeit von Frauen mit chronisch-entzündlichen Darmerkrankungen.

Im Gegensatz dazu wurden bei Männern unter Salazosulfapyridin, bei Karenz dieses Medikamentes schnell reversible, Samenschäden und vereinzelt Infertilität [76] beobachtet. Andere Studien beschreiben trotz mindestens dreimonatiger Salazosulfapyridinpause persistierende Oligospermien [27] oder Spermaveränderungen, die eine höhere Korrelation zur Aktivität des Morbus Crohn aufwiesen als zur Therapie mit Salazosulfapyridin [14]. In einer jüngeren, sehr umfassenden Studie konnte zwar gezeigt werden, daß die Schwangerschaftsrate bei Paaren, wenn der männliche Partner eine chronisch-entzündliche Darmerkrankung hatte, sowohl bei Morbus Crohn als auch bei Colitis ulcerosa niedriger lag als in einer Kontrollgruppe, daß dies aber nicht Folge der Grunderkrankung oder der Therapie mit Salazosulfapyridin war, sondern vermutlich durch Nichtkrankheitsfaktoren wie die bewußte Entscheidung, eine Schwangerschaft zu vermeiden, bedingt war [109].

Summa summarum bleibt also die Fertilität sowohl bei Frauen als auch bei Männern, die an einer chronisch-entzündlichen Darmerkrankung leiden, von Ausnahmen abgesehen, unbeeinflußt.

1.1.3.2 Schwangerschaftsverlauf bei chronisch-entzündlichen Darmerkrankungen

Die in Tabelle 5-1 dargestellte Sammelstatistik über Schwangerschaftsverläufe bei Colitis ulcerosa und Morbus Crohn läßt erkennen, daß die kindliche Prognose bei beiden Erkrankungen insgesamt gut ist [40]. Frühgeburten, Fehlgeburten, Totgeburten und spontane Aborte sind nicht häufiger als bei der Normalbevölkerung [40, 74]. In anderen Studien wurde eine erhöhte Frühgeburtenrate (<37. Woche) beschrieben, überwiegend für Frauen mit Morbus Crohn [8, 67, 79], etwas weniger häufig für solche mit Colitis ulcerosa [8, 28], die nicht Folge einer Exazerbation der Grunderkrankung waren. Das Risiko fetaler Komplikationen steigt bei schweren Verlaufsformen [47, 114], bei aktiver Erkrankung besonders zu Beginn der Schwangerschaft [40, 47, 74] und bei Erstmanifestation eines Morbus Crohn während der Schwangerschaft [40]. Darüber hinaus ist das fetale Risiko bei Schwangeren mit aktivem Morbus Crohn größer als bei denen mit aktiver Colitis ulcerosa.

Es ist nützlich, bei Frauen mit chronisch-entzündlichen Darmerkrankungen vor einer geplanten Konzeption eine adäquate Darmdiagnostik durchzuführen, z.B. zum Ausschluß relevanter, klinisch noch inapparenter Darmstenosen, da eine in der Schwangerschaft erforderliche chirurgische Intervention für Mutter und Kind gefährlich ist. Im Gegensatz dazu haben frühere Operationen, z.B. eine totale Kolektomie, keinen Einfluß auf die Fertilität und auf den Schwangerschaftsverlauf [62].

Die Art der Entbindung richtet sich nach gynäkologischen Kriterien. Nur in Ausnahmefällen, wie z.B. beim Vorliegen von Fistelbildungen, sollten gastroenterologische Aspekte mitberücksichtigt werden.

Tabelle 5-1 Fetale Prognose bei Colitis ulcerosa oder Morbus Crohn der Mutter. Sammelstatistik aus 18 Publikationen für die Colitis ulcerosa und aus sechs Publikationen für den Morbus Crohn (nach Järnerot [40])

Erkrankung	Schwangerschaften	Lebendgeburten termingerecht ohne Frühgeburt	Fehlbildungen	spontane Aborte	therapeutische Aborte	Totgeburten
Colitis ulcerosa	1155	962 (83,3%)	13 (1,1%)	105 (9,1%)	55 (4,8%)	22 (1,9%)
Morbus Crohn	388	281 (83,1%)	4 (1,2%)	37 (10,9%)	9 (2,7%)	8 (2,4%)

1.1.3.3 Einfluß der Schwangerschaft auf den Verlauf von Colitis ulcerosa und Morbus Crohn

Colitis ulcerosa

Bei inaktiver Colitis ulcerosa kommt es in ca. 32% zu einer Aktivierung der Erkrankung (Streubreite 9,5 bis 54,1%; Literatur bei [35] und [114]). Exazerbationen sind somit nicht häufiger während der zwölf Monate von Schwangerschaft und Puerperium als außerhalb derselben [74]. Die Kolitisrezidive können zu jedem Zeitpunkt der Schwangerschaft auftreten. Über die Häufigkeitsverteilung besteht im Schrifttum Uneinigkeit. In einer Sammelstatistik über 245 Schwangerschaften [40] trat die Aktivierung der Erkrankung zu etwa je einem Drittel im I. Trimenon, im II. zusammen mit dem III. Trimenon sowie im Puerperium auf. In anderen Studien zeigte sich eine deutliche Bevorzugung des II. und I. Trimenons [74] oder eine gleichmäßige Häufigkeitsverteilung über alle vier Zeiträume [72].

Bei Frauen mit aktiver Colitis ulcerosa zum Zeitpunkt der Konzeption kam es in ca. 45% zu einer weiteren Zunahme der entzündlichen Aktivität und in je einem Viertel der Fälle entweder zur Besserung oder zu einem Persistieren der initialen Krankheitsaktivität. Drei von vier Frauen dieses Kollektivs leiden demnach während ihrer gesamten Schwangerschaft an aktiver Colitis ulcerosa, wodurch insbesondere die kindliche Prognose verschlechtert wird (Literatur bei [35] und [114]).

Aus früheren Schwangerschaftsverläufen lassen sich keine Rückschlüsse auf den voraussichtlichen Verlauf einer Colitis ulcerosa in zukünftigen Schwangerschaften ziehen.

Morbus Crohn

Nur etwa ein Viertel aller Schwangeren mit inaktivem Morbus Crohn erleidet einen entzündlichen Schub während der Schwangerschaft [35, 47, 72, 116]. Die Rezidivhäufigkeit dürfte bei Berücksichtigung gleicher Zeiträume der von nicht-schwangeren Frauen entsprechen. Im Vergleich zur Colitis ulcerosa tritt eine Exazerbation eines primär inaktiven Morbus Crohn in der Schwangerschaft eher seltener ein.

Ebenso nimmt eine zum Zeitpunkt der Konzeption mäßig floride oder hochfloride Crohn-Erkrankung mit im Mittel 38% (Streubreite 26–47%; Literatur bei [35, 47, 116]) häufiger an entzündlicher Aktivität während der Schwangerschaft ab, als dies bei Colitis ulcerosa der Fall ist.

Auch für den Morbus Crohn gilt, daß die Verläufe bei schwangeren Frauen sich nicht unterscheiden von denen bei Nichtschwangeren [116]. Auch hat eine gegebenenfalls erforderliche medikamentöse Therapie keinen Einfluß auf die Rezidivrate. Einzig die entzündliche Aktivität zum Zeitpunkt der Konzeption bestimmt relevant die Crohn-Aktivität während der Schwangerschaft.

1.1.3.4 Medikamentöse Therapie

Typisch für chronisch-entzündliche Darmerkrankungen ist, daß Phasen von erhöhter entzündlicher Aktivität mit Remissionsphasen abwechseln. Ziel jeder Therapie muß es sein, eine Remission zu erzielen und auch möglichst lange zu erhalten. Der Morbus Crohn wird nur in der akuten Phase behandelt, da eine erfolgreiche Rezidivprophylaxe nicht bekannt ist. Im Gegensatz dazu läßt sich bei Colitis ulcerosa mit Salazosulfapyridin (SASP) oder mit dessen Metaboliten 5-Aminosalicylsäure (5-ASA) eine erfolgreiche Rezidivprophylaxe betreiben.

Azathioprin

Die Immunsuppressiva Azathioprin und sein Metabolit 6-Mercaptopurin gelten in der Therapie chronisch-entzündlicher Darmerkrankungen als Reservemedikamente, die nur dann eingesetzt werden, wenn SASP und Glukokortikoide als Mittel der ersten Wahl versagt haben oder wenn z.B. ein Fistelleiden besteht. Dennoch gibt es gut dokumentierte Einzelfälle, für die diese Medikamente zur Kontrolle der Erkrankung von besonderer Wichtigkeit sind.

Da sie plazentagängig sind und ihr Einsatz beim Tier zu gehäuften Totgeburten, fetalen Fehlbildungen und fetaler Wachstumsverzögerung geführt hat [94], galt ihr Einsatz in der Schwangerschaft als kontraindiziert, so daß Frauen, die unter dieser Therapie konzipiert hatten, vielfach in der Vergangenheit die Interruptio empfohlen wurde. Zwischenzeitlich sind jedoch zahlreiche Schwangerschaftsverläufe bei Frauen mit Lupus erythematodes [68], autoimmuner chronischer Hepatitis [101], Zustand nach Nierentransplantation [19, 83] und auch bei chronisch-entzündlichen Darmerkrankungen [1] bekannt geworden, bei denen trotz während der gesamten Schwangerschaft und auch zum Zeitpunkt der Konzeption beibehaltener Therapie mit Azathioprin oder 6-Mercaptopurin, oft kombiniert mit Glukokortikoiden, gesunde Kinder geboren wurden. In keinem Fall ist bisher unter immunsuppressiver

Therapie eine fetale Fehlbildung beschrieben worden. Beschrieben wurden jedoch Einzelfälle mit reversibler fetaler Lymphopenie, Hypogammaglobulinämie und Thymushypoplasie [23], mit Leukopenie und Thrombozytopenie infolge fetaler Knochenmarkssuppression [20, 23] oder mit fetaler Zytomegalieinfektion, nachdem die Mutter während der Schwangerschaft mit Immunsuppressiva behandelt worden war.

Frauen mit chronisch-entzündlichen Darmerkrankungen, die unter Azathioprintherapie schwanger geworden sind und diese Therapie gut begründet zur Aufrechterhaltung einer Remission benötigen, kann deshalb heute trotz nur begrenzter Erfahrungen geraten werden, die Schwangerschaft auszutragen [1]. Bei dem Entscheidungsprozeß, ob die Schwangerschaft aufrechterhalten bleiben soll oder nicht, sollten die Kindeseltern jedoch nach genauer Information entscheidend beteiligt werden.

Metronidazol

Metronidazol, das als potentiell teratogen und karzinogen gilt und das auch immunsuppressive Eigenschaften besitzt, ist hinsichtlich seiner Nebenwirkungen auf die Schwangerschaft so wenig untersucht, daß sein Einsatz, entgegen dem neuerdings vermehrten Einsatz bei Morbus Crohn mit Fistelbildung, nur in besonders indizierten Ausnahmefällen zu rechtfertigen sein wird. Bei Infektionen mit Anaerobiern, in allen Phasen der Schwangerschaft kurzdauernd verabreicht, erwies es sich als ungefährlich für Mutter und Kind, obwohl es die Plazenta passiert und in hohen Konzentrationen im fetalen Gewebe nachgewiesen werden kann [4].

Künstliche Ernährung

Abgesehen von Kasuistiken gibt es mit der totalen parenteralen Ernährung oder der künstlichen enteralen Ernährung zur Behandlung chronisch-entzündlicher Darmerkrankungen in der Schwangerschaft keine wesentlichen Erfahrungen. In einigen Fällen konnte erst unter dieser Therapie eine Schwangerschaft bei Frauen mit kompliziertem Morbus Crohn ausgetragen werden [106]. Da beide Therapieformen als wirksame Behandlungsmaßnahmen gelten, sollte man sie bei kompliziert verlaufenden Exazerbationen durchaus als Reservetherapie auch in der Schwangerschaft in Betracht ziehen.

1.1.3.5 Schlußfolgerungen

Colitis ulcerosa und Morbus Crohn erfordern bei Schwangeren oder bei Frauen mit Kinderwunsch eine enge und andauernde Zusammenarbeit zwischen Frauenarzt und Gastroenterologen. Beide Erkrankungen stellen in der Regel keine Kontraindikation für eine Schwangerschaft und auch keine Indikation für eine Interruptio dar. Frauen mit chronisch-entzündlichen Darmerkrankungen können und dürfen schwanger werden. Sie und ihr Kind sind dadurch nicht besonders gefährdet. Schwere, aktive Verlaufsformen sollten allerdings vor Planung einer Schwangerschaft erst in eine wenig aktive oder inaktive Phase zurückgeführt werden. Dabei können die in der Standardtherapie besonders bewährten Medikamente (Glukokortikoide und Salazosulfapyridin) eingesetzt und erforderlichenfalls auch von der Konzeption bis zum Puerperium beibehalten werden. Eine Schädigung oder Gefährdung des Kindes ist dadurch nicht zu erwarten. Nur in absoluten Ausnahmefällen (bei Perforation, komplettem Ileus, toxischem Megakolon und schwerer, konservativ nicht beherrschbarer Blutung) ist eine Operationsindikation gegeben. Da eine Schwangerschaftsunterbrechung den weiteren Verlauf der Erkrankung nicht begünstigt, sollte dabei immer versucht werden, die Schwangerschaft zu erhalten.

1.1.4 Obstipation

Im offensichtlichen Gegensatz zum ärztlichen, empirisch begründeten Standardwissen, daß während der Schwangerschaft eine Obstipation auftreten oder sich eine präexistente Obstipation verstärken kann, ist das wissenschaftliche Fundament hierzu erstaunlich begrenzt. Soweit überhaupt wissenschaftliche Daten vorliegen, sind diese meist unbestätigt, unkontrolliert und vielfach auch noch methodisch anfechtbar. Als wesentliche Teilkomponente in der komplexen Ätiologie der schwangerschaftsbedingten Obstipation gilt eine infolge erhöhten Progesteronspiegels ausgelöste, nach der Geburt schnell reversible, allgemeine Tonusminderung der glatten Muskulatur, die im Gastrointestinaltrakt infolge Tonusminderung zu einer Zunahme der orozökalen Passagezeit [21] sowie der intestinalen Gesamtpassagezeit führt. Da ein erhöhter Progesteronspiegel aber bei allen Schwangeren besteht, müssen weitere Manifestationsfaktoren vorhanden sein, die nur unzureichend untersucht sind.

Therapie der Obstipation infolge einer Schwangerschaft

Voraussetzung für die möglichst kausale Behandlung einer Obstipation ist ihre differentialdiagnostische Abklärung. Nicht jede Obstipation in der Schwangerschaft ist zugleich auch eine schwangerschaftsspezifische Obstipation. Für die durch eine Schwangerschaft ausgelöste oder durch eine Schwangerschaft verstärkte, weil präexistente, habituelle Obstipation gelten die gleichen allgemeinen therapeutischen Prinzipien wie für die sonstigen funktionellen Störungen des Dickdarms, jedoch erheblich eingeschränkte medikamentöse Behandlungsmaßnahmen.

Allgemeine Behandlungsmaßnahmen: Hierzu gehört das ausführliche Gespräch, bei dem auf die Harmlosigkeit des Beschwerdebildes hingewiesen wird. Empfohlen werden sollen voluminöse, ballaststoffreiche Mahlzeiten, insbesondere ein ballaststoffreiches Frühstück, das ohne Zeitdruck eingenommen werden soll, sowie eine reichliche Flüssigkeitszufuhr, ergänzt durch vermehrte körperliche Aktivität.

Medikamentöse Therapie: Falls die allgemeinen Maßnahmen nicht ausreichen, müssen medikamentöse Maßnahmen erwogen werden. Die Anwendung von Laxanzien über längere Zeit, die grundsätzlich im Hinblick auf durch Laxanzien induzierte Störungen ohnehin auf den Gebrauch weniger Stoffklassen beschränkt ist [3], ist während der Schwangerschaft wegen potentieller teratogener Risiken noch weiter eingeengt. Aus der Vielzahl in Frage kommender Abführmittel hat das American College of Gastroenterology's Committee on FDA-Related Matters [61] einige herausgegriffen und zu ihrer Anwendung in Schwangerschaft und Stillphase Stellung bezogen (Tab. 5-2). Dabei wurde eine von der FDA 1979 erarbeitete Einteilung resorptionsfähiger Medikamente in fünf Klassen mit steigendem fetalem Risiko benutzt (Tab. 5-3). Diese Einteilung stellt nur einen vorläufigen Kompromiß dar, der solange gültig ist, bis es bessere Methoden gibt, um ein teratogenes Risiko zu erkennen. Insgesamt betrachtet ist jedoch das durch Medikamente ausgelöste teratogene Risiko der Schwangeren mit nur 1 bis 5 % aller bekannten Fehlbildungen, deren Inzidenz in der Gesamtpopulation zwischen 2 und 4 % angegeben wird [69], sehr gering. Darüber hinaus besteht ein medikamentöses Risiko weit überwiegend nur im I. Trimenon während der kritischen Phasen der Organogenese (siehe auch Bd. 4, Kap. 9).

Das höchste Risikopotential wird dem Rizinusöl zugesprochen, weil es vorzeitige Uteruskontraktionen auszulösen vermag [26]. Auch von verschiedenen Anthrachinonderivaten wird abgeraten; sie werden mit fetalen Fehlbildungen in Verbindung gebracht. Dies gilt nicht für Folia Sennae und ebenso nicht für die Diphenylmethanderivate Phenolphthalein und Bisacodyl bei allerdings nur gelegentlichem Gebrauch ab dem II. Trimenon [26]. Über

Tabelle 5-2 Empfehlungen für die Verordnung von Laxanzien in der Schwangerschaft und Stillperiode (modifiziert nach [3])

Medikament	FDA Risikoklasse*	I. Trimenon	II. und III. Trimenon	Stillperiode**
1. Füll- und Quellstoffe	C2	N > R	N > R	I
2. Stuhlaufweichende Medikamente				
– Paraffinöl	C2	R >> N	R >> N	IV
– Natrium-Dioctylsulfosuccinat	C2	R vs. N?	R vs. N?	III-B
3. Darmirritierende Laxanzien (sog. Stimulanzien)				
a) Rizinusöl	D	R >> N	R >> N	III-B
b) Anthrachinonderivate				
– Folia Sennae	B1	R vs. N?	R > N	III-A
– Cascara Sagrada	C2	R vs. N?	R vs. N?	IV-B
– Danthron	C2	R >> N	R >> N	IV
c) Diphenylmethanderivate				
– Bisacodyl	B1	R vs. N?	N > R	I
– Phenolphthalein	B1	R vs. N?	N > R	II
4. Osmotisch wirksame Laxanzien				
– Mg(OH)$_2$-haltige Emulsionen	C2	R vs. N?	R vs. N?	III-B
– Laktulose	C2	R vs. N?	R vs. N?	III-B

Definitionen: R vs. N?, das Verhältnis von Risiko zu Nutzen, ist ungeklärt. Vorsicht ist angebracht. R >> N, das erwiesene oder potentielle Risiko überwiegt den potentiellen Nutzen. Verwendung nicht zu empfehlen. N > R, die potentiellen Vorteile überwiegen die potentiellen Risiken.
* Bezüglich der Einteilung des fetalen Risikos in Klassen siehe Tabelle 5-3.
** Gruppe I: Das Medikament gelangt nicht in die Muttermilch.
Gruppe II: Das Medikament gelangt in die Milch, hat aber wahrscheinlich keinen Einfluß auf das Neugeborene bei normaler Dosierung.
Gruppe III: Es ist unbekannt, ob das Medikament in die Milch gelangt; A, negative Auswirkungen auf das Neugeborene werden nicht erwartet; B, Stillen wird nicht empfohlen, da das Medikament aus der Milch absorbiert wird.
Gruppe IV: Das Medikament gelangt in die Milch. Wegen potentieller Risiken für das Neugeborene wird vom Stillen abgeraten.

Laxanzien, die Natrium-Dioctylsulfosuccinat enthalten und als Weichmacher eingestuft sind, sind keine systematischen Untersuchungen bekannt. Dennoch werden sie vielfach in der Schwangerschaft verwendet, ohne daß bisher über Nebenwirkungen berichtet wurde. Als in jeder Hinsicht sichere Medikamente zur Behandlung einer Obstipation in der Schwangerschaft gelten Füll- und Quellstoffe wie Weizenkleie und Zubereitungen aus Plantago ovata (Psyllium) [26], die sich auch in der Praxis zur Behandlung der Obstipation in der Schwangerschaft als wirksam erwiesen haben [5]. Bevorzugt man jedoch anstelle industriell gefertigter Ballaststoffe – als wirksam hat sich schon eine Menge von drei gehäuften Eßlöffeln Weizenkleie täglich erwiesen – eine natürliche ballaststoffangereicherte Diät, dann sollte man die Schwangere darauf hinweisen, daß dies am einfachsten dadurch zu erreichen ist, daß sie zukünftig anstelle der üblichen zweieinhalb Scheiben Vollkornbrot sechs Scheiben ißt. Die auch in der Schwangerschaft äußerst wirksame Lactulose [56], für die zumindest im Tierversuch kein teratogenes Risiko gefunden werden konnte, wird von der amerikanischen Expertengruppe deshalb nicht empfohlen, weil unbekannt ist, ob sie die Plazentaschranke überschreitet (siehe auch Tab. 5-2).

1.2 Die Leber während der Schwangerschaft

1.2.1 Physiologische Veränderungen der Leberfunktion während der Schwangerschaft

Bei etwa zwei Drittel aller Schwangeren treten Spinnennävi und Palmarerythem auf, welche sich vier bis sechs Wochen post partum zurückbilden. Sie werden weniger auf hormonale Veränderungen in der Schwangerschaft als vielmehr auf ein hyperdynames Syndrom zurückgeführt, das, beginnend etwa mit der 10. Schwangerschaftswoche, unter anderem in einer kontinuierlichen Zunahme des Blut- bzw. Plasmavolumens von bis 50 % bzw. über 50 % zum Ausdruck kommt. Während der Schwangerschaft treten typische laborchemische Veränderungen auf (Tab. 5-4). Der um 10 bis 60 % erniedrigte Albuminspiegel ist Folge der Hämodilution. Die Aktivitäten der alkalischen Phosphatase und Leucinaminopeptidase steigen, in der Plazenta gebildet, auf das Zwei- bis Dreifache der sonst üblichen Normalwerte kontinuierlich an. Alpha-1-Fetoprotein, in der Leber des Feten gebildet, erreicht im letzten Trimenon Werte bis 400 ng/dl. Höhere Werte lassen auf Erkrankungen des Feten (Anenzephalie; Spina bifida; siehe auch Bd. 4, Kap. 17, Abschnitt 2.2.1) oder der Mutter (hepatozelluläres Karzinom) schließen.

Tabelle 5-3 Medikamente und Schwangerschaft. Einteilung nach fetalen Schädigungsmöglichkeiten (nach FDA [80])

Klasse A
Gut dokumentierte, kontrollierte Studien sprechen gegen die Möglichkeit einer fetalen Schädigung, schließen sie jedoch keineswegs sicher aus. Deshalb gilt auch für diese Medikamente der Grundsatz, sie nur dann zu verwenden, wenn ihr Einsatz erforderlich ist.

Klasse B
Es liegen die Ergebnisse von Studien an Tieren vor, die kein fetales Risiko für diese Medikamente aufzeigen. Adäquate Studien beim Menschen fehlen (**B1**).
Tierstudien ergaben ein gewisses Risiko, das sich jedoch in kontrollierten Studien an schwangeren Frauen nicht bestätigte (**B2**).

Klasse C
Tierversuche ergaben fetale Schädigungsmöglichkeiten. Entsprechende kontrollierte Studien an schwangeren Frauen fehlen (**C1**).
Studien bei Mensch und Tier fehlen (**C2**).

Klasse D
Medikamente dieser Kategorie haben ein fetales Risikopotential für den Menschen. Dennoch sind sie bei lebensbedrohlichen Situationen oder ernsten Erkrankungen indiziert, für die weniger riskante, wirksame Medikamente nicht verfügbar sind. Frauen, die während der Einnahme dieser Medikamente schwanger werden, und Schwangere, die solche Medikamente benötigen, sollten über das potentielle fetale Risiko informiert werden.

Klasse X
Der Einsatz dieser Medikamente in der Schwangerschaft ist absolut kontraindiziert, da ihr bei Mensch und Tier nachgewiesenes teratogenes Risiko größer ist als ihr potentieller Nutzen. Schwangere, die solche Medikamente irrtümlicherweise verwenden, müssen vom Arzt darüber informiert werden.

Tabelle 5-4 Physiologische Veränderungen klinisch-chemischer Serumparameter während der Schwangerschaft (nach Freund und Arvan [29] und Huchzermeyer [38])

keine Änderung bis zum Geburtstermin	Abnahme bis zum Geburtstermin	Erhöhung bis zum Geburtstermin
Transaminasen (SGOT, SGPT, GLDH)	Cholinesterase	alkalische Phosphatase
		Leucinaminopeptidase
		Lipase
		Lactatdehydrogenase
Bilirubin	Gesamteiweiß	Gerinnungsfaktoren (I, II, VII, VIII, IX, X)
Gallensäuren	Albumin	α-Globuline
Thrombozyten	γ-Globuline	β-Globuline
	Eisen	Coeruloplasmin
	Hämoglobin	Transferrin
	Hämatokrit	α_1-Fetoprotein
		Cholesterin (VLDL-C, LDL-C, HDL-C)
		Triglyceride (VLDL-TG)
		Leukozyten

1.2.2 Nicht-schwangerschaftsspezifische Lebererkrankungen

Lebererkrankungen in der Schwangerschaft sind mit einer Häufigkeit von weniger als 1‰ selten. Sie können schwangerschaftsspezifisch oder zufällig während der Schwangerschaft auftreten oder schon zum Zeitpunkt der Konzeption präexistent sein.

1.2.2.1 Virushepatitis

Die häufigste Ursache einer Gelbsucht in der Schwangerschaft stellt mit 40% die Gruppe der Virushepatitiden dar. Dazu gehören die serologisch differenzierbaren Hepatitiden A, B, Delta, C und E, im weiteren Sinne aber auch die seltenen Hepatitiden durch Infektion mit Herpes-simplex-Virus, Zytomegalie-Virus oder Epstein-Barr-Virus. Morbidität und Mortalität während der Schwangerschaft werden nach allgemeiner Ansicht durch die meisten Virushepatitiden nicht erhöht. Lediglich die erst in den letzten Jahren diagnostizierbar gewordene Hepatitis E, die überwiegend in den tropischen und subtropischen sich entwickelnden Ländern vorkommt, geht mit einer sehr hohen Rate an letalen Verläufen einher, vor allem bei Schwangeren im III. Trimenon. Bei Virushepatitis in der Schwangerschaft besteht mit einer Rate von 15 bis 20% eine klare Tendenz zur Frühgeburt [37]. Die Häufigkeit von Fehl- oder Totgeburten wird jedoch durch die Virushepatitis nicht beeinflußt [37]. Die große Mehrzahl der früher publizierten Untersuchungsergebnisse sind nicht nach den heute bekannten verschiedenen Hepatitisformen differenziert.

Hepatitis A

Die Erkrankung ist selbstlimitierend. Chronische Träger und Ausscheider des Hepatitis-A-Virus (HAV) sind nicht bekannt. In Gebieten mit hoher Durchseuchung erwerben Frauen in der Regel vor Erreichen des gebärfähigen Alters in Folge natürlicher Infektion eine Immunität, erkennbar am Nachweis von Anti-HAV-IgG. Da diese Antikörper die Plazentaschranke passieren können, sind die Neugeborenen während der ersten sechs bis neun Monate geschützt. Spätere HAV-Infektionen, die stets ab ano ad os erfolgen, sind meist mild oder gänzlich inapparent. Die akute Erkrankung einer Schwangeren ist immer erkennbar am schon mit Krankheitsbeginn nachweisbaren Anti-HAV-IgM. Jedoch ist dieser Antikörper noch viele Monate nach ausgeheilter Hepatitis-A-Infektion nachweisbar, wodurch Fehldiagnosen entstehen können [90].

Da keine erhöhte Fehlbildungsrate der Kinder von in der Schwangerschaft an akuter Hepatitis A erkrankten Müttern gefunden wurde, stellt die Hepatitis A keine Indikation für eine Interruptio dar, zumal selbst bei fulminanter Verlaufsform die Interruptio den weiteren Krankheitsverlauf nicht beeinflußt.

Neonatale HAV Transmission: Die Erkrankung soll bei Neugeborenen auftreten können, deren Mütter zum Zeitpunkt der Geburt akut an Hepatitis A erkrankt waren, jedoch scheint dies – wenn überhaupt – extrem selten vorzukommen [105]. Da das Virus die Plazentaschranke höchstwahrscheinlich nicht passiert und eine Virämie zum Zeitpunkt der Erkrankung meistens nicht mehr nachweisbar ist, müßte es sich in erster Linie um eine fäkale Schmierinfektion handeln, die bei der Geburtspassage erfolgen kann oder bei unzureichender Toilettenhygiene der das Kind versorgenden Mutter, wenn das Virus noch über den Stuhl ausgeschieden wird. Dies ist der Fall ein bis zwei Wochen vor Auftreten der ersten klinischen Erscheinungen, wenn das Virus in hoher Konzentration im Stuhl ausgeschieden wird, und mit schon drastisch rückläufiger Konzentration in den ersten zwei Wochen nach Beginn der Erkrankung. In diesem Fall empfiehlt sich eine einmalige Post- bzw. Präexpositionsprophylaxe mit Standardimmunglobulin in einer Dosis von 0,16 ml/kg Körpergewicht.

In seltenen Fällen kann eine neonatale Hepatitis-A-Infektion auch durch eine Bluttransfusion erfolgen, wie jüngst beschrieben wurde [89]. Dabei erfolgte durch zwei derartig infizierte Frühgeborene eine Endemie, die 13 weitere Kinder, 22 Krankenschwestern, acht weitere Personen des medizinischen Personals und vier Personen im häuslichen Milieu der infizierten Neugeborenen betraf. Die Exkretion der Viren hielt bei den Frühgeborenen, anders als im späteren Lebensalter, vier bis fünf Monate an.

Die Brusternährung von Neugeborenen infizierter Mütter ist erlaubt.

Hepatitis B

Das Hepatitis-B-Virus (HBV) weist mehrere antigene Determinanten auf (HBsAg, HBeAg, HBcAg), die zur Bildung spezifischer Antikörper (Anti-HBs, Anti-HBe, Anti-HBc) führen. Die Erkrankung betrifft in 75% junge Erwachsene im Alter von 15 bis 39 Jahren [52, 97]. Charakteristisch für die Hepatitis B ist die chronische Verlaufsform. Bis zu 10% der Fälle bleiben nach Infektion mit HBV Träger von HBsAg mit chronisch persistierender oder aktiver Verlaufsform und

Entwicklung einer Leberzirrhose und eines primären Leberzellkarzinoms. Im Gegensatz dazu zeigen bis zu 90 % der Säuglinge und Kinder mit akuter Hepatitis B einen chronischen Verlauf. Die Häufigkeit der chronischen HBsAg-Träger liegt in Europa bei 0,4 bis 0,5 %, in Südeuropa bei 2 bis 6 % und in Südostasien bei über 10 % [59]. Bei Schwangerschaftsvorsorgeuntersuchungen in der Bundesrepublik wurde eine HBs-Antigenämie in 0,73 bis 1,73 % [44] und in 0,95 % [113] gefunden, jedoch mit einem relativ höheren Anteil unter den schwangeren Ausländerinnen [113]. Bei uns sind schwangere HBsAg-Trägerinnen meist negativ für HBeAg und weisen oft noch anti-HBe auf. Der Nachweis von HBsAg beinhaltet ein 40 %iges Infektionsrisiko für den Feten, das sich bei gleichzeitiger HBeAg-Positivität auf 90 % erhöht [33, 52, 71]. Unabhängig hiervon ist ein meßbarer HBV-DNA-Spiegel im Serum der Mutter mit einer erhöhten Infektionsrate des Kindes verbunden [39]. Dies ist ganz besonders dann der Fall, wenn die Mutter im III. Trimenon an akuter Hepatitis erkrankt ist, es sei denn, die Erkrankung wäre bis zum Geburtszeitpunkt ausgeheilt.

Übertragungswege der HBV-Infektion: Die vertikale Transmission der Hepatitis-B-Viren kann auf verschiedenen Wegen zustandekommen; oral-fäkal während der Entbindung oder – am häufigsten – sub partu, wenn mütterliches Blut mit Haut- oder Schleimhautläsionen des Neugeborenen in Berührung kommt. Weiterhin wird eine seltene transplazentare Transmission von Hepatitis-B-Virus angenommen, deren exakter Mechanismus bisher nicht bekannt ist. Als Möglichkeiten werden diskutiert der Virusübertritt im Zusammenhang mit präpartalen Mikroablösungen [63] und die Passage einer intakten Plazentabarriere. Die diaplazentare Infektion der Frucht wird dann angenommen, wenn das Neugeborene schon vor der Impfung oder sehr früh nach erfolgter Impfung HBsAg-positiv ist bzw. wird. Frühere widersprüchliche Annahmen, daß auch die Brusternährung des Säuglings eine perinatale Transmission verursachen könnte, werden überwiegend nicht für sehr wahrscheinlich gehalten. Grundsätzlich muß aber auch mit einer perinatalen Infektion durch die potentiell infektiöse Mutter zu einem späteren Zeitpunkt immer gerechnet werden.

Die Infektion tritt bei den Kindern mehrheitlich innerhalb der ersten sechs Lebensmonate auf. Sie bleibt meist asymptomatisch, also auch anikterisch. Es finden sich variabel erhöhte Serum-Transaminasen sowie meist eine HBsAg-Persistenz. Die Entwicklung einer HBsAg-Persistenz beträgt bei peripartaler Infektion 90 %. Histologisch entwickeln die betroffenen Kinder eine chronisch persistierende Hepatitis, die später in eine Leberzirrhose oder ein sich oft früh entwickelndes primäres Leberkarzinom übergehen kann. Mit der HBsAg-Persistenz werden diese Kinder zu neuen Ausgangspunkten für die HBV-Verbreitung.

Hepatitisprophylaxe (siehe auch Kap. 11, Abschnitt 3 und Bd. 4, Kap. 11): Eine meist zeitlich begrenzte Unterbrechung eines solchen verhängnisvollen Circulus vitiosus ist nur durch eine simultane passiv-aktive Immunprophylaxe mit einem hochtitrigen Anti-HBs-enthaltenden Hepatitis-B-Immunglobulin (200 IE/ml; 0,2 ml/kg i.m.) und mit einer biologisch oder gentechnologisch hergestellten Hepatitis-B-Vakzine (10 μg HBsAg i.m.) möglich. Diese sollten möglichst frühzeitig, am besten noch im Kreißsaal, jedoch nicht später als sechs bis zwölf Stunden post partum verabreicht werden. Erfolgt die passive Immunisierung erst 48 Stunden oder später postexpositionell, so ist ihre Wirkung sehr zweifelhaft. Die aktive Immunisierung ist nach einem und sechs Monaten zu wiederholen.

Einen Monat nach der 3. Impfung ist eine Analyse des Anti-HBsAg-Status erforderlich. Nur Antikörperkonzentrationen über 10 IE/ml gelten als protektiv. Gegebenenfalls muß jetzt oder später eine Nachimpfung (Booster) erfolgen. Die Nachimpfung muß umso früher stattfinden, je niedriger der Anti-HBs-Titer vier Wochen nach vollständiger Immunisierung gefunden wird. Der mit diesem Impfschema erzielte Schutz des Neugeborenen wird mit 85 bis 100 % angegeben.

Nachdem in früheren Studien belegt werden konnte, daß 50 % der HBsAg-Träger keiner Risikogruppe (bekannte Lebererkrankung, Kontakt zu HBsAg-Trägern, i.v.-Drogenabusus, Bluttransfusion, Arbeit oder Therapie in einer Hämodialyse-Einheit, häufig wechselnder Sexualpartner, Tätowierung, afrikanische oder asiatische Herkunft) angehören, empfiehlt sich ein *generelles Screening* aller Schwangeren im III. Trimenon. Der Nutzen eines solchen Vorgehens ist vielfach größer als die Kosten, wie eine auch auf Deutschland übertragbare Kosten-Nutzen-Analyse in den USA zeigen konnte [15].

Seronegative Schwangere, deren Ehemänner HBsAg-Carrier sind, sollten ebenfalls simultan passiv-aktiv geimpft werden. Da die Immunisierung sechs Monate dauert, kann es bei weiblichen Impflingen vorkommen, daß eine Schwangerschaft auch erst während der Impfung eintritt. Die Impfung muß in diesem Fall nicht unterbrochen werden.

Hepatitis C

Die Gruppe der Non-A-, Non-B-Hepatitiden hat in den letzten Jahren mit der Identifizierung [18] eines für 80 bis 85% der parenteral posttransfusionell assoziierten Hepatitiden verantwortlichen Hepatitis-C-Virus eine neue Dimension erhalten. Mittels eines Enzymimmunoassays der 2. Generation läßt sich ein Antikörper (Anti-HCV) nachweisen, der eine durchgemachte oder noch persistierende Erkrankung anzeigt. Der Test wird allerdings bei Ausbruch einer Hepatitis frühestens nach zehn Wochen positiv. Ein ergänzend durchgeführter positiver Test auf HCV-RNA mittels Polymerase-Kettenreaktion (PCR) beweist die Virämie und damit die Infektiosität. Die Hepatitis C ist viel weniger infektiös als die Hepatitis B, weil die Zahl der in der Blutbahn nachweisbaren Viren mit 10^1 bis 10^3 Viruspartikeln/ml Serum sehr gering ist. Dementsprechend ist die Wahrscheinlichkeit einer Infektion nach Nadelstichverletzung mit einer zuvor beim anti-HCV-positiven Patienten sehr gering [49].

Es ist anzunehmen, daß es viele infektiöse, aber klinisch „gesunde" Träger der Hepatitis C gibt. Die Carrier-Rate anti-HCV-positiver Blutspender, die mit Abstand häufigste Infektionsquelle für die Hepatitis C, liegt weltweit zwischen 0,3 und 1,5% [2]. Durch Ausschaltung positiver Blutspender ließ sich die Zahl der Fälle mit Posttransfusionshepatitis drastisch senken, so in Japan von 4,9% auf 1,9% [42] und in den USA bei Herzoperierten von 3,84% bzw. 0,45% pro Bluttransfusion auf 0,57% bzw. 0,03% pro Transfusion [24]. Da jedoch 10 bis 15% der in eine HCV-Transmission involvierten Spender seronegative HCV-Carrier sind [103], stellt sich die dringliche Frage nach der Notwendigkeit, Blutspender auch mittels PCR auf HCV-RNA zu testen. Außer durch Blut und nicht hinreichend inaktivierbare Blutprodukte wie Frischplasma kann HCV auch durch Sexualverkehr und durch Haushaltskontakte übertragen werden. Jedoch wird das Infektionsrisiko für diese Infektionswege als sehr niedrig eingeschätzt [25], da die Körpersekrete (Speichel, Samen, Urin, Stuhl, Vaginalsekret) HCV-RNA-positiver Personen gewöhnlich RNA-HCV-negativ sind [36].

Darüber hinaus gibt es Fälle mit sporadischer Non-A-, Non-B-Hepatitis, bei denen Hinweise auf herkömmliche Infektionswege fehlen, die in etwa 50% oder mehr anti-HCV-negativ sind, so daß der Verdacht besteht auf ein weiteres, bisher noch nicht identifiziertes Hepatitisvirus.

Die Hepatitis C zeigt einen von der Schwangerschaft unbeeinflußten Verlauf mit einer Chronizität von 50% und mehr.

Vertikale Hepatitis-C-Transmission: Ob anti-HCV-positive und RNA-HCV-positive Mütter HCV vertikal auf ihr Kind übertragen können, ist Thema mehrerer Studien gewesen. Es gibt zahlreiche Gründe, warum die bisherigen Studienergebnisse als vorläufig und keineswegs als definitiv angesehen werden sollten [51].

In einer großen jüngsten Studie, in der 66 Kinder von nach i.v. Drogenabusus HCV-positiven, klinisch nicht leberkranken Müttern, die zudem noch in 85% HIV-positiv waren, ohne HIV krank zu sein, erfaßt wurden, fand sich nur in vier Fällen Anti-HCV (Elisa 2. Generation) in allen periodisch untersuchten Serumproben sechs Monate bis fünf Jahre nach normaler vaginaler Entbindung. Drei dieser vier Fälle weisen eine persistierende Virämie auf. Keines der vier infizierten Kinder zeigte einen auf eine Hepatitis verdächtigen klinischen Befund. Trotz massiver Überrepräsentanz gleichzeitig HIV- und HCV-positiver Mütter resultierte nur ein Fall aus dieser Gruppe, was den Schluß nahelegt, daß einerseits die vertikale Transmissionsrate HCV-positiver Mütter gering ist und andererseits, daß eine gleichzeitige HIV-Infektion der Mutter das HCV-Transmissionsrisiko nicht verstärkt [58], welch letzteres in einer früheren Studie beschrieben worden war [31]. In einer weiteren Studie aus New York, in der 24 Kinder von 23 anti-HCV-positiven Müttern, 16 davon auch HCV-RNA-positiv, über mindestens drei Monate post partum untersucht wurden, fand sich nur bei einem Neugeborenen im Nabelschnurblut HCV mittels PCR, während spätere Analysen bei allen 24 Säuglingen negativ ausfielen. Alle Neugeborenen wiesen im Nabelschnurblut Anti-HCV-Antikörper auf. Diese verschwanden jedoch in den nachfolgenden Monaten oder nahmen zumindest in der Menge deutlich ab. Hinweise auf eine aktive Produktion der Anti-HCV-Antikörper ergaben sich in keinem Fall [85]. Die Studien aus Edinburgh [58] und New York [85] werden durch eine Studie aus Schweden [112] bestätigt, in der unter 21 Kindern von 14 Frauen mit chronischer Hepatitis C und Virämie nur bei einem Kind eine vertikale Hepatitis-C-Transmission mit chronisch persistierender Hepatitis nachgewiesen werden konnte. In diesem Fall wurde das bei der Geburt und auch nach einem Monat noch negativ getestete Kind erst im Alter von drei Monaten HCV-RNA-positiv, so daß neben einer intrauterinen oder perinatalen auch eine postnatale Infektion, z.B. über die Muttermilch, möglich erscheint. Im Gegensatz zu diesen beiden Studien ließ sich in einer vergleichbaren Studie aus San Francisco [104] bei allen acht Kindern von HCV-RNA-positiven Müttern ebenfalls HCV-RNA von der Geburt an bis im Einzelfalle 19 Monate später nachweisen. Nur drei dieser Kinder zeigten eine mäßig erhöhte GPT-Aktivität ohne sonstige Zeichen einer Lebererkrankung.

Ob wirklich bei Neugeborenen eine passagere Virämie in der unmittelbaren neonatalen Periode vorkommt, die nicht zu anti-HCV-Positivität führt [75], bedarf weiterer Untersuchungen.

In der Edinburgh-Studie [58] wurden nur zwei Säuglinge gestillt. Beide wurden weder mit HCV noch mit HIV infiziert, obwohl für gestillte Säuglinge über eine hohe HCV-Transmissionsrate (11/13) berichtet worden war [54], was aber von anderen Autoren nicht bestätigt werden konnte [16, 104], so daß die Bedeutung dieses potentiellen Übertragungswertes weiterhin ungeklärt bleibt.

Zusammenfassend spricht der derzeitige, wenn auch noch unzureichende Wissensstand dafür, daß eine vertikale Hepatitis-C-Transmission nur selten vorkommt. Auf das Stillen ihrer Säuglinge sollten an Hepatitis C erkrankte Mütter bis auf weiteres verzichten, um ein zumindest theoretisch mögliches Infektionsrisiko auszuschließen. Die Prognose perinatal infizierter Kinder ist ungeklärt. Ziel künftiger Untersuchungen muß es sein, zu klären, ob die Therapie des Neugeborenen mit Immunglobulinen oder der Mutter mit Interferon sinnvoll ist. Solange eine der Hepatitis B vergleichbare effektive Prä-und Postexpositionsprophylaxe für die Hepatitis C nicht verfügbar ist, ist eine routinemäßige Kontrolle von Schwangeren auf eine Hepatitis-C-Infektion nicht sinnvoll.

Hepatitis Delta

Das Hepatitis-Delta-Virus (HDV) ist ein defektes RNA-Virus, das nur dann virulent wird, wenn das eigentliche Nukleokapsid mit dem HDV-Antigen und der einsträngigen RNA von in der Blutbahn zirkulierendem HBs-Antigen umhüllt wird. Eine Hepatitis Delta kann also nur bei gleichzeitig bestehender akuter oder chronischer HBV-Infektion auftreten.

Steigende Serumtiter von IgG-Anti-HDV werden zur Diagnose der akuten Infektion verwandt ebenso wie der Nachweis von hochmolekularem IgM-Anti-HDV, während niedrigmolekulares IgM-Anti-HDV den Übergang in eine chronische Verlaufsform anzeigt [43]. HDV-RNA und HDV-Antigen im Blut und Lebergewebe stellen die Marker der Virämie dar [11].

An eine HDV-Infektion ist zu denken bei schubweisem Verlauf der akuten Hepatitis B (2. Transaminasengipfel mit nachfolgend schwerem, eventuell fulminantem Verlauf) wie bei rasch progredienter chronisch aggressiver Hepatitis oder Leberzirrhose. Die Erkrankung ist in Mittel-und Nordeuropa, in Nordamerika und China sehr selten, häufig in Süditalien, auf dem Balkan, im Vorderen Orient und Teilen Afrikas sowie Südamerikas. Eine besondere Risikogruppe stellen intravenös Drogenabhängige sowie Hämophile dar. Verläßliche Daten zur Prävalenz der Hepatitis Delta bei Schwangeren sind ebenso spärlich wie Daten zur perinatalen Transmission [81]. Da eine spezielle Vakzine nicht zur Verfügung steht, ist bei einer gesicherten Hepatitis Delta der Mutter wegen der unabdingbaren Abhängigkeit von einer HBV-Infektion analog dem Prophylaxeschema der Hepatitis B zu verfahren.

Hepatitis E

Erst in jüngster Zeit konnte ein Hepatitis-E-Virus (HEV) als Erreger der enteral übertragbaren Non-A-, Non-B-Hepatitis identifiziert werden, das seit 1955 aufgrund zahlreicher mitgeteilter Epidemien von enteral übertragenen Non-A-, Non-B-Hepatitiden postuliert worden war. Die Übertragung von HEV erfolgt vor allem über kontaminiertes Wasser bei schlechten hygienischen Bedingungen und ebenso ab ano ad os, also von Mensch zu Mensch wie bei Hepatitis A. Auch wird HEV wie HAV im Stuhl ausgeschieden, in dem es mittels PCR auf HEV-RNA nachgewiesen werden kann [41, 82]. Die Erkrankung, die wie die Hepatitis A nicht chronisch wird und, anders als in tropischen und subtropischen Entwicklungsländern, in Mitteleuropa und Nordamerika allenfalls als eingeschleppte Erkrankung vorkommt, ist ausgezeichnet durch eine erhöhte Inzidenz bei Schwangeren und durch eine hohe Zahl letaler Verläufe infolge fulminanter Hepatitis bei schwangeren Frauen, besonders im III. Trimenon, und weiterhin durch eine hohe Morbidität und Mortalität der Neugeborenen.

Fulminante Hepatitis

Die fulminante Hepatitis stellt eine unstrittige Indikation zur umgehenden Lebertransplantation dar, die auch nicht durch eine Schwangerschaft in Frage gestellt wird, wenn diese im III. Trimenon operationstechnisch schwieriger wird. Eine vorherige Entbindung wird wegen der mit der fulminanten Hepatitis einhergehenden schweren Koagulopathie und der meist noch bestehenden Unreife des Fetus nicht empfohlen [57].

Herpes-simplex-Hepatitis

Noch häufiger als die Hepatitis E führt die seltene disseminierte Herpes-simplex-Infektion in der Schwangerschaft über eine fulminante Hepatitis mit massivem Leberzellzerfall – in 40 bis 50% der Fälle – zum Tode von Mutter und Kind. Da mit Aciclovir heute eine kausale antivirale Therapie verfügbar ist, gilt es zukünftig die Diagnose ausreichend früh zu stellen.

Folgende Charakteristika sollten an die Erkrankung denken lassen:

- Beginn meist im III. Trimenon (frühester publizierter Fall in der 25. Woche)
- meist einige Tage vor Lebermanifestation beginnende Prodromi mit anhaltendem Fieber, Unwohlsein, Trockenheitsgefühl in der Kehle, Myalgie, Atemnot, anhaltendem meist trockenem Husten, Bauchschmerzen (meist im Unterbauch), Übelkeit und Erbrechen, Dysurie
- oftmals wird zunächst die Diagnose einer Infektion der oberen Atemwege oder der Harnwege gestellt und erfolglos mit Antibiotika therapiert

- nur selten Nachweis von typischen Effloreszenzen, z. B. vulvovaginal oder oropharyngeal
- hohe Transaminasenaktivität mit Werten über 1000 IE/l (GOT > GPT)
- im Vergleich dazu besonders auffallend normale oder niedrig pathologische Bilirubinwerte
- fast regelmäßiger Nachweis von Gerinnungsstörungen

Diagnostik: Eine schnelle Diagnose ist, da bei den meisten Fällen weder typische Haut- oder Schleimhauteffloreszenzen vorliegen noch ein Antikörpernachweis im Serum zu führen ist, nur möglich im Leberzylinder nach Leberbiopsie, die erfolgen muß, bevor eine schwere Koagulopathie dies verhindert, durch den Nachweis von Einschlußkörperchen und die HSV-DNA-in-situ-Hybridisierung innerhalb von Stunden.

Medikamentöse Therapie: Obwohl die systemische Anwendung von Aciclovir in der Schwangerschaft bisher nicht empfohlen wird [6], ist ihr Einsatz bei Fällen mit Herpes-simplex-Hepatitis in der Schwangerschaft unverzichtbar und durch einzelne eindrucksvolle Verläufe bei rechtzeitigem Therapiebeginn belegt (Literatur bei [50] und [115]).

1.2.2.2 Chronische Hepatitis

Verbindliche Aussagen über die wechselseitige Beeinflussung von Schwangerschaft und chronischer Hepatitis leiden unter dem Mangel, daß die chronische Hepatitis in Mitteilungen früherer Jahre nicht ausreichend hinsichtlich histologischer und pathogenetischer Faktoren klassifiziert wurde. Auch wurden die Krankheitsverläufe der Frauen nach beendeter Schwangerschaft nicht ausreichend lange und im Vergleich zu Kontrollen verfolgt. Weiterhin wurden, von wenigen Ausnahmen abgesehen, jeweils nur ein oder zwei Fälle mitgeteilt.

Chronisch persistierende Hepatitis: Bei der chronisch persistierenden Hepatitis infolge einer nicht ausgeheilten Hepatitis-B- oder -C-Infektion ist mit normaler Fertilität und einem normalen Schwangerschaftsverlauf ohne Einfluß auf die fetale Entwicklung zu rechnen. Gründe für eine antikonzeptionelle Therapie lassen sich aus dieser Diagnose ebensowenig ableiten wie für eine Interruptio.

Chronisch aggressive Hepatitis: Im Gegensatz zur chronisch persistierenden Hepatitis neigt der Entzündungsprozeß bei der chronisch aggressiven Hepatitis (CAH) zur Progredienz. Dadurch wird die CAH zu einer ernsten Krankheit, aus der sich oft eine Leberzirrhose und ein primäres Leberkarzinom entwickeln, die die Lebenserwartung der Kranken drastisch reduzieren. Die CAH tritt überwiegend als Folge einer nicht ausgeheilten C- oder B-Hepatitis auf. Bei Frauen viel häufiger als bei Männern kann sie auch autoimmun bedingt sein (lupoide Hepatitis).

Nur über die Auswirkungen der Schwangerschaft bei autoimmuner CAH liegen relativ verläßliche Daten vor, wenngleich auch hier nicht unterschieden wurde zwischen Schwangeren mit und ohne Leberzirrhose, mit und ohne portale Hypertension.

Steven und Mitarbeiter [101, 102] berichteten, daß die Langzeitverläufe von 16 Frauen mit autoimmuner CAH, die insgesamt 30 Schwangerschaften ausgetragen hatten, sich nicht unterschieden von der Verlaufsform bei 21 Frauen eines Vergleichskollektivs, die nicht schwanger waren. Während drei Jahre nach Ende der Schwangerschaft noch alle 16 Frauen lebten, waren nach weiteren fünf Jahren vier verstorben. Diese gute Prognose wurde darauf zurückgeführt, daß alle 16 Frauen schon seit vielen Jahren mit Glukokortikosteroiden behandelt wurden, in zehn Fällen in Langzeitkombination mit Azathioprin. Während der gesamten Schwangerschaft wurde diese Therapie beibehalten. In zwei Fällen wurde wegen Verschlechterung des klinischen und laborchemischen Befundes die Glukokortikosteroiddosis sogar erhöht. Entgegen den theoretischen Erwartungen wies keines der 30 Kinder eine kongenitale Fehlbildung auf. Jedoch war die perinatale Todesrate der Gesamtgruppe mit 18 %, überwiegend infolge von Frühgeburt und niedrigem Geburtsgewicht, erhöht, seit 1970 aber infolge verbesserter perinataler Therapie in allen 11 Schwangerschaften auf 0 zurückgegangen.

Frauen mit autoimmuner CAH weisen zwar wahrscheinlich eine verminderte Fertilität auf [101], können aber ohne Gefahr für sich und mit etwas erhöhtem Risiko für das Kind eine Schwangerschaft austragen. Dabei muß und darf die Behandlung mit Glukokortikosteroiden, auch in Kombination mit Azathioprin, falls erforderlich (siehe auch Abschnitt 1.1.3) beibehalten werden. Eine vorübergehende Aussetzung von Azathioprin kann möglicherweise die Konzeptionschancen verbessern [101].

Eindeutig schlechter ist die Prognose der CAH anderer Genese, wie z. B. nach nicht ausgeheilter Hepatitis B oder C. Allerdings verläuft auch hier die Erkrankung keineswegs gesetzmäßig zur Leberzirrhose. In jedem Stadium der Erkrankung ist eine Ausheilung noch möglich. Über den Einfluß der Therapie mit Interferon liegen bisher noch keine gesicherten Ergebnisse vor. In Kasuistiken wurden unter Behandlung mit Alpha-Interferon normale Schwangerschaften ausgetragen [7].

Die Auswirkungen der Schwangerschaft auf die CAH und der Verlauf der Schwangerschaft bei CAH sind nicht ausreichend untersucht. Wirklich begründete Empfehlungen können demnach nicht abgegeben werden. Fußt man jedoch auf dem umfangreichen angelsächsischen Schrifttum, in dem unter dem Begriff CAH auch Fälle mit bereits fortgeschrittener Leberzirrhose subsumiert werden, so läßt sich bei gültiger Zugrundelegung derselben Funktionsparameter wie außerhalb der Schwangerschaft zeigen, daß die Schwangerschaft als solche keinen besonderen Einfluß auf die Leberfunktion ausübt. In Abhängigkeit von der Art und Progredienz der Lebererkrankung findet sich eine reduzierte Fertilität, eine erhöhte Rate an Früh- und Todgeburten sowie ein niedriges Geburtsgewicht der Neugeborenen.

1.2.2.3 Leberzirrhose und Ösophagusvarizen

Die Hauptgefährdung chronisch leberkranker Frauen geht von der portalen Hypertension aus. Schwangere Zirrhosekranke sterben nicht an einer Leberinsuffizienz infolge zusätzlicher Belastung der Leber in der Schwangerschaft [13, 37]. Dies wird in erster Linie – nicht unwidersprochen [13] – darauf zurückgeführt, daß nur solche Frauen konzipieren, deren Erkrankung kompensiert oder inaktiv ist. Sie sterben überwiegend an den Folgen der portalen Hypertension, der Ösophagusvarizenblutung mit ihren klinischen Folgeerscheinungen [37, 100]. Begünstigend sollen dabei wirksam werden: der Anstieg des intraabdominalen und des Pfortaderdrucks durch den sich vergrößernden Uterus, der weitgehende Verschluß der Vena cava inferior in Rückenlage, wobei der venöse Abfluß dann über die Azygosvenen erfolgt, die auch das Blut aus dem Ösophagus aufnehmen, die Schwangerschaftshypervolämie und eventuell die funktionelle Inkompetenz des unteren Ösophagussphinkters mit gastroösophagealem Reflux.

In der umfangreichen Studie zur Inzidenz von Ösophagusvarizenblutungen in der Schwangerschaft [13] kam es während 21 Schwangerschaften von Frauen mit Varizen bei Leberzirrhose in 13 Fällen sowie während 54 Schwangerschaften bei Frauen mit Varizen ohne Leberzirrhose in 25 Fällen zur akuten Varizenblutung. Die Blutungen ereigneten sich in beiden Gruppen weit überwiegend im II., selten im III. Trimenon und nur in einem Fall von insgesamt 34 vaginalen Risikoentbindungen während der Geburt in der Austreibungsperiode. Eine Indikation zur Schnittentbindung mit dem Ziel der Verminderung des Blutungsrisikos aus Varizen stellt sich also nicht. Das Blutungsrisiko war nicht größer bei Frauen mit Blutungsanamnese vor der Schwangerschaft und stieg auch nicht während wiederholter Risikoschwangerschaften an. An den Folgen der Varizenblutung starben in der Leberzirrhosegruppe drei Frauen und in der Gruppe ohne Zirrhose eine Frau. Damit lag die Mortalitätsrate der Ösophagusvarizenblutung in der Schwangerschaft deutlich unter dem mit 38% angegebenem Letalitätsrisiko bei nicht schwangeren Frauen mit Leberzirrhose. Die Studie zeigte ferner, daß auch Frauen mit Zustand nach portokavaler und splenorenaler Shunt-Operation konzipieren können.

Nachdem die endoskopische Sklerosierung von Ösophagusvarizen sich weltweit als wirksamste Behandlungsmaßnahme der akuten Blutung etabliert hat und nachdem diese Methode mit steigender individueller Erfahrung auch zunehmend prophylaktisch eingesetzt werden kann, gibt es keinen ersichtlichen Grund dafür, bei der Schwangeren mit Ösophagusvarizen erst auf die mit einer Wahrscheinlichkeit von um 50% [13] eintretende Blutung zu warten. Vielmehr sollte man die Ösophagusvarizen so früh wie möglich, am besten vor Eintritt der Konzeption, prophylaktisch sklerosieren.

Ein mit einer Häufigkeit von um 20% bei Schwangeren mit Leberzirrhose auftretender Aszites, der die kindliche Prognose mit 40% Totgeburten und 28% Frühgeburten massiv beeinträchtigt, wird nach den üblichen Kriterien der Aszitestherapie behandelt.

Im Einzelfall kann bei einer Schwangeren mit dekompensierter Leberzirrhose mit Ösophagusvarizen und Aszites eine Interruptio wegen der damit verbundenen Verbesserung der hämodynamischen Situation zur Diskussion stehen.

1.2.2.4 Lebertransplantation

Menstruationsstörungen und Infertilität als Folge progredienter chronischer Lebererkrankungen verlieren sich in der Regel schon bald nach erfolgter Lebertransplantation. Deshalb ist eine frühzeitige Beratung über eine geeignete Kontrazeption wünschenswert. Wegen des erhöhten Infektionsrisikos unter Immunsuppressiva wird von der Verwendung eines Intrauterinpessars abgeraten. Gleiches gilt für orale Kontrazeptiva, weil diese möglicherweise die bei Lebertransplantierten ohnehin schon erhöhte Hypertonierate noch weiter anheben können und weil sie infolge Interaktion mit Ciclosporin dessen Lebertoxizität steigern können [22, 93].

Schwangerschaften nach Lebertransplantation gelten wegen der erhöhten Inzidenz von Präeklampsie, schwangerschaftsbedingter Hypertonie, fetaler Wachstumsverzögerung und Neigung zur Frühgeburt als risikoreich [57] und erfordern eine enge interdisziplinäre Betreuung. Bei Berücksichtigung von 27 Schwangerschaften nach Lebertransplantation betrug die mittlere Schwangerschaftsdauer 34,7 Wochen [57].

Umfangreiche Erfahrungen liegen inzwischen über die Effekte einer immunsuppressiven Therapie in der Schwangerschaft vor, insbesondere von Frauen mit Zustand nach Nierentransplantation, die, soweit es sich um Prednisolon und Azathioprin handelt, an anderer Stelle abgehandelt werden (siehe auch Abschnitt 1.1.3). Weniger umfangreiche klinische Erfahrungen existieren zu Ciclosporin, was ebenso wie Azathioprin die Plazentabarriere passiert und das fetale Immunsystem beeinflussen kann. Obwohl im Tierversuch unter dem Zwei-bis Fünffachen der therapeutischen Dosis erhöhte Raten von fetalen und neonatalen Todesfällen, von fetaler Wachstumsverzögerung und von diversen Skelettfehlbildungen beobachtet wurden, sind beim Menschen bisher keine gehäuften speziellen Anomalien unter Ciclosporin bekannt geworden. In der großen Mehrheit waren die weit über 100 Kinder von transplantierten Müttern mit Ciclosporintherapie in der Schwangerschaft gesund [48]. Auch im Verlauf von zwölf Jahren fanden sich in einer kleinen Studie nach Lebertransplantation bei den heranwachsenden Kindern keine Besonderheiten. Auch auf den Gesundheitszustand der Mutter, insbesondere auf die transplantierte Leber, hat die Schwangerschaft nach bisherigen Erfahrungen keinen Einfluß.

1.2.3 Schwangerschaftsspezifische Lebererkrankungen

1.2.3.1 Intrahepatische Schwangerschaftscholestase

Die intrahepatische Schwangerschaftscholestase ist nach der akuten Virushepatitis mit 20% der Fälle die zweithäufigste mit Ikterus einhergehende Lebererkrankung in der Schwangerschaft. Ihre Inzidenz wird je nach ethnischer Zugehörigkeit sehr variabel angegeben. Sie kommt am häufigsten in Chile (12–22%), in Bolivien (9%) und Schweden (2–3%) vor, weniger häufig in Australien (0,2–0,8%), Frankreich (0,2%) und Kanada (0,1%) und selten bei schwarzen Frauen, während sie bei Chinesinnen, Japanerinnen und Koreanerinnen überhaupt nicht vorkommen soll. Für die meisten westlichen Länder fehlen Studien zur Inzidenzrate.

Das Leitsymptom der Erkrankung ist der intensive und besonders nachts quälende Pruritus, der meist im III. Trimenon allmählich einsetzt, aber auch zu jedem früheren Zeitpunkt beginnen kann. Dieser hat der Erkrankung auch den Namen Pruritus gravidarum eingetragen. Zwei bis 22 Wochen später tritt dann in etwa zwei Drittel der Fälle ein Ikterus hinzu, der – ähnlich wie bei akuter Virushepatitis oder bei mechanischem Verschluß – zu bierbrauner Urinverfärbung und Entfärbung des Stuhls führt. Im auffallenden Gegensatz dazu bleibt das lediglich durch den generalisierten Pruritus beeinträchtigte Wohlbefinden der Patientin erhalten. Leber und Milz sind fast nie vergrößert. Bei schweren Fällen kann eine Steatorrhö und ebenso eine Malabsorption von Vitamin K mit nachfolgender Koagulopathie auftreten. Das Krankheitsbild persistiert ohne wesentliche Veränderungen bis zur Geburt, verliert sich dann regelmäßig völlig innerhalb von ein bis vier Wochen. Diese rasche und stets vollständige Rückbildung sowie das (nicht immer) rezidivierende Auftreten im Verlauf weiterer Schwangerschaften sind charakteristisch für die Erkrankung.

Laborchemisch sind die Marker der Cholestase nachweisbar. So ist das überwiegend konjugierte Bilirubin erhöht, wenn auch selten auf mehr als 5 bis 6 mg/dl (85–103 μmol/l). Die alkalische Phosphatase in Form ihres hepatischen Isoenzyms ist ebenfalls erhöht. Im Gegensatz dazu steht die meist normale oder nur gering erhöhte γ-GT-Aktivität. Die Transaminasen können erhöht sein, meist nicht über 150 IE/l. Der DeRitis-Quotient (GOT/GPT-Quotient) beträgt weniger als 1. Die GLDH-Aktivität ist normal. Neben einer unspezifischen Vermehrung der Lipoproteinfraktionen VLDL (triglyzeridreich) und LDL (cholesterinreich) kommt es, spezifisch für ein Cholestasesyndrom, zum Auftreten von Lipoprotein X (phospholipidreich) im Serum. Als sensitivster Laborbefund für die Diagnose einer intrahepatischen Schwangerschaftscholestase gelten um bis 100fach erhöhte Serum-und Urinkonzentrationen von Gallensäuren, weit überwiegend Cholsäure und Chenodesoxycholsäure, während die sekundären Gallensäuren Desoxycholsäure und Lithocholsäure mit zunehmender Cholestase sogar abnehmen [64, 95]. Ob einzelne oder mehrere der sehr zahlreich vorkommenden Gallensäuren alleine oder in Kombination mit anderen Faktoren für den Pruritus ursächlich verantwortlich sind, ist unbekannt. Überhaupt ist der Pathomechanismus des Schwangerschaftspruritus ungeklärt.

Darauf weist u. a. eine prospektive Studie an 297 australischen Schwangeren hin. In dieser Studie fand sich in der 30. Schwangerschaftswoche bei 10% ein signifikant erhöhter Cholylglycinblutspiegel, aber nur bei der Hälfte dieser Frauen bestand ein Pruritus, was dafür sprechen könnte, daß es neben typischen Fällen mit idiopathischer Schwangerschaftscholestase auch zahlreiche abortive Fälle gibt. Andererseits fand sich unter den 266 Schwangeren mit normalem Cholylglycinspiegel in 20% ein ätiologisch ungeklärter Pruritus [64].

Das gehäufte familiäre Auftreten der intrahepatischen Schwangerschaftscholestase und ihre ethnisch begründete, sehr variable Inzidenz sprechen dafür, daß eine nicht näher definierte genetisch bedingte Prädisposition bei der Manifestation der Erkrankung eine Rolle spielt. Bei prädisponierten Personen kann eine Cholestase auch durch die in oralen Antikonzeptiva enthaltenen Östrogene hervorgerufen werden [53]. Die Pathogenese der Erkrankung ist trotz umfangreicher Studien bisher ungeklärt.

Morphologischer Befund: Die Leber bietet histologisch das Bild einer läppchenzentralen Cholestase mit Gallenpigment in den Hepatozyten und Gallenthromben in dilatierten Gallenkapillaren. Als wesentlicher Unterschied zur akuten Hepatitis weisen die Leberläppchen und Portalfelder weder Nekrosen noch Entzündungen auf.

Prognosen: Im Gegensatz zur immer guten Prognose für die Mutter ist die kindliche perinatale Mortalität erhöht [46, 84]. Auch muß mit einer bis 20% erhöhten Frühgeburtenrate gerechnet werden. Die Abort- und Fehlbildungsrate ist jedoch nicht erhöht. Da maternes Bilirubin die Plazenta nicht passieren kann, tritt ein Ikterus beim Neugeborenen nicht auf. Eine Indikation zur Interruptio besteht nicht, jedoch wird auch wegen der fetalen Gefährdung die Einleitung der Geburt nach der 37. Woche erwogen [84].

Therapie: Zur symptomatischen Therapie des Pruritus empfiehlt sich als Mittel der ersten Wahl die Gabe der Anionenaustauscher Cholestyramin oder Colestipol. Eine ausreichend hohe Dosierung ist infolge Auftretens oder Verstärkung einer hartnäckigen Obstipation, die bis zu ileusartigen Zuständen führen kann, manchmal ohne gleichzeitige Verordnung von Laxanzien nicht möglich. Barbiturate, die ebenfalls von einigen Autoren empfohlen werden, senken zwar den Bilirubinspiegel, haben aber keinen Einfluß auf die Symptome der Kranken [55]. Die prophylaktische Gabe von Vitamin K wird empfohlen, da die erhöhte, wiederholt berichtete Inzidenz postpartaler Blutungen [84, 107] möglicherweise Folge einer Malabsorption dieses Vitamins ist. Auch das Neugeborene ist dann durch einen Vitamin-K-Mangel gefährdet, z. B. durch eine daraus resultierende intrakraniale Blutung während der Geburt. In der jüngsten Literatur wurde über den erfolgreichen, nebenwirkungsfreien Einsatz von Ursodeoxycholsäure bei acht Frauen in einer offenen Studie berichtet [77]. Widersprüchliche Ergebnisse liegen zum S-Adenosylmethionin vor [30].

Differentialdiagnose: In der Differentialdiagnose müssen die benigne rezidivierende Cholestase (Summerskill-Walshe-Tygstrup-Syndrom), die primäre biliäre Zirrhose, die Virushepatitis, die medikamentös induzierte Cholestase sowie der extrahepatische Verschluß ausgeschlossen werden.

1.2.3.2 Akute idiopathische Schwangerschaftsfettleber, Präeklampsie-Eklampsie, HELLP-Syndrom

Die akute idiopathische Schwangerschaftsfettleber, die Präeklampsie-Eklampsie und das HELLP-Syndrom gehen alle mit Veränderungen hämatologischer, hämostaseologischer und enzymologischer Parameter einher. Schwangerschaften, die durch diese Erkrankungen kompliziert werden, gelten als Hochrisikoschwangerschaften. Ohne frühzeitige Diagnosestellung und adäquate Therapie ist das Leben von Mutter und Fetus massiv gefährdet. Die Ätiologie und Pathogenese der Erkrankungen ist trotz umfangreicher Studien und vielfältiger Hypothesen (Literatur bei [92]) unbekannt. Möglicherweise handelt es sich um verschiedene klinische Manifestationen eines einheitlichen komplexen Syndroms [70, 86].

Akute idiopathische Schwangerschaftsfettleber

Unter den mit Ikterus in der Spätschwangerschaft auftretenden Lebererkrankungen spielt die akute idiopathische Schwangerschaftsfettleber eine besondere Rolle. Das Krankheitsbild wurde 1940 erstmals von Sheehan umfassend dargestellt und gegen andere Erkrankungen in der Schwangerschaft abgegrenzt, nachdem es bereits 1934 beschrieben worden war [101]. Bisher sind etwa 200 Fälle im Schrifttum bekannt geworden. Die Erkrankung beginnt stets im letzten Trimenon zwischen der 28. und 40. Woche mit einem Maximum jenseits der 35. Woche, in einem Fall allerdings schon in der 24. Woche [65], ausnahmsweise aber auch erst im Wochenbett. Sie kann Erst- und Mehrgebärende ohne besondere Bevorzugung eines bestimmten Lebensalters befallen. Am häufigsten tritt sie bei Zwillingsschwangerschaften und Erstgebärenden auf.

Die ersten *Krankheitssymptome*, die aus voller Gesundheit heraus beginnen, sind Übelkeit, wiederholtes Erbrechen, Inappetenz und Oberbauchschmerzen. Sie verstärken sich zunehmend, bis etwa eine Woche später eine Gelbsucht hinzutritt, in der Regel ohne Pruritus, mit einem Anstieg des überwiegend direkten Bilirubins auf bis zu 15 mg/dl (257 µmol/l), selten auf 20 bis 30 mg/dl (342–513 µmol/l). Dann wird die Kranke zunehmend komatös (hepatische Enzephalopathie und/oder Hypoglykämie). Andere komplizierend hinzutretende Folgeerscheinungen können das klinische Erscheinungsbild zunehmend prägen (obere gastrointestinale Blutung, Sepsis, akute Niereninsuffizienz, akute hämorrhagische Diathese infolge disseminierter intravasaler Gerinnung, akute hämorrhagisch-nekrotisierende Pankreatitis, schwere Hypoglykämie [78]). Die Kombination der gestörten Leberfunktion mit diesen extrahepatischen Komplikationen weist die akute idiopathische Schwangerschaftsfettleber als eine generalisierte Erkrankung mit Multiorganversagen aus.

Die geringfügigen *laborchemischen*, auf die Leber hinweisenden *Befunde* stehen in einem auffallenden Widerspruch zur Schwere des klinischen Bildes. So sind die Transaminasenaktivitäten im Serum meist nur auf Werte bis 300 IE/l erhöht und überschreiten selten 500 IE/l [78]. Die gemessene GOT-Aktivität übertrifft die der GPT. GLDH und Gamma-GT bleiben meist normal oder sind selten leicht erhöht. Lediglich die alkalische Phosphatase steigt oft auf das Drei- bis Fünffache des Normwertes an. Meist besteht eine Leukozytose, oftmals mit über 15 000 Zellen/mm^3.

Die Ursache der Erkrankung ist unbekannt. Die *Therapie* ist symptomatisch und folgt den Regeln der Intensivtherapie für das Leberversagen und ihre Begleiterkrankungen. Als wichtigste therapeutische Maßnahme gilt, in ihrer Ursächlichkeit unbewiesen und höchstwahrscheinlich nicht beweisbar [45], die möglichst umgehende vaginale oder Schnittentbindung erkrankter Frauen.

Nur hierdurch ist die ansonsten sehr schlechte mütterliche und kindliche *Prognose* zu verbessern. Das Neugeborene weist häufig eine behandlungsbedürftige Hypoglykämie auf. Nach der Entbindung kommt es in der Regel zu einer schnell eintretenden Besserung der klinischen Symptomatik. Nur in Einzelfällen kann die Besserung aber auch erst nach einigen Tagen eintreten. Möglicherweise gibt es aber auch unter der prognostisch sehr ernsten Spitze des Eisberges, viel häufiger als bisher bekannt, milde Verlaufsformen, die bei sehr sorgfältiger Verlaufskontrolle durch besonders erfahrene Spezialisten auch ein zunächst abwartendes, konservatives Verhalten erwägen lassen [88].

Das Wiederholungsrisiko einer akuten Schwangerschaftsfettleber bei erneuter Schwangerschaft ist gering. Unter 27 berichteten Folgeschwangerschaften wurden nur zwei Fälle einer erneuten akuten Schwangerschaftsfettleber berichtet [10, 87, 91, 110].

Morphologische Leberbefunde: Nur die histologische Untersuchung von Lebergewebe beweist die Verdachtsdiagnose und ermöglicht die Abgrenzung vom HELLP-Syndrom und anderen Formen des fulminanten Leberversagens wie die fulminante Herpes-simplex-Hepatitis [9].

Man findet bei der akuten Schwangerschaftsfettleber das Zytoplasma der Leberzellen mit kleinen Fetttröpfchen ausgefüllt. Im Gegensatz zur üblichen Verfettung, bei der anfangs kleine Fetttropfen zu immer größeren zusammenfließen und dabei den Zellkern zunehmend an den Zellrand verdrängen, findet sich bei der idiopathischen akuten Schwangerschaftsfettleber der Zellkern immer mittelständig. Die feintropfige Verfettung beginnt im Zentrum der Azini und erfaßt schließlich das ganze Leberläppchen mit Ausnahme eines scharf begrenzten Randes von normalen Leberzellen im periportalen Bereich. Eine nur mäßig ausgeprägte feintropfige Verfettung kann leicht übersehen werden.

Die zuverlässige pathologisch-anatomische Diagnose erfordert den Gefrierschnitt in Verbindung mit einer speziellen Fettfärbung wie Ölrot oder, noch zuverlässiger, den elektronenmikroskopischen Untersuchungsbefund [9, 10]. Der Grad der Leberzellverfettung korreliert nicht mit der Prognose. Typisch ist auch das weitgehende Fehlen von Leberzellnekrosen und entzündlichen Reaktionen. Nur ausnahmsweise finden sich massive, zentral gelegene Leberzellnekrosen. Die Kupffer-Zellen sind nicht aktiviert. Gallenthromben und intrazelluläres Gallenpigment sind selten in den Läppchenzentren nachweisbar.

Das intrahepatisch gespeicherte Fett bei der akuten idiopathischen Schwangerschaftsfettleber besteht überwiegend aus freien Fettsäuren, während die nutritiv bedingte Fettleber vorwiegend Triglyzeride enthält. Wegen der meist gestörten Hämostase unterbleibt oft die die Erkrankung klärende Gewebsentnahme mittels konventioneller perkutaner Leberbiopsie. Als eine mögliche alternative Methode kann dann auf die aufwendige Methode der transvenösen Leberbiopsie zurückgegriffen werden, die nach Berichten über mehr als tausend Punktionen als risikoarm angesehen werden muß [60]. Falls die histologische Absicherung fehlt, muß sich die Diagnose auf die klinische Symptomatik und die Abgrenzung gegenüber anderen Lebererkrankungen in der Schwangerschaft stützen. Als nichtinvasive Methode zum Fettnachweis in der Leber kann die Computertomographie, die wesentlich besser geeignet ist als die Sonographie, hilfreich sein.

Prognose: Die akute idiopathische Schwangerschaftsfettleber, die meist einen fulminanten Verlauf aufweist, birgt auch heute noch für Mutter und Kind ein beachtliches Mortalitätsrisiko. Während von Ober und LeCompte in 1955 eine Mortalität der Mütter von über 90% angegeben wurden, ermittelte Huchzermeyer [37] aus dem Schrifttum bis zum Jahre 1965 einen Rückgang der Sterberate auf 75% und für die Zeit von 1965 bis 1978 sogar auf 45%. In der aktuellen Literatur ist ein weiterer massiver Rückgang der maternalen Sterberate auf ca. 20% zu verzeichnen. Parallel dazu stiegen auch die kindlichen Überlebenschancen erheblich an.

Als Gründe für die Verbesserung der Prognose werden die heute frühzeitige Diagnosestellung und möglichst umgehende Entbindung angeführt, eventuell noch die Erfassung von früher nicht diagnostizierten, leichter verlaufenden Fällen ebenso wie die erheblich verbesserte Intensivtherapie der Begleiterkrankungen, die das Leben der Erkrankten wesentlich mehr bedrohen als die kranke Leber.

Differentialdiagnose: Die akute idiopathische Schwangerschaftsfettleber gehört wahrscheinlich zu einer Gruppe von Erkrankungen (microvascular fat disease), die sich klinisch und pathologisch-anatomisch außerordentlich ähnlich sind. Dazu gehören das Reye-Syndrom (differentialdiagnostische Abgrenzung mittels Elektronenmikroskopie [10]), schwere Leberschädigungen nach intravenöser Gabe von Tetrazyklinen oder nach Einnahme des Antiepileptikums Valproat, die sog. „vomiting disease of Jamaica", die durch Früchte, die Hypoglycin A enthalten, ausgelöst wird, und angeborene Defekte des Harnstoffzyklus [96]. Schwierig kann die differentialdiagnostische Abgrenzung zu Leberschädigungen infolge Präeklampsie-Eklampsie und HELLP-Syndrom sein, während die Abgrenzung gegen die akute Hepatitis, gegen die Exazerbation einer vorbestehenden chronisch aktiven Lebererkrankung oder gegen eine intrahepatische Schwangerschaftscholestase weniger schwierig sein dürfte.

Präeklampsie-Eklampsie

Definitionen: Die Präeklampsie ist charakterisiert durch Hypertonie (systolischer Blutdruck ≥140 mmHg oder diastolischer Blutdruck ≥90 mmHg oder Blutdruckanstieg in der Schwangerschaft systolisch ≥30 mmHg oder diastolisch ≥15 mmHg bei mindestens zweimaliger und mindestens sechs Stunden auseinanderliegender Blutdruckmessung), Proteinurie (>300 mg/24 h oder 100 mg/dl in mindestens zwei Urinproben im Abstand von mindestens sechs Stunden) und Ödeme. Steigen der Blutdruck auf >160/100 mmHg und die Proteinurie auf >5 g/24 h an oder treten Symptome der fortschreitenden Schädigung des zentralen Nervensystems, der Nieren oder der Leber auf, dann wird der Übergang in die prognostisch ernstere Eklampsie unterstellt, welche die Hauptursache der mütterlichen und fetalen Morbidität und Mortalität in der Schwangerschaft darstellt. Letztere ist hauptsächlich verursacht durch zentralnervöse Komplikationen, aber in 10 bis 15% auch durch die Lebermanifestation. Trotz dieser scheinbar klaren Definition ist der Übergang von der Präeklampsie in die Eklampsie wegen der verschiedenartigen Organbeteiligungen und der sehr variablen Schwere klinischer und laborchemischer Befunde fließend und somit in einer gewissen Weise willkürlich (siehe auch Kap. 1, Abschnitt 3).

Klinik: Eine Präeklampsie-Eklampsie kommt in 5 bis 7% aller Schwangerschaften vor [17]. Die Erkrankung beginnt in der Regel nach der 20. Schwangerschaftswoche. Ebenso wie bei der akuten idiopathischen Schwangerschaftsleber sind besonders Erstgebärende und Zwillingsgebärende betroffen.

Neben den typischen Gestosezeichen können je nach Schwere und Dauer einer hepatischen Durchblutungsstörung, meist im III. Trimenon nahe dem Geburtstermin und damit spät im Verlauf der Präeklampsie-Eklampsie, klinische Symptome wie Schmerzen im Epigastrium oder rechten Oberbauch, Übelkeit und Erbrechen sowie Druckschmerzhaftigkeit der zunächst meist normal großen Leber vorkommen. Diese müssen differentialdiagnostisch auch an eine akute Cholezystitis, ein peptisches Ulkus, eine Hepatitis oder eine akute Pankreatitis denken lassen.

Der früheste pathologische Laborbefund der Präeklampsie ist die Thrombozytopenie, die schon Wochen vor dem Auftreten klinischer Symptome nachweisbar ist. Auf die Lebermitbeteiligung weisen erhöhte Transaminasenaktivitäten zwischen 50 und 3000 IE/l, in der Regel <500 IE/l, hin. Ein Ikterus, meist ohne Pruritus vorkommend, tritt in zwei von fünf Fällen auf. Der Bilirubinwert überschreitet meist nicht 6 mg/dl (103 µmol/l). Die alkalische Phosphatase, in der Schwangerschaft ohnehin bis zur Entbindung um das Zwei- bis Dreifache ansteigend, kann ebenfalls absolut erhöht gefunden werden. Die klinische Symptomatik kann von unspezifischen Oberbauchbeschwerden und Erbrechen in ein akutes Abdomen mit Schockzustand bei ausgeprägten Leberhämorrhagien bzw. bei Leberruptur übergehen. Parallel dazu steigen dann noch die Transaminasenaktivitäten und die Aktivität der leberspezifischen LDH$_5$ massiv an. Neben dem Auftreten eines Ikterus gelten die Entwicklung von Anämie, Leukozytose, Verbrauchskoagulopathie und Hepatomegalie als prognostisch ungünstige Zeichen.

Morphologische Leberbefunde: Makroskopisch ist die erkrankte Leber meist normal groß, von regelrechter Konsistenz und blasser Farbe. In fortgeschrittenen Fällen kann die Leber erheblich vergrößert sein. Sie kann ausgedehnte Hämorrhagien, die bei subkapsulärer Lage als irregulär geformte rote Flecken imponieren, aber auch gelbliche oder weiße Zonen infolge ischämischer Infarzierung aufweisen.

In gleicher Weise wie bei der akuten idiopathischen Schwangerschaftsfettleber findet man auch bei Leberschädigungen im Verlauf einer Präeklampsie-Eklampsie ein weitgehendes Fehlen von Leberzellnekrosen und entzündlichen Veränderungen, jedoch, wenn man die Lebergewebszylinder im Gefrierschnitt mit Ölrot O anfärbt oder elektronenmikroskopisch untersucht, regelmäßig eine feintropfige Leberzellverfettung unterschiedlichen Ausmaßes, so daß eine histopathologische Abgrenzung von der akuten idiopathischen Schwangerschaftsfettleber nicht möglich sein soll [70]. Einige Autoren sind jedoch der Meinung, daß eine lichtmikroskopische Unterscheidung möglich sei, da Frauen mit Schwangerschaftsfettleber eine größere Anzahl von Fetttröpfchen in ihren Hepatozyten aufwiesen und häufiger vorhandene Leberzellnekrosen im Gegensatz zur läppchenzentralen Lage bei Schwangerschaftsfettleber im Rahmen einer schweren hepatischen Toxikose periportal gelegen sind [9]. Hinzu kommen sinusoidale Fibrinverschlüsse und Blutungen in die Dissé-Räume mit nachfolgender Zellnekrose.

Therapie: Die mit fortschreitender Eklampsie in bis 80% auftretende Leberschädigung [37] kann als solche den Tod von Mutter und Fetus verursachen. Sind die frühzeitige Diagnosestellung und adäquate Therapie der Präeklampsie versäumt worden, und ist eine fortgeschrittene Eklampsie eingetreten, dann vermag nur eine umgehende Entbindung unter supportiver intensivmedizinischer Therapie [34] das Leben von Mutter und Fetus zu retten. Dabei ist eine vorherige genaue differentialdiagnostische Abgrenzung zur akuten idiopathischen Schwangerschaftsfettleber oder zum HELLP-Syndrom unerheblich, weil auch für diese Erkrankungen die unverzügliche Entbindung die wichtigste Therapiemaßnahme darstellt [9].

HELLP-Syndrom

Definition: Die Kombination von Hämolyse (**h**emolysis), erhöhten Leberenzymen (**e**levated **l**iver enzymes) und Thrombozytopenie (**l**ow **p**latelet count) ist, obwohl schon 1976 beschrieben, seit 1982 [111] unter dem Akronym HELLP-Syndrom in die Literatur eingegangen. Obwohl inzwischen mehr als 300 Fälle weltweit publiziert worden sind, steht eine übereinstimmende Definition des Syndroms aus, das von verschiedenen Autoren als Variante der Präeklampsie, als frühe Form einer schweren Eklampsie, als Fehldiagnose Präeklampsie oder als milde Form einer Verbrauchskoagulopathie angesehen wird (siehe auch Kap. 1, Abschnitt 3). Die Wiederholungswahrscheinlichkeit bei nachfolgenden Schwangerschaften ist gering. In einer Studie kam es bei 59 Frauen mit 80 erneuten Schwangerschaften nur zweimal zu einem HELLP-Rezidiv [98].

Klinische und laborchemische Symptomatik: Das Syndrom ist sehr facettenreich und deshalb nicht einfach zu diagnostizieren. Die Schwangeren klagen über allgemeines Krankheitsgefühl, über Schmerzen im Epigastrium oder rechten Oberbauch, über Kopfschmerzen, Übelkeit und/oder Erbrechen. Hochdruck und Albuminurie können fehlen oder nur leicht ausgeprägt sein. Laborchemisch finden sich die Zeichen der Hämolyse (erniedrigtes Haptoglobin, erhöhte LDH-Aktivität und erhöhtes indirektes Bilirubin) und der Leberschädigung (Transaminasen bis 4000 IE/l). Es besteht eine Thrombozytopenie (bis minimal 6000/mm^3), auch Harnstoff und Creatinin sind erhöht, während Fibrinogen, PT und PTT oft normal gemessen werden [98, 99, 111].

Prognose: Die Identifikation von Schwangeren mit HELLP-Syndrom ist wichtig, da unabhängig vom Grad der Leberbeteiligung die mütterliche und fetale Prognose ohne umgehende Entbindung schlecht sind.

In einer Studie von 304 Fällen entwickelte sich ein HELLP-Syndrom in 69% ante partum und in 31% post partum. In der ersteren Gruppe trat das Syndrom in 4% (acht Fälle) zwischen der 17. und 20. und in 11% (23 Fälle) zwischen der 21. und 26. Woche, also schon im II. Trimenon, auf. Die Folgen waren ein mütterlicher Todesfall, ein Fall mit Leberruptur, fünf Fälle mit akutem Nierenversagen und zwölf Fälle mit

Verbrauchskoagulopathie. Dies unterstreicht nachdrücklich, daß bei allen Schwangeren mit Übelkeit, Brechreiz, Schmerzen im Oberbauch und allgemeinem Krankheitsgefühl auch ein HELLP-Syndrom differentialdiagnostisch erwogen werden muß. In den sich post partum entwickelnden Fällen trat die Manifestation überwiegend in den ersten 48 Stunden, im Einzelfall aber bis zum 6. postpartalen Tag auf. Bei 79% dieser Frauen bestand ante partum eine Präeklampsie, bei 21% jedoch nicht. Frauen dieser Gruppe zeigten ein erhöhtes Risiko für das Auftreten einer akuten Niereninsuffizienz oder eines Lungenödems. Differentialdiagnostisch waren ein exazerbierter Lupus erythematodes, ein hämolytisch-urämisches Syndrom und eine thrombotisch-thrombozytopenische Purpura auszuschließen [98].

Bei Verdacht auf ein HELLP-Syndrom sollte eine Patientin möglichst umgehend in ein Zentrum verlegt werden, wo Erfahrungen mit diesem Krankheitsbild bestehen. Eine möglichst baldige Entbindung vermag in Verbindung mit intensivmedizinischen Behandlungsmaßnahmen die ansonsten schlechte Prognose für Mutter und Fetus zu verbessern.

1.2.3.3 Spontane Leberruptur

Seit der Erstbeschreibung durch Abercrombie im Jahre 1844 sind etwa 150 Fälle von spontaner Leberruptur in der Schwangerschaft beschrieben worden. Sie ereigneten sich mehrheitlich im letzten Trimenon, manchmal auch während oder früh nach der Geburt und nur ausnahmsweise in einer früheren Phase der Schwangerschaft. Betroffen waren weit überwiegend ältere Mehrgebärende, die in über 75% der Fälle eine Präeklampsie oder Eklampsie aufwiesen. Als Ausdruck des auftretenden Hämatoms im Leberparenchym oder unter der Leberkapsel, dessen Ursache nicht bekannt ist, treten zu den meist schon länger bestehenden Symptomen der Spätgestose plötzlich sehr heftige, über Stunden unverändert anhaltende, Schmerzen im Epigastrium oder im rechten Oberbauch, selten auch links oder in Projektion auf beide Leberlappen auf. Kommt es schnell oder auch verzögert zur Leberruptur, so entwickelt sich rasch eine Schocksymptomatik, die wesentlich stärker ausgeprägt sein soll, als man nach der Menge des Blutes in der freien Bauchhöhle erwarten würde.

Entscheidend für das Überleben von Mutter und Kind, die beide sehr gefährdet sind, ist die Diagnosestellung möglichst schon im Stadium des subkapsulären Hämatoms, wozu sich Sonographie und Angiographie, aber auch die Computertomographie und die Kernspintomographie eignen, und, falls die Ruptur schon erfolgt ist, die Blutaspiration aus der Bauchhöhle den Beweis liefert.

Die *Therapie* besteht in der Behandlung des hämorrhagischen Schocks, der Schnittentbindung [73] und danach der operativen Versorgung des Leberrisses. Danach ist eine sorgfältige abdominale Exploration erforderlich, um eine begleitende spontane Ruptur der Milz oder einen zusätzlichen Leberriß im linken Leberlappen nicht zu übersehen. Die operative Versorgung des Leberrisses stellt größte Anforderungen an das Wissen und Können des Chirurgen [32]. Als Ursache einer Blutung aus der Leber in der Schwangerschaft kommen noch seltener ein kavernöses Hämangiom, ein Amöbenabszeß, ein primäres Leberkarzinom und eine Abdominalschwangerschaft [37], aber auch Syphilis und Malaria, in Frage.

Literatur zu Abschnitt 1

1. Alstead, E. M., J. K. Ritchie, J. E. Lennard-Jones, M. J. G. Farthing et al.: Safety of azathioprine in pregnancy in inflammatory bowel disease. Gastroenterology 99 (1990) 443–446.
2. Alter, J. H.: Descartes before the horse: I clone, therefore I am: the hepatitis C virus in current perspective. Ann. Intern. Med. 115 (1991) 644–649.
3. American College of Gastroenterology's Committee on FDA-Related Matters: Laxative use in constipation. Amer. J. Gastroenterol. 80 (1985) 303–306.
4. Amon, I., K. Amon, G. Franke et al.: Pharmacokinetics of metronidazol in pregnant women. Chemotherapy 27 (1981) 73–79.
5. Anderson, A. S., M. J. Whichelow: Constipation during pregnancy: dietary fibre intake and the effects of fibre supplementation. Human Nutr. Appl. Nutr. 39A (1985) 202–207.
6. Andrews, E. B., H. H. Tilson, B. A. L. Hurn, J. F. Codero: Acyclovir in pregnancy register: an observational epidemiological approach. Amer. J. Med. 85S (1988) 123–128.
7. Baer, M. R.: Normal full-term pregnancy in a patient with chronic myelogenous leukemia treated with alpha-interferon. Amer. J. Hemat. 37 (1991) 66–70.
8. Baird, D. D., M. Narendranathan, R. S. Sandler: Increased risk of preterm birth for women with inflammatory bowel disease. Gastroenterology 99 (1990) 987–994.
9. Barton, J. R., B. M. Sibai: Should routine liver biopsy be done for the definite diagnosis of acute fatty liver of pregnancy? Amer. J. Obstet. Gynec. 164 (1991) 1691.
10. Barton, J. R., B. M. Sibai, W. C. Mabie, D. R. Shanklin: Recurrent acute fatty liver of pregnancy. Amer. J. Obstet. Gynec. 163 (1990) 534–538.
11. Bonin, F., M. R. Brunetto, F. Negro et al.: Hepatitis D virus, a model of liver cell pathology. J. Hepatol. 13 (1991) 260–266.

12. Brandes, J. W., H. Lorenz-Meyer: Epidemiologische Aspekte zur Enterocolitis regionalis Crohn und Colitis ulcerosa in Marburg/Lahn zwischen 1962 und 1975. Z. Gastroent. 21 (1983) 69–78.
13. Britton, R. C.: Pregnancy and esophageal varices. Amer. J. Surg. 143 (1982) 421–425.
14. Burnell, D., J. Mayberry, B. J. Calcraft et al.: Male infertility in Crohn's disease. Postgrad. Med. J. 62 (1986) 269–272.
15. Carevalo, A., E. Washington: Cost-effectiveness of prenatal screening and immunization for hepatitis B virus. J. amer. med. Ass. 259 (1988) 365–369.
16. Chen, D. S., H. H. Lin, M. H. Chang et al.: Mother-to-child transmission of hepatitis C virus (letter). J. Infect. Dis. 164 (1991) 428–429.
17. Chesley, L. C.: History and epidemiology of preeclampsia-eclampsia. Clin. Obstet. Gynec. 27 (1984) 801–820.
18. Choo, Q. L., G. Kuo, A. J. Weiner et al.: Isolation of a cDNA clone derived from a blood-borne non-A, non-B viral hepatitis genome. Science 244 (1989) 359–362.
19. Davison, A. M., P. J. Guillon: Successful pregnancies reported to the registry up to end of 1982. Proc. europ. Dialysis Transplant. Assoc. London 21 (1984) 54–55.
20. Davison, J. M., H. Dellagramatikas, J. M. Parkin: Maternal azathioprine therapy and depressed haemopoiesis in the babies of renal allograft patients. Brit. J. Obstet. Gynaec. 92 (1985) 233–239.
21. Dawson, M., F. Kern, G. T. Everson: Gastrointestinal transit time in human pregnancy: prolongation in the second and third trimester followed by postpartum normalization. Gastroenterology 89 (1985) 996–999.
22. Deray, G., P. Lehoang, P. Cacoub et al: Oral contraceptive interaction with cyclosporine (letter). Lancet I (1987) 158–159.
23. Dewitte, D. B., M. K. Buick, S. E. Cyran, M. J. Maisells: Neonatal pancytopenia and severe combined immunodeficiency associated with antenatal administration of azathioprine and prednisone. Pediatrics 105 (1984) 625–628.
24. Donahue, J. G., A. Munoz, P. M. Ness et al.: The declining risk of post-transfusion hepatitis C virus infection. New Engl. J. Med. 327 (1992) 369–373.
25. Eyster, M. E., H. J. Alter, L. M. Aledort et al.: Heterosexual cotransmission of hepatitis C virus (HCV) and human immunodeficiency virus (HIV). Ann. Intern. Med. 115 (1991) 764–768.
26. Fabel, G.: Medikation in Schwangerschaft und Stillzeit. Urban & Schwarzenberg, München – Wien – Baltimore 1993.
27. Farthing, M. J. F., A. M. Dawson: Impaired semen quality in Crohn's disease: drugs, ill health, or undernutrition? Scand. J. Gastroent. 18 (1983) 57–60.
28. Federkow, D. M., D. Persaud, C. A. Nimrod: Inflammatory bowel disease: a controlled study of late pregnancy outcome. Amer. J. Obstet. Gynec. 160 (1989) 998–1001.
29. Freund, G., D. A. Arvan: Clinical biochemistry of preeclampsia and related liver diseases of pregnancy: a review. Clin. chim. acta 191 (1990) 123–152.
30. Frezza, M., G. Cammareri, C. Le Grazie, C. Di Padova: S-adenosylmethionine for the treatment of intrahepatic cholestasis of pregnancy: results of a controlled clinical trial. Hepatogastroenterology 37 (1990) 122–125.
31. Giovannini, M., A. Tagger, M. L. Ribero et al.: Maternal-infant transmission of hepatitis C virus and HIV infections: a possible interaction. Lancet 335 (1990) 1166.
32. Gonzales, G. D., H. R. Rubel, N. N. Giep, J. E. Bottsford: Spontaneous hepatic rupture in pregnancy. Management with hepatic artery ligation. Sth. med. J. 77 (1984) 242–245.
33. Gray, J. R., I. A. D. Bouchier: Liver disease and pregnancy. Gastroent. Int. 2 (1989) 217–221.
34. Haider, M., M. Kentsch, H. Schad: Intensivmedizinische Intervention bei der Gestose. Internist 33 (1992) 75–84.
35. Heckers, H., H.-G. Lasch: Gastrointestinale Erkrankungen aus internistischer Sicht. In: Künzel, W., K.-H. Wulf (Hrsg.): Die gestörte Schwangerschaft. Klinik der Frauenheilkunde und Geburtshilfe, 2. Aufl., Bd. 5. Urban & Schwarzenberg, München – Wien – Baltimore 1986.
36. Hsu, H. U. , T. L. Wright, D. Luba et al.: Failure to detect hepatitis C virus genome in human secretions with the polymerase chain reaction. Hepatology 14 (1991) 763–767.
37. Huchzermeyer, H.: Leber und Schwangerschaft. Huber, Bern 1978.
38. Huchzermeyer, H.: Erkrankungen der Leber- und Gallenwege. In: Huchzermeyer, H. (Hrsg.): Internistische Erkrankungen und Schwangerschaft, S. 57. Kohlhammer, Stuttgart 1986.
39. Ip, H. M. A., P. N. Lelie, V. C. W. Wong et al.: Prevention of hepatitis B virus carrier state in infants according to maternal levels of HBV DNA. Lancet I (1989) 406–410.
40. Järnerot, G.: Fertility, sterility, and pregnancy in chronic inflammatory bowel disease. Scand. J. Gastroent. 17 (1982) 1–4.
41. Jameel, S., H. Durpagal, C. M. Habibullah et al.: Enteric non-A, non-B hepatitis: epidemics, animal transmission and hepatitis E virus detection by the polymerase chain reaction. J. Med. Virol. 37 (1992) 263–270.
42. Japanese Red Cross Non-A, Non-B Hepatitis Research Group: Effect of screening for hepatitis C virus antibody and hepatitis B virus core antibody on incidence of posttransfusion hepatitis. Lancet 338 (1991) 1040–1041.
43. Jardi, I., M. Buti, F. Rodigruez-Frias et al.: Clinical significance of two forms of IgM antibody to hepatitis delta virus. Hepatology 14 (1991) 25–28.
44. Joosten, R., K. H. Stürner: Hepatitis-B-Infektion des Neugeborenen durch seine scheinbar gesunde Mutter. Med. Klin. 75 (1980) 223–224.
45. Kaplan, M. M.: Acute fatty liver of pregnancy. New Engl. J. Med. 313 (1985) 367–370.
46. Kater, R. M., S. P. Mistilis: Obstetic cholestasis and pruritus of pregnancy. Med. J. Aust. 1 (1976) 638–640.
47. Khosla, R., C. P. Willoughby, D. P. Jewell: Crohn's disease and pregnancy. Gut 25 (1984) 52–56.
48. Kirk, E. P.: Organ transplantation and pregnancy. Amer. J. Obstet. Gynec. 164 (1991) 1629–1634.
49. Kiyosawa, K., T. Sodeyama, E. Tanaka et al.: Hepatitis C in hospital employees with needlestick injuries. Ann. Intern. Med. 115 (1991) 367–369.
50. Klein, N. A., W. C. Mabie, D. C. Shaver et al.: Herpes simplex virus hepatitis in pregnancy. Two patients successfully treated with acyclovir. Gastroenterology 100 (1991) 239–244.
51. Koff, R. S.: The low efficiency of maternal-neonatal transmission of hepatitis C virus: how certain are we? Ann. Intern. Med. 117 (1992) 967–969.
52. Koretz, R. L.: Universal prenatal hepatitis B testing: Is it cost-effective? Obstet. and Gynec. 74 (1989) 808–814.
53. Kreek, M. J., M. H. Sleisenger, G. H. Jeffries: Recurrent cholestatic jaundice of pregnancy with demonstrated estrogen sensitivity. Amer. J. Med. 43 (1976) 795–803.
54. Kuroki, T., S. Mishiguchi, K. Fukuda et al.: Mother-to-child transmission of hepatitis C virus (letter). J. infect. Dis. 164 (1991) 427–428.
55. Laatikainen, T. J.: Effect of cholestyramine and phenobarbital on pruritus and serum bile acids in cholestasis of pregnancy. Amer. J. Obstet. Gynec. 132 (1978) 501–506.
56. Lachgar, M., I. Morer: Efficiency and tolerance of lactulose in constipation in pregnant women. Rev. franç. Gynec. Obstet. 80 (1985) 663–665.
57. Laifer, S. A., M. J. Darby, V. P. Scantlebury et al.: Pregnancy and liver transplantation. Obstet. and Gynec. 76 (1990) 1083–1088.
58. Lam, J. P. N., F. McOmish, S. M. Burns et al.: Infrequent vertical transmissions of hepatitis C virus. J. infect. Dis. 167 (1993) 572–576.
59. Laufs, R., C. Salafsky: Erreger, Übertragung und Immunologie der Virushepatitiden. Mschr. Kinderheilk. 128 (1980) 511–517.

60. Lebrec, C., G. Goldfarb, C. Degott et al.: Transvenous liver biopsy. Gastroenterology 83 (1982) 338–340.
61. Lewis, J. H., A. B. Weingold, The Committee on FDA-Related Matters, American College of Gastroenterology: The use of gastrointestinal drugs during pregnancy and lactation. Amer. J. Gastroent. 80 (1985) 912–923.
62. Lindhagen, T., M. Bohe, G. Ekelund, L. Valentin: Fertility and outcome of pregnancy in patients operated on for Crohn's disease. Int. J. colorect. Dis. 1 (1986) 25–27.
63. Lin, H. H., T. Y. Lee, D. S. Chen: Transplacental leakage of HBeAg-positive maternal blood as the most likely route in causing intrauterine infection with hepatitis B virus. J. Pediat. 111 (1987) 877–881.
64. Lunzer, M., P. Barnes, K. Byth, M. O'Halloran: Serum bile acid concentrations during pregnancy and their relationship to obstetric cholestasis. Gastroenterology 91 (1986) 825–829.
65. Lynch, M. J. G., P. R. Kyle, S. S. Raphael, P. B. Lockart: Unusual ovarian changes (hyperthecosis) in pregnancy. Amer. J. Obstet. Gynec. 77 (1959) 335–347.
66. Marrero, J. M., P. M. Goggin, J. S. de Caestecker et al.: Determinants of pregnancy heartburn. Brit. J. Obstet. Gynaec. 99 (1992) 731–734.
67. Mayberry, J. F., I. T. Weterman: European survey of fertility and pregnancy in women with Crohn's disease: a case control study by European Collaborative Group. Gut 27 (1986) 821–825.
68. Meehan, R. T., J. K. Dorsey: Pregnancy among patients with systemic lupus erythematodes receiving immunosuppressive therapy. J. Rheumatol. 14 (1987) 252–259.
69. Miller, R. K.: Medikamentöse Therapie während der Schwangerschaft. Internist 23 (1982) 579–588.
70. Minakami, H., N. Oka, T. Sato et al.: Preeclampsia: a microvesicular fat disease of the liver? Amer. J. Obstet. Gynec. 159 (1988) 1043–1947.
71. Mitsuda, T., S. Yokota, T. Mori et al.: Demonstration of mother-to-infant transmission of hepatitis B virus by means of polymerase chain reaction. Lancet 2 (1989) 886–888.
72. Mogadam, M., B. I. Korelitz, S. W. Ahmed et al: The course of inflammatory bowel disease during pregnancy and postpartum. Amer. J. Gastroent. 75 (1981) 265–269.
73. Moss, L. K., J. C. Hudgens jr.: Spontaneous rupture of the liver associated with pregnancy: case and review of the literature. Amer. Surg. 26 (1976) 763–769.
74. Nielsen, O. H., B. Andreasson, S. Bondesen, S. Jarnum: Pregnancy in ulcerative colitis. Scand. J. Gastroent. 18 (1983) 735–742.
75. Novati, R., V. Thiers, A. D'Arminio Monforte et al.: Mother-to-child transmission of hepatitis C virus detected by nested polymerase chain reaction. J. infect. Dis. 165 (1992) 720–723.
76. O'Morain, C. A., P. Smethurst, E. Hudson, A. J. Levi: Further studies on sulphasalazine induced male infertility. Gastroenterology 82 (1982) 1140 A.
77. Palma, J., H. Reyes, J. Ribalta: Ursodesoxycholic acid treatment of intrahepatic cholestasis of pregnancy: effects of ursodesoxycholic acid in patients with intrahepatic cholestasis of pregnancy. Hepatology 15 (1992) 1043–1047.
78. Pockros, P. J., R. L. Peters, T. B. Reynolds: Idiopathic fatty liver of pregnancy: findings in ten cases. Medicine 63 (1984) 1–11.
79. Porter, R. J., G. M. Stirrat: The effects of inflammatory bowel disease on pregnancy: a case-controlled retrospective analysis: Brit. J. Obstet. Gynaec. 93 (1986) 1124–1131.
80. Pregnancy Labeling. FDA Drug Bull., Sept. 1979, p. 23.
81. Ranger, S., M. Mounier, F. Denis et al.: Prevalence of hepatitis B (HbsAg, HbeAg, DNA) and delta virus markers, in about 10 000 pregnant women in Limoges. Pathol. Biol. Paris 38 (1990) 694–699.
82. Ray, R., R. Aggarwal, P. N. Salunke et al.: Hepatitis E Virus genome in stools of hepatitis patients during large epidemic in North India. Lancet 338 (1991) 783–784.
83. Registration Committee of the European Dialysis and Transplant Association: Successful pregnancies in women treated by dialysis and kidney transplantation. Brit. J. Obstet. Gynaec. 87 (1980) 839–845.
84. Reid, R., J. J. Ivey, R. H. Rencoret, B. Storey: Fetal complications of obstetric cholestasis. Brit. med. J. I (1976) 870–872.
85. Reinus, J. F., E. L. Leikin, H. J. Alter et al.: Failure to detect vertical transmission of hepatitis C virus. Ann. intern. Med. 111 (1992) 881–886.
86. Riely, C. A.: The liver in preeclampsia/eclampsia: The tip of the iceberg. Amer. J. Gastroent. 81 (1986) 1218–1219.
87. Riely, C. A.: Acute fatty liver of pregnancy. Semin. liver Dis. 7 (1987) 47–54.
88. Riely, C. A., P. S. Latham, R. Romero, T. P. Duffy: Acute fatty liver of pregnancy: reassessment based on observations in nine patients. Ann. intern. Med. 106 (1987) 703–706.
89. Rosenblum, L. S, M. E. Villarino, O. V. Nainan et al.: Hepatitis A outbreak in a neonatal intensive care unit: risk factors for transmission and evidence of prolonged viral excretion among preterm infants. J. infect. Dis. 164 (1991) 476–482.
90. Sato, A.: A clinical study of immunglobulin class specific antibody response following hepatitis A. Gastroent. Jpn. 23 (1988) 129–138.
91. Schoeman, M. N., R. G. Batey, B. Wilcken: Recurrent acute fatty liver of pregnancy associated with a fatty-acid oxidation defect in the offspring. Gastroenterology 100 (1991) 544–548.
92. Schorr-Lesnick, B., E. Lebovics, B. Dworkin, W. S. Rosenthal: Liver diseases unique to pregnancy. Amer. J. Gastroent. 86 (1991) 659–670.
93. Scott, J. P., T. W. Higenbottom: Adverse reactions and interactions of cyclosporine. Med. Toxicol. 3 (1988) 107–127.
94. Scott, J. R.; Fetal growth retardation with maternal administration of immunosuppressive drugs. Amer. J. Obstet. Gynec. 128 (1977) 668–676.
95. Shaw, D., J. Frohlich, B. A. K. Wittmann, M. Willms: A prospective study of 18 patients with cholestasis of pregnancy. Amer. J. Obstet. Gynec. 142 (1982) 621–625.
96. Sherlock, S: Acute fatty liver of pregnancy and the microvesicular fat disease. Gut 24 (1983) 265–269.
97. Sherlock, S.: The liver in pregnancy. In: Sherlock, S. (ed.): Diseases of the Liver and Biliary System, 8th ed. Blackwell, Oxford 1989.
98. Sibai, B. M.: The HELLP Syndrome (hemolysis, elevated liver enzymes, and low platelets): much ado about nothing? Amer. J. Obstet. Gynec. 162 (1990) 311–316.
99. Sibai, B. M., M. M. Taslimi, A. El Nazer et al.: Maternal-perinatal outcome associated with the syndrome of hemolysis, elevated liver enzymes, and low platelets in severe preeclampsia/eclampsia. Amer. J. Obstet. Gynec. 155 (1986) 501–509.
100. Steven, M. M.: Pregnancy and liver disease. Gut 22 (1981) 592–614.
101. Steven, M. M., J. D. Buckley, I. R. Mackay: Pregnancy in chronic active hepatitis. Quart. J. Med. 48 (1979) 519–531.
102. Steven, M. M., I. R. Mackay: Prognosis of pregnancy in chronic liver disease (letter). Gastroenterology 78 (1980) 1116.
103. Sugitani, M., H. Inchauspe, M. Shindo, A. M. Prince: Sensitivity of serological assays to identify blood donors with hepatitis C viraemia. Lancet 339 (1992) 1018–1019.
104. Thaler, M. M., C. K. Park, D. V. Landers et al.: Vertical transmission of hepatitis C virus. Lancet 338 (1991) 17–18.
105. Tong, M. J., M. Thursby, J. Rakeela et al.: Studies on the maternal-infant transmission of the viruses which cause acute hepatitis. Gastroenterology 80 (1981) 999–1004.
106. Tresadern, J. C., G. F. Falconer, L. A. Turnberg, M. H. Irving: Successful completed pregnancy in a patient maintained on home parenteral nutrition. Brit. med. J. 286 (1983) 602–603.
107. Van Dyke, R. W.: The liver in pregnancy. In: Zakim, D.,

T. D. Boyer (eds.): Hepatology: A Textbook of Liver Disease, pp. 1438–1459. Saunders, Philadelphia 1990.
108. Van Thiel, D. H., A. Wald: Evidence refuting a role for increased abdominal pressure in the pathogenesis of the heartburn associated with pregnancy. Amer. J. Obstet. Gynec. 140 (1981) 420–422.
109. Warendranathan, M., R. S. Sandler, M. Suchindran, D. A. Savitz: Male infertility in inflammatory bowel disease. J. clin. Gastroent. 11 (1989) 403–406.
110. Watson, W. J., J. W. Seeds: Acute fatty liver of pregnancy. Obstet. gynec. Surv. 45 (1990) 585–591.
111. Weinstein, L.: Preeclampsia/eclampsia with hemolysis, elevated liver enzymes, and low platelets in severe preeclampsia. Obstet. and Gynec. 66 (1985) 657–660.
112. Wejstal, R., A. Widell, A. S. Mansson et al.: Mother-to-infant transmission of hepatitis C virus. Ann. intern. Med. 117 (1992) 887–890.
113. Willers, H., S. Sipos, K. W. Knocke et al.: Das Risiko der perinatalen Hepatitis-B-Infektion im Raum Hannover. Dtsch. med. Wschr. 106 (1981) 1763–1764.
114. Willoughby, C. P., S. C. Truelove: Ulcerative colitis and pregnancy. Gut 21 (1980) 469–474.
115. Wolf, H., O. Kühler, P. Henke, G. Klose: Leberdystrophie bei disseminierter Herpes-simplex-Infektion in der Schwangerschaft. Geburtsh. u. Frauenheilk. 52 (1992) 123–125.
116. Woolfson, K., Z. Cohen, R. S. McLeod: Crohn's disease and pregnancy. Dis. Colon Rectum 33 (1990) 869–873.

2 Gastrointestinale Störungen aus chirurgischer Sicht

K. Schwemmle

2.1 Allgemeine Gesichtspunkte

Erkrankungen des Gastrointestinaltrakts, die während einer Schwangerschaft chirurgisch behandelt werden müssen, sind relativ selten. Ihre Diagnose kann aber erschwert sein, weil die intraabdominellen Organe durch den wachsenden Uterus verdrängt werden und dadurch ihre anatomische Lage ändern. Hinzu kommt, daß schwangerschaftstypische Beschwerden oft die lehrbuchhafte Symptomatik maskieren.

Röntgenologische Untersuchungsmethoden verbieten sich in der Regel und sollten nur eingesetzt werden, wenn eine vitale Gefährdung für Mutter und Kind angenommen werden muß [8]. Glücklicherweise gibt es sehr potente bildgebende Verfahren, die auch bei graviden Frauen angewandt werden können, z. B. die Sonographie und die Kernspintomographie.

Die Gravidität verändert die Regeln für Indikation und Durchführung einer Operation nicht. Jeder Eingriff ist jedoch mit doppelter Verantwortung für Mutter und Kind belastet. Mehr als durch die Operation selbst wird das ungeborene Kind durch die Komplikationen chirurgischer Krankheitsbilder gefährdet: Blutung, Sepsis, Schock, Endotoxinwirkung und schwere Allgemeinveränderungen der Mutter. Ein allein aus mütterlicher Indikation vorgenommener dringlicher Eingriff kommt auch dem Feten zugute.

Da vor allem gegen Ende der Gravidität durch eine Operation Wehen ausgelöst werden können, muß deren Indikation mit dem Geburtshelfer abgesprochen werden. Er hat zu entscheiden, ob eine protektive Medikation, z. B. mit beta-adrenerger Tokolyse, notwendig ist, oder ob die Schwangerschaft beendet werden sollte. Alle nicht dringlichen Eingriffe wird man besser auf die Zeit nach der Schwangerschaft verschieben.

Die Frequenz extragenitaler operativer Eingriffe in der Gravidität wird auf 1 auf 500 Schwangerschaften geschätzt [22]. In einer geburtshilflichen Abteilung mit 1000 Geburten muß man also mit etwa zwei Eingriffen pro Jahr rechnen.

2.2 Schwangerschaftstypische Veränderungen

2.2.1 Veränderungen der Darmmotilität

Verschiebungen im Wasser- und Elektrolythaushalt während einer Gravidität können die Motilität des Darmes stören. Zu nennen sind ein verminderter Kaliumgehalt, eine Alkalose infolge einer Hyperemesis sowie eine Wasseranreicherung im Gewebe (siehe auch Kap. 4, Abschnitt 1).

2.2.2 Veränderungen der Darmlage

Durch den wachsenden graviden Uterus werden die intraabdominellen Organe in ihrer Lage und in ihrer Zuordnung zueinander verändert. Die Dünndarmschlingen werden nach oben verdrängt. Sie liegen gegen Ende der Gravidität auf dem Uterusfundus und vor allem links hinter der Gebärmutter. Auch der Magen wird angehoben und seine Längsachse quer ausgerichtet. Intraabdominelle Druckerhöhung, Tonusverlust des Zwerchfells und Bindegewebsauflockerung begünstigen die Entwicklung einer Hiatusgleithernie.

Das linke Kolon, vor allem Sigma und Rektum, kann dem größer werdenden Uterus nicht ausweichen. Es ist denkbar, daß seine Kompression die Stuhlpassage mechanisch behindert und eine Obstipation provoziert, ohne daß dadurch eine komplette Obstruktion entsteht. Die größte praktische Bedeutung hat die Verdrängung des rechten Hemikolons. Zökum und Colon ascendens werden entweder hinter den Uterus verlagert oder nach oben geschoben (Abb. 5-1). Die Appendix folgt zwangsläufig dieser Bewegung (Abb. 5-2). Am Ende des fünften Monats soll sie in Nabelhöhe liegen. Am Ende des sechsten Monats überschreitet sie den Beckenkamm und am Ende des achten Monats kann sie den rechten Rippenbogen erreichen. Außerdem ändert sich die Richtung der Appendix.

Die vielfach publizierte Abb. 5-2 geht auf eine Arbeit aus dem Jahre 1932 zurück [4] und basiert auf röntgenologischen Verlaufsuntersuchungen bei 70 Schwangeren. Allerdings blieben diese Befunde nicht unwidersprochen. Zökum und Appendix würden in ihrer Lage kaum verändert werden, und eine subhepatische Verlagerung sei die Ausnahme.

2.3 Akutes Abdomen

Dieser Terminus faßt Krankheiten unterschiedlicher Genese zusammen, die durch plötzlich einsetzende oder rasch zunehmende abdominelle Beschwerden gekennzeichnet sind. Bei der Untersuchung findet man ausgeprägte Druckschmerzen in Kombination mit lokalisierter oder generalisierter Abwehrspannung. Sehr bald kommen Störungen der Darmfunktion im Sinne einer Paralyse, von Schockzeichen und Fieber bis zum Vollbild einer Sepsis hinzu. Die häufigsten Ursachen sind in Tabelle 5-5 zusammengefaßt.

Diagnostische Schwierigkeiten entstehen dadurch, daß Uteruskontraktionen peritoneale Schmerzen vortäuschen können oder daß sich manche Symptome, z.B. Leukozytose und Erhöhung der Blutsenkungsgeschwindigkeit, kaum von schwangerschaftstypischen Veränderungen abgrenzen lassen (Tab. 5-6). Zudem ist die Bauchdeckenspannung bei Schwangeren, insbesondere bei Mehrgebärenden, trotz Peritonitis oft wenig ausgeprägt. Bei unklarem Untersuchungsbefund sollte man trotz Gravidität auf die Röntgenaufnahme des Abdomens im Stehen mit Abbildung beider Zwerchfelle nicht verzichten. Subphrenische Luftsicheln beweisen die Perforation eines Hohlorgans, Spiegelbildungen einen Ileus.

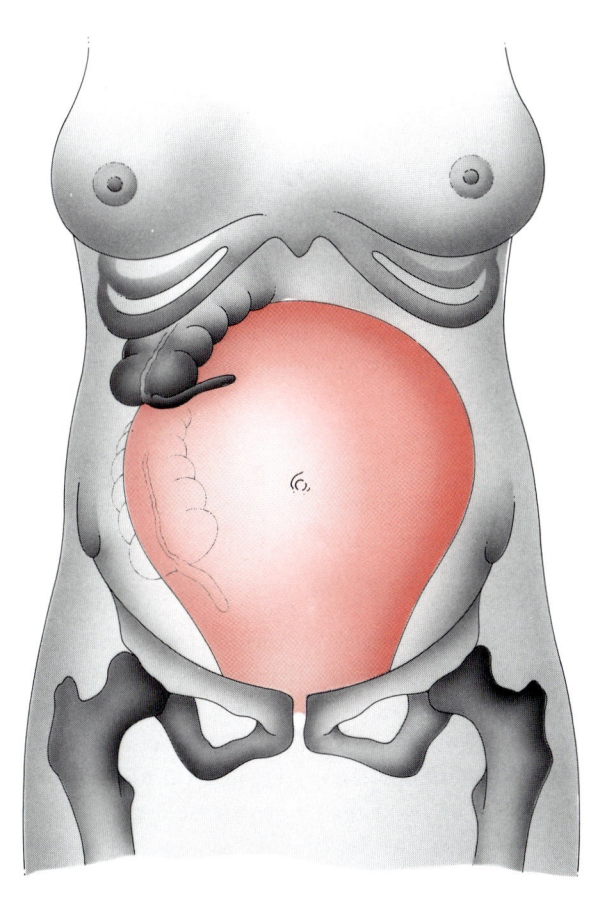

Abb. 5-1 Beziehung zwischen Zökum und gravidem Uterus.

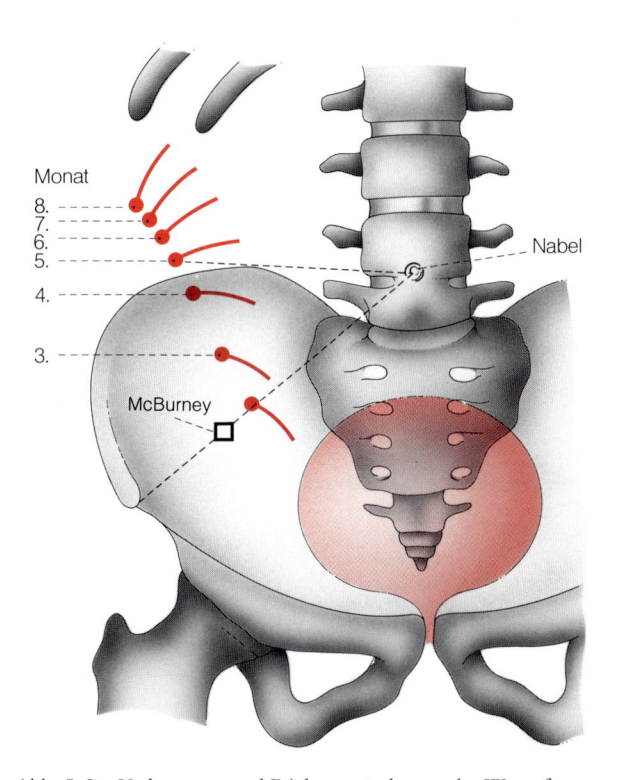

Abb. 5-2 Verlagerung und Richtungsänderung des Wurmfortsatzes durch die wachsende Gebärmutter (nach Baer et al. [4]).

Tabelle 5-5 Mögliche Ursachen eines akuten Abdomens in der Gravidität

- Perforationsperitonitis, fortgeschrittene (perforierte) Appendizitis, Gastroduodenalulkus
- mechanischer Ileus (Adhäsionen, Volvulus, Inkarzeration, Tumorstenose)
- akute Pankreatitis
- kompliziertes Gallensteinleiden (Empyem, Steineinklemmung, Stauungsikterus)
- spontane intraabdominelle Blutung
- Mesenterialarterienembolie
- Mesenterialvenenthrombose
- entzündliche Dickdarmerkrankungen (Divertikulitis, Morbus Crohn, Colitis ulcerosa)
- Verletzungen (Blutung, Ruptur von Hohlorganen, Pankreasläsion)
- Tubarruptur
- septischer Abort
- vorzeitige Plazentalösung
- Uterusruptur

Tabelle 5-7 Erkrankungen, die eine Appendizitissymptomatik in der Schwangerschaft vortäuschen können

Gynäkologische Erkrankungen
- Uterusmyom
- stielgedrehte Ovarialzyste
- Pyosalpinx (?)

Schwangerschaftsbedingte Störungen
- Extrauteringravidität
- „schmerzhafte Frühschwangerschaft"
- septischer Abort
- Abortus imminens
- beginnende Frühgeburt
- Präeklampsie

Extragenitale Erkrankungen
- Pyelitis gravidarum
- Cholezystitis

Tabelle 5-6 Schwangerschaftsveränderungen, welche die Diagnose eines akuten Abdomens erschweren

- Leukozytose bis etwa 15 000/µl
- erhöhte Blutsenkung
- Emesis und Hyperemesis gravidarum
- rezidivierende abdominelle Schmerzen
- Tonusverminderung der Bauchmuskulatur (vor allem bei Pluriparae)

Wenn sich die Indikation zur *Laparotomie* ergibt, sollte eine Schnittführung gewählt werden, die eine Revision der gesamten Bauchhöhle erlaubt. Dafür ist unseres Erachtens der Mittelschnitt am besten geeignet, da er je nach intraoperativem Befund nach oben oder unten verlängert werden kann.

2.4 Akute Appendizitis

2.4.1 Häufigkeit, Symptomatik und Differentialdiagnose

Die Appendizitis ist die häufigste gastrointestinale Erkrankung während der Gravidität mit einer Frequenz von 1:1000 bis 1:2000 [4, 12]. Etwa 1,1 % der Wurmfortsatzentzündungen bei Frauen der Altersgruppe zwischen 10 und 50 Jahren entstehen während einer Schwangerschaft [14]. Es gibt keinen Beweis dafür, daß sie die Entstehung einer Appendizitis begünstigt, da die Häufigkeit bei Graviden und Nichtgraviden identisch ist. Die Gravidität provoziert also keine Appendizitis, noch schützt sie davor. Allerdings wird der Verlauf offenbar von Schwangerschaftsveränderungen ungünstig beeinflußt. Jedenfalls ist der Anteil fortgeschrittener Stadien, also gangränöser und/oder perforierter Entzündungen, wesentlich höher als außerhalb der Gravidität [4]. Möglicherweise verhindern Uteruskontraktionen und die Verdrängung von Omentum majus und Dünndarm Adhäsionen, die den Entzündungsprozeß abgrenzen könnten [25]. Außerdem soll die hormonelle Umstellung mit Zunahme der Vaskularisation und Verbesserung der Lymphdrainage sowie die vermehrte Kortikoidausschüttung eine Ausbreitung der Infektion begünstigen [6, 15].

Die vielfach zitierte Erfahrung, daß die komplizierte Appendizitis bei fortgeschrittener Schwangerschaft, also vor allem im dritten Trimenon, häufiger sei [2, 4, 6, 15], wird nicht von allen Autoren geteilt. In einer Studie über 485 Fälle fand man eine gleichmäßige Verteilung während der Gravidität [30]. Sicherlich ist die hohe Anzahl perforierter Wurmfortsatzentzündungen bei Graviden auch Folge diagnostischer Irrtümer. Es gibt eine ganze Reihe von Störungen und Krankheiten, die sich von einer Appendizitis nicht eindeutig abgrenzen lassen (Tab. 5-7), z.B. die Pyelonephritis und im letzten Trimenon die Cholezystitis. Eine Salpingitis scheidet als Ursache der Beschwerden weitgehend aus, da sie während einer Schwangerschaft selten auftritt (siehe auch Kap. 11).

In der Frühschwangerschaft besteht die Gefahr, daß Appendizitissymptome als Begleiterscheinungen der Gravidität angesehen werden, als Emesis gravidarum, als schmerzhafte Uteruskontraktionen oder als Obstipation mit Dehnungsschmerz des Zökums. Im zweiten und dritten Trimenon kommt eine Emesis kaum mehr vor, so daß Übelkeit und Erbrechen den Verdacht auf eine Appendizitis lenken sollten, vor allem, wenn Druckschmerzen im rechten Unter- und Mittelbauch angegeben werden.

Lokale oder diffuse Abwehrspannung ist in der Schwangerschaft ein wenig verläßliches Symptom. Auch die Leukozytenzahl ist nicht sehr aussagekräftig, da sie während der Gravidität ohnehin ansteigt. Wenn allerdings mehr als 15 000 Leukozyten pro Mikroliter gezählt werden oder wenn eine Linksverschiebung besteht, muß eine Appendizitis differentialdiagnostisch erwogen werden [2, 4]. Abgesehen von einer axillärrektalen Temperaturdifferenz ist Fieber ein Spätsymptom. Es entsteht erst, wenn sich die Entzündung ausgebreitet oder zum perityphlitischen Infiltrat, zum Abszeß oder zur diffusen Peritonitis geführt hat. Auch in der Gravidität gehört selbstverständlich die digital-rektale Untersuchung zur Appendizitisdiagnostik.

Wegen der genannten Schwierigkeiten wird nicht selten die Appendizitis verzögert diagnostiziert oder umgekehrt bei einer Laparotomie die Verdachtsdiagnose einer Appendizitis nicht bestätigt. Die Irrtumswahrscheinlichkeit beträgt nach der Literatur 20 bis 40% [75]. Dennoch sollte man sich nicht scheuen, schon bei der Verdachtsdiagnose die Indikation zur Laparotomie zu stellen. Der Eingriff im Frühstadium schadet weder Mutter noch Kind. Verhängnisvoll kann dagegen die Operation in fortgeschrittenen Entzündungsstadien sein. Die Aussage von Babler [3] aus dem Jahre 1908 gilt auch heute noch: „The mortality of appendicitis complicating pregnancy is mortality of delay."

2.4.2 Therapie

Die klassischen Inzisionen für die Appendektomie, Wechselschnitt und Pararektalschnitt, lassen allenfalls im ersten Trimenon eine ausreichende Übersicht zu. Besser ist ein Mittelschnitt oder in späteren Schwangerschaftsstadien ein Querschnitt in Höhe des Nabels oder über dem maximalen Schmerzpunkt. Durch leichte Drehung der Patientin nach links sinkt der Uterus auf die Gegenseite und erleichtert den Zugang zum Operationsgebiet.

Wenn sich nach Eröffnung der Bauchhöhle die Appendizitis nicht bestätigt, sollte man den Wurmfortsatz dennoch entfernen. Einige Autoren lehnen die prophylaktische Appendektomie ab, weil fetale Todesfälle vorkommen können [30].

Meines Erachtens sind die Gefahren, die von einer zurückgelassenen, scheinbar normalen Appendix ausgehen, größer als das Risiko für das ungeborene Kind. Zudem muß eine akute Entzündung nicht unbedingt zu makroskopisch erkennbaren Veränderungen führen, so daß selbst bei eröffneter Bauchhöhle die richtige Diagnose schwierig sein kann.

Wenn vor dem Eingriff begründeter Verdacht auf eine fortgeschrittene Appendizitis besteht, sollte eine perioperative Antibiotikaprophylaxe gegeben werden, z. B. mit Amoxycillin und Clavulansäure (Augmentan®) oder Ampicillin und Sulbactam (Unacid®), am besten als One-shot-Prophylaxe bei Einleitung der Narkose. Nach der Operation ist nur bei einer diffusen Peritonitis eine Behandlung mit Antibiotika erforderlich, die dann auch gegen Anaerobier wirksam sein muß. Eine Drainage nach Appendektomie halten wir für entbehrlich und allenfalls bei einem umschriebenen perityphlitischen Abszeß für sinnvoll.

2.4.3 Kindliche und mütterliche Letalität

Die Letalität durch Appendizitis in der Schwangerschaft konnte im Vergleich zu früheren Jahrzehnten wesentlich gesenkt werden. Sie ist jedoch mit 2 bis 4% im Vergleich zu Nichtgraviden immer noch inakzeptabel hoch [6], wenn man sich vor Augen hält, daß in chirurgischen Kollektiven (ohne schwangere Frauen) die Sterblichkeit unter 0,5% liegt und bei fortgeschrittener, nekrotisierender und perforierter Appendizitis auch nur auf maximal 3% ansteigt [2, 12].

Je später sich die Appendizitis während einer Gravidität entwickelt, um so höher ist das Risiko für Mutter und Kind. In einer Untersuchung [6] überlebten bei einem operativen Eingriff im ersten Trimenon alle Patientinnen; im zweiten Trimenon starben 3,9%, während der letzten drei Monate 10,9% und unter der Geburt 16,7%. Eine Senkung der Sterblichkeit ist wohl nur möglich, wenn das Prinzip der Frühappendektomie konsequent auch während der Gravidität durchgesetzt wird.

2.4.4 Frage nach Abruptio bei Appendizitis in der Schwangerschaft

Die Frage, ob die Gravidität beendet werden muß, stellt sich nur bei einer Perforation der Appendix mit diffuser Peritonitis. Angesichts der modernen Schock- und Infektionsbehandlung muß selbst eine eitrige Bauchfellentzündung nicht den Tod des Feten bedeuten. Die früher wesentlich großzügiger angewandte operative Entleerung des Uterus, manchmal nur einer besseren Übersicht willen, ist heute obsolet. Selbst die Tatsache, daß die Uteruswand in einen perityphlitischen Abszeß einbezogen ist, berechtigt nicht dazu, die Gravidität zu beenden. Nach der 32. Schwangerschaftswoche kann die Spontangeburt abgewartet werden, wenn während oder nach einer Appendektomie Wehen einsetzen.

Wird eine Appendizitis erst im Verlauf der Geburt manifest, richtet sich das Vorgehen nach dem geburtshilflichen Befund: Appendektomie bei geschlossenem Muttermund oder Appendektomie unmittelbar nach der Entbindung, wenn das Kind voraussichtlich innerhalb weniger Stunden geboren sein wird. Für die Kombination eines aus geburtshilflicher Indikation notwendigen Kaiserschnitts mit einer Appendektomie bietet sich ein transperitonealer Zugang zum Uterus an.

2.5 Ileus

2.5.1 Häufigkeit und Ursache

Ein Darmverschluß während der Gravidität ist selten. Er kommt in etwa 0,005 bis 0,08 % vor [10, 15]. In der Mayo-Klinik wurden in 17 Jahren unter über 25000 Entbindungen nur vier Patientinnen mit einem Ileus beobachtet [20]. Immerhin starben jedoch von 1910 Müttersterbefällen in der ehemaligen DDR 90 Patientinnen an einem Ileus [23].

Früher unterschied man einen Ileus in graviditate und einen Ileus e graviditate. Die letztgenannte Bezeichnung impliziert eine kausale Beziehung zwischen Schwangerschaft und Darmverschluß entweder durch mechanischen Druck des vergrößerten Uterus auf Rektum und Sigma oder wegen einer Eskalation der physiologischen Darmatonie bis zur kompletten Darmparalyse. Die Existenz eines Ileus e graviditate ist umstritten. Er kommt, wenn überhaupt, extrem selten vor [10]. Wahrscheinlich muß man ihn der Gruppe der paralytischen Ileusfälle zuordnen, die etwa 10% aller Passagestörungen während der Schwangerschaft ausmacht. Die Darmlähmung ist dann Symptom einer anderen, meist entzündlichen Erkrankung (Peritonitis, komplizierte Cholezystitis, Kolondivertikulitis, Perforation eines Gastroduodenalulkus, intraabdominelle Blutung).

Der mechanische Ileus (90% aller Ileusfälle während der Schwangerschaft) entsteht wie außerhalb der Gravidität überwiegend durch Briden und Adhäsionen, wobei frühere Appendektomien und gynäkologische Operationen zahlenmäßig die größte Rolle spielen (38 bzw. 28%). Die Obstruktion wird oft in der ersten Schwangerschaft nach einem chirurgischen Eingriff manifest und vor allem dann, wenn infolge der Größenänderung des Uterus die Darmschlingen in ihrer Lage verändert werden, also insbesondere im dritten Trimenon und während der Geburt. Weitere Ileusursachen bei Graviden sind entzündliche Adhäsionen im kleinen Becken (Enterokolitis Crohn, Divertikulitis) oder kongenitale Strangbildungen. Volvuli, Invaginationen oder Kolonkarzinome kommen selten vor. Das gleiche gilt für inkarzerierte Leisten-, Schenkel- und Nabelhernien. Offenbar deckt der wachsende Uterus die Bruchlücken ab.

2.5.2 Diagnose

Führendes Symptom des Ileus ist die schmerzhafte Obstipation mit Blähungen, gefolgt von Erbrechen bis zum Miserere. Unbehandelt treten sehr rasch Sekundärfolgen auf, die das Leben von Mutter und Kind gleichermaßen gefährden: Hypovolämie, Elektrolytstörungen, Eiweißverlust. Einen Darmverschluß muß man vor allem dann in die differentialdiagnostischen Erwägungen mit einbeziehen, wenn Schmerzen und Erbrechen in der zweiten Schwangerschaftshälfte auftreten. Eine Abgrenzung gegenüber einer Appendizitis kann schwierig sein (siehe Abschn. 2.4). Sehr sorgfältig sollte man nach Narben früherer Laparotomien suchen, da dann die Wahrscheinlichkeit eines Adhäsionsileus steigt.

Die Diagnose ist ziemlich eindeutig, wenn sich auskultatorisch die typischen akustischen Phänomene eines mechanischen Hindernisses nachweisen lassen: Hyperperistaltik, spritzende Geräusche und Plätschern. Der paralytische Ileus ist demgegenüber durch das Fehlen der Darmperistaltik gekennzeichnet (Totenstille). Die Bauchdecken sind gebläht. Ein tympanitischer Klopfschall außerhalb der Uterusgrenzen beweist die starke Luftfüllung. Druckschmerz und Abwehrspannung sind – wie bei der Appendizitis – nicht obligat. In Kombination mit Symptomen einer Darmparalyse machen sie jedoch eine Peritonitis wahrscheinlich, die dann einer operativen Therapie bedarf.

Bei begründetem Verdacht auf einen Ileus gehört zur Diagnostik auch während der Gravidität eine Abdomenübersichtsaufnahme im Stehen. Die Gefahren der Strahlenbelastung sind sicher geringer einzuschätzen als der Schaden einer verspäteten Diagnose.

2.5.3 Therapie

Wie bei jeder akuten abdominellen Situation muß als Sofortmaßnahme der Magen über eine Nasenverweilsonde entleert werden, um die gefährliche Aspiration zu verhindern. Außerdem wird ein zentraler Venenkatheter gelegt, um den zentralen Venendruck messen und einen Elektrolyt- und Volumenmangel rasch ausgleichen zu können. Die Intensivbehandlung der Ileuskrankheit ist ebenso wichtig wie der chirurgische Eingriff.

Für die operative Therapie ziehen wir der besseren Übersicht halber einen Mittelschnitt vor. Ursache und Lokalisation des Hindernisses sind in der Regel nicht bekannt. Die Operationstaktik entspricht dem üblichen Vorgehen: Je nach Ileusursache werden Verwachsungen gelöst, Briden durchtrennt, ein Volvulus retorquiert und irreversibel geschädigte Dünndarmabschnitte reseziert. Beim eher seltenen Dickdarmileus wird man sich mit einer Entlastungskolostomie im rechten Querkolon begnügen und die endgültige Versorgung verschieben: bei entzündlichen Stenosen bis nach der Geburt, bei malignen Prozessen, bis ein optimaler Allgemeinzustand erreicht ist. Nach der 32. Schwangerschaftswoche, wenn also mit einem lebensfähigen Kind gerechnet werden darf, kann in Absprache mit dem Geburtshelfer eine Sectio indiziert sein.

2.6 Gastroduodenalulkus

Ulkusbeschwerden und erst recht Komplikationen eines Magen- oder Zwölffingerdarmgeschwürs sind in der Schwangerschaft sehr selten. Bis zum Jahre 1971 wurden nur 31 Fälle mit Perforationen und 30 Fälle mit Blutungen beschrieben [5]. Offenbar üben die Östrogene und ein Anstieg der Histaminase eine protektive Wirkung auf die Schleimhaut von Magen und Zwölffingerdarm aus. Eine bestehende Geschwürsymptomatik bessert sich in neun von zehn Fällen während einer Gravidität. Die Beschwerden kehren allerdings bei der Hälfte dieser Frauen innerhalb von drei Monaten nach der Entbindung wieder zurück [11].

Perforationen treten am häufigsten gegen Ende der Schwangerschaft und im Wochenbett auf. Es besteht daher die Gefahr, daß die durch eine Perforation ausgelösten peritonitischen Schmerzen als Wehen fehlinterpretiert werden. Bei entsprechendem Verdacht ist eine Übersichtsaufnahme des Abdomens im Stehen angezeigt.

Blutungen äußern sich durch Hämatemesis oder Melaena. Mit der Gastroskopie kann nicht nur die Diagnose gesichert, sondern meist auch eine endoskopische Blutstillung vorgenommen werden. Mißlingt sie, muß sofort operativ interveniert werden, da das Kind sehr empfindlich auf einen Blutdruckabfall der Mutter und auf Sauerstoffmangel reagiert. Unter Umständen ist ein Kaiserschnitt noch vor dem abdominellen Eingriff zu erwägen [5].

Die Operation bezweckt vordergründig die Beseitigung der Komplikation: Umstechung eines blutenden Ulkus oder Naht der Perforation. Da aber offensichtlich die in der Gravidität verbesserten Schutzmechanismen überspielt wurden, sollte man die definitive Sanierung anstreben, also entweder selektiv proximale Vagotomie oder Zweidrittelmagenresektion in der Technik nach Billroth I oder mit der Y-förmig ausgeschalteten obersten Jejunumschlinge.

2.7 Gallenwegserkrankungen

Da *Gallenblasenerkrankungen* häufig vorkommen, überrascht es nicht, wenn entsprechende Beschwerden während einer Gravidität rezidivieren oder sich erstmals manifestieren. Etwa eine von 1300 schwangeren Frauen muß cholezystektomiert werden [19]. Es gibt Hinweise dafür, daß die Schwangerschaft die Bildung von Gallensteinen fördert. Wegen der Änderung der Phospholipidzusammensetzung und vor allem wegen eines vermehrten Cholesteringehalts entsteht lithogene Galle, die das Ausfällen von Cholesterin und damit die Steinentstehung begünstigt. Dies mag auch der Grund dafür sein, daß bei ungewöhnlich vielen Patientinnen die ersten Symptome einer Gallensteinerkrankung innerhalb des ersten Jahres nach einer Schwangerschaft auftreten [17].

Typische *Beschwerden* werden am häufigsten nach dem ersten Schwangerschaftsdrittel manifest. Sie äußern sich – wie außerhalb der Gravidität – in kolikartigen, manchmal kontinuierlichen Schmerzen mit Ausstrahlung in die rechte Seite, in den Rücken und in die rechte Schulter. Am rechten Rippenbogen läßt sich ein mehr oder weniger ausgeprägter Druckschmerz mit Abwehrspannung auslösen, der in den späten Schwangerschaftsstadien von einer Appendizitis nicht eindeutig abzugrenzen ist. Fieber spricht eher für eine Cholezystitis. Hohe intermittierende Temperaturen weisen auf eine *Cholangitis* hin. Für die *Diagnose* spielt heute neben der klinischen Untersuchung die Sonographie eine dominierende Rolle. Auf eine Cholezysto- und Cholangiographie kann man immer verzichten.

Vorsichtiges Abwarten und *konservative Therapie* mit Spasmolytika und bei Entzündungszeichen auch mit gallengängigen Antibiotika sind durchaus gerechtfertigt [15]. Die *Cholezystektomie* ist geboten, wenn die Symptomatik trotzdem zunimmt oder wenn Komplikationen auftreten: Gallenblasenhydrops oder -empyem, Begleitpankreatitis, Stauungsikterus, Peritonitis, Gallensteinileus. Das Risiko einer Cholezystektomie für das Kind liegt unter 5% [19]. Die fetale Sterblichkeit steigt aber auf über 50% an, wenn sich unter abwartender Strategie eine biliäre Pankreatitis entwickelt.

Choledochussteine sind nur in etwa 10% für einen in der Gravidität auftretenden Ikterus verantwortlich. Eine wesentlich größere Bedeutung haben Hepatitis und Schwangerschaftsikterus im Rahmen einer schweren EPH-Gestose. Choledochussteine kann man nach endoskopischer Spaltung der Papille instrumentell extrahieren oder nach der Papillotomie den spontanen Abgang abwarten [9]. In der Zeit nach der Schwangerschaft sollte dann die Cholezystektomie nachgeholt werden.

2.8 Pankreatitis

Die *chronische Pankreatitis* spielt während der Gravidität kaum eine Rolle. Unter Alkoholentzug klingen die Schmerzen in der Regel ab, und operative Eingriffe sind kaum indiziert.

Anders bei der meist biliär bedingten *akuten Pankreatitis*. Sie ist selten (0,008 bis 0,01% [12]), kann jedoch bei Schwangeren jeden Alters und in allen Schwangerschaftsstadien auftreten. Die Diagnose ergibt sich aus den typischen Beschwerden (gürtelförmige Schmerzen mit Ausstrahlung nach links und in den Rücken) und der Erhöhung von Lipase und Amylase sowie der Erniedrigung des Serumkalziums. Mit der Sonographie lassen sich ohne Schaden für Mutter und Kind die Größe der Bauchspeicheldrüse, peripankreatische Abszesse und Pseudozysten erkennen.

Die Behandlung der *Begleitpankreatitis eines Gallensteinleidens* ist unproblematisch. Sie klingt unter vorübergehender Nahrungskarenz und parenteraler Ernährung meist rasch ab. Um Rezidive zu vermeiden, muß die Cholezystektomie trotz der Schwangerschaft ernsthaft erwogen werden. Die schwere *hämorrhagische Pankreatitis* erfordert das ganze Rüstzeug der intensivmedizinischen Betreuung. Trotzdem drohen Sekundärfolgen wie Niereninsuffizienz, Sepsis und respiratorische Störungen. Dementsprechend ist die mütterliche Letalität hoch und das Kind extrem gefährdet. Häufig wird ein Abort oder eine vorzeitige Wehentätigkeit induziert. Die Behandlung der schwerkranken Mutter kann und darf jedoch auf das Kind keine Rücksicht nehmen.

Eine *operative Intervention* sollte sehr überlegt werden. Sie ist nur indiziert, wenn sich trotz adäquater Behandlung der Zustand der Patientin verschlechtert und eine Pankreasnekrose, ein Pankreasabszeß, eine infizierte oder rasch größer werdende Pseudozyste bestehen. Akute Komplikationen wie rupturierte Pseudozysten oder intraabdominelle Blutungen erzwingen die Laparotomie. Als operative Maßnahmen kommen – je nach Befund – die Ausräumung und ausgiebige Drainage von Nekrosen und Abszessen sowie die Anastomose zwischen einer Pseudozyste und einer Y-förmig ausgeschalteten Jejunumschlinge als innere Drainage in Frage. Die Marsupialisation, d. h. das Einnähen einer Pseudozyste in die Bauchdecken, hat keine Berechtigung mehr. Die Indikation zu Resektionen wird wegen des hohen Operationsrisikos zunehmend kritischer gesehen.

Für eine aktive *Unterbrechung der Schwangerschaft* besteht keine Notwendigkeit. Wenn die Pankreatitis am Ende der Gravidität auftritt, kann die Einleitung durch Geburt oder einen Kaiserschnitt angezeigt sein.

Es wurde viel darüber spekuliert, ob die hormonellen und metabolischen Veränderungen während der Schwangerschaft eine aktue Pankreatitis auslösen können. Angeschuldigt wurden durch Sexualhormone induzierte Spasmen des Sphincter oddi, eine Dysfunktion des Regelkreises Hypophyse–Nebenniere, eine vermehrte Kortikoidausschüttung, eine Hyperlipidämie und vieles andere mehr. Die Gestationspankreatitis kann jedoch keinesfalls als gesichert gelten.

2.9 Spontane intraabdominelle Blutungen

Blutungsquellen sind die Milz [24], die Leber [21] und die komplizierte Pankreatitis mit Blutungen aus der Milzvene oder aus peripankreatischen Arterien.

Epidemiologie und Pathogenese: Spontane Leberblutungen sind selten. Bei einer Zusammenstellung von immerhin 120 Fällen aus der Literatur [1] fand man als Ursachen geplatzte subkapsuläre Hämatome, eingerissene oberflächliche Hämangiome und rupturierte Hepatome (siehe auch Abschnitt 1.6). Leberhämatome können auf dem Boden einer arteriellen Hypertonie entstehen [21], die durch die Zunahme des Blutvolumens während der Gravidität um bis zu 1,5 Liter noch verstärkt wird. Gefährdet sind vor allem Patientinnen mit Eklampsie und Präeklampsie. Wahrscheinlich lagert sich zunächst Fibrin in den Lebersinusoiden und -arteriolen ab, wodurch eine periportale hämorrhagische Nekrose verursacht wird. Eine Verbrauchskoagulopathie im Rahmen einer Präeklampsie kann diesen Pathomechanismus verstärken (siehe auch Abschnitt 1.2.3.2 und Kap. 1, Teil 3). Andere Faktoren kommen hinzu, die in ihrer Summation die Ruptur auslösen: verstärkte Bauchdeckenspannung infolge von Krämpfen, Erbrechen und Wehen, die den intraabdominellen Druck ansteigen lassen, sowie eine Volumenvermehrung im prähepatischen Raum um etwa 300 ml während der Geburt. Spontane Leberblutungen aus rupturierten Hämatomen werden daher vor allem am Ende der Schwangerschaft beobachtet.

Symptomatik und Therapie: Die Patientinnen werden plötzlich von Bauchschmerzen überrascht. Sehr schnell entwickelt sich eine Hypotonie bis zum schweren Blutungsschock. Proteinurie als Ausdruck einer Präeklampsie, Pleuraergüsse, Thrombozytopenie werden beobachtet. Die Diagnose wird oft erst bei der notfallmäßigen Laparotomie gestellt. Sie ist gleichzeitig die einzig mögliche therapeutische Konsequenz. Eine zuwartende konservative Behandlung führt regelmäßig zum Tod; aber auch die Operation hilft nur knapp einem Drittel der Patientinnen [1].

Für die *intraoperative Strategie* gibt es keine Patentrezepte. Eine vorübergehende Verringerung der Blutung erreicht man durch digitale Kompression oder durch Abklemmen (Gefäßklemme!) des Ligamentum hepatoduodenale. Die Blutzufuhr aus A. hepatica und Pfortader wird dadurch vorübergehend unterbrochen. Die Rupturen finden sich überwiegend an der vorderen und kranialen Fläche der Leber. Als einfachste Maßnahme ist die durchgreifende Naht mit Kollagenband zu empfehlen. Tamponaden mit Omentum majus oder einfach mit Bauchtüchern sind unbefriedigend. Die Resektion kommt am ehesten bei Hämangiomen und Hepatomen in Frage. Sie setzt jedoch spezielle Erfahrungen in der Leberchirurgie voraus. Nur in verzweifelten Fällen sollte man sich zur Ligatur der Leberarterie entschließen [18]. Da man bei den Patientinnen mit einer vorgeschädigten Leber rechnen muß, ist die Unterbrechung des arteriellen Blutstromes gefährlich und zudem oft ineffektiv.

Die Schwangerschaft sollte unbedingt beendet werden.

2.10 Hiatusgleithernie

Wegen der Druckerhöhung im Abdomen und der Auflockerung der Gewebe während der Schwangerschaft entstehen in über 13 % Hiatusgleithernien, die sich jedoch nach der Entbindung wieder zurückbilden und daher kaum einmal einer operativen Behandlung bedürfen. Refluxbeschwerden wie Sodbrennen und retrosternale Schmerzen sind häufig und werden konservativ behandelt: Verzicht auf die abendliche Mahlzeit, Hochlagerung des Oberkörpers auch beim Schlafen, Antazida und H2-Rezeptorenblocker. Da vor allem adipöse Frauen betroffen sind, ist eine Gewichtsreduktion anzustreben, zumindest eine weitere Zunahme des Körpergewichts zu vermeiden. Eine Operation (Fundoplikatio) ist nur dann indiziert, wenn sich ausgeprägte Refluxbeschwerden konservativ nicht beeinflussen lassen und wenn eine hämorrhagische Ösophagitis festgestellt wird.

Eine Unterbrechung der Gravidität ist nicht notwendig.

2.11 Entzündliche Dickdarmerkrankungen

2.11.1 Divertikulitis

Die Kolondivertikulose betrifft am häufigsten das Sigma. Sie kann aber in wechselnder Ausprägung überall im Dickdarm vorkommen. Als Erkrankung überwiegend älterer Menschen ist sie bei geschlechtsreifen Frauen selten. Behandlungsbedürftigkeit besteht erst, wenn sich die Divertikel entzünden, also aus der Divertikulose eine Divertikulitis geworden ist. Bei der Untersuchung tastet man im linken Unterbauch eine dem Sigma entsprechende schmerzhafte, oft walzenförmige Resistenz. Die Symptomatik ähnelt einer Appendizitis, was zur Bezeichnung „Linksappendizitis" geführt hat.

Die unkomplizierte Divertikulitis wird ausschließlich konservativ behandelt. Die Indikation für einen operativen Eingriff stellt sich erst bei Komplikationen: entzündliche Stenose bis zum manifesten Ileus, gedeckte Perforation mit Abszeß, freie Perforation mit eitriger Peritonitis und Fistelbildungen zum Dünndarm, zur Harnblase oder zur Vagina. Am häufigsten ist eine Sigmaresektion notwendig. Wenn sich eine fortgeschrittene Peritonitis findet, ist es ratsam, die Dickdarmanastomose durch eine vorgeschaltete Querkolonkolostomie von der Stuhlpassage freizuhalten oder auf die Anastomose zu verzichten. Der Rektumstumpf wird dann blind verschlossen und das Colon descendens als endständige Kolostomie im linken Mittelbauch eingenäht (Hartmann-Operation). Später kann der Anus praeternaturalis zurückverlegt oder eine Reanastomosierung vorgenommen werden.

2.11.2 Enterocolitis regionalis Crohn

Eine Crohn-Erkrankung kann alle Abschnitte des Gastrointestinums befallen. Sie ist jedoch am häufigsten im unteren Ileum lokalisiert (Ileitis terminalis). Darüber, ob sich der Morbus Crohn während einer Gravidität verschlechtert (bei über einem Drittel der Patientinnen [16]) oder nicht [26], sind die Meinungen geteilt. Der akute Schub wird wie außerhalb einer Schwangerschaft konservativ behandelt (siehe auch Abschnitt 1.1.3.4).

Eine Operation ist nur bei den Komplikationen wie Dünn- und Dickdarmstenose, Abszeß, von Fisteln ausgehende Beckenphlegmone oder einer freien Perforation angezeigt und während einer Gravidität nur sehr selten notwendig [16]. Je nach dem intraoperativen Befund ist eine Segmentresektion von Dick- oder Dünndarm, eine rechtsseitige Hemikolektomie und gelegentlich auch eine Kolektomie oder eine Rektumexstirpation erforderlich. Das Kind wird durch einen solchen Eingriff vor allem im mittleren und letzten Trimenon naturgemäß gefährdet. Es empfiehlt sich daher, während eines akuten Schubs der Krankheit eine Konzeption zu verhindern.

2.11.3 Colitis ulcerosa

Sie bevorzugt Frauen zwischen dem 20. und 40. Lebensjahr und ist daher während einer Schwangerschaft nicht allzu selten. In neueren Untersuchungen [34, 35] konnten frühere Erfahrungen widerlegt werden, daß die Colitis ulcerosa die Fertilität herabsetzt, während der Schwangerschaft exazerbiert und den Feten gefährdet. Vorzeitige Lebendgeburten und Spontanaborte sind nicht häufiger als bei Schwangeren ohne Colitis ulcerosa. Ebenso soll es nicht die Regel sein, daß die Krankheit besonders schwer verläuft, wenn der erste Entzündungsschub in einer Gravidität einsetzt [7]. Allerdings sollte wie beim Morbus Crohn während eines akuten Schubs eine Konzeption vermieden werden, da er sich während der Schwangerschaft therapeutisch nur wenig beeinflussen läßt [13, 34, 35]. Die konservative Behandlung unterscheidet sich nicht von den sonst üblichen Regeln (siehe auch Abschnitt 1.1.3.4).

Die chirurgische Behandlung bleibt auf wenige Fälle beschränkt. Wenn Komplikationen wie schwere Blutungen, schlechter Allgemeinzustand, Sepsis, Perforationen, toxisches Megakolon und andere Sekundärfolgen zur Operation zwingen, muß sie ohne Rücksicht auf das Schwangerschaftsstadium vorgenommen werden, auch wenn dadurch Mutter und Kind gleichermaßen gefährdet sind. Bei Befall des gesamten Dickdarms läßt sich eine Proktokolektomie mit Ileostomie kaum vermeiden. Bei extrem gefährdeten Patientinnen kann man sich überlegen, ob es sinnvoller ist, zunächst multiple Kolostomien anzulegen. Wenn sich die Operationsindikation erst nach der 32. Schwangerschaftswoche ergibt, sollte vorher oder synchron eine Schnittentbindung vorgenommen werden [7].

2.12 Maligne Tumoren

Malignome des Gastrointestinaltraktes sind während der Gravidität glücklicherweise selten. Die Literaturberichte beziehen sich meist auf Einzelfälle.

Magenkarzinome entstehen zu etwa 10% bei jungen Menschen unter 40 Jahren und sind daher auch in der Gravidität zu erwarten. Insgesamt nimmt die Magenkrebsfrequenz in den westlichen Industrienationen ab, so daß auch die Wahrscheinlichkeit, bei einer schwangeren Frau einen solchen Tumor zu diagnostizieren, geringer geworden ist. Die Prognose ist für Mutter und Kind gleich schlecht. Als einzige therapeutische Maßnahme kommt die Radikaloperation in Frage, je nach Lokalisation und histologischem Typ eine subtotale Magenresektion oder eine Gastrektomie, immer kombiniert mit einer Dissektion der regionären Lymphknoten im Kompartment I und II.

Beim *kolorektalen Karzinom* ist anders als beim Magenkarzinom epidemiologisch eine Zunahme zu verzeichnen; es avancierte inzwischen zum zweithäufigsten Tumor der Frauen nach dem Mammakarzinom. Da überwiegend höhere Altersklassen betroffen sind, kommen Dickdarmkarzinome bei Graviden dennoch selten vor (weniger als 0,07% [27]). In der Mayo-Klinik [28] wurden in 50 Jahren 17 Fälle, im St. Mark's Hospital [33] neun Fälle in 25 Jahren registriert. Es wurde also durchschnittlich in jeweils drei Jahren eine Patientin behandelt. Die Tumoren verteilen sich auf alle Schwangerschaftsstadien und können auch bei sehr jungen Frauen auftreten [28, 31]. Gelegentlich wurde der Tumor als Zufallsbefund während eines Kaiserschnitts entdeckt [29].

Die Frage, ob die Schwangerschaft die Wachstumstendenz eines Malignoms steigert und die Gefahr einer Metastasierung erhöht, ist nicht entschieden. Obwohl viele Autoren diese Möglichkeit ablehnen [31, 33], wird eine Stimulierung der Proliferation von anderen durchaus für möglich gehalten [31]. Eine Metastasierung in Plazenta und Fetus wurde bisher nicht beobachtet.

Wie außerhalb einer Schwangerschaft auch, besteht die einzig mögliche Behandlung in der Kolonresektion oder in der Rektumexstirpation. Die Prognose für die Mutter ist günstig, da differenzierte Karzinome die Kolonwand oft erst spät überschreiten.

Im ersten Trimenon sollte man versuchen, die Gravidität zu erhalten, wenn dies ohne Einschränkung der Radikalität möglich ist. Im mittleren Schwangerschaftsdrittel muß dagegen eine Abruptio vorgenommen werden. Am Ende der Gravidität sollte man die Geburt abwarten oder das Kind durch Kaiserschnitt entbinden und erst dann die Laparotomie vornehmen [31, 33].

Literatur zu Abschnitt 2

1. Aziz, S., R. C. Merrell, J. A. Collins: Spontaneous hepatic hemorrhage during pregnancy. Amer. J. Surg. 146 (1983) 680–682.
2. Babaknia, A., H. Parsa, J. D. Woodruff: Appendicitis during pregnancy. Obstet. and Gynec. 50 (1977) 40–44.
3. Babler, E. A.: Perforative appendicitis complicating pregnancy. J. Amer. med. Ass. 51 (1908) 1310–1314.
4. Baer, J. L., R. A. Reis, R. A. Arens: Appendicitis in pregnancy. J. Amer. med. Ass. 98 (1932) 1359–1364.
5. Becker-Andersen, H., V. Husfeldt: Peptic ulcer in pregnancy. Acta obstet. gynaec. scand. 50 (1971) 391–395.
6. Black, W. P.: Acute appendicitis in pregnancy. Brit. med. J. I (1960) 1938–1941.
7. Bohe, M. G., G. R. Ekelund, S. N. Genell et al.: Surgery for fulminating colitis during pregnancy. Dis. Dolon Rect. 26 (1983) 119–122.
8. Brockerhoff, P.: Akutes Abdomen in der Schwangerschaft. Notfallmedizin 16 (1990) 400–408.
9. Broicher, K.: Verschlußikterus in der Gravidität. Eine seltene Indikation zur endoskopischen Papillotomie. Med. Welt 33 (1982) 273–274.
10. Bünte, H., R. D. Kieferstein: Chirurgische Erkrankungen und akutes Abdomen. In: Kyank, H., F. K. Beller (Hrsg.): Erkrankungen während der Schwangerschaft, S. 598–616. Thieme, Stuttgart–New York 1983.
11. Clark, D. H.: Peptic ulcer in women. Brit. med. J. I (1953) 1254–1257.
12. Cooperman, M.: Complications of appendectomy. Surg. Clin. N. Amer. 63 (1983) 1233–1247.
13. Dirks, E., H. Goebell: Chronisch entzündliche Darmerkrankung und Schwangerschaft. Med. Klin. 81 (1986) 130–134.
14. Durst, J., A. Pfleiderer, H. Richter: Appendizitis und Schwangerschaft. Dtsch. med. Wschr. 95 (1970) 323–326.
15. Farthmann, E. H., L. Fiedler: Akute chirurgische Erkrankungen während der Schwangerschaft. Dtsch. Ärztebl. 81 (1984) 3325–3330.
16. Fatzer, H., C. Wyss: Ileumperforation als Erstmanifestation eines Morbus Crohn während der Schwangerschaft. Chirurg 57 (1986) 646–648.
17. Glenn, F., C. K. McSherry: Gallstones and pregnancy among 300 young women treated by cholecystectomy. Surg. Gynec. Obstet 127 (1968) 1067–1072.
18. Gonzales, G. D., H. R. Rubel, N. N. Giep, J. E. Bottsford: Spontaneous hepatic rupture in pregnancy. Management with hepatic artery ligation. South. med. J. 77 (1984) 242–245.
19. Hill, L. M., C. E. Johnson, R. A. Lee: Cholecystectomy in pregnancy. Obstet. and Gynec. 45 (1975) 291–293.
20. Hill, M. L., R. E. Symmonds: Small bowel obstruction in pregnancy. Obstet. and Gynec. 49 (1977) 170–173.
21. Jewett, J. F.: Eclampsia and rupture of the liver. New Engl. J. Med. 297 (1977) 1009–1011.
22. Kammerer, W. S.: Nonobstetric surgery during pregnancy. Med. Clin. N. Amer. 63 (1979) 1157–1164.
23. Major, B., J. Rothe: Ileus als Todesursache während der Gestation. Zbl. Gynäk. 93 (1971) 841–848.
24. Mödritscher, A., M. Ertl: Akutes Abdomen durch rupturiertes Milzarterienaneurysma. Chirurg 49 (1978) 406–407.
25. Nagel, M.: Chirurgie und Schwangerschaft. In: Vosschulte, K., F. Kümmerle, H.-J. Peiper, S. Weller (Hrsg.): Lehrbuch der Chirurgie, 7. Aufl. Thieme, Stuttgart–New York 1982.
26. Nielsen, O. H., B. Andreasson, S. Bondesen, O. Jacobsen, S. Jarnum: Pregnancy in Crohn's disease. Scand. J. Gastroent. 19 (1984) 724–732.
27. Nieminen, U., N. Remes: Malignancy during pregnancy. Acta obstet. gynaec. scand. 49 (1970) 315.
28. O'Leary, J. J., H. Pratt, R. E. Symmonds: Rectal carcinoma and pregnancy: a review of 17 cases. Obstet. and Gynec. 30 (1968) 862–868.
29. Qvigstad, E., H. A. Sande: Carcinoma of the colon in pregnancy. Ann. Chir. Gynaec. 68 (1979) 98–99.
30. Saunders, P., P. J. D. Milton: Laparotomy during pregnancy: an assessment of diagnostic accuracy and fetal wastage. Brit. med. J. III (1973) 165–167.
31. Schima, E.: Rektumkarzinom und Schwangerschaft. Zbl. Chir. 98 (1973) 406–408.
32. Vender, R. J., H. M. Spiro: Inflammatory bowel disease and pregnancy. J. clin. Gastroent. 4 (1982) 231–249.
33. Warren, R. P.: Carcinoma of the rectum and pregnancy. Brit. J. Surg. 45 (1957) 61–67.
34. Watkinson, G.: Colitis ulcerosa und Schwangerschaft. In: Demling, L. (Hrsg.): Klinische Gastroenterologie, 2. Aufl., S. 643–644. Thieme, Stuttgart–New York 1984.
35. Wiloughby, C. P., S. C. Truelove: Ulcerative colitis and pregnancy. Gut 21 (1980) 469–474.

6 Niere und Harnwegssystem während der Schwangerschaft*

D. Kranzfelder, V. Wizemann

Inhalt

1	Nephrologische Veränderungen während der Schwangerschaft	182
1.1	Physiologische renale Veränderungen während der Schwangerschaft	182
1.2	Schwangerschaftsassoziierte De-novo-Erkrankungen der Nieren	182
1.3	Schwangerschaft bei präexistenten Nierenerkrankungen	183
1.3.1	Chronische Niereninsuffizienz	184
1.3.2	Primäre Glomerulonephritis	185
1.3.3	Systemischer Lupus erythematodes	185
1.3.4	Diabetische Nephropathie	185
1.4	Schwangerschaft bei Nierenersatztherapie	186
1.4.1	Schwangerschaft bei Dialysepatientinnen	186
1.4.2	Schwangerschaft nach Nierentransplantation	186
2	Die ableitenden Harnwege während der Schwangerschaft	188
2.1	Zur Physiologie der ableitenden Harnwege	188
2.1.1	Nierenhohlsystem und Harnleiter	188
2.1.2	Harnblase und Harnröhre	189
2.2	Abnormitäten der ableitenden Harnwege	190
2.2.1	Angeborene Fehlbildungen	190
2.2.2	Gravidität bei künstlicher Harnableitung	191
2.3	Bakterielle Infektionen der ableitenden Harnwege	192
2.3.1	Häufigkeit	192
2.3.2	Ätiologie	192
2.3.3	Der akute, einfache bakterielle Infekt	193
2.3.4	Asymptomatische Bakteriurie	193
2.3.5	Pyelonephritis	194
2.3.5.1	Akute Pyelonephritis	194
2.3.5.2	Chronische Pyelonephritis	195
2.3.6	Urogenitaltuberkulose	195
2.4	Urolithiasis	196
2.5	Therapie obstruktiver Erkrankungen der ableitenden Harnwege	197

* Die Literaturverzeichnisse befinden sich am Ende der Abschnitte.

1 Nephrologische Veränderungen während der Schwangerschaft

V. Wizemann

1.1 Physiologische renale Veränderungen während der Schwangerschaft

Eine Schwangerschaft führt zu erheblichen Veränderungen physiologischer Systeme. Die Kenntnis dieser Anpassungsvorgänge ist bei der klinischen Interpretation wichtig, da sich häufig auch „Normalwerte" verschieben (Tab. 6-1).

An den Nieren treten schwangerschaftsbedingt ausgeprägte morphologische und funktionelle Änderungen auf. Die Nieren gesunder schwangerer Frauen vergrößern sich, wobei der Längsdurchmesser um ca. 1 cm zunimmt. Die Erweiterung der ableitenden Harnwege wird in Abschnitt 2 beschrieben.

Funktionell kommt es ca. acht Wochen nach der Konzeption zu einer Zunahme des Plasmavolumens um etwa 0,5 bis 2 l, mit einem Maximum am Ende des II. Trimenons [5]. Da die Erythrozytenmasse nicht proportional ansteigt, resultiert ein Hämatokritabfall. Das Herzzeitvolumen steigt ebenfalls um rund 20 % an, wobei in der frühen Schwangerschaft Veränderungen des linksventrikulären Schlagvolumens, später der Herzfrequenz, im Vordergrund stehen. Da der periphere vaskuläre Widerstand während der Schwangerschaft abfällt, bleibt der Blutdruck konstant oder wird geringfügig niedriger.

Entsprechend der zentralen ändert sich auch die renale Hämodynamik. Der renale Plasmafluß steigt um 50 bis 85 % an, erreicht ein Maximum in der 30. Schwangerschaftswoche und fällt dann langsam ab, wobei auch am Ende der Schwangerschaft überhöhte Werte bestehen bleiben. Ähnlich verhält sich die glomeruläre Filtrationsrate, die um ca. 50 % gegenüber den Werten vor der Schwangerschaft ansteigt, dieses Maximum am Ende des I. Trimenons erreicht und bis zum Ende der Schwangerschaft auf diesem erhöhten Niveau bestehen bleibt. Der Anstieg der glomerulären Filtrationsrate beruht vorwiegend auf einer renalen Vasodilatation und der daraus folgenden Zunahme des renalen Plasmaflusses.

Eine klinische Konsequenz der in der Schwangerschaft gesteigerten exkretorischen Nierenfunktion besteht in der Erniedrigung der Normwerte für das Plasma-Creatinin. Werte über 75 µmol/l können bereits auf eine renale Funktionseinschränkung hinweisen und bedürfen einer weiteren Abklärung.

Eine normale Schwangerschaft führt zu einer durchschnittlichen *Gewichtzunahme* von 12,5 kg, wobei eine Wassereinlagerung von ca. 8 l, davon ca. 6 l extrazellulär, die Hauptursache darstellt. In Anbetracht dieser ausgeprägten Anpassungsvorgänge ist es erstaunlich, wie wenig klinische Komplikationen aus der geänderten Volumenregulation während der Schwangerschaft resultieren.

1.2 Schwangerschaftsassoziierte De-novo-Erkrankungen der Nieren

Akutes Nierenversagen während der Schwangerschaft

Während noch vor 30 Jahren akute Nierenversagen in der Schwangerschaft relativ häufig waren, liegt die Inzidenz gegenwärtig in den westlichen Industrieländern bei ca. 4 % aller Fälle von akuten Nierenversagen, wobei mit einem akuten Nierenversagen bei 20 (Literatur bei [20]) bis 30 000 Schwangerschaften und einer mütterlichen Mortalität von weniger als 5 % gerechnet werden kann. In Entwicklungsländern liegt auch heutzutage die Inzidenz und Mortalität erheblich höher.

Die *Hauptursachen* des akuten Nierenversagens in den ersten zwei Dritteln der Schwangerschaft sind septische Aborte und Hypovolämie. Hauptkeime bei Sepsisfällen sind gramnegative Bakterien, z. B. Escherichia coli; sepsisbedingt kann es zu einer Rhabdomyolyse (Myoglobinnachweis im Urin), Hämolyse (Hämo-

Tabelle 6-1 Physiologische Anpassungen der Niere an die Schwangerschaft

Morphologisch:
- Zunahme der Nierengröße
- Dilatation der Nierenbecken und der Harnleiter

Funktionell:
- Anstieg des renalen Plasmaflusses
- Anstieg der glomerulären Filtrationsrate
- Zunahme des Körperwassers (6–8 l)
- Zunahme des Gesamtkörper-Natriums (auf ca. 500–900 mmol)
- Zunahme des extrazellulären Volumens und Plasmavolumens

globinurie) und einer disseminierten intravasalen Gerinnung kommen. Weiterhin können abortifaziente Chemikalien, wie z.B. Seife oder Phenole, neben einer direkten Nierenschädigung auch über eine Hämolyse zu einem akuten Nierenversagen führen. Hypovolämie durch Erbrechen bei Hyperemesis gravidarum, oft durch einen Kaliumverlust aggraviert, kann in einer prärenalen Azotämie, und, bei Persistenz, in einem akuten Nierenversagen resultieren. Parenterale Volumen und Kaliumzufuhr wirken präventiv.

Eine *bilaterale Nierenrindennekrose*, die aus einer irreversiblen Infarzierung (vorwiegend des Nierenkortex) besteht, ist eine gefürchtete Komplikation während des III. Schwangerschaftstrimenons oder post partum. Klinisch am häufigsten gehen eine Abruptio placentae, seltener andere Komplikationen wie eine puerperale Sepsis oder eine postpartale Blutung voraus. An eine Nierenrindennekrose muß immer bei länger bestehender Oligo-Anurie gedacht werden. Die Nachweismethode der Wahl besteht in einer selektiven renalen Arteriographie, die typischerweise einen Perfusionsstopp der kleinen Arterienäste der Nierenrinde aufzeigt. Die Läsionen können regional ausgeprägter sein und nicht den ganzen Kortex betreffen. In diesem Fall ist mit einer Teilerholung der Nierenfunktion zu rechnen. Oft resultiert eine *chronische Niereninsuffizienz*, die häufig mit erheblichen Hochdruckproblemen assoziert ist. Präeklampsie kann bei einem schweren Verlauf mit Nierenfunktionsstörungen einhergehen und in selteneren, oft spät behandelten Fällen zu einem akuten Nierenversagen führen. Auch Fälle von akuter Leberverfettung und hepatischer Dysfunktion, die typischerweise im III. Trimenon oder im Puerperium auftreten, können mit einem akuten Nierenversagen vergesellschaftet sein. Durch die frühe Diagnosestellung (disseminierte intravasale Gerinnung, Hyperurikämie) und frühzeitige Entbindung entstehen Nierenversagen nur noch in sehr seltenen Fällen [15].

Postpartales idiopathisches Nierenversagen (hämolytisch-urämisches Syndrom)

Dieses Syndrom, das mit den unterschiedlichsten Namen belegt wurde, tritt kurz nach der Entbindung bzw. bis einige Wochen postpartal bei vorher unauffälligen Frauen auf. Zugrunde liegt eine mikroangiopathische hämolytische Anämie, deren Pathogenese unklar ist. Sehr schnell entwickelt sich eine zunehmende Niereninsuffizienz, die in den seltensten Fällen reversibel ist und die oft eine Nierenersatztherapie benötigt. Ähnlich wie bei der thrombotischen thrombozytopenischen Purpura (TTP), mit der das Syndrom große Ähnlichkeiten aufweist bzw. deren Variante es ist, gibt es keine gesicherte Therapie. Anekdotische Erfahrungen mit der Gabe von Aspirin bzw. von Plasmaaustausch und eventueller Gabe von Frischplasma sind berichtet worden.

Prävention und Therapie des akuten Nierenversagens

Im Prinzip besteht die gleiche Situation wie bei Nichtschwangeren, wobei Nierenfunktionsstörungen bei akuter Leberverfettung und Auftreten eines postpartalen hämolytisch-urämischen Syndroms schwangerschaftsspezifisch sind. Eine frühe Diagnose dieser beiden Zustände erleichtert auch das Management der renalen Komplikationen. Hat sich ein akutes Nierenversagen etabliert, sollte frühzeitig ein Dialyseverfahren (Hämo- bzw. Peritonealdialyse) zur Anwendung kommen, da nur durch Dialyse eine Hyperhydratation vermieden werden und der gestörte Elektrolyt- und Säure-Basen-Haushalt kompensiert werden kann.

1.3 Schwangerschaft bei präexistenten Nierenerkrankungen

Die beschriebenen schwangerschaftsassoziierten Änderungen der Nierenhämodynamik könnten zu der Schlußfolgerung führen, daß eine Schwangerschaft per se zu einer Nierenschädigung führe. Tierexperimentelle Untersuchungen haben jedoch gezeigt, daß die ausgeprägte Erhöhung der glomerulären Filtrationsrate zu Beginn und in der Mitte der Schwangerschaft mit einem erhöhten renalen Plasmafluß und nicht mit erhöhten renalen Kapillardrücken einhergeht. Die „Gestationshyperfiltration" scheint somit kein glomerulärer Risikofaktor zu sein [9]. Tierversuche mit repetitiven Schwangerschaften zeigten weder morphologische noch funktionelle Nierenschäden, selbst wenn ein Uninephrektomiemodell mit hoher Proteinzufuhr gewählt wurde [3]. Die Schwangerenberatung von Frauen mit präexistenten Nierenerkrankungen konzentriert sich auf die folgenden klinischen Fragen [7]:

– ob eine Schwangerschaft anzuraten sei
– ob die Schwangerschaft kompliziert verlaufen wird
– ob das Kind gesund wird
– ob die Schwangerschaft einen negativen Einfluß auf die Gesundheit der Mutter ausübt

Die Identifizierung von potentiellen Risikoschwangerschaften hängt vorwiegend von der Beurteilung des bisherigen Verlaufs der Nierenerkrankung sowie vom Grad der Kooperation zwischen Gynäkologen und Nephrologen ab.

1.3.1 Chronische Niereninsuffizienz

Dieses Syndrom kennzeichnet den Folgezustand vieler Nierenerkrankungen, die zu einem renalen Funktionsverlust führen. Selbst bei Ausheilung der renalen Grundkrankheit führt der einmalige Verlust von Nierenparenchym in der Regel zu einer weiteren, zunehmenden Nierenfunktionseinschränkung (Autoprogression).

Die serielle Messung des Serum-Creatinins ist der übliche Labortest zur Einschätzung der exkretorischen Nierenfunktion. Dabei ist zu bedenken, daß der Serum-Creatininwert exponentiell ansteigt, wenn die Nierenfunktion abnimmt (Abb. 6-1). Andererseits ist aus der Abbildung 6-1 abzuleiten, daß das Serum-Creatinin erst dann auf übernormale Werte ansteigt, wenn mehr als die Hälfte der exkretorischen Nierenfunktion schon verloren wurde. Mit einigen Ausnahmen [13] besteht ein Konsens darüber, daß bei nur geringer Einschränkung der Nierenfunktion (Serum-Creatinin <125 µmol/l), fehlender oder geringgradiger Proteinurie und arterieller Normotonie die Prognose sowohl hinsichtlich des Kindes als auch in bezug auf die mütterliche Nierenkrankheit eher günstig ist (Tab. 6-2). Wie bei nierengesunden Frauen steigt während der Schwangerschaft die glomeruläre Filtrationsrate an.

Bei ca. der Hälfte der Frauen mit mäßiger Nierenfunktionseinschränkung muß mit einer Zunahme der Proteinurie gerechnet werden, während die Prävalenz der arteriellen Hypertonie nicht häufiger zu sein scheint. Gegenwärtig ist es unklar, ob die relativ günstige Prognose auch bei Grundkrankheiten wie systemischem Lupus erythematodes oder membranöser Glomerulonephritis zutrifft (siehe auch die Abschnitte 1.3.2 und 1.3.3). Bei mittelgradiger renaler Funktionseinschränkung ist der Schwangerschaftseinfluß auf den Verlauf der Nierenkrankheit unübersichtlicher. Da in diesem Stadium eine arterielle Hypertonie häufiger ist, muß mit einer höheren kindlichen (Wachstumsretardierung, Frühgeburt) und mütterlichen Komplikationsrate (Verschlechterung der Nierenfunktion) gerechnet werden [10]. Bei höhergradiger Niereninsuffizienz ist die Wahrscheinlichkeit einer Konzeption gering, jedoch nicht ausgeschlossen.

Wegen der Gefahr eines deletären Einflusses auf die Rest-Nierenfunktion und gewöhnlich deutlichen Problemen mit der Blutdruckeinstellung sollte von einer Schwangerschaft im allgemeinen abgeraten werden. Bei Schwangerschaft und dringendem Kinderwunsch im präterminalen Stadium der Niereninsuffizienz ist ein frühzeitiger Dialysebeginn mit Erhalt der natürlichen Residualfunktion der Nieren zu erwägen.

Tabelle 6-2 Prognose in Abhängigkeit von der Nierenfunktionseinschränkung (Analyse von 1914 Schwangerschaften; modifiziert nach Davison und Bayliss [7])

Creatinin vor der Schwangerschaft	Schwangerschaftsprobleme	Erfolgreiche Geburt	Probleme mit der Nierenfunktion
<125 µmol/l	27%	95%	<5%
>125 µmol/l	49%	90%	25%
>250 µmol/l	84%	48%	53%

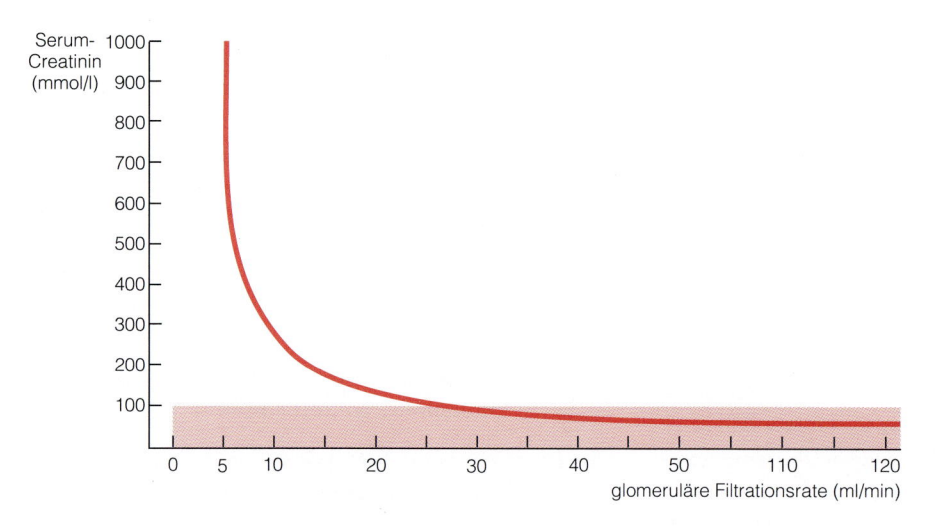

Abb. 6-1 Beziehung zwischen glomerulärer Filtrationsrate und Serum-Creatinin.

1.3.2 Primäre Glomerulonephritis

In einer kumulativen Auswertung (sechs Studien, 1984 bis 1989) von 906 Schwangerschaften bei 558 Frauen mit primärer Glomerulonephritis (IgA-Nephritis, membranproliferative Glomerulonephritis, membranöse Glomerulonephritis, fokale Glomerulosklerose und mesangialproliferative Glomerulonephritis) kamen Imbascianti und Ponticelli [9] zu dem Schluß, daß die histologische Diagnose von geringer klinischer Relevanz war. Die hohe Rate perinataler Kindestodesfälle (13%) ergab sich vorwiegend bei Vorliegen von arterieller Hypertonie, nephrotischem Syndrom und Niereninsuffizienz. Eine reversible Verschlechterung der Nierenfunktion trat bei 8% auf, eine auf die Schwangerschaft beschränkte Erhöhung des Blutdrucks immerhin bei 27%. Das Bestehen einer primären Glomerulonephritis ist also nicht per se eine Kontraindikation für eine Schwangerschaft, sondern die klinischen Begleitumstände bzw. der (relativ leicht meßbare) Grad der Nierenfunktionseinschränkung sind für die Entscheidungsfindung ausschlaggebend.

Obwohl das Risiko einer *Nierenpunktion* durch einen erfahrenen Untersucher bei Schwangeren nicht höher als bei Nichtschwangeren zu sein scheint [18], dürfte in den meisten Fällen der klinische Nutzen dieses diagnostischen Eingriffes gering sein.

1.3.3 Systemischer Lupus erythematodes

Ein systemischer Lupus erythematodes (SLE) ist eine typische Erkrankung von Frauen im gebärfähigen Alter, was sicher ein Grund für die umfangreiche Literatur zu diesem Thema ist. Nach einer Sammelstatistik aus den 80er Jahren ergibt sich eine fetale Verlustrate von 26%, die sich erstaunlicherweise im Vergleich zum Zeitraum von 1952 bis 1980 nicht wesentlich geändert hat. Risikofaktoren für das Kind sind ein aktiver Verlauf des SLE zum Zeitpunkt der Konzeption bzw. die Diagnosestellung während der Schwangerschaft [9]. Ein Parameter der fetalen Prognose scheint der Nachweis von Anticardiolipin-Antikörpern von Müttern mit SLE zu sein, wobei bei positivem Befund mehr als die Hälfte der Feten – vorwiegend im II. und III. Trimenon – absterben sollen [4]. Es besteht weiterhin eine positive Korrelation zwischen Titerhöhe der Anticardiolipinantikörper und fetaler Prognose [1]. Weiterhin hat auch beim SLE der Zusammenhang zwischen der Größenordnung der eingeschränkten Nierenfunktion (Serum-Creatinin) und fetaler Prognose Gültigkeit [12].

Der Effekt einer Schwangerschaft auf den Verlauf einer Lupus-Nephritis ist im Einzelfall nicht vorherzusagen. Generell scheint eine Schwangerschaft zu einer Exazerbation des Lupus zu führen, insbesondere in der unmittelbaren postpartalen Periode (Literatur bei [12]). Trotz bestehender Diskrepanzen sollen einige Richtlinien für die Schwangerenberatung gegeben werden [9, 12]:

– Ein vor der Konzeption ruhiger Verlauf des SLE läßt einen eher unkomplizierten Schwangerschaftsverlauf erwarten. Aktivitätszeichen des SLE zu diesem Zeitpunkt sprechen für Komplikationen, so daß eine Verschiebung der Schwangerschaft in eine mehr stationäre SLE-Periode anzuraten wäre.
– Patientinnen mit SLE müssen kurzfristig während und nach der Schwangerschaft nephrologisch und gynäkologisch beobachtet werden.
– Wird der SLE erst während der Schwangerschaft diagnostiziert, besteht eine hohe Komplikationswahrscheinlichkeit für Mutter und Kind. Ein aktiver Schub eines SLE in der Schwangerschaft sollte unbedingt behandelt werden, auch im Hinblick auf postpartale Komplikationen (Nierenversagen). Die Basisbehandlung besteht aus Glukokortikoiden, eventuell in Kombination mit Azathioprin. Kurzfristig sollte post partum die medikamentöse Behandlung intensiviert werden.
– Die Titerhöhe von Anticardiolipin-Antikörpern korreliert mit einer schlechten fetalen Prognose, wahrscheinlich aufgrund von vaskulären (nicht renalen) Läsionen. Eine gesicherte Therapie fehlt in diesem Fall.

1.3.4 Diabetische Nephropathie

Ungefähr die Hälfte aller Patientinnen mit Diabetes mellitus entwickelt eine diabetische Nephropathie, die je nach Diabetesdauer in verschiedenen Stadien vorliegen kann. Eine Mikroalbuminurie kann als erster Hinweis für eine beginnende Nephropathie bei Diabetes mellitus dienen. Da die hämodynamischen Folgen von Diabetes mellitus und Schwangerschaft an der Niere ähnlich sind (Hyperfiltration), kann es zu einer Aggravierung der Proteinurie kommen.

Nach neueren Untersuchungen ist die Erfolgsrate hinsichtlich des Schwangerschaftsverlaufs bei Diabetikerinnen unabhängig von der Anwesenheit einer diabetischen Nephropathie (Literatur bei [9]), wobei sich in einem Drittel der Patientinnen die Nierenfunktion verschlechterte und bei mehr als der Hälfte der Frauen

Probleme mit der Hypertonieeinstellung auftraten (siehe auch Kap. 4, Abschnitt 3).

Unklar bleibt bei Fehlen von entsprechenden Kontrollgruppen, ob die beobachteten Verschlechterungen der Nierenfunktion dem natürlichen Verlauf der diabetischen Nephropathie entsprechen. Weiterhin ungelöst ist die Definition von therapeutischen Zielvorstellungen bei diabetischer Nephropathie. Insbesondere tierexperimentelle Befunde sprechen für eine möglichst niedrige Einstellung des systolischen und diastolischen Blutdrucks sowie für eine Präferenz von Antihypertensiva aus der Angiotensin-converting-enzyme-Inhibitorenklasse. Es ist gegenwärtig völlig unklar, inwieweit diese Befunde auf die besondere Situation der Schwangerschaft übertragen werden können. Gleiches gilt für den potentiellen protektiven Effekt hinsichtlich der Nierenfunktion durch den Einsatz einer eiweißbeschränkten Diät bei Diabetikerinnen [26].

1.4 Schwangerschaft bei Nierenersatztherapie

Das Auftreten einer Schwangerschaft bei Nierenersatztherapie ist ein relativ seltenes Ereignis. So wurden z. B. nach der Statistik der Europäischen Gesellschaft für Dialyse und Transplantation (EDTA) im Zeitraum von 1977 bis 1988 in Europa 490 Schwangerschaften mit insgesamt 500 geborenen Kindern registriert. Obwohl der Anteil von nierentransplantierten Patientinnen gegenüber den Patientinnen mit Dialysetherapie deutlich geringer ist, wurden 88% der Kinder von Müttern mit funktionierendem Nierentransplantat geboren. Nur 12% der Kinder stammten von Müttern mit Hämodialysetherapie und, als Rarität (0,4%), von Müttern mit chronisch-ambulanter Peritonealdialysetherapie. Insgesamt dauerte die Schwangerschaft bei mehr als der Hälfte aller Frauen mindestens 37 Wochen, das Geburtsgewicht der Kinder war erniedrigt und die Neugeborenenmortalität lag bei 1,8%.

1.4.1 Schwangerschaft bei Dialysepatientinnen

Wie aus den obigen Zahlen hervorgeht, ist eine Schwangerschaft bei Patientinnen mit chronischer Hämodialysetherapie ein eher seltenes Ereignis, wobei als weitere Einschränkung erwähnt werden muß, daß der Konzeptionszeitpunkt teilweise vor Beginn der chronischen Dialysetherapie lag und augenscheinlich die Mehrzahl der Patientinnen noch eine gewisse Restfunktion der natürlichen Nieren aufwies [2].

Bei terminaler Niereninsuffizienz, die nur teilweise durch Hämodialyse kompensiert werden kann, besteht eine Hyperprolactinämie [11], die unter anderem für das häufige Ausbleiben der Ovulation sowie auch der Menstruationsblutung bei Dialysepatientinnen verantwortlich sein kann. Weitere Ursachen können in typischen dialyseimmanenten Störungen liegen. Es bestehen eine mehr oder weniger gut kompensierte chronische renale Anämie, eine metabolische Azidose, wechselnde intermittierende Hyper- bzw. Hypohydratationszustände mit entsprechenden Blutdruckschwankungen, wechselnde Elektrolytkonzentrationen im Plasma sowie ein deutlicher Verlust von Aminosäuren (ca. 20 g) und wasserlöslichen Vitaminen bei jeder Einzeldialyse. Eine Optimierung der genannten dialyseassoziierten Störungen ist daher das wichtigste therapeutische Ziel, um eine eingetretene Schwangerschaft zu erhalten [6, 17, 23].

Zur Senkung der „urämischen Toxizität" empfiehlt sich eine Intensivierung der Dialysetherapie auf 15 bis 20 Stunden pro Woche, möglichst auf vier Einzelbehandlungen verteilt. Die metabolische Azidose ist neben der Bicarbonatdialyse gegebenenfalls mit oralem Natriumhydrogencarbonat zu behandeln, wobei ein Standard-Bicarbonat im Plasma von >24 mmol/l vor Dialyse angestrebt werden sollte. Wasserlösliche Vitamine können oral substituiert werden. Je nach Ernährungsstatus muß die orale Eiweißzufuhr erhöht werden (>1,5g/kg Körpergewicht).

Mit humanem rekombinantem *Erythropoetin* steht das physiologische Hormon zur Verfügung, um die früher sehr problematische renale Anämie zu kompensieren. Daten über potentielle teratogene Wirkungen beim Menschen durch Erythropoetin liegen bei der geringen Fallzahl nicht vor, wobei die quasi physiologische Natur der Substanz (identisch mit dem aus menschlichem Urin ausgeschiedenen Erythropoetin) und die fehlenden In-vivo-Wirkungen des Hormons außerhalb des Knochenmarks eine teratogene Potenz eher unwahrscheinlich machen. Es ist nicht auszuschließen, daß durch die Kompensation der renalen Anämie durch Erythropoetin mit konsekutiver Besserung der körperlichen Leistungsfähigkeit, des Appetits und psychischen Wohlbefindens [25] auch die Konzeption erleichtert wird [16].

1.4.2 Schwangerschaft nach Nierentransplantation

Eine erfolgreiche Nierentransplantation beseitigt die meisten urämieassoziierten Organstörungen und führt zu einer Normalisierung vorher gestörter endokriner Funktionen. Es ist damit zu rechnen, daß im Mittel 50% der nierentransplantierten Frauen im gebärfähigen Alter schwanger werden [24], wobei im Vergleich der europäischen Länder die Inzidenzen um den Faktor 5 variieren. In der Bundesrepublik Deutschland traten im Zeitraum von 1981 bis 1986 in Europa die geringste Zahl von Schwangerschaften (ca. 0,4%) von nierentransplantierten Patientinnen im Alter von 17 bis 40 Jahren auf [22].

Die im Vergleich zur Dialysebehandlung mindestens vierfach höhere Fertilität [14] macht eine *Kontrazeptionsberatung* gebärfähiger Frauen nach erfolgreicher Nierentransplantation notwendig. Die hierzu notwendigen Daten stützen sich fast ausschließlich auf retrospektive Daten bzw. Fallberichte. Die Zahl spontaner Aborte scheint gleich hoch wie in der Allgemeinbevölkerung zu sein. Von den Schwangerschaften, die noch nach dem I. Trimenon intakt sind, werden über 90% erfolgreich beendet [6]. Nierentransplantierte diabetische Patientinnen haben – möglicherweise durch kardiovaskuläre Sekundärschäden bedingt – eine geringere Fertilität.

Die *Prognose der Langzeitfunktion des Nierentransplantats* scheint durch eine Schwangerschaft nicht wesentlich beeinflußt zu werden [24]. Trotz dieser relativ günstigen Daten ist die Schwangerschaft einer Nierentransplantierten immer als Risikoschwangerschaft anzusehen. Es besteht die Gefahr einer Verschlechterung bzw. De-novo-Entstehung einer arteriellen Hypertonie, einer intrauterinen (möglicherweise mit Ciclosporin assoziierten [21]) Wachstumsretardierung, einer Frühgeburt sowie urologischer Komplikationen.

Beratung vor einer Schwangerschaft

Nierentransplantierten, die schwanger werden möchten, sollte geraten werden, mindestens *ein bis zwei Jahre nach der Nierentransplantation zu warten* (Tab. 6-3). Zu diesem Zeitpunkt ist die Phase des frühen Transplantatverlustes vorüber, die Immunsuppression ist üblicherweise stabil und besteht in der relativ geringsten Dosis. Der Allgemeinzustand der Patientin sollte gut sein, es sollte keine chronische Abstoßung vorliegen. Da anzunehmen ist, daß bei stabiler Transplantatfunk-

Tabelle 6-3 Kriterien für Schwangerschaftsberatung bei nierentransplantierten Frauen

- guter Allgemeinzustand
- Schwangerschaft erst ein bis zwei Jahre nach Nierentransplantation
- stabile Transplantatfunktion (Creatinin <1,5 mg/dl)
- keine bzw. leichte einstellbare arterielle Hypertonie
- keine oder nur minimale Proteinurie
- minimale Immunsuppression, vorzugsweise mit Azathioprin
- keine urologischen Komplikationen

tion die Langzeitprognose um so besser, je niedriger das Plasma-Creatinin ist, wurde ein Grenzwert von 130 µmol/l bzw. 1,5 mg/dl vorgeschlagen [8]. Andererseits scheint auch der Schwangerschaftserfolg von der Höhe der retinierten harnpflichtigen Substanzen im Serum abhängig zu sein. Lag das Serum-Creatinin vor der Schwangerschaft unter 130 µmol/l (1,5 mg/dl), war die Rate erfolgreicher Schwangerschaften bei 96% (7% Probleme mit der Langzeit-Transplantatfunktion); bei Überschreitung des Grenzwertes sank die Erfolgsrate auf 63% (27% Probleme mit der Langzeit-Transplantatfunktion) [8].

Ein wichtiger Gesichtspunkt bei der *Beratung von prospektiven Eltern* besteht in der Aufklärung über die ungewisse Prognose von nierentransplantierten Elternteilen, wobei der nichttransplantierte Partner gegebenenfalls damit rechnen muß, die Kindeserziehung bis in das Erwachsenenalter allein zu tragen [19]. Weiterhin sollte in Anbetracht der Überlebenszeiten von Nierentransplantaten (mittlere Transplantat-Überlebensrate nach fünf Jahren: ca. 55% in der Bundesrepublik Deutschland) darauf hingewiesen werden, daß der gegenwärtige Zustand (Leben mit Nierentransplantation) nur eine temporäre Lösung darstellt und zukünftige psychosoziale Belastungen durch eine Dialysetherapie bzw. eine Zweittransplantation auftreten können. Weiterhin sollte gewährleistet sein, daß eine Proteinurie fehlt bzw. minimal ist und daß der arterielle Blutdruck im normotensiven Bereich liegt bzw. leicht medikamentös zu kontrollieren ist. Eine Hydronephrose bzw. andere urologische Komplikationen der transplantierten Niere sollten fehlen. Trotz Nichterfüllung vieler dieser Kriterien wurde von erfolgreichen (oft ungewollten) Schwangerschaften berichtet, die die Transplantatfunktion nicht verschlechterten [24].

Literatur zu Abschnitt 1

1. Alarcón-Segovia, D., C. M. Delez, C. V. Oria et al.: Antiphospholipid antibodies and the antiphospholipid syndrome in systemic lupus erythematodes. A prospective analysis of 500 consecutive patients. Medicine 68 (1989) 353–365.
2. Amoah, E., H. Arab: Pregnancy in a hemodialysis patient with no residual function. Amer. J. Kidney Dis. 17 (1991) 585–587.
3. Bayliss, C., R. Collins: Glomerular hemodynamics and renal reserve in uninephrectomized, 40% casein-fed, repetitively pregnant rats compared to virgins. Kidney Int. 31 (1987) 419–423.
4. Branch, W. D.: Immunologic disease and fetal death. Clin. Obstet. Gynaec. 30 (1987) 295–311.
5. Dal Canton, A., V. E. Andreucci: Renal hemodynamics in pregnancy. In: Andreucci, V. E. (ed.): The Kidney in Pregnancy, pp. 1–11. Martinus Nijhoff, Boston 1986.
6. Davison, J. M.: Dialysis, transplantation and pregnancy. Amer. J. Kidney Dis. 17 (1991) 127–132.
7. Davison, J. M., C. Bayliss: Pregnancy in patients with underlying renal disease. In: Cameron, S., A. M. Davison, J. P. Grünfeld, D. Kerr, E. Ritz (eds.): Oxford Textbook of Clinical Nephrology, vol. 3, pp. 1936–1956. Oxford Medical Publications, Oxford 1992.
8. Davison, J. M., M. D. Lindheimer: Pregnancy and renal transplantation: look before you leap. Int. J. Artif. Organs 12 (1989) 144–146.
9. Imbasciati, E., C. Ponticelli: Pregnancy and renal disease: predictors for fetal and maternal outcome. Amer. J. Nephrol. 11 (1991) 353–362.
10. Jungers, P., D. Forget, M. Henry-Amar, J. P. Grünfeld: Chronic kidney disease and pregnancy. Adv. Nephrol. 15 (1986) 103–141.
11. Kern, W., F. S. Keck, H. L. Fehm: Endokrine Störungen. In: Franz, H. E. (Hrsg.): Blutreinigungsverfahren, S. 160–173. Thieme, Stuttgart – New York 1990.
12. Kincaid-Smith, P. S., R. A. North, G. J. Becker, K. F. Fairley: Proteinuria during pregnancy. In: Andreucci, V. E. (ed.): The Kidney in Pregnancy, pp. 133–164. Martinus Nijhoff, Boston 1986.
13. Lindheimer, M. D., A. I. Katz: Gestation in women with kidney disease: prognosis and management. Baillieres Clin. Obstet. Gynaec. 1 (1987) 921–937.
14. Lindheimer, M. D., A. I. Katz: Pregnancy in the renal transplantation patient. Amer. J. Kidney Dis. 19 (1992) 173–176.
15. Lindheimer, M. D., A. I. Katz, D. Ganeval, J. P. Grünfeld: Acute renal failure in pregnancy. In: Brenner, B. M., J. M. Lazarus (eds.): Acute Renal Failure, pp. 597–620. Churchill Livingstone, New York 1988.
16. McGregor, E., G. Stewart, B. Junor, R. Rodger: Successful use of recombinant human erythropoietin in pregnancy. Nephrol. Dial. Transpl. 6 (1991) 292–293.
17. Otuho, K.: Pregnancy and delivery in chronic dialysis patients. Jap. J. clin. Med. 50 (Suppl.) (1992) 937–942.
18. Packham, D, K. F. Fairley: Renal biopsy: indications and complications in pregnancy. Brit. J. Obstet. Gynaec. 94 (1987) 935–939.
19. Penn, I.: Pregnancy following renal transplantation. In: Andreucci, V. E. (ed.): The Kidney in Pregnancy, pp. 195–204. Martinus Nijhoff, Boston 1986.
20. Pertuiset, N., D. Ganeval, J. P. Grünfeld: Acute renal failure in pregnancy. In: Andreucci, V. E. (ed.): The Kidney in Pregnancy, pp. 165–184. Martinus Nijhoff, Boston 1986.
21. Pickrell, M., R. Sawers, J. Michael: Pregnancy after renal transplantation: severe intrauterine growth retardation during treatment with cyclosporine. Brit. med. J. 296 (1988) 825–830.
22. Rizzoni, G., J. H. Ehrich, M. Broyer et al.: Successful pregnancy in women on renal replacement therapy: report from the EDTA Registry. Nephrol. Dial. Transpl. 7 (1992) 279–287.
23. Samwer, K. F., K. Maunz, E. Vonend: Verlaufsbeobachtung der erfolgreichen Schwangerschaft einer Dialysepatientin. J. nephrol. Team 3 (1992) 39–40.
24. Sturgiss, S., J. M. Davison: Effect of pregnancy on long-term function of renal allografts. Amer. J. Kidney Dis. 19 (1992) 167–172.
25. Winearls, C. G.: Erythropoietin. Nephrol. Dial. Transpl. 4 (1989) 323–326.
26. Zeller, K., E. Whittaker, L. Sullivan, P. Raskin, H. R. Jacobson: Effect of restricting dietary protein on the progression of renal failure in patients with insulin-dependent diabetes mellitus. New Engl. J. Med 324 (1991) 78–84.

2 Die ableitenden Harnwege während der Schwangerschaft

D. Kranzfelder

2.1 Zur Physiologie der ableitenden Harnwege

2.1.1 Nierenhohlsystem und Harnleiter

Radiologische sowie sonographische Untersuchungen des Nierenhohlsystems und des Harnleiters während der Schwangerschaft zeigen eine unterschiedlich ausgeprägte Erweiterung des Nierenbeckens und der Ureteren oberhalb der Linea terminalis [17, 21, 23, 28]. Die Angaben zum Ausmaß der Dilatation sind dabei diskrepant. Während in älteren radiologischen Arbeiten derartige Veränderungen in bis zu 90% beschrieben werden, zeigen neuere sonographische Untersuchungen eine Erweiterung der ableitenden Harnwege nur bei 43 bis 70% der Schwangeren. Die Dilatation entwickelt sich während des II. Schwangerschaftsdrittels und nimmt mit dem Schwangerschaftsalter zu. Das Ausmaß der Dilatation verringert sich vom Nierenbecken über die Nierenkelche zum Ureter hin. Einheitlich wird eine Bevorzugung der rechten

Seite gefunden, Erstgebärende sind häufiger betroffen als Mehrgebärende. Post partum ist diese Entwicklung sehr rasch rückläufig; spätestens nach vier Wochen sollten keine Hinweise einer Dilatation mehr vorhanden sein.

Die Grenzziehung zwischen einer noch physiologischen Dilatation und einer bereits beginnend pathologischen Veränderung ist im Einzelfall nicht möglich. Sie wird im hohen Maße durch die klinische Symptomatik mit auftretendem Fieber, Flankenschmerz, klopfschmerzhaftem Nierenlager sowie einer Bakteriurie bestimmt (Abb. 6–2).

Die Genese der Dilatation der ableitenden Harnwege in der Gravidität ist nicht eindeutig. Die Aussagen zum Einfluß hormoneller Faktoren sind widersprüchlich.

Während in älteren tierexperimentellen Studien ein hormoneller Einfluß auf den Harntrakt, z.B. bei schwangeren Rhesus-Affen [37], nachgewiesen werden konnte, zeigten andere Studien keine Veränderungen im Nierenhohlsystem und Ureter nach Gabe von Östrogen und Gestagenen in unterschiedlicher Dosierung [4, 8, 24]. Keine Untersuchung konnte bisher sicher darlegen, daß die schwangerschaftsbedingte hormonelle Umstellung von Bedeutung für die ableitenden Harnwege ist.

Die Beobachtung, daß die Erweiterung des Nierenhohlsystems und der Ureteren nicht bei allen Schwangeren und bevorzugt auf der rechten Seite auftritt, läßt mehr an eine mechanische Ursache der Dilatation denken. Für eine mechanische Genese spricht, daß die Dilatation erst bei zunehmender Uterusgröße auftritt, der Uterus während seines Wachstums eine Rechtstorsion erfährt und damit lageabhängig die Entleerung der Harnleiter, vor allem rechts, behindern kann. Weiterhin kann eine Abflußbehinderung durch den ebenfalls rechts besonders ausgebildeten Ovarialvenenplexus (Abb. 6-3) verursacht werden [3]. Dieser dilatiert während der Schwangerschaft auf ein Mehrfaches seines ursprünglichen Durchmessers und führt zu einer unterschiedlich ausgeprägten Kompression des Ureters. Die Tatsache, daß der linke Ureter in der Schwangerschaft seltener gestaut ist, wird dadurch erklärt, daß die beschriebenen anatomischen Veränderungen links schwächer ausgebildet sind und der linksseitige Ureter zusätzlich durch das Sigma geschützt wird.

2.1.2 Harnblase und Harnröhre

Lage und Form der Harnblase ändern sich in den einzelnen Schwangerschaftsmonaten. Der Blasenfundus wird mit Fortschreiten der Schwangerschaft eingeengt, der Raumverlust durch Ausdehnung der Harnblase nach beiden Seiten ausgeglichen [4, 14].

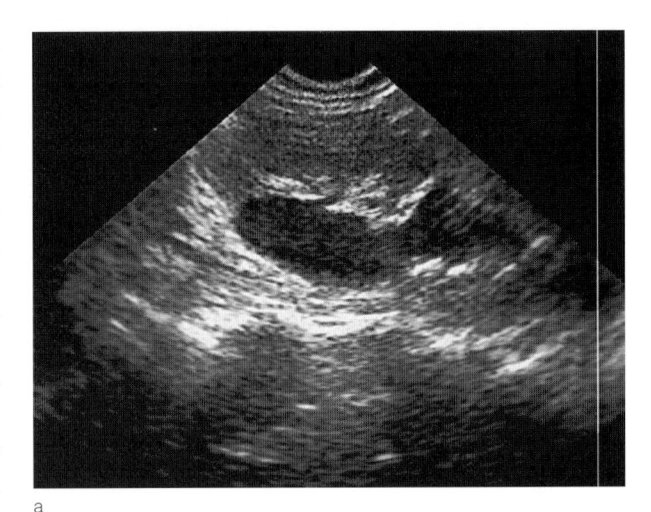

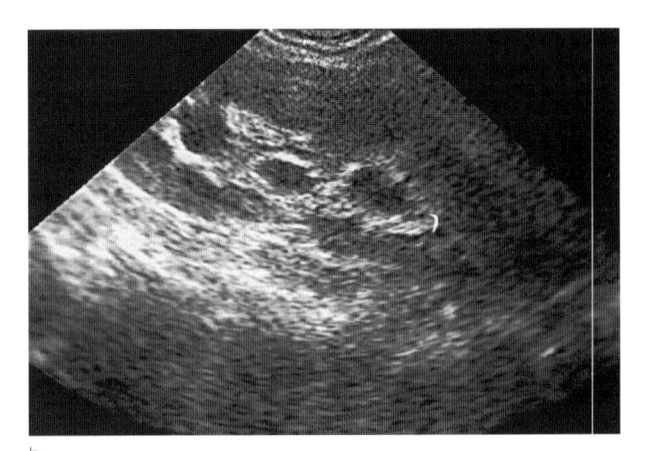

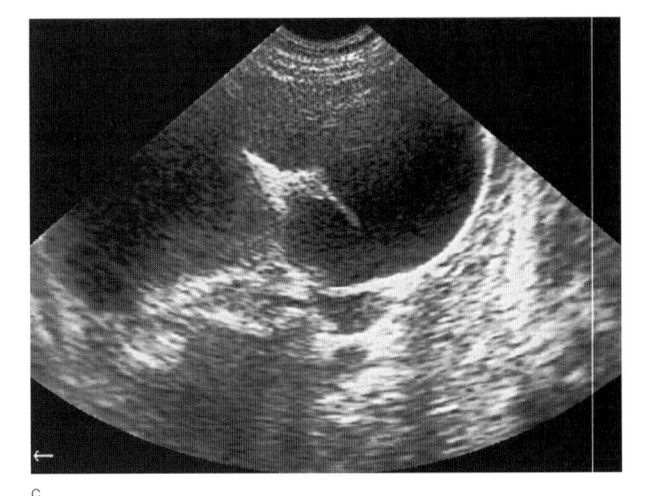

Abb. 6-2 Sonographischer Nierenbefund bei einer 18jährigen Primipara in der 37. Schwangerschaftswoche ohne signifikante Bakteriurie und ohne Fieber.
a) linke Niere: gestautes Nierenbecken Grad II
b) linke Niere: erweiterte Kelche
c) Zystenniere rechts (Differentialdiagnose: ausgeprägte Hydronephrose mit Parenchymverlust)

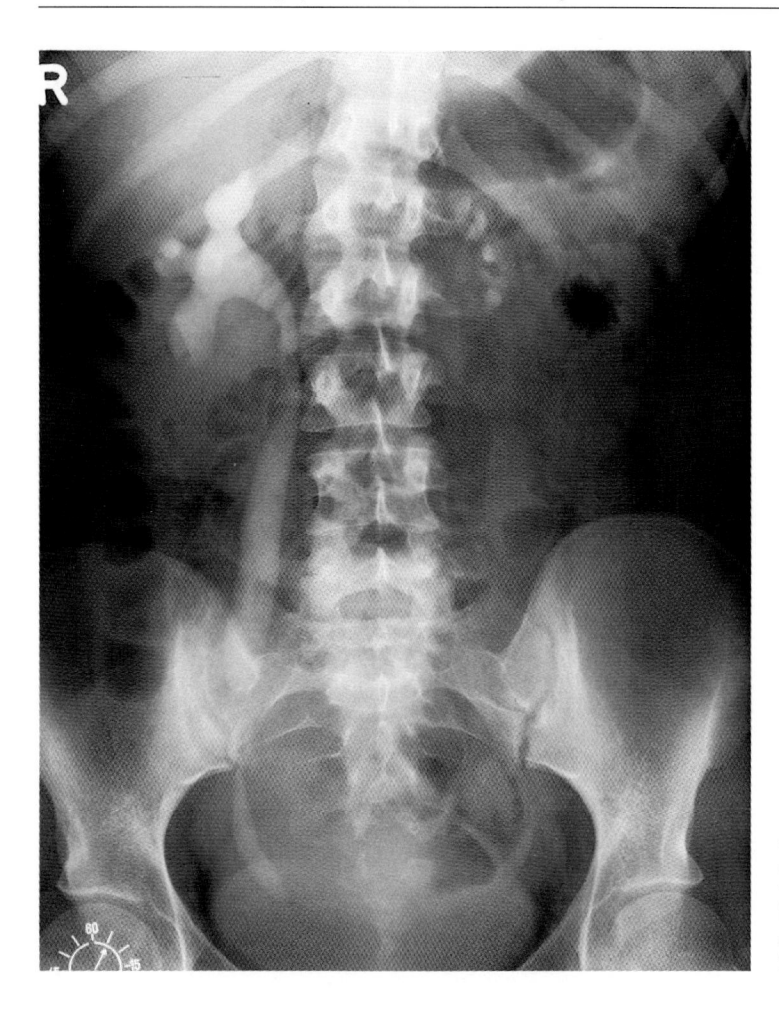

Abb. 6-3 Infusionsurogramm post partum bei Zustand nach Pyelonephritis gravidarum. Ovarialvenensyndrom rechts (Nierenhohlsystem und lumbaler Ureter erweitert, Füllungsdefekt des Harnleiters oberhalb der Linea terminalis), Nierenhypoplasie links (aus Kremling [15]).

Die starke Belastung des Blasenverschlußapparates kann bei fortgeschrittener und vor allem am Ende der Schwangerschaft zu unwillkürlichem Urinabgang führen. Mehrgebärende sind davon öfters betroffen als Erstgebärende (eigene Daten aus einer laufenden Studie).

Überraschenderweise ließen sich bei urodynamischen Messungen während der Schwangerschaft keine sicheren Veränderungen der Kontinenzparameter nachweisen [6].

Unter der Geburt verlagert sich die Harnblase nach oben, die Harnröhre streckt sich, das paraurethrale Halte- und Stützgewebe wird in unterschiedlichem Ausmaß, abhängig von der Größe des Kindes, des Geburtskanals, sowie der Geburtsdauer beeinflußt.

2.2 Abnormitäten der ableitenden Harnwege

2.2.1 Angeborene Fehlbildungen

Aufgrund der gemeinsamen Entwicklungsgeschichte der Harn- und Geschlechtsorgane betreffen Fehlbildungen häufig beide Organsysteme, oder Fehlbildungen des einen Systems haben Rückwirkungen auf das andere. Fehlbildungen der Harnorgane und der Genitale werden meist schon im Kindesalter, bei Frauen spätestens bei unerfülltem Kinderwunsch im Rahmen der Sterilitätsdiagnostik aufgedeckt. Tritt trotz einer Fehlbildung eine Gravidität ein, dann sind mögliche Komplikationen für Mutter und Kind zu berücksichtigen. Auf den Zusammenhang Nierenanomalie und Schwangerschaft wird in Abschnitt 1 eingegangen.

Anomalien der Harnleiter sind Doppelbildungen wie Ureter duplex und Ureter fissus (Abb. 6-4) sowie ektope Uretermündungen (Abb. 6-5). Der diagnostische Nachweis der Ureterdoppelbildungen erfolgt

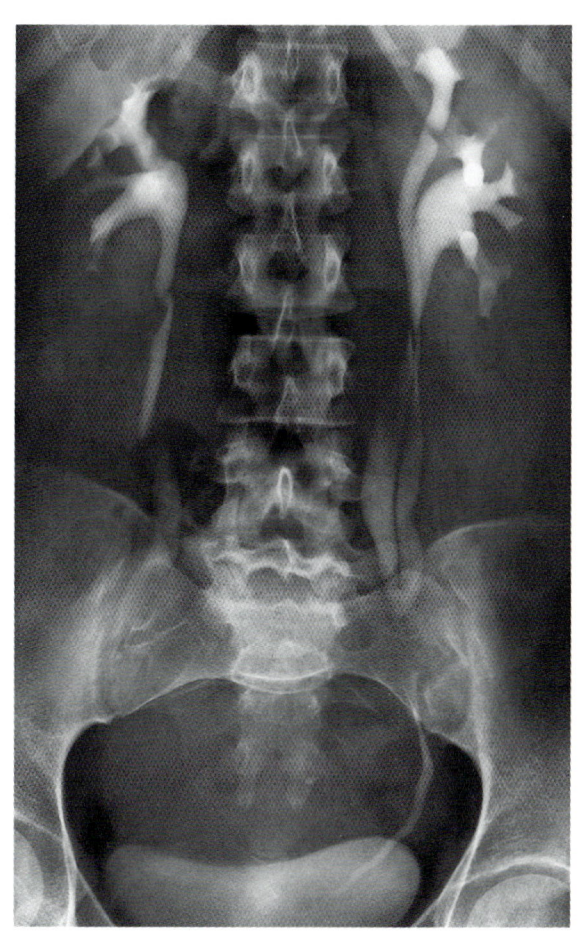

Abb. 6-4 Infusionsurogramm post partum bei Zustand nach Pyelonephritis gravidarum. Doppelbildung des linken Nierenhohlsystems und des Harnleiters (aus Kremling [15]).

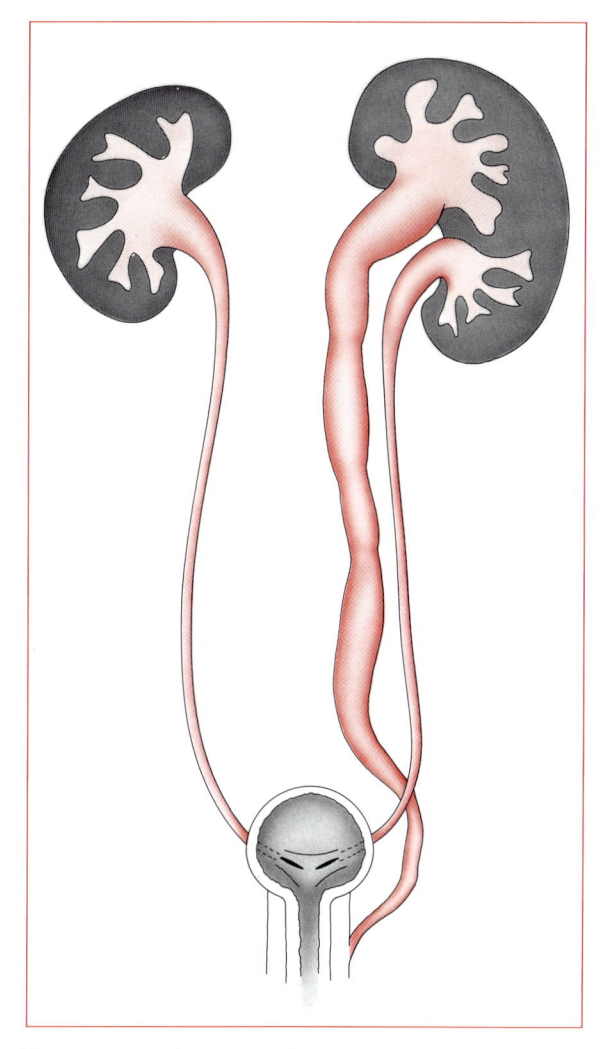

Abb. 6-5 Normale Niere und Harnwege (links im Bild), verglichen mit Doppelbildung von Nierenhohlsystem und Harnleiter (rechts im Bild). Der dem oberen Nierenhohlsystem zugehörige Ureter mündet in die Vagina (nach Kremling et al. [16]).

häufig eher zufällig durch Sonographie und Infusionsurogramm. Ektope Uretermündungen außerhalb der Blase werden aufgrund klinischer Symptome meist schon vor der Pubertät diagnostiziert und gewöhnlich operativ therapiert.

In der Regel haben die genannten Fehlbildungen nur selten praktische Bedeutung für Gravidität, Geburt und Wochenbett.

2.2.2 Gravidität bei künstlicher Harnableitung

Kongenitale Anomalien und neurogene Blasenfunktionsstörungen sind die häufigste Indikation für eine künstliche Harnableitung im Kindesalter. Verschiedene Eingeweidesegmente, entnommen aus Ileum, Zökum und Kolon werden für die Rekonstruktion eines Teiles des unteren Harntraktes verwandt [10]. Da die Indikation zu einer rekonstruktiven Blasenchirurgie aufgrund verbesserter operativer Techniken und zunehmender Erfahrung immer häufiger gestellt wird, wird es in Zukunft immer mehr Frauen geben, die den Gynäkologen mit der Frage einer Gravidität nach künstlicher Harnableitung konfrontierten [37].

Erste Erfahrungsberichte über *Schwangerschaftsverläufe nach Blasenrekonstruktion* liegen bereits vor [5, 9]. Überraschenderweise kommt es während der Schwangerschaft nur selten zu größeren Problemen bei den verschiedenen zur Blasenrekonstruktion verwandten Eingeweidesegmenten. Gehäuft zu beobachten waren Harnwegsinfekte und Pyelonephritiden. Dies kann nicht verwundern, da bis zu 80% der Patientinnen mit künstlicher Harnableitung eine intermittierende oder chronische Bakteriurie aufweisen. Eine prophylaktische Antibiotikasuppression für die Dauer der Gravidität wird deshalb empfohlen. Weitere, auf Einzelfälle bezogene Komplikationen sind: Harnleiterobstruktion, Harninkontinenz, Frühgeburtlichkeit sowie Ereignisse, die sich aus der Grunderkrankung der Schwangeren ableiten.

Mehr als die Hälfte der Frauen werden nach einer weitgehend unauffälligen Schwangerschaft vaginal entbunden. Ob eine elektive Sectio durchgeführt werden muß, ist neben der geburtshilflichen Situation abhängig vom Ausmaß der rekonstruierten Anatomie und den in der Schwangerschaft aufgetretenen Komplikationen. Auf alle Fälle sollte bei einer Sectio ein Urologe anwesend sein, der mit der Technik der künstlichen Harnableitung vertraut ist.

Ureter-Reimplantationen bei vesikoureteralem Reflux werden seit Jahren routinemäßig durchgeführt [1]. Bei eingetretener Schwangerschaft gelten betroffene Frauen als Risikoschwangere. Eine Untersuchung von 30 Frauen mit insgesamt 64 Schwangerschaften nach Ureteroneozystostomie ergab in 57 % eine oder mehrere Harnwegsinfektionen, 17 % entwickelten eine oder mehrere Episoden einer Pyelonephritis. Die Abortrate erschien erhöht [1]. Der Nachweis einer erhöhten Rate von Harnwegsinfektionen bei Schwangeren mit einer Antirefluxoperation macht kurzfristige Untersuchungen des Harntraktes sowie eine gezielte antibiotische Therapie erforderlich.

2.3 Bakterielle Infektionen der ableitenden Harnwege

Klinisch und therapeutisch von der banalen Infektion der unteren Harnwege zu trennen sind der rezidivierende Blaseninfekt und – besonders in der Schwangerschaft – die asymptomatische Bakteriurie und die akute und chronische Pyelonephritis.

2.3.1 Häufigkeit

Harnwegsinfekte zählen zu den häufigsten Infektionen gynäkologischer Patientinnen. Es ist deshalb nicht verwunderlich, daß gerade in der Schwangerschaft mit der häufig zu beobachtenden Dilatation der ableitenden Harnwege, der Verminderung des Harnflusses, der vermehrten Beladung des Urins mit Glucose, Aminosäuren und Albumin vermehrt Infektionen, vor allem der oberen Harnwege, gefunden werden. Die in der Literatur gemachten Angaben zur Häufigkeit der Harnwegsinfektionen werden beeinflußt von der Nachweismethode, dem Alter und der Parität der Schwangeren, von präexistenten Infektionen und Risikofaktoren sowie von sozioökonomischen Faktoren des untersuchten Schwangerenkollektivs.

Bei 2 bis 10 % der Schwangeren wird eine sog. *asymptomatische Bakteriurie* nachgewiesen. Klinisch finden sich nur selten Symptome, meist ist der Schwangerschaftsverlauf völlig symptomlos. Die Häufigkeit der nachgewiesenen Bakteriurie steigt mit dem Alter und der Parität an. Während schwangere Erstgebärende nur in etwa 20 % eine asymptomatische Bakteriurie aufweisen, findet man sie bei älteren Multiparen wesentlich häufiger. Bei schwangeren Diabetikerinnen oder Schwangeren mit einer früher durchgemachten Harnwegsinfektion wird über eine asymptomatische Bakteriurie in 12,5 bzw. 18,5 % berichtet [7].

Im Laufe der Gravidität erkranken etwa 1 % der Schwangeren an einer manifesten Zystitis und etwa 1 bis 2 % an einer akuten Pyelonephritis. Bleibt eine signifikante Bakteriurie unbehandelt, dann entwickelt sich nach älteren Literaturangaben in vielen Fällen eine akute Pyelonephritis.

In der klinischen Praxis sollte versucht werden, zwischen Urethritis, Zystitis und Pyelonephritis und zwischen rezidivierenden und persistierenden Infektionen zu unterscheiden. Anamnestische Angaben sind hierbei häufig nützlich. Bei den rezidivierenden Harnwegsinfektionen handelt es sich meist um Reinfektionen, die durch Aszension von Darmkeimen entstehen. Nur in 4 % soll ein perisistierender Infekt ursächlich für eine erneute klinische Symptomatik verantwortlich sein [13].

Folgende Therapie wird unter Berücksichtigung der Gravidität empfohlen [26, 31]:

– Chlamydieninfektion und Gonorrhö: Erythromycin oral viermal täglich 0,5 g, 10 bis 14 Tage lang
– Trichomonas-Urethritis: Clotrimazol oder Natamycin lokal.

2.3.2 Ätiologie

Harnwegsinfektionen bei Frauen sind fast ausschließlich auf rezidivierende, d.h. stets neu aszendierende Infekte zurückzuführen [11, 13]. Es scheint heute belegt, daß *gramnegative Bakterien,* die zu 90 % die rezidivierenden Harnwegsinfekte auslösen (ca. 80 % E. coli), aus dem Keimreservoir des Enddarmes stammen. Von dort aszendieren sie über den Damm zur Blase. Für eine lymphogene oder hämatogene Keimverschleppung gibt es keine gesicherten Beweise. Vieles spricht dafür, daß die Anfälligkeit für Harnwegsinfekte auf einem immunologisch/biologischen Abwehrdefekt beruht [2, 29].

Ein Zusammenhang scheint zu bestehen zwischen der Virulenz der E. coli-Stämme und der Schwere der Harnwegsinfektionen [30]. Es konnte gezeigt werden, daß bei Frauen mit rezidivierenden Harnwegsinfektionen die potentiell pathogenen Bakterien wesentlich länger auf der Vaginalschleimhaut verweilen als bei Gesunden [32]. Gesunde Frauen sollen hierbei gegen die eigenen Darmbakterien spezifische vaginale Antikörper bilden, wohingegen bei infektanfälligen Patientinnen diese nur in geringer Zahl vorhanden sind [33]. Das Überleben von Bakterien im Introitus vaginae scheint durch eine gesteigerte Adhärens gramnegativer Bakterien an die Epithelzellen hervorgerufen zu werden. Verantwortlich hierfür sind sog. Fimbrien an der Oberfläche der Bakterien, die mit spezifischen Rezeptoren des Urothels in Wechselwirkung treten.

Neben der gesteigerten Adhärenz konnte bei Frauen mit häufigen Harnwegsinfektionen auch ein quantitativ höherer Rezeptorbestand beobachtet werden. Beide Phänomene führen zu einer verstärkten Haftung der Bakterien am Urothel und erschweren eine mechanische Ausschwemmung der Erreger. Damit wird der Ausbruch einer Infektion begünstigt. Es konnte gezeigt werden, daß bei Frauen mit einer intakten Infektabwehr mit sog. sekretorischen Immunglobulin A-Molekülen die Haftung der Keime am Epithel verhindert werden kann [33]. Fehlt dieser Schutz, kommt es zu Gewebeläsionen und zu Entzündungen. Die Frage allerdings, warum Bakterien besser an Epithelien von infektanfälligen Frauen haften als an Gesunden, ist bis heute nicht endgültig geklärt.

Bei den immunpathologischen Befunden darf aber nicht übersehen werden, daß der Ausbruch einer Pyelonephritis in hohem Maße von dem Vorhandensein einer *Abflußbehinderung* abhängig ist. Vesikourethraler Reflux, Ureterstenose, Kelchanomalien, intraparenchymale Hindernisse durch Ausfällungen finden sich bei der Pyelonephritis sehr häufig.

Gerade die *physiologischen Veränderungen* in der Schwangerschaft mit Dilatation der ableitenden Harnwege und vermindertem Harnfluß sind prädisponierend für eine Pyelonephritis. Schwangere mit einer Erweiterung der ableitenden Harnwege erkranken häufiger an einer Pyelonephritis als Schwangere ohne Stauungszeichen [28, 36].

2.3.3 Der akute, einfache bakterielle Infekt

Zystitis

Der akute, einfache bakterielle Infekt der unteren Harnwege ist in der Schwangerschaft ebenso zu behandeln wie außerhalb der Gravidität. In der Mehrzahl der Fälle handelt es sich um eine Zystitis, seltener ist auch eine Urethritis beteiligt. Pollakisurie, Dysurie und Schmerzen über der Symphyse prägen das klinische Bild. In den letzten Jahren hat sich die Ein- bzw. Kurzzeitbehandlung (1–3 Tage) bei unkomplizierten akuten Harnwegsinfekten ohne nachweisbare Nierenparenchymbeteiligung durchgesetzt [27, 31, 34, 35].

Tabelle 6-4 Antibiotikatherapie von Harnwegsinfektionen in der Gravidität (nach Simon und Stille [31])

Mittel	mittlere Tagesdosis bei kontinuierlicher Therapie (g)	Dosierungsintervall (h)	Dosis bei Einmaltherapie (g)
Amoxycillin	1,5	8	2,0–3,0
Cefaclor Cefalexin	2,0–4,0	8	2,0
Cefazolin Cefazedon	3,0–4,0	8–12	3,0
Cefotaxim	3,0–4,0	8–12	1,0
Azlocillin Mezlocillin Piperacillin	6,0	8–12	2–5

Die Auswahl der Antibiotika hat sich nach möglichen Kontraindikationen in der Schwangerschaft zu richten. Die in Tabelle 6-4 zusammengefaßten Antibiotika können unbedenklich während der Schwangerschaft gegeben werden.

Andere außerhalb einer Schwangerschaft bewährte Antibiotika sollen wegen möglicher Schädigungen des Feten nicht gegeben werden. Hierzu gehören z. B. die Tetrazykline, die nach dem 4. Schwangerschaftsmonat nicht mehr verabreicht werden dürfen, da sie beim Feten zu Hypoplasien und Färbungen der Knochen und Zähne führen können. Außerdem können parenteral verabreichte Tetrazykline zu toxischen Leberschäden bei der Schwangeren selbst führen. Sulfonamide und Trimethoprim-Sulfamethoxazol sollten während des III. Trimenons vermieden werden, da sie einen Kernikterus beim Neugeborenen hervorrufen können.

Zur Sicherung des Therapieerfolges sowie zum Ausschluß eines Infektionsrezidives sind eine erste Urinkontrolle nach 48 Stunden und anschließend weitere periodische Nachuntersuchungen unerläßlich.

Urethritis

Selten wird in der Schwangerschaft neben einer Zystitis isoliert eine Urethritis beobachtet. Bei begründetem Verdacht ist mittels eines Urethraabstriches bzw. auch durch Untersuchung des Zervixsekretes die Diagnose einer Infektion mit Gonokokken, Trichomonaden, Chlamydien oder Mykoplasmen zu sichern.

2.3.4 Asymptomatische Bakteriurie

Die asymptomatische Bakteriurie spielt eine zentrale Rolle für die Entstehung der akuten Pyelonephritis während der Schwangerschaft. Screening-Untersuchungen ergeben bei 2 bis 10 % aller Schwangeren eine signifikante Bakteriurie [7]. Da eine Bakteriurie häufig bereits schon in der Frühschwangerschaft vor den schwangerschaftsbedingten physiologischen Veränderungen der ableitenden Harnwege zu beobachten ist, muß für einen Teil der Schwangeren eine Bakterienbesiedlung schon vor der Gravidität angenommen werden. Ursächlich dafür könnte eine klinisch stumme, chronische Pyelonephritis sein, die von einer früher durchgemachten Harnwegsinfektion herrührt [8]. Während eine asymptomatische Bakteriurie außerhalb der Schwangerschaft keiner Therapie bedarf, muß eine *wiederholt* festgestellte signifikante Bakteriurie auch ohne klinische Symptomatik in der Schwangerschaft behandelt werden.

Ältere Untersuchungen belegen, daß eine unbehandelt gebliebene asymptomatische Bakteriurie während der Schwangerschaft relativ häufig in eine akute Pyelonephritis übergehen kann [16]. Im Gegensatz dazu führt eine gezielte Therapie der asymptomatischen Bakteriurie zu einem deutlichen Rückgang der Pyelonephritisfälle in der Schwangerschaft.

Ein Einfluß einer signifikanten Bakteriurie auf den Schwangerschaftsverlauf, insbesondere auf eine vermehrte Frühgeburtlichkeit, scheint nicht zu bestehen. Dies ist zu schließen aus einer bundesweiten Auswertung der Perinatalstatistiken 1987, in der sich für den Harnwegsinfekt nur ein sehr niedriges gestationsspezifisches Risiko ohne Einfluß auf die Geburt findet [18].

Therapie

Bei der Therapie der asymptomatischen Bakteriurie in der Schwangerschaft ist Amoxycillin das Antibiotikum der ersten Wahl [31]. Weitere zur Therapie geeignete Antibiotika sind der Tabelle 6-4 zu entnehmen. Wegen der in der Schwangerschaft häufig vorliegenden Obstruktion der Ureteren ist die Einmaltherapie weniger wirksam als außerhalb der Gravidität. Die Dauer der Antibiotikaeinnahme hat sich am Urinbefund zu orientieren. In der Literatur werden Therapiezeiträume von 3 bis 14 Tagen empfohlen [27, 31, 35]. Sollte sich bei regelmäßigen Urinuntersuchungen mit Keimzahlbestimmung eine anhaltende Bakteriurie herausstellen, dann ist nach Ausschluß einer akuten Abflußbehinderung eine gezielte Langzeitbehandlung, unter Umständen während der ganzen Schwangerschaft, erforderlich.

2.3.5 Pyelonephritis

2.3.5.1 Akute Pyelonephritis

Infolge der konsequenten Behandlung klinischer Harnwegsinfektionen und der gezielten Therapie der asymptomatischen Bakteriurie treten akute Pyelonephritiden in der Schwangerschaft sehr viel seltener auf.

Symptome

Das Vollbild der akuten Pyelonephritis beinhaltet kolikartige Flankenschmerzen (vorwiegend rechts), hohes Fieber, Schüttelfrost, Pollakisurie und Dysurie. Das Auftreten einer regelmäßigen Wehentätigkeit wird häufig beobachtet. Ein pathologischer Harnbefund mit hoher Keimzahl, hohem Leukozytengehalt, Proteinurie und Leukozytenzylindern sichert die Diagnose. Infolge frühzeitig einsetzender antibiotischer Therapie und begleitender Maßnahmen wie Bettruhe, Lagerung auf die kontralaterale Seite und verstärkte Diurese klingen die subjektiven Beschwerden meist sehr rasch ab.

Therapie

Grundlage einer gezielten Therapie ist die Urinkultur mit Resistenzbestimmung. Der am häufigsten nachgewiesene Erreger bei Harnwegsinfektionen, auch in der Schwangerschaft, ist Escherichia coli (60–80 %). Enterokokken, Staphylokokken, Proteus mirabilis, Klebsiella, Enterobacter und Pseudomonas aeruginosa finden sich wesentlich seltener in bis zu 10 % der Urinanalysen. Nur vereinzelt kommen vor: Staphylococcus epidermidis, B-Streptokokken, Anaerobier, Providencia, Alcaligenes, Serratia sowie Candida [26, 31].

Bei akuten Symptomen muß eine Therapie eingeleitet werden, ehe das Resultat der bakteriologischen Untersuchung vorliegt. Die Initialtherapie kann mit Amoxycillin erfolgen. In Tabelle 6-4 sind weitere Antibiotika mit Dosisangaben aufgelistet, gegen die keine Kontraindikation während der Schwangerschaft besteht. Nach Erhalt des bakteriologischen Befundes wird die Behandlung unter Berücksichtigung des Antibiogramms fortgesetzt. Die medikamentöse Therapie wird durch Antipyretika und ausreichende Hydrierung ergänzt.

Die Therapiedauer richtet sich nach dem klinischen Verlauf. Der Therapieerfolg muß durch regelmäßige Urinuntersuchungen mit Keimzahlbestimmung kontrolliert werden. Die Behandlung sollte mindestens zwei Tage über die Entfieberung und Symptomfreiheit hinaus erfolgen und hierbei eine Therapiedauer von einer Woche nicht unterschreiten [19, 27, 31, 34, 35]. Klingen die Beschwerden unter gezielter antibiotischer Therapie nicht ab, besteht die Gefahr, daß sich die akute Pyelonephritis in eine Urosepsis oder nekrotisierende Pyelonephritis mit bleibender Nierenschädigung weiter entwickelt. In diesen Fällen ist die Entlastung der Niere durch Schienung bzw. perkutane Nephrostomie erforderlich.

2.3.5.2 Chronische Pyelonephritis

Über die Häufigkeit der chronischen Pyelonephritis in der Schwangerschaft gibt es keine genauen Zahlenangaben. Unabhängig von der hämatogenen oder aszendierenden Entstehung handelt es sich meist um primär akute Pyelonephritiden, die nur scheinbar ausgeheilt und ohne subjektive Beschwerden allmählich in das chronische Stadium übergegangen sind. Eine Schwangerschaft mit den infektionsbegünstigenden physiologischen Veränderungen der ableitenden Harnwege kann ein Rezidiv auslösen bzw. das Fortschreiten des chronischen Entzündungsprozesses begünstigen. Die Vorstellung, daß eine chronische Pyelonephritis während der Schwangerschaft entsteht, kann heute nicht mehr aufrecht erhalten werden [20, 34]. Nach experimentellen Ergebnissen muß davon ausgegangen werden, daß den Bakterien bei der chronischen Pyelonephritis nur die Bedeutung eines Startphänomens zukommt [19]. Die Aufrechterhaltung der Entzündungsreaktion in einer morphologisch veränderten Niere ist nicht mehr obligat an die Anwesenheit von bakteriellen Erregern gebunden, was die Diagnostik häufig erschwert.

Symptome

Die Symptome einer chronischen Pyelonephritis sind eher uncharakteristisch; symptomarme Krankheitsverläufe überwiegen. Mit der chronischen Pyelonephritis einhergehende Beschwerden sind:

- Rückenschmerzen mit Druck in der Lendengegend
- Kopfschmerzen
- intermittierende kurzdauernde Fieberschübe
- Appetitlosigkeit
- Obstipation
- Hypertonie
- Schmerzen bzw. Brennen beim Wasserlassen

Diagnostik

Anamnestisch finden sich bei fast allen Schwangeren mit einer chronischen Pyelonephritis Hinweise auf eine früher abgelaufene Infektion der ableitenden Harnwege oder andere präexistente urologische Erkrankungen. Bei der Mehrzahl der Schwangeren mit chronischer Pyelonephritis lassen sich im Urin Bakterien regelmäßig oder in Intervallen nachweisen. Bei negativer Kultur müssen Urinuntersuchungen an mehreren aufeinanderfolgenden Tagen wiederholt werden. Eine Pyurie und Leukozytenzylinder im Sediment sind charakteristisch. Blutdruckanstieg, Anstieg der harnpflichtigen Substanzen wie Verminderung der Creatinin-Clearance sind nur im fortgeschrittenen Stadium der chronischen Pyelonephritis zu beobachten. Die mit der chronischen Entzündung einhergehenden morphologischen Veränderungen des Nierenparenchyms sind in der Regel sonographisch nicht zu erfassen. Die Anfertigung eines Infusionsurogramms im Rahmen der weiterführenden Diagnostik während der Schwangerschaft ist von der Schwere des Krankheitsbildes abhängig.

Therapie

Die Exazerbation einer chronischen Pyelonephritis in der Schwangerschaft muß wie eine akute Erkrankung unter Berücksichtigung alter Urinbefunde therapiert werden.

Bei der chronischen Pyelonephritis sind regelmäßige Urinkontrollen besonders wichtig, da Rezidive, Reinfektionen, Infektionswechsel, sekundäre Resistenz sowie Erregerpersistenz häufig vorkommen. Jedes Rezidiv und jede Reinfektion sollten erneut gezielt behandelt werden; eine Langzeittherapie über mehrere Monate kann im Einzelfall sinnvoll sein. Bei ausgeprägter Ureterdilatation und chronischer Pyelonephritis ist – abhängig vom Schwangerschaftsalter – eine vorzeitige Geburtsbeendigung zu erwägen.

2.3.6 Urogenitaltuberkulose

Im Jahr 1987 wurden in der Bundesrepublik Deutschland bei beiden Geschlechtern noch 688 Fälle von Urogenitaltuberkulose registriert, das sind 4,9% aller Neuerkrankungen an Tuberkulose dieses Jahres [22]. Da die Erkrankungstendenz weiter rückläufig ist, kann es nicht verwundern, daß das Zusammentreffen von Urogenitaltuberkulose und Schwangerschaft ein immer selteneres Ereignis ist.

Symptome

Meist manifestiert sich eine Urogenitaltuberkulose mit einer Latenzzeit von vielen Jahren nach einer hämatogenen Streuung einer pulmonalen oder extrapulmonalen Tuberkulose. Schmerzen im Nierenlager, Dysurie, Hämaturie und Fieber sind die häufigsten Symptome, sterile Pyurie und Mikrohämaturie charakteristische Befunde. Positive Tuberkulinreaktion, morphologischer Nachweis einer epitheloidzelligen Granulomatose sowie der färberische und kulturelle Nachweis von Tuberkulosebakterien sichern die Diagnose.

Therapie

Die medikamentöse Behandlung der Urotuberkulose unterscheidet sich nicht von dem Behandlungsschema der Lungentuberkulose [38]. Graviditätsbedingt sind bei der medikamentösen Therapie einige Einschränkungen zu beachten: Ohne größere Gefährdung des Feten kann Isoniazid (INH) und Ethambutol während der gesamten Tragzeit gegeben werden, Rifampicin nur in der 2. Schwangerschaftshälfte. Zu vermeiden sind Streptomycin, Capreomycin, Kanamycin, Ethionamid und Protionamid [33]. Wegen der großen Rezidivgefahr der Urogenitaltuberkulose ist eine langfristige tuberkulostatische Behandlung erforderlich.

2.4 Urolithiasis

Zur Ätiologie der Harnsteinentstehung in der Schwangerschaft werden drei Faktoren diskutiert: ein verlangsamter Harntransport, eine Zunahme von Harnwegsinfektionen und Veränderungen im Elektrolythaushalt. Insgesamt finden sich Harnsteine in der Schwangerschaft sehr selten, zwischen 0,03 und 0,8 % [12, 34].

Symptome

Die klinische Symptomatik unterscheidet sich nicht von der außerhalb der Gravidität. Meist sind es Koliken oder eine Hämaturie, die auf einen Stein hindeuten. Nieren- bzw. Ureterkoliken setzen ohne Prodromalsymptome plötzlich ein. Der scharfe, stechende Schmerz verläuft wellenartig mit wechselnder Dauer von Minuten bis zu Tagen. Die Steinkolik beginnt meist im Bereich des Nierenlagers. Das Nierenlager der betroffenen Seite ist häufig stark klopf- und druckschmerzhaft. Außerdem stehen Übelkeit und Erbrechen im Vordergrund. Auch bei schwerer Pyelonephritis und rezidivierenden Harnwegsinfektionen sollte an eine renale Steinerkrankung gedacht werden.

Die relative Erweiterung der ableitenden Harnwege während der Schwangerschaft läßt die Harnkonkremente häufig schneller in tiefere Harnleiterabschnitte gelangen. Die hier hervorgerufenen stechenden Schmerzen, verbunden mit imperativem Harndrang und Pollakisurie, sind mit den Schmerzangaben bei Urethritis oder Zystitis vergleichbar. Auch die Differentialdiagnose zur Appendizitis oder Wehentätigkeit in der Spätschwangerschaft ist häufig schwierig. Die typische Steinkolik ergibt die Verdachtsdiagnose.

Diagnostik

Grob orientierende Hinweise für das Vorliegen eines Konkrementes im Harnstrahl liefert der Harnbefund (Makro-/Mikrohämaturie, Leukozyturie, Kristallurie). Bereits in die Blase abgegangene oder im Ureterostium steckende Steine können zystoskopisch diagnostiziert werden. Mit Hilfe der Sonographie lassen sich Nierensteine größer als 3 bis 6 mm Durchmesser nachweisen. Insbesondere im Seitenvergleich kommt hierbei der unterschiedliche Grad der Harnstauung im Nierenbeckenkelchsystem zur Darstellung.

Ist das klinische, sonographische und endoskopische Untersuchungsergebnis unklar, dann ist trotz der Gravidität eine Röntgendiagnostik erforderlich. Wegen der niedrigen Gonadendosis sind im I. Trimenon die Harnleitersondierung und die retrograde Pyelographie besser geeignet als eine Abdomenübersichtsaufnahme oder ein Pyelogramm, um Größe, Form und Lage eines Steines zu erkennen.

Therapie

Kleine Konkremente gehen meist spontan ab. Eine starke Diurese fördert die spontane Entleerung. Uretersteine, die im Ostium stecken oder bereits in die Blase abgegangen sind, können in der Regel zystoskopisch entfernt werden. Bei blockierenden Steinen wird das aktive therapeutische Vorgehen durch die Komplikationen Harnstau und Harnwegsinfektion bestimmt. Im I. und II. Trimenon sollte die operative Intervention in gleicher Weise wie außerhalb der Schwangerschaft erfolgen. Im letzten Schwangerschaftsdrittel wird mittels einer Ureterverweilschiene oder mittels einer perkutanen Nephrostomie eine vorübergehende Entlastung bis nach der Geburt herbeigeführt [23, 25, 34].

Eine Harnsteinzertrümmerung durch die extrakorporale Stoßwellenlithotripsie wird in der Schwangerschaft unter anderem wegen der mit dem Eingriff verbundenen Strahlenbelastung und der möglichen Streuung der energiereichen Stoßwellen nicht durchgeführt.

2.5 Therapie obstruktiver Erkrankungen der ableitenden Harnwege

Die meisten Harnabflußbehinderungen sind nicht schwangerschaftsspezifisch, können aber während der Gravidität manifest werden. Die häufigste Ursache für eine Abflußbehinderung ist neben der Schwangerschaft selbst eine Steinobstruktion (siehe Abschnitt 2.4). Spastische, kolikartige Schmerzen stehen klinisch im Vordergrund. Differentialdiagnostisch ist immer eine Wehentätigkeit auszuschließen. Jede Harnabflußbehinderung mit vermehrter Urinansammlung in den Nieren begünstigt Harnwegsinfekte und eine Pyelonephritis, welche die Schwangerschaft komplizieren können.

Sonographische Routineuntersuchungen der ableitenden Harnwege während der Schwangerschaft decken häufig eine meist einseitig bestehende asymptomatische Harnabflußbehinderung auf. Das Sonogramm mit dem statischen Bild eines erweiterten Nierenbeckenkelchsystems erlaubt keine Aussage über die Urodynamik des oberen Harntraktes. Bei der Erweiterung kann es sich um ein ampulläres Nierenbecken oder eine Megakalikosis handeln. Nur wenn im Sonogramm Nierenbecken, Kelchhälse und die Nierenkelche deutlich erweitert sind und dazu möglicherweise unauffällige Kontrollbefunde vorliegen, darf von einer schwangerschaftsbedingten Ektasie bzw. Harnabflußstörung ausgegangen werden [25].

Therapie

Eine invasive Therapie der Harnabflußstörung ist nur bei bestehender klinischer Symptomatik angezeigt [25, 34]. Bereits einfache Maßnahmen, wie die Lageverschiebung des Uterus durch Halbseitenlagerung, kann die Kompression des Harnleiters beseitigen. Bei einer beidseitigen Harnstauung mit Druckgefühl in beiden Flanken kann in Knie-Ellenbogen-Lage Beschwerdefreiheit erzielt werden.

Eine absolute Therapieindikation besteht bei Fieber und persistierender Bakteriurie. Führt eine Antibiotikagabe kurzfristig zu keiner Besserung, dann müssen weitergehende therapeutische Maßnahmen ergriffen werden.

Abhängig vom Schwangerschaftsalter ist zu prüfen, ob durch eine Beendigung der Schwangerschaft eine bestehende Harnabflußbehinderung beseitigt werden kann. Für die therapeutische Harnableitung stehen drei invasive Verfahren zur Verfügung [25]:

- die retrograde Sondierung mit Einlage eines Ureterenkatheters
- die perkutane Nephrostomie
- die Einlage eines versenkten Splints (Pigtail-Katheter) in die Ureteren

Die Einlage eines Ureterenkatheters und die perkutane Nephrostomie eignen sich für die Therapie des Akutstadiums. Nach Abklingen der akuten Symptomatik und bei Gefahr eines Rezidivs ist die Einlage eines versenkten Pigtail-Katheters zu befürworten. Wegen der von jeder Form der Harnableitung ausgehenden subjektiven Beeinträchtigung der Schwangeren und der Risiken und Gefahren wie Dislokation, Aufhebung des Antirefluxmechanismus und aufsteigende Infektionen soll nach Entfieberung und Beseitigung des Harnstaus der Ureterenkatheter unmittelbar wieder entfernt werden.

Literatur zu Abschnitt 2

1. Austenfeld, M. S., B. S. Snow: Complications of pregnancy in women after reimplantation for vesicoureteral reflux. J. Urol. 140 (1988) 1103.
2.* Auwera, T. van der, R. Denis: Review of the immunological aspects of the pathogenesis, diagnosis and prognosis of urinary tract infections. Acta clin. belg. 40 (1985) 179–193.
3. Bellina, J. H., C. M. Dougherty, A. Mickal: Pyeloureteral dilation and pregnancy. Amer. J. Obstet. Gynec. 108 (1970) 356.
4. Beydoun, S. N.: Morphologic changes in the renal tract in pregnancy. Clin. Obstet. Gynec. 28 (1985) 249.
5. Doyle, B. A., S. P. Smith, L. E. Stempel: Urinary undiversion and pregnancy. Amer. J. Obstet. Gynec. 158 (1988) 1131.
6. Geelen, J. M. van, W. A. J. G. Lemmens, T. K. A. B. Eskes, C. B. Martin: The urethral pressure profile in pregnancy and after delivery in healthy nulliparous women. Amer. J. Obstet. Gynec. 144 (1982) 636.
7. Golan, A., S. Wexler, A. Amit, D. Gordon, M. P. David: Asymptomatic bacteriuria in normal and high-risk pregnancy. Europ. J. Obstet. Gynaec. 33 (1989) 101.
8. Hankins, D. V., P. J. Whalley: Acute urinary tract infections in pregnancy. Clin. Obstet. Gynec. 28 (1985) 266–278.
9. Hill, D. E., S. A. Kramer: Management of pregnancy after augmentation cystoplasty. J. Urol. 144 (1990) 457.
10. Holmes, S. A. V., T. J. Christmas, H. N. Whitfield: Cystoplasty. Int. Urogynec. J. 3 (1992) 143.
11. Hooton, T. M.: The epidemiology of urinary tract infection and the concept of significant bacteriuria. Infection 18, Suppl. 2 (1990) 40.
12. Horowitz, E., J. D. Schmidt: Renal calculi in pregnancy. Clin. Obstet. Gynec. 28 (1985) 324.
13. Huland, H., R. Busch: Ätiologie von Harnwegsinfekten. In:

* Übersichtsarbeiten

Bichler, K. H., J. E. Altwein (Hrsg.): Der Harnwegsinfekt, S. 9. Springer, Berlin–Heidelberg–New York 1985.
14. Kranzfelder, D., P. Kristen: Stellenwert der Zystoskopie in der Frauenheilkunde. Münch. med. Wschr. 133 (1991) 535.
15. Kremling, H.: Harnorgane und ihre Erkrankungen. In: Künzel, W., H.-K. Wulf (Hrsg.): Die gestörte Schwangerschaft. Klinik der Frauenheilkunde und Geburtshilfe, Bd. 5, 2. Aufl. Urban & Schwarzenberg, München–Wien–Baltimore 1986.
16. Kremling, H., W. Lutzeyer, R. Heintz (Hrsg.): Gynäkologische Urologie und Nephrologie. Urban & Schwarzenberg, München–Wien–Baltimore 1982.
17. Lentsch, P., M. Schretzenmaier, W. Dierkopf, U. Hesse, B. Schüßler: Die Dilatation der oberen Harnwege in der Schwangerschaft – Inzidenz, Schweregrad und Verlaufbeobachtungen – eine sonographische Studie. Urologe A 26 (1987) 122.
18. Link, G., W. Künzel: Häufigkeit von Risikoschwangerschaften. Gynäkologe 22 (1989) 140.
19. Lison, A. E., H. Losse: Pyelonephritis. Urologe A 20 (1981) 19.
20. Losse, H., H. Loew: Chronische Pyelonephritis – Wandel eines Krankheitsbegriffes. Med. Klinik 72 (1977) 1610.
21. Mai, R., A. Rempen, B. Seelbach-Göbel: Sonographie der graviditätsbedingten Dilatation des maternen Nierenbeckenkelchsystems im Normalkollektiv. Z. Geburth. u. Perinat. 194 (1990) 267.
22. Matthiessen, W., R. Loddenkemper: Klinik und Therapie der Urogenitaltuberkulose. Akt. Urol. 22 (1991) 135.
23. May, P., J. Sökeland, J. Braun: Harnsteinleiden. Thieme, Stuttgart–New York 1988.
24. Miodrag, A., C. M. Castleden, T. R. Vallance: Sex hormones and the female urinary tract. Drugs 36 (1988) 491–504.
25. Peter, S. T.: Behandlung obstruktiver Erkrankungen der harnableitenden Wege in der Schwangerschaft. Gynäkologe 23 (1990) 87.
26. Petersen, E. E.: Infektionen in Gynäkologie und Geburtshilfe. Thieme, Stuttgart–New York 1988.
27. Powers, R. D.: New directions in the diagnosis and therapy of urinary tract infection. Amer. J. Obstet. Gynec. 164 (1991) 1387.
28. Rasmussen, P. E., F. R. Nielsen: Hydronephrosis during pregnancy: a literature survey. Europ. J. Obstet. Gynaec. 27 (1988) 249.
29. Rother, K.: Immunpathologie der Pyelonephritis. Klin. Wschr. 61 (1983) 1011.
30. Sandberg, T., B. Kaijser, G. Lidin-Janson et al.: Virulence of Escherichia coli in relation to host factors in women with symptomatic urinary tract infection. J. clin. Microbiol. 26 (1988) 1471.
31. Simon, C. W. Stille: Antibiotikatherapie in Klinik und Praxis, 7. Aufl. Schattauer, Stuttgart–New York 1989.
32. Svanborg-Eden, C., L. Hagberg, H. Leffler, H. Lomberg: Recent progress in the understanding of the role of bacterial adhesion in the pathogenesis of urinary tract infection. Infection 10 (1982) 327.
33. Stamey, T. A., N. Wehner, G. Mihara, M. Condy: The immunologic basis of recurrent bacteriuria: role of cervicovaginal antibody in enterobacterial colonization of the introital mucosa. Medicine 57 (1978) 47.
34. Tanagho, E. A., J. W. McAninch (Hrsg.): Smith's Urologie. Springer, Berlin–Heidelberg–New York 1992.
35. Thomas, L., U. Hadding: Aktuelle Entwicklungen beim Antibiotikaeinsatz in Gynäkologie und Geburtshilfe. Gynäkologe 25 (1992) 220.
36. Twickler, D., B. B. Little, A. J. Satin, C. E. L. Brown: Renal pelvicalyceal dilation in antepartum pyelonephritis: ultrasonographic findings. Amer. J. Obstet. Gynec. 165 (1991) 1115.
37. Vordermark, J. S., G. E. Deshon, R. E. Agee: Management of pregnancy after major urinary reconstruction. Obstet. and Gynec. 75 (1990) 564.
38. Wilkins, E. G. L., C. Robert: Management of non-respiratory tuberculosis. Lancet II (1986) 458.

7 Neurologische und psychiatrische Erkrankungen in der Schwangerschaft

Inhalt

1	Neurologische Erkrankungen in der Schwangerschaft	200	1.2.2 Chorea gravidarum	205
			1.2.3 Pseudotumor cerebri	205
1.1	Vorbestehende Erkrankungen	200	1.2.4 Hirnvenen- und Sinusthrombosen	205

1   Neurologische Erkrankungen
        in der Schwangerschaft 200
1.1   Vorbestehende Erkrankungen 200
1.1.1   Epilepsie 200
1.1.2   Multiple Sklerose 201
1.1.3   Myopathien 202
1.1.3.1 Myasthenie 202
1.1.3.2 Muskeldystrophien 203
1.1.4   Erbkrankheiten des Nervensystems .. 203
1.1.5   Sonstige Erkrankungen 203
1.1.5.1 Querschnittslähmung 203
1.1.5.2 Migräne 204
1.2   Schwangerschaftstypische
        neurologische Komplikationen 204
1.2.1   Engpaßsyndrome peripherer
        Nerven 204
1.2.2   Chorea gravidarum 205
1.2.3   Pseudotumor cerebri 205
1.2.4   Hirnvenen- und Sinusthrombosen .. 205

2   Psychiatrische Erkrankungen
        in der Schwangerschaft 207
2.1   Einleitung 207
2.2   Psychoreaktive Erkrankungen
        in der Schwangerschaft 208
2.3   Schwangerschaftspsychosen 211
2.4   Zur Behandlung psychiatrischer
        Erkrankungen in der
        Schwangerschaft 213

1 Neurologische Erkrankungen in der Schwangerschaft

O. Busse

Unter dem Einfluß einer Schwangerschaft können sich bereits manifeste neurologische Erkrankungen in Symptomatik und Verlauf verändern. Sie werfen vor allem therapeutische Probleme auf. Seltener sind neurologische Komplikationen, bei denen die Schwangerschaft einen kausalen Faktor darstellt. Meist treffen neurologische Krankheiten und Schwangerschaft zufällig zusammen.

Neurologische Erkrankungen in der Schwangerschaft erfordern eine enge Zusammenarbeit zwischen dem Geburtshelfer und dem Neurologen, und das Ausmaß diagnostischer und therapeutischer Maßnahmen im Hinblick auf das mütterliche und fetale Risiko ist genau abzuwägen. Für die Indikation zum Schwangerschaftsabbruch gibt es keine feste Regel, vielmehr müssen individuelle Gegebenheiten berücksichtigt werden.

1.1 Vorbestehende Erkrankungen

1.1.1 Epilepsie

Entsprechend der allgemeinen *Prävalenz* leiden fast 1% aller Schwangeren an einer Epilepsie. Nicht wenige Frauen werden trotz Einnahme oraler Kontrazeptiva schwanger, da diese durch Interaktion der Antiepileptika vermindert wirksam sind [35]. Der Einfluß einer Schwangerschaft auf eine präexistente Epilepsie sowie umgekehrt die Auswirkungen der Epilepsie und der Antiepileptika auf Schwangerschaft, Geburt und Entwicklung des Kindes wurden sorgfältig untersucht [19].

Schwangerschaft und Geburt verlaufen bei Frauen mit einer Epilepsie nicht komplizierter ab als bei nicht epileptischen Frauen [16]. Es kommt nicht häufiger zu Gestosen, Früh- oder Fehlgeburten, Zwillingsgeburten, abnormen Lagen. Allenfalls etwas häufiger sind Blutungen oder eine vorzeitige Plazentalösung, während spontane Aborte nicht häufiger sind [2]. Dennoch ist die Rate der induzierten Aborte, häufig mit einer von Sorge und Ängstlichkeit getragenen medizinischen Indikation, erhöht [4]. Auch werden Schwangere mit Epilepsie häufiger ohne zwingenden Grund operativ entbunden, was mit einer Unsicherheit im Umgang mit anfallskranken Patienten begründet ist [18]. Ein protrahierter Geburtsvorgang als Folge einer durch Antiepileptika abgesetzten Kontraktilität des Uterus wird diskutiert [16]. Die perinatale Sterblichkeit einer an Epilepsie erkrankten Schwangeren ist bis zum Doppelten erhöht, ohne daß die hierfür verantwortlichen Ursachen bekannt sind [17].

Epileptische Anfälle während der Schwangerschaft verursachen selten Komplikationen, weder bei der Mutter noch beim Kind. Unmittelbar nach einem großen Anfall kann man einen vorübergehenden Abfall der fetalen Herzfrequenz beobachten [41]. Ein Status epilepticus ist eine sehr ernste Komplikation in der Schwangerschaft und geht in fast einem Drittel mit letalem Ausgang für die Mutter und in der Hälfte mit fetaler Todesfolge einher [41]. Er kann Grund für eine Schwangerschaftsunterbrechung sein.

Unter *Valproinsäurebehandlung* in den ersten drei Monaten der Schwangerschaft können bei etwa 1 bis 2% der Kinder Neuralrohrdefekte auftreten [23, 24]. Neuerdings wird das Auftreten einer Spina bifida auch mit der Einnahme von Carbamazepin in Zusammenhang gebracht [33]. Ursächlich für die Neuralrohrdefekte wird ein Folsäuremangel, wie er bei regelmäßiger Antiepileptikaeinnahme beobachtet wird, mitverantwortlich gemacht, zumal ein Zusammenhang zwischen Antiepileptikaeinnahme, Folsäuremangel und Fehlbildungen seit längerer Zeit beim Menschen bekannt ist [7]. Deshalb wird nicht nur bei der Einnahme von Valproinsäure, sondern auch anderer Antiepileptika bereits zwei Monate vor geplanter sowie während des I. Trimenons der Schwangerschaft eine Folsäuresubstitution in einer Dosis von 4 mg täglich empfohlen [8, 24]. Negative Auswirkungen der Folsäure auf den Fetus oder auf die mütterliche Anfallfrequenz sind nicht bekannt.

Unter diesen Voraussetzungen ist es nicht zwingend erforderlich, bei geplanter Schwangerschaft Valproinsäure, welche das höchste Spina-bifida-Risiko beinhaltet, durch ein anderes Medikament zu ersetzen bzw. erscheint ein Wechsel des Antiepileptikums während der Schwangerschaft nicht ratsam. Allerdings sollen bei familiärer Belastung mit Neuralrohrdefekten nach Möglichkeit Valproinsäure und Carbamazepin vermieden werden [8]. Im Hinblick auf Neuralrohrschlußstörungen ist die Bestimmung der mütterlichen

Alpha-Fetoprotein-Konzentration im Serum um die 16. Schwangerschaftswoche eine geeignete Screening-Methode [23, 24] (siehe auch Bd. 4, Kap. 17, Abschnitt 2.2). Sie sollte bei schwangeren Frauen, die Antiepileptika einnehmen, routinemäßig durchgeführt werden. Bei erhöhtem Alpha-Fetoprotein muß der Verdacht auf eine Neuralrohrschlußstörung durch Ultraschalldiagnostik weiter abgeklärt werden. Am sichersten (95 %ige Genauigkeit) ist die Amniozentese um die 16. bis 18. Schwangerschaftswoche zur Bestimmung des Alpha-Fetoproteins und der Acetylcholinesterase. Ein unnötiger Schwangerschaftsabbruch aufgrund falsch positiver Diagnostik wird damit bei den ohnehin schon erheblich belasteten epilepsiekranken Frauen vermieden.

Das Risiko der Entstehung von Fehlbildungen und geringfügigen Anomalien ist bei Kindern von Frauen mit Epilepsie zwei- bis dreimal höher als bei gesunden Frauen [8]. Dabei handelt es sich um „große" Fehlbildungen wie die bereits genannten Neuralrohrdefekte, Herzfehlbildungen und Lippen-Kiefer-Gaumen-Spalten sowie „kleine" Fehlbildungen wie Dysmorphien des Gesichts, Epikanthus, Hypertelorismus, verlängertes Philtrum, verbreiterte Nasenbasis sowie Verkürzungen der Endphalangen und Nägel, die nur kosmetisch relevant sind. Auch bei Kindern anfallskranker Väter sind vermehrt Fehlbildungen beobachtet worden [16]. Das erhöhte kindliche Fehlbildungsrisiko ist im Rahmen einer primären Epilepsie der Eltern genetisch bedingt, andererseits hängt es – unabhängig von der Art der eingesetzten Antiepileptika – von der Dosis und der Anzahl der gleichzeitig verabreichten Medikamente ab [24]. Die Schwangere muß bei geplanter oder eingetretener Gravidität über das Fehlbildungsrisiko ausführlich informiert werden.

Bei der Betreuung einer Schwangeren mit einer Epilepsie spielt die *optimale Pharmakotherapie* eine entscheidende Rolle. Eine Monotherapie mit einer antiepileptisch wirksamen Substanz ist anzustreben. Ursache für eine Zunahme der Anfallsfrequenz ist meist eine mangelnde Compliance aus Sorge um mögliche teratogene Schäden durch die Medikamente. Weitere Ursachen sind Änderungen der Pharmakokinetik mit einem Abfall der Plasmakonzentration infolge einer vermehrten Metabolisierungsrate in der Leber, einer gestörten enteralen Resorption, einer Zunahme des nicht eiweißgebundenen Anteils der Plasmakonzentration sowie einer vermehrten renalen Clearance für einzelne Medikamente, aber auch hormonelle und metabolische Veränderungen und Schwangerschaftskomplikationen wie Gestosen [3, 27]. Wiederholte neurologische Kontrollen mit Bestimmung der Serumspiegel und Überwachung der Medikation im Verlaufe der Schwangerschaft sind obligat. Gegebenenfalls muß die Dosis des Antikonvulsivums erhöht werden, wenn ein Abfall der Plasmakonzentration mit einem Anfallsrezidiv einhergeht. Im Anschluß an die Geburt kann es zu einem Anstieg der Serumkonzentration des eingenommenen Antikonvulsivums kommen, vor allem, wenn vorübergehend eine Dosiserhöhung notwendig war. Postpartale Serumspiegelbestimmungen und, wenn erforderlich, eine Dosisanpassung sind notwendig.

Wegen eines möglicherweise erhöhten Krebsrisikos bei parenteraler Gabe wird neuerdings empfohlen, je 1 mg Vitamin K_1 am ersten Lebenstag, bei der Neugeborenen-Basisuntersuchung zwischen dem 3. und 10. Tag sowie bei der Nachuntersuchung zwischen der 4. und 6. Woche oral zu geben [2a].

Bei Neugeborenen kann die Antiepileptikaeinnahme der Mutter zu einem Sedierungseffekt mit Schläfrigkeit, muskulärer Hypotonie und Trinkschwäche führen.

Gegen das *Stillen* bestehen keine Einwände. Die Antiepileptika gehen in Abhängigkeit von ihrer Eiweißbindung in unterschiedlichem Ausmaß in die Muttermilch über. Bei einer Behandlung mit Phenytoin, Carbamazepin und Valproinsäure kann der Mutter ohne weiteres zum Stillen geraten werden. Mütter, die mit Primidon oder Phenobarbital behandelt werden, müssen mit starken Sedierungserscheinungen der Neugeborenen rechnen.

1.1.2 Multiple Sklerose

Bei der Multiplen Sklerose (MS, Encephalomyelitis disseminata) handelt es sich um eine entzündlich bedingte Entmarkungskrankheit des zentralen Nervensystems mit disseminierter Lokalisation. Sie ist mit großer Wahrscheinlichkeit Ausdruck eines demyelinisierenden Autoimmunprozesses, dessen Ursache vielleicht in einer persistierenden Virusinfektion liegt, aber im einzelnen noch nicht geklärt ist. Die Krankheit nimmt einen schubförmigen oder chronisch progredienten Verlauf. Die verbesserten diagnostischen Möglichkeiten haben es möglich gemacht, auch Erkrankungen mit günstigem Verlauf frühzeitig zu erkennen. Im Liquor gehören außer Zellzahlbestimmung und Zytologie die Untersuchung auf autochthone IgG-Produktion oder oligoklonaler IgG-Banden mittlerweile zur Routinediagnostik. Elektrophysiologische Methoden wie die Ableitung evozierter Potentiale oder die Magnetstimulation sowie die Magnetresonanztomographie machen es möglich, auch klinisch stumme Herde zu diagnostizieren.

Schätzungsweise findet sich unter 4000 Schwangeren eine Frau mit einer MS [34]. Während des Schwangerschaftsverlaufs besteht kein vermehrtes *Risiko für einen Krankheitsschub* oder eine raschere Progredienz der neurologischen Symptome. Auch auf den Langzeitverlauf der Erkrankung haben eine oder mehrere Schwangerschaften keinen Einfluß. Allerdings ist das Risiko eines Krankheitsschubs in der Wochenbettperiode bzw. in den ersten drei Monaten nach der Entbindung erhöht, es liegt bei etwa 20 bis 40 % [28, 32]. Möglicherweise haben die während der Schwangerschaft vermehrten Geschlechtshormone sowie das Alpha-Fetoprotein einen immunsuppressiven Effekt, der nach der Geburt wegfällt.

Die *ärztliche Beratung* erfolgt in enger Zusammenarbeit zwischen Neurologen und Gynäkologen, und rechtzeitig müssen Ängste und Befürchtungen der schwangeren MS-Patientin abgebaut werden. Fragen nach dem Einfluß von Schwangerschaft und Entbindung auf den Verlauf der MS, nach dem Erkrankungsrisiko der Nachkommen sowie nach Nebenwirkungen der eingenommenen Medikamente sind eingehend zu beantworten. Sämtliche individuellen Gegebenheiten wie das Ausmaß der Behinderung, der bisherige Verlauf und die wahrscheinliche Prognose sowie psychosoziale und auch ökonomische Faktoren sind bei der Beratung zu berücksichtigen. Nach einem akuten Schub soll man eine angemessene Zeit von etwa einem Jahr mit einer Schwangerschaft warten. Reversible Methoden der Konzeptionsverhütung haben bei der Beratung Vorrang wegen des vielfach gutartigen Verlaufs von Schwangerschaft, Geburt und Wochenbett bei Frauen mit einer MS [31].

Ein *Schwangerschaftsabbruch* infolge einer MS kommt nur noch ausnahmsweise bei schwerer körperlicher Behinderung und psychosozialer Belastung in Betracht, gegebenenfalls auch nach Einnahme von immunsuppressiven Substanzen. Dem Abort folgt nicht selten ein Krankheitsschub [12].

Wie bei jeder Schwangerschaft sind *Medikamente* nach Möglichkeit zu vermeiden. Die kurzfristige Gabe von Kortikosteroiden ist ausnahmsweise vertretbar, wenn die Rückbildungsphase neurologischer Symptome infolge schwerer Krankheitsschübe abgekürzt werden soll. Die bei schweren Verläufen und häufigen Schüben manchmal indizierte immunsuppressive Behandlung mit Azathioprin oder Cyclophosphamid kommt während der Schwangerschaft wegen des Fehlbildungsrisikos nicht in Betracht. Grundsätzlich ist bei der Gabe von Immunsuppressiva durch Konzeptionsverhütung eine Schwangerschaft zu vermeiden. MS-Kranke haben oft Blasenstörungen und neigen in der Schwangerschaft zu Harnwegsinfekten. Antibiotika wie z.B. Ampicillin oder Nitrofurantoin sind in der Schwangerschaft unbedenklich, nicht aber die bei Harnwegsinfekten häufig eingesetzten Substanzen wie Cotrimoxazol oder die Gyrasehemmer (siehe auch Kap. 6, Abschnitt 2.3). Von den Präparaten für die bei MS häufigen Blasenstörungen ist Phenoxybenzamin (Dibenzyran®) kontraindiziert, ebenso das erst seit kurzem zur symptomatischen Behandlung der Detrusorhyperaktivität eingesetzte Oxybutynin (Dridase®), zumindest bis zur 20. Schwangerschaftswoche. Sämtliche Anticholinergika bedürfen einer besonders strengen Indikationsstellung. Das an der glatten Muskulatur angreifende Spasmolytikum Flavoxat sowie Cholinergika können eingesetzt werden. Von den zur Verfügung stehenden Antispastika kann allenfalls Baclofen bei sehr strenger Indikationsstellung gegeben werden.

1.1.3 Myopathien

1.1.3.1 Myasthenie

Die Myasthenia gravis äußert sich in einer krankhaften Muskelschwäche, die unter körperlicher Belastung auftritt oder zunimmt. Ursächlich liegt ihr eine Autoimmunerkrankung mit einer Störung der Impulsübertragung vom Nerv auf den Muskel zugrunde. Die therapeutischen Möglichkeiten bei der Myasthenie umfassen die Behandlung der Symptome mit Cholinesterasehemmern und immunsuppressiven Maßnahmen wie Glukokortikoide, Azathioprin sowie die Thymektomie. Die Plasmapherese sowie die hochdosierte parenterale Gabe von Immunglobulinen kommen im wesentlichen bei einer myasthenen Krise zur Anwendung [15, 36].

Weil heutzutage die Myasthenie in der Regel eine lange Zeit oder dauerhaft mit immunsuppressiven Medikamenten (vorzugsweise Azathioprin) behandelt wird, kommen Schwangerschaften bei ausreichender Konzeptionsverhütung wegen der Embryopathiegefährdung kaum noch vor. Nur ausnahmsweise wird man der Planung einer Schwangerschaft zustimmen, da die Beendigung der immunsuppressiven Therapie, die sechs bis zwölf Monate zuvor erfolgen muß, die Gefahr eines Rezidivs in sich birgt.

Es läßt sich schwer voraussagen, in welche Richtung sich die Myasthenie im *Verlauf einer Schwangerschaft* entwickelt. Verschlechterungen treten vorwiegend im I. Trimenon auf, aber meist nur vorübergehend. Besserungen oder sogar Remissionen setzen meist im II. Trimenon ein; Änderungen des Krankheitsverlaufs während des III. Trimenons sind ausgesprochen selten. Bei thymektomierten Patienten soll der Schwangerschaftsverlauf günstiger sein [11]. Schwierigkeiten bei der Entbindung sind selten. Postpartal überwiegen Verschlechterungen, die schon in den ersten Wochenbettagen auftreten und krisenhaft sein können. An die Möglichkeit einer *neonatalen Myasthenie* bei 10 bis 15 % der Neugeborenen von an Myasthenie erkrankten Müttern muß der Geburtshelfer denken.

Die *Therapie* einer Verschlechterung der Myasthenie im Verlauf einer Schwangerschaft erfolgt mit Cholinesterasehemmern, gegebenenfalls auch mit Kortikosteroiden; bei einer myasthenen Krise sind die Plasmapherese oder hochdosierte parenterale Immunglobuline indiziert.

Eine *Schwangerschaftsunterbrechung* wirkt sich meist ungünstig auf den Verlauf der Myasthenie aus [5]. Sie ist nur aus dringender sozialer oder vitaler Indikation oder bei fortgesetzter Einnahme von Immunsuppressiva indiziert.

1.1.3.2 Muskeldystrophien

Schwangere mit progressiver Muskeldystrophie und bevorzugtem Befall der Schultergürtel- und Beckengürtelmuskulatur verschlechtern sich oft nur scheinbar, weil sich die Statik infolge der Gewichtszunahme und der Auflockerung des Bandapparates ungünstig verändert. Am häufigsten werden Schwangerschaften bei der myotonischen Dystrophie Curschmann-Steinert beobachtet. Gelegentlich beobachtet man Verschlechterungen, und nicht selten wird die Erkrankung erst während der Schwangerschaft erkannt [10, 13, 39]. Die glatte Muskulatur bleibt von der Erkrankung nicht verschont, und bei allen muskeldystrophischen Erkrankungen kann es zu einer Kontraktionsschwäche des Uterus unter der Geburt kommen [43].

Aborte und Frühgeburten sind bei der myotonischen Dystonie nicht selten [14]. Die *Neugeborenen* können bereits unter einer kongenitalen myotonen Dystrophie leiden, und manchmal wird erst dann die Diagnose bei der Mutter gestellt [39]. Eine Schwangerschaftsunterbrechung aus mütterlicher Indikation ist nur selten erforderlich, kommt aber aus eugenischen Gründen in Betracht.

Problematisch ist die Schwangerschaft einer Konduktorin der malignen X-chromosomal rezessiven progressiven *Muskeldystrophie Duchenne,* an der nur das männliche Geschlecht in den ersten drei Lebensjahren erkrankt. Ein Schwangerschaftsabbruch ist zu erwägen, wenn eine Duchenne-Muskeldystrophie zu erwarten ist (siehe auch Bd. 4, Kap. 16 und 17). In letzter Zeit ist es durch pränatale DNS-Analysen gelungen, bei der Becker- und Duchenne-Muskeldystrophien sowie insbesondere bei der myotonischen Muskeldystrophie das Krankheitsrisiko zu bestimmen [42].

1.1.4 Erbkrankheiten des Nervensystems

Erkrankungen wie die Heredoataxien, die hereditären motorisch-sensiblen Neuropathien, die spastische Spinalparalyse oder die spinale Muskeltrophie erfahren durch eine Schwangerschaft keine Verschlechterung. Zur Frage der Schwangerschaftsunterbrechung und der eugenischen Beratung wird auf Band 4, Kapitel 10 verwiesen.

1.1.5 Sonstige Erkrankungen

1.1.5.1 Querschnittslähmung

Bei der Querschnittslähmung ist die Fertilität nicht eingeschränkt. Der Schwangerschaftsverlauf kann durch Harnwegsinfekte, Dekubitalgeschwüre und Anämien kompliziert sein. Trotz Unterbrechung der nervalen Versorgung kann sich der Uterus unter der Geburt normal kontrahieren. Die Geburt erfolgt ohne Schmerzen, wenn der Querschnitt oberhalb des zehnten Thorakalsegments liegt. Bei einem Querschnittssyndrom oberhalb des sechsten Thorakalsegments kann es gelegentlich zu einem autonomen Streßsyndrom (autonome Hyperreflexie) kommen [34]. Dieses Syndrom kann durch Überdehnung der Harnblase, rektale Untersuchung, Uteruskontraktion, genitale Stimulation und Eintauchen der Füße in eiskaltes Wasser ausgelöst werden. Es umfaßt pulsatile Kopfschmerzen, Gesichtsrötung, Pupillenerweiterung, Schwitzen, Bradykardie, Herzrhythmusstörungen sowie eine extreme Blutdrucksteigerung, so daß Verwechselungen mit einer Präklampsie möglich sind. Wahrscheinlich kommt das Syndrom durch plötzliche Freisetzung von Katecholaminen zustande.

Akute hepatische Porphyrie

Der Verlauf der akuten hepatischen Porphyrie kann durch die Schwangerschaft beeinflußt werden [10]. In etwa drei Viertel der Fälle exazerbieren die neurologischen Symptome; nicht selten manifestiert sich die Porphyrie erstmals während der Schwangerschaft. Die Gefahr des Fruchttodes oder eines Spontanaborts ist dann sehr hoch. Dennoch ist nur in schwersten Fällen aus mütterlicher Indikation eine Interruptio angezeigt, weil eine Besserung der Symptome nach spontanen oder therapeutischen Aborten nicht zu erwarten ist.

1.1.5.2 Migräne

In etwa 50 bis 80% bessert sich oder verschwindet eine vorbestehende Migräne im Verlaufe einer Schwangerschaft [37]. Gelegentlich allerdings manifestiert sich eine Migräne ausschließlich in der Schwangerschaft oder die Anfallsfrequenz nimmt zu.

Das Problem der *medikamentösen Therapie* stellt sich bei der häufigen Besserungstendenz der Migräne ziemlich selten. Grundsätzlich sollen wegen ihrer vasokonstriktorischen und oxytozischen Wirkung im Migräneanfall keine Ergotaminderivate gegeben werden. Acetylsalicylsäure und Paracetamol kann man hingegen im Migräneanfall während der Schwangerschaft verabreichen. Eine neue Substanz, Sumatriptan, bei der es sich um einen 5-HT1-Rezeptoragonist handelt, die sowohl peroral als auch subkutan im Migräneanfall gut wirksam ist, darf in der Schwangerschaft und der Stillzeit nicht verabreicht werden. Gegen Ende der Schwangerschaft ist Acetylsalicylsäure allerdings mit Zurückhaltung zu verordnen, einerseits weil sie als Prostaglandinsynthese-Hemmstoff die Wehentätigkeit unterdrücken kann, andererseits wegen eines erhöhten Blutungsrisikos bei Mutter und Kind. Eine medikamentöse Prophylaxe der Migräne während der Schwangerschaft ist meist nicht notwendig.

Als Medikamente der Wahl gelten zur Zeit die Betablocker Metoprolol und Propranolol. Für Propranolol wurden ganz vereinzelt fetale Nebenwirkungen wie Fehlbildungen, Wachstumsretardierungen, Bradykardie, Hypoglykämie, Hyperbilirubinämie sowie Induktion einer frühzeitigen Wehentätigkeit beschrieben. Die im Tierexperiment nachgewiesene Steigerung der Uterusmotilität unter Propranolol ließ sich bei dem beta-1-selektiven-Blocker Metoprolol nicht feststellen [30]. Wenn unbedingt notwendig, so ist Metoprolol zu empfehlen. Über das Mittel der zweiten Wahl, den Calciumantagonisten Flunarizin, liegen zu wenig Erfahrungen vor, so daß es in der Schwangerschaft noch nicht empfohlen werden kann.

1.2 Schwangerschaftstypische neurologische Komplikationen

1.2.1 Engpaßsyndrome peripherer Nerven

Unter einem Engpaß- und Tunnelsyndrom versteht man eine lokale Schädigung peripherer Nerven in knöchern oder bindegewebig vorgebildeten Kanälen. Durch vermehrte Flüssigkeitseinlagerung während der Schwangerschaft kann es hier zu einer Kompression peripherer Nerven kommen. Gemeinsam ist allen schwangerschaftsbedingten Engpaßsyndromen, daß die Beschwerden im allgemeinen postpartal wieder abklingen [26, 38, 40].

Weitaus am häufigsten ist das *Karpaltunnelsyndrom*, das durch eine Kompression des N. medianus im Karpalkanal zwischen den Handwurzelknochen und dem Ligamentum carpi transversum zustande kommt. Das charakteristische Syndrom besteht aus heftigen und brennenden Schmerzen, die bevorzugt in der Nacht auftreten und nicht nur in die jeweilige Hand, sondern auch in den Unter- und Oberarm ausstrahlen (Brachialgia paraesthetica nocturna). Neurologische Ausfälle entwickeln sich erst relativ spät. Die Diagnose ist wegen der typischen Anamnese einfach; sie wird gestützt durch eine elektromyoneurographische Untersuchung. Da sich im allgemeinen die Symptomatik nach Beendigung der Schwangerschaft wieder vollkommen zurückbildet, ist ein operativer Eingriff meist nicht erforderlich. Die Therapie der Wahl ist zunächst die nächtliche Ruhigstellung mit einer Schiene, wodurch die Hand in eine Mittelstellung zwischen Extension und Flexion gebracht wird. Auch salzarme Diät und Diuretika werden empfohlen. In schweren Fällen kann darüber hinaus durch lokale Injektionen von Steroiden in den Karpalkanal Beschwerdefreiheit erreicht werden.

Häufig ist auch die *Meralgia paraesthetica*, die durch Kompression des N. cutaneus femoris lateralis an seiner Durchtrittsstelle durch das Leistenband entsteht. Mehrere pathogenetische Mechanismen werden diskutiert [21]. Führendes Symptom sind brennende Mißempfindungen an der Außenseite eines Oberschenkels mit objektivierbaren Gefühlsstörungen. Der Nerv ist in Höhe des Leistenbandes druckempfindlich.

Nicht so selten kann es gegen Ende einer Schwangerschaft, vor allem aber unter der Geburt während der Austragungsperiode zu einer *Kompression des Plexus lumbosacralis durch den kindlichen Kopf* kommen [26]. Oft liegt ein besonders großes Kind oder eine Beckenverengung vor. Meist wird der Anteil des N. ischiadicus aus den Wurzeln L4 und L5 am intensivsten betroffen, so daß eine Fuß- und Zehenheberlähmung sowie Sensibilitätsstörungen im Segment L4 und L5 im Vordergrund stehen. Die Patientinnen klagen gegen Ende der Schwangerschaft über eine Ischialgie in einem oder beiden Beinen, und oft kommt es erst nach der Geburt zu sensomotorischen Ausfällen. Nicht immer ist die Prognose der Lähmungen günstig, während sich die Schmerzen meist rasch zurückbilden.

Auch das *Thoracic-outlet-Syndrom* (*Skalenussyndrom* mit Kompression des Plexus brachialis und der A. subclavia an der Durchtrittsstelle zwischen Schlüsselbein und 1. Rippe) ist während der Schwangerschaft nicht so selten. Durch den vermehrten Abdominalinhalt und die Gewichtszunahme der Brüste während der Schwangerschaft werden die Schultern nach unten gezogen, wodurch der physiologische Engpaß dem Gefäß-Nerven-Strang weniger Raum bietet [6]. Typisch ist das schmerzhafte Schulter-Arm-Syndrom mit sensiblen Mißempfindungen an der ulnaren Unterarmseite und der Handaußenkante, wobei Paresen hinzukommen können. Differentialdiagnostisch abzugrenzen ist ein zervikales Wurzelkompressionssyndrom infolge eines Bandscheibenvorfalls. Die Therapie sollte sich nach Möglichkeit auf physikalische Maßnahmen beschränken. Analgetika sollen nur bei zwingender Indikation kurzfristig und in nicht zu hoher Dosis gegeben werden. Dabei sind die Richtlinien für die Medikamenteneinnahme in der Gravidität und Stillzeit für die verschiedenen Substanzen strengstens zu beachten.

1.2.2 Chorea gravidarum

Die sehr seltene Chorea gravidarum manifestiert sich meist bei Erstgebärenden im ersten Schwangerschaftstrimenon [29]. Akut bis subakut entwickeln sich choreatische Hyperkinesen der Extremitäten sowie der Gesichts-, Zungen- und Schlundmuskulatur. Es handelt sich nicht um eine eigenständige Schwangerschaftskomplikation, sondern um eine ins Erwachsenenalter verlegte Chorea minor Sydenham, wie sie im Rahmen eines rheumatischen Fiebers im Kindesalter auftreten kann. In einem großen Teil der Fälle findet sich in der Vorgeschichte eine kindliche Chorea minor mit rheumatischem Fieber, und vielfach besteht eine rheumatische Herzkrankheit. Zusammenhänge mit dem Lupus erythematodes und dem Antiphospholipid-Antikörpersyndrom wurden bekannt [1, 44]. Der Verlauf ist meist gutartig, so daß eine Schwangerschaftsunterbrechung nur ausnahmsweise indiziert ist.

Die choreatischen Hyperkinesen halten etwa ein bis zwei Monate an und sistieren nach Beendigung der Schwangerschaft [10]. Rezidive bei erneuter Schwangerschaft sind möglich. Therapeutisch kommen Bettruhe sowie eine medikamentöse Behandlung mit Tiaprid oder mit Neuroleptika in Betracht.

1.2.3 Pseudotumor cerebri

Der Pseudotumor cerebri bleibt ursächlich oft ungeklärt. Frauen unter 30 Jahren erkranken bevorzugt. Als eine der Bedingungen für die Entwicklung der benignen Hirndrucksteigerung gilt die erste Hälfte der Schwangerschaft, obwohl neuere Untersuchungen diese Annahme nicht zu stützen scheinen [9]. Typisch ist die Symptomentrias Kopfschmerz, Stauungspapille und erhöhter intrakranieller Druck ohne fokale neurologische Zeichen. Zum Ausschluß einer umschriebenen intrakraniellen Raumforderung ist auch während der Schwangerschaft eine kraniale Computer- oder Magnetresonanztomographie notwendig. Der Liquor weist keine Besonderheiten auf [22].

Nach hirndrucksenkenden Maßnahmen gehen die Symptome im allgemeinen gut zurück. Gegen Kortikosteroide bestehen Kontraindikationen. Bei zunehmendem Visusverfall und Gesichtsfelddefekten infolge längerdauernder Hirndrucksteigerung kann die mikrochirurgische Sehnervenscheidendekompression indiziert sein.

Eine vorzeitige Schwangerschaftsunterbrechung ist meist nicht erforderlich, und eine erhöhte Neigung zum Spontanabort besteht nicht.

1.2.4 Hirnvenen- und Sinusthrombosen

Aseptische Hirnvenen- und Sinusthrombosen treten gehäuft in der späten Schwangerschaft und vor allem im frühen Puerperium auf [20]. Ursächlich kommt eine schwangerschaftsbedingte Hyperkoagulabilität in Betracht. Spontan entwickelt sich bevorzugt im Sinus sagittalis eine Thrombose, die sich in die kortikalen und inneren Hirnvenen ausbreiten kann. Infolge venöser Abflußbehinderung entwickelt sich ein Hirnödem, und später kann es zur Stauungsblutung bis zur hämorrhagischen Infarzierung kommen. Klinisch manifeste Thrombosen andernorts sind nicht obligat.

Die Erkrankung setzt meist akut oder subakut mit starken Kopfschmerzen, Übelkeit und Erbrechen ein, gefolgt von fokalen oder generalisierten Anfällen. Innerhalb von Stunden bis Tagen entwickeln sich neurologische Herdzeichen und oft eine Bewußtseinstrübung. Computertomographisch können multiple, meist rindennahe gelegene hämorrhagische Infarkte erkennbar sein. Beweisend sind das Magnetresonanztomogramm und das zerebrale Angiogramm mit dem typischen Befund: verschlossener Sinus und verschlossene Hirnvenen.

Therapie der Wahl ist die Vollheparinisierung.

Bereits nachgewiesene intrazerebrale Blutungen, die Schwangerschaft selbst oder das Wochenbett sind bei dieser vital äußerst bedrohlichen Erkrankung keine Gegenindikationen. Im übrigen richtet sich die Behandlung sowohl des Hirnödems als auch der meist vorhandenen epileptischen Anfälle nach den Symptomen.

Literatur zu Abschnitt 1

1. Agrawal, B. L., R. P. Foa: Collagen vascular disease appearing as chorea gravidarum. Arch. Neurol. (Chic.) 39 (1982) 192.
2. Annegers, J. F., K. B. Baumgartner, W. A. Hauser, L. T. Kurland: Epilepsy, antiepileptic drugs, and the risk of spontaneous abortion. Epilepsia 29 (1988) 451.
2a. Arzneimittelkommission der Deutschen Ärzteschaft: Vitamin K-Prophylaxe bei Neugeborenen. Dtsch. Ärzteblatt 90 (1993) 53.
3. Bardy, A. H., K. Teramo, V. K. Hiilesmaa: Apparent plasma clearances of phenytoin, phenobarbitone, primidone and carbamazepine during pregnancy: results of the prospective Helsinki study. In: Janz, D., M. Dam, A. Richens, L. Bossi, H. Helge, D. Schmidt (eds.): Epilepsy, Pregnancy and the Child, p. 383. Raven Press, New York 1982.
4. Beck-Mannagetta, G.: Epilepsie und Kinderwunsch, Teil I: Fertilität, Kontrazeption, Schwangerschaft und Geburt, Neugeborenenperiode und Stillzeit. Epilepsie-Blätter 2 (1989) 1.
5. Coaldrake, L. A., P. Livingstone: Myasthenia gravis in pregnancy. Anaesth. Intens. Care 11 (1983) 254.
6. Dalessio, J. D.: Neurologic disease. In: Burrow, G. N., T. Ferris (eds.): Medical Complications During Pregnancy, p. 435. Saunders, Philadelphia–London–Toronto 1982.
7. Dansky, L. V., E. Andermann, F. Andermann: Marriage and fertility in epileptic patients. Epilepsie 21 (1980) 261–271.
8. Delgado-Escueta, A. V., D. Janz: Consensus guidelines: Preconception counseling, management and care of the pregnant women with epilepsy. Neurology 42 (1992) Suppl. 5, 149–160.
9. Digre, K. B., M. W. Varner, J. J. Corbett: Pseudotumor cerebri and pregnancy. Neurology 34 (1984) 721.
10. Donaldson, J. O.: Neurology of Pregnancy. Saunders, Philadelphia–London–Toronto 1989.
11. Eden, R. D., S. A. Gall: Myasthenia gravis and pregnancy: a reappraisal of thymectomie. Obstet. and Gynec. 62 (1983) 328.
12. Firnhaber, W.: Neurologische Erkrankungen als Indikation zum Schwangerschaftsabbruch aus mütterlicher und kindlicher Ursache. In: Lau, H.: Indikationen zum Schwangerschaftsabbruch, p. 116. Demeter, Gräfelfing 1982.
13. Fossen, D., L. Gjerstad: Obstetric complications as the first sign of myotonic dystrophy. Acta obstet. gynaec. scand. 65 (1986) 667.
14. Harper, P. S.: Congenital myotonic dystrophy in Britain: I. Clinical aspects. Arch. Dis. Childh. 50 (1975) 505.
15. Heininger, K., K. V. Troyka: Myasthenia gravis. In: Hopf, C. H., K. Poeck, H. Schliack (Hrsg.): Neurologie in Praxis und Klinik, S. 3177–3199. Thieme, Stuttgart–New York 1993.
16. Hiilesmaa, V. K.: A prospective study on maternal and fetal outcome in 139 women with epilepsy. Dissertation, University Helsinki 1982.
17. Hiilesmaa, V. K., A. Bardy, K. Teramo: Obstetric outcome in women with epilepsy. Amer. J. Obstet. Gynec. 152 (1985) 499.
18. Hill, R. M., L. Tennyson: Significant anomalies in the antiepileptic drug syndrome. In: Janz, D., M. Dam, A. Richens, L. Bossi, H. Helge, D. Schmidt (eds.): Epilepsy, Pregnancy and the Child, p. 309. Raven Press, New York 1982.
19. Janz, D.: Schwangerschaft und Kindesentwicklung bei Epilepsie. Geburtsh. u. Frauenheilk. 44 (1984) 428.
20. Kalbag, R. M., A. L. Woolf: Cerebral Venous Thrombosis. Oxford–Minnesota Press, London 1967.
21. Kómár, J.: Die Entstehung mechanischer Tunnelsyndrome während der Schwangerschaft. Nervenarzt 49 (1978) 71.
22. Koontz, W. L., W. N. Herbert, R. C. Cefalo: Pseudotumor cerebri in pregnancy. Obstet. and Gynec. 62 (1983) 324.
23. Krumholz, A.: Epilepsy in pregnancy. In: Goldstein, P. J., B. J. Stern (eds.): Neurological Disorders of Pregnancy, pp. 25–50. Futura Publishing Comp., Mount Kisco/USA 1992.
24. Leppert, D., H. G. Wieser: Schwangerschaft, Antikonzeption und Epilepsie. Nervenarzt 64 (1993) 494–503.
25. Levine, S., K. Welch: The spectrum of neurologic disease associated with antiphospholipid antibodies: lupus anticoagulants and anticardiolipin antibodies. Arch. Neurol. 44 (1987) 876–883.
26. Mumenthaler, M., H. Schliack: Läsionen peripherer Nerven. Thieme, Stuttgart–New York 1987.
27. Nau, H., D. Schmidt, G. Beck-Mannagetta, D. Rating, S. Koch, H. Helge: Pharmacokinetics of primidone and metabolites during human pregnancy. In: Janz, D., M. Dam, A. Richens, A. Bossi, H. Helge, D. Schmidt (eds): Epilepsy, Pregnancy and the Child, p. 121. Raven Press, New York 1982.
28. Nelson, L. M.: Risk of multiple sclerosis exacerbation during pregnancy and breast-feeding. JAMA 259 (1988) 3441.
29. O'Brien, C. F., R. Kurlan: Movement disorders in pregnancy. In: Goldstein, P. J., B. J. Stern (eds.): Neurological Disorders of Pregnancy, pp. 181–201. Futura Publishing Comp., Mount Kisco/USA 1992.
30. Pfleiderer, H., A. Sturm: Beta-Rezeptorenblocker in der Schwangerschaft. Dtsch. med. Wschr. 111 (1986) 76.
31. Poser, S.: Kontrazeption und Multiple Sklerose. Nervenarzt 53 (1982) 323.
32. Poser, S., W. Poser: Activity of multiple sclerosis during pregnancy and puerperium. Ann. Neurol. 18 (1985) 101.
33. Rosa, F. W.: Spina bifida in infants of women treated with carbamazepine during pregnancy. New Engl. J. Med. 324 (1991) 674–677.
34. Sayk, J.: Neurologische Erkrankungen. In: Kyank, H., F. K. Beller: Erkrankungen während der Schwangerschaft, p. 386. Thieme, Stuttgart–New York 1983.
35. Schmidt, D.: Effect of antiepileptic drugs on estrogen and progesterone metabolism and on oral contraception. In: Dam, M., L. Gram, J. K. Penry (eds.): Advances in Epileptology. XIIth Epilepsy Internation Symposium, p. 423. Raven Press, New York 1982.
36. Schumm, F., R. Hohlfeld: Myasthenia gravis und Myasthenie-Syndrom. In: Brandt, T., J. Dichgans, H. C. Diener (Hrsg.): Therapie und Verlauf neurologischer Erkrankungen, S. 1123–1149. Kohlhammer, Stuttgart 1993.
37. Somerville, B.: A study of migraine in pregnancy. Neurology 22 (1972) 824.

38. Stöhr, M., B. Riffel: In: Praktische Neurologie. Neundörfer, W., K. Schimrigk, D. Soyka: Nerven- und Nervenwurzelläsionen. VCH-Edition medizin, Weinheim 1988.
39. Sun, S. F., J. Binder, E. Streib, R. C. Goodl: Myotonic dystrophy: obstetric and neonatal complications. South. med. J. 78 (1985) 823.
40. Tackmann, W., H.-P. Richter, M. Stöhr: Kompressionssyndrome peripherer Nerven. Springer, Berlin–Heidelberg–New York 1989.
41. Teramo, K. V., V. K. Hiilesmaa: Pregnancy and fetal complications in epileptic pregnancies: review of the literature. In: Janz, D., M. Dam, A. Richens, L. Bossi, H. Helge, D. Schmidt (eds.): Epilepsy, pregnancy and the child, p. 53. Raven Press, New York 1982.
42. Ward, P. A., J. F. Hejtmancik, J. A. Witkowski et al.: Prenatal diagnosis of Duchenne muscular dystrophy: prospective linkage analysis and dystrophin cDNA analysis. Amer. J. hum. Genet. 44 (1989) 270.
43. Webb, D., I. Muir, J. Faulkner, G. Johnson: Myotonia dystrophia: obstetric complications. Amer. J. Obstet. Gynec. 132 (1978) 265.
44. Wolf, R. E., J. G. McBeath: Chorea gravidarum in systemic lupus erythematosus. J. Rheumatol 12 (1985) 992–993.

2 Psychiatrische Erkrankungen in der Schwangerschaft

W. Schumacher

2.1 Einleitung

Wie kaum ein anderes Ereignis greift eine Schwangerschaft, besonders wenn es sich um die erste handelt, in das Leben einer Frau ein, nicht nur in biologischer, sondern auch in psychologischer Hinsicht. Der Gynäkologe, von Ausbildung und Denkhintergrund zumeist naturwissenschaftlich-medizinisch orientiert, steht in Gefahr, nur die – zweifellos wichtige – biologische Seite des Geschehens zu beachten. Die mit einer Schwangerschaft, jedoch besonders die mit einer sog. Konfliktschwangerschaft verbundenen psychologischen Probleme und auch Symptombildungen werden hierbei nicht selten übersehen oder als „biologisch begründet" fehlgedeutet und fehlbehandelt. Aus diesen Gründen sollte sowohl eine möglichst eingehende Einführung des angehenden Gynäkologen in die nicht geringen psychologischen und psychosozialen Implikationen seines Fachs erfolgen, wie auch in allen hierzu Anlaß gebenden Fällen die Zusammenarbeit mit Psychiatrie und Psychotherapie gesucht werden. In bezug auf den hier gestellten Problemkreis der psychiatrischen Störungen in der Schwangerschaft lassen sich vorab folgende Feststellungen treffen:

Jede Schwangerschaft stellt einen nicht unerheblichen Eingriff in die biologische, psychologische und psychosoziale Existenz einer Frau dar. Hierbei kann es zum Auftreten psychiatrischer Komplikationen auf allen Ebenen psychiatrischer Störungs- bzw. Krankheitsausprägungen kommen. So können psychoreaktive, psychoneurotische oder auch psychosomatische Störerscheinungen auftreten; es werden reaktiv entstandene Psychosen vom endogenen Typus beobachtet, und schließlich können, wenn auch ganz vereinzelt, Komplikationen psychoorganischer Prägung zur Ausbildung gelangen. In diesem Zusammenhang ist eine erste Besonderheit anzumerken: Das Schwergewicht der auftretenden psychiatrischen Beschwerdebilder liegt eindeutig auf dem Gebiet der psychoreaktiven Störungen, d. h. der psycho- oder somatoneurotischen Symptombildungen. Sei dies, daß es zu Abnormreaktionen auf das – bewußt oder unbewußt – als Konflikt erlebte Ereignis „Schwangerschaft" kommt, sei es, daß bestehende neurotische oder psychosomatische Bereitschaften aktiviert oder vorhandene akzentuiert werden. Erkrankungen aus dem Kernbereich der Psychiatrie, den großen Psychosen, treten in der Schwangerschaft überraschend selten auf. Im Gegensatz zur nachgeburtlichen Phase, wo ein gehäuftes Auftreten von Psychosen aus dem Bereich der endomorphen Formen wie vor allem auch solchen psychoorganischer Prägung (Amentiagruppe) zu beobachten ist, werden endogene Psychosen in der Schwangerschaft – also echte Schwangerschaftspsychosen – relativ selten manifest. Noch seltener kommt es zum Auftreten symptomatischer Psychosen oder Formen aus dem Kreis der exogenen Reaktionstypen. Gelangen solche Bilder zur Ausprägung – meist delirante, mit Veränderungen des Ich- und Umweltbewußtseins einhergehende Störungen –, so ist deren Begründung in körperlichen Ursachen (Nierenversagen, hyperemetische Exsikkose und so weiter) unübersehbar. Im ganzen sind endogene Psychosen und erst recht psychoorganische Störungen in der Schwangerschaft, im Gegensatz zu den Zeitabschnitten nach der Geburt (Laktations-, Puerperalpsychosen), zu den selten auftretenden Komplikationen zu rechnen. Diese Tatsache sowie vereinzelte Mitteilungen über Besserungen bestehender endogener Psychosen [12] haben manche Autoren dazu bewogen, in der Schwangerschaft eher einen Schutz vor dem Auftreten psychiatrischer Komplikationen zu sehen [12]. Zu beachten ist, daß das Hauptgewicht der in der Schwangerschaft auftretenden seelischen Störungen eindeutig auf dem Gebiet der psychoneurotischen und psychosomatischen Symptombildungen liegt. Hier allerdings ist die Formenvielfalt außerordentlich groß. Diagnostik und Therapie stellen zum Teil hohe Anforderungen an den Arzt.

2.2 Psychoreaktive Erkrankungen in der Schwangerschaft

Hiermit gemeint ist der weite Bereich der nicht psychotisch und nicht psychoorganisch begründeten seelischen Störungen, die als Reaktion auf eine beginnende oder bestehende Schwangerschaft entstehen (Beispiel: das Auftreten einer reaktiven Depression oder – in anderer Terminologie – einer depressiven Abnormreaktion nach Bekanntwerden einer Schwangerschaft). Wie im Abschnitt 2.1 erwähnt, gehört hierzu auch der weite Bereich der psychisch begründeten somatischen (psychosomatischen) Störungen. Die körperlichen Beschwerden sind hier teilweise oder ausschließlich als Äußerungsformen dahintergelegener psychischer Konflikte oder Spannungen aufzufassen. Sie sind nur erscheinungsbildlich, nicht aber in ihrer Begründung von den psychoneurotischen Störungen abzugrenzen. Allerdings ist auch hier eine Besonderheit anzumerken. Sie gilt für alle psychosomatischen Störungen, ist jedoch besonders deutlich bei denen der Schwangerschaft zu erkennen. Gemeint ist, daß psychisch begründete somatische Störungsbilder pathogenetisch mehrfach determiniert sein können. So können einem somatischen Beschwerdebild, etwa einer Hyperemesis gravidarum, gleichermaßen biologische (etwa stoffwechselabhängige), psychologische und auch psychosoziale Faktoren bedingend zugrunde liegen. Die Gewichtung kann hierbei unterschiedlich sein. Bei der erfolgreichen Eliminierung einer der beteiligten Faktoren kann Symptomfreiheit eintreten, ohne daß dies gegen die Annahme einer gleichzeitigen Beteiligung von Faktoren auch der anderen Seite sprechen würde.

Der Eintritt einer Schwangerschaft stellt normalerweise ein natürliches Ereignis im Leben einer Frau dar. Sofern keine gröberen Störungen ihrer seelischen Entwicklung – insbesondere im Hinblick auf die eigene Identitätsfindung – vorliegen, wird der Beginn einer Schwangerschaft, auch auf der Ebene der unbewußt-seelischen Abläufe, eher als positiv, als sinnerfüllend, gewissermaßen als Höhepunkt und Bestätigung des eigenen Selbstwerts erlebt. Vielfach wird daher die Schwangerschaft als eine gute, oftmals sogar als die beste Zeit bezeichnet. Auch ist zu beobachten, daß bestehende neurotische Störungen – wie etwa depressive Neurosen, Selbstwertprobleme – in der Schwangerschaft zurücktreten oder an Gewicht verlieren. Molinski [10] weist in diesem Zusammenhang darauf hin, daß die beginnende Schwangerschaft nicht selten als Wiederherstellung der primärnarzißtischen Einheit empfunden wird. Das glückhafte Sich-eins-Erleben mit dem wachsenden Kind bedeutet die Wiedererinnerung und nachträgliche Erfüllung tiefer eigener Wünsche nach Verschmelzung und Symbiose. Auf diesem Hintergrund ist es verständlich, daß bestehende neurotische Konflikte und auch manifeste Symptombildungen zur Latenz gelangen können.

Auf der anderen Seite ist festzustellen, daß die einbruchhaften Umstellungen, die mit der Schwangerschaft auf allen Lebensebenen (biologisch, psychologisch, psychosozial) einhergehen, bestehende neurotische Bereitschaften zu aktivieren vermögen. Etwa in labilem Gleichgewicht befindliche innere Konfliktzustände können destabilisiert, vielfältige psycho- oder somatoneurotische Symptombildungen dadurch ausgelöst werden. Immer dann ist mit psychischen oder psychosomatischen Störungen zu rechnen, wenn die Schwangerschaft auf der bewußten, mehr aber noch auf der unbewußten Ebene der seelischen Abläufe als Konflikt erlebt wird. Letzteres kann in mehrfacher Hinsicht der Fall sein, so z.B., wenn eine Frau ihre eigene Identität, nämlich das Frau- und Mutter-Sein, konflikthaft erlebte. Dies etwa dadurch, daß sie selbst bei ihrer Geburt von ihren Eltern als Junge erwünscht war und sich von daher als Mädchen oder Frau niemals bejahen konnte. Vielleicht wählte sie zur Kompensation betont männliche Attitüden. Vielleicht fand sie andere Mechanismen einer labilen Versöhnung mit ihrer eigenen, in den unbewußten Schichten ihres Erlebens abgelehnten Identität. Dann kam die Schwangerschaft. Sie riß alte Wunden auf. Die Ambivalenz gegenüber der nicht mehr zu verleugnenden Existenz als Frau und Mutter bricht auf. Entsprechende Störungen bis hin zu offenen Symptombildungen können die Folge sein. Der Vielfalt möglicher psychischer, aber auch somatisch sich äußernder Störerscheinungen steht eine ebensogroße Vielfalt innerer Entstehungsbedingungen gegenüber.

Wie auch immer begründet, führen konflikthaft erlebte Schwangerschaften zu Ablehnungsimpulsen gegenüber dem wachsenden Kind. Sie sind nicht selten auch gegen den Partner gerichtet. Werden die Konflikte bewußt erlebt, so entstehen im allgemeinen keine psychischen Störungen, sondern normalpsychologisch nachvollziehbare Reaktionen wie Trauer (etwa bei Entschluß zum Abbruch), Realangst oder auch bewußt erlebte Ambivalenz der Schwangerschaft gegenüber. Das Für und Wider wird auf der bewußten Ebene wahrgenommen und zur Entscheidung gebracht. Psychiatrische oder psychosomatische Symptombildungen entstehen erst dann, wenn die mobilisierten Ablehnungs- oder gar Feindseligkeitswünsche vom bewußten Erleben abgespalten, nicht zugelassen, wenn sie verdrängt, verschoben oder unter Zuhilfenahme abnormer Vorkehrungen, die dann ihrerseits wie psychiatrische Störungen erscheinen, unkenntlich gemacht werden. Am Beispiel einer schweren, in der Schwangerschaft exazerbierten und auf sie bezogenen Zwangs- und Angstneurose soll dies verdeutlicht werden:

28jährige Gerichtsreferendarin, seit ihrer Studentenzeit verheiratet mit gleichaltrigem Berufskollegen. Nach vorübergehendem Absetzen der Pille kam es ungewollt zur Schwangerschaft. Der Gedanke, das Kind abzutreiben, wurde kurz erwogen, dann aber verworfen. Dies nicht zuletzt deshalb, weil der Bruder des Mannes, der Arzt war, den Schwangerschaftsnachweis vermittelt hatte, und damit – zumindest nach Befürchtung der Patientin – die Familien eingeweiht waren (psychosoziale Einflußfaktoren). Zunächst fühlte sich die Patientin relativ wohl. Bald entwickelte sich eine zunehmende Neigung zu Ordnung und Sauberkeit, die sich mit einer Furcht vor Ansteckungen, vor Vergiftung mittels verdorbener oder unsauber zubereiteter Speisen verband. Hatte die Patientin bis dahin ohne Bedenken immer in Gaststätten oder Kantinen gegessen, konnte sie nur noch Speisen zu sich nehmen, die sie selbst zubereitet hatte. Dies nahm allerdings Stunden in Anspruch, weil sie mit extensiven Sauberkeitsritualen, die deutlich zwanghaften Charakter hatten, beschäftigt war. Der nunmehr auch mit starker Angst einhergehende Sauberkeitszwang führte bald zur Arbeitsunfähigkeit. Mit Beginn des II. Schwangerschaftstrimenons verstärkten sich ihre Ängste in bezug auf das heranreifende Kind. Neben einer hypochondrisch sich genau beobachtenden Übersorgtheit – mehrmals wöchentlich erschien sie bei ihrem Frauenarzt – entwickelte sie eine ausgeprägte Selbstbeschädigungsfurcht. Diese äußerte sich vorwiegend unter dem Bild einer Akrophobie. Immer wieder glaubte die Patientin, sich mit Nadeln, Messern, sehr spitzen Gegenständen beschädigt zu haben. Einmal suchte sie in panischer Angst ein Krankenhaus auf und verlangte eine sofortige Röntgenuntersuchung, wobei sie behauptete, eine Nadel verschluckt zu haben, die sich möglicherweise durch Darm und Gebärmutter hindurch in das Kind einspießen werde.

Wie war es zu dieser quälenden Symptomatik, die schließlich zur Aufnahme in die Psychiatrische Klinik führte, gekommen? Die Patientin hatte immer ein ambivalentes Verhältnis ihrer eigenen Identität als Frau gegenüber gehabt. Während der Pubertät bildete sich vorübergehend eine anorektische Symptomatik aus.

Es kam zum Sistieren der Regelblutung. Der Anblick schwangerer Frauen erfüllte sie mit Abneigung. Schließlich schaffte sie es, „das ganze Gebiet aus meinem Interessenfeld auszuschalten und auf später zu verschieben". Erfolge in der Schule und im Studium sowie allseitige Anerkennung bei ihrer Gerichtstätigkeit halfen hierbei. Mit ihrem Mann führte sie eine mehr geschwisterliche Ehe. Häufig kam es zu Rivalisierungen, der sexuelle Bereich wurde als relativ ungestört angegeben.

Die beginnende Schwangerschaft stellte einen massiven Eingriff in das innere Gleichgewicht dar, in dem die Patientin sich mühsam eingerichtet hatte. Alte Identitätskonflikte wurden wachgerufen. Die Eigengesetzlichkeit des wachsenden Kindes erlebte die Patientin unbewußt als etwas Nach-ihr-Greifendes, sie Krankmachendes, Unreines. In Verschiebung der inneren Bedrohung auf Äußeres entwickelte sich – als deren Abwehr – der Sauberkeitszwang und die Speisephobie. Je mehr die Schwangerschaft voranschritt, desto stärker drängten Feindseligkeitsgefühle gegenüber dem Kind ins Bewußtsein. In einer sich steigernden Kette kam es zu schweren Angstzuständen und dann auch zu weiteren Symptombildungen. Zunächst trat in der Art von Reaktionsbildungen auf der bewußten Ebene eine Überbetonung solcher Erlebnisinhalte auf, die den verdrängten Impulsen entgegengesetzt waren. So erlebte die Patientin eine (wenn auch quälende und mit Angst verbundene) Übersorgtheit dem Kind gegenüber. Bei zunehmender Insuffizienz der Verdrängungsleistung entwickelte sich eine akrophobe Symptomatik.

Der dynamische Aufbau dieser – man könnte sagen – *Schwangerschaftsneurose* war durchsichtig. Auf der Grundlage einer tiefen, wahrscheinlich frühkindlich entstandenen Identitätsproblematik war es zu heftigen destruktiven Impulsen gegenüber der Schwangerschaft gekommen. Diese bedrohlichen Gefühle wurden vom Bewußtsein abgesperrt, was jedoch, besonders mit Fortschreiten der Schwangerschaft, nur teilweise gelang. Es kam zu heftiger Angstentwicklung (neurotischer Angst) und zur Entstehung einer Reihe neurotischer Symptombildungen, bei denen die verdrängten destruktiven Impulse, wenn auch in Verzerrung, Verschiebung und Umkehr, sichtbar wurden.

Destruktive Impulse

Verdrängte destruktive Gefühle stellen eine wichtige, wenn auch durchaus nicht die einzige Wurzel psychoneurotischer oder psychosomatischer Symptombildungen bei konflikthaft erlebter Schwangerschaft dar (wobei ambivalente Gefühle bis hin zu zeitweiliger Ablehnung etwas durchaus Häufiges sind). Die Entstehung der destruktiven Impulse kann sehr verschieden sein, so wie eben jede Schwangerschaft von jeder Frau gemäß ihrer eigenen seelischen Organisation verschieden erlebt und verschieden beantwortet wird. Im vorgenannten Beispiel lag eine Identitätsproblematik bedingend zugrunde.

Häufig auch stehen *narzißtische Störungen* im Hintergrund. Manche Frauen erleben die Schwangerschaft als Kränkung, als Beschädigung des eigenen Selbstbildes oder als Angriff auf sich selbst. So äußerte die Patientin im Verlauf der psychotherapeutischen Behandlung: „Erst wird man penetriert, dann kriegt man's untergejubelt, dann kann man gehen." Sie fühlte sich beschädigt, verunstaltet, in ihrem Selbstbild verletzt. In wieder anderen Fällen wird die Schwangerschaft als Wiederholung der Angst vor Kastration (unbewußte Vorstellung von blutigem Eingriff, von Zerstörung) erlebt und mit Destruktion beantwortet. In mannigfacher Weise, häufig in den Träumen sichtbar, die die Patientinnen schildern, setzen sich diese Gefühle in Vorstellungen und Phantasien um. So erlebte sich eine Patientin entwertet, überwältigt und zur biologischen Maschine degradiert. Die sexuelle Attraktivität (ihre phallische Identität) sei dahin. Das wachsende Kind wird als etwas Fremdes, vom Mann her Kommendes erlebt, eine Vorstellung, die sich bei einer anderen Patientin (mit starker neurotischer Angstentwicklung) als Abwehr unbewußter Inzestwünsche erkennen ließ.

Die durch die Schwangerschaft mobilisierten Gefühle in Richtung Mütterlichkeit (Nestbau, Wärme, Verschmelzung) aktivieren nicht selten alte *Konflikte mit dem Bild der eigenen Mutter*. Aufkommende passive Wünsche können aufgrund traumatischer Früherfahrungen als bedrohlich erlebt und in aggressive Ablehnungen umgewandelt werden. Diese wiederum unterliegen als ich-inkompatibel der Verdrängung, die dann häufig im Verlauf der immer stärker fühl- und sichtbar werdenden Schwangerschaft zusammenbricht und zu mannigfachen neurotischen Symptombildungen führt. Diese können sich selbstverständlich auch in psychosomatischen Störungen, also ganz unter dem Bild somatischer Beschwerden, äußern.

Auch die andere Seite, die Abwehr der in dieser Weise vielfältig begründeten destruktiven Impulse gegenüber der Schwangerschaft, führt im Erscheinungsbild zu sehr unterschiedlichen Störungsformen. Sie können von quälenden und angsterfüllten neurotischen Symptombildungen bis hin zu diskreten Formen einer (scheinbar normalen) Überbesorgtheit und Überfürsorge gegenüber dem wachsenden Kind reichen. Dies ist zu verstehen als Reaktionsbildung gegenüber unbewußten, andrängenden entgegengesetzten Regungen. So treten in der Sprechstunde Frauen in Erscheinung, die eine ständige, medizinisch unbegründete, meist mehr oder weniger von Ängstlichkeit begleitete Furcht vor Fehlgeburten haben. Ein übertriebenes Verlangen nach Ultraschalluntersuchungen, nach allen möglichen Vorsorgen wird vorgetragen. Pränatale Gendiagnostik wird verlangt, nicht selten sogar deren Wiederholung, um jeden Zweifel auszuschließen. Infektionsfurcht, Medikamentenphobie, das alles komponiert sich zum Bild der überbesorgten, quälend-ängstlichen, dem Arzt nicht selten lästig werdenden Schwangeren. Bei Nichtkenntnis der hier im Hintergrund stehenden unbewußten Dynamik bleibt dieses Verhalten unverstehbar.

Orale Impulse

Auch andere, ebenfalls ich-inkompatible, d. h. vom bewußten Erleben ausgesperrte, weil gefürchtete und bei sich abgelehnte Impulse können durch eine beginnende Schwangerschaft mobilisiert werden und damit zu mannigfachen psychoneurotischen und psychosomatischen Störungen führen.

Bevorzugt sind die Regungen des *oralen* Triebspektrums, das heißt jener Komponenten normaler (und normalerweise integrierter) Triebäußerungen, die auf Einverleibung, auf Zufuhr, Hineinnahme usw. abzielen. Verständlicherweise vermag gerade die Schwangerschaft derartige Triebqualitäten zu mobilisieren, da das Kind als ständig wachsendes, für sich verbrauchendes und den Leib der Mutter für sich in Anspruch nehmendes Wesen in Erscheinung tritt. Bei Frauen, die in ihrer eigenen frühkindlichen Entwicklung Störungen oder Traumatisierungen bei Durchlaufen der oralen Triebstufe erlitten – was bis dahin durchaus nicht zu manifesten Störungen geführt haben muß –, können sich unter dem Eindruck einer beginnenden Schwangerschaft entsprechende Symptome ausbilden. Auch hier sind die Verhältnisse unter dem Blickpunkt der Psychodynamik, also des inneren Aufbaus dieser Störungen, außerordentlich komplex. Vereinfachend lassen sich diese als *orale Funktionsstörungen* zu bezeichnenden Formen in solche einteilen, bei denen sich die mobilisierten oralen Triebqualitäten, wenn auch verzerrt, verschoben und vom Ich abgespalten, durchsetzen, und solche, die als Abwehr gegenüber eben diesen oralen Impulsregungen aufzufassen sind. Erscheinungsbildlich äußern sich die vorgenannten Formen z. B. in Eßdurchbrüchen, in bulimischen Störungen, plötzlichem Heißhunger, Polyphagien (besonders nächtlich). Auch die bekannten abnormen Gelüste (Impulsneurosen) mögen ihre psychologische Begründung in partiellem Sich-Durchsetzen normalerweise verdrängter oraler Regungen haben, womit übrigens nichts gegen die Annahme außerdem wirksamer Stoffwechselvorgänge, die diese psychodynamischen Abläufe begünstigen oder für die Symptomwahl richtunggebend sein können, ausgesagt ist. Möglicherweise gehören auch gewisse orale Äquivalentbildungen, wie z. B. die manchmal zu beobachtende Hypersalivation, in diese Reihe hinein. Als Verschiebung durchbruchhaft auftretender oraler Gelüste können Symptome wie das (allerdings selten vorkommende) *Impulsstehlen* gelten; Vorkommnisse, die, wenn sie auftreten, zu forensisch-psychiatrischen Überlegungen Anlaß geben.

Bedingend für die Mobilisation oraler Triebqualitäten in der Schwangerschaft sind neben den erwähnten, in der eigenen Biographie begründeten neurotischen Reaktionsbereitschaften (orale Fixierung infolge früher Versagungen oder auch Überverwöhnung) die orale Verlustangst auf der einen, aber auch die identifikatorische Verstärkung oraler Triebauslebung auf der anderen Seite. Im ersteren Fall wird das wachsende Kind unbewußt als Konkurrent erlebt. Die Frauen fühlen sich geschwächt, haben das Gefühl, daß das Kind an ihrer Substanz zehrt, möchten sich ständig mit Besonderheiten, mit stärkenden oder ausgefallenen Speisen, aber – sublimiert – auch mit personaler Zuwendung (Partner!) verwöhnen. Es kann zu Gefühlen des Ausgelaugtseins, der Verarmung bis hin zu depressiven Reaktionen kommen. Hinter dem vielgestaltigen Bild oraler Funktionsstörungen können derartige Verlustängste stehen. Andererseits kann es sein, daß Schwangere in symbiotischer Identifikation mit dem wachsenden Kind sich erstmals ihre bis dahin verdrängten oralen Wünsche gestatten, sie – unter Umständen dann auch triebhaft und hemmungslos – ausleben können. Man sieht nicht selten überschlanke, anorektisch wirkende Frauen, die dann, wenn sie schwanger werden, überproportional an Gewicht zunehmen, zu bulimischen Reaktionen neigen und sich oral alles gestatten, was bei ihrer Disziplinierheit bis dahin für sie undenkbar war.

Schwerwiegender und störender als die generalisiert oder partiell durchbrechenden Impulse sind die hierzu entsprechenden Abwehrformen. Dies besonders, wenn die Abwehr – hier die der Oralität – körpersprachlich erfolgt, das heißt, sich im Sinne psychosomatischer Störungen äußert. So zu verstehen sind alle Formen oraler Emetierung. Abneigung, Ekel vor Speisen, Inappetenz, Nausea bis hin zu den oft quälenden Erscheinungen der Hyperemesis gravidarum gehören hierher, wobei wiederum die mögliche Mitwirksamkeit biologischer Faktoren nicht in Abrede gestellt werden soll. Gerade hinsichtlich der Kerngruppe der Hyperemesis gravidarum kann die führende Bedeutung psychologischer und – hiermit in engem Zusammenhang – psychosozialer Faktoren für deren Entstehung kaum mehr bezweifelt werden. Dies ergibt sich aus epidemiologischen Untersuchungen, die je nach soziokulturellen Umfeldbedingungen das völlig unterschiedliche Auftreten der Hyperemesis zeigten. Erst bei Zugrundelegen psychodynamischer Erklärungsmodelle wurden diese Befunde überhaupt verstehbar [4].

Einen Überblick über die am häufigsten auftretenden Formen psychoreaktiver Störungen in der Schwangerschaft und ihren psychodynamischen Aufbau mag die Tabelle 7-1 geben.

2.3 Schwangerschaftspsychosen

Bemerkenswert ist zunächst die Seltenheit, mit der Schwangerschaftspsychosen im Gegensatz zu Schwangerschaftsneurosen und -psychosomatosen auftreten. Hierauf wird bereits in der älteren Literatur wiederholt hingewiesen. Auffallend ist ebenso die Seltenheit, mit der Psychosen vom endogenen (endomorphen), wie vor allem auch vom exogenen Typus in der Zeit ante partum beobachtet werden gegenüber der relativen Häufigkeit ihres Auftretens im postpartalen Zeitabschnitt. Nach einer Mitteilung von Pauleikhoff [12] wurden z. B. in der Psychiatrischen Universitätsklinik Münster in einem Berichtsraum von 30 Jahren (1930–1960) 235 Patientinnen mit Psychosen post partum behandelt, im gleichen Zeitraum jedoch nur 23 Frauen mit Schwangerschaftspsychosen. Pauleikhoff schätzt das ungleiche Verhältnis real noch höher auf 15:1 oder 20:1. Wenn, was ganz selten vorkommt, Psychosen vom exogenen Typus in der Schwangerschaft zur Ausbildung gelangen, ist ihre Begründbarkeit in extrazerebralen körperlichen Erkrankungen so gut wie immer erkennbar.

In der psychiatrischen Literatur verwendete Bezeichnungen wie *Gestationspsychosen* oder *Generationspsychosen* sind irreführend. Als Generationspsychosen werden Erkrankungen bezeichnet, die in den sog. biologischen Umbruchzeiten der Frau, wie Pubertät, Klimakterium und eben auch Schwangerschaft und

Tabelle 7-1 Übersicht: Erscheinungsformen und Psychodynamik psychoneurotisch und psychosomatisch begründeter Störungen in der Schwangerschaft

Qualität der durch die Schwangerschaft mobilisierten unbewußten (Trieb-)Regungen	Abwehrformen	psychiatrische Störungen im Sinn von Schwangerschaftsneurosen oder -psychosomatosen
I. Destruktive Impulse Unbewußte Feindseligkeitsregungen gegenüber der Schwangerschaft Schwangerschaft wird erlebt als Bedrohung, Gefährdung oder Zerstörung der eigenen Identität; Verletzung des Selbstbilds (narzißtische Kränkung); Wiederbelebung verdrängter Ängste der infantilen Zeit (Kastrations-, inzestängste, Angst vor Passivität), Umwandlung in schwangerschaftsdestruktive Impulse **II. Orale Impulse** Mobilisierung von Wünschen nach Einverleibung, Zufuhr, Aufnahme, Auffüllung Orale Verlustängste; Kind als Konkurrent Mobilisierung oraler Impulse infolge symbiotisch-oraler Identifikation	– Verdrängung – Reaktionsbildung – Verschiebung – Umwandlung in (psycho-) somatische Prozesse (Abdrängung ins Somatische)	I. Überbesorgtheit; Überfürsorge; ständiges Drängen nach Untersuchungen; hypochondrische Angstentwicklung; Furcht vor Beschädigungen des Kindes ohne Anlaß; phobische Vermeidungen, überängstliche Beachtung von Ernährungsregeln; Ausbildung neurotischer Symptombildungen (Kontrollzwänge, Reinlichkeitszwänge, Unfallverhütungszwänge; depressive Reaktionen) II. Psychosomatisch: Abnorme Gelüste, Eßdurchbrüche, Polyphagie, abnorme Gewichtszunahme; Impulsneurosen (Stehlimpulse). Abneigung gegen Speisen, Ekelgefühle, Nausea, Hyperemesis gravidarum; Veränderungen des Allgemeinbefindens (ohne somatische Grundlage): Schwächegefühle; Erschöpfungs-, Verstimmungs- und Versagungszustände

Wochenbett, auftreten. Diese Begriffe legen die Annahme einer biologischen Begründbarkeit nahe. Für den Bereich der Schwangerschaftspsychosen ist dies sicher unzutreffend. Pauleikhoff hebt im Gegenteil eine geradezu psychosepräventive Wirkung der Schwangerschaft hervor [12]. Auch nach unseren Erfahrungen ist festzustellen, daß:

– das Auftreten endogener Psychosen in der Schwangerschaft ein überaus seltenes Ereignis darstellt (im Gegensatz zu psychoneurotischen und psychosomatischen Störungen, die – im Vergleich hierzu – weitaus häufiger zu beobachten sind)
– wenn endogene Psychosen zur Ausbildung gelangen, ihre erlebnisinhaltliche Ableitung aus Bedingungen der Situation und der Persönlichkeit weitaus häufiger gelingt, als dies sonst bei endogenen Verlaufsformen der Fall ist [8]

Als Beispiele seien – verkürzt – je eine Krankengeschichte aus dem Bereich der endogen-depressiven Erkrankungen und des schizophrenen Formenkreises angeführt:

Patientin, 27 Jahre alt, berufstätig (Angestellte), früher zweimal in hausärztlicher Behandlung wegen depressiver Versagenszustände. Am Ende der 12. Schwangerschaftswoche – das Kind war erwünscht und geplant – traten Stimmungsverfall, innere Unruhe, Schlafstörungen sowie zunehmende Befürchtungen des Versagens auf. Gefühle der eigenen Wertlosigkeit, Vorstellungen, sie könne kein gesundes Kind zur Welt bringen, werde die ganze Familie in Armut und Unglück stürzen, machten sich breit. Bald trat Arbeitsunfähigkeit ein, zumal besonders morgens eine deutliche Akzentuierung der Symptomatik mit dranghafter Unruhe und jammerndem Klagen sichtbar wurden (Tagesschwankungen). Hinzu traten unbestimmt geäußerte Suizidgedanken. Unter der Diagnose einer Schwangerschaftspsychose vom Typus einer endogenen Depression kam die Patientin zur Aufnahme.

Bei offenbar bestehender Disposition (passagere leichte phasische Vorerkrankungen) war durch die Schwangerschaft eine erneute, diesmal schwere Phase ausgelöst worden. Es ließ sich zeigen, daß die Patientin immer schon gerade positiv erwarteten Lebensereignissen gegenüber mit heftiger Ambivalenz reagierte (depressive Unwertgefühle, Schuld- und Versagungsängste gerade nach Erfolgen). Positiven Gefühlen gegenüber reagierte sie mit Weglauftendenzen (motorische Unruhe). Auf diesem Hintergrund war sie durch die – auf der bewußten Ebene durchaus positiv erlebte – Schwangerschaft in einen tiefen Ambivalenzkonflikt hineingeraten. Er fand schließlich in der psychotischen Lösung seinen Ausdruck. Man kann vermuten, daß die Patientin, offenbar unfähig zu psycho- oder somatoneurotischer Symptomwahl, in die in diesem Fall depressive Psychose verfiel.

18jährige Zahnarzthelferin, lebte zurückgezogen, galt als sonderbar. Die Eltern berichteten, daß sie mit 18 Jahren gegen Ende der Schulzeit (mittlere Reife) plötzlich sehr religiös geworden sei. Zeitweilig bestand die Befürchtung, sie habe sich einer religiösen Sekte angeschlossen. Im allgemeinen stets zuverlässig und fleißig, erschien Fräulein B. plötzlich nicht mehr zur Arbeit. Sie war verschwunden. Tage später wurde sie auf der B-Ebene der Frankfurter Hauptwache in einem verwahrlosten, verwirrten Zustand aufgegriffen. Unter der Verdachtsdiagnose einer akuten Rauschmittelintoxikation erfolgte die Einweisung in die Psychiatrische Klinik. Die Untersuchungen des Urins auf Rauschmittel verliefen negativ. Statt dessen bot die Patientin deutliche Zeichen einer paranoid-halluzinatorischen Schizophrenie. Sie glaubte sich verfolgt, war deshalb auch weggelaufen, gab an, Stimmen zu hören, die sie als „auserwählt" bezeichneten. Sie äußerte die Überzeugung, daß das „Prinzip des Bösen" nahe sei. Hinter allem stünde die Frau ihres Chefs (des Zahnarztes), die sie real gar nicht kannte.

Diskrete Auffälligkeiten in ihrem äußeren Erscheinungsbild sowie die Angabe, wonach ihre letzte Regelblutung drei Monate zurückliege, gaben Anlaß zu einer gynäkologischen Untersuchung. Es wurde eine Schwangerschaft mens drei bis vier festgestellt. Nachforschungen ergaben, daß die Patientin gelegentlich einer flüchtigen Beziehung während einer Geburtstagsparty schwanger wurde. Etwa in der 8. bis 10. Schwangerschaftswoche war es zum Ausbruch der *schizophrenen Psychose* gekommen.

Die Psychodynamik dieser Erkrankung war unschwer nachzuvollziehen. Es hatte sich eine – lange von ihr verdrängte – Verliebtheit zu ihrem Chef ausgebildet. Die hiermit verbundenen Phantasien stellten eine Wiederholung der ehemals in ihrer Vorstellung stark sexuell geprägten Vaterbeziehung dar. In Regression auf frühe, primärnarzißtische Gefühlszustände von glückhafter Einheit und Verschmelzung (religiöse Verzückung) versuchte sie, der drohenden ödipalen Konfliktwiederholung auszuweichen. Die psychotische Lösung mit sowohl sexuell-inzestuösen als auch rachsüchtig-verfolgenden Anteilen waren die Folge. Auch hier wiederum ließ sich annehmen, daß die Patientin zu einer neurotischen oder psychosomatischen Lösung nicht in der Lage war. Die Form der Konfliktbearbeitung bestand in der Ausbildung produktiv schizophrener Symptombildungen. Neben einer – in diesem Fall guten – verstehenspsychologischen Nachvollziehbarkeit waren auch hier biologisch prädisponierende Faktoren miteinzubeziehen.

Symptomatische (organische) Psychosen in der Schwangerschaft sind nur zu erwarten in Begleitung ernsterer extrazerebraler Erkrankungen, wie z. B. Stoffwechselstörungen, Nierenversagen, hormonelle Fehlregulationen. In aller Regel bestehen diese Erkrankungen unabhängig von der Schwangerschaft, sind jedoch häufig durch sie kompliziert bzw. zur Dekompensation gebracht. In einem solchen Zusammenhang kann es dann – wie grundsätzlich immer bei internen Leiden (auch schwangerschaftsunabhängig) – zur Ausbildung hirnorganischer Psychosyndrome im Sinne akuter Psychosen kommen. Im Vordergrund des Erscheinungsbilds stehen hierbei häufig – jedoch nicht immer – Störungen des Bewußtseins, Verwirrtheiten, Apathien mit Schläfrigkeit oder auch deren Gegenteil, innere Unruhe, Antriebssteigerung, Reizbarkeit, Änderung des Wesens (zumeist im Sinne von Distanzlosigkeit) und Vielreden. Von Ausnahmen abgesehen, sind die psychischen Auffälligkeiten nicht zu übersehen. Allerdings ist zu sagen, daß auch Veränderungen im Wesen und Verhalten ohne Bewußtseinsstörungen vorkommen (sog. Durchgangssyndrome) sowie scheinbar rein endogene Bilder vom Typus einer affektiven oder auch einer schizophrenen Psychose (Prinzip der genetischen Unspezifität psychopathologischer Syndrome). Derartige Zustände können natürlich auch einmal in der Schwangerschaft auftreten. Fast immer jedoch sind symptomatische Psychosen im Sinne (meist reversibler) hirnorganischer Psychosyndrome in ihrer körperlichen Begründbarkeit erkennbar. Sie bilden von daher kaum je ein diagnostisches Problem.

2.4 Zur Behandlung psychiatrischer Erkrankungen in der Schwangerschaft

Es gibt grundsätzlich zwei Arten von Therapie in der Psychiatrie: die weitverzweigte Gruppe der psychisch wirksamen Medikamente (Psychopharmaka) und die nicht minder differenzierte Gruppe psychologisch einwirkender Therapieformen (Psychotherapie). Psychiatrische Störungen in der Schwangerschaft sind eindeutig Domäne der letztgenannten Einwirkungsform; hier kommen vorrangig alle Arten von Psychotherapie in Betracht, dies unter der naheliegenden Überlegung, daß die Einnahme von Medikamenten potentiell zu Schädigungen des wachsenden Kindes führen könnte. Die in der Literatur gleichlautende Empfehlung ist also, den Einsatz von Psychopharmaka möglichst zu vermeiden (z. B. [1]). Allerdings wird von manchen – und hierfür sprechen in der Tat vielfache Beobachtungen der klinischen Praxis – der Einsatz neuroleptisch wirksamer Mittel bei Schwangerschaftspsychosen für unbedenklich gehalten [5]. Auch bezüglich der Gruppe der Tranquillanzien, hier insbesondere der Benzodiazepine, ist nach der klinischen Erfahrung eine keimschädigende Wirkung kaum zu erwarten.

Die Pharmaindustrie selber warnt in ihren Beipackzetteln regelhaft vor dem Gebrauch von Psychopharmaka während einer Schwangerschaft. Diese Warnung ist jedoch mehr defensiver Art (Absicherung gegenüber möglichen Schadensersatzforderungen). Verläßliche Untersuchungen liegen kaum vor [11]. Zwar werden vor Einsatz neuer Medikamente deren teratogene Potenz in Tierversuchen überprüft, jedoch sind Übertragungen auf menschliche Verhältnisse wegen der teilweise sehr unterschiedlichen Morphologie und Physiologie der Plazenta kaum möglich (siehe auch Bd. 4, Kap. 9).

Nach eigener Erfahrung kann gelten, daß im I. Trimenon einer Schwangerschaft der Einsatz psychotroper Medikamente vermieden werden sollte. Grundsätzlich ist hier der Anwendung psychotherapeutischer Verfahren der Vorzug zu geben, selbst auch bei endogenen Psychosen (z. B. in Form begleitender Gesprächspsychotherapie). Erst dann, wenn Gefährdungen für die Schwangerschaft selber drohen – etwa bei seltenen Formen hyperkinetischer Schizophrenien oder agitierter Depressionen –, wird man je nach individueller Indikation den Einsatz neuro- oder thymoleptischer Substanzen befürworten. Bei Schwangerschaftsneurosen sind ohnehin Medikamente kontraindiziert. Hier kommen allein aufdeckende oder (mehr noch) stützende psychotherapeutische Verfahren in Betracht. Bei Psychosomatosen in der Schwangerschaft (z. B. manchen schweren Formen von Hyperemesis gravidarum) kann, über die Anwendung psychologischer Therapieverfahren hinaus, vorübergehend auch der Einsatz von

Psychopharmaka (Benzodiazepine) erforderlich werden. Auch hier ist die Indikation jeweils individuell zu stellen. Die Therapie symptomatischer Psychosen besteht naturgemäß erstrangig in der Erkennung und Eliminierung der jeweiligen körperlichen Grunderkrankung.

Literatur zu Abschnitt 2

1. Carnes, J.W.: Psychosocial disturbances during an after pregnancy. Postgrad. Med. 73 (1983) 135–141, 144–145.
2. Enzelsberger, H., M. Langer, E. Reinold, M. Ringler, N. Nemeskeri: Persönlichkeitsabhängige Angstreaktionen bei Erstgebärenden. Z. Geburtsh. Perinat. 194 (1990) 29–35.
3. Hatherley, L., J. Breheny, F. Robinson, N. Beischer: Psychiatric disorders in obstetrics. Med. J. Aust. 2 (1979) 399–401.
4. Hertz, D. G., H. Molinski: Psychosomatik der Frau. Springer, Berlin–Heidelberg–New York 1984.
5. Lee, S. R.: Psychiatric disorders during pregnancy. Amer. Fam. Phycn. 28 (1983) 187–194.
6. Mall-Haefeli, M., W. Poeldinger: Psychologische und psychiatrische Aspekte der Schwangerschaft. Ther. Umsch. 44 (1987) 54–60.
7. McNeil, T. F., L. Kaij, A. Malmquist-Larsson: Pregnant women with nonorganic psychosis: life situation and experience of pregnancy. Acta psychiat. scand. 68 (1983) 445–457.
8. McNeil, T. F., L. Kaij, A. Malmquist-Larsson: Women with nonorganic psychosis: pregnancy's effect on mental health during pregnancy. Acta psychiat. scand. 70 (1984) 140–148.
9. Moleman, N., O. van der Hart, B. van der Kolk: The partus stress reaction: a neglected etiological factor in postpartum psychiatric disorders. J. nerv. ment. Dis. 180 (1992) 271–272.
10. Molinski, H.: Emotionale und interpersonale Aspekte der Geburt. Gynäkologe 22 (1989) 96–99.
11. Nurnberg, H. C., J. Prudic: Guidelines for treatment of psychosis during pregnancy. Hosp. Community Psychiat. 35 (1984) 67–71.
12. Pauleikhoff, B.: Seelische Störungen in der Schwangerschaft und nach der Geburt. Enke, Stuttgart 1964.
13. Schumacher, W.: Schlafstörungen in der Schwangerschaft. Ihre Diagnostik und Therapie aus psychiatrischer Sicht. Gynäkologe 20 (1987) 176–181.
14. Snaith, R. P.: Pregnancy-related psychiatric disorders. Brit. J. Hosp. Med. 29 (1983) 450–456.
15. Spielvogel, A., J. Wile: Treatment and outcomes of psychotic patients during pregnancy and childbirth. Birth 19 (1992) 131–137.
16. Stauber, M.: Psychosomatische Forschungsergebnisse und deren Anwendung in der Frauenheilkunde. Gynäk.-Geburtsh. Rundsch. 33 (1993) 11–16.
17. Steiner, M.: Psychobiology of mental disorders associated with childbearing. Acta psychiat. scand. 60 (1979) 449–464.
18. Stephanos, S., U. Auhagen-Stephanos: Psychosomatische Theorie und Praxis in der Frauenheilkunde. Psychother. med. Psychol. 32 (1982) 101–106.
19. Stern, L.: Drug Use in Pregnancy. ADIS-Health Science Press, Sydney 1984.
20. Wenderlein, J. M.: Gestose und Psychosomatik. Zbl. Gynäk. 105 (1983) 1457–1467.
21. Whiffen, V., I. Gotlib: Comparison of postpartum and nonpostpartum depression: clinical presentation, psychiatric history, and psychosocial functioning. J. consulting clin. Psychol. 61 (1993) 485–494.
22. Wisner, K., K. Peindl, B. Hanusa: Relationship of psychiatric illness to childbearing status: a hospital-based epidemiologic study. J. affect. Disord. 28 (1993) 39–50.

8 Erkrankungen der Haut

S. Marghescu

Inhalt

1	Einleitung 216	3.1	Herpes gestationis 219
		3.2	Prurigo gestationis 220
2	Physiologische Veränderungen der Haut und der Hautanhangsgebilde . . . 216	3.3	Impetigo herpetiformis 221
2.1	Bindegewebe 216	3.4	Juckende urtikarielle Papeln und Plaques 222
2.2	Fettgewebe 216		
2.3	Hautdrüsen 217	4	Besondere dermatologische Fragestellungen in Verbindung mit einer Schwangerschaft 223
2.4	Haare 217		
2.5	Pigmentsystem 217		
2.6	Gefäßsystem 218	4.1	Lues 223
		4.1.1	Floride Lues 224
3	Hauterkrankungen in engerer Beziehung zur Schwangerschaft 219	4.1.2	Lues latens seropositiva 224
		4.2	Malignes Melanom 224

1 Einleitung

Im Zusammenhang mit einer Schwangerschaft sind aus dermatologischer Sicht vor allem drei Fragen von Belang:

– Welche physiologischen Veränderungen der Haut und ihrer Anhangsgebilde werden in der Schwangerschaft beobachtet, und welche Konsequenzen für die Hautpflege und für die Ergreifung prophylaktischer Maßnahmen ergeben sich daraus?
– Gibt es Hauterkrankungen in engerer Beziehung mit der Schwangerschaft, und welcher Art sind diese Beziehungen?
– Ergeben sich bei Hauterkrankungen besondere Fragestellungen durch eine Schwangerschaft?

2 Physiologische Veränderungen der Haut und der Hautanhangsgebilde

Entsprechend den veränderten physiologischen Verhältnissen im Gesamtorganismus, insbesondere der hormonellen Umstellung, machen sich auch am Hautorgan und seinen Anhangsgebilden anatomische und funktionelle Veränderungen bemerkbar. Die physiologischen Veränderungen umfassen nicht nur das Binde- und Fettgewebe, sondern sie äußern sich auch in der Tätigkeit der apokrinen und ekkrinen Schweißdrüsen sowie der Talgdrüsen, am Haarzyklus, am Pigment- und am Gefäßsystem.

2.1 Bindegewebe

Mehr als zwei Drittel des normalen menschlichen Koriums besteht aus Wasser, etwa die Hälfte davon an Bindegewebsfasern gebunden, der Rest in der Grundsubstanz oder intrazellulär [41]. Die Grundsubstanz selbst enthält im wesentlichen polymerisierte Proteoglykane und Wasser in freier und gebundener Form. Bei einem 65 kg schweren Menschen wird der Anteil des beweglichen Wassers mit etwa 7,5 kg angegeben [41].

Die klinischen Manifestationen einer bedeutenden *Wasserretention* in der Schwangerschaft sind bekannt: mehr oder weniger ausgeprägte Gedunsenheit des Gesichts, pralle „vollsaftige" Haut und teigige Schwellungen besonders im Knöchel- und Schienbeinbereich, eine latente Ödembereitschaft, die auch bei der unkomplizierten Schwangerschaft stellenweise und vorübergehend manifest werden kann.

Als Ursache der Wasserretention im Gewebe wird das Zusammenwirken mehrerer Faktoren angegeben, wobei dem hohen Östrogenspiegel eine zentrale Rolle zukommen soll [3]. Von den *prophylaktischen Maßnahmen*, die eine geringere Wasserretention im Gewebe bewirken sollen, kann noch am ehesten einer Einschränkung der Wasserzufuhr und einer kochsalzarmen Kost eine gewisse Wirksamkeit zugebilligt werden.

Inwieweit auch die Faseranteile des Bindegewebes und die Proteoglykane der Grundsubstanz in der Schwangerschaft Änderungen erfahren, bedarf noch weiterer Untersuchungen. Zumindest im Bereich der *Striae gravidarum* sind auch die Bindegewebsfasern und -zellen betroffen: Die Kollagenfasern sind fragmentiert, die Grundsubstanz vermehrt, die Fibroblasten mehr abgerundet und ohne Zeichen einer fibrillären Sekretion. Als Ursache wird eine dehnungsbedingte Dysfunktion der Fibroblasten angenommen [31]. Da auch durch eine örtliche Behandlung mit potenten Kortikoiden bei Heranwachsenden Striae entstehen können [16], liegt der Verdacht nahe, daß der Hyperkortizismus der Schwangeren die primäre Ursache ist, während dem Dehnungsfaktor nur eine lokale Bedeutung zukommt [11]. Eine örtliche Salbenbehandlung zur Vorbeugung von Striae verspricht eher eine psychologisch günstige Wirkung, ist jedoch mit der Gefahr einer Kontaktsensibilisierung verbunden.

2.2 Fettgewebe

Eine Vermehrung des subkutanen Fettgewebes besonders an den typisch weiblichen Stellen des Fettansatzes (Brüste, Bauch, Gesäß, Oberschenkel) ist während der Schwangerschaft relativ häufig zu beobachten und trägt neben der Wasserretention im Gewebe zur Gewichtszunahme bei.

Die Ursache soll in erster Linie nutritiver Natur sein, gekoppelt mit einem erschwerten Fettabbau. Wie bei jeder Adipositas kommt es durch vermehrte Fettablagerung zu einer Vergrößerung der einzelnen Fettzellen [22], wobei die Bindegewebssepten zwischen den Fettzellen unverändert bleiben. Hierdurch kann es in ausgeprägten Fällen einer regionalen Adipositas zu einer matratzenartigen Gestaltung des Hautoberflächenreliefs kommen. Vorsichtige Massage und Gymnastik vermögen hier Abhilfe zu schaffen.

2.3 Hautdrüsen

Untersuchungen über die Morphologie und Funktion der Hautdrüsen bei Schwangeren ergaben bis jetzt widersprüchliche Ergebnisse.

MacKinnon und Mitarbeiter [24] fanden bei 75 Primiparae eine deutlich herabgesetzte Zahl aktiver ekkriner Schweißdrüsen an der Beugeseite des rechten Mittelfingers, Winton und Mitarbeiter [45] dagegen berichten über eine erhöhte Schweißsekretion in der Schwangerschaft, verbunden mit einer erhöhten Schilddrüsenaktivität. Cavazzana [9] schließt aus morphologischen Veränderungen auf eine verstärkte Aktivität apokriner Schweißdrüsen während der Schwangerschaft, während Winton und Mitarbeiter [45] dagegen eine Besserung eines präexistenten Morbus Fox-Fordyce bei Graviden als Ausdruck verminderter Drüsenaktivität deuten. Tronnier [42] nimmt eine Abnahme der Talgsekretion durch Östrogene bei Graviden als sicher an. Plewig und Mitarbeiter [32] bezweifeln dies und sehen während der Schwangerschaft keine signifikanten Verbesserungen einer vorbestehenden Akne.

Verlaufsuntersuchungen mit modernen Methoden bei großen Kollektiven sind erforderlich, wobei die Messungen unbedingt auf eine möglichst lange Zeitspanne nach der Entbindung ausgedehnt werden müßten.

2.4 Haare

Schwangerschaft und Entbindung beeinflussen den Haarzyklus. Untersuchungen des Haarwurzelmusters während und nach der Schwangerschaft ergaben eine prozentuale Zunahme der Anagenhaare im zweiten und dritten Schwangerschaftsdrittel auf 94 bis 95% [24]. Sechs Wochen post partum kam es durch eine prozentuale Vermehrung der Telogenhaare zu einer Umkehr der Verhältnisse. Daraus wurde auf eine verlangsamte Konvertierung von Anagen- in Telogenhaare während der Schwangerschaft und auf eine beschleunigte Telogenisierung nach der Entbindung geschlossen. In Tierversuchen wurde festgestellt, daß Östrogene die Anagenphase des Haarzyklus verlängern [29]. Die Befunde weisen auf ein verringertes Effluvium während der Schwangerschaft und auf eine postpartale Alopezie vom Spättyp mit Telogenhaarwurzelmuster hin. Nach einer östrogenbedingten Verlängerung der physiologischen Anagenphase in der Schwangerschaft kommt es nach der Entbindung zu einer erhöhten Telogenisierungsrate. Nach Beendigung der physiologischen Telogenphase (zwei bis vier Monate) fallen dann die Kolbenhaare aus. Eine Restitutio ad integrum ist in einigen Monaten zu erwarten.

2.5 Pigmentsystem

In der Schwangerschaft kommt es oft zum Auftreten einer fleckig-konfluierenden Pigmentierung im Gesichtsbereich (Chloasma, Abb. 8-1) sowie zu einer verstärkten Pigmentierung der Brustwarzen, der Warzenhöfe, der Vulva, der Aftergegend, der Linea alba und von Narben. Die Pigmentierung wird durch eine vermehrte Ansammlung von Melanin in den epidermalen Zellen hervorgerufen, jedoch ist immer noch nicht restlos geklärt, auf welche Weise und wodurch die Hyperpigmentierung verursacht wird.

Die bisherigen experimentellen Daten scheinen eine zentrale Rolle der *Östrogene* in der veränderten Melanogenese während der Schwangerschaft anzudeuten.

Die Ovarektomie bei Meerschweinchen führt zu einer Abnahme des Melaningehalts in den Melanozyten. Kleine Dosen von Östrogenen an ovarektomierten Meerschweinchen ergaben einen Anstieg der Melaninmenge innerhalb und außerhalb der Melanozyten in der gesamten Haut, besonders aber in der Haut des Warzenhofes. Größere Östrogendosen verstärkten die Pigmentierung [40].

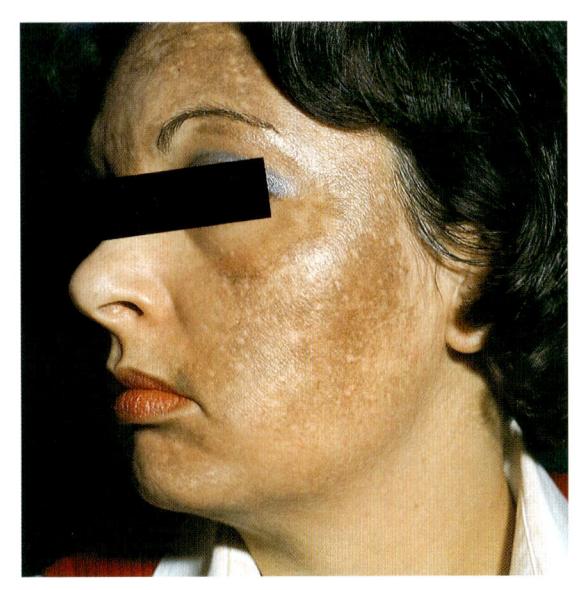

Abb. 8-1 Chloasma uterinum.

Es gibt Hinweise darauf, daß Östrogen die epidermale Melanozyteneinheit direkt stimuliert. So hat das örtliche Auftragen von Östrogen auf nur eine Mamille eine auf diese Mamille beschränkte Hyperpigmentierung zur Folge [38].

Neben den Östrogenen wird auch einem während der Schwangerschaft erhöhten Serumspiegel an *melanozytenstimulierendem Hormon (MSH)* eine pigmentierungsfördernde Rolle zugemessen [46].

Für eine Mitbeteiligung von MSH spricht, daß während der Schwangerschaft auch andere, durch Melanin hervorgerufene Pigmentierungen dunkler und größer werden können. So können Naevi spili während der Schwangerschaft stärker pigmentieren und Nävuszellnävi eine Dunkelung erfahren [3]. Bei dunkelpigmentierten Nävuszellnävi kann sogar das Auftreten eines heller pigmentierten Hofs beobachtet werden, was allgemein als Zeichen einer verstärkten Grenzflächenaktivität der Nävi gewertet wird. Es gibt aber auch heute noch keine eindeutige Erklärung dafür, warum durch Östrogene und MSH nur die Melanozyten bestimmter Regionen verstärkt stimuliert werden. Zumindest für das Chloasma des Gesichts kann dem ultravioletten Licht eine zusätzliche melanogenesefördernde Rolle zugebilligt werden. In diesem Sinn wird die Beobachtung interpretiert, daß das Abdecken einer Gesichtshälfte eine seitenverschiedene Hyperpigmentierung bei Schwangeren zur Folge hat [3].

Beim gegenwärtigen Stand der Forschung kann allein der Lichtfaktor bei Chloasma gravidarum *prophylaktisch* in seiner Auswirkung gemildert werden. Es empfiehlt sich daher, während der Schwangerschaft die Gesichtshaut durch Lichtschutzsalben (z. B. Contralum Ultra®, Spectraban®, Solabar®) abzuschirmen.

Die Beseitigung eines *post partum persistierenden Chloasmas* ist auch heute noch ein nicht zufriedenstellend gelöstes Problem. Bleichversuche mit Cremes, die Hydrochinonmonobenzylester enthalten (Depigman®, Depigman® forte), enttäuschen oft. Das Resultat kann verbessert werden, wenn gleichzeitig auch Lichtschutzsalben angewendet werden.

2.6 Gefäßsystem

In der Schwangerschaft werden die kleinen Gefäße der Lederhaut sowie die oberflächlichen Hautvenenstämme am häufigsten in Mitleidenschaft gezogen. Zu den Veränderungen, die mit den Gefäßen der Lederhaut in Zusammenhang stehen, zählen:

- eine *gesteigerte vasomotorische Erregbarkeit* der Hautgefäße, die sich in einem schnelleren Erröten oder Erblassen der Gesichtshaut sowie durch einen verstärkten roten Dermographismus manifestiert [3]
- eine *erhöhte Blutfülle* der Haut infolge von Durchblutung sonst blutfreier Anastomosen [3]
- eine Tendenz zur *Eruption von Naevi aranei*, besonders im Gesichtsbereich. Auch hierbei handelt es sich nicht um Gefäßneubildung, sondern um eine temporäre funktionelle Erweiterung präexistenter Arteriolen der Kutis, die sich nach der Schwangerschaft wieder rückbilden können [4].

Klinisch bedeutsamer sind die Erweiterungen größerer oberflächlicher Venenstämme der Haut und der hautnahen Schleimhäute, insbesondere:

- der Venen der Brust- und Bauchhaut, die schon relativ früh (3.–4. Woche) deutlich hervortreten können; sie sind an der Brust meist radiär angeordnet, an der vorderen Bauchhaut treten sie auch in Form mehr oder weniger ausgeprägter Netzbildungen in Erscheinung
- der Venen der Vulva, die sich varikös erweitern
- der submukösen Venennetze im Analbereich, die sich als Hämorrhoiden äußern und zu verschiedenen Komplikationen Anlaß geben
- der oberflächlichen Hautvenen der unteren Extremitäten, die sich klinisch als Varikosis manifestieren und vor allem die Gefahr einer oberflächlichen Thrombophlebitis in sich bergen

Die *Ursachen* der vor allem zwischen der 12. bis 20. Woche auftretenden [27] Varizen- und Hämorrhoidenbildungen sind mit Sicherheit komplexer Natur und letztlich noch unvollständig erforscht.

Eine sinnvolle *Prophylaxe* bietet sich vor allem auf dem Gebiet der Varikosis der unteren Extremitäten an. Die wichtigsten zu beachtenden Gesichtspunkte lassen sich wie folgt zusammenfassen:

- Schwangere mit bereits vor der Schwangerschaft bestehender Varikosis sollen von Anfang an entsprechend der unten angeführten Richtlinien behandelt werden.
- Die Gewichtszunahme in der Schwangerschaft muß zwecks Entlastung des Kreislaufs durch entsprechende Diät auf das notwendige Maß beschränkt werden.
- Es ist unbedingt erforderlich, den Tagesablauf der Schwangeren auch „venengerecht" gestalten zu lassen, d. h., wenig stehen, beim Sitzen die Beine hochlagern und möglichst viel gehen.

Die *Behandlung der Varikosis* in der Schwangerschaft erfordert ein differenziertes Vorgehen.

An eine medikamentöse Behandlung in der Schwangerschaft werden besondere Forderungen geknüpft [36]. Vor allem müssen eine teratogene Wirkung und eine Toxizität des Präparats ausgeschlossen werden. Die auf dem Markt angebotenen Venentonika erfüllen im allgemeinen diese Kriterien. Schwieriger zu beurteilen ist allerdings ihre Wirksamkeit. Der vermeintliche Effekt ist in vielen Fällen nur psychotherapeutisch zu verstehen [14].

Eine Operation zur Beseitigung der Varikosis verbietet sich im allgemeinen für die Dauer einer Schwangerschaft, weil das Risiko nicht im Verhältnis zum erwarteten Nutzen steht und weil konservative Maßnahmen fast immer ausreichen.

Gegen eine Verödung von Varizen in der Schwangerschaft ist im allgemeinen nichts einzuwenden [27]. Im Hinblick darauf, daß sich ein Großteil der Schwangerschaftsvarizen post partum zurückbildet, ist die Frage berechtigt, ob es nicht sinnvoller wäre, nur die nicht mehr zurückbildungsfähigen Varizen in einer angemessenen Zeit nach der Entbindung zu veröden. Sinnvoller scheint dagegen eine Verödung von Varizen zu sein, die bereits „in die Schwangerschaft hereingebracht" wurden.

Die *Therapie der Wahl* bleibt die Kompressionsbehandlung mit elastischen Verbänden oder mit Gummistrümpfen. Dabei sind als wichtigste Regeln zu beachten: *Die Behandlung sollte mit elastischen Verbänden begonnen und so lange fortgesetzt werden, bis die Beine völlig ödemfrei geworden sind*. Erst dann kann für Gummistrümpfe Maß genommen werden. Die elastischen Verbände und Gummistrümpfe dürfen um so weniger dehnbar sein, je ausgeprägter die Varikosis ist. Der Kompressionsdruck muß hoch sein (beim Anlegen Blaufärbung der Zehen) und soll von distal nach proximal allmählich abnehmen. Der Kompressionsverband sollte theoretisch vor dem Aufstehen im Liegen angelegt werden. Da dies ambulant meist nicht realisierbar ist, soll der Verband oder Gummistrumpf gleich beim Aufstehen, z.B. am Bettrand sitzend, angelegt bzw. angezogen werden. Mit dem angelegten Kompressionsverband sollte möglichst viel Bewegung erfolgen.

3 Hauterkrankungen in engerer Beziehung zur Schwangerschaft

Es entspricht der Tradition, in diesem Kapitel vor allem oder ausschließlich drei Hauterkrankungen zu besprechen, die mit der Schwangerschaft in enger Beziehung stehen sollen: Herpes gestationis, Prurigo gestationis und Impetigo herpetiformis. Die Richtigkeit der Einreihung dieser Dermatosen unter die Schwangerschaftsgestosen wird heute angezweifelt. Die wichtigsten Gründe sind das außerordentlich seltene Vorkommen dieser Dermatosen in der Schwangerschaft, wobei die Inzidenz für Herpes gestationis etwa 1:4000 und darunter [18] beträgt, und das Auftreten identischer Hauterkrankungen bei nichtschwangeren Frauen und sogar Männern. Nach heutiger Auffassung stellt der Herpes gestationis ein bullöses Pemphigoid dar. Die Impetigo herpetiformis kann klinisch und histologisch nicht von einer Psoriasis pustulosa generalisata unterschieden werden. Schließlich ist die Prurigo gestationis nichts anderes als eine Prurigo simplex subacuta, die aus verschiedensten Gründen auch bei Nichtschwangeren beobachtet wird.

Wenn trotzdem auf eine kurze Darstellung der genannten Dermatosen in diesem Rahmen nicht verzichtet wird, so vor allem aus der Ungewißheit über ihre Ätiopathogenese, wobei im Rahmen einer multifaktoriellen Bedingtheit vielleicht auch bis jetzt unbekannte, schwangerschaftseigene Faktoren eine Rolle spielen können. In diesem Sinn können Beobachtungen interpretiert werden, die über erstmaliges Auftreten dieser Dermatosen während der Schwangerschaft, Abheilung nach der Entbindung und Rezidiv bei erneuter Schwangerschaft berichten [3].

Eine relativ neu beschriebene Entität mit der Bezeichnung „juckende urtikarielle Papeln und Plaques" soll ebenfalls hier Erwähnung finden.

3.1 Herpes gestationis

Der Herpes gestationis wird heute fast allgemein als eine mit dem bullösen Pemphigoid nahezu identische Erkrankung aufgefaßt. Die Bezeichnung „Herpes" bezieht sich auf die herpetiforme Anordnung der Effloreszenzen und bedeutet nicht, daß sie durch Herpes-Viren hervorgerufen wären (siehe auch Kap. 11, Abschnitt 3).

Die *Ätiopathogenese* ist noch nicht restlos geklärt. Fest steht heute der Nachweis eines zirkulierenden Herpesgestationis-Faktors bei der erkrankten Mutter und im

Nabelschnurblut ihres Neugeborenen [20], der auch für eine transitorische blasenbildende Dermatose bei Neugeborenen erkrankter Mütter verantwortlich gemacht wird [10]. Dieser Herpes-gestationis-Faktor wurde inzwischen als IgG-Antikörper identifiziert, der in der Basalmembranzone Komplement aktiviert und über eine Membranschädigung der Basalzellen die Blasenbildung ermöglicht [8, 19].

Es bleibt allerdings offen, wogegen die spezifischen Antikörper gebildet werden. Zumindest eine schubauslösende Wirkung scheint das *Progesteron* zu besitzen, womit bei einer Frau außerhalb der Schwangerschaft und sogar bei einem Mann Schübe provoziert werden konnten [17]. Inwieweit fetale Antigene eine Rolle spielen, muß noch geklärt werden.

Klinik: Die Erkrankung tritt häufig zu Beginn der Schwangerschaft auf; ein erstmaliges Erscheinen ist allerdings auch im Puerperium möglich. Bevorzugt werden Bauch und Extremitäten befallen. Die Morphen sind scharf begrenzte, bogig konfigurierte und leicht über dem Hautniveau erhabene Erytheme mit gruppierten Bläschen oder Blasen. Der Blaseninhalt ist serös oder hämorrhagisch (Abb. 8-2). Subjektiv bestehen Brennen und Juckreiz. Die Abheilung geschieht mit der Entbindung oder einige Wochen danach. Rezidive werden oft bei der nächsten Schwangerschaft beobachtet.

Histologie: Subepidermale Blasenbildung mit Reichtum an Eosinophilen im Blaseninhalt und im korialen Infiltrat. *Immunfluoreszenz:* Homogene lineare Fixierung von IgG und IgA (in etwa 30%) und von C3 (in 100%) in der subepidermalen Basalmembranzone mit direktem Verfahren nachweisbar [6].

Therapie: Immunsuppressiv und symptomatisch, wobei die Sorge um den Fetus einige unten angeführte und im Prinzip wirksame Medikationen verbietet:

- Systemisch verabreichte, hochdosierte Glukokortikoide, allein oder kombiniert mit Azathioprin, sind sicher wirksam, für den Fetus jedoch nicht unproblematisch.
- Eine Plasmapherese [44] kann in kurzer Zeit eine symptomatische, vorübergehende Besserung erwirken.
- Sulfone (z. B. Dapson-Fatol®) sind häufig wirksam, jedoch als Methämoglobinbildner in der Schwangerschaft höchstens niedrigdosiert einzusetzen [43].

Die *örtliche Therapie* richtet sich nach dem jeweiligen Eruptionszustand; bei Rötung und intakten Bläschen oder Blasen können glukokortikosteroidhaltige Cremes oder eine Lotio alba DRF angewendet werden. Bei erfolgter Sekundärinfektion empfiehlt es sich, antibiotikahaltige Steroidcremes oder eine einprozentige Achromycinlotio zu verwenden.

Bei Platzen der Bläschen oder Blasen sind vorübergehend feuchte Umschläge mit Aqua destillata oder bei Sekundärinfektion mit Chinosol® (eine Tablette zu einem Gramm in einem Liter Wasser auflösen) erforderlich.

In verzweifelten Fällen und nach Abwägen aller relevanten Faktoren muß auch die Notwendigkeit einer *Interruptio* in Erwägung gezogen werden.

3.2 Prurigo gestationis

Die Prurigo gestationis wird außerhalb der Schwangerschaft als Urticaria papulosa chronica (Synonyma: Prurigo simplex subacuta, Lichen urticatus) bezeichnet. Zwischen der Prurigo gestationis und der Urticaria papulosa chronica gibt es keine gesicherten Unterschiede. Die Identität einer neubeschriebenen Entität unter der Bezeichnung „papulöse Dermatitis in der Schwangerschaft" [40] wird diskutiert [18].

Ätiopathogenese: unbekannt. Ein Zusammenhang mit hormonellen Störungen (Regelanomalien, Hyperöstrogenismus, Ovarialzysten, Menopause) wird immer wieder behauptet, erklärt jedoch nicht das Auftreten der gleichen Erkrankung auch bei Männern. Auch

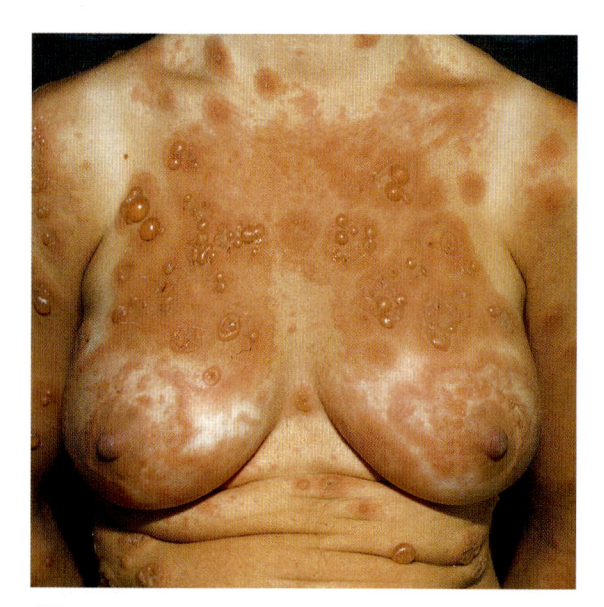

Abb. 8-2 Herpes gestationis.

ist es wenig vorstellbar, auf welche Weise die hormonellen Faktoren das recht charakteristische klinische Bild verursachen sollen. Das gleiche gilt für den angegebenen Zusammenhang mit Leberparenchymschäden und Magen-Darm-Störungen.

Betrachtet man das histologische Substrat der Veränderungen, so sind diese einer Insektenstichreaktion am nächsten. Eine Variante der Urticaria papulosa chronica im Kindesalter, der Strophulus infantum, wird heute von vielen Autoren auf Insektenstiche zurückgeführt. Wenn auch der anamnestische Hinweis auf vorangegangene Insektenstiche bei der Urticaria papulosa chronica oft fehlt, so erscheint zumindest die allergische Genese als derzeitige Hypothese am wahrscheinlichsten, wobei als gemeinsamer Nenner der verschiedenen Ursachen die örtliche Histaminanreicherung im Gewebe mit ihren Folgen gelten kann.

Klinik: Die Erkrankung beginnt meist ab dem 2. bis 3. Schwangerschaftsmonat und bevorzugt die Streckseite der Extremitäten sowie die obere Rumpfhälfte. In exanthematischer Aussaat finden sich rundliche Exkoriationen und varioliforme Narben mit hyperpigmentiertem Randsaum (Abb. 8-3). Zwei Besonderheiten des Krankheitsbildes sind erwähnenswert: Man bekommt fast immer nur die Sekundäreffloreszenzen (Exkoriatio, Narbe) zu sehen. Die Primäreffloreszenz ist eine glasstecknadelkopfgroße bis höchstens linsengroße, harte Papel mit einem urtikariellen Hof (sog. Seropapel). Da die Papel einen äußerst heftigen Juckreiz verursacht, wird diese häufig blutig zerkratzt. Erst mit der Blutung hört der Juckreiz schlagartig auf. Es treten jeweils einzelne oder nur wenige Papeln gleichzeitig in Erscheinung. Die exanthematische Aussaat wird durch aufeinanderfolgende Schübe vorgetäuscht.

Histologie: Umschriebene ödematöse und infiltrative Durchsetzung der Epidermis; starkes Ödem im Stratum papillare und subpapillare mit Gefäßerweiterung und perivaskulärem Infiltrat aus Lymphozyten, Histiozyten und Eosinophilen [37].

Therapie: Symptomatisch, im wesentlichen juckreizstillend. Zu den Allgemeinmaßnahmen, die in manchen Fällen Besserung oder vorübergehende Abheilung bewirken können, gehört in erster Linie der Milieuwechsel (Hospitalisation, Klimakur). Eine salzarme Kost trägt zur Linderung des Juckreizes bei. Systemisch können Antihistaminika (z. B. Zaditen®, Teldane®) Linderung bringen. In der örtlichen Behandlung haben sich Schüttelmixturen mit Zusatz von 1%igem Thesit oder 3%igem Ichthyol als wirksam erwiesen. Auch ein 0,5%iger Mentholspiritus lindert den Juckreiz.

3.3 Impetigo herpetiformis

Die Impetigo herpetiformis wird als eine Psoriasis pustulosa generalisata (Typ Zumbusch) betrachtet, die sich bei bestehender psoriatischer Bereitschaft unter den besonderen Bedingungen einer Schwangerschaft (Hypoparathyreoidismus, hormonelle Umstellung) manifestiert. In diesem Sinn können folgende Feststellungen interpretiert werden:

– Die Impetigo herpetiformis ist klinisch und histologisch von einer Psoriasis pustulosa generalisata nicht zu unterscheiden [6].
– Es sind familiäre Erkrankungen bekannt [29].
– Des öfteren liegt bei dieser Dermatose eine Hypokalzämie bei Hypoparathyreoidismus vor [35]. Gegen eine maßgebliche Beteiligung der Calciumstoffwechselstörung in der Verursachung des Leidens spricht allerdings die häufige Unwirksamkeit einer Substitutionstherapie allein.
– Es liegen Hinweise auf eine hormonelle Provokation des Leidens vor. Eine Patientin entwickelte z. B. nicht nur in neun konsekutiven Schwangerschaften jeweils eine Impetigo herpetiformis, sondern auch bei Einnahme von Östrogen-Gestagen-Kombinationen als Ovulationshemmer, außerdem durch Gestagene allein, nicht aber nach alleiniger Östrogenverabreichung [29].

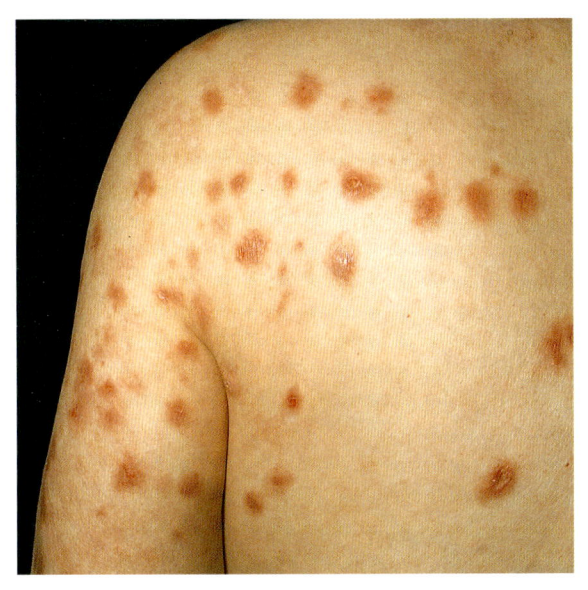

Abb. 8-3   Prurigo gestationis.

Klinik: Die Erkrankung beginnt meist ab dem 3. bis 4. Schwangerschaftsmonat, manchmal auch zu Beginn der Schwangerschaft oder kurz nach der Entbindung. Sie geht mit hohem Fieber einher und verläuft schubweise. Es finden sich scharf begrenzte, unregelmäßig konfigurierte erythematöse Flecke mit Neigung zur Konfluierung und zirzinärer Ausbreitung, übersät von glasstecknadelkopfgroßen Pusteln (Abb. 8-4). Im weiteren Verlauf können die Pusteln platzen, und es entstehen nässende, zum Teil krustenbedeckte Flecken.

Histologie: Wie bei der Psoriasis pustulosa, ist auch bei der Impetigo herpetiformis als kennzeichnendes Merkmal die spongiforme Pustel von Kogoj, ein mit Neutrophilen gefüllter schwammartiger Hohlraum, in den oberen Zellagen der Epidermis nachweisbar [6].

Therapie: Systemisch haben sich *ACTH-Injektionen* (Synacthen® Depot, wöchentlich ein bis zwei Injektionen) oder Glukokortikosteroide (entsprechend 80–120 mg Prednisolon oder Isodosen) bewährt. Hierzu ist zu beachten: Nach anfänglicher Stoßtherapie soll möglichst schnell die kleinste Erhaltungsdosis gesucht werden. Ständige Kontrollen des Elektrolytstoffwechsels, des Blutzuckers und besonders der Plazentafunktion sind erforderlich. Bei Plazentainsuffizienz kann eine Entbindung durch Kaiserschnitt zum frühestmöglichen Termin den Fetus retten [2]. Eine *antibiotische Abschirmung* ist von Anfang an empfehlenswert. Gaben von Calcium oder Dihydrotachysterol (A.T. 10®) können bei Hypokalzämie versucht werden, wenn auch der Wert dieser klassischen Behandlung umstritten ist. Eine systemische Therapie mit dem aromatischen Retinoid Etretinat wäre sicher wirksam [25]; ihre Anwendung verbietet sich allerdings wegen der bekannten teratogenen Eigenschaft des Mittels.

Lokal hat man einen guten therapeutischen Effekt ohne Nebenwirkungen auf den Fetus mit einer *Photochemotherapie* erzielt, wobei viermal in der Woche eine 0,1 %ige 8-Methoxypsoralen-Creme auf die Haut aufgetragen und eine Stunde danach die Haut mit 2 J/cm^2 UV-A bestrahlt wurde [13]. Die örtliche Behandlung richtet sich nach dem jeweiligen Eruptionszustand:

- *Rötung mit intakten Pusteln:* glukokortikosteroidhaltige Cremes, eventuell mit antibiotischem Zusatz (z. B. Sermaka®-Creme, Locacorten-Vioform®-Creme); nach Applikation der Creme kann eine zweite Schicht aus Lotio alba DRF aufgetragen werden
- *nässende Flächen:* feuchte Umschläge mit Aqua destillata oder mit Desinfiziens als Zusatz (z. B. Chinosol® 1:1000) oder Farbstoffe (z. B. 0,5 %ige wäßrige Pyoktaninlösung)
- *Rötung allein:* Glukokortikosteroidhaltige Cremes (siehe oben) ohne Lotio alba

Aus ärztlicher Sicht kann die Impetigo herpetiformis eine Indikation zur *Interruptio graviditatis* darstellen, da die Gefahr einer Totgeburt durch die notwendige Behandlung groß ist und vor allem da die Erkrankung nach der Entbindung oft relativ schnell abklingt.

3.4 Juckende urtikarielle Papeln und Plaques

In den letzten Jahren wurden mehrere (neue?) Dermatosen beschrieben, die mit der Schwangerschaft in Zusammenhang gebracht werden. Zu diesen zählen die papulöse Dermatitis in der Schwangerschaft [40], die pruriginöse Follikulitis in der Schwangerschaft [47] und die juckenden urtikariellen Papeln und Plaques in der Schwangerschaft [21]. Besonders die letztere scheint eine gewisse Individualität und Spezifität in der Schwangerschaft zu besitzen und soll deshalb kurz dargestellt werden.

Die *juckenden urtikariellen Papeln und Plaques in der Schwangerschaft* (pruritic urticarial papules and plaques of pregnancy = PUPPP) scheinen mit dem früher beschriebenen „toxemic rash of pregnancy" [5] weitgehend identisch zu sein.

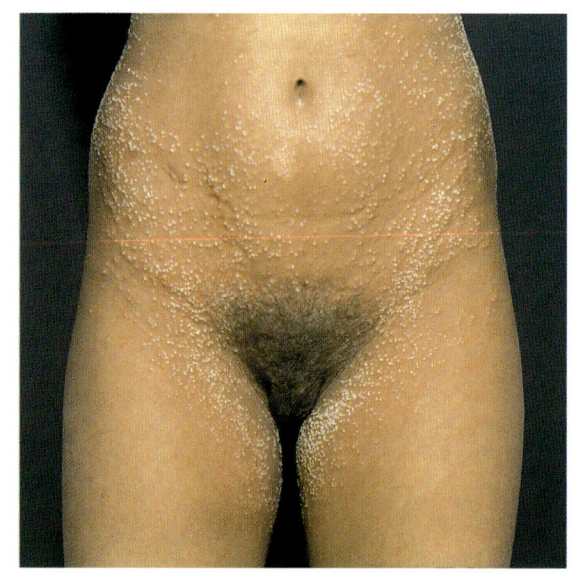

Abb. 8-4 Psoriasis pustulosa generalisata („Impetigo herpetiformis").

Die *Ätiologie* ist unbekannt. Diskutiert wird eine allergische Reaktion vom Spättyp [6], möglicherweise durch Medikamentenantigene, wie Multivitamin- und/oder Eisenpräparate [33]. Für eine Spättypreaktion spricht, daß perivaskulär neben Histiozyten überwiegend T-Lymphozyten angetroffen werden [13].

Klinik: Die Erkrankung beginnt meist während des III. Trimenons der Schwangerschaft am Abdomen. Sie breitet sich auf Brust, Rücken und den stammnahen Extremitätenanteilen aus. Es kommt zu roten, papulösen und urtikariellen Morphen, die zu Plaques konfluieren und extrem jucken, aber trotzdem kaum zerkratzt werden. Nach der Entbindung heilen sie spontan ab. Bis jetzt ist keine Fruchtschädigung durch die Dermatose nachweisbar [7].

Histologie: Die Epidermis ist meist unauffällig. Im Korium ist ein geringes, perivaskulär orientiertes Infiltrat aus Lymphozyten und Histiozyten nachweisbar [1].

Therapie: Systemisch mit Antihistaminika, lokal mit Lotio alba DRF, eventuell darunter eine wenig potente Kortikoidcreme (z. B. Volonimat®-Creme).

4 Besondere dermatologische Fragestellungen in Verbindung mit einer Schwangerschaft

Die konsiliarische Erfahrung hat gezeigt, daß die häufigsten oder wichtigsten Fragen, die während der Schwangerschaft an die Dermatologen herangetragen werden, vor allem zwei Themen betreffen: die Lues und das maligne Melanom. Aus diesem Grund soll auf die entsprechenden Wechselwirkungen kurz eingegangen werden.

4.1 Lues

Die Lues kommt auch heute noch durchaus vor, wenn auch die Häufigkeit und die Problematik durch die wirksame Behandlung und durch aussagekräftige Seroreaktionen eine entscheidende Wandlung erfahren haben (siehe auch Kap. 11, Abschnitt 3, und Bd. 8).

Die *Therapie* der Wahl einer Lues besteht immer noch in der Aufrechterhaltung eines genügend hohen Penicillinspiegels über vier Wochen. Die tägliche Verabreichung von einer Ampulle Megacillin® intramuskulär oder aber die intramuskuläre Injektion von entsprechenden Depotpräparaten (z. B. Debot-Pen® dreimal in der Woche, etwa Montag, Mittwoch und Freitag) genügen dieser Anforderung.

Bei Allergie auf Penicillin wird auf Erythromycin (z. B. Neo-Erycinum®) ausgewichen, wobei die Frühlues mit einer Gesamtdosis von 30 g Neo-Erycinum® in 15 Tagen, die Spätlues mit einer Gesamtdosis von 50 g in 25 Tagen behandelt wird. In sechsstündigen Intervallen werden dabei täglich 2 g verabreicht [30].

Eine einmalige Behandlung nach diesem Schema genügt zur Ausheilung der Lues. Eine Wiederholung der Behandlung ist nur bei nachgewiesener Reinfektion angezeigt.

Die Seroreaktionen: Die heute zur Verfügung stehenden luesserologischen Reaktionen können unter den Gesichtspunkten der Spezifität der Reaktionen, der Aktualität der Infektion und der Plazentagängigkeit der Luesantikörper betrachtet werden [26].

Spezifität der Reaktion: Ältere luesserologische Komplementbindungs- und Flockungsreaktionen, wie WaR[1], MKR II[2], VDRL[3] und andere lieferten in einem gewissen Prozentsatz der Fälle auch biologisch falsch positive Seroreaktionen. Auf ihre Durchführung kann heute zugunsten spezifischer Reaktionen, die zuverlässig Luesantikörper nachweisen, verzichtet werden. Hierzu zählen der titrierbare TPHA-Test (Treponema-Pallidum-Hämagglutinationstest) als Suchreaktion und der FTA-Abs-Test (Fluoreszenz-Treponemen-Antikörper-Absorptions-Test) als Bestätigungsreaktion. Der ebenfalls spezifische TPI-Test (Treponema-Pallidum-Immobilisationstest = Nelson-Test) wird heute wegen der erforderlichen aufwendigen Tierhaltung kaum noch durchgeführt.

Die Aktualität der luetischen Infektion: Auch nach einer ausreichend behandelten Lues bleiben häufig sowohl die unspezifischen als auch die spezifischen Seroreaktionen als sogenannte Erinnerungsreaktionen positiv. Nur der 19-S-IgM-FTA-Abs-Test, in spezialisierten Laboratorien durchgeführt, kann eine aktuelle, behandlungsbedürftige Infektion anzeigen.

Die Plazentapassage der Luesantikörper: Nur Luesantikörper der Klasse IgG können die Plazenta passieren und so beim Neugeborenen in den ersten Lebensmonaten positive Reaktionen liefern. Da IgM-Antikörper nicht plazentagängig sind, sollten nur diese zum Ausschluß einer diaplazentaren Infektion des Fetus verwendet werden.

---

[1] WaR = Wassermann-Reaktion
[2] MKR = Meinicke-Klärungsreaktion
[3] VDRL = Venereal Disease Research Laboratory

8 Erkrankungen der Haut

Im Hinblick auf die schwerwiegenden Folgen einer übersehenen Lues während der Schwangerschaft ist es unerläßlich, zumindest einmal im Verlauf der Gravidität entsprechende serologische Untersuchungen (am besten TPHA-Test) zu veranlassen. Eine optimale Sicherheit bietet die Wiederholung der Luesserologie in jedem Trimenon.

Fällt die TPHA-Reaktion positiv aus, so kann dies Verschiedenes bedeuten:

- Es handelt sich um eine floride Lues im spätprimären oder im sekundären Stadium.
- Es wird eine Lues latens seropositiva angezeigt.

4.1.1 Floride Lues

Eine floride seropositive Lues ist durch Haut- und Schleimhauterscheinungen ausgezeichnet, deren Deutung wegen der umfangreichen differential-diagnostischen Interferenz durch einen Hautarzt geschehen sollte. Die Serologie zeigt in diesem Fall:

- deutlich positive Ergebnisse in den spezifischen Reaktionen
- hohe Serumtiter der Luesantikörper (zumindest Positivität auch bei einer Serumverdünnung von 1:8, meist aber auch bei 1:16, 1:32, 1:64 und darüber)
- eine steigende Tendenz des Serumtiters in einem Untersuchungsintervall von zwei bis drei Wochen

Eine sofortige antiluetische Behandlung (siehe auch Bd. 8) ist bei einer gesicherten floriden Lues selbstverständlich. Für das Kind droht eine diaplazentare Infektion spätestens im 4. Monat der Schwangerschaft.

4.1.2 Lues latens seropositiva

Als Lues latens seropositiva können zusammenfassend alle Konstellationen bezeichnet werden, bei denen eine luesspezifische Serumpositivität mit dem Fehlen jeglicher Organmanifestationen der Lues in Kontrast steht. Eine gesicherte Lues latens seropositiva soll nur dann behandelt werden, wenn der daraufhin durchgeführte 19-S-IgM-FTA-Abs-Test durch den positiven Ausfall die Aktualität einer Infektion anzeigt.

4.2 Malignes Melanom

Im Zusammenhang mit einer Schwangerschaft ergeben sich vor allem zwei Fragen, die das maligne Melanom betreffen:

- Ist die Gefahr einer Umwandlung eines Nävuszellnävus in ein malignes Melanom in der Schwangerschaft größer?
- Verschlechtert die Schwangerschaft die Prognose eines bestehenden malignen Melanoms?

Nävuszellnävi

Die Wahrscheinlichkeit, daß sich im Lauf des Lebens ein Nävuszellnävus in ein malignes Melanom unwandelt, ist äußerst gering. Zwar sind die Ursachen dieser Umwandlung letztlich unbekannt, trotzdem gilt der Lehrsatz, daß grenzflächenaktive Nävuszellnävi und solche, die jahrelang Traumatisierungen ausgesetzt sind (z. B. Nävus an der Fußsohle oder in den Zehenzwischenräumen), ein größeres Risiko darstellen. Allerdings darf auch dieses größere Risiko nicht überbewertet werden.

Es entspricht nun der klinischen Erfahrung, daß während einer Schwangerschaft bestehende Nävuszellnävi eine *Dunkelung* erfahren können und daß bei dunkelpigmentierten Nävi das Auftreten eines helleren Hofs beobachtet werden kann. Diese Veränderungen werden als Ausdruck einer gesteigerten Grenzflächenaktivität gewertet (Abb. 8-5). Daraus ergibt sich, daß die Gefahr einer Umwandlung eines Nävuszellnävus in der Schwangerschaft im Bereich des größeren Risikos liegt. Wie gering dieses größere Risiko ist, kann am besten an der äußersten Seltenheit der Koinzidenz

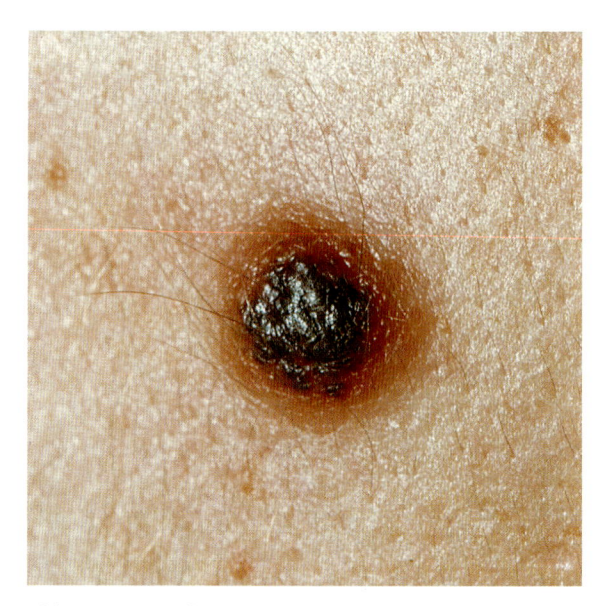

Abb. 8-5 Grenzflächenaktiver Nävuszellnävus.

eines malignen Melanoms mit einer Schwangerschaft gemessen werden.

Nichtsdestoweniger ist es ratsam, in der Schwangerenbetreuung auch eventuelle Veränderungen an Nävuszellnävi zu beobachten. Als *Zeichen einer malignen Umwandlung* der Nävi gelten im allgemeinen:

- pötzliches Wachstum des Nävus
- eine Änderung der Farbe, wobei nicht nur eine Dunkelung, sondern auch eine Aufhellung oder dunkelrote Verfärbung von Oberflächenanteilen als Warnzeichen gewertet werden
- eine unmotivierte (z. B. nicht durch Verletzung entstandene) Blutung aus dem Nävus
- das Erscheinen eines entzündlichen Hofs um einen Nävus

Es muß betont werden, daß alle diese Warnzeichen nur einen relativen Aussagewert besitzen, jedoch sollten sie Anlaß geben zu einer fachdermatologischen Untersuchung. Bei begründetem klinischen Verdacht einer initialen Entartung eines Nävuszellnävus ist eine Probeexzision zur histologischen Erhärtung des Verdachtes zumindest in Deutschland nicht zulässig. In diesen Fällen bietet folgendes Vorgehen eine maximale Sicherheit: In Intubationsnarkose oder Leitungsanästhesie den verdächtigen Herd zunächst klein in örtlicher Vereisung exzidieren und davon sofort einen Kryostatschnitt anfertigen. Je nach Ergebnis der Schnellschnittuntersuchung wird dann der operative Eingriff beendet: Verschluß der kleinen Exzisionswunde bei erwiesener Gutartigkeit oder Erweiterung des Schnitts (3–5 cm) allseits im Gesunden, in der Tiefe (bis zur Muskelfaszie) bei Malignität oder Malignitätsverdacht.

Schließlich sei noch darauf hingewiesen, daß nur ein Teil der malignen Melanome auf dem Boden präexistenter Nävuszellnävi entstehen, während andere auf vorher scheinbar unveränderter Haut in Erscheinung treten können (Abb. 8-6). Aus diesem Grund sind im Erwachsenenalter, also auch während der Schwangerschaft, *neu aufgetretene* und *wachsende Pigmentflecke* melanomverdächtig und sollten einer dermatologischen Untersuchung zugeführt werden.

Einfluß einer Schwangerschaft auf den Verlauf des malignen Melanoms

Die Frage nach den Wechselbeziehungen zwischen malignem Melanom und Schwangerschaft kann heute noch nicht mit Sicherheit beantwortet werden. Mitgeteilte Einzelbeobachtungen und Statistiken über diese Frage widersprechen einander.

Praktisch gesehen besteht beim gegenwärtigen Stand der Forschung keine absolute medizinische Indikation, die Schwangerschaft wegen eines gleichzeitig bestehenden malignen Melanoms abzubrechen [4]. Die sofortige radikale Behandlung eines erkannten Melanoms bei Schwangeren ist allerdings ohne Rücksicht auf eine eventuelle Gefährdung der Schwangerschaft durchzuführen.

In bezug auf eine erneute Gravidität nach operativer Entfernung eines malignen Melanoms wird unter Berücksichtigung des Alters der Patientin und Dringlichkeit des Kinderwunsches ein differenziertes Vorgehen empfohlen [49]:

- Eine neue Gravidität ist bei Frauen mit operiertem Melanom unterhalb der Risikogrenze (klinisch Stadium I, Invasionstiefe Clark 2) nach zwei bis drei Jahren, bei größerer Invasionstiefe im klinischen Stadium I nach fünf Jahren vertretbar.
- Frauen mit metastasierendem Melanom sollen auch im Hinblick auf die Gefährdung des Fetus nicht mehr schwanger werden.

Das Ergebnis neuester Studien zum Thema faßt Garbe [15] zusammen.

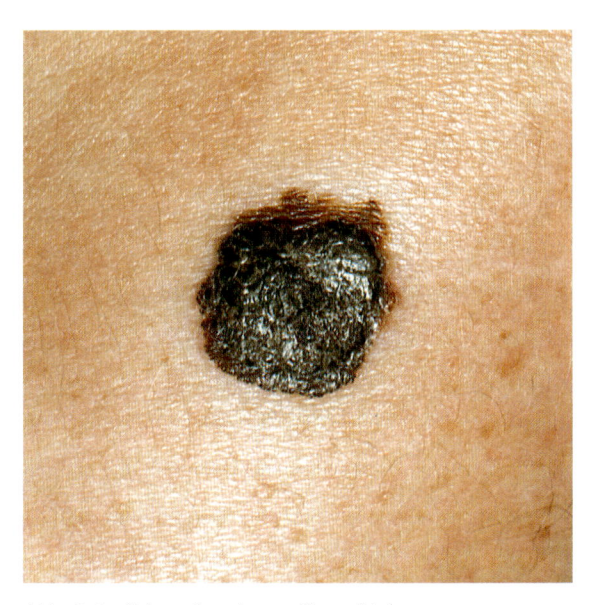

Abb. 8-6 Primär-knotiges malignes Melanom.

Literatur

1. Ahmed, A. R., R. Kaplan: Pruritic urticarial papules and plaques of pregnancy. J. Amer. Acad. Dermatol. 4 (1981) 679.
2. Beveridge, G. W., R. A. Harkness, J. R. B. Livingstone: Impetigo herpetiformis in two successive pregnancies. Brit. J. Derm. 78 (1966) 106.
3. Bohnstedt, R. M.: Veränderungen der Haut in der Schwangerschaft. In: Gottron, H. A., W. Schönfeld (Hrsg.): Dermatologie und Venerologie, Bd. III/2. Thieme, Stuttgart–New York 1959.
4. Bolling, R., H. Ippen: Melanom und Schwangerschaft. Dtsch. med. Wschr. 106 (1981) 1354.
5. Bourne, G.: Toxemic rash of pregnancy. Proc. Roy. Soc. Med. 55 (1962) 462.
6. Braun-Falco, O., G. Plewig, H. H. Wolff: Dermatologie und Venerologie. Springer, Berlin–Heidelberg–New York 1984.
7. Callen, J. P., R. Hanno: Pruritic urticarial papules and plaques of pregnancy (PUPPP). A clinicopathologic study. J. Amer. Acad. Dermatol. 5 (1981) 401.
8. Carruthers, J. A., A. R. Ewins: Herpes gestationis: studies on the binding characteristics, activity and pathogenetic significance of the complement-fixing factor. Clin. exp. Immunol. 31 (1978) 38.
9. Cavazzana, P.: Indagini sul comportamente morfofunzionale delle ghiandole glomerulari apocrine della pelle e del'ascella durante le fasi del ciclo mestruale e nella gravidanza. Riv. ital. ginecol. 30 (1947) 114.
10. Chorzelski, T. P., S. Jablonska, E. H. Beutner, E. Maciejowska: Herpes gestationis with identical lesions in the newborn. Arch. Derm. 112 (1976) 1129.
11. Ebner, H.: Atrophien. In: Korting, G. W. (Hrsg.): Dermatologie in Praxis und Klinik, Bd. 3. Thieme, Stuttgart–New York 1979.
12. El-Din Selim, M. M., A. Rehak, K. Abdel-Hafez, K. Al-Saleh: Impetigo herpetiformis. Report of a case treated with photochemotherapy (PUVA). Derm. Mschr. 168 (1982) 44.
13. Faber, W. R., T. van Joost, R. Hausman, G. H. Weenink: Late prurigo of pregnancy. Brit. J. Derm. 106 (1982) 511.
14. Felix, W.: Pharmakologie der „Venenmittel". In: Braun-Falco, O., D. Petzoldt (Hrsg.): Fortschritte der praktischen Dermatologie und Venerologie, Bd. 7. Springer, Berlin–Heidelberg–New York 1973.
15. Garbe, C.: Schwangerschaft und malignes Melanom. Z. Hautkr. 68 (1993) 422–425.
16. Gschwandtner, W. R.: Striae cutis atrophicae nach Lokalbehandlung mit Corticosteroiden. Hautarzt 24 (1973) 70.
17. Haim, S., R. Friedman-Birnbaum: Hormonal factors in dermatitis herpetiformis. Report of two cases. Dermatologica (Basel) 145 (1972) 199.
18. Holmes, R. C., M. M. Black: The specific dermatoses of pregnancy: a reappraisal with special emphasis on a proposed simplified clinical classification. Clin. exp. Derm. 7 (1982) 65.
19. Jordon, R. E., K. G. Heine, G. Tappeiner, L. L. Bushkell, T. T. Provost: The immunopathology of herpes gestationis. Immunofluorescence studies and characterization of „HG-factor". J. clin. Invest. 57 (1976) 1426.
20. Katz, S. I., K. C. Hertz, H. Yaoita: Herpes gestationis. Immunopathology and characterization of the HG factor. J. clin. Invest. 57 (1976), 1434.
21. Lawley, T. J., K. C. Hertz, T. R. Wade, A. B. Ackerman, S. I. Katz: Pruritic urticarial papules and plaques of pregnancy. J. Amer. med. Ass. 241 (1979) 1696.
22. Lisch, H.-J., S. Sailer, F. Sandhofer, H. Braunsteiner: Untersuchungen an isolierten menschlichen Fettzellen verschiedener Fettgewebsregionen. I. Beziehungen zwischen relativem Körpergewicht und Zellvolumen. Klin. Wschr. 48 (1970) 1349.
23. Lynfield, Y. L.: Effect of pregnancy of the human hair cycle. J. invest. Derm. 35 (1960) 323.
24. MacKinnon, P. C. B., I. L. MacKinnon: Palmar sweating in pregnancy. J. Obstet. 62 (1955) 298.
25. Marghescu, S., D. Lubach, P.-O. Rudolph: Die Therapie der Psoriasis mit Retinoiden. Z. Hautkr. 57 (1982) 1410.
26. Marghescu, S., H. H. Wolff: Untersuchungsverfahren in Dermatologie und Venerologie. Bergmann, München 1982.
27. Mauss, H.-J.: Zur Therapie der Schwangerschaftsvarikosis. Kombinierte Behandlung durch Verödung und Dauerkompression. Fortschr. Med. 91 (1973) 455.
28. Mohn, M. P.: The effects of different hormonal states on the growth of hair in rats. In: Montagna, W., R. A. Ellis (eds.): Biology of Hair Growth. Academic Press, New York 1958.
29. Oumeish, O. Y., S. E. Farray, A. S. Bataineh: Some aspects of impetigo herpetiformis. Arch. Derm. 118 (1982), 103.
30. Petzoldt, D.: Aktuelle Diagnostik und Therapie der erworbenen Syphilis. Ther. d. Gegenw. 112 (1973) 727.
31. Pieraggi, M. T., M. Julian, M. Delmas, H. Bouissou: Striae: Morphological aspects of connective tissue. Virchows Arch. 396 (1982) 279.
32. Plewig, G., A. M. Kligman: Akne. Springer, Berlin–Heidelberg–New York 1978.
33. Röckl, H., Ch. Lurz: Die PUPPP-Dermatose (pruritic urticarial papules and plaques of pregnancy). Hautarzt 34 (1983) 179.
34. Ryan, T. J.: Structure, pattern and shape of the blood vessels of the skin. In: Jarrett, A. (ed.): The Physiology and Pathophysiology of the Skin, Vol. 2. Academic Press, London–New York 1973.
35. Sauer, G. C., B. J. Geha: Impetigo herpetiformis. Arch. Derm. 83 (1961) 119.
36. Schmid, W.: Schwangerschaftsvarikosis. Medikamentöse Prophylaxe und Therapie. Fortschr. Med. 90 (1972) 1279.
37. Schnyder, U. W.: Prurigo-Krankheiten. In: Braun-Falco, O., D. Petzoldt (Hrsg.): Fortschritte der praktischen Dermatologie und Venerologie, Bd. 7. Springer, Berlin–Heidelberg–New York 1973.
38. Snell, R. S.: Hormonal control of pigmentation in man and other mammals. In: Montagna, W., F. Hu (eds.): Advances in Biology of Skin, Vol. 8. Pergamon Press, Oxford–London–Edinburgh–New York–Toronto–Sydney–Paris–Braunschweig 1967.
39. Spangler, A. S., W. Reddy, W. A. Bardawil, C. C. Roby, K. Emerson: Papular dermatitis of pregnancy. J. Amer. med. Ass. 181 (1962) 577.
40. Stüttgen, G., H. Schaefer: Funktionelle Dermatologie. Springer, Berlin–Heidelberg–New York 1974.
41. Tronnier, H.: Zur Wirkung hormoneller Ovulationshemmer auf die Erythem- und Pigmentempfindlichkeit, die Talg- und Schweißdrüsen sowie die Gefäße der Haut. In: Zaun, H. (Hrsg.): Ovulationshemmer in der Dermatologie. Thieme, Stuttgart–New York 1972.
42. Tuffanelli, D. L.: Successful pregnancy in a patient with dermatitis herpetiformis treated with low-dose dapsone. Arch. Derm. 118 (1982) 876.
43. Wiehl, A. van de, H. C. Hart, J. Flinterman, J. A. M. Kerckhaert, J. A. Du Boeuff, J. W. Imhof: Plasma exchange in herpes gestationis. Brit. med. J. 281 (1980) 1041.
44. Winton, G. B., C. W. Lewis: Dermatoses of pregnancy. J. Amer. Acad. Dermatol. 6 (1982) 977.
45. Zaun, H. O.: Schwangerschaft und Ovulationshemmer als Risikofaktoren beim malignen Melanom. Hautarzt 34 (1983) 593.
46. Zoberman, E., E. R. Farmer: Pruritic folliculitis of pregnancy. Arch. Derm. 117 (1981) 20.

9 Unfallverletzungen in der Schwangerschaft

B. Gay

Inhalt

1	Allgemeine Aspekte	228	2.3	Verletzungsarten beim Polytrauma ... 231
1.1	Epidemiologie	228	2.3.1	Thoraxverletzungen ... 231
1.2	Besondere Risiken für den Fetus	228	2.3.2	Abdominalverletzungen ... 232
1.3	Grundsätzliches ärztliches Vorgehen	229	2.3.3	Extremitätenverletzungen ... 232
			2.3.4	Stumpfes Bauchtrauma ... 232
2	Polytrauma in der Schwangerschaft	229	2.3.5	Perforierende Abdominalverletzungen . 234
2.1	Definition und Besonderheiten	229		
2.2	Posttraumatische Phasen	230	3	Frakturen ... 235

1 Allgemeine Aspekte

1.1 Epidemiologie

Unfälle während der Schwangerschaft sind ein eher seltenes Ereignis. Die genaue *Koinzidenz von Gravidität und Trauma* ist nicht bekannt, es muß jedoch mit einer Unfallhäufigkeit von 5 bis 7% gerechnet werden [1, 19, 21]. Mehr als die Hälfte der Unfälle fällt in das III. Trimenon [22]. Instinktive Vorsicht und Verantwortungsgefühl sowie eine gewisse Unbeweglichkeit halten die Schwangere einerseits vor riskantem Verhalten zurück; andererseits bewirken die Zunahme des Leibesumfangs und die Gangunsicherheit eine vermehrte Unfallgefährdung [12, 16]. Das Thema Gravidität und Trauma wurde erst 1975 systematisch bearbeitet. Bis dahin wurden meist interessante Einzelbeobachtungen oder spektakuläre Verletzungskombinationen von Mutter und Kind beschrieben. Über größere Serien (40 Unfallverletzte in 7 Jahren bzw. 25 Unfallverletzte in 10 Jahren) wurde in jüngster Zeit berichtet [8, 26].

In den letzten Jahren wird eine steigende Anzahl von Unfällen während der Schwangerschaft registriert [1, 12, 19, 22, 26]. Die häufigste Verletzungsursache ist mit 54% der Verkehrsunfall [2, 3, 8, 12, 23, 25], während andere Ursachen (z. B. Stürze, Sportunfälle) seltener vorkommen.

Trotz erheblicher Verletzungen der Mutter kann die *Schwangerschaft* unbeeinflußt bleiben. Nach schweren Unfällen ist jedoch in 61% der Fälle eine Beeinträchtigung des Schwangerschaftsverlaufs zu erwarten, während bei leichten Verletzungen nur in 27% entsprechende Folgen resultieren [21]. Die *Müttersterblichkeit* liegt im gleichen Krankengut von 103 Unfallverletzungen nach schwerem Trauma bei 24%, so daß der Unfalltod die häufigste nicht geburtshilflich bedingte Todesursache während der Schwangerschaft darstellt. Aus einer Analyse von 208 Verkehrsunfällen, bei denen Schwangere betroffen waren, geht hervor, daß durch das Anlegen des Sicherheitsgurts die mütterliche Sterblichkeit von 7,8% auf 3,6% zurückging, während die kindlichen Todesfälle leicht von 14,4% auf 16,7% anstiegen. Die kindlichen Verluste waren am größten, wenn die Mutter aus dem Fahrzeug geschleudert wurde.

Experimentelle Untersuchungen an schwangeren Pavianen ergaben eine signifikante Differenz der kindlichen Todesraten von 8% mit Dreipunktgurt und 50% mit Beckengurt. Die Schwangere sollte deshalb unbedingt den *Dreipunkt-Sicherheitsgurt* tragen [2, 25], da durch die Maßnahme das Risiko schwerer Verletzungen deutlich reduziert werden kann. Größter Wert ist auf den korrekten Sitz der Beckenauflagestelle zu legen. Der Beckengurt muß unterhalb der Spina iliaca anterior superior plaziert werden und eng anliegen, um bei einer Frontalkollision die kinetische Energie auf das mechanisch hoch belastbare Becken zu lenken. Durch festen Sitz des Gurtes wird das Hinabtauchen unter den Sicherheitsgurt (submarining) mit der Gefährdung für das Abdomen vermindert. Unter Berücksichtigung von Unfallanalysen schneidet ein Gurt, der beide Schultern und das Becken hosenträgerartig fixiert, noch günstiger ab als der bei uns übliche Dreipunktgurt [22].

1.2 Besondere Risiken für den Fetus

Die besondere Problematik von Unfällen in der Schwangerschaft besteht einerseits darin, daß die verletzte Schwangere eine Hochrisikopatientin ist und andererseits stets zwei Individuen betroffen sind. Eine *optimale Teamarbeit* zwischen Geburtshelfer, Chirurgen, Neonatologen und eventuell anderen Fachdisziplinen ist deshalb unbedingt zu fordern.

Das *ungeborene Kind* ist immer direkt oder indirekt durch das Unfallereignis gefährdet. Eine direkte Schädigung tritt bei Schädelfrakturen mit intrakranieller Blutung auf, während eine indirekte Gefährdung durch einen hypovolämischen Schock der Mutter, Uterusverletzungen oder vorzeitige Plazentaablösung erfolgt. In neun von zehn Fällen mit schwerem hypovolämischem Schock der Mutter kommt es zum vorzeitigen Abbruch der Schwangerschaft. Eine Beziehung zwischen Überleben des Kindes und Stadium der Schwangerschaft konnte nicht festgestellt werden, und ein Abort nach stumpfem Bauchtrauma bei ansonsten gesunder Frucht gilt als seltenes Ereignis [21].

In der Frühschwangerschaft ist das Kind im knöchernen Becken der Mutter weitgehend geschützt. Die meisten kindlichen Verletzungen kommen deshalb während der *Spätschwangerschaft* vor. Zu diesem Zeitpunkt ist eine relative Verminderung des Fruchtwassers vorhanden (fehlende Pufferfunktion), der Kopf ist im kleinen Becken fixiert, während der kindliche Körper oberhalb des schützenden Beckenrings liegt. Die häufigste kindliche Verletzung ist die Schädelfraktur [3, 29], die zum Teil mit schweren intrakraniellen Blutungen kombiniert ist [9]. Dies wird gegen Ende der Schwangerschaft vornehmlich bei Beckenfrakturen der Mutter gesehen. Berichte liegen vor über eine durch Ultraschall in utero festgestellte kindliche Schädelfraktur [18] und über eine röntgenologisch diagnostizierte kindliche Oberschenkelfraktur im Mutterleib [4]. Durch stumpfe Gewalteinwirkung können weiterhin Verletzungen des Schlüsselbeins, der Wirbelsäule, der Extremitäten sowie der fetalen Eingeweide entstehen [3] (Abb. 9-1). Die Frakturen können spontan heilen, ohne die Schwangerschaft zu beeinträchtigen.

Direkte Fruchtverletzungen bei intaktem *Uterus* sind selten. Traumatische Vorschäden gehen meist mit einer Uterusruptur oder vorzeitiger Plazentaablösung einher. Der vorspringende und relativ immobile Uterus ist das am häufigsten verletzte Organ beim schweren Trauma der Schwangeren [1]. Die traumatische Uterusruptur ist selten; im Schrifttum überwiegen Einzelbeobachtungen. Bei mehr als 30 Verkehrsunfällen mit schweren Verletzungen trat die Uterusruptur nur zweimal auf. Die Ruptur des graviden Uterus ist das Ergebnis einer hydraulischen Sprengwirkung infolge des intrauterinen Druckanstiegs [7]. Die traumatische Plazentaablösung ist die häufigste Verletzungsfolge und eine Hauptursache des Fruchttodes nach stumpfer Gewalteinwirkung. Traumatische Rupturen der Plazenta sind in der Literatur nur vereinzelt beschrieben worden [5]. Auch bei geringen Traumen der Mutter ist durch eine Plazentaverletzung eine fetomaternale Bluttransfusion möglich [24]. Bei Rh-negativen Schwangeren und dem Nachweis von fetalen Erythrozyten im mütterlichen Blut ist eine Anti-D-Prophylaxe erforderlich (siehe auch Kap. 11, Abschnitt 2).

1.3 Grundsätzliches ärztliches Vorgehen

Jede Schwangere sollte nach einem Unfallgeschehen, unabhängig vom Stadium der Schwangerschaft und der Schwere der Verletzung, für zwei bis drei Tage stationär beobachtet werden. Vaginale Blutungen weisen auf Verletzungen der Scheide, des Uterus, der Plazenta oder des Feten hin. Vorzeitige Plazentaablösungen müssen sonographisch ausgeschlossen werden, da bei 20% der Fälle das Symptom der vaginalen Blutung fehlt [6, 14, 22]. Der Fetus sollte kardiotokographisch über längere Zeit überwacht werden. Fehlende Verletzungen der Mutter schließen selbst schwere kindliche Verletzungen nicht aus. Vor Auftreten kindlicher Symptome kann durch rechtzeitige Schnittentbindung ein intrauterines Absterben vermieden werden.

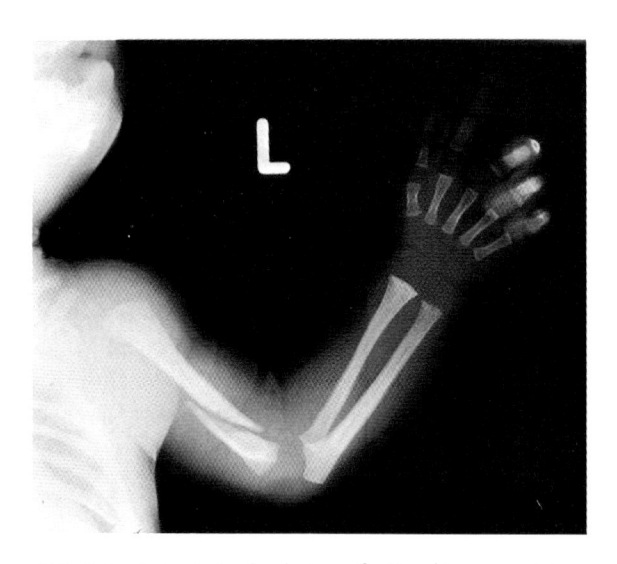

Abb. 9-1 Intrauterin durch stumpfes Bauchtrauma entstandene kindliche Oberarmfraktur. Entbindung durch Sectio.

2 Polytrauma in der Schwangerschaft

2.1 Definition und Besonderheiten

Das Polytrauma ist als eine gleichzeitig entstandene Verletzung mehrerer Körperregionen oder Organsysteme definiert, wobei wenigstens eine Schädigung oder die Kombination mehrerer Verletzungen lebensbedrohlich ist. Besonders zu berücksichtigen sind schwangerschaftsspezifische Veränderungen, die nahezu alle Organsysteme betreffen, zu entsprechenden Stoffwechselveränderungen führen und mit posttraumatischen Veränderungen interferieren können.

Durch das erhöhte Herzminutenvolumen der Mutter wird eine *gesteigerte Toleranz für Blutverluste vorgetäuscht*, die leicht zu falscher Sicherheit in der Beurteilung der Kreislaufsituation führt. Bei der verletzten Schwangeren kann ein normaler Blutdruck aufrechterhalten werden, selbst wenn eine Verminderung des zirkulierenden Blutvolumens um 30 bis 35 % infolge Blutung vorliegt. Dies geschieht durch Reduktion der gesteigerten Uterusperfusion um 10 bis 20 %, ohne daß ein hypovolämischer Schock klinisch bemerkbar wird [3, 12]. Wesentliche Verletzungssymptome können auch dadurch maskiert werden, daß infolge der Größenzunahme des Uterus Veränderungen der topographischen Beziehungen auftreten. Hinzu kommt eine erhöhte Blutungsbereitschaft der Abdominalorgane durch die schwangerschaftsbedingte Hyperämie. Damit wirkt die Schwangerschaft einerseits protektiv auf die Mutter, indem auch größere Volumenverluste toleriert werden. Andererseits führt die reduzierte Uterusperfusion zur fetalen Hypoxie, Bradykardie und eventuell zum Fruchttod. Durch kardiotokographische Veränderungen kann damit ein indirekter Hinweis auf die Hypovolämie der Mutter erbracht werden [6].

Die beste Chance für das Überleben von Mutter und Kind liegt darin, die Verletzungen der Mutter rechtzeitig zu erkennen und zu behandeln. Deshalb ist das Hauptziel der Therapie beim Polytrauma auf die *Erhaltung des Lebens der Mutter* gerichtet. Der Tod der Mutter bedeutet den fast sicheren Tod des Kindes. Der Versuch, das Leben der Mutter zu erhalten, hat Vorrang. Je schwerer die Verletzungen der Mutter sind, um so weniger kann mit diagnostischen und therapeutischen Maßnahmen auf das Kind Rücksicht genommen werden. Unerläßliche Röntgenaufnahmen müssen angefertigt werden. Unter keinen Umständen sollte das Leben der Mutter wegen eines möglichen Risikos für das Kind gefährdet werden [1]. Die Rettung des kindlichen Lebens steht nur dann im Vordergrund, wenn die Mutter moribund ist (Sectio in moribunda) oder verstirbt (Sectio in mortua).

2.2 Posttraumatische Phasen

Unter Berücksichtigung der Prioritäten sind im Behandlungskonzept für Mehrfachverletzte fünf Phasen zu unterscheiden:

- Reanimationsphase
- erste Operationsphase
- Stabilisierungsphase
- zweite Operationsphase
- Erholungsphase

Die *Reanimationsphase* hat das Ziel, die Atem- und Kreislauffunktion zu sichern. Im Vordergrund stehen die Therapie der Hypovolämie, Intubation, Schmerzausschaltung, Schienung verletzter Extremitäten und eine groborientierende Diagnostik.

Während der anschließenden *ersten Operationsphase* sind solche lebenserhaltenden Notoperationen durchzuführen, ohne die eine definitive Reanimation nicht erfolgen kann. Als Noteingriffe der ersten Dringlichkeitsstufe werden Massenblutungen, intrathorakale und intraabdominelle Blutungen sowie die akute Hirndrucksteigerung versorgt. Zur Therapie spezieller Verletzungen kann unter Fortsetzung der intensivmedizinischen Maßnahmen die Verlegung in ein Schwerpunktkrankenhaus erforderlich sein. Als Notoperation der zweiten Dringlichkeitsstufe gilt die Behandlung offener Hirntraumen, Viszeralverletzungen, Rückenmarkskompressionen, offener Frakturen sowie geschlossener Oberschenkelschaftfrakturen.

Nach Schädel-Hirn-Verletzungen ist nur selten eine sofortige Operation erforderlich. Bei gleichzeitigem Vorliegen einer intrakraniellen, intrathorakalen oder intraabdominellen Blutung ist im Einzelfall zu entscheiden, welche Verletzung zuerst versorgt werden muß. Tritt ein komprimierendes intrakranielles Hämatom akut auf, ist der neurochirurgische Eingriff aus vitaler Indikation erforderlich [20]. In allen anderen Fällen ist die Versorgung der Thorax- und Abdominalverletzungen vorrangig. Da die Beurteilung, vor allem aber die Verlaufskontrolle der zerebralen Schädigung in Narkose schwierig ist, sollten Ausmaß und Art der zerebralen Verletzung nach Möglichkeit vorher geklärt werden.

Während der nachfolgenden *Stabilisierungsphase* sollte die Unfallverletzte in einen Zustand gebracht werden, der eine risikolose endgültige Versorgung erlaubt. Veränderungen während dieses Zeitraums werden durch ein erweitertes Überwachungsprogramm (Herzzeitvolumen, pulmonaler Kapillardruck) erfaßt. Durch Optimierung der intensivmedizinischen Maßnahmen wird eine Verkürzung der Stabilisierungsphase und damit eine Vorverlegung der zweiten Operationsphase erzielt.

Während der letzten Akutphase (*zweite Operationsphase*) erfolgt die definitive Versorgung in einem oder in mehreren Eingriffen. Hier werden Frakturen der oberen Extremität versorgt und aufwendige Gelenkrekonstruktionen vorgenommen.

Die *Erholungsphase* dient der völligen psychischen und physischen Wiederherstellung der Verletzten.

2.3 Verletzungsarten beim Polytrauma

2.3.1 Thoraxverletzungen

Bei Polytraumatisierten treten in mehr als 60% der Fälle Thoraxverletzungen auf, in 80% sogar schwerwiegende. Thoraxverletzungen sind äußerlich meist nicht zu erkennen [10], es muß jedoch stets an diese Möglichkeit gedacht werden. Schätzungsweise erhöht die Verzögerung des Behandlungsbeginns um 30 Minuten die Letalität um 300%. Das Therapieresultat einer Thoraxverletzung hängt wesentlich von der Sachkenntnis des erstbehandelnden Arztes ab. Danach wären durch richtige Maßnahmen ein Sechstel der tödlich verlaufenden Thoraxverletzungen zu retten gewesen.

Zwei Notfallsituationen bedürfen der *sofortigen Therapie*:

- der Spannungspneumothorax
- die Herztamponade

Diese unmittelbar lebensbedrohlichen Situationen müssen durch klinische Untersuchung erkannt werden [24]. Ihre Versorgung ist vor allen weiteren diagnostischen Maßnahmen vorzunehmen. Die Therapie ist in beiden Fällen symptomatisch.

Der *Spannungspneumothorax* wird häufig übersehen. Dyspnoe, hypersonorer Klopfschall, typische Auskultationsbefunde und subkutanes Emphysem weisen darauf hin. Durch Punktion im 2. oder 3. Interkostalraum in der Medioklavikularlinie mit einer dicken Ventilkanüle ist eine sofortige Druckentlastung zu erzielen.

Wunden im Herzbereich sowie präkordiale Prellmarken weisen auf eine mögliche *Herztamponade* hin. Führende Symptome sind gestaute Halsvenen und ein erhöhter zentraler Venendruck. Bereits durch 150 bis 250 ml Flüssigkeit im Perikard wird eine akute Tamponade erzeugt. Sie erfordert die sofortige Druckentlastung.

Für die weitere Diagnostik ist die *Röntgenaufnahme* das wichtigste Hilfsmittel zur Beurteilung der Thoraxverletzung. Diese Untersuchung muß rasch, schonend und unter ärztlicher Überwachung erfolgen. Die Unfallverletzte darf keinesfalls einfach „zum Röntgen geschickt" werden. Anhand der Röntgenaufnahmen wird nach folgenden Verletzungen gefahndet:

- *Rippenserienfrakturen:* Diese sind auf der ersten Röntgenaufnahme oft nicht sichtbar, während sie durch klinische Untersuchung besser erkannt werden. Vor weiteren Eingriffen in Narkose sollte eine Thoraxdrainage gelegt werden.

- *Pneumothorax:* Liegt kein Spannungspneumothorax vor, sollte vor Einlage der Drainage die Lungenaufnahme abgewartet werden. Es besteht die Gefahr, daß durch den schwangerschaftsbedingten Zwerchfellhochstand oder eine Zwerchfellruptur die in den Thorax verlagerten abdominellen Organe verletzt werden.

- *Verletzungen von Trachea, Bronchien und Ösophagus:* An diese Verletzungen muß bei trotz Drainage nicht behebbarer Pneumothorax, deutlichem Mediastinalemphysem oder persistierender Atelektase gedacht werden. Der Nachweis der Ösophagusverletzung gelingt durch Kontrastmitteldarstellung; für die Bronchusläsion ist die Bronchoskopie wichtig.

- *Zwerchfellruptur:* Als wichtigste Ursache gilt die gewaltsame Druckerhöhung in der Bauch- oder Brusthöhle. Wegen der Gefahr der Inkarzeration und Verdrängung thorakaler Organe stellt die Zwerchfellruptur stets eine absolute Indikation zur Operation dar [11].

- *Aortenruptur:* 80% dieser Verletzungen verlaufen sofort tödlich, während ca. 15% der Traumatisierten in den ersten zwei Wochen sterben. Lediglich 5% der Verletzten erleben die Ausbildung eines posttraumatischen Aortenaneurysmas. Bei Verbreiterung des Mediastinums muß an diese Verletzung gedacht werden und möglichst eine Aortographie erfolgen. Innerhalb der ersten Stunden oder Tage ist die direkte End-zu-End-Naht möglich [27].

- *Hämatothorax:* Als Ursache kommen Thoraxwandverletzungen, Lungenparenchymläsionen, Verletzungen von thorakalen Gefäßen, Wirbelfrakturen und die Zwerchfellruptur in Betracht. Die vitale Gefährdung erfolgt durch große Blutverluste, Lungenparenchymkompression und Mediastinalverschiebung. Klinisch und röntgenologisch lassen sich Blutmengen von mehr als 200 bis 400 ml nachweisen. Die sichere Diagnose wird durch Röntgenaufnahme und Probepunktion erstellt. Die Behandlung hat folgende Ziele: die Pleurahöhle völlig zu entleeren und die vollständige Ausdehnung der Lunge zu bewirken. Zu diesem Zweck wird die Pleurahöhle drainiert. Dadurch wird einerseits eine Blutstillung erreicht, die meist dann eintritt, wenn die Lunge fast voll entfaltet ist. Andererseits ist eine Kontrolle des laufenden Blutverlustes möglich.

Die Indikation zur *Thorakotomie* wird unterschiedlich gestellt. Unseres Erachtens sollte vor allem die persistierende Blutung berücksichtigt werden. Nach einem Initialverlust von 1000 bis 2000 ml Blut und anhaltender Blutung von 200 bis 300 ml pro Stunde sollte die Indikation zur Thorakotomie eher großzügig gestellt werden [10, 15]. Beim stumpfen Thoraxtrauma muß nur in seltenen Fällen operativ vorgegangen werden. Nach Thoraxdrainage, Intubation und Beatmung ist die neurochirurgische oder unfallchirurgische Versorgung möglich.

2.3.2 Abdominalverletzungen

Das diagnostische und therapeutische Vorgehen beim Polytrauma unterscheidet sich von den Maßnahmen beim isolierten stumpfen Bauchtrauma [13]. Die Diagnose muß rasch, zuverlässig und ohne zusätzliche Gefährdung der Unfallverletzten erfolgen [10]. Die Therapie ist auf das zur Lebenserhaltung notwendige Maß, d. h. Blutstillung und Verschluß eröffneter Hohlorgane, zu beschränken. Beim Schädel-Hirn-Trauma ist die Diagnose einer stumpfen Bauchverletzung durch das Fehlen der Abwehrspannung, des Druckschmerzes und weiterer Hinweiszeichen erschwert. Der *Ausschluß einer Blutung in die Bauchhöhle* muß aus vitaler Indikation zuerst erfolgen. Je bedrohlicher der Zustand ist, um so mehr muß eine Reduktion auf ein diagnostisches Minimalprogramm erfolgen. Es sei darauf hingewiesen, daß Patienten mit erfolgreich operierter Aortenruptur an einer vergleichsweise harmlosen Leberruptur verblutet sind. Bei Mehrfachverletzten ist die Anzahl der Todesfälle mit nicht versorgten intraabdominellen Blutungen besonders hoch.

Nach Stabilisierung der Vitalfunktionen können Röntgenuntersuchungen vorgenommen werden. Bei besonderen Fragestellungen (Magen-Darm-Ruptur, Zwerchfellruptur) ist eine Kontrastmitteldarstellung (Gastrografin®) über Magensonde möglich.

Als Zugang wählen wir bei Mehrfachverletzten eine ausreichend große, mediane Laparotomie. Stets muß *das gesamte Abdomen revidiert* werden. Oftmals bestehen Verletzungen mehrerer Organsysteme. Zwerchfellrupturen, Darm-, Pankreas- und Duodenalläsionen werden nicht selten übersehen.

2.3.3 Extremitätenverletzungen

In der Reihenfolge wird zuerst die für den Gliedmaßenerhalt notwendige *Gefäßrekonstruktion*, nachfolgend die Versorgung offener Brüche und Gelenkverletzungen sowie die Stabilisierung körpernaher Frakturen vorgenommen.

Die *Osteosynthese von Femurschaftbrüchen* ist dringend erforderlich (siehe auch Abschnitt 3). Durch die Extensionsbehandlung ist eine ausreichende Stabilisierung der Fraktur nicht zu erreichen. Es drohen pulmonale Komplikationen, und das Infektionsrisiko der Osteosynthese ist bei sekundärer Versorgung durch den Aufenthalt auf der Wachstation deutlich erhöht. Voraussetzung für diese Maßnahmen ist ein stabiler hämodynamischer und respiratorischer Status.

2.3.4 Stumpfes Bauchtrauma

Die Abdominalverletzungen während der Schwangerschaft unterscheiden sich nicht von den Verhältnissen außerhalb der Schwangerschaft, so daß diese bei schwangeren und nicht schwangeren Frauen prinzipiell gleich behandelt werden. Ebenso richtet sich die Therapie der Organverletzung unabhängig vom Stadium der Schwangerschaft nach allgemeingültigen chirurgischen Prinzipien. Die Diagnostik einer intraabdominalen Verletzung verursacht jedoch mit wachsendem Uterus zunehmend größere Schwierigkeiten [19, 23].

Die diagnostischen Maßnahmen dienen der *Erfassung einer Blutung* oder *Eröffnung eines Hohlorgans*. Hinter scheinbar harmlosen Prellmarken können sich schwere intraabdominelle Verletzungen verbergen, die durch Blutung und Infektion Mutter und Kind gefährden. Die noch gern geübte Messung des Leibesumfangs zum Nachweis einer Blutung hat nicht einmal orientierenden Wert. Mehrere Liter Blut in der freien Bauchhöhle führen zu minimaler Zunahme des Umfangs, die wegen der Atemexkursion nicht sicher meßbar ist. Für die Indikationsstellung zur Operation ist die Umfangmessung vollkommen wertlos.

Prellmarken und Abschürfungen geben Hinweise auf intraabdominelle Verletzungen. Klinische, laborchemische und röntgenologische Befunde erwiesen sich bei der Beurteilung als unzuverlässig. Wichtig erscheinen uns *einfache diagnostische Verfahren,* die eine klare Indikation zur Operation erlauben. Die Organdiagnose ist dabei von untergeordneter Bedeutung. Hierzu bieten sich die Ultraschalluntersuchung sowie die Lavage an.

Die *Ultraschalldiagnostik* besitzt eine gute Treffsicherheit zum Nachweis der freien Blutung und sollte deshalb als erster diagnostischer Schritt erfolgen. Gleichzeitig ist die Beurteilung der Thoraxorgane, des Retroperitonealraumes sowie des Kindes und der Plazenta möglich. Freie Blutansammlungen stellen sich im Ultraschallbild als scharf begrenzte, echoarme Zonen außerhalb von parenchymatösen Organen dar (Abb. 9-2). Als direkte Verletzungszeichen an paren-

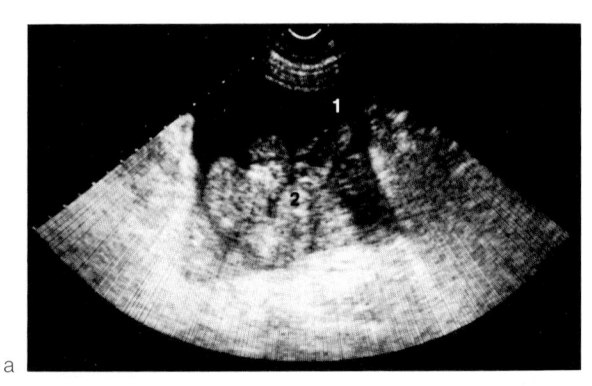

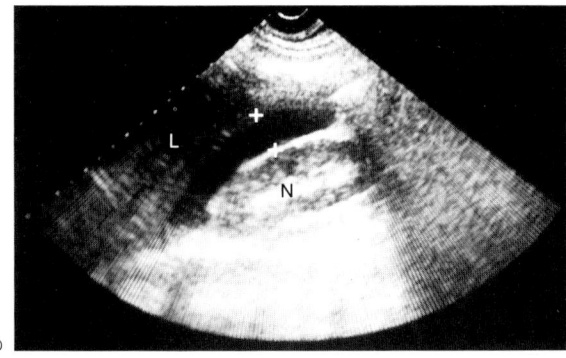

Abb. 9-2 Sonographischer Nachweis von intraabdominalen Flüssigkeitsansammlungen.
a) freie intraperitoneale Flüssigkeit mit schwimmenden Darmschlingen (sog. Seeanemonen-Phänomen)
b) Flüssigkeitsansammlung im hepatorenalen Rezessus (Recessus Morisoni; die Abgrenzungen sind durch + gekennzeichnet).
L = Leber, N = Niere; rechter Bildrand = kaudal, linker Bildrand = kranial

chymatösen Organen gelten echofreie Zonen, Kompressionszeichen sowie Kapselvorwölbungen. Die Untersuchung läßt sich rasch und schonend durchführen.

Eine vorrangige Bedeutung hatte zunächst die *diagnostische Punktion und Spülung* der Bauchhöhle erlangt. Dieses einfache Verfahren erlaubt es, eine klare Indikation zur Operation zu stellen. So wird verständlich, daß die peritoneale Lavage in den USA in zahlreichen Kliniken weiterhin favorisiert wird [5, 8]. Fällt eine Punktion positiv aus, erfolgt die sofortige Laparotomie. Bei positiver Spülung wird die Operation ebenfalls angeschlossen. Fällt die Spülung schwach positiv aus, wird die Patientin beobachtet und bei Verschlechterung eine zweite Punktion vorgenommen oder das diagnostische Programm erweitert. Ein falsch positives Resultat ist durch Punktion eines retro- oder präperitonealen Hämatoms (z. B. bei Beckenfraktur) möglich. Die Fehldeutung kann durch Punktion im Oberbauch vermieden werden. Ein falsch negatives Ergebnis ist bei Zwerchfellruptur mit intrathorakaler Verlagerung der blutenden Milz möglich. Mehrere Autoren empfehlen dieses Verfahren in allen Phasen der Schwangerschaft [6].

Wir gehen in der fortgeschrittenen Schwangerschaft so vor, daß wir die Punktion des Abdomens nicht in der Mittellinie unterhalb des Nabels, sondern im rechten Oberbauch durchführen. Der Katheter kann aber auch über eine kleine Stichinzision unter Sicht in die Bauchhöhle eingeführt werden.

Das Hauptproblem der Lavage besteht in ihrer übergroßen Empfindlichkeit. So werden oft oberflächliche Serosaeinrisse oder Mesenterialverletzungen, die nicht versorgungsbedürftig sind, erfaßt und veranlassen gelegentlich nicht unbedingt erforderliche Eingriffe. Das Verfahren gibt jedoch keine Hinweise auf mögliche intrauterine Schäden.

Über die *computertomographische Diagnostik* bei Schwangeren wurde vereinzelt berichtet; so konnten z. B. eine Plazentaverletzung oder kindliche Schäden dargestellt werden [5, 8]. Diese Untersuchung steht aber nicht am Anfang unseres diagnostischen Programms und sollte speziellen Fragestellungen vorbehalten sein.

Die *explorative Laparotomie* ohne vorherige Sonographie oder Lavage ist als fehlerhaft anzusehen und stellt eine unzulässige Gefährdung für die Risikopatienten Mutter und Kind dar.

Milzverletzungen werden am häufigsten bei Polytraumatisierten (30 bis 40%) angetroffen. In ca. 40% der Fälle liegt bei Milzruptur eine Begleitverletzung anderer Abdominalorgane vor [15]. Einige Berichte weisen darauf hin, daß bei schweren Autounfällen von Schwangeren diese vor allem an nicht erkannten Milzrupturen verstarben [3]. Bei ausgedehnten Zerreißungen sowie Mehrfachverletzten bevorzugen wir die Splenektomie. Milzerhaltende Maßnahmen (Teilresektion, Infrarotkoagulation, Übernähung, Fibrinklebung) kommen bei isolierten oberflächlichen Verletzungen in Betracht. Über spontane Milzrupturen während der Schwangerschaft wurde vereinzelt berichtet.

Leberverletzungen treten zu 90% bei Polytraumatisierten auf, während nur 10% als isolierte Organläsion vorkommen. Das Prinzip der Behandlung besteht in Blutstillung, Débridement und Drainage. Zur Blutstillung dienen temporäre und definitive Maßnahmen. Eine sofortige Blutstillung läßt sich durch manuelle Kompression der Leber erzielen. Weiterhin kann das Lig. hepatoduodenale für 30 bis 60 Minuten abgeklemmt werden. Ist danach keine Blutstillung zu erreichen, ist eine Tamponade erforderlich. Zur endgültigen Blutstillung kommen unterschiedliche Verfahren in Betracht. Oberflächliche Risse werden, sofern die Blutung zum Stillstand gekommen ist, lediglich drainiert. Andernfalls wird das Parenchym genäht. Bei ausgedehnten Rupturen ist ein zweizeitiges Vorgehen empfehlenswert. Zunächst wird eine Blutstillung durch Tamponade vorgenommen. Nach Stabilisierung des Kreislaufs und Normalisierung der Blutgerinnung wird die Tamponade drei bis fünf Tage später entfernt. Besonders problematisch ist die Versorgung zentraler Parenchymzerstörungen. Hier liegt die Letalität bei 70 bis 80%. Die Streifentamponade ist auf jeden Fall umständlichen und erfolglosen Versuchen einer Leberparenchymnaht oder Resektion vorzuziehen.

Nichtpulsierende *Hämatome* im Unterbauch sollten nicht eröffnet werden. Liegt jedoch ein retroperitoneales Hämatom im Oberbauch vor, muß an eine Pankreasverletzung gedacht werden. Bei Polytraumatisierten sollte die Bauchspeicheldrüse notfallmäßig drainiert werden. Vor großen Resektionen ist in diesen Fällen eher zu warnen [13].

Dünndarmverletzungen werden, wenn sie nicht mehr als die Hälfte der Zirkumferenz betreffen, durch Naht versorgt. Andernfalls oder im Zweifelsfall erfolgt eine Resektion. Zur Versorgung von *Kolonverletzungen* kommt die Übernähung der Verletzungsstelle mit Vorverlagerung des geschädigten Darmsegmentes in Betracht. Jede Dickdarmanastomose am unvorbereiteten Darm sollte durch proximale Kolostomie entlastet werden.

Wird der *Uterus* bei der Laparotomie unverletzt gefunden, kann abgewartet werden. Liegen schwere Organverletzungen der Mutter vor, ist in den letzten vier bis sechs Schwangerschaftswochen eine Schnittentbindung der Mutter empfehlenswert [23]. Einzelne Uteruswunden können durch Naht versorgt werden, die Schwangerschaft kann dabei ungestört verlaufen (Abb. 9-3). Als absolute Indikation zum Schwangerschaftsabbruch gilt die Eröffnung der Fruchthöhle [23]. Die Erhaltung des Uterus ist nach Ausräumung der Frucht auch bei schweren Verletzungen vertretbar. Bei schwerster Traumatisierung ist die Uterustotalexstirpation in seltenen Fällen unvermeidlich.

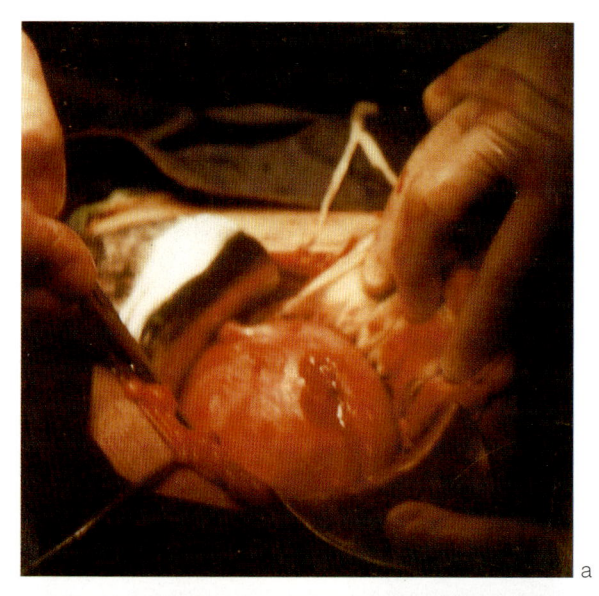

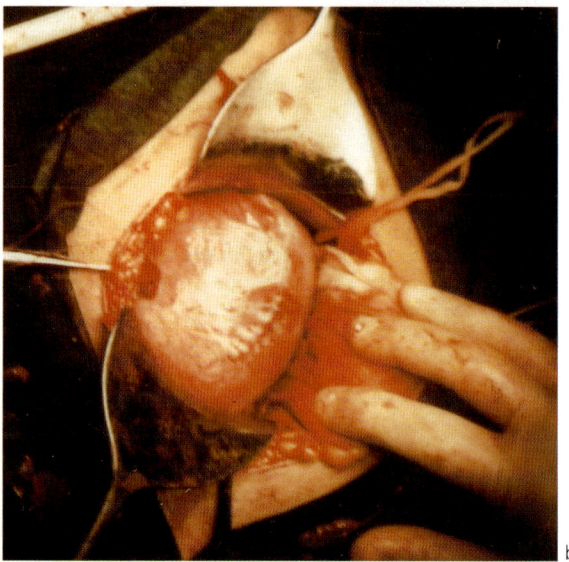

Abb. 9-3 Stumpfes Bauchtrauma in der 36. Schwangerschaftswoche (Originalbilder: Prof. H. D. Junge, Universitäts-Frauenklinik Würzburg).
a) 15 × 25 mm große, blutende Uteruswunde
b) Versorgung durch Naht und Notsectio

2.3.5 Perforierende Abdominalverletzungen

Schuß- und Stichwaffen führen zu perforierenden Bauchverletzungen. Der gravide Uterus ist in diesen Fällen gewöhnlich als einziges Organ verletzt [21, 26]. Die mütterliche Sterblichkeit liegt bei 3 bis 10% [17]. Tritt die Verletzung nach der 28. Woche auf, hat das Kind eine Überlebenschance von 25%. Die Versorgung der übrigen Organverletzungen erfolgt nach allgemeinen chirurgischen Regeln.

3 Frakturen

Frakturen sind die häufigsten Verletzungen der Schwangeren. Das diagnostische und therapeutische Konzept wird durch das Vorliegen einer Schwangerschaft nicht geändert. Röntgenaufnahmen sind auf ein zur Diagnosestellung unerläßliches Minimum zu reduzieren. Dies gilt für alle Stadien der Schwangerschaft.

Man kann davon ausgehen, daß eine schwangere Frau eine operative Knochenbruchbehandlung ebenso toleriert wie eine nicht schwangere. So gesehen, bietet die belastungs- oder bewegungsstabile *Osteosynthese* unbestreitbare Vorteile gegenüber konservativen Behandlungsverfahren. Dies betrifft die rasche Mobilisation zur Vorbeugung einer Phlebothrombose, die Erleichterung der Entbindung sowie die spätere Betreuung des Neugeborenen. Die Indikation zur operativen Knochenbruchbehandlung sollte deshalb eher weit gestellt werden. Die intraoperative Überwachung bedarf besonderer Sorgfalt, um plötzliche Blutdruckabfälle zu vermeiden. Für unerläßliche Röntgenuntersuchungen während der Operation ist ein sorgfältiger Strahlenschutz der Schwangeren nötig. Wir bevorzugen im allgemeinen offene Frakturrepositionen, um mit minimaler Strahlenexposition auszukommen. Einige Autoren empfehlen, nach der 34. Schwangerschaftswoche die Osteosynthese mit einer Schnittentbindung zu kombinieren [23].

Beckenfrakturen: Die Bedeutung schwerer Beckenfrakturen besteht in der Akutphase in der Behandlung erheblicher Blutverluste sowie der Erfassung von urogenitalen Begleitverletzungen. Als Spätfolgen werden Beeinträchtigungen der Beckenstatik sowie geburtshilfliche Komplikationen beobachtet.

Unterschieden werden Beckenrandbrüche, Beckenringfrakturen sowie Beckenfrakturen mit Beteiligung der Hüftgelenkspfanne. Bei Beckenrandfrakturen ist die Statik des Beckenringes nicht beeinträchtigt. Die Behandlung erfolgt konservativ und ist weitgehend unproblematisch. Beckenringbrüche werden für praktische Belange nach funktionellen Aspekten unterteilt. Stabile Beckenringbrüche sind von instabilen inkompletten bzw. kompletten Beckenringverletzungen zu unterscheiden. Bei ersteren ist eine Verletzung des ventralen Beckenrings sowie eine ligamentäre Verletzung ohne Unterbrechung des dorsalen Beckenringsegments vorhanden. In diesem Fall erfolgt eine ventrale Stabilisierung (z. B. Verplattung oder Zuggurtung der Symphyse oder Osteosynthese durch Fixateur externe). Besteht neben der ventralen Läsion auch eine Kontinuitätsunterbrechung des dorsalen Beckenrings, sind vorderes und hinteres Beckensegment zu rekonstruieren (Abb. 9-4). Frakturen und Bandzerreißungen der dorsalen Beckenregion sind durch konventionelle Röntgenaufnahmen schwer zu erfassen. Die computertomographische Untersuchung erlaubt dagegen eine exakte Diagnostik ossärer oder ligamentärer Verletzungen.

Mögliche *Folgen von Beckenfrakturen für die Geburt* sind unterschiedlich zu beurteilen. Nach Beckenrandbrüchen ist nur ausnahmsweise (massive Kallusbildung) mit geburtshilflichen Komplikationen zu rechnen. Dagegen führen doppelte vordere Beckenringfrakturen sowie vordere und hintere komplexe Frakturen, die mit Verschiebung, Stufenbildung oder starker Kallusbildung verheilt sind, zur Einengung des Beckeneingangs. Nach stärkerer Beckendeformierung (Abb. 9-5) liegt die Sectiorate bei 66%. Wesentliche Faktoren für die Prognose des Geburtsverlaufs sind die Lokalisation der Fraktur, die Verschiebung der Fragmente und das Ausmaß der Kallusbildung. Als besonders wichtiger Punkt ist die Größe des kindlichen Kopfes zu nennen. Wird in der Anamnese über eine Beckenfraktur berichtet, ist die Schwangerschaft als Risikoschwangerschaft zu betrachten [28]. Für den Unfallchirurgen ergibt sich als Konsequenz, daß jede Fraktur des Beckenrings bei Frauen im gebärfähigen Alter möglichst anatomisch exakt rekonstruiert werden muß.

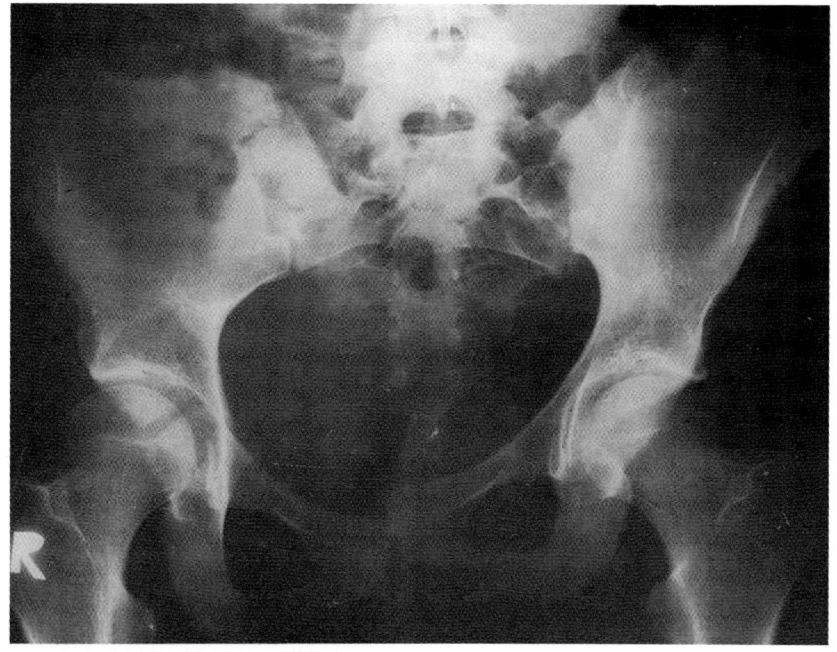

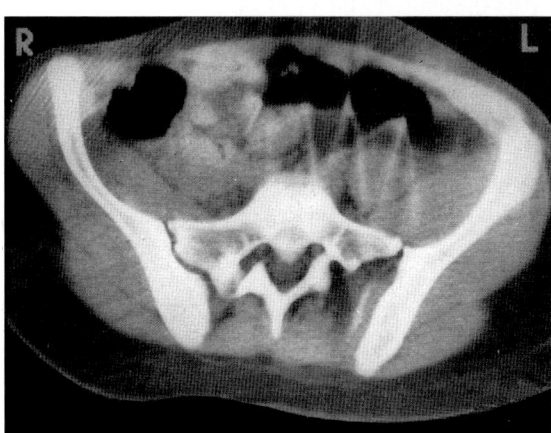

Abb. 9-4 Instabile Beckenringfraktur.
a) Röntgenaufnahme einer instabilen Beckenringfraktur (Symphysenruptur, Verletzung des Ileosakralgelenkes links, Fraktur des ventralen Pfannenpfeilers)
b) Computertomographisches Schnittbild, auf dem ligamentäre und ossäre Zerreißung des linken Ileosakralgelenkes erkennbar sind
c) Röntgenaufnahme nach Stabilisierung durch Plattenosteosynthese der Symphyse und transartikulärer Verschraubung des Ileosakralgelenks; konservative Therapie der Hüftpfannenfraktur

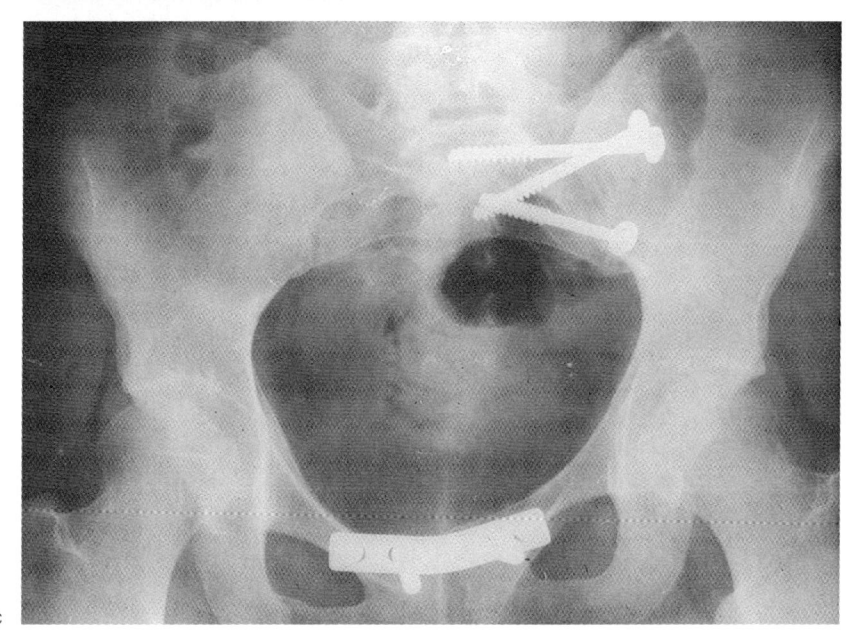

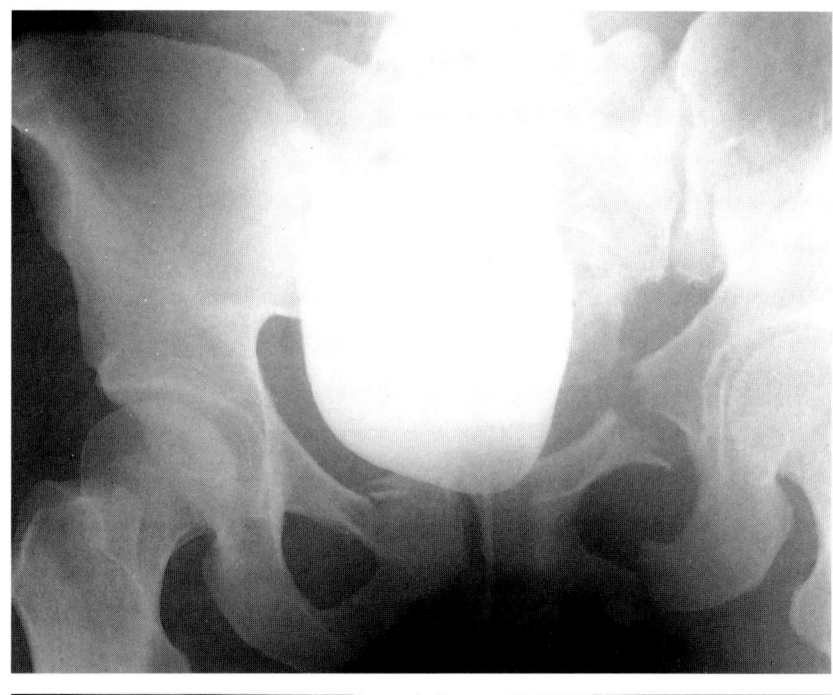

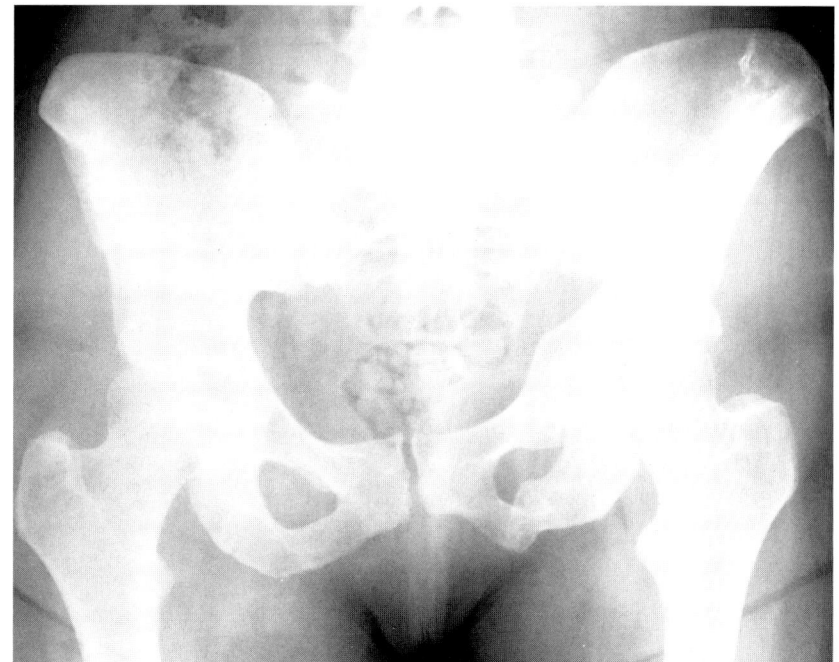

Abb. 9-5 Beckendeformierung nach konservativer Behandlung einer instabilen Beckenfraktur.
a) instabile, doppelte vordere vertikale und hintere Beckenringfraktur
b) Ausheilung mit schwerer Deformierung (asymmetrischem Becken)

Literatur

1. Baker, P.: Trauma in the pregnant patient. Surg. Clin. N. Amer. 62 (1982) 275.
2. Bettex, J. D., H. Schneider: Polytrauma in der Schwangerschaft. Gynäk. Rdsch. 29 (1989) 129.
3. Buchsbaum, H. J.: Accidental injury complicating pregnancy. Amer. J. Obstet. Gynec. 102 (1968) 752.
4. Christensen, E. E., G. W. Dietz: A radiographically documented intrauterine femoral fracture. Brit. J. Radiol. 51 (1978) 830.

5. Civil, I. D., R. C. Talucci, C. W. Schwab: Placental laceration and fetal death as a result of blunt abdominal trauma. J. Trauma 28 (1988) 708.
6. Crosby, W. M.: Traumatic injuries during pregnancy. Clin. Obstet. Gynec. 26 (1983) 902.
7. Dieminger, H.-J., H. K. Gollnast: Vorzeitige Plazentalösung mit inkompletter Uterusruptur durch Verkehrsunfall. Zbl. Gynäk. 102 (1980) 1543.
8. Esposito, Th. J., D. R. Gens, L. G. Smith, R. Scorpio: Evaluation of blunt abdominal trauma occuring during pregnancy. J. Trauma 29 (1989) 1628.
9. Fakhoury, G. W., J. R. M. Gibson: Seat belt hazards in pregnancy. Case report. Brit. J. Obstet. Gynaec. 93 (1986) 395.
10. Gay, B.: Behandlungsstrategie bei Polytraumatisierten aus chirurgischer Sicht. Krankenhausarzt 36 (1983) 325.
11. Gay, B., R. Arbogast, B. Höcht: Erfahrungen bei der Behandlung frischer und veralteter traumatischer Zwerchfellrupturen. Unfallheilkunde 83 (1980) 146.
12. Golan, A., O. Sandbank, A. J. Teare: Trauma in late pregnancy: a report of 15 cases. S. Afr. Med. J. 57 (1980) 161.
13. Kern, E., P. Klaue: Das Polytrauma. Dringliche Diagnostik und Therapie bei begleitendem Abdominaltrauma. Langenbecks Arch. Chir. 352 (1980) 243.
14. Kettel, L. M., D. W. Brauch, J. R. Scott: Occult placental abruption after maternal trauma. Obstet. and Gynec. 71 (1988) 449.
15. Klaue, P.: Intraabdominelle Begleitverletzungen bei Milzrupturen. Unfallheilkunde 163 (1984) 88.
16. Lehmann, F.: Traumatische doppelte Uterusruptur durch Unfall. Zbl. Gynäk. 102 (1980) 418.
17. McNabney, W. K., E. J. Smith: Penetrating wounds of the gravid uterus. J. Trauma 12 (1973) 1024.
18. McRae, S. M., R. A. Speed, A. J. Sommerville: Intrauterine fetal skull fracture diagnosed by ultrasound. Aust. N.Z. J. Obstet. Gynec. 22 (1982) 159.
19. Patterson, R. M.: Trauma in pregnancy. Clin. Obstet. Gynec. 27 (1984) 32.
20. Pia, H. W.: Behandlungsgrundsätze und Prioritäten des Polytraumas in der Neurochirurgie. Unfallchirurgie 7 (1981) 86.
21. Rothenberger, D. A., F. W. Quattelbaum, J. F. Perry, J. Zabel, R. P. Fischer: Blunt maternal trauma: a review of 103 cases. J. Trauma 18 (1978) 173.
22. Schoenfeld, A., E. Ziv, L. Stein, D. Zaidel, J. Ovadia: Seat belts in pregnancy and the abstetrician. Obstet. gynec. Surv. 42 (1987) 275.
23. Senst, W., G. Schüßling, E. Scholz: Die Schwangere als traumatologische Patientin. Zbl. Chir. 105 (1980) 1114.
24. Sherer, D. M., J. G. Schenker: Accidental injury during pregnancy. Obstet gynec. Surv. 44 (1989) 330.
25. Stuart, G. C. E., P. G. E. Harding: Blunt abdominal trauma in pregnancy. Canad. med. Ass. J. 122 (1980) 901.
26. Timberlake, G. A., N. E. McSwain: Trauma in pregnancy. Amer. Surg. 55 (1989) 151.
27. Vollmar, J. F.: Behandlungstaktik bei Gefäßverletzungen Polytraumatisierter. Klinikarzt 10 (1981) 1189.
28. Wallner, H.: Das Beckentrauma aus geburtshilflicher Sicht. Fortschr. Med. 87 (1969) 671.
29. Weigel, B.: Intrauterine fetale Schädelverletzungen bei Unfällen in der Schwangerschaft. Zbl. Gynäk. 99 (1977) 498.

10 Gynäkologische Erkrankungen während der Schwangerschaft

P. Börner

Inhalt

1 Tumoren des Scheideneingangs und der Scheide während der Schwangerschaft 241

2 Zervixpolypen während der Schwangerschaft 241

3 Ektopie der Portio während der Schwangerschaft 242

4 Dysplasie und Carcinoma in situ der Portio während der Schwangerschaft 242
4.1 Virus-DNS in Zervixepithelien Schwangerer 242
4.2 Häufigkeit von Dysplasie und Carcinoma in situ der Portio in der Schwangerschaft 242
4.3 Regression und Progression von Portioepithelatypien während und nach der Schwangerschaft 243
4.4 Diagnostisches und therapeutisches Vorgehen während der Schwangerschaft 243
4.4.1 Zytologie und Kolposkopie 243
4.4.2 Biopsie und Konisation 243
4.5 Diagnostisches und therapeutisches Vorgehen nach der Entbindung 244
4.6 Zusammenfassung 244

5 Zervixkarzinom während der Schwangerschaft 246
5.1 Häufigkeit 246
5.2 Einfluß der Schwangerschaft auf die Entwicklung und Prognose 246
5.3 Behandlung 246
5.3.1 Behandlung während der Schwangerschaft 246
5.3.2 Behandlung in der Nähe des Geburtstermins 247

6 Myome des Uterus und des Uterus myomatosus während der Schwangerschaft 247
6.1 Häufigkeit 247
6.2 Veränderungen der Myome in der Schwangerschaft 248
6.3 Komplikationen 248
6.4 Diagnostik 249
6.5 Behandlung 249

7 Seltene Tumorerkrankungen des schwangeren Uterus 250

8 Ovarialtumoren während der Schwangerschaft 250
8.1 Häufigkeit 250
8.2 Histologie und Prognose 251
8.3 Diagnostik 251

8.4	Komplikationen	251	9.4	Seltene Tumoren der Mamma während der Schwangerschaft ... 255
8.5	Behandlung	252	9.5	Schwangerschaft nach brusterhaltender Therapie eines kleinen Mammakarzinoms ... 255
8.6	Klinische Besonderheiten	252		
9	Mammakarzinom während der Schwangerschaft	253	10	Schwangerschaftsberatung einer früher an einem Malignom operierten Patientin ... 255
9.1	Häufigkeit	253		
9.2	Prognose	253		
9.3	Behandlung	254		

1 Tumoren des Scheideneingangs und der Scheide während der Schwangerschaft

Condylomata acuminata

Die häufigsten epithelialen Tumoren im Vulvabereich während der Schwangerschaft sind Condylomata acuminata. Sie entstehen infolge einer Infektion mit dem humanen Papillomavirus (HPV; siehe auch Bd. 8, Kap. 1 und 2). Infolge des veränderten Immunstatus der Schwangeren kann es zu einem *rapiden Wachstum* der zunächst vereinzelt auftretenden Kondylome kommen. Ein massiver Befall kann sich aus der Vulva in die Vagina ausdehnen und die Portio erreichen. Ein solches rapides Wachstum kann schon während der Schwangerschaft durch eine sekundäre Infektion der Kondylomrasen zu einem ernsten Problem werden.

Zum Zeitpunkt der *Geburt* stellen die Kondylome den Geburtshelfer vor das Problem der Geburtsleitung. Bei massivem Befall der Scheide kann die vaginale Entbindung zu erheblichen Blutungen führen; ein Todesfall infolge Verblutung bei Geburt durch eine solche massiv mit Kondylomen befallene Scheide hindurch ist berichtet worden. Wird man mit einem starken Kondylombefall der Scheide erstmals kurz vor oder unter der Geburt konfrontiert, so indiziert dies allein im Hinblick auf die Verletzlichkeit der Geburtswege eine abdominale Schnittentbindung [76].

Neben diesem Risiko für die Mutter ist das Risiko einer *Übertragung des HPV* von der infizierten Mutter *auf das Kind* zu bedenken. Besonders zu fürchten ist die mit einer beträchtlichen Morbidität einhergehende juvenile laryngeale Papillomatose infolge Infektion mit HPV [89, 94]. In retrospektiven Untersuchungen wird eine solche Beziehung zwischen Condylomata acuminata der Mutter und juveniler laryngealer Papillomatose des Kindes teils verneint [47], teils bestätigt [38, 91]. Auch eine Übertragung des HPV auf das Epithel der Vorhaut oder der Urethra männlicher Neugeborener wird diskutiert [53, 78, 102].

Im Verlauf der Schwangerschaft sollten Condylomata acuminata *unverzüglich behandelt* werden, solange sie noch in einzelnen Gruppen auf die Vulva beschränkt sind. Podophyllin ist kontraindiziert, da es einen Abort induzieren kann. Die lokale Anwendung von Fluorouracil über sieben Tage mit gutem Erfolg wird im frühen Wochenbett berichtet [71]. Kryochirurgische Maßnahmen werden teils empfohlen, teils wegen ihrer langsamen Einwirkungsweise als ungenügend empfunden (8, 9, 62). Exzellente Ergebnisse werden von der Elektrokoagulation berichtet, allerdings entwickelt sich ein Vulvaödem häufig. Bei Behandlung der Kondylome mit einem CO_2-Laser läßt sich dieses Ödem vermeiden [60]. Auch die Kombination der lokalen Anwendung von 85%iger Trichloressigsäure mit dem CO_2-Laser wird empfohlen [90].

Differentialdiagnostische Schwierigkeiten können große fibroepitheliale Polypen der Vagina bereiten [58, 64, 97]. Weitere selten beobachtete Tumoren sind das Sarcoma botryoides [58], das Leiomyom der Scheide, das Leiomyosarkom der Vulva und das embryonale Rhabdomyosarkom der Scheide.

2 Zervixpolypen während der Schwangerschaft

Polypen sind die häufigste gutartige epitheliale Veränderung im Bereich der Portio und der Zervix während der Schwangerschaft. Sie entwickeln sich stets aus der Schleimhaut der Endozervix. In der Regel sind sie kaum erbsengroß; Bildungen von mehreren Zentimetern Größe wurden aber beobachtet.

Die *Behandlung* erfolgt wie bei der nichtschwangeren Patientin: Abtragung mit dem scharfen Löffel, der scharfen Kürette, über einer Schlinge oder mittels Elektrokoagulation (siehe auch Bd. 8, Kap. 3).

Differentialdiagnostisch ist an ein kleines, gestieltes, in die Scheide hineinreichendes Myom zu denken. Ein stark blutender Zervixpolyp kann sogar das Bild eines Abortus incompletus vortäuschen [1].

3 Ektopie der Portio während der Schwangerschaft

Während der Schwangerschaft kommt es infolge verstärkter Durchblutung und ödematöser Durchsaftung des zervikalen Bindegewebes zu einer verstärkten Ektropionierung des Zylinderepithels auf die Portio vaginalis (siehe auch Bd. 8, Kap. 3). Da es hier örtlichen Reizen unterliegt, tritt eine Hypersekretion von Zervixschleim ein, die bei den betroffenen Patientinnen als glasig-schleimiger Fluor bemerkt wird. Eine *Therapie* ist nicht erforderlich. Bei der dezidualen Reaktion ektopischer Zervixschleimhaut auf der Portio während der Gravidität erscheinen Deziduazellen gelegentlich in zytologischen Abstrichen [104]. Ihre *differentialdiagnostische Abgrenzung* von Zellen einer Dysplasie, eines Carcinoma in situ oder eines endozervikalen Adenokarzinoms ist dann erforderlich.

4 Dysplasie und Carcinoma in situ der Portio während der Schwangerschaft

Die Entstehung von Neoplasien des Portioepithels korreliert weit eher mit dem Alter der Patientin bei Aufnahme des Geschlechtsverkehrs und dem individuellen Grad des Partnerwechsels als mit dem Heiratsalter oder dem Alter der Patientin bei Geburt des ersten Kindes. Deshalb finden wir eine ständig wachsende Zahl von Schwangeren mit einer Dysplasie oder einem Carcinoma in situ des Portioepithels. Die eigentliche Ursache dafür wurde in den letzten Jahren klar – jede Kanzerisierung des Portioepithels beginnt mit einer HPV-Infektion (siehe auch Bd. 11, Kap. 5).

4.1 Virus-DNS in Zervixepithelien Schwangerer

Eine HPV-Infektion von Zervixepithelien ist bei bestimmten Gruppen von Schwangeren häufig. Die Infektion braucht klinisch nicht in Erscheinung zu treten [30]. Überwiegend verläuft die Infektion der Zervixepithelien mit DNS von HPV bei schwangeren und nichtschwangeren Frauen asymptomatisch [69]. Im Verlauf der Schwangerschaft kommt es zu beträchtlichen Schwankungen der nachweisbaren DNS von HPV in den Zervixepithelien [72]. Auch die verschiedenen HPV-Typen zeigen eine unterschiedliche Prävalenz. Während der Schwangerschaft findet sich eine Prävalenz des Typs 16 und eine höhere Replikationsrate dieser Virus-DNS [83]. Ein Vergleich mit nichtschwangeren Frauen zeigte die Zunahme von DNS der HPV-Typen 16 und 18 während der Schwangerschaft. Nach Entbindung fiel die HPV-Nachweisbarkeit stark ab [24]. Die Verteilung der verschiedenen HPV-Typen zeigte eine klare Zuordnung von HPV der Typen 6/11 nur zu gutartigen Veränderungen und von HPV der Typen 16/18 zu obligatorischen Präkanzerosen und zum Zervixkrebs [84].

Eine Infektion mit Herpes-simplex-Virus (HSV) oder Zytomegalievirus (CMV) erwies sich bei Frauen, die ihr erstes Kind vor dem 22. Lebensjahr geboren hatten, nicht als Risikofaktor für die Entwicklung einer Zervixneoplasie [16].

Zusammenfassend läßt sich sagen, daß während einer Schwangerschaft mit unerwartet hohen Raten von HPV-Infektionen des Zervixepithels zu rechnen ist. Diese Infektionen sind oft klinisch stumm. Sie gehen mit einer hohen Replikationsrate der Virus-DNS einher. Nach der Entbindung gehen die nachweisbaren HPV-Infektionen in den Zervixepithelien wieder stark zurück. Trotzdem bleibt bei der nachgewiesenen deutlichen Assoziierung von HPV der Typen 16/18 mit Präkanzerosen des Zervixepithels dieser HPV-Befall der Zervixepithelien während der Schwangerschaft für das weitere Leben der Patientin von Bedeutung.

4.2 Häufigkeit von Dysplasie und Carcinoma in situ der Portio in der Schwangerschaft

Die Annahme, daß Dysplasie und Carcinoma in situ der Portio in der Schwangerschaft gehäuft auftreten, findet an großen Untersuchungsreihen keine Bestätigung [10]. Entsprechende Annahmen beruhten auf einer Mißdeutung schwangerschaftsbedingter Veränderungen in zytologischen Abstrichen.

Viele Fälle einer als Dysplasie beurteilten zytologischen Veränderung in der Schwangerschaft stammen in Wirklichkeit von einer *Basalzellhyperaktivität*. Eine solche vermehrte Basalzellaktivität findet sich in Portiobiopsien von Schwangeren häufiger als außerhalb einer Schwangerschaft. Neben dieser vermehrten Basalzellaktivität verwirrt die deziduale Reaktion ektopischer Schleimhaut des Zervikalkanals die zytologischen Befunde. Degenerativ veränderte Deziduazellen aus Inseln ektopischer Dezidua im Bereich der Zervix können leicht als atypische Zellen mißdeutet werden [86].

4.3 Regression und Progression von Portioepithelatypien während und nach der Schwangerschaft

Die Progressionsrate der schweren Dysplasie zum Carcinoma in situ während der Schwangerschaft und nach der Entbindung entspricht der Progressionsrate bei nichtschwangeren Frauen. Nach der Entbindung bilden sich schwere Dysplasien oder Carcinomata in situ nicht zurück. Die schwere Dysplasie enthält die Wahrscheinlichkeit der Progression zum Carcinoma in situ unabhängig von der Schwangerschaft.

4.4 Diagnostisches und therapeutisches Vorgehen während der Schwangerschaft

Mittels Differentialzytologie, Kolposkopie, Biopsie ist in der Schwangerschaft in jedem Einzelfall ein differenziertes Vorgehen erforderlich.

4.4.1 Zytologie und Kolposkopie

Zytologische Überwachung in der Schwangerschaft: Zytologische Untersuchungen sollen routinemäßig bei allen Schwangeren durchgeführt werden. Ein solches zytologisches Screening ist von besonderem Wert bei Schwangeren aus niederem sozialem Milieu, wo die Häufigkeit der Dysplasie und des Carcinoma in situ am größten ist.

Kolposkopische Überwachung in der Schwangerschaft: Die Kolposkopie gestattet mit Sicherheit eine große Selektivität in der Behandlung von Veränderungen des Portioepithels. Die kolposkopische Verlaufskontrolle gestattet es, ein invasives Wachstum auf der Ektozervix weitgehend auszuschließen und in vielen Fällen eine ausgedehntere invasive Diagnostik bis nach der Entbindung zu verschieben [10, 105].

4.4.2 Biopsie und Konisation

Zur Klärung zytologischer oder kolposkopischer Befunde an der Portio der Schwangeren wird die kolposkopisch gerichtete Biopsie empfohlen [60, 105]. Die sehr lange Latenzperiode der intraepithelialen zervikalen Neoplasie gestattet es im Verlauf der Schwangerschaft in vielen Fällen, unter zytologischer und kolposkopischer Kontrolle abzuwarten. In Zweifelsfällen sollte eine kolposkopisch gezielte Biopsie der Portio erfolgen. In seltenen Fällen wird man die Konisation zur Beherrschung des Prozesses wenigstens bis zur Geburt hin benötigen. Ein unverzügliches diagnostisches und therapeutisches Handeln wird allerdings auch innerhalb der Schwangerschaft erforderlich, wenn ein Hinweis auf invasives Wachstum vorliegt [7, 51, 82]. Allerdings muß auch vor einer nur einmaligen kolposkopischen Überwachung der Portio bei zytologisch suspektem Befund in der Schwangerschaft oder gar vor Unterlassung der kolposkopisch gezielten Biopsie bei suspekten Portiobefunden ausdrücklich gewarnt werden.

Methodik der Biopsie während der Schwangerschaft: Für eine Biopsie von der Portio ist die Lokalisation durch Kolposkopie unumgänglich. Nur so kann die Biopsie von der am meisten veränderten Stelle des Portioepithels entnommen werden. Die Aussagekraft der kolposkopisch gezielten Biopsie wird während der Schwangerschaft noch durch die starke Ektropionierung der Zervixschleimheit erhöht. So treten auch suspekte Bezirke aus den unteren Anteilen des Zervikalkanals auf die Ektozervix aus, wo sie mit dem Kolposkop entdeckt werden können.

Zum Einsatz der Konisation während der Schwangerschaft: Bei Verdacht auf ein frühes invasives Karzinomwachstum an der Portio sollte eine Konisation erfolgen. Das Operationsgebiet muß unterhalb des inneren Muttermundes liegen, um eine exzessive Blutung oder gar einen Abbruch der Schwangerschaft zu vermeiden. Wird bei der Anlage des Konus eine Tiefe von 1,5 bis 2 cm eingehalten, sind solche Komplikationen selten. Die Komplikationsrate des Eingriffs beträgt während der Schwangerschaft 10%. Es wird auch empfohlen, die Konisation zur Vermeidung von Blutungskomplikationen mit einer Cerclage zu ergänzen [70].

4.5 Diagnostisches und therapeutisches Vorgehen nach der Entbindung

Wenn während der Schwangerschaft die Diagnose einer *schweren Dysplasie* oder eines *Carcinoma in situ* durch eine kolposkopisch gezielte Biopsie histologisch gesichert worden ist, sollte die Patientin bis zur Entbindung im Abstand von sechs Wochen durch zytologische Abstriche überwacht werden. Aus den Portioveränderungen resultieren keine Kontraindikationen für eine vaginale Entbindung. Post partum kann eine Portioabschabung erwogen werden. Ebenso kann eine endgültige histologische Diagnose durch Konisation drei Monate post partum angestrebt werden. Findet sich dabei ein Carcinoma in situ, ist die Hysterektomie bei abgeschlossener Familienplanung indiziert. Ansonsten wird unter zytologischen Kontrollen weiter abgewartet. Ein solches Vorgehen ist wegen des langsamen Wachstums des Portiokarzinoms auch dann im allgemeinen ohne ernste Konsequenzen, wenn an Stelle des vermuteten Carcinoma in situ bereits ein *frühes invasives Karzinomwachstum* vorliegt. Allerdings setzt dieses Vorgehen die fortgesetzte zytologische und kolposkopische Überwachung der Portio während der Schwangerschaft und nach der Entbindung voraus.

Gerade die Fortsetzung der zytologischen Überwachung der Portio nach Ende des Wochenbetts gewinnt stark an Bedeutung. Ungefähr 5 % der Patientinnen mit in der Schwangerschaft normalen zytologischen Abstrichen zeigen post partum einen suspekten zytologischen Befund [101]. Als besonders hohes Risiko hat sich für die Patientin folgende Entwicklung erwiesen:

- Begleitung einer zervikalen intraepithelialen Neoplasie (CIN) durch die Schwangerschaft mit Kolposkopie und kolposkopisch gezielter Biopsie
- nach Entbindung Abklärung mit Zytologie, Kolposkopie, Probeexzision von der Portio und Kürettage des Zervikalkanals; dabei normale Befunde

Eine solche Konstellation impliziert im späteren Verlauf eines Jahres ein Rezidiv des CIN bei einem Viertel der Patientinnen. So kann die Regression zytologischer Befunde post partum auch ein hohes Risiko einschließen und verlangt deshalb eine sorgfältige zytologische und kolposkopische Betreuung über mindestens fünf Jahre [39].

Solche Überlegungen mögen der neuerdings in der Literatur wieder vorgebrachten Empfehlung zur definitiven Therapie der zervikalen intraepithelialen Neoplasie am Ende der Schwangerschaft zugrunde liegen. In einer klinischen Studie wurde die abdominale Schnittentbindung mit Übergang in Hysterektomie gegen die vaginale Hysterektomie am Ende des Wochenbettes zur Therapie des Carcinoma in situ abgewogen. Bei gleicher Morbidität erscheint die Hysterektomie im Zuge der abdominalen Schnittentbindung als eine akzeptable Alternative zur vaginalen Hysterektomie bei wenig einsichtigen Patientinnen mit Carcinoma in situ der Portio [63].

4.6 Zusammenfassung

Aufgrund des in den letzten 20 Jahren stark veränderten Sexualverhaltens werden in der Schwangerschaft zunehmend atypische zytologische und kolposkopische Befunde erhoben. Diese verlangen zunächst eine Kontrolle (Abb. 10-1) durch erneuten zytologischen Abstrich von der Ektozervix sowie aus dem Zervikalkanal. Aus den so erhobenen Befunden gelingt es, sich eine erste Orientierung über Lokalisation und Schwere der intraepithelialen Veränderung zu machen. Auf dieses orientierende Bild baut sich das weitere Vorgehen bis zur Entbindung auf.

Bei leichter und mittelgradiger Dysplasie auf der Ektozervix und dem Zervikalkanal kann unter zytologischen Kontrollen abgewartet werden. Bei schwerer Dysplasie sowie bei Verdacht auf Carcinoma in situ auf der Ektozervix werden kolposkopisch gezielte Biopsien durchgeführt. So kann durch histologische Untersuchung ein invasiver Prozeß ausgeschlossen werden.

Bei ausgedehnten Veränderungen auf der Ektozervix oder Veränderungen im Zervikalkanal ist eine Konisation erforderlich. Diese sollte jenseits der 14. Schwangerschaftswoche erfolgen. Eine ergänzende Zervixkürettage ist unbedingt erforderlich. Bestätigt sich die Diagnose eines Carcinoma in situ, wird bis zur Geburt abgewartet.

Unter der Geburt ist mit beträchtlichen Läsionen des Epithels am Muttermund zu rechnen. Dieser Effekt erklärt manche Regression einer Dysplasie oder eines Carcinoma in situ im Wochenbett. Nach Neuformierung der Portio sind wiederum sorgfältige zytologische Kontrollen von der Ektozervix und aus dem Zervikalkanal erforderlich. Die dabei erhobenen Befunde indizieren die definitive Lösung: Je nach Proliferationsgrad ist das gesamte Spektrum unserer Möglichkeiten von zytologischen Kontrolluntersuchungen in regelmäßigen Abständen von drei Monaten über therapeutische Konisation bis hin zur vaginalen Hysterektomie mit Scheidenmanschette bei abgeschlossener Familienplanung einzusetzen.

```
                    ┌─────────────────────────────────┐
                    │  Zytologische Untersuchung bei der ersten │
                    │  Schwangerschaftsvorsorgeuntersuchung    │
                    └─────────────────────────────────┘
                         ↓                    ↓
                  typische Zellen       atypische Zellen
                         ↓                    ↓
                  Wiederholung bei    ┌──────────────────┐
                  Abschlußuntersuchung│  kolposkopisch   │
                  post partum         │  gezielte Biopsie│
                                      └──────────────────┘
```

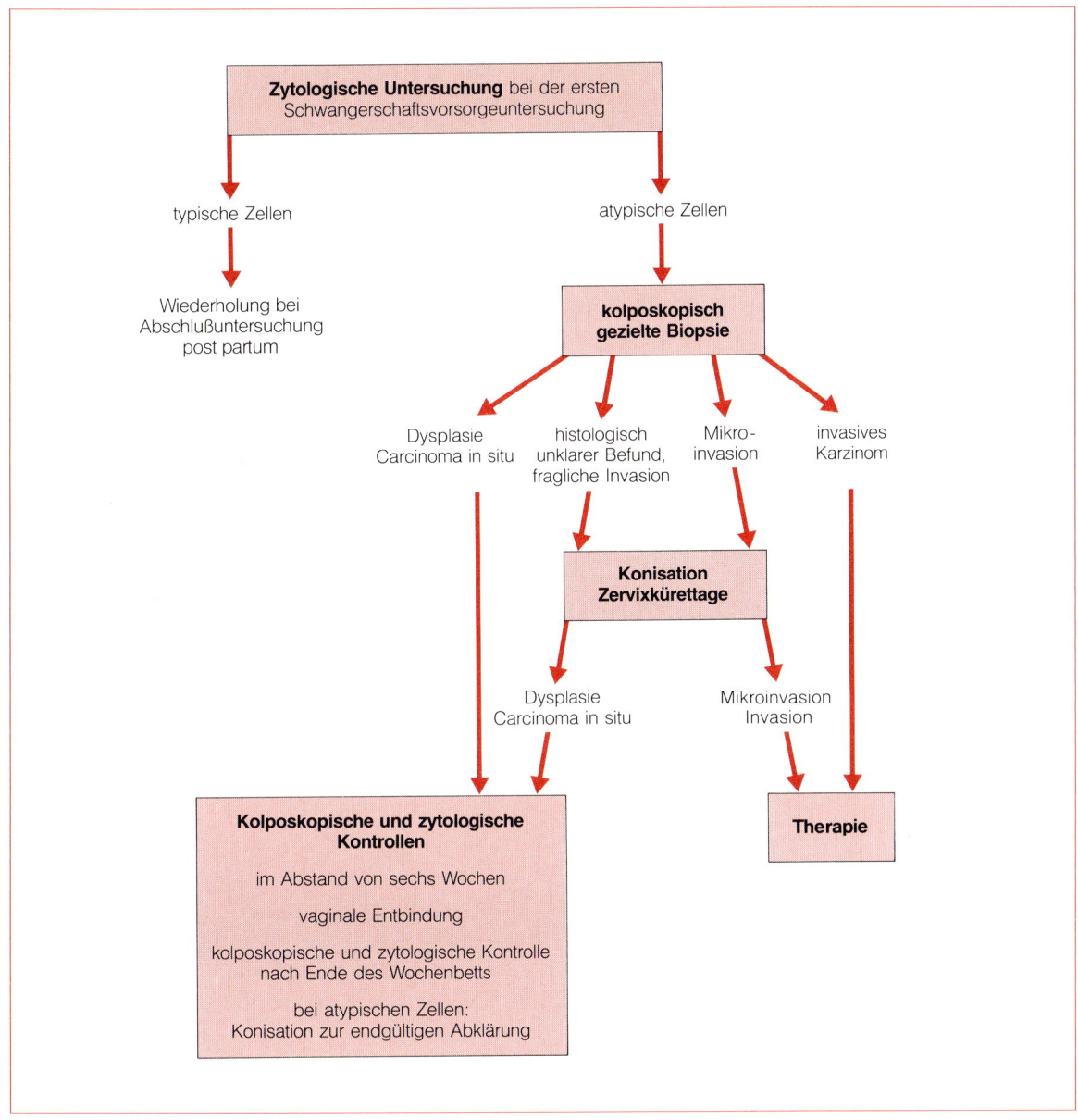

Abb. 10-1 Überwachung Schwangerer mit atypischen zytologischen oder kolposkopischen Befunden.

Überhaupt haben unsere verbesserten Kenntnisse über die Entstehung der CIN sowie das deutliche Absinken von Alter und Parität bei Auftreten einer CIN in der Schwangerschaft unsere diagnostischen und therapeutischen Verfahren deutlich verändert. Die Konisation hat ihre Stellung als klassische Methode der Diagnostik und Therapie einer CIN in der Schwangerschaft eingebüßt. Weniger invasive Methoden – die Kombination von Differentialzytologie, Kolposkopie und kolposkopisch gezielter Probeexzision von der Portio – sind an ihre Stelle getreten. In der Therapie wird die Konisation von Elektrokoagulation, Kryochirurgie und Laseranwendung eingeschränkt werden. Die Individualisierung und Differenzierung von Diagnostik und Therapie der CIN während der Schwangerschaft sind angesagt. Dabei dürfen wir allerdings die Gefahren einer ungenügenden Diagnosestellung und einer inkompletten Therapie nicht übersehen.

5 Zervixkarzinom während der Schwangerschaft

Grundsätzliches zum Zervixkarzinom findet sich in Band 11, Kapitel 3.

5.1 Häufigkeit

Im deutschen Schrifttum wird die Häufigkeit des Zusammentreffens von Zervixkarzinom und Schwangerschaft mit 0,01 bis 0,45 % aller Graviditäten angegeben [11, 35].

5.2 Einfluß der Schwangerschaft auf die Entwicklung und Prognose

In der Regel beeinflußt die Schwangerschaft das *Wachstumspotential* des Zervixkarzinoms nicht. Die Mehrheit der Patientinnen leidet an einem Plattenepithelkarzinom. Dies spricht auf die Therapie in der gleichen Weise an wie bei nichtschwangeren Frauen im gleichen Tumorstadium.

Möglicherweise wird die Prognose in der Schwangerschaft durch das Auftreten *verschiedener pathohistologischer Typen* des Zervixkarzinoms beeinflußt. So fand man bei Schwangeren eine ungewöhnliche Zahl von Tumoren, in denen Elemente des Plattenepithelkarzinoms mit Elementen des Adenokarzinoms gemischt sind. Solche Tumoren treten bei nichtschwangeren Patientinnen nicht auf. Sie zeigen eine Tendenz zur Anaplasie, die dann durch rascheres Wachstum die Prognose verschlechtert.

Im deutschen Schrifttum liegen zum Einfluß der Schwangerschaft auf die *Prognose* des Zervixkarzinoms geteilte Ansichten vor [11, 13, 81, 87, 88]. Im Hinblick auf diese Mängel des Schrifttums, in dem Patientinnengruppen mit nur wenig übereinstimmenden Merkmalen verglichen werden, hat eine Arbeitsgruppe die Daten von rund 40 000 schwangeren und nichtschwangeren Zervixkarzinomträgerinnen verglichen [35]. Dabei ergibt sich folgendes Bild: Eine veränderte Malignität des Zervixkarzinoms ist während einer Schwangerschaft nicht festzustellen. Die Prognose einer Zervixkarzinompatientin wird erst durch die Malignitätsänderung des Tumors verschlechtert, die bei Beendigung der Gravidität vor Abschluß der Therapie zu beobachten ist. Die Heilungschancen einer Schwangeren mit Zervixkarzinom werden weiterhin durch die erschwerte Diagnostik während der Gravidität und durch das Geburtstrauma beeinträchtigt. Das Alter der Patientin hat keinen Einfluß auf die Prognose.

In einer neueren kooperativen Studie fanden sich unter 1092 Patientinnen, bei denen wegen eines Zervixkarzinoms eine abdominale Radikaloperation durchgeführt wurde, 40 Patientinnen, die zum Zeitpunkt der Operation schwanger waren oder im Wochenbett operiert worden sind [5]. Im Vergleich mit nichtschwangeren Zervixkarzinomträgerinnen ergaben sich hinsichtlich Tumorgrading und Tumorwachstum keine Unterschiede. Auffällig war bei der Durchsicht der histologischen Präparate die vermehrte Häufigkeit von Blutgefäßeinbrüchen des Karzinoms bei den schwangeren Patientinnen und den Patientinnen im Wochenbett. Auch fanden sich häufiger Makrometastasen bei diesen Patientinnen. Dies erklärt die schlechtere Prognose für Zervixkarzinomträgerinnen in der Schwangerschaft und im Wochenbett.

5.3 Behandlung

5.3.1 Behandlung während der Schwangerschaft

Operative Therapie: Die Wahl der Therapie hängt in erster Linie vom Tumorstadium ab. Findet sich ein Zervixkarzinom des Stadiums I oder IIa im ersten Drittel der Schwangerschaft bei einer Patientin mit einem guten Allgemeinzustand, sollte eine abdominale Radikaloperation mit Lymphonodektomie als beste operative Behandlungsmethode gewählt werden. Die Heilungsergebnisse sind die gleichen für schwangere und nichtschwangere Patientinnen. Auch im II. Trimenon sollte für Zervixkarzinome der Stadien I und IIa die abdominale Radikaloperation mit Lymphonodektomie vorgenommen werden. Im letzten Drittel der Schwangerschaft kann sich diese Operation an eine abdominale Schnittentbindung unmittelbar anschließen.

Strahlentherapie: Für Zervixkarzinome der Gruppe IIb sowie für höhere Tumorstadien hat sich die Bestrahlung als Methode der Wahl erwiesen. Es werden insgesamt Strahlendosen von etwa 60 Gy in den Bereich des kleinen Beckens eingestrahlt. Zunächst sollte eine externe Bestrahlung bis zu einer Gesamtdosis von 40 Gy erfolgen. Zur Komplettierung sollte eine Aufsättigung mit einer intrazervikalen Radiumeinlage von ungefähr 20 Gy folgen. Diese sollte der individuellen Situation angepaßt sein.

Umfangreiche statistische Untersuchungen zeigen, daß eine Beendigung der hormonalen Schwangerschaftslage des Organismus vor Abschluß der Radiotherapie die Prognose des Zervixkarzinoms eindeutig verschlechtert [35]. Damit findet die Hypothese ihre Bestätigung, daß die Heilungschancen schwangerer Zervixkarzinompatientinnen denen nichtschwangerer

Patientinnen nur dann ähnlich sind, wenn sich die hormonelle Situation während der Therapie nicht ändert, d. h. wenn die Frucht während einer Strahlenbehandlung in utero verbleibt. Bei Strahlentherapie kommt es im I. Trimenon gewöhnlich nach Einstrahlung von etwa 20 Gy zum Abort. Sollte sich dieser Abort nicht einstellen, so ist im I. wie im II. Trimenon gegen Ende der Strahlentherapie eine Entleerung des Uterus durch künstlich induzierten Abort und Kürettage erforderlich. Daran sollte sich eine medikamentös erzeugte Pseudogravidität anschließen [13].

5.3.2 Behandlung in der Nähe des Geburtstermins

Einerseits ist einem gesunden Kind zur Geburt zu verhelfen, andererseits der Mutter die bestmögliche Überlebenschance durch eine optimale Therapie zu sichern. Deshalb sollte eine abdominale Schnittentbindung durchgeführt werden, wenn das Kind außerhalb des Uterus lebensfähig ist. An diese kann sich sogleich eine abdominale Radikaloperation mit Lymphonodektomie oder nach Rückbildung des Uterus über zwei bis drei Wochen eine externe Strahlentherapie anschließen. Diese soll dann nach vollständiger Rückbildung des Uterus mit einer Radiumeinlage abgeschlossen werden.

Fehlen dem Kind zum Zeitpunkt der Diagnosestellung noch einige Wochen bis zur Lebensfähigkeit außerhalb des Uterus, sollte der Arzt gemeinsam mit der Patientin und dem Vater diese Situation erörtern. Die Bedürfnisse der Patientin nach Sicherheit und der Wunsch der Familie nach einem Kind sind gegeneinander abzuwägen. Hilfreich ist dabei die Überlegung, daß das invasive Plattenepithelkarzinom der Portio ein langsam wachsender Prozeß ist. Ein Zeitraum von vier bis sechs Wochen bis zur Erreichung der Lebensfähigkeit des Kindes außerhalb des Uterus kann im Einzelfall bei Risikobereitschaft der Mutter abgewartet werden. Dabei kann schon ein verhältnismäßig kurzer Aufschub der operativen Therapie zu einer signifikanten Verbesserung der Situation des Neugeborenen führen [34].

Ist es bei zunächst noch unbemerktem Zervixkarzinom zu einer vaginalen Geburt gekommen, trägt die Mutter ein beträchtliches Risiko der Implantation von Tumorzellen in die *Episiotomie* oder einen *Dammriß*. Eine Reihe solcher Beobachtungen liegen vor [22, 31].

Klarzelliges Adenokarzinom der Zervix: In einer Übersicht über 503 Fälle dieser histologischen Sonderform des Zervixkarzinoms fanden sich 24 Schwangerschaften zum Zeitpunkt der Diagnosestellung und 408 Patientinnen, die niemals schwanger gewesen waren. Bei Vergleich beider Gruppen ergeben sich keine signifikanten Unterschiede. Diagnosestellung und Therapie folgen den beim Plattenepithelkarzinom der Portio bewährten Regeln [92].

Beeinflussung des Feten: Ein Zervixkarzinom metastasiert nicht über die Plazenta in den Fetus. So ist eine Gefährdung des Feten bei Zervixkarzinomen nur durch den Zwang zur vorzeitigen Geburtseinleitung oder durch therapeutische Maßnahmen zu erwarten.

6 Myome des Uterus und des Uterus myomatosus während der Schwangerschaft

Myome des Uterus nehmen einen beträchtlichen Einfluß auf das Fortpflanzungsgeschehen (siehe auch Bd. 3, Kap. 7). So ist die Infertilität bei Patientinnen mit einem Uterus myomatosus höher als bei anderen Frauen. Der Anteil der Myomträgerinnen, die trotz dringenden Kinderwunsches nicht empfangen, wird auf 25% geschätzt. Vorwiegend submuköse Myome verhindern eine Schwangerschaft. Eine einmal eingetretene Schwangerschaft verläuft bei einer Myomträgerin bis hin zur Geburt komplikationsreicher als bei Patientinnen mit regelrecht gestaltetem Uterus.

6.1 Häufigkeit

Myome finden sich bei 0,4 bis 2% der Schwangeren. In den letzten Jahren werden mehr Myomträgerinnen unter den Schwangeren beobachtet, offensichtlich infolge Zunahme des Anteils älterer Schwangerer an der Gesamtzahl der Schwangeren. Der Anteil der Schwangeren, die das 35. Lebensjahr überschritten haben und ein Myom tragen, wird mit 20% angegeben (Grundsätzliches über Myome siehe Bd. 8, Kap. 4).

6.2 Veränderungen der Myome in der Schwangerschaft

Vor allem im I. Trimenon unterliegen auch Myome einer gewissen *Vergrößerung*. Diese Größenzunahme beruht nicht auf einem realen Wachstum, sondern ein Ödem infolge Zirkulationsstörungen kann ebenso die Ursache sein wie eine Größenzunahme der myomatösen Muskelfasern oder eine Vermehrung des Bindegewebes. Ein echtes Myomwachstum in der Schwangerschaft wird bezweifelt. Es betrifft allenfalls die erste Hälfte der Schwangerschaft.

Durch die Umgestaltung der Uteruswand im Verlauf der Schwangerschaft kann sich die *Blutzufuhr zum Myom* im II. und besonders im letzten Trimenon beträchtlich vermindern. Infolge Ernährungsstörungen treten nekrobiotische Veränderungen des Myomgewebes ein. Bei Zirkulationsstörungen geringeren Grades entwickelt sich ein Ödem. Beträchtliche Zirkulationsstörungen bedingen Nekrosen, Blutungen in das degenerativ veränderte Myom oder hyaline Degeneration. Infolge einer Kapselspannung sind diese degenerativen Prozesse für die Patientin äußerst schmerzhaft.

Aufgrund der Umgestaltung der Uteruswand können Myome während der Schwangerschaft auch ihre *Lokalisation verändern*. Intramurale Myome verlagern sich in die submukösen oder subserösen Schichten des Uterus. Ihre Tastbarkeit wird deutlicher oder verschwindet. Diese Beobachtungen wurden als „Myomwanderung" bezeichnet. Aus dem gleichen Grund können sich Myome mit tiefem Sitz, die als ein mögliches Geburtshindernis angesehen wurden, im letzten Trimenon zum Fundus hin verlagern und so den Geburtsweg freigeben.

6.3 Komplikationen

Während der Schwangerschaft

Etwa 50 % aller Myome führen zu Komplikationen der Schwangerschaft oder der Geburt. Dabei sind Sitz und Größe der Myome für die Komplikationen entscheidend. Überschreitet ein Myom die Größe von 8 cm Durchmesser, kann mit Komplikationen gerechnet werden. Bei 205 untersuchten Patientinnen mit Uterus myomatosus wurde eine Häufigkeit der *Tubargravidität* von 3,4 % gefunden. Die *Abortrate* ist bei Uterus myomatosus hoch. Sie wird mit 14 bis 38 % beziffert [14]. Für submuköse Myome und Myome im unteren Uterinsegment werden Abortraten von 58 % angegeben. Kommt es nicht zum Abort, finden sich bei 60 bis 70 % der Schwangerschaften eine vorzeitige Wehentätigkeit und Frühgeburtsbestrebungen.

Das über einem submukösen Myom verdünnte und mit Gefäßen schlecht versorgte Endometrium führt bei Implantation des Eies zu *Störungen der Plazentation* aller Art: spätere Plazentainsuffizienz, tiefer Sitz der Plazenta, Placenta praevia, abnorm gestaltete Plazentabildungen und Lösungsschwierigkeiten der Plazenta in der Nachgeburtsperiode werden begünstigt. Offenbar begünstigt ein submuköses oder intramural dicht unter der mütterlichen Seite der Plazenta gelegenes Myom auch die *vorzeitige Plazentalösung* [74].

Degenerative Veränderungen des Myoms bedingen infolge Kapselspannung starke Schmerzen. Das Myom ist schmerzhaft durchzutasten. Infolge der Nekrose kommt es schließlich zu einer Erhöhung der Leukozytenzahl, zu Fieber und zu peritonitischen Reizungen. Dieses Krankheitsbild ist in der Schwangerschaft oft nur schwierig von einer akuten Appendizitis, einer stielgedrehten Zyste oder einer Pyelitis abzugrenzen. Die Differentialdiagnose ist von besonderer Wichtigkeit, da die Appendizitis und die Stieldrehung eine operative Laparoskopie oder eine Laparotomie indizieren, die Pyelitis dagegen eine konservative Behandlung verlangt. Bei der Myomdegeneration sollten die Möglichkeiten einer abwartenden Haltung ausgeschöpft werden. Eine chirurgische Therapie beinhaltet beträchtliche Risiken. Jeder Versuch der Entfernung des degenerierten Myoms aus der Wand des Uterus kann den Verlust des Feten bedingen. Auch das Risiko einer Infektion des Myombetts und damit die Gefahr der Hysterektomie nehmen zu. Die sehr starken abdominalen Schmerzen können durch epidurale Injektion von Morphin beeinflußt werden. Unter Schmerzausschaltung kann es zu einem Rückgang der lokalen Beschwerden mit ungestörtem Fortgang der Schwangerschaft kommen [98].

Unter der Geburt

Die Deformation des Uteruskavums fördert *Einstellungsanomalien* und ist häufig der Grund für Querlagen und Beckenendlagen. Auch Deflexionslagen kommen häufiger als normal vor. Infolgedessen ist der Anteil an operativen Entbindungen größer bei Myomträgerinnen als in einem Normalkollektiv. Man fand eine abdominale Schnittentbindungsrate von 70 %. Indikationen waren die Lageanomalie, die geburtsmechanische Behinderung und die hochgradige Plazentainsuffizienz. Darüber hinaus können intramurale Myome eine Wehenschwäche bedingen. Störungen der Plazentalösung in der Nachgeburtsperiode sind häufig. Eine seltene Komplikation ist die Spontanruptur eines Myoms in die freie Bauchhöhle oder eine Blutung in die freie Bauchhöhle als Folge der Ruptur einer oberflächlichen Vene im Bereich eines Myoms.

Im Wochenbett

Atonische *Nachblutungen* werden der Kontraktionsschwäche des Uterus zugeschrieben. Blutungen sollen aber auch aus dem während der Geburt durch Druck zerstörten Myom entstehen. Es wird eine schwere *Koagulopathie* nach Spontangeburt infolge Freisetzung von fibrinolytischen Fermenten durch Nekrosevorgänge in einem myomatösen Uterus beschrieben. Aus gleichem Grund erklärt sich das erhöhte Thromboembolierisiko von Myomträgerinnen im Wochenbett [14].

Die *Involution des Uterus* tritt verzögert ein. Die damit verbundene verminderte Durchblutung des Organs birgt die Gefahr der Myomnekrose als Folge einer ungenügenden Blutversorgung. Diese Nekrosen sind meist nicht infiziert. Eine Infektion kann über die klaffenden Gefäße an der Plazentalösungsstelle erfolgen, so daß sich eine eitrig-verjauchende Myomnekrose entwickelt. Die mütterliche Mortalität ist nicht wesentlich erhöht, da die Gefahren der Atonieblutung und der Myomnekrose durch die Hysterektomie beherrschbar sind.

6.4 Diagnostik

Oft ist es schwierig, eine frühe Schwangerschaft in einem myomatösen Uterus mittels Tastuntersuchung zu erkennen. Auch die Differentialdiagnose „frühe Schwangerschaft oder Fundusmyom" ist für die Palpation oft schwierig. Zur Vermutung einer Schwangerschaft gelangt man, wenn man bei der Tastuntersuchung die weiche, aufgelockerte Zervix fühlt, während in der sonst aufgelockerten Uterusmuskulatur die härtere Konsistenz des Myoms durchzutasten ist. Der Uterus erscheint größer, als nach der Regelanamnese zu erwarten wäre.

Differentialdiagnostisch ist ein Myom während der Schwangerschaft abzugrenzen von anderen Gestaltanomalien des Uterus, wie Uterus bicornis oder Retroflexio uteri. Gestielte subseröse Myome sind von Adnexprozessen zu differenzieren, z. B. ektopische Gravidität oder Ovarialtumoren. Häufig gibt die Anamnese mit ihren typischen Zyklusanomalien der zu häufigen, verlängerten und verstärkten Regelblutungen einen Hinweis auf den Uterus myomatosus. Auch das Schicksal früherer Graviditäten kann auf die Spur der Myome führen.

Regelmäßige Ultraschalluntersuchungen schwangerer Myomträgerinnen während des Verlaufs der Schwangerschaft geben Aufschluß über Sitz, Gestalt, Größe, Wachstum der Myome. Bei 78% der Patientinnen fand sich keine *Größenveränderung* der Myome. Bei 22% kam es zu einer Größenzunahme, die in keinem Fall mehr als ein Viertel des Ausgangsvolumens betrug [2]. Im II. Trimenon nahmen kleinere Myome an Größe zu, während größere Myome an Größe abnahmen. Im letzten Trimenon fand sich eine Größenabnahme aller Myome [25, 55]. Gut durchblutete Myome weisen gegenüber dem übrigen Uterusgewebe eine deutlich echoärmere *Struktur* auf. Echoreiche Bezirke, teilweise mit dorsaler Schallauslöschung, deuten auf degenerativ bedingte Gewebeverdichtungen im Myom hin. Nekrotische Erweichungen im Myom stellen sich als echofreie Räume dar. Treten solche Echomuster im Ultraschallbild auf, kann mit der Entwicklung schwerer Schmerzzustände gerechnet werden.

Die Bestimmung des *Sitzes der Myome im Uterus* gestattet die Voraussage bestimmter Komplikationen:

– Fundusmyome → frühe Aborte
– Myome im unteren Uterinsegment →
  erhöhte Sectiofrequenz
– multiple Myome → vermehrte frühzeitige
  Wehentätigkeit und Fehleinstellung des Kindes.

Einerseits gestattet die Ultraschalluntersuchung, die differentialdiagnostischen Probleme bei Zusammentreffen einer Schwangerschaft mit einem Myom oder einem Ovarialtumor zu entwirren. Andererseits entstehen neue differentialdiagnostische Probleme dadurch, daß degenerative Veränderungen in einem Myom als zystische Ovarialtumoren oder Blasenmole mißdeutet werden können [75].

6.5 Behandlung

Myomenukleation in der Schwangerschaft: Die meisten Autoren vertreten eine konservative Haltung. Es soll nur bei vitaler Indikation seitens der Mutter operiert werden. Grund für diese abwartende Haltung ist die Furcht vor einer Uterusruptur in der Narbe der Myomenukleation. Eine Myomenukleation sollte nach Möglichkeit in der 14. bis 24. Schwangerschafts-

schaftsabschnitt die Wehenbereitschaft des Uterus am geringsten ist [18].

Abdominale Schnittentbindung bei Uterus myomatosus: Die Indikation zur Schnittentbindung sollte aus der Plazentafunktion oder aus dem mechanischen Geburtsverlauf gestellt werden. Die Plazentafunktion ist im letzten Trimenon und unter der Geburt besonders sorgfältig zu überwachen, da infolge der häufigen Plazentationsstörungen mit einer Plazentainsuffizienz gerechnet werden muß. Auch die mechanischen Abläufe des Geburtsvorgangs sind besonders sorgfältig zu beobachten; mit Einstellungsanomalien und mechanischen Behinderungen des Geburtsverlaufs ist zu rechnen.

Aus diesen Schwierigkeiten ist dann die abdominale Schnittentbindung indiziert. Diese kann sich aufgrund von Myomen technisch schwierig gestalten. Ob im Zug der abdominalen Schnittentbindung Myome enukleiert werden sollen oder nicht, ist umstritten. Einige Autoren empfehlen die Enukleation während der Sectio; andere neigen dazu, bei fortbestehendem Kinderwunsch die vollständige Involution des Uterus abzuwarten, bevor eine Enukleation der Myome begonnen wird [14]. Ein individuelles Vorgehen ist anzuraten. Die Risiken einer Ernährungsstörung des belassenen Myoms während der Rückbildungsperiode des Uterus sind gegen die technischen Schwierigkeiten der sofortigen Myomenukleation und die Infektionsgefahr abzuwägen. Bei intraligamentärer Entwicklung des Myoms zumindest sollte die Myomoperation auf einen Zeitpunkt nach abgeschlossener Rückbildung des Uterus verlegt werden.

Konservative Betreuung des Schwangerschaftsverlaufes: Schwangere Myomträgerinnen wird man überwiegend konservativ betreuen. Größe, Sitz und Wachstum von Myomknoten sollten regelmäßig sonographisch kontrolliert werden. Bei drohenden Aborten wird Progesteron in hohen Dosen empfohlen. Bei drohenden Frühgeburten sollte eine großzügige Hospitalisation und Tokolyse erfolgen [27].

7 Seltene Tumorerkrankungen des schwangeren Uterus

Zu seltenen Tumorerkrankungen des schwangeren Uterus liegen nur Einzelbeobachtungen vor. Ein *Hämangiom* der Cervix uteri beeinflußte den Verlauf einer Schwangerschaft nicht [20]. Bei einem diffusen kavernösen Hämangiom des Uterus verlief eine Schwangerschaft regelrecht. Bei Einsetzen der Wehentätigkeit kam es zu einer beträchtlichen Autotransfusion aus dem Hämangiom [57].

Ein *Leiomyosarkom* wurde zufällig erst in einem während einer abdominalen Schnittentbindung enukleierten Myomknoten entdeckt [50]. Hochdifferenzierte *Adenokarzinome des Endometriums* mit minimaler oder fehlender Invasion fanden sich mit Schwangerschaften kombiniert [19]. Bei einem im Zuge eines Schwangerschaftsabbruches entdeckten Carcinoma in situ des Endometriums wurde auf die Hysterektomie verzichtet; später fand sich ein regelrechtes Endometrium mit Möglichkeit für erneute Schwangerschaft [40]. Nach *Chemotherapie eines malignen Lymphoms* der Cervix uteri lief 20 Monate später eine regelrechte Schwangerschaft ab [80]. In einem anderen Fall gebar eine Patientin ein gesundes Kind; eine Kürettage im Wochenbett zeigte ein Non-Hodgkin-Lymphom des puerperalen Uterus [79].

8 Ovarialtumoren während der Schwangerschaft

Grundsätzliches über gutartige Erkrankungen des Ovars findet sich in Band 8, über Ovarialkarzinome in Band 12.

8.1 Häufigkeit

Das Zusammentreffen eines echten Ovarialtumors mit einer intrauterinen Schwangerschaft ist selten. Die Häufigkeit wird auf 1‰ geschätzt. Die wahre Häufigkeit ist schwer zu bestimmen. Einmal ist aus bisher unbekanntem Grund die Wahrscheinlichkeit einer Empfängnis bei Frauen mit einem echten Ovarialtumor herabgesetzt. Andererseits treten in der Schwangerschaft häufig Funktionszysten des Ovars auf, die sich im Verlauf der Schwangerschaft wieder zurückbilden, aber Anlaß zu Fehlinterpretationen geben.

8.2 Histologie und Prognose

Ovarialtumoren mit einem Durchmesser von mehr als 6 cm sollen mit Mißtrauen betrachtet werden. In dieser Größe sind sie meistens keine Funktionsgebilde des Ovars mehr.

Am häufigsten unter den Funktionsgebilden ist die *Corpus-luteum-Zyste*. Ungefähr 50% der Patientinnen, die in der frühen Schwangerschaft wegen eines zystischen Tumors operiert wurden, hatten eine Corpus-luteum-Zyste. Diese chirurgischen Eingriffe hätten vermieden werden können! Neben den Funktionszysten kommen *Endometriosezysten* vor.

Unter den echten Ovarialtumoren sind die *Dermoide* am häufigsten. Sie machen ein Drittel bis zur Hälfte der gefundenen Ovarialtumoren aus. Weiterhin finden sich als gutartig-zystische Tumoren seröse und muzinöse Kystadenome. Unter den soliden Ovarialtumoren findet sich als einziger Tumor ohne malignes Potential das gutartige Fibrom in 10% der Fälle. Im übrigen gilt die Regel, daß, je solider ein Tumor in seinem klinischen Bild erscheint, desto größer das Risiko der Malignität ist.

Die Häufigkeit von *Ovarialkarzinomen* in der Schwangerschaft entspricht der außerhalb der Gravidität. Die Schwangerschaft beeinflußt die Wachstumsgeschwindigkeit eines Ovarialkarzinoms nicht. Die Prognose ist stets gleich schlecht.

8.3 Diagnostik

Von außerordentlichem Wert ist hier die Ultraschalluntersuchung. Sie gestattet es, auch im Verlauf einer Schwangerschaft unklare Tastbefunde am Uterus und im Adnexbereich zu differenzieren [10, 12]. In der klinischen Praxis kann heute der Wert der Ultraschalldiagnostik für die während einer Schwangerschaft anstehenden diagnostischen Probleme im Adnexbereich gar nicht hoch genug eingeschätzt werden.

8.4 Komplikationen

Induktion eines Aborts oder eines vorzeitigen Wehenbeginns, Stieldrehung und Folgeerscheinungen, pathologische Einstellungen des Kindes mit daraus resultierendem pathologischen Geburtsverlauf und Störungen des Wochenbetts sind die häufigsten von einem Ovarialtumor während der Schwangerschaft ausgehenden Komplikationen.

Stieldrehung eines Ovarialtumors: Plötzlich einsetzender lokalisierter starker Schmerz, Kreislaufkollaps und peritonitischer Reiz prägen das akute Bild eines schweren Krankheitszustands. Die Stieldrehung des Ovarialtumors wird vor allem während des *3. oder 4. Schwangerschaftsmonats* beobachtet, wenn der schwangere Uterus aus dem kleinen Becken aufsteigt. In dieser Zeit finden sich 60% aller Stieldrehungen eines Ovarialtumors. Die Komplikation ist nicht nur für die Mutter gefährlich, sondern bringt auch durch Induktion eines Aborts oder durch vorzeitigen Wehenbeginn den Fetus in Gefahr. Eine sofortige exakte Diagnosestellung durch diagnostische Laparoskopie ist erforderlich. Bei Bestätigung der Diagnose wird sich die unverzügliche Laparotomie mit Exstirpation des Adnexes anschließen.

Im *Wochenbett* wächst durch die Involution des Uterus die Gefahr der Stieldrehung eines Ovarialtumors erneut. In dieser Zeit finden sich etwa 40% aller Stieldrehungen eines Ovarialtumors. Da der Ovarialtumor als Ergebnis einer Traumatisierung unter der Geburt schon Blutungen und Nekrosen in seiner Wand aufweisen kann, ist bei einer Stieldrehung im Wochenbett die Gefahr einer plötzlichen Ruptur mit schneller Ausbreitung einer Peritonitis besonders groß. Vor allem Dermoide erweisen sich als besonders gefährlich. Im Hinblick auf diese Risiken wird empfohlen, nach komplikationslos abgelaufener Entbindung einen bekannten Ovarialtumor am ersten Wochenbettstag durch Laparotomie vorsichtig zu entfernen.

Mechanische Beeinträchtigung des Geburtsverlaufs: Auch große Ovarialtumoren behindern den Geburtsverlauf mechanisch nicht, wenn sie sich oberhalb der Linea terminalis einstellen. Schwierigkeiten entstehen, wenn ein Ovarialtumor ins kleine Becken hinabgesunken oder dort sogar narbig fixiert ist. Eine solche narbige Fixierung entsteht leicht, wenn ein Ovarialtumor mit geringeren Zirkulationsstörungen infolge seines Gewichts schließlich in den Douglas-Raum hinabsinkt und seine entzündlich-nekrotisch veränderten Wandpartien dort mit dem Douglas-Peritoneum vernarben.

Der im Douglas liegende Ovarialtumor kann infolge des ständigen Drucks des vorangehenden kindlichen Kopfs platzen. Andererseits kann auch der Uterus rupturieren, wenn das Kind nicht gegen das mechanische Geburtshindernis des Ovarialtumors auszutreiben ist.

Plötzliches Auftreten eines Ovarialtumors im Wochenbett: Nach regelrechter Spontangeburt kann im Wochenbett unerwartet ein großer Ovarialtumor auftreten. Es handelt sich dabei um die plötzliche Vergrößerung einer Ovarialzyste durch Blutung in das Zysteninnere. Auch in diesem Fall sollte der Tumor durch Laparotomie sofort entfernt werden.

8.5 Behandlung

Die Wahl der Therapie wird beeinflußt durch die Größe des Tumors, die erwartete Dignität, die klinischen Symptome, die Komplikationen und das Alter der Schwangerschaft. Grundsätzlich wird man sich bemühen, für die große Zahl der Funktionszysten den Patientinnen durch Ultraschall-Verlaufskontrollen eine invasive Diagnostik in der Schwangerschaft zu ersparen. Einen echten Ovarialtumor sollte man möglichst rasch durch diagnostische Laparoskopie bewerten und dann mittels endoskopischer Abdominalchirurgie oder durch Laparotomie entfernen.

Kleine zystische Ovarialtumoren in der frühen Schwangerschaft: Die Mehrzahl der Ovarialzysten unter 6 cm sind Funktionszysten. Die Patientinnen sollen regelmäßig gynäkologisch untersucht werden. Parallel dazu ist eine Überwachung von Wachstum oder Rückbildung des Tumors mit Ultraschallmessung erforderlich. Ein Corpus luteum in der Schwangerschaft wird vielleicht bis zu einer Größe von 6 cm heranwachsen, dann aber der Rückbildung unterliegen. Aufgrund solcher Verlaufskontrollen kann die Mehrzahl der kleinen zystischen Ovarialtumoren als Funktionszysten erkannt und bis zu ihrer Rückbildung verfolgt werden.

Größere zystische Ovarialtumoren in der frühen Schwangerschaft: Die Operation sollte jenseits der 12. bis 14. Schwangerschaftswoche erfolgen, da dann die Schwangerschaft unabhängig von der Funktion ihres Schwangerschaftsgelbkörpers geworden ist. Man ist dann vor dem Risiko einer Fehlgeburt infolge Exstirpation des Schwangerschaftsgelbkörpers sicher. Ein solches Abwarten ist möglich, da die meisten zystischen Ovarialtumoren gutartig sind. Das Risiko eines Aborts bei einer solchen Laparotomie kann nicht höher eingeschätzt werden als das Risiko der Belassung eines Ovarialtumors unklarer Dignität.

Solide Ovarialtumoren: Ein solider Ovarialtumor sollte unverzüglich nach seiner Entdeckung ohne Rücksicht auf das Alter der Schwangerschaft und seine Größe durch eine diagnostische Laparoskopie beurteilt werden. Die Behandlung richtet sich nach den außerhalb der Schwangerschaft geltenden Regeln.

Ovarialtumor und Entbindung: Bringt der Ovarialtumor keine Behinderung des Geburtsverlaufs mit sich, soll eine vaginale Entbindung angestrebt werden. Ist der Ovarialtumor im kleinen Becken fixiert, sollte eine abdominale Schnittentbindung mit Exstirpation des Tumors erfolgen, da eine Behinderung des Geburtsverlaufs zu erwarten ist. Auf gar keinen Fall sollte eine vaginale Entbindung dadurch angestrebt werden, daß man den zystischen Ovarialtumor gewaltsam aus dem kleinen Becken herauszudrängen versucht. Dieses führt durch Lösung des Ovarialtumors aus seinen Fixierungen am Douglas-Peritoneum mit hohem Risiko zu Blutungen in die freie Bauchhöhle.

8.6 Klinische Besonderheiten

Bei gutartigen Ovarialtumoren

Embryonale Ovarialtumoren sorgen häufig für Überraschungen: Die spontane intraperitoneale Ruptur eines Dermoids im II. Trimenon führte zum Abort [56]. Ein Dermoid prolabierte post partum durch einen Riß im hinteren Scheidengewölbe [100]. Bei einer Schwangeren führte eine Struma ovarii zum Geburtstermin zu Stieldrehungserscheinungen. Unmittelbar nach der Adnektomie kam es zu einer thyreotoxischen Krise als Ergebnis einer Ausschüttung von Schilddrüsenhormon aus dem Tumor [49]. In einem reifen Dermoid entwickelte sich während einer intrauterinen Schwangerschaft ein Homunkulus [65].

Ein Thekom führte in der 32. Schwangerschaftswoche zu Aszites und Pleuraerguß im Sinne des Meigs-Syndroms [41]. Luteinzysten beider Ovarien führten zu einem beträchtlichen Anstieg der Serumspiegel von Androstendion und Testosteron während der Schwangerschaft [6]. Ein großer, während der Eröffnungsperiode die Geburtswege verlegender Ovarialtumor erwies sich als Leydig-Zell-Tumor [68].

Bei malignen Ovarialtumoren

Das moderne Schrifttum läßt die Tendenz zur Behandlung maligner Ovarialtumoren mit bekanntermaßen sehr schlechter Prognose mittels konservativer Chirurgie und Chemotherapie unter Erhalt einer bestehenden Schwangerschaft bzw. Erhalt der Fortpflanzungsfähigkeit der Mutter erkennen. Diese zunächst noch durch vereinzelte Beobachtungen vertretene Tendenz wird man bei Betreuung einer Schwangeren mit einem malignen Ovarialtumor ins Kalkül ziehen müssen.

Ovarialkarzinome: Eine Reihe von Beobachtungen weist nach, daß Tumoren mit niedrigem Malignitätsgrad und frühem Tumorstadium während einer Schwangerschaft konservativ operiert werden können. Eine Chemotherapie mit Cisplatin kann sich für den Rest der Schwangerschaft anschließen. Trotzdem ist mit der Geburt eines gesunden Kindes zu rechnen [27, 59]. Bei fortgeschrittenen Karzinomen muß allerdings eine aggressive chirurgische Therapie unter Abbruch der Schwangerschaft mit nachfolgender Chemotherapie durchgeführt werden.

Karzinoid des Ovars: Ein primäres Karzinoid des Ovars in der Schwangerschaft wurde konservativ chirurgisch behandelt. Die weiteren Verlaufsbeobachtungen erfolgten durch Bestimmung der Serotoninspiegel [28].

Dysgerminome: Bisher sind über 60 Dysgerminome in der Schwangerschaft beschrieben worden. Im Hinblick auf die Aggressivität des Tumors wird hier die Hysterektomie mit beiden Adnexen und Netzresektion sowie eine Nachbestrahlung des Beckens und der paraaortalen Lymphknoten empfohlen [54].

Melanome des Ovars: In den letzten Jahren ist erstmals über zwei vom Ovar ausgehende maligne Melanome während der Schwangerschaft berichtet worden [15].

Unreife Teratome: Ein während der Schwangerschaft entdecktes, unreifes Teratom wurde konservativ operiert. Dabei platzte der Tumor in die Bauchhöhle auf. Deshalb erfolgte postoperativ im mittleren Schwangerschaftsdrittel eine Chemotherapie mit einem Kurs Cisplatin, Vinblastin und Bleomycin. Am Termin wurde ein gesundes Kind auf vaginalem Wege geboren [21, 52, 85].

Endodermaler Sinustumor des Ovars: Im Verlauf der Schwangerschaft entdeckte Tumoren dieser Art wurden mehrfach konservativ operiert. Eine Kombinations-Chemotherapie mit Cisplatin, Vinblastin und Bleomycin schloß sich an. Es kam mehrfach zur Geburt gesunder Kinder [23, 45, 61].

9 Mammakarzinom während der Schwangerschaft

Grundsätzliches zum Mammakarzinom findet sich in Band 12.

9.1 Häufigkeit

Betrachtet man die Gesamtzahl der Mammakarzinomerkrankungen, ist ein Zusammentreffen von Mammakarzinom und Schwangerschaft selten. Im Jahre 1988 schätzte man für die USA 135 000 Neuerkrankungen an einem Mammakarzinom. Von diesen waren 1 bis 3% mit einer Schwangerschaft kombiniert. Eine andere Relation des Zusammentreffens von Mammakarzinom und Schwangerschaft tritt allerdings hervor, wenn man nur die kleine Gruppe von Patientinnen betrachtet, die vor Erreichen der Menopause ein Mammakarzinom entwickeln. Für Norwegen weist das zentrale Krebsregister 31 594 Erkrankungen an Brustkrebs von 1955 bis 1980 aus. Weniger als 2% der erkrankten Frauen waren jünger als 35 Jahre. In dieser Altersgruppe waren aber 10% der erkrankten Frauen schwanger, und weitere 15% hatten im Jahr vor der Erkennung des Mammakarzinoms ein Kind geboren [96].

9.2 Prognose

Die klassische Ansicht, daß ein Zusammentreffen des Mammakarzinoms mit einer Schwangerschaft die Prognose der Patientin stark verschlechtere, hat neueren Untersuchungen nicht standgehalten. Die Überlebensraten von Mammakarzinomträgerinnen im jugendlichen Alter unter 30 Jahren entsprechen den Überlebensraten der Mammakarzinomträgerinnen insgesamt. Schwangere Patientinnen haben die gleichen Überlebenschancen wie nicht schwangere prämenopausale Patientinnen, wenn sich die Stadien des Karzinoms entsprechen.

Faktoren, die die Prognose des Mammakarzinoms in der Schwangerschaft beeinflussen: Den größten Einfluß auf das Überleben der Patientin hat die *Ausdehnung der Erkrankung.* Bei Patientinnen ohne axillären Lymphknotenbefall ist die Überlebensrate für schwangere und nichtschwangere Frauen mit etwa 70% gleich gut. Eine solche gute Prognose kann man unter folgenden Umständen erwarten:

- Entdeckung des Tumors in einem frühen Stadium
- klinische Symptome seit weniger als drei Monaten
- Tumorgröße kleiner als 2 cm
- keine Anaplasie des Tumors
- kein axillärer Lymphknotenbefall

Außerdem nimmt der *Zeitpunkt der Diagnosestellung* im Verlauf der Schwangerschaft Einfluß auf die Prognose. Bei Entdeckung des Mammakarzinoms in der ersten Hälfte der Schwangerschaft besteht eine 5-Jahres-Überlebensrate von 48% [36, 37]. Bei Entdeckung des Mammakarzinoms in der zweiten Schwangerschaftshälfte beträgt diese nur 11%. Die Schwangerschaft erschwert offenbar die Frühentdeckung des Mammakarzinoms und begünstigt durch die verbesserte Vaskularisierung der Mamma und den verstärkten Lymphabfluß in der zweiten Schwangerschaftshälfte die Metastasierung.

Ein weiteres Prognosekriterium bietet die Bestimmung der *Steroidhormonrezeptoren* des Mammakarzinoms. Von 176 in der Schwangerschaft beobachteten Mammakarzinomen wiesen 71% keine Östrogenrezeptoren auf. Solche östrogenrezeptor-negativen Mammakarzinome hatten eine schlechte Prognose [67].

Einfluß von Fortsetzung der Schwangerschaft oder Schwangerschaftsabbruch auf die Prognose: Die Produktion großer Östrogenmengen in der Plazenta könnte das aggressive Wachstum eines Mammakarzinoms beschleunigen. In der klinischen Praxis finden solche Überlegungen keine Stütze, möglicherweise weil ein großer Teil der Mammakarzinome in der Schwangerschaft östrogenrezeptor-negativ ist. Dementsprechend wird das Schicksal von Mammakarzinomträgerinnen durch einen Schwangerschaftsabbruch nicht beeinflußt. Das Schrifttum der Jahre 1985 bis 1988 enthält vielmehr entschiedene Stellungnahmen gegen einen Schwangerschaftsabbruch allein im Hinblick auf den Nachweis eines Mammakarzinoms in der Schwangerschaft [32, 46, 67, 73].

Die folgenden *Regeln* sollten gelten:

- Die Schwangerschaft stellt keine Kontraindikation für eine reguläre Diagnostik und Therapie eines Mammakarzinoms dar, vorausgesetzt, daß besondere Sorgfalt darauf verwendet wird, die Auswirkungen von Diagnostik und Therapie auf den Fetus zu reduzieren.
- Die Therapie des Mammakarzinoms in der Schwangerschaft wird durch Alter der Patientin, Tumorstadium, histologischen Tumortyp, Staging und Grading bestimmt. Sie entspricht der Therapie bei nichtschwangeren Mammakarzinomträgerinnen.
- Die Beendigung der Schwangerschaft verbessert die Prognose der Erkrankung nicht.
- Eine später folgende Schwangerschaft beeinflußt die Prognose eines Mammakarzinomleidens nicht. Deshalb ist zum Zeitpunkt der Primärtherapie keine Ovarektomie indiziert.

9.3 Behandlung

Die frühest mögliche Biopsie ist erforderlich. Therapie der Wahl ist die *Operation* in Form der reduzierten Radikaloperation, d. h. Mastektomie mit Ausräumung des axillären Fettgewebes. Die schwangere Patientin sollte die gleiche chirurgische Therapie wie eine nichtschwangere Patientin erhalten. Weniger radikale Eingriffe, wie Lumpektomie oder Tumorexzision mit Sicherheitssaum, sollten nach meiner Ansicht wegen des morphologisch schwer überschaubaren Terrains bei schwangeren Mammakarzinomträgerinnen nicht erfolgen.

Eine *postoperative Nachbestrahlung* sollte vom Kliniker für die schwangere Patientin nach den gleichen Kriterien wie für die nichtschwangere Patientin indiziert werden. Im I. Trimenon ist die Einwirkung von Streustrahlung auf den Feten zu bedenken. So sollte die Therapie des Mammakarzinoms in der Schwangerschaft weder übermäßig aggressiv noch zögernd sein. Es sollte eine am Stadium des Mammakarzinoms orientierte ausgewogene Anwendung aller unserer therapeutischen Möglichkeiten erfolgen, ebenso wie bei der nichtschwangeren Mammakarzinomträgerin.

Die wichtigsten Therapiekonzepte:

- Die *operative Therapie* ist das Kernstück der Behandlung; sie bietet wenig Gefahr für den Fetus. Eine adjuvante Nachbestrahlung oder eine adjuvante Chemotherapie sollten vermieden werden [3].
- Wird bei der operativen Therapie ein *axillärer Lymphknotenbefall* entdeckt, sollte die Patientin im I. Trimenon eine Chemotherapie erhalten. Dazu ist die Schwangerschaft abzubrechen. Gegen Ende der Schwangerschaft sollte nur die operative Therapie ausgeführt werden. Eine notwendige adjuvante Strahlentherapie oder adjuvante Chemotherapie sollte bis nach der Entbindung verzögert werden. Eine vorzeitige Beendigung einer fortgeschrittenen Schwangerschaft ist nur bei Patientinnen mit metastasiertem Mammakarzinom erforderlich, um die Voraussetzung für eine aggressive Chemotherapie zu schaffen. Während der Laktationsperiode ist für Diagnose und Therapie des Mammakarzinoms zunächst die Laktation zu unterdrücken. Dann ist eine typische Therapie wie bei nichtschwangeren Patientinnen durchzuführen [42].
- Ein ähnliches, auf Überlegungen zur *Prognose* basierendes Therapiekonzept [29]: Die operative Therapie ist für schwangere und nichtschwangere Patientinnen in gleicher Weise effektiv. Die Gefahr eines

Spontanabortes dabei ist gering. Ein Schwangerschaftsabbruch verbessert die Heilungschancen in einem frühen Tumorstadium nicht. Bei einem fortgeschrittenen Tumorstadium ist ein Schwangerschaftsabbruch erforderlich, um eine Chemotherapie durchführen zu können. Ein solcher Schwangerschaftsabbruch sollte in der frühen Schwangerschaft unverzüglich ausgeführt werden. In späteren Stadien der Schwangerschaft sollte nach der operativen Therapie die Entscheidung über die weitere Behandlung bis zur Entbindung hinausgezögert werden. Dies kann bei sehr dringendem Kinderwunsch durchaus ohne Verschlechterung der Prognose über eine gewisse Zeit hin geschehen.
– Für *verzweifelte Fälle* sei daran erinnert, daß Doxorubicin die Plazentaschranke überschreitet, aber im II. und III. Trimenon die Entwicklung des Fetus nicht beeinträchtigt [103].

9.4 Seltene Tumoren der Mamma während der Schwangerschaft

Fibroadenom: Fibroadenome können während der Schwangerschaft oder im frühen Wochenbett infolge Ernährungsstörungen absterben. Der nekrotische Tumor muß operativ entfernt werden [44].

Laktationsadenom: Gelegentlich werden in der Brustdrüse der Schwangeren kleine Tumoren entdeckt, die klinisch an ein Fibroadenom oder Adenom erinnern. Wegen ihres Auftretens in der Schwangerschaft werden sie im klinischen Sprachgebrauch fälschlicherweise als Laktationsadenome bezeichnet. In der Regel handelt es sich dabei um Fibroadenome unter dem Einfluß der Schwangerschaftsveränderungen der Mamma. Es existiert jedoch auch ein Krankheitsbild sui generis, das „reine Adenom", eng verwandt mit dem tubulären Adenom. Die Differentialdiagnose wird man nur histologisch stellen können. Solche Tumoren zeigen enge Verwandtschaft zum hochdifferenzierten lobulären Mammakarzinom [33, 43]. Außerhalb der Schwangerschaft wurden drei solcher Adenome in Verbindung mit einem Karzinom der Mamma beobachtet. Gerade diese kleine, seltene Tumorgruppe ist deshalb geeignet, daran zu erinnern, daß auch in der Schwangerschaft jeder umschriebene Mammatumor einer histologischen Klärung bedarf.

Angiosarkom: Bei angiomatösen Veränderungen der Mamma sollte auch an das außerordentlich variable Bild des Angiosarkoms gedacht werden [48].

9.5 Schwangerschaft nach brusterhaltender Therapie eines kleinen Mammakarzinoms

Unter bestimmten Umständen werden Mammakarzinome bis 1 cm Durchmesser in zunehmender Zahl brusterhaltend durch Tumorexzision und anschliessende Strahlentherapie der Mamma behandelt. Dementsprechend ist in Zukunft mit Schwangerschaften nach einer solchen brusterhaltenden Therapie zu rechnen. In zwei Beobachtungsfällen wurden gesunde Kinder geboren. Bei einer Patientin entwickelte sich eine Laktation aus beiden Mammae; bei der anderen laktierte die bestrahlte Brustdrüse nicht [77].

10 Schwangerschaftsberatung einer früher an einem Malignom operierten Patientin

Der Arzt wird immer wieder einmal eine wegen einer bösartigen Erkrankung operierte und geheilte Patientin treffen, die eine neue Schwangerschaft anstrebt. In diesem Zusammenhang treten gewöhnlich folgende Fragen auf:

– Verändert die Schwangerschaft die Prognose der operativ geheilten bösartigen Erkrankung?
– Nach welchem Zeitraum kann eine Schwangerschaft geplant werden?
– Beeinflußt die durchgeführte Operation den Verlauf der geplanten Schwangerschaft?
– Ist während der Schwangerschaft eine besondere Betreuung erforderlich?
– Welche Kontrazeptiva dürfen bis zum Eintritt der geplanten Schwangerschaft angewendet werden?

Die Antwort auf die Frage, ob nach operativer Behandlung einer bösartigen Erkrankung eine weitere Schwangerschaft angestrebt werden darf, ist weniger vom medizinischen Risiko als vom sozialen Aspekt her zu beantworten. Nur Patientinnen, die an einem wenig fortgeschrittenen Stadium einer bösartigen Erkrankung gelitten haben, sollten eine Schwangerschaft planen. Der Zeitraum, in dem die Mehrzahl der Rezidive aufzutreten pflegt, sollte verstrichen sein. Ein abschließender sorgfältiger Rezidivausschluß sollte erfolgt sein.

Mammakarzinom: Der Abstand zwischen Therapie und geplanter Schwangerschaft sollte zwei bis drei Jahre betragen. Als Kontrazeptivum kommt bis zum Eintritt der neuen Gravidität zunächst das Intrauterinpessar, nach Ablauf von zwei Jahren auch ein gestagenbetonter Ovulationshemmer in Frage. Vor Eintritt der Empfängnis muß ein sorgfältiger abschließender Rezidivausschluß durchgeführt werden. Patientinnen, die offensichtlich frei von Rezidiven sind, brauchen weder eine Schwangerschaft vermeiden noch nach eingetretener Schwangerschaft einen Schwangerschaftsabbruch anstreben [4]. Auch nach vorangegangener Chemotherapie wurden keine Geburten fehlgebildeter Kinder beobachtet [95]. Die Schwangerschaft ist wie jede andere Schwangerschaft zu überwachen. Wichtig ist lediglich die regelmäßige Tastuntersuchung der kontralateralen Brust. Gegen Stillen bestehen keine Einwände.

Carcinoma in situ der Portio: Nach Konisation ist ein ungünstiger Einfluß einer neuen Schwangerschaft auf die Prognose nicht zu erwarten. Der Abstand zwischen Konisation und Konzeption sollte mindestens ein halbes Jahr bis ein Jahr betragen. Zuvor sollten zytologische Kontrolluntersuchungen im Abstand von drei Monaten mit negativem Ergebnis stattgefunden haben. Nach Eintritt der Schwangerschaft sind zytologische Kontrolluntersuchungen ebenfalls im Abstand von drei Monaten durchzuführen. Eine Beeinträchtigung der Entbindung durch Narben der Konisation im Sinne einer verzögerten Dilatation des Zervikalkanals ist möglich, aber nicht in jedem Fall zu erwarten.

Primäre Strahlentherapie eines Kollumkarzinoms: Es liegen 14 Beobachtungen von Schwangerschaften nach primärer intrakavitärer Strahlentherapie eines Kollumkarzinoms vor. Möglich wurden diese Schwangerschaften wohl, weil die Strahlenwirkung auf das Endometrium und die Ovarien gering blieb [17].

Maligne Ovarialtumoren: Nach Therapie mit Erhalt der Fertilität soll der Ablauf einer Schwangerschaft die Prognose nicht beeinflussen. Bis zum Eintritt einer neuen Gravidität sollten zwei Jahre verstrichen sein, da erfahrungsgemäß in diesem Zeitraum die Mehrzahl der Rezidive auftritt. Die Rezidivfreiheit sollte durch eine abschließende Laparoskopie gesichert sein. Bis zum Eintritt der Gravidität dürfen orale Ovulationshemmer oder Intrauterinpessare zur Kontrazeption verwendet werden. Während der Schwangerschaft sollte das belassene Ovar mit Ultraschalluntersuchungen überwacht werden.

Maligne Trophoblasttumoren: Es liegt ein großes Beobachtungsgut von Schwangerschaften nach Chemotherapien maligner Trophoblasttumoren vor. Zwischen dem Ende der Chemotherapie und dem Beginn der Schwangerschaft muß mindestens ein Jahr verstrichen sein. Für diese Zeit ist eine effektive Kontrazeption unerläßlich [66, 93, 99].

Literatur

1. Adinma, J. I.: Cervical polyp presenting as inevitable abortion. Trop. Doct. 19 (1989) 181.
2. Aharoni, A., A. Reiter, D. Golan, Y. Paltiely, M. Sharf: Patterns of growth of uterine leiomyomas during pregnancy. Brit. J. Obstet. Gynaec. 5 (1988) 510.
3. Anderson, J. M.: Mammary cancers and pregnancy. Brit. med. J. (1979) 1124.
4. Ariel, I. M., R. Kempner: The prognosis of patients who become pregnant after mastectomy for breast cancer. Int. Surg. 74 (1989) 185.
5. Baltzer, J., M. E. Regenbrecht, W. Kopcke, J. Zander: Carcinoma of the cervix and pregnancy. Int. J. Gynaec. Obstet. 31 (1990) 317.
6. Baxi, L., D. Holub, W. Hembree: Bilateral luteomas of pregnance in a patient with diabetes. Amer. J. Obstet. Gynec. 159 (1988) 454.
7. Benedet, J. L., P. A. Selke, K. G. Nickerson: Colposcopic evaluation of abnormal Papanicolaou smears in pregnancy. Amer. J. Obstet. Gynec. 157 (1987) 932.
8. Bergmann, A., N. N. Bhatia, E. M. Broen: Cryotherapy for treatment of genital condylomata during pregnancy. J. reprod. Med. 29 (1984) 432.
9. Bergmann, A., J. Matsunaga, N. N. Bhatia: Cervical cryotherapy for condylomata acuminata during pregnancy. Obstet. and Gynec. 69 (1987) 47.
10. Bertini-Oliveira, A. M., M. M. Keppler, A. Luisi, S. Tarico: Comparative evaluation of abnormal cytology, colposcopy, and histopathology in preclinical cervical malignancy during pregnancy. Acta cytol. (Baltimore) 26 (1982) 636.
11. Beuthe, D.: Karzinom und Schwangerschaft an der Universitäts-Frauenklinik Jena während der Jahre 1936 bis 1959 unter besonderer Berücksichtigung des Kollumkarzinoms. Zbl. Gynäk. 84 (1962) 1323.
12. Bezjian, A. A.: Pelvic masses in pregnancy. Clin. Obstet. Gynec. 27 (1984) 402.
13. Bickenbach, W., H. J. Soost: Kollumkarzinom in der Schwangerschaft – neue Gesichtspunkte zur Therapie. Geburtsh. u. Frauenheilk. 20 (1960) 313.
14. Böttcher, H. D., F. K. Beller: Uterus myomatosus und Schwangerschaft. Z. Geburtsh. Perinat. 181 (1977) 241.
15. Boughton, R. S., S. Hughmanick, M. Marin-Padilla: Malignant melanoma arising in an ovarian cystic teratoma in pregnancy. J. Amer. Acad. Dermatol. 17 (1987) 871.
16. Burger, M. P., J. B. Wilterdink: Age at first pregnancy and the viral etiology of cervical neoplasia. Acta obstet. gynaec. scand. 67 (1988) 689.
17. Browde S., M. Friedman, M. Nissenbaum: Pregnancy after radiation therapy for carcinoma of the cervix. Europ. J. gynaec. Oncol. 7 (1986) 63.
18. Burton, C. A., D. A. Grimes, C. M. March: Surgical manage-

ment of leiomyomata during pregnancy. Obstet. and Gynec. 74 (1989) 707.
19. Carinelli, S. G., F. Cefis, D. Merlo: Epithelial neoplasia of the endometrium in pregnancy. Tumori 73 (1987) 175.
20. Cherkis, R. C., C. P. Kamath: Hemangioma of the uterine cervix and pregnancy. J. reprod. Med. 33 (1988) 393.
21. Christman, J. E., N. N. Teng, G. S. Lebovic, B. I. Sikic: Delivery of a normal infant following cisplatin, vinblastin, and bleomycin chemotherapy for malignant teratoma of the ovary during pregnancy. Gynec. Oncol. 37 (1990) 292.
22. Copeland, L. J., P. B. Saul, N. Sneige: Cervical adenocarcinoma: tumor implantation in the episiotomy sites of two patients. Gynec. Oncol. 28 (1987) 230.
23. Curtin, J. P., L. L. Adcock: Pregnancy following treatment of endodermal sinus tumor of the ovary with combination chemotherapy, including cis-platinum. Gynec. Oncol. 24 (1986) 268.
24. Czegledy, J., L. Gergely, I. Endoedi: Detection of human papilloma virus desoxyribonucleic acid by filter in situ hybridization during pregnancy. J. med. Virol. 28 (1989) 250.
25. Davis, J. L., S. Ray-Mazumder, C. J. Hobel: Uterine leiomyomas in pregnancy: a prospective study. Obstet. and Gynec. 75 (1990) 41.
26. Dgani, R., Z. Shoham, E. Atar, A. Zosmer, M. Lancet: Ovarian carcinoma during pregnancy: a study of 23 cases in Israel between the years 1960 and 1984. Gynec. Oncol. 33 (1989) 326.
27. Doering, G. K., S. Laerm: Konservatives Vorgehen bei 64 schwangeren Myomträgerinnen: Verlauf von Schwangerschaft, Geburt und Wochenbett. Geburtsh. u. Frauenheilk. 47 (1987) 26.
28. Dombrowski, M., J. Chan, V. Malviya, G. Deppe: Ovarian carcinoid in pregnancy. A case report. J. reprod. Med. 31 (1986) 732.
29. Donegan, W. L.: Mammary carcinoma and pregnancy. Major Probl. clin. Surg. 5 (1979) 448.
30. Fife, K. H., R. E. Rogers, B. W. Zwickl: Symptomatic and asymptomatic cervical infections with human papillomavirus during pregnancy. J. infect. Dis. 156 (1987) 904.
31. Gordon, A. N., R. Jensen, H. W. Jones: Squamous carcinoma of the cervix complicating pregnancy: recurrence in episiotomy after vaginal delivery. Obstet. and Gynec. 73 (1989) 850.
32. Greene, F. L.: Gestational breast cancer: a ten-year experience. Sth. med. J. (Bgham, Ala.) 81 (1988) 1509.
33. Grenko, R. T., K. P. Lee, K. R. Lee: Fine needle aspiration cytology of lactating adenoma of the breast: a comparative light microscopic and morphometric study. Acta cytol. (Baltimore) 34 (1990) 21.
34. Greer, B. E., T. R. Easterling, D. A. McLennan: Fetal and maternal considerations in the management of stage I-B cervical cancer during pregnancy. Gynec. Oncol. 34 (1989) 61.
35. Grupp, H. J., H. Lemtis: Zervixkarzinom und Gravidität. Dtsch. med. Wschr. 99 (1974) 59.
36. Haagensen, C. D.: Cancer of the breast in pregnancy and during lactation. Amer. J. Obstet. Gynec. 98 (1967) 141.
37. Haagensen, C. D.: Carcinoma of the breast in pregnancy. In: Haagensen, C. D. (ed): Diseases of the Breast. Saunders, Philadelphia 1974.
38. Hallden, C., B. Magmadur: The relationship between juvenile laryngeal papillomatosis and maternal condylomata acuminata. J. reprod. Med. 31 (1986) 804.
39. Hellberg, D., O. Axelsson, A. Grad, N. Nilsson: Conservative management of the abnormal smear during pregnancy. Acta obstet. gynaec. scand. 66 (1987) 195.
40. Hoffmann, M. S., D. Cavanagh, T. S. Walter, F. Ionata, E. H. Ruffulo: Adenocarcinoma of the endometrium and endometrioid carcinoma of the ovary associated with pregnancy. Gynec. Oncol. 32 (1989) 82.
41. Hopkins, M., V. K. Malviya, C. Nuenz: Meigs's syndrome and ovarian thecoma in pregnancy: a case report. J. reprod. Med. 31 (1986) 198.

42. Hornstein, E., Y. Skornick, R. Rozin: The management of breast carcinoma in pregnancy and lactation. J. surg. Oncol. 21 (1982) 179.
43. James, K., J. Bridger, P. P. Anthony: Breast tumor of pregnancy („lactating adenoma"). J. Path. 156 (1988) 37.
44. Jimenez, J. F., R. O. Ryals, C. Cohen: Spontaneous breast infarction associated with pregnancy presenting as a palpable mass. J. surg. Oncol. 32 (1986) 174.
45. Kim, D. S., M. I. Park: Maternal and fetal survival following surgery and chemotherapy of endodermal sinus tumor of the ovary during pregnancy: a case report. Obstet. and Gynec. 73 (1989) 507.
46. Kitchen, P. R., R. McLennan: Breast cancer and pregnancy. Med. J. Aust. 147 (1987) 337.
47. Kjer, J. J., K. Eldon, A. Dreisler: Maternal condylomata and juvenile laryngeal papillomas in their children. Zbl. Gynäk. 110 (1988) 107.
48. Kumar, A., S. Gupta, P. Chopra, L. K. Sharma: Bilateral angiosarcoma of the breast: an overview. Aust. N.Z. J. Surg. 60 (1990) 341.
49. Kung, A. W., J. T. Ma, C. Wang, R. T. Young: Hyperthyroidism during pregnancy due to coexistence of struma ovarii and Graves' disease. Postgrad. med. J. 66 (1990) 132.
50. Kyodo, Y., K. Inatomi, T. Abe: Sarcoma associated with pregnancy. Amer. J. Obstet. Gynec. 161 (1989) 94.
51. LaPolla, J. P., C. O'Neill, D. Wetrich: Colposcopic management of abnormal cervical cytology in pregnancy. J. reprod. Med. 33 (1988) 301.
52. Lee, R. B., J. Kelly, S. A. Elg, W. L. Benson: Pregnancy following conservative surgery and adjunctive chemotherapy for stage III immature teratoma of the ovary. Obstet. and Gynec. 73 (1989) 853.
53. Lehnen, H.: Condylomata acuminata und Entbindungsmodus. Z. Geburtsh. Perinat. 192 (1988) 96.
54. Lelle, R. J., A. Majewski: Disgerminom in der Schwangerschaft. Geburtsh. u. Frauenheilk. 45 (1985) 815.
55. Lev-Toaff, A. S., B. G. Coleman, P. H. Arger, M. C. Mintz, R. L. Arenson, M. E. Toaff: Leiomyomas in pregnancy: a sonographic study. Radiology 164 (1987) 375.
56. Ling, F. W., T. G. Stovall, S. W. Welden: Intraperitoneal rupture of a benign cystic teratoma after midtrimester pregnancy termination: a case report. J. reprod. Med. 33 (1988) 396.
57. Lotgering, F. K., L. Pijpers, J. van Eijck, H. C. Wallenburg: Pregnancy in a patient with diffuse cavernous hemangioma of the uterus. Amer. J. Obstet. Gynec. 160 (1989) 628.
58. Maeenpaeae, J., K. O. Soederstroem, T. Salmi, U. Ekblad: Large atypical polyps of the vagina during pregnancy with concomitant human papillomavirus infection. Europ. J. Obstet. Gynaec. 27 (1988) 65.
59. Malfetano, J. H., J. W. Goldkrand: Cis-platinum combination chemotherapy during pregnancy for advanced epithelial ovarian carcinoma. Obstet. and Gynec. 73 (1990) 545.
60. Malfetano, J. H., A. C. Marin, M. H. Malfetano: Laser treatment of condylomata acuminata in pregnancy. J. reprod. Med. 26 (1981) 574.
61. Malone, J. M., D. M. Gershenson, R. K. Creasy, J. J. Kavanagh, E. G. Silva, C. A. Stringer: Endodermal sinus tumor of the ovary associated with pregnancy. Obstet. and Gynec. 68 (1986) 86 (3. Suppl.).
62. Matsunaga, J., A. Bergmann, N. N. Bhatia: Genital condylomata acuminata in pregnancy: effectiveness, safety, and pregnancy outcome following cryotherapy. Brit. J. Obst. Gynaec. 94 (1987) 168.
63. McNulty, B., W. S. Roberts: Elective cesarian hysterectomy versus vaginal hysterectomy for the treatment of cervical intraepithelial neoplasia. Sth. med. J. (Bgham, Ala.) 80 (1987) 984.
64. Mitchell, M., A. Talerman, J. S. Sholl, T. Okagaki, L. A. Cibilis: Pseudosarcoma botryoides in pregnancy: report of a case with ultrastructural observations. Obstet. and Gynec. 70 (1987) 622.

65. Miyake, J., K. Ireland: Ovarian mature teratoma with homunculus coexisting with an intrauterine pregnancy. Arch. Path. lab. Med. 110 (1986) 1192.
66. Ngan, H. Y., L. C. Wang, H. K. Ma: Reproductive performance of patients with gestational trophoblastic disease in Hong Kong. Acta obstet. gynaec. scand. 67 (1988) 11.
67. Nugent, P., T. X. O'Connell: Breast cancer and pregnancy. Arch. Surg. 120 (1985) 1221.
68. Paoletti, M., G. Pridjian, T. Okagaki, A. Talerman: A stromal Leydig cell tumor of the ovary occuring in a pregnant 15-year-old girl: ultrastructural findings. Cancer 60 (1987) 2806.
69. Peng, T. C., C. P. Searle, K. V. Shah, J. T. Repke, T. R. Johnson: Prevalence of human papillomavirus infection in term pregnancy. Amer. J. Perinat. 7 (1990) 189.
70. Philipp, E.: Zur Diagnose und Therapie von 36 sogenannten Frühformen des Zervixkarzinoms in der Schwangerschaft. Zbl. Gynäk. 102 (1980) 709.
71. Pride, G. L.: Treatment of large lower genital tract condylomata acuminata with topical 5-fluorouracil. J. reprod. med. 35 (1990) 384.
72. Rando, R. F., S. Lindheim, L. Hasty, T. V. Seclacek, M. Woodland, C. Eder: Increased frequency of detection of human papillomavirus deoxyribonucleic acid in exfoliated cervical cells during pregnancy. Amer. J. Obstet. Gynec. 161 (1989) 50.
73. Ribeiro, G., D. A. Jones, M. Jones: Carcinoma of the breast associated with pregnancy. Brit. J. Surg. 73 (1986) 607.
74. Rice, J. P., H. H. Kay, B. S. Mahony: The clinical significance of uterine leiomyoma in pregnancy. Amer. J. Obstet. Gynec. 160 (1989) 1212.
75. Rinehart, J. S., E. Hernandaz, N. B. Rosenshein, R. C. Sanders: Degenerating leiomyomata uteri: an ultrasonic mimic of hydatidiform mole. J. reprod. Med. 26 (1981) 142.
76. Roberts, J. A.: Management of gynecologic tumors during pregnancy. Clin. Perinat. 10 (1983) 369.
77. Rodger, A., P. J. Corbett, U. Chetty: Lactation after breast conserving therapy, including radiation therapy, for early breast cancer. Radiother. Oncol. 15 (1989) 243.
78. Roman, A., K. Five: Human papillomavirus DNA associated with foreskins of normal newborns. J. infect. Dis. 153 (1986) 855.
79. Roumen, F. J., J. W. de Leeuw, P. J. van der Linden, M. A. Pannebaker: Non-Hodgkin lymphoma of the puerperal uterus. Obstet. and Gynec. 75 (1990) 527.
80. Sandvei, R., K. Lote, E. Svendsen, S. Thunold: Successful pregnancy following treatment of primary malignant lymphoma of the uterine cervis. Gynec. Oncol. 38 (1990) 128.
81. Schilling, H., H. Schreiber: Kollumkarzinom und Schwangerschaft. Zbl. Gynäk. 90 (1968) 862.
82. Schlegel, H., K. Kuhndel: Konisation und Schwangerschaft. Zbl. Gynäk. 103 (1981) 668.
83. Schneider, A., M. Hotz, L. Gissmann: Increased prevalence of human papillomaviruses in the lower genital tract of pregnant women. Int. J. Cancer 40 (1987) 198.
84. Schneider, A., R. Schuhmann, E. M. DeVilliers, W. Knauf, L. Gissmann: Klinische Bedeutung von humanen Papilloma-Virus-(HPV)-Infektionen im unteren Genitaltrakt. Geburtsh. u. Frauenheilk. 46 (1986) 261.
85. Schneider, J., F. Erasun, J. L. Hervas, O. Acinas, I. Gonzales-Rodilla: Normal pregnancy and delivery two years after adjuvant chemotherapy for grade III immature ovarian teratoma. Gynec. Oncol. 29 (1988) 245.
86. Schneider, V., L. A. Barnes: Ectopic decidual reaction of the uterine cervix: frequency and cytologic presentation. Acta cytol. (Baltimore) 25 (1981) 616.
87. Schubert, G.: Behandlung und Ergebnisse beim Kollumkarzinom in der Schwangerschaft. Geburtsh. u. Frauenheilk. 20 (1960) 1124.
88. Schüller, E.: Prognosis of cervical carcinoma during pregnancy as compared to the prognosis of cervical carcinoma in nonpregnant women. Acta cytol. (Philadelphia) 3 (1959) 40.
89. Schwartz, D. B., M. D. Greenberg, Y. Daoud, R. Reid: The management of genital condylomas in pregnant women. Obstet. Gynec. Clin. North Amer. 14 (1987) 589.
90. Schwartz, D. B., M. D. Greenberg, Y. Daoud, R. Reid: Genital condylomas in pregnancy: use of trichloroacetic acid and laser therapy. Amer. J. Obstet. Gynec. 158 (1988) 1407.
91. Sedlacek, T. V., S. Lindheim, C. Eder: Mechanism for human papillomavirus transmission at birth. Amer. J. Obstet. Gynec. 161 (1989) 55.
92. Senekjian, E. K., M. Hubby, D. A. Bell, D. Anderson, A. L. Herbst: Clear cell adenocarcinoma (CCA) of the vagina and cervix in association with pregnancy. Gynec. Oncol. 24 (1986) 207.
93. Song, H. Z., P. C. Wu, Y. E. Wang, S. Y. Dong: Pregnancy outcomes after successful chemotherapy for choriocarcinoma and invasive mole: long-term follow-up. Amer. J. Obstet. Gynec. 158 (1988) 538.
94. Steinberg, B. M.: Papillomavirus: effects upon mother and child. Ann. N.Y. Acad. Sci. 549 (1988) 118.
95. Sutton, R., A. U. Buzdar, G. N. Hortobagyi: Pregnancy and offspring after adjuvant chemotherapy in breast cancer patients. Cancer 65 (1990) 847.
96. Titcomb, C. L.: Breast cancer and pregnancy. Hawaii med. J. 49 (1990) 20.
97. Tobon, H., K. McIntyre-Seltman, M. Rubino: Polyposis vaginalis of pregnancy. Arch. Path. Lab. Med. 113 (1989) 1391.
98. Treissman, D. A., J. T. Bate, P. T. Randall: Epidural use of morphine in managing the pain of carneous degeneration of a uterine leiomyoma during pregnancy. Canad. med. Ass. J. A 126 (1982) 505.
99. Tscherne, G.: Schwangerschaften nach zytostatischer Behandlung von Trophoblasttumoren. Geburtsh. u. Frauenheilk. 47 (1987) 267.
100. Ulstein, M., G. Rana, K. Yangzom, R. Gurung: Prolapse of an ovarian tumor during labor. Acta obstet. gynaec. scand. 66 (1987) 721.
101. Weiss, B. D., J. H. Senf, W. Udall: The postpartum Papanicolaou smear. J. Amer. Board Fam. Pract. 2 (1989) 4.
102. Weiss, J. P., S. November, C. T. Curtin: Recurrent penile condylomata acuminata in a 17-month-old boy. J. Urol. 136 (1986) 468.
103. Willemse, P. H., R. van der Sijde, D. T. Sleijfer: Combination chemotherapy and radiation for stage IV breast cancer during pregnancy. Gynec. Oncol. 36 (1990) 281.
104. Wunderlich, M.: Zytologische Befunde bei dezidualer Ektopie (Deziduosis) der Portio vaginalis uteri. Zbl. Gynäk. 108 (1986) 925.
105. Yoonessi, M., W. Wieckowska, D. Mariniello, J. Antkowiak: Cervical intraepithelial neoplasia in pregnancy. Int. J. Gynec. Obstet. 20 (1982) 111.

11 Das Immunsystem während der Schwangerschaft*

O. Behrens, G. Enders, P. Mallmann, J. Schneider

Inhalt

1	Der Fetus als Transplantat 261	1.3.5	Immuntherapie habitueller Aborte: Erfolgreiche Therapie oder Plazeboeffekt? 271
1.1	Einleitung 261		
1.2	Immunologische Interaktion zwischen Mutter und Fetus 261	1.4	Bedeutung von Antiphospholipidantikörpern 272
1.2.1	Immunologische Reaktionen der Mutter gegenüber dem Feten 261	1.5	Immunologische Aspekte von Schwangerschaftskomplikationen ... 273
1.2.2	Veränderungen des mütterlichen Immunsystems während der Schwangerschaft 262	1.5.1	Gestose und Präeklampsie 273
		1.5.2	Vorzeitige Wehentätigkeit und Frühgeburtlichkeit 274
1.2.3	Immunologie der Plazenta 263	1.5.3	Infektionen in der Schwangerschaft . 275
1.2.4	Immunkompetenz des Feten 263	1.5.4	Trophoblasterkrankungen 276
1.3	Immunologische Aspekte des habituellen Abortes 264	1.6	Schlußbetrachtung und Ausblick ... 276
1.3.1	Immunologische Theorien zum habituellen Abort 264	2	Immunologische Störungen im blutbildenden System 279
1.3.2	Diagnose des immunologischen Abortes 266	2.1	Unverträglichkeit im Rhesus-System 279
1.3.3	Grundlagen und Möglichkeiten einer Immuntherapie habitueller Aborte 268	2.1.1	Pathogenese 279
		2.1.1.1	Feto-maternale Transfusion 279
1.3.3.1	Aktive Immuntherapie mit Lymphozyten 268	2.1.1.2	Sensibilisierung der Schwangeren ... 281
		2.1.2	Diagnostik 282
1.3.3.2	Passive Immuntherapie mit intravenösen Gammaglobulinen 269	2.1.2.1	Nachweis von feto-maternalen Blutungen 282
1.3.3.3	Therapie mit Trophoblastvesikeln ... 269	2.1.2.2	Nachweis von Rhesus-Antikörpern . 282
1.3.3.4	Zukünftige Möglichkeiten der Immuntherapie habitueller Aborte .. 270	2.1.3	Rh-Erythroblastose 282
		2.1.4	Differentialdiagnose 284
1.3.4	Risiken und Nebenwirkungen der Immuntherapie 270	2.1.5	Betreuung der sensibilisierten Schwangeren 285
1.3.4.1	Mütterliche Risiken 270	2.1.5.1	Anamnese 286
1.3.4.2	Kindliche Risiken 270	2.1.5.2	Überwachung durch den Verlauf der mütterlichen Antikörpertiter 286
		2.1.5.3	Spektrophotometrie des Fruchtwassers 286

---

* Die Literaturverzeichnisse finden sich im Anschluß an die Abschnitte.

2.1.5.4	Praktisches Vorgehen bei einer Sensibilisierung 287	3.5.2	Varizellen-Zoster und Schwangerschaft 314
2.1.6	Therapie 288	3.5.3	Diagnostik 316
2.1.6.1	Therapie des erkrankten Feten 288	3.5.4	Therapie und Prophylaxe 317
2.1.6.2	Behandlung der Mutter 288	3.5.5	Vorgehen bei Varizellen-/Zosterkontakt und bei akuten Varizellen oder Zoster in der Schwangerschaft . 318
2.1.7	Rhesus-Prophylaxe 288		
2.1.7.1	Mutterschaftsrichtlinien 289		
2.1.7.2	Kontrolle der Rhesusprophylaxe ... 290	3.6	Toxoplasmose 319
2.1.7.3	Antikörpertiter nach Prophylaxe.... 290	3.6.1	Erreger, Epidemiologie, Infektion .. 319
2.1.7.4	Prophylaxe ante partum 290	3.6.2	Toxoplasmose und Schwangerschaft . 320
2.1.7.5	Faktor „D^u" 291	3.6.3	Diagnostik 321
2.1.7.6	Nutzen der Prophylaxe 291	3.6.4	Therapie und Prophylaxe 322
2.1.7.7	Fehltransfusionen 291	3.6.5	Vorgehen bei Toxoplasmose in der Schwangerschaft 323
2.2	AB0-Unverträglichkeit 291		
2.3	Andere Blutgruppenunverträglichkeiten 292	3.7	Herpes-simplex-Virus 324
		3.7.1	Erreger, Epidemiologie, Infektion... 324
2.4	Immunthrombozytopenie 294	3.7.2	Herpes-simplex-Infektion Typ 1 und 2 und Schwangerschaft 325
2.4.1	Idiopathische Thrombozytopenie... 294		
2.4.2	Alloimmunthrombozytopenie 295	3.7.3	Diagnostik 326
		3.7.4	Therapie und Prophylaxe 327
3	Infektionen von Mutter, Fetus und Neugeborenem 296	3.7.5	Vorgehen bei Verdacht auf Herpes genitalis in der Schwangerschaft 328
3.1	Einleitung 296	3.8	Humanes Immuninsuffizienzvirus (HIV) 329
3.2	Röteln 299		
3.2.1	Erreger, Epidemiologie, Infektion .. 299	3.8.1	Erreger, Epidemiologie, Infektion .. 329
3.2.2	Röteln und Schwangerschaft 300	3.8.2	HIV und Schwangerschaft 331
3.2.3	Diagnostik 302	3.8.3	Diagnostik 333
3.2.4	Therapie und Prophylaxe 303	3.8.4	Therapie und Prophylaxe 334
3.3	Zytomegalie 304	3.9	Hepatitis A bis E 336
3.3.1	Erreger, Epidemiologie, Infektion .. 304	3.9.1	Hepatitis B 336
3.3.2	Zytomegalieinfektion und Schwangerschaft 305	3.9.1.1	Erreger, Epidemiologie, Infektion .. 336
		3.9.1.2	Hepatitis B und Schwangerschaft ... 337
3.3.3	Diagnostik 307	3.9.1.3	Diagnostik 338
3.3.4	Therapie und Prophylaxe 308	3.9.1.4	Therapie und Prophylaxe 339
3.4	Ringelröteln (Parvovirus B19) 310	3.9.2	Hepatitis C 339
3.4.1	Erreger, Epidemiologie, Infektion... 310	3.9.2.1	Erreger, Epidemiologie, Infektion .. 339
3.4.2	Parvovirus-B19-Infektion und Schwangerschaft 310	3.9.2.2	Hepatitis C und Schwangerschaft ... 340
		3.9.2.3	Diagnostik 340
3.4.3	Diagnostik 311	3.9.2.4	Therapie und Prophylaxe 341
3.4.4	Therapie und Prophylaxe 312	3.9.3	Hepatitis E 341
3.4.5	Vorgehen bei Parvovirus-B19-Kontakt bzw. akuter Infektion in der Schwangerschaft 312	3.9.3.1	Erreger, Epidemiologie, Infektion... 341
		3.9.3.2	Hepatitis E und Schwangerschaft ... 341
		3.9.3.3	Diagnostik 341
3.5	Varizellen-Zoster 312	3.9.3.4	Prophylaxe 341
3.5.1	Erreger, Epidemiologie, Infektion .. 313		

1 Der Fetus als Transplantat

P. Mallmann

1.1 Einleitung

Die ungestört verlaufende Schwangerschaft kann als der erfolgreiche Verlauf einer immunologischen Toleranzreaktion angesehen werden, bei der die Mutter als immunkompetenter Organismus die Entwicklung eines allogenen Transplantats, nämlich des Feten, in ihrem Körper toleriert. Diese immunologische Toleranz eines allogenen Transplantats ist in der Natur einzigartig, da üblicherweise haplodifferente Transplantate spätestens nach 45 Tagen abgestoßen werden. Die dieser Toleranzreaktion zugrunde liegenden immunologischen Mechanismen sind noch weitgehend ungeklärt und Gegenstand zahlreicher Spekulationen. Das Verständnis dieser Mechanismen wird weitergehend dadurch erschwert, daß auch der Fetus sich im Verlauf seiner Entwicklung von einem unreifen zu einem immunologisch kompetenten Organismus entwickelt, so daß im Rahmen der immunologischen Betrachtung der Schwangerschaft nicht nur die Interaktion zwischen Mutter und Fetus, sondern auch umgekehrt zwischen Fetus und Mutter berücksichtigt werden muß.

Es erscheint naheliegend, eine Reihe von Komplikationen im Schwangerschaftsverlauf auf Störungen dieser immunologischen Interaktion zwischen Mutter und Fetus im Sinne einer Host-versus-Graft-Reaktion zurückzuführen. Eine solche Immungenese wird insbesondere bei den habituellen Aborten, der Gestose und bestimmten Formen der Wachstumsretardierung diskutiert.

Wie im folgenden dargestellt, basiert das Konzept des „Feten als Transplantat" auf einer großen Zahl von Hypothesen, die alle für sich gesehen überzeugend sind. Aber allein die große Zahl unterschiedlicher und zum Teil widersprüchlicher Theorien und Einzelbeobachtungen zeigt bereits, daß die Immunologie der Schwangerschaft trotz faszinierender Konzepte noch weit von einem grundlegenden Verständnis entfernt ist. So stellt auch diese Übersicht nur eine Zusammenstellung von aktuell diskutierten Konzepten dar, die zukünftig bestätigt, aber auch widerlegt werden können.

1.2 Immunologische Interaktion zwischen Mutter und Fetus

Nach unseren heutigen Vorstellungen ist die immunologische Toleranz des fetalen Allotransplantats nicht die Folge einer maternalen Immunsuppression, sondern vielmehr das Ergebnis einer aktiven immunologischen Auseinandersetzung der Mutter mit dem Feten, die bereits mit der Fertilisation beginnt (siehe auch Bd. 3, Kap. 2). Es gibt überzeugende Hinweise darauf, daß die antigene Erkennung des Feten und die hierdurch induzierte Immunantwort eine unabdingbare Voraussetzung für die ungestörte Entwicklung des fetalen Transplantats ist.

1.2.1 Immunologische Reaktionen der Mutter gegenüber dem Feten

Beginnend mit der Implantation ist eine allogene mütterliche Immunantwort gegen das Schwangerschaftsprodukt nachweisbar. Diese allogene Erkennung des fetalen Transplantats führt zur Induktion und Freisetzung von Zytokinen, die entweder selbst oder über die Induktion von wachstumsstimulierenden Faktoren die frühe Embryonalentwicklung unterstützen. Tierexperimentellen Untersuchungen zufolge ist diese allogene Reaktion essentiell für den Erhalt der Schwangerschaft, da umgekehrt die lokale Immunsuppression oder die Depletion maternaler immunkompetenter Zellen zur Störung der frühen Embryonalentwicklung und zum Abort führt [7].

Während die immunologischen Veränderungen in der frühen Schwangerschaft entweder nur lokal oder – wie z.B. in Form des Early-Pregnancy-Faktors – nur indirekt nachweisbar sind, ist die mütterliche Immunantwort gegenüber dem Feten in der späteren Schwangerschaft in vielfältiger Form nachweisbar. Potentiell können hierbei alle mit der Mutter differenten antigenen Determinanten des Feten eine Immunantwort auslösen, auch wenn nur vergleichsweise wenige spezifische Reaktionen auch tatsächlich nachgewiesen werden können, wie z.B. die Anti-HLA-Antikörper, die gegen Trophoblastantigene gerichteten Antikörper, die Antikörper gegen Blutgruppenantigene des Feten oder die T-Zell-Reaktivität in vitro gegen fetale Antigene.

Anti-HLA-Antikörper

Der Fetus als haplodifferentes Transplantat induziert die Bildung entsprechender Anti-HLA-Antikörper. Im Serum der Mutter können in Abhängigkeit von der Parität in unterschiedlicher Ausprägung Antikörper gegen paternal kodierte HLA-Antigene des Feten gefunden werden. Diese Eigenschaft ist im übrigen der Grund, weshalb Schwangerenseren auch üblicherweise zur Gewinnung von HLA-Antikörpern für die HLA-Typisierung verwendet werden. Die Produktion von Anti-HLA-Antikörpern ist offenbar nicht obligat für den erfolgreichen Schwangerschaftsverlauf, da die Nachweisrate dieser Antikörper sehr unterschiedlich ist und zwischen 15% bei Erst- und 60% bei Mehrgebärenden schwankt [49].

Da diese Antikörper auch an der Plazentaoberfläche nachweisbar sind, vermutet man, daß sie im Sinne blockierender Antikörper den Fetus vor einer mütterlichen Immunantwort schützen. Dies wird unterstützt durch die Beobachtung, daß sie in vitro eine große Zahl immunologischer Funktionen, wie z.B. die mitogen induzierte Lymphozytentransformation oder die Reaktivität in der gemischten Lymphozytenkultur, hemmen können. Auch wenn in einigen Untersuchungen der fehlende Nachweis von Anti-HLA-Antikörpern mit dem Auftreten einer mütterlichen Abstoßungsreaktion und dem Verlust der Schwangerschaft in Verbindung gebracht wird [48], sind sie offenbar nicht essentiell für eine erfolgreiche Schwangerschaft. Es gibt nämlich umgekehrt auch eine große Zahl von Frauen mit erfolgreich ausgetragenen Schwangerschaften, bei denen mit den herkömmlichen Testverfahren keine Anti-HLA-Antikörper nachweisbar sind.

Nicht-HLA-Antikörper

Neben Anti-HLA-Antikörpern produziert die Mutter während der Schwangerschaft auch eine große Zahl weiterer Antikörper, die unter anderem gegen unterschiedliche Oberflächenantigene des Trophoblasten, Nicht-HLA-Antigene des Feten oder Blutgruppenantigene gerichtet sind.

Von T-Zellen abhängige Immunantwort der Mutter gegen den Fetus

Die allogene Erkennung des Schwangerschaftsproduktes führt zur Aktivierung lokaler T-Zellen, die während der gesamten Schwangerschaft in unterschiedlicher Zahl in der fetoplazentaren Einheit nachgewiesen werden können. Diese aktivierten T-Zellen sezernieren zahlreiche Zytokine wie IL-1, IL-2, Interferone und koloniestimulierende Faktoren, die zum einen im Rahmen der Immunkaskade andere immunkompetente Zellen aktivieren, zum anderen im Sinne von Wachstumsfaktoren direkt und indirekt die frühe Embryonalentwicklung stimulieren [13]. Diese T-zellabhängige Immunantwort der Mutter gegen den Fetus kann auch in vitro in verschiedenen Testsystemen nachgewiesen werden. Trotzdem führt diese Immunantwort üblicherweise nicht zu einer klassischen zytotoxischen Reaktion gegen den Feten. Ob dies auf der Existenz sog. blockierender Antikörper oder auf anderen immunregulatorischen Mechanismen beruht, ist derzeit Gegenstand der Diskussion.

1.2.2 Veränderungen des mütterlichen Immunsystems während der Schwangerschaft

Im Verlauf der Schwangerschaft kommt es zu umfangreichen Adaptationen des mütterlichen Immunsystems. Dies ist unter anderem über Veränderungen zahlreicher immunologischer Parameter objektivierbar. So nimmt während der Schwangerschaft der Anteil von T-Lymphozyten, insbesondere der CD-4-positiven T-Helferzellen, im peripheren Blut ab. In Verbindung mit einem Anstieg der CD-8-positiven T-Suppressorzellen führt dies zu einer Verminderung des Helferzell/Suppressorzell-Verhältnisses. Es gilt als wahrscheinlich, daß die Veränderungen der T-Zell-Subpopulationen und anderer immunologischer Parameter mit den veränderten Hormonspiegeln während der Schwangerschaft assoziiert sind und nicht auf grundsätzlichen Veränderungen der funktionellen Kapazität des Immunsystems beruhen.

Aufgrund dieser Beobachtungen wurde lange Zeit fälschlicherweise vermutet, daß die mütterliche Toleranz gegenüber dem antigendifferenten Feten während der Schwangerschaft mit einer generellen mütterlichen Immunsuppression assoziiert sei. Dies müßte allerdings eine erhöhte Infektionsrate, eine veränderte Immunantwort nach Impfungen oder eine erhöhte Inzidenz maligner Tumoren zur Folge haben. Tatsächlich gibt es jedoch keinerlei Hinweise, daß die allgemeine Immunkompetenz der Mutter während der Schwangerschaft eingeschränkt ist, die Schwangere ist per se nicht immunsupprimiert. Dies zeigt sich in einer im Vergleich zu Nichtschwangeren identischen Infektionsrate, die Durchführung von Impfungen während der Schwangerschaft führt im Vergleich zu Nichtschwangeren zu identischen Ergebnissen, und auch die Inzidenz maligner Tumoren ist während der Schwangerschaft nicht erhöht. Aufgrund der geringen Zahl liegen keine verläßlichen Angaben zur Abstoßungsrate von Organtransplantationen in der Schwangerschaft vor, doch ist zumindest bei vorausgehenden Transplantationen offenbar die Abstoßungsrate bei Schwangeren identisch. Dies ist ein weiterer Hinweis darauf, daß eine Schwangerschaft nicht mit einer allgemeinen Immunsuppression einhergeht, die eine erhöhte Überlebensrate von Transplantaten erlaubt.

Umgekehrt führt auch eine vorausgehende immunsuppressive Therapie, z. B. nach Organtransplantationen, nicht zu einer erhöhten Komplikationsrate nachfolgender Schwangerschaften, wie etwa einer erhöhten Abortrate oder einer erhöhten Frequenz von Gestose und Frühgeburten [44].

1.2.3 Immunologie der Plazenta

Die Plazenta hat eine wesentliche Funktion im Rahmen der immunologischen Interaktion zwischen Mutter und Fetus. Ihre Bedeutung liegt nicht – wie fälschlicherweise immer wieder angenommen wird – in der Barrierefunktion zwischen fetalem und maternalem Gewebe, sondern in ihrer umfangreichen immunologischen Potenz. Die Barrierefunktion der Plazenta ist zumindest immunologisch tatsächlich nur von recht untergeordneter Bedeutung. Ab der 8. Schwangerschaftswoche besteht ein aktiver, im Verlauf der weiteren Schwangerschaft kontinuierlich zunehmender transplazentarer Transport von IgG, so daß ab der 26. Schwangerschaftswoche die fetale IgG-Konzentration der mütterlichen entspricht. Hierbei besitzt die Plazenta offenbar immunabsorbierende Eigenschaften, da mütterliche Anti-HLA-Antikörper nicht zum Feten gelangen und in der Plazenta gebunden werden.

Weiterhin besteht über die Plazenta ein kontinuierlicher immunologischer Kontakt zwischen fetalen und maternalen Zellen. Man schätzt, daß ab der 18. Schwangerschaftswoche mehr als 200 000 Synzytiotrophoblastzellen (ca. 1–2 g) täglich von der Plazenta in den mütterlichen Kreislauf abgegeben werden [18]. Zahlreiche Blutbestandteile, die zweifelsohne Transplantationsantigene exprimieren, können die Plazenta in beiden Richtungen passieren. Dies führt nicht nur zu einer antigenen Sensibilisierung der Mutter durch den Feten, sondern umgekehrt gelangen auch immunkompetente Zellen der Mutter zum Feten und können dort prinzipiell eine Graft-versus-Host-Reaktion auslösen.

Die Plazenta ist ein immunologisch hochpotentes Organ, das wichtige Funktionen bei der Abwehr von Infektionen und der Regulation der mütterlichen Immunantwort übernimmt. Hier befindet sich eine große Zahl immunkompetenter Zellen, die für die plazentare Produktion von Antikörpern und Zytokinen, wie z. B. Interferon und Interleukin 1, verantwortlich sind. Eine wichtige immunologische Funktion besitzen auch die Hofbauer-Zellen, die beim Abbau von mütterlichen Antikörpern und Immunkomplexen beteiligt sind.

Interessanterweise zeigen maternale Lymphozyten eine zytotoxische Reaktion auch gegen kultivierte Trophoblastzellen ihrer eigenen Plazenta. Ähnlich wie der Fetus besteht auch die Plazenta aus Gewebe, das von zwei unterschiedlichen paternalen Genotypen stammen. Dementprechend werden auf der Plazenta sowohl maternale als auch paternale Bestandteile fetaler Transplantationsantigene exprimiert. Es gibt weitergehende Hinweise darauf, daß die mütterliche Immunantwort gegenüber dem Trophoblasten auch einen Schutz gegenüber einem unkontrollierten Wachstum des Trophoblasten darstellt, z. B. im Zusammenhang mit einem Chorionkarzinom [53].

1.2.4 Immunkompetenz des Feten

Das Konzept des Feten als Transplantat muß auch die Entwicklung des Feten zum immunkompetenten Organismus berücksichtigen. Ab der 5. Schwangerschaftswoche sind lymphoide Zellen, zunächst in der Leber, später in Thymus, Knochenmark und ab der 12. Schwangerschaftswoche in der Milz nachweisbar [4]. Spätestens ab der 9. Schwangerschaftswoche ist der fetale Organismus selbst in der Lage, auf einen antigenen Reiz mit einer entsprechenden Immunantwort zu reagieren (Abb. 11-1). Diese Reaktion findet insbesondere auch gegen maternale Zellen statt, die in großer Zahl in den fetalen Organismus gelangen. Das fetale Immunsystem ist nämlich in der Lage, sich aktiv vor einer mütterlichen Immunreaktion zu schützen. Der Fetus sezerniert Faktoren, die mütterliche Immunreaktionen in der Plazenta, z. B. die Lymphozytenproliferation und eine Reihe anderer Lymphozytenfunktionen, hemmen. Ab der 6. Schwangerschaftswoche sind Suppressorzellen beim Feten nachweisbar, die bis zum 18. Lebensmonat persistieren und deren Aktivität durch die Produktion von Zytokinen anderer immunkompetenter Zellen gesteuert wird. Diese fetalen Suppressorzellen zeigen in vitro eine ausgeprägte zytotoxische Aktivität gegenüber adulten B-Zellen, so daß ihre Funktion offenbar in der Hem-

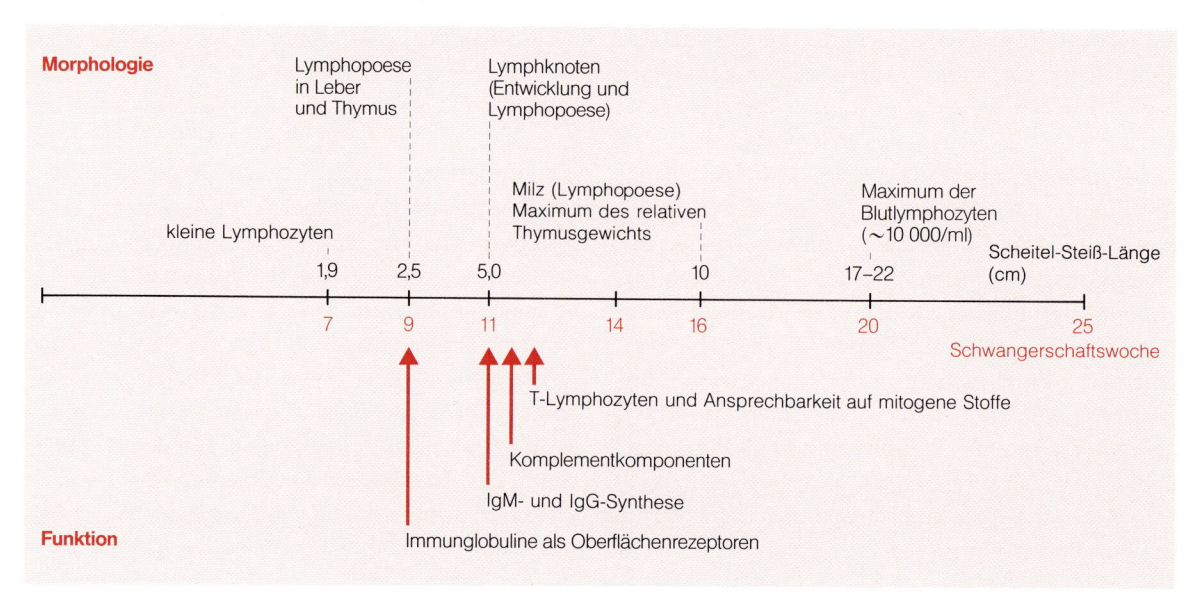

Abb. 11-1 Immunologie der Schwangerschaft und Störungen der Adaptation (nach Keller [29]).

mung von Immunglobulinsynthese und Proliferation von B-Lymphozyten der Mutter besteht. Der Fetus übernimmt somit eine aktive Rolle im Rahmen der immunologischen Toleranzreaktion der Mutter.

1.3 Immunologische Aspekte des habituellen Abortes

1.3.1 Immunologische Theorien zum habituellen Abort

Es erscheint naheliegend zu vermuten, daß Störungen der protektiven mütterlichen Immunantwort zu einer Abstoßungsreaktion des semiallogenen Feten und damit zum Abort führen. Dies wird unterstützt durch eine Reihe immunpathologischer Befunde der Plazenta, die als Zeichen einer veränderten immunologischen Auseinandersetzung bei abortierenden Frauen gewertet werden können.

In allen Plazenten finden sich Gebiete mit chronischer Villitis unklarer Ätiologie. Die Zahl solcher Areale mit Zeichen einer Entzündung sind bei Schwangerschaften mit Infektionen, Wachstumsretardierungen und sekundären Aborten erhöht, hingegen bei primär abortierenden Frauen erniedrigt. Immunologisch können diese Befunde als Zeichen einer immunologischen Hyporeaktivität bei primären und einer Hyperreaktivität bei sekundären Aborten interpretiert werden.

Von den frühen Schwangerschaftsverlusten sind 85 % klinisch okkult, d.h. eine große Zahl von Frauen mit frühem Schwangerschaftsverlust imponiert klinisch nicht mit einer Abort-, sondern mit einer Sterilitätsproblematik. Frauen mit wiederholten Spontanaborten haben auch ein erhöhtes Risiko anderer Schwangerschaftskomplikationen, wie z.B. Trophoblasterkrankungen, intrauterinem Fruchttod oder Frühgeburtlichkeit.

Da der okkulte Schwangerschaftsverlust vor, der klinisch manifeste Schwangerschaftsverlust jedoch nach der Etablierung einer feto-maternalen Zirkulation erfolgt, müssen diese pathophysiologisch voneinander differenziert werden [5]. Genetische Unterschiede zwischen Partnern erhöhen den reproduktiven Erfolg (siehe auch Bd. 3, Kap. 2). Der erfolgreiche Schwangerschaftsverlauf setzt eine Erkennung des allogenen Feten und eine adäquate mütterliche Immunantwort voraus, die sich über die Produktion von Zytokinen, die Stimulation von Suppressorzellen, blockierende Antikörper und die Induktion der Idiotypen-Antiidiotypen-Netzwerkkaskade nachweisen läßt.

Theorie des Immunotropismus des habituellen Abortes

Nach der Hypothese des Immunotropismus erkennen maternale T-Zellen antigene Determinanten des Schwangerschaftsproduktes und sezernieren Zytokine, wie z.B. GM-CSF und IL-3, die das plazentare und fetale Wachstum positiv beeinflussen. Nach dieser Theorie führt eine insuffiziente Immunantwort zu einer erhöhten Zahl von Schwangerschaftsverlusten. Die daraus resultierende verminderte Zytokinsekretion könnte die embryonale Entwicklung stören und zu einem Verlust der Schwangerschaft führen

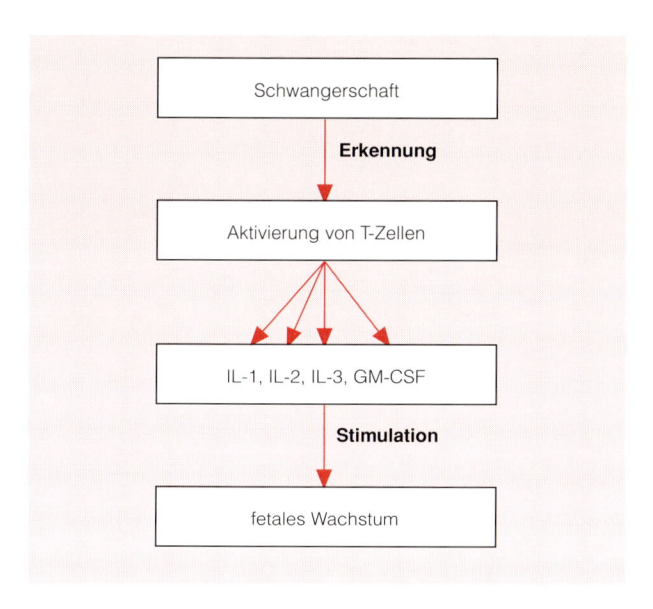

```
Schwangerschaft
      ↓ Erkennung
Aktivierung von T-Zellen
      ↓
IL-1, IL-2, IL-3, GM-CSF
      ↓ Stimulation
fetales Wachstum
```

Abb. 11-2 Theorie des Immunotropismus beim ungestörten Schwangerschaftsverlauf und beim Abort.

```
blockierende Antikörper
   ↓           ↓           ↓
antigenspezifische   fetale Antigene   Antigenbindungs-
Rezeptoren                              stellen von
maternaler                              Antikörpern
Lymphozyten
```

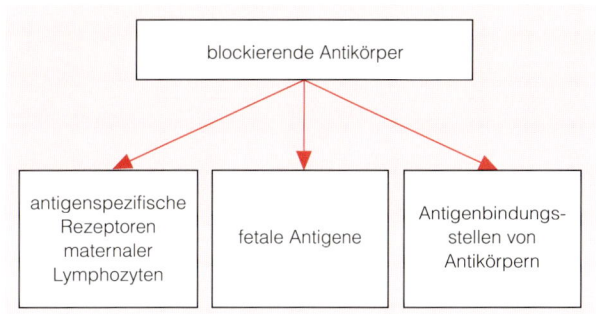

Abb. 11-3 Vermuteter Wirkungsmechanismus blockierender Antikörper: Reaktion mit maternalen Lymphozyten, Maskierung von Antigenen des fetalen Allotransplantats, Blockierung der Antigenbindungsstelle anderer Antikörper.

(Abb. 11-2). Dieses Konzept wird unterstützt durch die Beobachtung, daß die Gabe von Anti-T-Zell-Antikörpern im Tierexperiment zu einer verminderten Fruchtgröße und einer erhöhten Abortrate führt.

Allerdings gibt es auch eine Reihe widersprüchlicher Beobachtungen, die es wahrscheinlich erscheinen lassen, daß T-Zellen zwar hilfreich, aber nicht essentiell für das Überleben der Schwangerschaft sind [8]. Hierzu gehört vor allem die klinische Beobachtung von unauffälligen Schwangerschaftsverläufen bei Frauen mit Agammaglobulinämie oder anderen ausgeprägten Immundefektsyndromen.

Man vermutet, daß die Bedeutung des Immunotropismus vor allem in der Kontrolle der fetalen Blutversorgung besteht. Die nach Erkennung fetaler Antigene induzierte Zytokinsekretion steuert einen Entzündungsprozeß, der seinerseits die Neovaskularisation und die für das fetale Wachstum wichtige Blutversorgung reguliert. Demzufolge basiert die erfolgreiche Schwangerschaft auf einem Gleichgewicht zwischen einer stimulierenden Immunantwort, die für die Sekretion wachstumsfördernder Zytokine und den Erhalt der für die Entwicklung des Feten nowendigen Blutversorgung sorgt, und einer blockierenden Immunantwort, die eine Transplantatabstoßung durch maternale Effektorzellen vermeidet.

Blockierende Antikörper

Neben der Produktion von Zytokinen führt die Induktion der maternalen Immunantwort durch fetale Antigene zur Produktion sog. blockierender Faktoren. Diese Bezeichnung rührt daher, daß diese im Serum schwangerer Frauen nachweisbaren Faktoren eine Reihe von Funktionen blockieren, die von T-Zellen abhängig sind, wie z. B. die mitogen induzierte Lymphozytentransformation oder die Reaktivität in der gemischten Lymphozytenkultur [35]. Es handelt sich hierbei um IgG-Antikörper, die an antigenspezifische Rezeptoren mütterlicher Lymphozyten binden und damit möglicherweise eine zytotoxische Reaktion mütterlicher Zellen gegen embryonales und extraembryonales Gewebe verhindern (Abb. 11-3). Weiterhin können sie Antigene des fetalen Allotransplantats maskieren und damit die Erkennung durch maternale Lymphozyten verhindern, wobei die jeweiligen Zielantigene nicht bekannt sind. Blockierende Antikörper sind im Serum von Frauen mit unauffälligem Schwangerschaftsverlauf, jedoch z. T. in vermindertem Umfang oder gar nicht bei Frauen mit wiederholten Spontanaborten nachweisbar.

Idiotypen-Antiidiotypen-Netzwerktheorie des habituellen Abortes

Als mögliche Ursache des habituellen Abortes wird weiterhin die verminderte Produktion antiidiotypischer Antikörper diskutiert. Nach der Idiotypen-Antiidiotypen-Netzwerktheorie ist hier die Produktion idiotypischer Antikörper (Ab-1) gegen fetale Antigene gestört, möglicherweise als Folge eines verminderten antigenen Stimulus des Feten aufgrund einer erhöhten immungenetischen Übereinstimmung der Eltern. Hierdurch wird die konsekutive Produktion des Antiidiotypischen Antikörpers (Ab-2) ebenfalls gestört (Abb. 11-4). Dieser Ab-2 bzw. der Komplex aus Ab-1

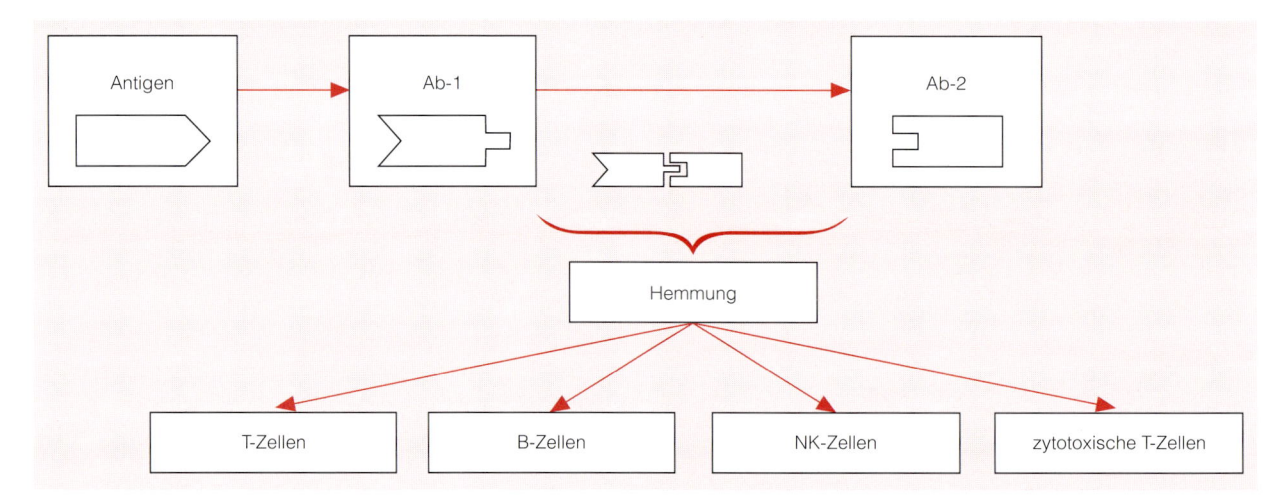

Abb. 11-4 Idiotypen-Antiidiotypen-Netzwerktheorie des immunologisch bedingten Abortes.
Das Antigen führt zur Bildung eines ersten Antikörpers (Ab-1). Dieser Ab-1 induziert wiederum die Bildung eines 2. Antikörpers (Ab-2), der entweder selbst oder als Immunkomplex (Ab-1–Ab-2) an T-Zellen binden und die maternale T-Zell-Antwort steuern kann. Bei fehlendem antigenen Reiz und sukzessiver gestörter Produktion von Ab-2 findet die zytoxische T-Zell-Antwort der Mutter ungestört statt.

und Ab-2 ist jedoch für die Regulation und insbesondere auch für die Down-Regulation der maternalen Immunantwort gegen den Feten verantwortlich. Bei Abwesenheit von Ab-2 wird die allogene mütterliche Abstoßungsreaktion nicht unterdrückt, und eine entsprechende zytotoxische Reaktion führt zur Abstoßung des fetalen Allotransplantats (Abb. 11-4). Dieser Ab-2 bzw. der Ab-1-Ab-2 Komplex kann auch tatsächlich im Blut normal schwangerer Frauen nachgewiesen werden. Die Gabe von Ab-2 führt bei habituell abortierenden Frauen zur Blockierung der Zytotoxizität des Ab-1 und zu einem ungestörten Schwangerschaftsverlauf.

HLA-Übereinstimmung bei habituellen Aborten

Eine lange diskutierte Ursache der verminderten Produktion blockierender und antiidiotypischer Antikörper könnte, wie bereits erwähnt, in einer erhöhten HLA-Übereinstimmung der Eltern liegen, bei der aufgrund des verminderten antigenen Reizes die für den Erhalt der Schwangerschaft existentiell wichtige allogene Reaktion der Mutter und damit die Produktion wachstumsstimulierender Zytokine und blockierender Antikörper vermindert ist.

Es gibt eine große Zahl widersprüchlicher Arbeiten bezüglich der HLA-Übereinstimmung bei Frauen mit habituellen Aborten. Während in einigen Untersuchungen bei habituellen Aborten eine erhöhte HLA-Übereinstimmung der Eltern sowohl bezüglich Klasse-I- als auch Klasse-II-Antigenen beschrieben wird [15], können dies andere Untersucher nicht bestätigen bzw. finden zum Teil auch eine solche erhöhte Übereinstimmung bei Eltern mit unauffälligen Schwangerschaftsverläufen [9].

Lymphozytotoxische Antikörper

Der Nachweis lymphozytotoxischer Antikörper im Serum von Multiparae wird als Hinweis für eine maternale Erkennung paternaler HLA-Antigene gewertet. Während diese Antikörper bei bis zu 65% aller Frauen nach erfolgreich durchlaufenen Schwangerschaften nachgewiesen werden können [51], ist die Nachweisrate bei Frauen mit habituellen Aborten mit durchschnittlich 23% offenbar geringer [17, 51]. Die Bedeutung lymphozytotoxischer Antikörper für den erfolgreichen Schwangerschaftsverlauf wird jedoch noch diskutiert, da sie auch häufig bei Frauen mit erfolgreich ausgetragenen Schwangerschaften fehlen können.

1.3.2 Diagnose des immunologischen Abortes

Die Diagnose des immunologisch bedingten habituellen Abortes wird im Regelfall im Rahmen einer Ausschlußdiagnostik gestellt. Das grundsätzliche Problem des immunologischen Abortes besteht darin, daß derzeit noch kein valides diagnostisches Verfahren zur Verfügung steht, mit dem diese Diagnose eindeutig gestellt werden kann.

Hierzu gehört als grundsätzliche Vorbedingung die Erfüllung bestimmter *anamnestischer Voraussetzungen* (Tab. 11-1), nämlich mindestens drei aufeinanderfolgende Aborte im I. Trimenon oder eine initiale Lebendgeburt, gefolgt von drei Frühaborten in den nächsten Schwangerschaften. Von einigen Arbeitsgruppen

Tabelle 11-1 Anamnestische Voraussetzungen zur Durchführung einer Immuntherapie habitueller Aborte

- drei oder mehr Aborte mit demselben Partner („AAA")
- eine Lebendgeburt, gefolgt von mindestens drei oder mehr Aborten mit demselben Partner („LAAA")
- alle Aborte in derselben Partnerschaft
- anamnestischer Ausschluß von Autoimmunkrankheiten

Tabelle 11-2 Ausschlußdiagnostik bei habituellen Aborten

- Karyotypisierung beider Eltern
- Ausschluß uteriner Faktoren mittels Vaginosonographie, Hysteroskopie oder Hysterosalpingographie
- Ausschluß einer Corpus-luteum-Insuffizienz
- Bestimmung von Letalfaktoren (Zytomegalie, Toxoplasmose, Listeriose)

Tabelle 11-3 Immundiagnostik beim habituellen Abort

- HLA-Typisierung der Eltern (HLA-A, -B, -C, -DR, -DQ, -DP)
- Crossmatch nach zytotoxischen Antikörpern gegen T- und B-Lymphozyten und Monozyten des Partners
- Bestimmung von Anti-HLA-Antikörpern
- EAI-Test gegen B-Lymphozyten des Partners
- gemischte Lymphozytenkultur (MLC)

wird zusätzlich verlangt, daß alle Aborte in derselben Partnerschaft auftreten.

Im Rahmen einer gezielten Ausschlußdiagnostik sollten alle anderen bekannten Abortursachen wie chromosomale, uterine, hormonelle und infektiöse Abortursachen ausgeschlossen werden (Tab. 11-2).

Die *labordiagnostischen Maßnahmen* zur Erkennung eines immunologischen Abortes versuchen zu differenzieren, ob der frühe Schwangerschaftsverlust die Folge einer gestörten mütterlichen Erkennung fetaler Antigene oder die Folge einer gestörten oder insuffizienten Immunantwort gegenüber dem Feten ist (Tab. 11-3).

Der Nachweis einer gestörten Antigenerkennung beruht im wesentlichen auf dem Nachweis einer erhöhten HLA-Übereinstimmung (HLA-Sharing) zwischen den Eltern. Obwohl – wie oben geschildert – die in diesem Zusammenhang durchgeführten Studien zum Teil sehr unterschiedliche Ergebnisse erbrachten, wird doch von einigen Arbeitsgruppen eine erhöhte HLA-Übereinstimmung in zwei oder mehr als drei HLA-Antigenen als diagnostisches Kriterium genutzt.

Da die Häufigkeit der erhöhten HLA-Übereinstimmung den vielen vorliegenden Studien zufolge sehr unterschiedlich ist und offenbar auch keine zwingende Beziehung zwischen HLA-Sharing und der Induktion schwangerschaftsprotektiver Antikörper besteht, wird ein praktischer Nutzen der HLA-Typisierung bei der Diagnose des immunologisch bedingten habituellen Abortes heute meist abgelehnt.

Allerdings gibt es eine Beziehung zwischen dem Grad des HLA-Sharings und der Erfolgsrate einer Immunisierung mit paternalen Lymphozyten, weshalb mehrere Arbeitsgruppen bei erhöhter HLA-Übereinstimmung eine Immunisierung mit Fremdspendern bevorzugen [2].

Der Nachweis einer gestörten oder insuffizienten immunologischen Reaktion der Mutter gegenüber fetalen Antigenen erfolgt über den Nachweis blockierender Antikörper. Auch dieses diagnostische Verfahren ist nicht unumstritten. Der Nachweis dieser Antikörper wird zwar allgemein als Kontraindikation einer Immuntherapie angesehen, deren Ziel ja die Induktion dieser Antikörper sein soll; umgekehrt ist jedoch der fehlende Nachweis auch nicht zur alleinigen Diagnose eines immunologischen Abortes geeignet. Die vielen unterschiedlichen Nachweismöglichkeiten blockierender Antikörper in Form lymphozytotoxischer Antikörper gegen paternale Lymphozten in der gemischten Lymphozytenkultur (MLC) oder im Erythrozytenantikörper-Rosetten-Inhibitionstest (EAI-Test) zeigen zwar alle übereinstimmend eine verminderte Inzidenz dieser Antikörper bei habituell abortierenden Frauen, doch gibt es einen unterschiedlich hohen Prozentsatz von Frauen, bei denen sie auch nach erfolgreich durchlaufenen Schwangerschaften nicht nachweisbar sind.

Das Problem besteht somit vor allem in der mangelnden Spezifität der Testverfahren, die darin begründet ist, daß die blockierenden Faktoren bislang zwar vielfach postuliert, aber noch nicht charakterisiert und definiert wurden. Da sich diese blockierenden Faktoren zudem auch nicht bei allen Frauen mit unauffälligen Schwangerschaftsverläufen nachweisen lassen, wird vermutet, daß sie nicht Voraussetzung einer normalen Schwangerschaft sind, sondern nur einen zusätzlichen immunologischen Sicherungsmechanismus darstellen.

Von besonderem Interesse erscheinen neuere Untersuchungen, in denen bei habituell abortierenden Frauen erhöhte Serumspiegel von Tumor Nekrose Faktor alpha (TNFα) beschrieben werden [34]. TNFα ist ein von Makrophagen sezerniertes Zytokin, das auch während akuter Abstoßungskrisen von Allotransplantaten ver-

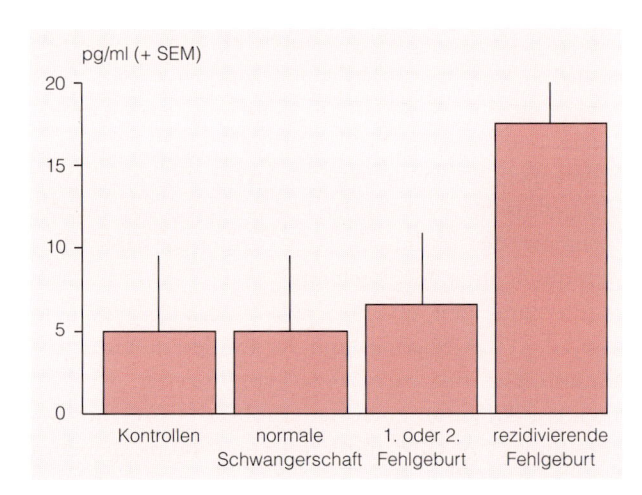

Abb. 11-5 TNFα-Serumspiegel bei Frauen mit habituellen idiopathischen Aborten, einfachen Aborten und ungestörtem Schwangerschaftsverlauf und bei nichtschwangeren Frauen (nach Mallmann [33]).

mehrt sezerniert wird. Bei habituell abortierenden Frauen können bereits vor der Schwangerschaft signifikant erhöhte TNFα-Serumspiegel gefunden werden, was diesen Parameter möglicherweise als diagnostisches Verfahren geeignet erscheinen läßt (Abb. 11-5).

1.3.3 Grundlagen und Möglichkeiten einer Immuntherapie habitueller Aborte

Obwohl der immunologische Pathomechanismus des Abortes bislang noch kontrovers diskutiert wird, wurden eine große Zahl immuntherapeutischer Konzepte entwickelt, deren übereinstimmendes Prinzip in einer Stimulation des afferenten Armes des mütterlichen Immunsystems besteht.

1.3.3.1 Aktive Immuntherapie mit Lymphozyten

Das Prinzip der aktiven Immuntherapie mit paternalen oder Fremdspenderlymphozyten beruht auf der Vorstellung, durch veränderte Präsentation paternaler Antigene eine schwangerschaftsprotektive Immunantwort der Mutter zu induzieren. Es liegen hierzu auch umfangreiche tierexperimentelle Untersuchungen vor, in denen nach einer Immuntherapie eine deutlich gesteigerte deziduale Suppressorzellaktivität beobachtet wurde. Weiterhin konnte gezeigt werden, daß durch die Immuntherapie nicht nur die Abortrate gesenkt, sondern auch das Plazentar- und Kindsgewicht erhöht werden kann [11].

Im Zusammenhang mit der aktiven Immuntherapie mit Lymphozyten unterscheidet man derzeit im wesentlichen drei „Schulen", die sich bezüglich der postulierten immunologischen Grundlagen der Therapie, der Indikationsstellung und der Durchführung der Therapie unterscheiden.

Die Arbeitsgruppe von *Beer et al.* geht davon aus, daß bei immunologisch bedingten habituellen Aborten aufgrund einer erhöhten Histokompatibilität zwischen Fetus und Mutter die Stimulation der maternalen Immunantwort nicht ausreicht und daher die protektive maternale Immunantwort insuffizient ist [1, 2]. Die Indikation zur Immuntherapie wird hier bei erhöhter HLA-Kompatibilität in mindestens drei HLA-Antigenen (HLA-A, -B, -DR), einer um mindestens 30% verminderten MLC-Reaktion der Partner und dem fehlenden Nachweis partnerspezifischer MLC-blockierender Antikörper im Serum gestellt.

Es werden hier vor der Schwangerschaft und im Abstand von vier bis sechs Wochen in der Schwangerschaft je 50 Mio. paternale Lymphozyten intrakutan injiziert. Patientinnen, die nach der zweiten Immunisierung keine MLC-blockierenden Antikörper bilden und ein weiteres Mal abortieren, werden in der darauffolgenden Schwangerschaft in sechswöchigen Abständen zweimal vor und bis zur 24. Schwangerschaftswoche mit Lymphozyten eines Fremdspenders immunisiert.

Auch die Arbeitsgruppe von *Mowbray et al.* versucht, durch die Immunisierung mit paternalen Lymphozyten antipaternale zytotoxische Antikörper zu induzieren [37, 38, 39]. Die Indikation wird hier im wesentlichen nach anamnestischen Kriterien bei Frauen mit mindestens drei Aborten und höchstens einer Lebendgeburt gestellt, bei denen keine partnerspezifischen zytotoxischen Antikörper nachweisbar sind. Es werden hier die aus 100 bis 450 ml Blut gewonnenen paternalen Lymphozyten gleichzeitig intravenös, subkutan und intrakutan injiziert.

Ein anderes theoretisches Konzept liegt der von der Arbeitsgruppe um *Taylor, Faulk und McIntyre* durchgeführten Immuntherapie zugrunde [35, 58]. Ihrer Theorie zufolge besteht die Ursache des immunologisch bedingten Abortes darin, daß bei einer Übereinstimmung der Partner in mehreren TLX-Antigenen (siehe auch Bd. 3, Kap. 2) fetale TLX-Antigene durch das maternale Immunsystem nicht erkannt und damit keine schwangerschaftsprotektive Immunantwort induziert werden kann. Da eine Immunisierung folglich nur mit TLX-differenten Lymphozyten sinnvoll ist, werden nur Fremdspenderlymphozyten verwendet. Hierdurch versucht man zunächst eine Immunantwort der Mutter gegen TLX-Antigene der Fremdspender zu induzieren, von der man sich dann eine Kreuzreaktivität mit paternalen TLX-Antigenen erhofft.

Die Indikation zur Immuntherapie wird hier ausschließlich bei primär abortierenden Frauen gestellt, die in mindestens zwei HLA-Antigenen mit ihrem Partner übereinstimmen, eine reduzierte Reaktivität in der MLC gegen paternale Lymphozyten zeigen und bei denen keine antipaternalen lymphozytotoxischen Antikörper nachweisbar sind.

Bei der Therapie werden Leukozytenkonzentrate von zwei bis fünf blutgruppenkompatiblen Spendern in dreiwöchentlichen Abständen zweimal vor der Schwangerschaft und dann bis zur 15. Schwangerschaftswoche verabreicht.

Diese und andere vorliegende Konzepte zur aktiven Immuntherapie des habituellen Abortes wurden in den vergangenen Jahren hinsichtlich der Herkunft des Immunogens, der Zellmenge, des Zeitpunktes und der Häufigkeit der Immunisierung vielfältig modifiziert [32]. Nach den publizierten Erfolgsraten hat sich keine dieser Methoden als überlegen erwiesen. In Deutschland hat das Essener Therapieschema die größte Verbreitung gefunden [23] (Abb. 11-6). Die Indikation

```
┌─────────────────────────────────────────┐
│ Crossmatch, EAI-Test, HLA-Typisierung   │
└─────────────────────────────────────────┘
              │ falls EAI-Test negativ
              ▼
┌─────────────────────────────────────────┐
│ Immuntherapie vor der Schwangerschaft   │
└─────────────────────────────────────────┘
              │
              ▼
┌─────────────────────────────────────────┐
│ Kontrolle des EAI-Tests                 │
└─────────────────────────────────────────┘
        │                │
        ▼                ▼
   ┌─────────┐      ┌─────────┐
   │ negativ │      │ positiv │
   └─────────┘      └─────────┘
        │                │
        ▼                ▼
┌──────────────┐  ┌────────────────┐
│ 2. Immuni-   │  │ Schwangerschaft│
│ sierung      │  │                │
└──────────────┘  └────────────────┘
                         │
                         ▼
              ┌──────────────────────────────┐
              │ Auffrischimpfung in der      │
              │ Schwangerschaft              │
              └──────────────────────────────┘
```

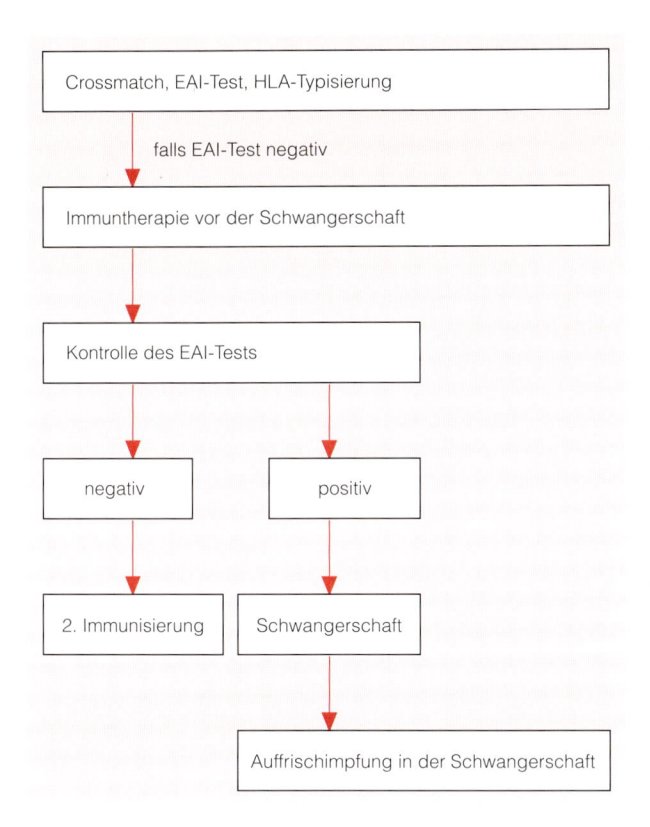

Abb. 11-6 Essener Schema der Immundiagnostik und -therapie des habituellen Aborts.

zur Immuntherapie erfolgt hier bei Patientinnen mit mindestens drei aufeianderfolgenden Aborten im I. Trimenon und keiner über die 14. Schwangerschaftswoche ausgetragenen Schwangerschaft nach sorgfältigem Ausschluß anderer Aborturursachen.

Im Rahmen der immunologischen Diagnostik wird zunächst im Crossmatch nach zytotoxischen Antikörpern gegen paternale Lymphozyten gesucht. Zum Nachweis Fc-blockierender Faktoren wird im EAI-Test das Patientenserum gegen B-Lymphozyten getestet. Weiterhin erfolgt im Regelfall eine HLA-Typisierung. Bei negativem Ausfall des EAI-Tests wird dies als Ausschluß einer partnerspezifischen Immunität gewertet.

Vor Beginn der Therapie erfolgt ein Infektionsausschluß der Partner durch die Bestimmung von CMV-, HIV- und HbS-Antigenen. Für die Immuntherapie werden mittels Dichtegradienten-Zentrifugation die Lymphozyten des Partners aus 50 ml Blut isoliert, gewaschen und resuspendiert in zehn bis zwölf Quaddeln am Unterarm intrakutan appliziert. Nach vier Wochen wird das Ergebnis mittels EAI-Test kontrolliert. Bei positivem EAI-Test wird dies als erfolgreiche Immunisierung gewertet und der Patientin zur Schwangerschaft geraten. Bei negativem EAI-Test erfolgt eine 2. Immunisierung. Falls mehrere Partnerimmunisierungen frustran verlaufen, wird eine Transfusion von Fremdspender-Lymphozyten empfohlen. Unmittelbar nach Verifizierung der Gravidität erfolgt eine Auffrischimpfung. Tritt innerhalb von sechs Monaten nach der ersten Immunisierung keine Konzeption ein, wird der EAI-Titer kontrolliert und gegebenenfalls eine Auffrischimpfung durchgeführt.

1.3.3.2 Passive Immuntherapie mit intravenösen Gammaglobulinen

Als Alternative zur aktiven Immuntherapie mit allogenen Lymphozyten wurde in mehreren Studien die passive Immuntherapie mit Immunglobulinen untersucht. Immunglobuline besitzen eine ganze Reihe immunologischer Eigenschaften, die eine potentielle Wirksamkeit auch bei der Behandlung des immunologisch bedingten Abortes nahelegen. Hierzu gehört die Blockade von Fc-Rezeptoren, die Komplementbindung oder die Induktion von Suppressorzellen [21]. Diese theoretische Wirksamkeit wurde klinisch bestätigt durch mehrere unkontrollierte Studien, in denen nach Immunglobulintherapie habitueller Aborte die Erfolgsrate vergleichbar mit der nach aktiver Immunisierung war [14, 16]. Auch die kommerziell erhältlichen Immunglobulinpräparate enthalten TLX- sowie idiotypische bzw. antiidiotypische Antikörper, die eine Anwendung zur Prävention primärer und sekundärer habitueller Aborte sinnvoll erscheinen lassen. In der einzigen prospektiv randomisierten Doppelblindstudie konnte die Wirksamkeit jedoch nicht bestätigt werden [40]. Hier waren bezüglich der Erfolgsrate zwischen der Verum- und der Plazebogruppe keine signifikanten Unterschiede festzustellen, wobei allerdings bemerkenswerterweise in beiden Gruppen die Erfolgsrate bei über 70% lag.

1.3.3.3 Therapie mit Trophoblastvesikeln

Ein weiterer therapeutischer Ansatz besteht in der intravenösen Infusion von Präparationen von Plasmamembranvesikeln des Synzytiotrophoblasten. Mit dieser Therapie versucht man den Kontakt zwischen fetalen Zellen und mütterlichem Immunsystem zu imitieren, der normalerweise während der Schwangerschaft erfolgt und den man für die Induktion der mütterlichen Immunantwort verantwortlich macht. Der Vorteil dieser Therapie besteht darin, daß hier gereinigtes

Material verwendet wird, was das Infektionsrisiko und die Wahrscheinlichkeit einer ungewünschten antigenen Sensibilisierung vermindert. Allerdings zeigen die bislang vorliegenden randomisierten doppelblindkontrollierten Studien keinen signifikanten Vorteil im Vergleich zur plazebobehandelten Kontrollgruppe [26, 27, 47].

1.3.3.4 Zukünftige Möglichkeiten der Immuntherapie habitueller Aborte

Wie mehrfach beschrieben, hat die Sekretion bestimmter Zytokine eine wichtige Funktion im Rahmen der immunologischen Toleranz des Feten. Neuere Ansätze der Immuntherapie habitueller Aborte versuchen deshalb vor allem die direkte Beeinflussung der für den Erhalt und die Abstoßung der Schwangerschaft verantwortlichen *Zytokinkaskade*. In tierexperimentellen Untersuchungen können durch Injektion von TNFα Aborte induziert werden [7]. Basierend auf diesen Ergebnissen versucht man deshalb durch die Gabe von Pentoxyphylline, einem Hemmer der TNFα'''-Sekretion Aborte zu verhindern.

Zirkulierende CD-8-positive T-Zellen schwangerer Frauen exprimieren Progesteronrezeptoren und können durch Gabe von *Progesteron* zur Sekretion von Faktoren stimuliert werden, die die Generation von NK- und LAK-Zellen hemmen. Diese nach Progesteronstimulation sezernierten Faktoren konnten isoliert werden und waren im Tierexperiment in der Lage, die Abortrate signifikant zu reduzieren [55].

Auch durch die Gabe von Wachstumsfaktoren wie z. B. GM-CSF können im Tierexperiment Aborte verhindert werden [12]. Hierdurch werden natürliche Suppressorzellen im Knochenmark zur Sekretion von TNFβ angeregt, welches seinerseits die Aktivierung von NK- und die Generierung von LAK-Zellen und Makrophagen an der feto-maternalen Kontaktstelle hemmt [36].

1.3.4 Risiken und Nebenwirkungen der Immuntherapie

Während die passive Immuntherapie lediglich mit den üblichen Risiken eines kommerziell erhältlichen Immunglobulinpräparates verbunden ist, bestehen bei der Durchführung der aktiven Immuntherapie mit Leukozyten doch eine Reihe potentieller Risiken.

1.3.4.1 Mütterliche Risiken

Das entscheidende Risiko der Mutter bei der aktiven Immunisierung besteht in der potentiellen Übertragung von Infektionen, insbesondere mit Hepatitis B, Zytomegalie und HIV. Durch entsprechende serologische Untersuchungen und durch die Immunisierung mit Partnerlymphozyten kann dieses Risiko jedoch auf ein vertretbares Minimum reduziert werden. Potentiell besteht weiterhin das Risiko, daß durch die gewünschte Induktion lymphozytotoxischer Antikörper das Abstoßungsrisiko bei eventuellen späteren Organtransplantationen erhöht ist. Auch dieses Problem scheint bei Immunisierungen mit Partnerlymphozyten vernachlässigbar, da bis zu 60% aller Schwangeren bereits per se zytotoxische Antikörper gegen paternale Lymphozyten entwickeln.

Vom theoretischen Aspekt her kann nicht ausgeschlossen werden, daß durch eine Applikation allogener Lymphozyten eine Aktivierung des Immunsystems derart erfolgt, daß hierdurch latente Autoimmunkrankheiten wie z. B. ein Lupus erythematodes exazerbieren. In den wenigen vorliegenden Studien wird jedoch auch bei Frauen, die bei nachweisbaren antinukleären Antikörpern mit Titern bis zu 1:100 therapiert wurden, nicht über erhöhte Erkrankungsraten berichtet [20].

1.3.4.2 Kindliche Risiken

Im Rahmen der aktiven Immunisierung mit Lymphozyten können immunkompetente maternale Zellen in den fetalen Kreislauf gelangen, dort überleben und im Sinne einer Graft-versus-Host-Reaktion zu einer immunologischen Reaktion gegen das Kind führen, die sich klinisch als fetale Wachstumsretardierung oder als Immundefekt bemerkbar machen kann.

Von Beer wurden nach aktiver Immunisierung vermehrt Schwangerschaftskomplikationen wie schwere Wachstumsretardierungen, Placenta accreta, vorzeitige Plazentalösung und Gestose berichtet [2]. Möglicherweise ist diese erhöhte Komplikationsrate darauf zurückzuführen, daß in dieser Studie nur Paare mit erhöhter HLA-Kompatibilität behandelt wurden. Aufgrund dieser Nebenwirkungen und Berichten über eine erhöhte HLA-Übereinstimmung bei kindlichen Fehlbildungen wurde bereits vor Immunisierungen solcher Patientinnen gewarnt.

In der überwiegenden Mehrzahl der sonstigen Studien wird jedoch bei Kindern nach aktiver Immuntherapie keine erhöhte Inzidenz fetaler Wachstumsretardierungen festgestellt [32, 37, 50, 56]. Prinzipiell können die vereinzelt beobachteten Wachstumsretardierungen bei dem vermuteten Pathomechanismus auch weniger als Nebenwirkung, als ein partielles Therapieversagen infolge zu schwacher Immunisierung verstanden werden.

Weltweit wurden bislang im Rahmen von Studien über 3000 Frauen mit habituellen Aborten im Sinne einer AAA- und LAAA-Konstellation (siehe Tab. 11-1) immunisiert, wobei keine mütterlichen Komplikationen und – abgesehen von den Ergebnissen von Beer – auch keine erhöhte kindliche Komplikationsrate beobachtet wurde.

1.3.5 Immuntherapie habitueller Aborte: Erfolgreiche Therapie oder Plazeboeffekt?

Das entscheidende Problem einer Immuntherapie habitueller Aborte besteht darin, daß eine immunologische Genese wiederholter unerklärter Aborte zwar seit Jahrzehnten vermutet wird, daß aber bislang noch keine validen klinischen oder laborchemischen Kriterien zur Sicherung dieser Diagnose existieren. Es liegen deshalb auch keine gesicherten Zahlen über die Häufigkeit immunologisch bedingter Aborte vor. Die entsprechenden Schätzungen schwanken zwischen 43 und 64% aller Patientinnen mit habituellen Aborten, bei denen nach Ausschluß anderer Abortursachen und nach entsprechender immunologischer Diagnostik die Indikation zur Durchführung einer Immuntherapie gestellt werden kann. Man vermutet aber, daß auch von diesen Patientinnen nur ein Teil tatsächlich von der Immuntherapie profitieren. Die relativ kleinen Fallzahlen in den vorliegenden Studien können nämlich nicht ausschließen, daß auch nichtidentifizierte andere Abortursachen oder schicksalshafte Verknüpfung ein entscheidende Rolle spielen.

Ein weiteres Problem der Immuntherapie habitueller Aborte besteht in der Diskrepanz der ihr zugrundeliegenden Vorstellungen. Dies führt dazu, daß Diagnosestellung, Patientenauswahl, Dosierung, Zeitpunkt, Art und Häufigkeit der Therapie von den einzelnen Arbeitsgruppen z. T. völlig unterschiedlich gehandhabt werden [32].

Auch die Erfolgsrate der verschiedenen Arbeitsgruppen ist recht unterschiedlich und schwankt zwischen 60 und 80%, wobei die überwiegende Mehrzahl der Immuntherapien im Rahmen unkontrollierter offener Studien erfolgt (Tab. 11-4). Zur Beurteilung dieser Ergebnisse fehlen gesicherte Daten über die Wahrscheinlichkeit, daß eine Frau nach drei Aborten auch ohne jede Therapie ein gesundes Kind bekommt. Man vermutet eine spontane Erfolgsrate ohne Therapie zwischen 47 [41] und 63% [22]. Demnach würde der Unterschied der erfolgreich ausgetragenen Schwangerschaften zwischen unbehandelten Frauen und solchen mit Immuntherapie nur noch 20% betragen.

Hilfreich zur endgültigen Beurteilung der klinischen Wertigkeit einer Immuntherapie sind daher nur randomisierte, plazebokontrollierte Studien. In der am häufigsten zitierten Studie [38] betrug die Erfolgsrate nach Immunisierung mit paternalen Leukozyten 78% im Vergleich zu 37% im Kontrollarm nach Gabe von autologen Leukozyten. Diese Ergebnisse wurden

Tabelle 11-4 Klinische Studien zur Immuntherapie habitueller Aborte

Untersucher	Art der Therapie	Zahl der Patientinnen	Randomisierung	Doppelblind	Erfolgsrate
Beer 1988 [1]	paternale Lymphozyten	121	nein	nein	79%
Carp 1988 [5]	paternale Lymphozyten	47	nein	nein	70%
Clark 1991 [10]	paternale Lymphozyten	19	ja	nein	68%
Cowchock et al. 1990 [20]	paternale Lymphozyten	34	nein	nein	79%
Grosse-Wilde u. Kuhn 1988 [23]	paternale Lymphozyten	7	nein	nein	75%
Ho et al. 1990 [25]	paternale Lymphozyten	32	ja	nein	75%
Mowbray u. Underwood 1987 [39]	paternale Lymphozyten	135	ja	nein	63%
Reznikoff-Etievant et al. 1988 [50]	paternale Lymphozyten	33	nein	nein	85%
Takazuwa et al. 1986 [57]	paternale Lymphozyten	10	nein	nein	71%
Taylor et al. 1987 [59]	paternale Lymphozyten	45	nein	nein	73%
Unander 1986 [61]	paternale Lymphozyten	30	nein	nein	71%
Westphal u. Olofson 1987 [63]	paternale Lymphozyten	68	nein	nein	92%
Johnson 1990 [26]	Trophoblastvesikel	21	ja	ja	76%
Coulam et al. 1990 [16]	Gammaglobuline	4	ja	ja	100%
Mueller-Eckhardt et al. 1993 [40]	Gammaglobuline	65	ja	ja	74%

durch die Beobachtung unterstützt, daß Frauen, die nach der ersten Immunisierung keine entsprechende Immunantwort zeigten und erneut abortierten, nach einer erneuten Immunisierung, die dann eine Immunantwort induzierte, komplikationslose Schwangerschaften austragen konnten.

Im Unterschied hierzu konnte in zwei folgenden, ebenfalls randomisierten, kontrollierten Studien kein signifikanter Vorteil der Immunisierung mit paternalen Leukozyten dokumentiert werden. Sowohl im Therapiearm als auch im Kontrollarm betrug die Erfolgsrate 79 % [6, 25].

Die Erfolgsraten der aktiven Immuntherapie habitueller Aborte sind in den einzelnen Arbeitsgruppen relativ einheitlich, unabhängig davon, ob Partner- oder Fremdlymphozyten zur Immunisierung verwandt wurden. Dies erscheint in Hinblick auf die unterschiedlichen Hypothesen, die diesen Therapien zugrunde liegen, erstaunlich. Der TLX-Hypothese zufolge müßte nämlich eine Immuntherapie mit paternalen Lymphozyten erfolglos sein, umgekehrt sollte bei einer postulierten Partnerspezifität der Immunantwort eine Fremdspenderimmunisierung ohne Erfolg sein.

Die Frage, ob die Immuntherapie des habituellen Abortes eine erfolgreiche Therapie oder ein Plazeboeffekt ist, wird deshalb extensiv diskutiert. Unterstützt wird die Vermutung, daß die Erfolge der Immuntherapie habitueller Aborte nur auf einem Plazeboeffekt beruhen, durch die Ergebnisse von Langzeitstudien, in denen Patientinnen mit habituellen Aborten unklarer Genese mit intensiver psychologischer Betreuung, wöchentlichen Untersuchungen und auch Bettruhe im Sinne von „Tender loving care" behandelt wurden [54]. Durch diese Behandlung trugen ebenfalls 86 % aller Patientinnen die Schwangerschaft erfolgreich aus, in der unbehandelten Vergleichsgruppe betrug die Erfolgsrate hingegen nur 33 %. Nicht zuletzt auch aufgrund der Ergebnisse der Immunglobulinstudie, bei der die Erfolgsrate im Plazeboarm vergleichbar hoch war, wird die Vermutung nahegelegt, daß bei jeder Form der Immuntherapie der Erfolg entscheidend auch auf dem psychologischen Effekt der Therapie beruht.

Die offensichtliche Wirksamkeit einer Psychotherapie schließt natürlich einen immunologischen Mechanismus ebenfalls nicht aus. Man weiß, daß psychologischer Streß z.B. nach wiederholten Aborten zu einem Anstieg der TNFα-Spiegel führt, was seinerseits wiederum in Tierversuchen abortiv wirksam ist [46]. Der klinische Effekt der Psychotherapie könnte daher via Reduktion der streßinduzierten TNF-Sekretion ebenfalls ein immunologischer sein.

Versucht man diese diskrepante Diskussion in ihrer Konsequenz für die klinische Praxis zusammenzufassen (Tab. 11-5), so sollten Frauen mit habituellen Aborten

Tabelle 11-5 Praktische Empfehlungen zur Immuntherapie habitueller Aborte

- Ausschluß aller bekannten Abortursachen (einschließlich Ausschluß von Autoimmunkrankheiten)
- Bestimmung blockierender Faktoren (Crossmatch, EAI-Test)
- Behandlung im Rahmen kontrollierter, randomisierter Studien

zunächst einer umfangreichen Ausschlußdiagnostik zugeführt werden, zu der auch der Ausschluß von Autoimmunkrankheiten gehört. Als nächster Schritt sollte eine Bestimmung blockierender Antikörper in einem geeigneten Testsystem erfolgen. Falls diese blockierenden Antikörper nicht nachweisbar sind, sollten diese Frauen dann geeigneten kontrollierten, randomisierten Studien zugeführt werden.

1.4 Bedeutung von Antiphospholipidantikörpern

Als ein möglicher Pathomechanismus des idiopathischen habituellen Abortes wird ein Autoimmunmechanismus diskutiert. Grundlage dieser Vermutung sind Beobachtungen, nach denen bei Patientinnen mit habituellen Aborten vermehrt antinukleäre, antimitochondrale, antithyreoidale und DNS-Antikörper gefunden wurden [45].

Von besonderem Interesse ist hierbei der Lupus-anticoagulant-Faktor (LAC). Bei 6 bis 30 % aller Frauen mit rezidivierenden frühen Schwangerschaftsverlusten läßt sich der LAC nachweisen, wobei allerdings keine genauen Angaben über die Prävalenz dieser Antikörper bei Frauen mit unauffälligem Schwangerschaftsverlauf vorliegen. Der LAC gehört zu einer Gruppe von Antikörpern, die an Phospholipide binden. Diese Antikörper sind Anticardiolipin-IgG- oder -IgM-Antikörper, die im Verlauf der Gerinnungskaskade auf der Ebene des Prothrombin-Konversionskomplexes eingreifen. Weiterhin hemmen Anticardiolipinantikörper die Freisetzung von Arachidonsäure aus dem Endothel von Blutgefäßen. Hierdurch wird die Prostaglandinsynthese gestört, was seinerseits die Aggregation von Blutplättchen erleichtert [19] und zur Thrombosierung im Bereich der Plazenta führt (Abb. 11-6). In einer Untersuchung endeten nur 10 von 81 Schwangerschaften bei anticardiolipinantikörper-positiven Frauen mit einer Lebendgeburt; 80 bis 90 % aller Schwangerschaften von Patientinnen mit nachweisbarem LAC waren mit Komplikationen wie Aborten,

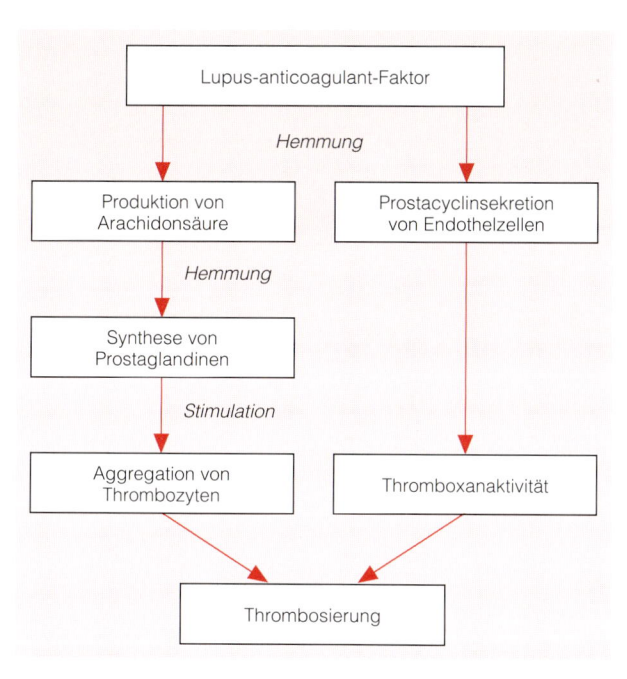

Abb. 11-7 Vermuteter Pathomechanismus des gestörten Schwangerschaftsverlaufes bei Frauen mit Antiphospholipidantikörpern.

Wachstumsretardierungen oder intrauterinem Fruchttod verbunden [44].

Als Pathomechanismus vermutet man, daß LAC die Prostacyclinproduktion der Endothelzellen hemmt, was dann über eine Stimulation der Thromboxanaktivität zur Thrombosierung in der plazentaren Zirkulation führt (Abb. 11-7).

Als Therapie wird die Gabe von Prednisolon (40–60 mg/Tag) oder niedrigdosierte Acetylsalicylsäure empfohlen, wodurch eine Normalisierung der Gerinnungsparameter und ein positiver Effekt auf den Schwangerschaftsverlauf erzielt werden kann [3].

Auch bei anderen Schwangerschaftskomplikationen wurde ein Zusammenhang mit dem Nachweis mütterlicher Antiphospholipidantikörper gefunden, so z. B. bei wiederholtem intrauterinem Fruchttod, bei intrauteriner Wachstumsretardierung und bei Präeklampsie [52].

In Plazenten von Frauen mit Phospholipidantikörpern und wiederholten Spontanaborten können vermehrt Infarkte nachgewiesen werden. Die Vermutung, daß Anticardiolipinantikörper ursächlich mit Schwangerschaftsverlusten assoziiert sind, wird weiter unterstützt durch tierexperimentelle Untersuchungen, in denen durch die Gabe von Serum von Frauen mit habituellen Aborten und nachweisbaren Antiphospholipidantikörpern auch bei schwangeren Mäusen Frühaborte induziert werden konnten, die pathophysiologisch durch Fibrinablagerungen in Plazentargefäßen charakterisiert waren.

Man vermutet, daß es hier unter dem Einfluß von Antiphospholipidantikörpern zu einer Vaskulopathie der Spiralarterien und zu einer intervillösen Thrombose kommt, die letztlich zum Plazentarinfarkt führt. Bei allen Frauen mit belasteten geburtshilflichen Anamnesen sollte daher eine Bestimmung der Antiphospholipidantikörper erfolgen, wobei berücksichtigt werden muß, daß diese auch in einem bestimmten Prozentsatz bei gesunden Schwangeren gefunden werden.

Es gibt eine Reihe weiterer Autoimmunkrankheiten, bei denen die Abortrate erhöht ist. Hierzu gehören die Sklerodermie [60], die thrombozytopenische Purpura [28] und das Sjögren-Syndrom [62]. Bei diesen Erkrankungen liegen bislang noch keine prospektiven Studien zur therapeutischen Wirksamkeit von Acetylsalicylsäure oder Prednison vor.

1.5 Immunologische Aspekte von Schwangerschaftskomplikationen

Es gibt eine große Zahl morphologischer Befunde, die eine Beteiligung immunologischer Mechanismen auch bei bestimmten Schwangerschaftskomplikationen nahelegen. Hierzu gehören vor allem die Gestose, die Wachstumsretardierung und bestimmte Formen der vorzeitigen Wehentätigkeit.

1.5.1 Gestose und Präeklampsie

Epidemiologische Beobachtungen

Eine Beteiligung immunologischer Mechanismen bei der Genese von Gestose und Präeklampsie wird durch mehrere Beobachtungen nahegelegt. Hierzu gehören zunächst epidemiologische Daten (Tab. 11-6). Eine

Tabelle 11-6 Epidemiologische Hinweise für eine immunologische Genese der Gestose

Erhöhte Inzidenz:
- bei Erstgraviden
- bei Mehrgraviden nach Partnerwechsel
- nach heterologer Insemination
- bei Zwillingsschwangerschaften
- bei Trophoblasterkrankungen

Erniedrigte Inzidenz:
- bei Mehrgraviden
- bei Frauen mit häufigem Partnerwechsel
- bei Frauen mit früheren Bluttransfusionen

entscheidende Bedeutung kommt offenbar dem erstmaligen Kontakt mit paternalen Antigenen zu. So ist die Inzidenz der Präeklampsie bei Primigravidae erhöht, während nach einer ausgetragenen Schwangerschaft das Risiko in den darauffolgenden Schwangerschaften nicht erhöht ist. Bei Partnerwechsel steigt jedoch auch bei Multigravidae das Risiko stark an.

Auch dem Kontakt mit spermatozoenassoziierten Antigenen kommt offenbar eine Bedeutung bei der Pathogenese der Präeklampsie zu. So ist bei Frauen nach heterologen Inseminationen das Risiko einer Präeklampsie verdoppelt.

Die Antigenmenge scheint ebenfalls pathophysiologisch bedeutsam zu sein. Bei Frauen mit Zwillingsschwangerschaften und Trophoblasterkrankungen, die immunologisch als Antigenüberschuß interpretiert werden können, ist das Gestoserisiko erhöht. Frühere Sensibilisierungen, z. B. in Form von Bluttransfusionen, oder verstärkter Kontakt mit Sperma oder Seminalplasma, etwa bei häufigem Partnerwechsel, haben hingegen einen protektiven Effekt [42].

Immunologische Beobachtungen

Neben diesen epidemiologischen Hinweisen gibt es auch eine Reihe immunologischer Befunde, die für eine immunologische Genese bestimmter Fälle von Gestose und Präeklampsie sprechen.

So findet man bei Müttern mit Präeklampsie eine erhöhte HLA-Homozygotie. Es besteht weiterhin eine Assoziation zwischen dem Nachweis von HLA-DR4 und dem Auftreten einer Präeklampsie [43]. Es wird vermutet, daß HLA-DR4 im Sinne eines Immunantwortgens wirksam ist und im Falle der Homozygotie eine gestörte Immunantwort der Mutter gegenüber fetalen Antigenen bewirkt. Weiterhin findet man bei Frauen mit Präeklampsie vermehrt Antikörper gegen endotheliale Zellen sowie zirkulierende Immunkomplexe, die immunhistochemisch sowohl in der Niere als auch in den Spiralarterien nachgewiesen werden können. Diese Befunde können als Zeichen der Hyperreaktivität des mütterlichen Immunsystems gegenüber dem Schwangerschaftsprodukt verstanden werden. Diese führt zu vermehrten Ablagerungen von C3, das eine wesentliche Rolle im Ablauf der Komplementkaskade einnimmt, sowie zur Bildung von Immunkomplexen, die im Blut von Frauen mit Gestose vermehrt gefunden werden. Diese Immunkomplexe sowie Ablagerungen von Immunglobulinen, Komplement und Fibrin führen zu einer Lumeneinschränkung uteroplazentarer Gefäße. Derartige Ablagerungen können auch in anderen Gefäßen des mütterlichen Organismus, wie z. B. in der Niere und Leber, gefunden werden.

Interessanterweise ist die Induktion einer Gestose nicht an die Existenz fetaler Antigene gekoppelt. Die Tatsache, daß sie auch bei Trophoblasterkrankungen und bei Extrauterinschwangerschaften auftreten, zeigt, daß bei der Pathogenese der Präeklampsie lediglich der Kontakt mit dem Trophoblasten erforderlich ist.

Aufgrund des vermuteten immunologischen Pathomechanismus werden von einzelnen Arbeitsgruppen therapeutische Ansätze im Sinne einer Immuntherapie unternommen, vergleichbar der Behandlung des habituellen Abortes. Die bislang vorliegenden Ergebnisse lassen aber noch keine Beurteilung zu.

1.5.2 Vorzeitige Wehentätigkeit und Frühgeburtlichkeit

Die vorzeitige Wehentätigkeit wird auf den Einfluß verschiedener Prostaglandine – speziell Prostaglandin E_2 und F_2 – zurückgeführt. Der biochemische Weg der uteroplazentaren Prostaglandinproduktion ist in wesentlichen Teilen geklärt; es ist jedoch weiterhin unklar, wodurch diese metabolische Kaskade ausgelöst wird, die zur lokalen Freisetzung von Arachidonsäure, zur Aktivierung entsprechender Enzyme und über die Synthese von Prostaglandinen letzlich zur Induktion der vorzeitigen Wehentätigkeit und der Frühgeburtlichkeit führt (Abb. 11-8).

Eine wesentliche Funktion als Auslöser wird dabei dem Interleukin 1 (IL-1) zugeschrieben. IL-1 ist ein Zytokin, das im wesentlichen von Makrophagen sezerniert wird. IL-1 und andere Zytokine, insbesondere das TNFα, können vermehrt in Fruchtwasser von Frauen mit vorzeitiger Wehentätigkeit und Frühgeburtlichkeit gefunden werden [24]. Die Bedeutung von IL-1 und anderen Zytokinen bei der Entstehung der vorzeitigen Wehentätigkeit und der Frühgeburtlichkeit wird durch eine große Zahl von Beobachtungen nahegelegt. So führt die Zugabe von IL-1 zu einer erhöhten Prostaglandinproduktion von dezidualen und myometrialen Zellen. Interleukin 2 (IL-2) verstärkt den Gewebefaktor innerhalb der Plazenta, der die Gerinnungskaskade und dadurch die Fibrinbildung auslöst. Die Bildung von Fibrin seinerseits stimuliert die Umwandlung von Plasminogen in Plasmin. Plasminogen wird ursächlich mit der Entstehung eines vorzeitigen Blasensprungs in Verbindung gebracht. Nach spontanem vorzeitigen Blasensprung findet man im Amnionepithel hohe Konzentrationen von Plasminogen, die im Vergleich zu iatrogen geöffneten

```
┌─────────────────────────────────────────┐
│ Immunologische Genese der vorzeitigen Wehen │
└─────────────────────────────────────────┘
                    │
                    ▼
┌─────────────────────────────────────────┐
│ Infektion, allogene Reaktion der Mutter?? │
└─────────────────────────────────────────┘
                    │
                    ▼
┌─────────────────────────────────────────┐
│      Aktivierung von Makrophagen         │
└─────────────────────────────────────────┘
                    │
                    ▼
┌─────────────────────────────────────────┐
│     Freisetzung von Zytokinen (IL-1)     │
└─────────────────────────────────────────┘
                    │
                    ▼
┌─────────────────────────────────────────┐
│      Freisetzung von Arachidonsäure      │
└─────────────────────────────────────────┘
                    │
                    ▼
┌─────────────────────────────────────────┐
│     Prostaglandine (PGE und PGF$_2$)     │
└─────────────────────────────────────────┘
                    │
                    ▼
┌─────────────────────────────────────────┐
│              Wehentätigkeit              │
└─────────────────────────────────────────┘
```

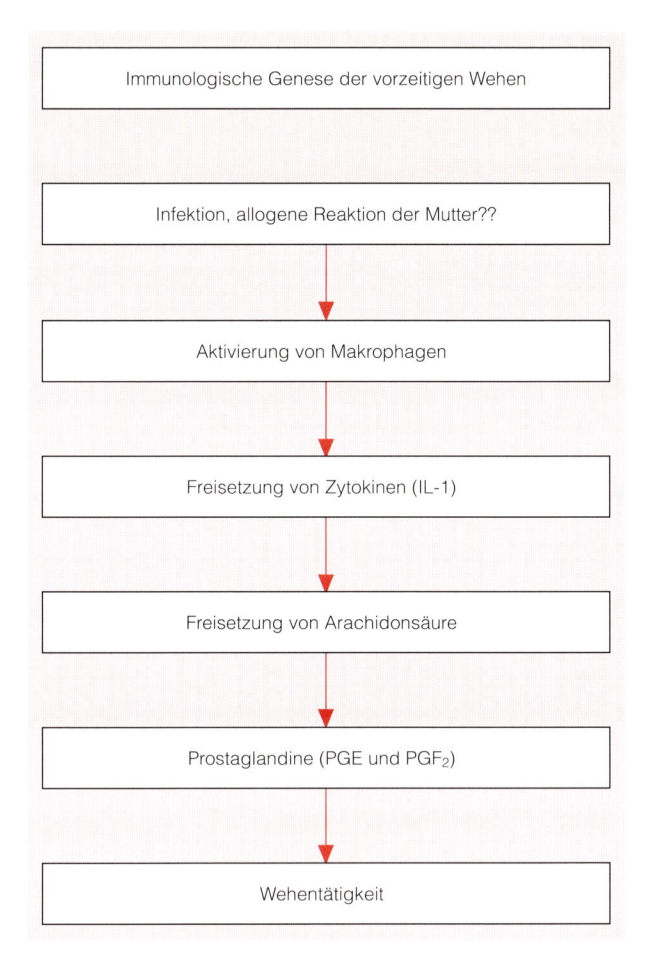

Abb. 11-8   Immunologische Genese der vorzeitigen Wehen.

Fruchtblasen signifikant erhöht sind. Auch in den Fällen, wo eine vorzeitige Wehentätigkeit einem vorzeitigen Blasensprung vorangeht, findet man nur geringe Plasminogenkonzentrationen.

Vermutlich stellt die Produktion von Plasminogen das entscheidende Ereignis in dem Pathomechanimus des vorzeitigen Blasensprungs dar, da Plasminogen ausgeprägte proteolytische Aktivitäten besitzt, die für die Auflösung des Chorions verantwortlich gemacht werden.

IL-1 ist somit wesentlich an der Induktion der Vorgänge beteiligt, die schließlich zur Auflösung der Fruchthöhle und damit zum Blasensprung führen. Faktoren, die zu einer verstärkten IL-1-Produktion führen, sind letztlich damit auch für die Entstehung eines vorzeitigen Blasensprungs verantwortlich. Zu diesen Ursachen gehören insbesondere Infektionen, die die IL-1-Sekretion über die Aktivierung von Makrophagen stimulieren (siehe auch Abschnitt 1.5.3).

Die Bedeutung der Infektion bei der Ätiologie des vorzeitigen Blasensprungs ist dabei jedoch noch nicht mit letzter Sicherheit geklärt. Insbesondere ist weiterhin unklar, ob die frühe Amnionitis die Ursache oder die Folge des Blasensprungs ist.

Man vermutet, daß lediglich bei 10% aller Frauen mit vorzeitiger Wehentätigkeit und intakter Fruchtblase eine Infektion vorliegt, wohingegen bei 90% der Frauen mit vorzeitiger Wehentätigkeit kein Zusammenhang mit einer Infektion gefunden werden kann. Auch eine immunologische Genese wird in diesem Zusammenhang vermutet. So könnte auch eine Störung der immunologischen Toleranzreaktion der Mutter gegenüber dem Feten im Sinne einer allogenen Immunreaktion zu einer Aktivierung von Makrophagen und der sukzessiven Produktion von IL-1 führen.

Die immunologischen und biochemischen Vorgänge, die zur Entstehung einer vorzeitigen Wehentätigkeit und letztlich zur Frühgeburtlichkeit führen, sind noch Gegenstand der Diskussion. Zu den Faktoren, die in einen Zusammenhang mit der Entstehung der vorzeitigen Wehentätigkeit gebracht werden, gehört unter anderem auch das sog. Major basic protein (MBP), das von Trophoblastzellen gebildet wird und drei bis fünf Wochen vor der Entstehung von vorzeitigen Wehen vermehrt im Serum nachweisbar ist. MBP stimuliert die Produktion von plättchenaktivierendem Faktor und IL-1. Auch Dehydroepiandrosteronsulfat (DHEA-S), das in der kindlichen Leber produziert wird und dessen Serumspiegel vor dem Entstehen von Wehen ansteigt, wird in einen ursächlichen Zusammenhang mit der Entstehung von vorzeitigen Wehen gebracht. Die Konzentration von DHEA-S und Estriol nimmt ab der 34. Schwangerschaftswoche im Fruchtwasser signifikant zu. Man vermutet, daß die erhöhte Östrogenkonzentration zu einer Freisetzung von MBP aus dem Trophoblasten führt, das letztlich die Sekretion von plättchenaktivierendem Faktor und IL-1 stimuliert.

1.5.3 Infektionen in der Schwangerschaft

Epidemiologische Untersuchungen zeigen, daß während der Schwangerschaft bestimmte mütterliche Infektionen, vor allem solche der Atemwege, des Magen-Darm-Traktes und des Urogenitaltraktes, gehäuft auftreten. Diese erhöhte Anfälligkeit für bestimmte Infektionen ist allerdings nicht in einer allgemeinen Immunsuppression der Schwangeren begründet, sondern man vermutet als Ursache vielmehr die besonderen Lebensumstände von Schwangeren, wie häufige Krankenhausbesuche, Umgang mit Kleinkindern oder in dem erhöhten Streß während der Schwangerschaft (siehe auch Abschnitt 1.2.2). Trotz der erhöhten Rate bestimmter Infektionen zeigt nämlich auch die klinische Beobachtung, daß schwangere Frauen – im Gegensatz zu immunsupprimierten Patienten – nicht vermehrt opportunistische Infektionen haben.

Obwohl auch eine Infektion des Feten über eine aszendierende Infektion über die Eihäute möglich ist, ist der häufigste Infektionsweg des Feten der transplazentare Übertritt von Erregern. Erstaunlicherweise ist – abgesehen von klassischen Ausnahmen wie Röteln, Zytomegalie oder Toxoplasmose – der Fetus gegenüber mütterlichen Infektionen nicht empfindlich. Es ist eine große Zahl immunologischer Mechanismen bekannt, die für die fetale Resistenz gegenüber Infektionen verantwortlich sind. Hierzu gehört der passive Transfer protektiver mütterlicher Antikörper zum Feten, die Anwesenheit antimikrobieller Substanzen wie Lysozym, Transferrin und Immunglobulinen im Fruchtwasser und die Anwesenheit phagozytärer Zellen in der Plazenta. Auch der Fetus ist, wie über den Nachweis von IgM in der Nabelschnur als Indikator einer kongenitalen Infektion gezeigt werden kann, immunkompetent und in der Lage, Antikörper gegen Infektionen oder fremde Antigene zu sezernieren [4].

1.5.4 Trophoblasterkrankungen

Bei der immunologischen Betrachtung der Schwangerschaft sind Trophoblasterkrankungen von besonderem Interesse, da genetischen Untersuchungen zufolge das Gewebe vollständig vom Vater stammt und damit für das mütterliche Immunsystem komplett allogen ist [30]. Das Chorionkarzinom stellt das einzige natürliche Beispiel eines allogenen Tumors dar, der in einem histoinkompatiblen Wirt wächst und metastasiert. Vielfältige immunologische Untersuchungen zeigen, daß Trophoblasterkrankungen die gleichen immunologischen Reaktionen bei der Mutter wie eine normale Schwangerschaft induzieren, wohingegen sich diese Befunde beim Chorionkarzinom nicht finden lassen.

Obwohl Trophoblastzellen keine HLA-Klasse-1-Antigene exprimieren, findet man bei Trophoblasterkrankungen ungewöhnlich hohe Serumspiegel antipaternaler HLA-Alloantikörper [52], so daß die Quelle der antigenen Sensibilisierung möglicherweise Stromazellen der plazentaren Chorionvilli sind.

Man findet bei Patientinnen mit Chorionkarzinomen eine erhöhte HLA-Kompatibilität der Partner, wobei auch die Abhängigkeit vom Blutgruppensystem eine immungenetische Ursache nahelegt. So ist die Inzidenz des Chorionkarzinoms bei Partnerschaften zwischen Frauen mit Blutgruppe A und Männern mit Blutgruppe 0 erhöht, während AB0-kompatible Partner offenbar relativ vor der Entstehung eines Chorionkarzinoms geschützt sind [31]. Da der Trophoblast selbst keine AB0-Blutgruppenantigene exprimiert, vermutet man die Beteiligung eines mit dem AB0-System assoziierten Gens.

1.6 Schlußbetrachtung und Ausblick

Auch wenn die immunologischen und physiologischen Mechanismen, die für die Entstehung und den Erhalt einer Schwangerschaft verantwortlich sind, im einzelnen noch völlig unklar sind, gibt es doch eine große Zahl von Daten, die das Modell des „Feten als Transplantat" belegen. Die Schwangerschaft stellt eine spezielle immunologische Situation dar, die nicht als Toleranzreaktion im klassische Sinne, sondern als das Ergebnis einer aktiven immunologischen Auseinandersetzung verstanden werden muß. Störungen dieser immunologischen schwangerschaftsprotektiven Reaktionen der Mutter können in Zusammenhang mit Störungen im Schwangerschaftsverlauf gebracht werden. Hierzu gehören insbesondere der immunologisch bedingte habituelle Abort, die Gestose, die vorzeitige Wehentätigkeit und die Frühgeburtlichkeit. Trotz einer großen Zahl von Einzelbeobachtungen ist das Konzept in sich noch nicht schlüssig.

Diese Widersprüche im Konzept des „Feten als Transplantat" fallen insbesondere bei den habituellen Aborten auf, die man als klassisches Beispiel einer gestörten Immuntoleranz der Mutter aufgrund einer inadequaten mütterlichen Immunantwort und der gestörten Bildung postulierter blockierender Antikörper zitiert. Die Widersprüche beginnen damit, daß die Herkunft der postulierten antigenen Sensibilisierung der Mutter unklar ist. Da der Trophoblast keine HLA-Klasse-I- oder -II-Antigene exprimiert, ist die Induktion einer von den T-Zellen abhängigen zytotoxischen Reaktion hiergegen ausgeschlossen. Auch der fehlende Nachweis blockierender Antikörper bei Frauen mit erfolgreichen Schwangerschaften oder der ungestörte Schwangerschaftsverlauf bei immunsupprimierten Frauen erscheint schwer verständlich.

Trotz zahlreicher Beobachtungen sind die sich aus diesen Erkenntnissen ergebenden praktischen und klinischen Konsequenzen unklar. Bislang hat sich eine entsprechende klinische Konsequenz lediglich bei der Immuntherapie des habituellen Abortes ergeben. Die diskrepante Diskussion der Ergebnisse der Immuntherapie zeigt jedoch, wie wenig eigentlich über die Pathomechanismen einer immunologischen Störung in der Schwangerschaft bekannt ist. Durch die ständige Entwicklung neuer immunologischer Methoden wird es in Zukunft möglich sein, differenzierte Einblicke in die immunologischen Veränderungen im Verlauf einer Schwangerschaft zu gewinnen.

Literatur zu Abschnitt 1

1. Beer, A. E.: Pregnancy outcome in couples with recurrent abortions following immunological evaluation and therapy. In: Beard, R. W., F. Sharp (eds.): Early Pregnancy Loss. Mechanisms and Treatment, pp. 337–349. Peacock Press, Ashton-under-Lyne 1988.
2. Beer, A. E, A. E. Semprini, Z. Xiaoyn, J. F. Quebbeman: Pregnancy outcome in human couple with recurrent spontaneous abortions: HLA antigen profiles, female serum MLR blocking factors and paternal leucocyte immunization. Exp. clin. Immunogenet. 2 (1985) 137.
3. Branch, D. W., J. R. Scott, N. K. Kochenour, E. Hershgold: Obstetrical complications associated with the lupus anticoagulant. New Engl. J. Med. 21 (1985) 1322.
4. Braun, W.: Pathogenetische Grundlagen fetaler und neonataler Infektionen. Immunabwehr des Feten und des Neugeborenen. In: Handrick, W., R. Roos, W. Brain (Hrsg.): Fetale und neonatale Infektionen, S. 18. Hippokrates, Stuttgart 1991.
5. Carp, H.: Discussion. In: Beard, R. W., F. Sharp (eds.): Early Pregnancy Loss. Mechanisms and Treatment, pp. 403–406. Peacock Press, Ashton-under-Lyne 1988.
6. Cauchi, M. N., D. Lim, D. E. Young, M. Kloss, R. J. Pepperell: Treatment of recurrent aborters by immunization with paternal cells: controlled trial. Amer. J. reprod. Immunol. 25 (1991) 16.
7. Chaouat, G., E. Menu, D. A. Clark, M. Minowsky, M. Dy, T. G. Wegmann: Control of fetal survival in CBA x DBA/2 mice by lymphokine therapy. J. Reprod. Fertil. 89 (1990) 447.
8. Chaouat, G., E. Menu, J. Szekeres-Bartho et al.: Immunological and endocrinological factors that contribute to successful pregnancy. In: Molecular and Cellular Immunobiology of the Maternal Fetal Interface, p. 277. Wegman, T. H., T. J. Gill, R. Nisbet-Brown (eds.): Oxford University Press, New York 1991.
9. Christiansen, O. B., K. Riisom, J. G. Lauritsen, N. Gunnet: No increased histocompatibility antigen-sharing in couples with idiopathic habitual abortions. Human Reprod. 4 (1989) 160.
10. Clark, D. A.: Controversies in reproductive immunology. Crit. Rev. Immunol. 11 (1991) 215.
11. Clark, D. A., G. Chaouat: What do we know about spontaneous abortion mechanisms? Amer. J. reprod. Immunol. 19 (1989) 28c.
12. Clark, D. A., S. Daya: Trials and tribulation in the treatment of recurrent spontaneous abortion. Amer. J. reprod. Immunol. 25 (1991) 18–24.
13. Clark, D. A., R. G. Lea, T. Podor, S. Daya, D. Banwatt, C. Harley: Cytokines determing the success or failure of pregnancy. Ann. N. Y. Acad. Sci. 626 (1991) 524.
14. Coulam, C. B, C. H. Coulam: Update on immunotherapy for recurrent pregnancy loss. Amer. J. reprod. Immunol. 27 (1992) 124.
15. Coulam, C. B., S. B. Moore, W. M. O'Fallon: Association between major histocompatibility antigen and reproductive performance. Amer. J. reprod. Immunol. 14 (1987) 54.
16. Coulam, C., A. Peters, J. McIntyre, W. Faulk: The use of IVIG for the treatment of recurrent spontaneous abortion. In: Imbach, P. (ed.): Immunotherapy with Intravenous Immunoglobulins, p. 395. Academic Press, London 1990.
17. Coulam, C. B., D. R. Wagenknecht, W. P. Faulk, J. A. McIntyre: Prevalence of immunological factors among couples with recurrent spontaneous abortion. Amer. J. reprod. Immunol. 16 (1988) 108.
18. Covone, A., R. Kozma, P. M. Johnson, S. A. Latt, M. Adinolfi: Analysis of peripheral maternal blood samples for the presence of placenta-derived cells using Y-specific probes and McAb H315. Prenat. Diagn. 8 (1988) 591.
19. Cowchock, S., J. Fort, S. Munoz, R. Norberg, W. Maddrey: False positive ELISA tests for anticardiolipin antibodies in sera from patients with repeated abortion, rheumatology disorders and primary biliary cirrhosis: correlation with elevated polyclonal IgM and implications for patients with repeated abortion. Clin. exp. Immunol. 73 (1988) 289.
20. Cowchock, S., J. B. Smith, S. David, J. Scher, F. Batzer, S. Gorson: Paternal mononuclear cell immunization therapy for repeated miscariage: predictive variables for pregnancy success. Amer. J. reprod. Immunol. 22 (1990) 12.
21. Dwyer, J. M.: Manipulating the immune system with immune globulin. New Engl. J. med. 326 (1992) 107.
22. FitzSimmons, J., D. Jackson, R. Wapner, L. Jackson: Subsequent reproductive outcome in couples with repeated pregnancy loss. Amer. J. med. Genet. 16 (1983) 583.
23. Grosse-Wilde, H., U. Kuhn: Immundiagnostik und -therapie des habituellen Aborts. Gynäkologe 21 (1988) 249.
24. Hill, J. A.: Immunological mechanisms of pregnancy maintenance and failure: a critique of theories and therapy. Amer. J. reprod. Immunol. 22 (1990) 33.
25. Ho, H.-N., T. S. Gill, F.-J. Hsieh, C.-Y. Hsieh: A control study of lymphocyte immunotherapy for unexplained recurrent spontaneous abortion (Abstr.). Amer. J. reprod. Immunol. 22FC–A36 (1990).
26. Johnson, P. M.: Immunobiology of trophoblast antigens in normal pregnancy and unexplained recurrent spontaneous abortion. In: Andreani, D., G. D. Bompiani, U. Di Mario, W. P. Faulk, A. Galluzzo (eds.): Immunobiology of Normal and Diabetic Pregnancy, pp. 187–190. Wiley, Chichester 1990.
27. Johnson, P. M., G. H. Ramsden, K. V. Chia, C. A. Hart, R. G. Farquharson, W. J. A. Francis: A combined randomised double-blind and open study of trophoblast membrane infusion (TMI) in unexplained recurrent miscarriage. Colloque INSERM 212 (1991) 277.
28. Jones, R. W., M. I. Asher, C. J. Rutherford, H. M. Munro: Autoimmune (idiopathic) thrombocytopenic purpura in pregnancy and the newborn. Brit. J. Obstet. Gynaec. 84 (1977) 679.
29. Keller, R.: Immunologie und Immunpathologie. Thieme, Stuttgart – New York 1977.
30. King, A., P. Kalra, Y. W. Loke: Human trophoblast cell resistance to decidual NK lysis is due to lack of N target structure. Cell. Immunol. 127 (1990) 230.
31. Lawler, S. D., R. A. Fisher: Immunogenicity of hydatiform mole. Placenta 8 (1987) 185.
32. Mallmann, P.: Gegenwärtiger Stand einer Immuntherapie habitueller Aborte in Deutschland. Fertilität 5 (1989) 124–131.
33. Mallmann, P., R. Mallmann, D. Krebs: Determination of tumor necrosis factor alpha (TNFα) and interleukin 2 (IL2) in women with idiopathic recurrent miscarriage. Arch. Gynec. 249 (1991) 73–78.

34. Mallmann, P., A. Werner, D. Krebs: Serum levels of interleukin-2 and tumor necrosis Factor in women with recurrent abortion. Amer. J. Obstet. Gynec. 163 (1990) 1367.
35. McIntyre, J. A., W. P. Faulk: A cell-mediated immune defect in recurrent spontaneous abortion. Trophoblast. Res. 1 (1983) 315.
36. Moore, S. C., L. S. F. Soderberg: Mouse bone marrow natural suppressor cells: induction and activity. FASEB J 4A (1990) 435.
37. Mowbray, J. F.: Success and failures of immunisation for recurrent abortion. In: Beard, R. W., F. Sharp (eds.): Early Pregnancy Loss. Mechanisms and Treatment, pp. 325–331. Peacock Press, Ashton-under Lyne 1988.
38. Mowbray, J. F., C. Gibbings, H. Liddell, P. W. Reginald, J. Underwood, R. W. Beard: A controlled trial of treatment of recurrent spontaneous abortion by immunisation with paternal cells. Lancet I (1985) 941.
39. Mowbray, J. F., J. L. Underwood: Immunisation with paternal cells for recurrent spontaneous abortion. In: Chaouat, G. (ed.): Immunologie de la Reproduction: Relation Materno-Foetale, p. 179. Editions INSERM, Paris 1987.
40. Mueller-Eckhardt, G., A. Mohr-Pennert, O. Heine, M. Karl, P. Mallmann: Controlled trial on intravenous immunoglobulin treatment for prevention of recurrent spontaneous abortion. Brit. J. Obstet. Gynaec. (in press).
41. Naylor, A. F., D. Warburton: Sequential analysis of spontaneous abortion. II. Collaborative study data show that gravidity determines a very substantial rise in risk. Fertil. and Steril. 31 (1979) 282.
42. Need, J. A., B. Bell, E. Meffin, W. R. Jones: Pre-eclampsia in pregnancies from donor inseminations. J. reprod. Immunol. 5 (1983) 329.
43. Ober, C., L. Weitkamp: The immunogenetics of normal and abnormal pregnancy. In: Andreani, D., G. D. Bompiani, U. Di Mario, W. P. Faulk, A. Galluzzo (eds.): Immunology of Normal and Diabetic Pregnancy, pp. 3–21. Wiley, Chichester 1990.
44. Penn, I., E. L. Makowski, P. Harris: Parenthood following renal and hepatic transplantation. Transplantation 30 (1980) 397.
45. Petri, M., M. Golbus, R. Anderson, Q. Whiting-O'Keefe, L. Corash, D. Hellmann: Antinuclear antibody, lupus anticoagulant, and anticardiolipin antibody in women with idiopathic habitual abortion. Arthr. and Rheum. 30 (1987) 601.
46. Pratt, N. C., R. D. Lisk: Effects of social stress during early pregnancy on litter size and sex ration in the golden hamster (Mesocricetus auratus). J. reprod. Fertil. 87 (1989) 763.
47. Ramsen, G. H., P. M. Johnson: Unexplained recurrent miscarriage and the role of immunotherapy. Contemp. Rev. Obstet. Gynaec. 4 (1992) 29.
48. Regan, L.: A prospective study of spontaneous abortion. In: Beard, R. W., F. Sharp (eds.): Early Pregnancy Loss, p. 23. Springer, London – Berlin – Heidelberg 1988.
49. Regan, L. A., R. P. Braude: Is anti-paternal cytotoxic antibody a valid marker in the management of recurrent abortion? Lancet II (1987) 1280.
50. Reznikoff-Etievant, M. F., I. Durieux, J. Huchet, C. Salmon, A. Netter: Recurrent spontaneous abortions. HLA antigen sharing and anti-paternal immunity. In: Chaouat, G. (ed.): Immunologie de la Reproduction: Relation Materno-Foetale, pp. 187–201. Editions INSERM, Paris 1987.
51. Sargent, I. L., T. Wilkins, C. W. G. Redman: Maternal immune responses to the fetus in early pregnancy an recurrent miscarriage. Lancet II (1988) 1099.
52. Scott, J. R., N. S. Rote, D. W. Branch: Immunologic aspects of recurrent abortion and fetal death. Obstet. and Gynec. 70 (1987) 645.
53. Shaw, A. R. E., M. K. Dasgupta, T. Kovithavongs: Humoral and cellular immunity to paternal antigens in trophoblastic neoplasia. Int. J. Cancer 24 (1979) 586.
54. Stray-Pedersen, B., S. Stray-Pedersen: Recurrent abortion: the role of psychotherapy. In: Beard, R. W., F. Sharp (eds.): Early Pregnancy Loss: Mechanisms and Treatment, pp. 433–440. Peacock Press, Ashton-under-Lyne 1988.
55. Szekeres-Bartho, J., G. Chaouat: The effect of progesterone-induced immunologic blocking factor on NK-mediated resorption. Amer. J. reprod. Immunol. 23 (1990) 26.
56. Takazuwa, K., S. Goto, I. Hasegawa et al.: Is immunotherapy for habitual abortes an immunologically hazardous procedure for infants? Amer. J. reprod. Immunol. 19 (1989) 53.
57. Takazuwa, K., K. Kanazawa, S. Takeuchi: Production of blocking antibodies by vaccination with husband's lymphocytes in unexplained recurrent abortes. The role in successful pregnancy. Amer. J. reprod. Immunol. 10 (1986) 1.
58. Taylor, C. G., W. P. Faulk: Prevention of recurrent abortion with leucocyte transfusions. Lancet II (1981) 68.
59. Taylor, C. G., W. P. Faulk, J. A. McIntyre, J. G. Hill, N. MacLachlan: The TLX hypothesis and treatment of spontaneous recurrent abortion by immunization with 3rd party lymphocytes. In: Chaouat, G. (ed.): Immunologie de la Reproduction: Relation Materno-Foetale, p. 203. Editions INSERM, Paris 1987.
60. Triplett, D. A.: Obstetrical complications associated with antiphospholipid antibodies. In: Andreani, D., G. D. Bompiani, U. Di Mario, W. P. Faulk, A. Galluzzo (eds.): Immunobiology of Normal and Diabetic Pregnancy, pp. 91–134. Wiley, Chichester 1990.
61. Unander, A. M.: The role of immunization treatment in preventing recurrent abortion. Transf. med. Rev. 6 (1986) 1.
62. Valesni, G., R. Carsetti, S. Patricelli, L. Conti, G. M. Gandolfo, M. Nicotra: Autoimmunity and abortion. In: Shulman, S., F. Dondero, M. Nicotra (eds.): Immunological Factors in Human Reproduction, pp. 235–240. Academic Press, London 1982.
63. Westphal, E., L. Olofsson: Intradermal immunization by paternal and non-paternal cells in patients with infertility and sterility. J. reprod. Immunol. Suppl. (1989) 23.

2 Immunologische Störungen im blutbildenden System

O. Behrens, J. Schneider

2.1 Unverträglichkeit im Rhesus-System

2.1.1 Pathogenese

Der Kontakt des mütterlichen Immunsystems mit fetalen Erythrozyten einer inkompatiblen Blutgruppe kann bei der Mutter zu einer Sensibilisierung und Antikörperbildung führen. Mütterlicher und fetaler Blutkreislauf sind normalerweise durch die synzytiokapillären Membranen in der Plazenta voneinander getrennt. Obwohl zwischen den Kapillaren der Plazenta und den intervillösen Räumen auf mütterlicher Seite ein Druckgefälle von 25 mm Hg besteht und damit ein Blutübertritt vom Feten auf die Mutter begünstigt wird, können Erythrozyten die Plazenta ohne Defekte dieser Grenzschicht in größerem Umfang nicht passieren.

Bei gestörter Schwangerschaft, bei invasiven diagnostischen Eingriffen, aber auch bei der normalen Geburt kommt es zu Störungen und Zerreißungen der Grenzschicht. Der intrauterine Druckanstieg unter der Wehe unterstützt ein Einpressen der fetalen Erythrozyten in den mütterlichen Kreislauf. Von besonderer Bedeutung scheint dieser Mechanismus bei Erstgebärenden und in der Frühschwangerschaft zu sein, wenn der Muttermund noch rigide ist und sich nur unter hohem Wehendruck öffnet. Bei der Gestose fördern Plazentainfarkte und Gefäßrupturen mit intervillösen Thromben und retroplazentaren Hämatomen einen vermehrten Einstrom von fetalem Blut in den mütterlichen Kreislauf.

2.1.1.1 Feto-maternale Transfusion

Feto-maternale Transfusion während der unkomplizierten Schwangerschaft

Die embryonale Blutbildung beginnt in der 3. Woche post conceptionem (p.c.). Das Rhesus-Antigen ist ein auf der Oberfläche der Erythrozyten lokalisiertes Polypeptid, das nur beim Menschen vorkommt. Es ist bereits ab dem 30. bis 45. Tag p.c. voll ausgebildet. Übertritte fetaler Erythrozyten in den mütterlichen Kreislauf werden schon ab der 4. Woche p.c. beobachtet. Die Häufigkeit dieser feto-maternalen Transfusionen nimmt während einer Schwangerschaft zu.

Während im I. Trimenon bei 3% aller Schwangeren fetale Erythrozyten in Spuren im Kreislauf nachweisbar sind, beträgt diese Rate zum Ende der Schwangerschaft 45% und nach der Geburt 64%. Nur bei etwa einem Viertel der Frauen lassen sich zu keinem Zeitpunkt der Schwangerschaft fetale Erythrozyten im Blut nachweisen [5] (Tab. 11-7).

Auch das Volumen der feto-maternalen Blutungen nimmt im Verlauf der Schwangerschaft zu; es beträgt aber in der Regel nicht mehr als 0,1 bis 0,2 ml. Nur in 8% finden sich Blutungen von 0,5 bis 40 ml und nur in 0,1 bis 0,4% werden 25 ml Vollblut überschritten [37]. Diese Makrotransfusionen werden fast immer nur unter der Geburt gesehen. Besonders häufig sind solche Ereignisse im Zusammenhang mit operativen Entbindungen, äußeren Wendungen und bei Plazentastörungen wie Placenta praevia, Abruptio placentae und bei einer manuellen Plazentalösung.

Die Wahrscheinlichkeit einer Sensibilisierung steigt mit der Menge der übertragenen Rh-positiven Erythrozyten auf den Rh-negativen Organismus an. Beträgt das Volumen der feto-maternalen Transfusion 0,1 ml, so werden 3% der Schwangeren und durch Übertragung von 1 ml Erythrozytenkonzentrat bereits 15% der Rh-negativen Empfänger sensibilisiert. Nach Transfusionen von 500 ml Rh-positiven Blutes konnte bei 81,8% der Versuchspersonen eine Sensibilisierung ausgelöst werden [28]. Dieses scheint die Rate an rhesus-negativen Personen zu sein, die überhaupt eine Sensibilisierungsbereitschaft zeigen. Der verbleibende Anteil reagiert aus ungeklärter Ursache immunologisch nicht auf das Rhesus-Antigen. Diese Personen werden als „Non-Responder" bezeichnet.

Tabelle 11-7 Nachweis fetaler Erythrozyten im mütterlichen Blut von AB0-kompatiblen Schwangerschaften (nach Bowman et al. [5])

Schwangerschaftsphase	Nachweis
I. Trimenon	3%
II. Trimenon	12%
III. Trimenon	45%
nach der Geburt	64%
zu irgendeinem Zeitpunkt während der Gravidität oder nach der Geburt	76%

Insgesamt nimmt also die Wahrscheinlichkeit einer Rhesus-Sensibilisierung mit zunehmendem Alter der Schwangerschaft zu. Die Sensibilisierungsrate ohne jede Prophylaxe beträgt während der ersten Schwangerschaft mit einem Rh-inkompatiblen und AB0-kompatiblen Feten 0,4 bis 4,3%, nach Ende der Schwangerschaft ohne weitere Komplikationen aber bereits 4,3 bis 8%. Nach einer 2. Schwangerschaft mit einem Rh-positiven Kind steigt der Anteil der sensibilisierten Frauen auf 8 bis 13%.

Auch die Parität und die Blutgruppe der Schwangeren nehmen Einfluß auf das Risiko der Sensibilisierung. Dabei ist das Volumen der feto-maternalen Transfusionen, aber nicht deren Häufigkeit von der Parität abhängig und das Sensibilisierungsrisiko bei Erstgebärenden im allgemeinen größer. Eine erhöhte Wahrscheinlichkeit einer feto-maternalen Blutung findet sich bei Rh-negativen Frauen, während die Blutgruppe des Feten hier ohne Bedeutung ist [23].

Bei AB0-unverträglichen Blutgruppen zwischen Mutter und Kind finden sich geringere Mengen fetaler Erythrozyten im mütterlichen Blut, da sie durch die bereits im AB0-System vorhandenen IgM-Antikörper beschleunigt über das retikuloendotheliale System aus dem mütterlichen Kreislauf eliminiert werden.

Feto-maternale Transfusion bei gestörter Schwangerschaft

Auch beim Abort kann es durch die Störung der Plazentaschranke zum Übertritt von fetalem Blut in den mütterlichen Kreislauf kommen. Bei 48% der untersuchten Frauen wurden nach Abort fetale Erythrozyten im Blut nachgewiesen. Meist liegt das Volumen dieser Blutungen bei Spontanaborten bei 0,1 bis 1 ml, kann aber in 6 bis 7% auch darüber liegen. Kasuistisch konnten feto-maternale Transfusionen bis zu 7,4 ml nach Spontanabort beobachtet werden. Wiederum nimmt die Häufigkeit des Nachweises einer feto-maternalen Blutung mit dem Schwangerschaftsalter zu. Bis zur 12. Schwangerschaftswoche fanden sich bei 5 bis 25% der Patientinnen und danach bei 18 bis 45% fetale Erythrozyten im mütterlichen Kreislauf.

Die Einschwemmung fetaler Erythrozyten scheint besonders durch die aktive Ausräumung eines Abortes gefördert zu werden. Der Einfluß von Schwangerschaftsalter und Parität wird durch den operativen Eingriff überlagert. Häufigere und größere Übertritte fetalen Blutes werden auch bei Schwangerschaftsabbrüchen beobachtet. Hier finden sich in 19% fetale Blutmengen von meist über 0,1 ml. Die Rate der Einschwemmungen bei Schwangerschaftsabbrüchen durch die früher geübte Methode der intraamnialen Salzinstillation liegt deutlich höher als bei der Saugkürettage. Auch bei der prostaglandininduzierten Abortauslösung finden sich häufig feto-maternale Transfusionen größerer Volumina, da der hohe intrauterine Druck den Übertritt der Erythrozyten begünstigt. Besonders gefährlich scheint in dieser Hinsicht der fieberhafte Abort zu sein. Über den entzündungsbedingt aufgelockerten und vermehrt durchbluteten Uterus treten im Vergleich zum Spontanabort und zur Interruptio besonders häufig feto-maternale Blutungen auf.

Auch bei der Extrauteringravidität kann es zum Kontakt fetaler Erythrozyten mit dem mütterlichen Immunsystem kommen. Blutungen in die freie Bauchhöhle werden über den Ductus thoracicus resorbiert und so in den Blutkreislauf aufgenommen. Ein solcher Vorgang konnte bei einem Viertel der untersuchten extrauterinen Schwangerschaften mit Blutvolumina bis zu 0,7 ml nachgewiesen werden [16].

Selbst bei einer Blasenmole kann es zu einer Einschwemmung von fetalen Erythrozyten in den mütterlichen Kreislauf kommen, wenn embryonale Blutbildungsherde im Gewebe vorhanden sind. Tatsächlich ist eine Sensibilisierung auch nach Blasenmole beschrieben worden [26].

Feto-maternale Transfusion bei diagnostischen Eingriffen

Feto-maternale Transfusionen können auch bei diagnostischen Eingriffen wie Amniozentese, Chorionzottenbiopsie, Chordozentese und Fetoskopie auftreten. Bei der Amniozentese kommt es insbesondere bei der transplazentaren Punktion bei Vorderwandplazenta zu Blutungen vom Fetalkreislauf in die mütterliche Zirkulation. Dies gilt für Punktionen zu jedem Zeitpunkt der Schwangerschaft. In der Spätschwangerschaft konnten Transfusionsvolumina bis zu 50 ml Fetalblut nachgewiesen werden.

Feto-maternale Transfusion bei Gestose

Besonders häufig werden feto-maternale Transfusionen bei Patientinnen mit Gestosesymptomatik und diastolischen Blutdruckwerten über 100 mmHg gesehen. Wahrscheinlich fördern Gefäßläsionen und Defekte der Plazentaschranke den Übertritt fetalen Blutes in den mütterlichen Kreislauf.

Feto-maternale Transfusionen unter der Geburt

In bis zu 70% findet man feto-maternale Blutungen unter der Geburt, die gleichzeitig auch die größten Volumina während der Gravidität darstellen und die von der Eröffnungsphase über die Austreibungsphase bis zur Ausstoßung der Plazenta zunehmen. Bei Erstgebärenden und bei einer protrahierten Geburt sind die Volumina besonders groß. Die mengenmäßig größten Einschwemmungen treten bei operativen Entbindungen und besonders auch im Zusammenhang mit dem Kristeller-Handgriff auf. Weitere Faktoren, die den Übertritt einer großen Blutmenge begünstigen, sind Plazentastörungen wie Placenta praevia, vorzeitige und manuelle Plazentalösung sowie die äußere Wendung.

In der Nachgeburtsphase besteht das retroplazentare Blut bis zu 20% aus fetalen Anteilen. Daher können Manipulationen an der Plazenta wie die Expression des Mutterkuchens größere Übertritte fetalen Blutes induzieren.

Späteinschwemmung

Gelangt fetales Blut in die freie Bauchhöhle, so kann es zur sog. Späteinschwemmung kommen. Dabei wird Blut aus der Bauchhöhle über das Peritoneum resorbiert und über den Ductus thoracicus in den mütterlichen Kreislauf gebracht. Nach drei bis fünf Tagen können fetale Zellen im mütterlichen Blut nachweisbar sein. Späteinschwemmungen werden bei Kaiserschnitten und Extrauteringravidität beobachtet. Auch bei Spontangeburten kann fetales Blut retrograd über die Eileiter in die freie Bauchhöhle gelangen.

2.1.1.2 Sensibilisierung der Schwangeren

Die meisten Fälle von Blutgruppenunverträglichkeiten werden im Rhesus-System beobachtet, das im wesentlichen durch drei Antigenpaare, nämlich C-c, D-d und E-e, charakterisiert wird. 98% aller Sensibilisierungen im Rhesus-System werden gegen das Antigen „D" hervorgerufen. Daher werden Träger des Merkmals „D" als rhesus-(Rh-)positiv bezeichnet. 82% der weißen Bevölkerung sind Rh-positiv, davon 44% homozygot und 56% heterozygot. Den höchsten Anteil an Rh-negativen Personen haben in Europa die Basken und Lappländer (bis zu 35%). Bei Farbigen und Asiaten finden sich dagegen 95 bis 99% Rh-positive Menschen. Daher ist die Rh-Inkompatibilität in diesen Bevölkerungsgruppen nur ein geringes Problem.

Nach dem Übertritt von Rh-positiven fetalen Erythrozyten in den Kreislauf einer Rh-negativen Schwangeren kann es zu einer Sensibilisierung kommen. Die Antikörperbildung erfolgt nach einem Erstkontakt zunächst sehr langsam. Rh-Antikörper lassen sich mit empfindlichen Suchreaktionen frühestens nach drei bis sechs Wochen nachweisen.

Kommt es zum Übertritt größerer Mengen Rh-positiver Erythrozyten, so werden sich meist nach einem Zeitintervall von ungefähr 16 Wochen nach Erstkontakt Antikörper nachweisen lassen. Bei geringen fetomaternalen Transfusionen kann dagegen eine Antikörperbildung bei der Mutter zunächst nicht erkennbar sein, obwohl eine Sensibilisierung stattgefunden hat. Erst bei einem erneuten Antigenkontakt, z.B. bei einer weiteren Schwangerschaft, kommt es dann zu einem meßbaren Antikörpertiter. Bei 10 bis 30% der Rh-negativen Frauen läßt sich allerdings auch nach ausgiebiger feto-maternaler Blutung Rh-positiven Blutes aus bis heute ungeklärten Gründen keine Sensibilisierung und Antikörperbildung auslösen. Diese Personen werden Non-Responder genannt [28].

Die klinisch relevanten Rh-Antikörper gehören der Klasse der G-Immunglobuline (IgG) an und können die Plazentaschranke passieren. In geringem Maße werden auch Antikörper der Klasse IgA und IgM gebildet. Da sie aber nicht plazentagängig sind, spielen sie für die Pathogenese der Rh-Erythroblastose keine Rolle. Der Übertritt der Antikörper durch die Plazentaschranke ist ein aktiver Prozeß. Daher kann man beim Neugeborenen höhere Antikörpertiter als bei der Mutter finden [32]. Alle vier Subtypen der G-Immunglobuline gelangen gleich gut zum Feten, wobei IgG1- und IgG3-Antikörper besonders stark hämolytisch wirken.

Nachdem sich beide Schenkel der Antigenbindungsstelle (Fab) des Immunglobulinmoleküls am Antigen angelagert haben, erfolgt die Freilegung des Fc-Teils des Moleküls, an das sich dann Makrophagen, Lymphozyten oder Serumkomplement anlagern und so den antikörperbeladenen Erythrozyten schädigen. Rh-Antikörper können dabei nur das Makrophagen-Monozyten-System und Killerlymphozyten aktivieren, während bei Antikörpern in AB0-System zusätzlich eine Komplementaktivierung mit nachfolgender intravasaler Hämolyse im peripheren Blut möglich ist.

Die Erfassung der Antikörper mit dem Coombs-Test erlaubt keine Aussage über deren biologische Wirksamkeit, die von der Bindung von Komplement oder Zellen an den Fc-Teil des Immunglobulins abhängt. Die Wirksamkeit des Antikörpers wird außerdem durch die anderen Rh-Rezeptoren auf der Erythrozytenmembran moduliert. Rh-Antikörper binden stärker an Erythrozyten mit der Rh-Blutgruppe „DE" als an solche mit „CD"-Eigenschaften und lösen meist schwerere Erkrankungen des Kindes aus.

2.1.2 Diagnostik

2.1.2.1 Nachweis von feto-maternalen Blutungen

Fetale Erythrozyten lassen sich aufgrund ihres hohen Gehaltes an Hämoglobin F (HbF) leicht selektiv anfärben und so von adulten Erythrozyten unterscheiden. Nach der Methode von Kleihauer, Braun und Betke [17] wird das Hämoglobin A (HbA) im Blutausstrich durch Säureelution aus den Erythrozyten herausgelöst und das in den fetalen Zellen verbleibende HbF angefärbt (Abb. 11-9). Dabei kann eine fetale Blutzelle auf bis zu 100000 adulte Zellen erkannt werden.

Die Auszählung von HbF- und HbA-Zellen erlaubt eine Aussage über die Konzentration der fetalen Zellen im mütterlichen Blut und über die Größenordnung der feto-maternalen Blutung. Bei der Umrechnung des ausgezählten Prozentanteils der fetalen Zellen auf das Volumen der feto-maternalen Transfusion muß darauf Rücksicht genommen werden, daß HbF-Zellen größer als adulte Erythrozyten sind, daß nur 92% der fetalen Zellen sich anfärben lassen und daß auch die Qualität des Blutausstriches das Ergebnis beeinflußt. Als grober Anhalt muß bei einer angenommenen Blutmenge von 5000 ml bei einer Schwangeren der in Promille angegebene Anteil an HbF-Zellen mit 5 multipliziert werden, um das Volumen der feto-maternalen Transfusion in Milliliter zu erhalten. Da die tägliche Abbaurate von fetalen Erythrozyten im mütterlichen Organismus nur etwa 1 bis 2% beträgt, wird das Ergebnis der HbF-Zellzählung durch eine kurze Zeitspanne zum Ereignis kaum verfälscht werden.

Beim Nachweis von fetalen Erythrozyten muß beachtet werden, daß 1 bis 2% der Erwachsenen persistierend HbF-Zellen in kleinen Mengen aufweisen. Dieses HbF ist aber zum größten Teil innerhalb eines Erythrozyten mit HbA gemischt und deshalb nur sporadisch mit der Methode nach Kleihauer et al. zu erkennen, während mit sensiblen Methoden, z.B. der Fluoreszenzmarkierung, bei bis zu 8% der adulten Erythrozyten fetales Hämoglobin gefunden werden kann. Außerdem steigt bei allen Schwangeren der Eigenanteil an HbF-Zellen ab der 16. Schwangerschaftswoche an und erreicht ein Maximum zwischen der 20. und 30. Woche.

2.1.2.2 Nachweis von Rhesus-Antikörpern

Im allgemeinen werden Blutgruppenantikörper mit dem Antiglobulintest nach Coombs nachgewiesen [8]. An Erythrozyten gebundene Antikörper werden im direkten Coombs-Test, frei im Serum gelöste Antikörper nach Adsorption an Testerythrozyten im indirekten Coombs-Test durch Zugabe von Antihumanglobulin miteinander verbunden, so daß es zu einer Agglutination der Erythrozyten kommt. Durch Verwendung von Albuminlösung statt physiologischer Kochsalzlösung (Albumin-Coombs-Test) oder von mit Proteinase vorbehandelten Testerythrozyten (Papaintest, Bromelasetest) kann die Empfindlichkeit dieser Methode erheblich gesteigert werden.

Voraussetzung für die klinische Relevanz eines Nachweises von Antikörpern bei der Mutter ist, daß sie der IgG-Klasse angehören und bei 37 Grad Celsius reagieren. Auf der fetalen Seite sind nur solche Antikörper von pathogener Bedeutung, die sich an Erythrozyten gebunden im direkten Coombs-Test nachweisen lassen.

2.1.3 Rh-Erythroblastose

Häufigkeit

In der weißen mitteleuropäischen Bevölkerung sind 18% Rh-negativ. Eine *Rhesus-Konstellation*, d.h. das Zusammentreffen einer Rh-negativen Mutter mit einem Rh-positiven Kind findet sich bei 12% der Schwangerschaften (Abb. 11-10). Ein Drittel dieser Frauen reagiert als Non-Responder immunologisch nicht auf die Stimulation mit dem Rh-Antigen D. Unter den verbleibenden 8% weist noch einmal jede 5. Frau eine mit dem Kind inkompatible AB0-Blutgruppe auf, die weitgehend vor einer Sensibilisierung im Rh-System schützt.

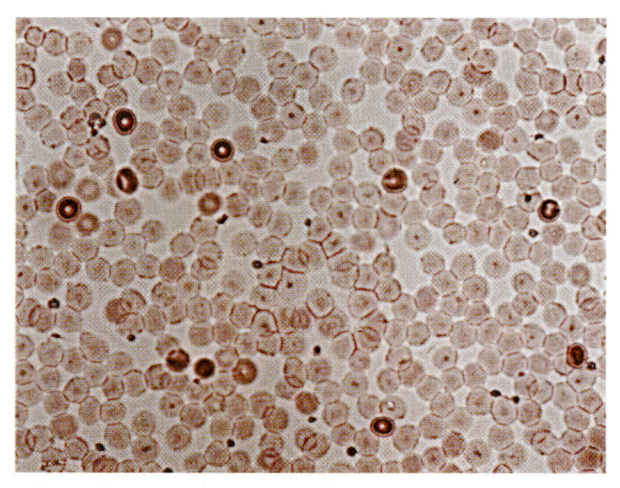

Abb. 11-9 HbF-Zellen im mütterlichen Blut nach selektiver Anfärbung des Blutausstriches mit der Methode von Kleihauer, Braun und Betke [17].

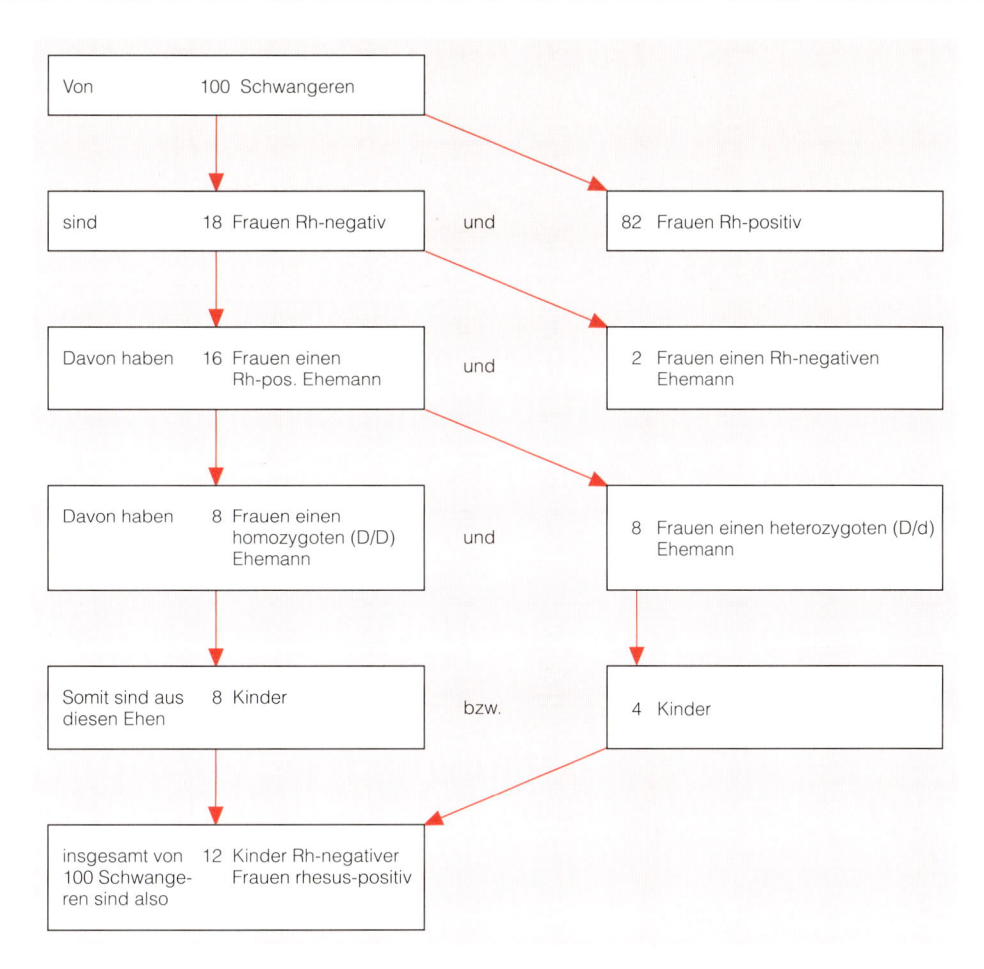

```
Von         100  Schwangeren
             │
             ▼
sind         18 Frauen Rh-negativ    und    82 Frauen Rh-positiv

Davon haben  16 Frauen einen         und    2 Frauen einen Rh-negativen
             Rh-pos. Ehemann                Ehemann

Davon haben  8 Frauen einen          und    8 Frauen einen heterozygoten (D/d)
             homozygoten (D/D)              Ehemann
             Ehemann

Somit sind aus  8 Kinder             bzw.   4 Kinder
diesen Ehen

insgesamt von   12 Kinder Rh-negativer
100 Schwange-   Frauen rhesus-positiv
ren sind also
```

Abb. 11-10 Statistische Häufigkeit der Rhesus-Konstellation (Mutter: Rh-negativ, Kind: Rh-positiv) in Mitteleuropa.

Die von dieser Risikogruppe sensibilisierten Schwangeren haben in 5% mit der Geburt eines an Erythroblastose schwer erkrankten Kindes zu rechnen [11]. Die Rh-Erythroblastose trat vor Einführung der Rhesus-Prophylaxe bei 0,2 bis 0,6% aller Schwangerschaften entsprechend 6000 Kindern pro Jahr in der Bundesrepublik Deutschland auf.

Pathogenese und Klinik

Die von der sensibilisierten Mutter gebildeten Anti-D-Antikörper vom Typ IgG gelangen über die Plazenta in das fetale Blut und lagern sich den Rh-positiven Erythrozyten an. Es kommt dadurch zu einem beschleunigten Abbau dieser Zellen in der Milz. Die sich daraus entwickelnde Anämie führt zu einer reaktiv überschießenden Erythropoese mit Wucherung der Blutbildungsherde im Knochenmark, in der Leber und in der Milz. Es treten vermehrt unreife kernhaltige Vorstufen der Erythropoese wie Retikulozyten, Normoblasten und Erythroblasten im peripheren Blut auf, die dieser Erkrankung den Namen gegeben haben.

In schweren Fällen kommt es intrauterin zu einer Wachstumsretardierung und schließlich zur Bildung eines Hydrops fetalis, der unbehandelt eine Letalität bis zu 100% aufweist (Abb. 11-11). Zu diesem Zeitpunkt ist der Hämatokrit des fetalen Blutes bereits unter 15% abgefallen [7]. Die Ausbildung eines Hydrops ist aber nicht so sehr Folge der Anämie und hypervolämischen Überlastung des fetalen Herzens. Die Hauptursache ist die extreme Hepatosplenomegalie und die Entwicklung einer portalen Hypertonie, die zum Aszites führt, sowie die Hypalbuminämie als Folge des Leberzellschadens [13]. Ein Herzversagen entwickelt sich meist erst nach der Geburt und der Behandlung.

Nach der Geburt fällt die Plazenta als Ausscheidungsorgan für das im Feten anfallende Bilirubin weg. Da die Hämolyse aber weiterhin durch in der Zirkulation befindliche Rh-Antikörper aufrecht erhalten wird und die Leber eine physiologische Funktionsschwäche

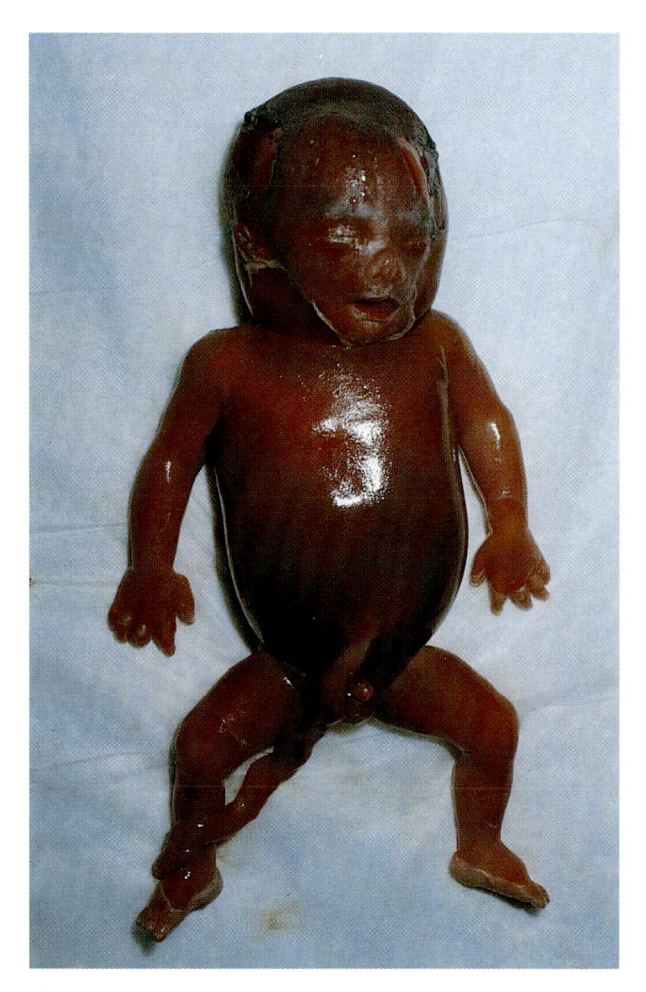

Abb. 11-11   Hydrops fetalis bei Rh-Inkompatibilität.

aufweist, kommt es bereits in den ersten Stunden nach der Geburt zu einer Hyperbilirubinämie. Wegen der unreifen Blut-Hirn-Schranke kann sich Bilirubin dann in den Stammhirnkernen ablagern und unter dem Krankheitsbild eines Kernikterus zu schwersten irreparablen neurologischen Schäden führen.

Therapie

Die spezifische Therapie des Neugeborenen orientiert sich hauptsächlich an der Hyperbilirubinämie und der Anämie. Zur Beurteilung der Hyperbilirubinämie hat sich das Diagramm nach Polacek bewährt [27], das in Abhängigkeit vom Lebensalter für Reif- und Frühgeborene die Grenzwerte zur phototherapeutischen Behandlung oder zur Austauschtransfusion gibt (Abb. 11-12). Bei der *Phototherapie* wird das Neugeborene unbekleidet und mit abgedeckten Augen mit blauem Licht (425–475 nm) im Inkubator bestrahlt. Die in der Haut entstehenden Bilirubinmetaboliten sind wasserlöslich und können mit der Galle und dem Harn ausgeschieden werden. Durch die Phototherapie kann die Häufigkeit der notwendigen Austauschtransfusionen deutlich reduziert werden.

Die Indikation zur *Austauschtransfusion* ergibt sich einerseits aus der Anämie bei Hämatokritwerten von unter 30%. Andererseits zwingt auch das Überschreiten bestimmter Grenzwerte der Bilirubinkonzentration zur Austauschtransfusion (Abb. 11-12). Beachtet werden müssen dabei auch Risikofaktoren, die einen Kernikterus begünstigen können. Dazu gehören Unreife, Anämie, Hypoproteinämie, Hypoxie, Azidose, Hypoglykämie und Hirnblutungen.

Die Bluttransfusion wird mit kompatiblen Erythrozytenkonzentraten (meist 0 Rh-negativ) im Austauschverfahren ohne Volumenbelastung durchgeführt. Bei Vorliegen eines Hydrops fetalis führt man zusätzlich eine Reduktion des Nabelvenendrucks durch einen Aderlaß bis zu 100 ml durch.

Prognose

Das Schwerebild der fetalen Erythroblastose zeigt ein breites Spektrum. Ohne Therapie werden unter den betroffenen Feten 50% mit einer so geringen Ausprägung der Erythroblastose geboren, daß sie schließlich ohne Behandlung gesund überleben. Diese Erfahrungen stammen aus den frühen 40er Jahren, als eine Therapie der erkrankten Neugeborenen noch nicht möglich war. 25% dieser Kinder wurden lebend und in gutem Zustand am oder nahe dem Termin geboren. Werden sie nicht behandelt, entwickeln sie einen Kernikterus und sterben schließlich zu 90% oder erleiden zu 10% schwerste neurologische Dauerschäden, wie neurosensorische Taubheit, spastische Choreoathetose und geistige Retardierung. Die übrigen 25% entwickeln einen Hydrops fetalis und sterben intrauterin ab. Der Zeitpunkt des Fruchttodes ist je zur Hälfte zwischen 18 und 34 Wochen bzw. danach zu erwarten.

2.1.4 Differentialdiagnose

Sowohl der Neugeborenenikterus als auch der Hydrops fetalis können Folge einer großen Zahl weiterer Erkrankungen sein, die differentialdiagnostisch mit in Erwägung gezogen werden müssen.

Bei allen hämolytischen Neugeborenenanämien entwickelt sich schnell nach der Geburt ein Ikterus.

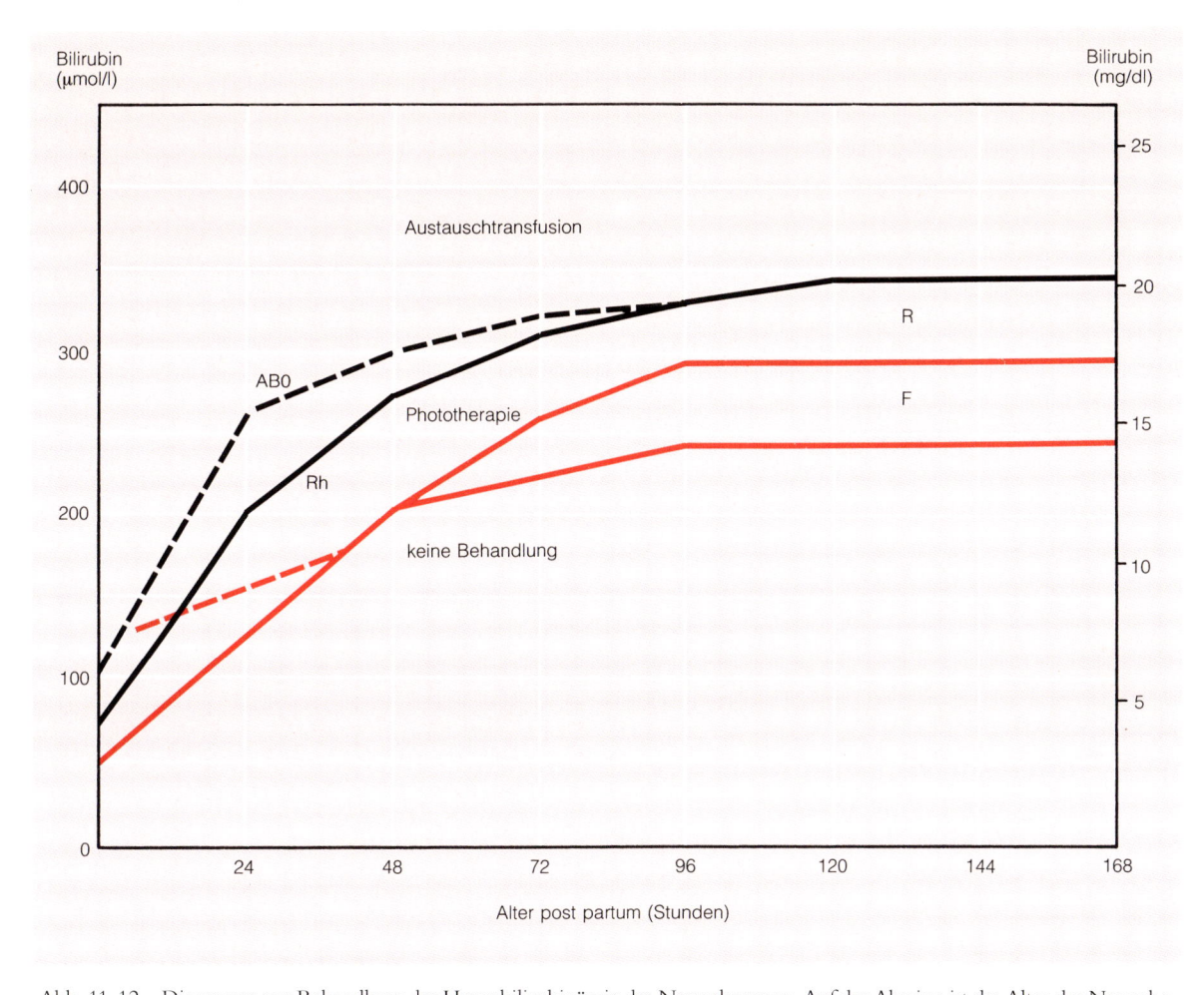

Abb. 11-12 Diagramm zur Behandlung der Hyperbilirubinämie des Neugeborenen. Auf der Abszisse ist das Alter des Neugeborenen in Stunden, auf der Ordinate die Bilirubinkonzentration im Serum aufgetragen (nach Polacek [28]).
Rh = Grenze zur obligatorischen Austauschtransfusion bei Rh-Inkompatibilität, AB0 = Grenze zur obligatorischen Austauschtransfusion bei AB0-Inkompatibilität, R = Zone der Phototherapie des reifen Neugeborenen, F = Zone der Phototherapie des Frühgeborenen.

Ein Ikterus in den ersten 36 Lebensstunden ist meist Folge einer beschleunigten Hämolyse durch mütterliche Isoantikörper der verschiedenen Blutgruppensysteme oder durch kongenitale Defekte der Erythrozyten. Selten lösen Medikamente und Gifte (z. B. Naphthalin) eine Hämolyse beim Neugeborenen aus. Weitere Ursachen eines Neugeborenenikterus sind:

– bakterielle und virale Infektionen
– Blutungen in Gewebe und Körperhöhlen
– Ikterus ohne Hämolysezeichen als Folge einer transitorischen Leberinsuffizienz (Frühgeborene), einer medikamentösen und hormonellen Hemmung der Glukuronyltransferase (Pregnandiol in der Muttermilch), einer Stoffwechselstörung (Crigler-Najjar-Syndrom, Galaktosämie) oder einer Fehlbildung (Gallengangsatresie)

Auch für den Hydrops fetalis gibt es ein großes Spektrum an Ursachen, von denen hier nur Herzfehler, Chromosomenanomalien, Infektionen und die α-Thalassämie genannt werden sollen [22].

2.1.5 Betreuung der sensibilisierten Schwangeren

Werden irreguläre Blutgruppenantikörper gegen das Rhesus-Antigen D nachgewiesen, so muß eine intensive Überwachung der Schwangerschaft erfolgen. Für das weitere Vorgehen spielen die Höhe des Antikörpertiters und die Anamnese eine wichtige Rolle. Bei der Entscheidung für eine invasive Diagnostik muß berücksichtigt werden, daß diese Maßnahmen selbst ein Abortrisiko beinhalten und außerdem die Antikörperbildung durch Verschleppung fetaler Erythrozyten in den mütterlichen Kreislauf stimulieren können.

2.1.5.1 Anamnese

Vor der Einführung der Amniozentese zur Messung der Bilirubinoide im Fruchtwasser war die Beurteilung der Anamnese und des Antikörpertiterverlaufes die einzige Möglichkeit zur Abschätzung des fetalen Risikos. Normalerweise wird bei einer Mehrgebärenden die hämolytische Erkrankung des Feten gleich schwer oder schwerer als in der vorausgegangenen Schwangerschaft sein. Entwickelte dabei das Kind einen Hydrops, so wird mit 90% Wahrscheinlichkeit auch in dieser nachfolgenden Gravidität mit einem Hydrops fetalis zu rechnen sein, der in aller Regel zum gleichen Zeitpunkt oder sogar früher als in der vorausgegangenen Schwangerschaft auftreten wird. Bei der ersten Schwangerschaft nach einer Sensibilisierung beträgt das Risiko, ein hydropisches Kind zu bekommen, dagegen 8 bis 10% [2].

2.1.5.2 Überwachung durch den Verlauf der mütterlichen Antikörpertiter

Die alleinige Beurteilung der fetalen Gefährdung durch den Verlauf der mütterlichen Antikörpertiter bietet keine ausreichende Genauigkeit. Mit einer besseren Methode zur Risikoabschätzung hätten vor 1961 mit den zur damaligen Zeit vorhandenen Behandlungsmöglichkeiten die Hälfte aller Todesfälle vermieden werden können. Die Genauigkeit des Verlaufs der Antikörpertiter zur Abschätzung des Schweregrades der fetalen Hämolyse wird mit nur 62% angegeben [4].

2.1.5.3 Spektrophotometrie des Fruchtwassers

Liley entwickelte 1961 eine Methode zur Untersuchung des Fruchtwassers, um den Schweregrad der fetalen Hämolyse zu beurteilen [19]. Die spektrophotometrisch gemessene Extinktionsdifferenz bei der für Bilirubin charakteristischen Wellenlänge von 450 nm (Abb. 11-13) wird als sog. Delta-E-Wert in ein Schema mit drei Zonen eingetragen (Abb. 11-14). Fällt die Messung in Zone III, so zeigt dies eine schwere Erkrankung des Feten mit Hydropsbildung oder die Ausbildung dieses Schweregrades innerhalb der nächsten sieben bis zehn Tage an. Zone II entspricht einer mittelschweren Erkrankung. In Zone I ist keine Anämie des Feten zu erwarten, trotzdem beträgt die Wahr-

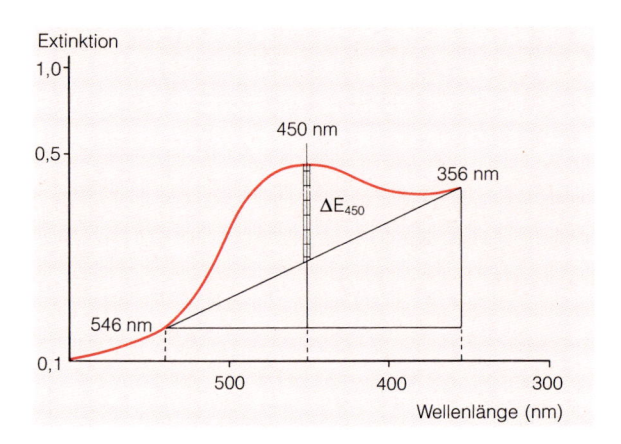

Abb. 11-13 Beispiel einer spektrophotometrischen Absorptionskurve von Fruchtwasser bei schwerer Rh-Erythroblastose (nach Schellong et al. [34]).

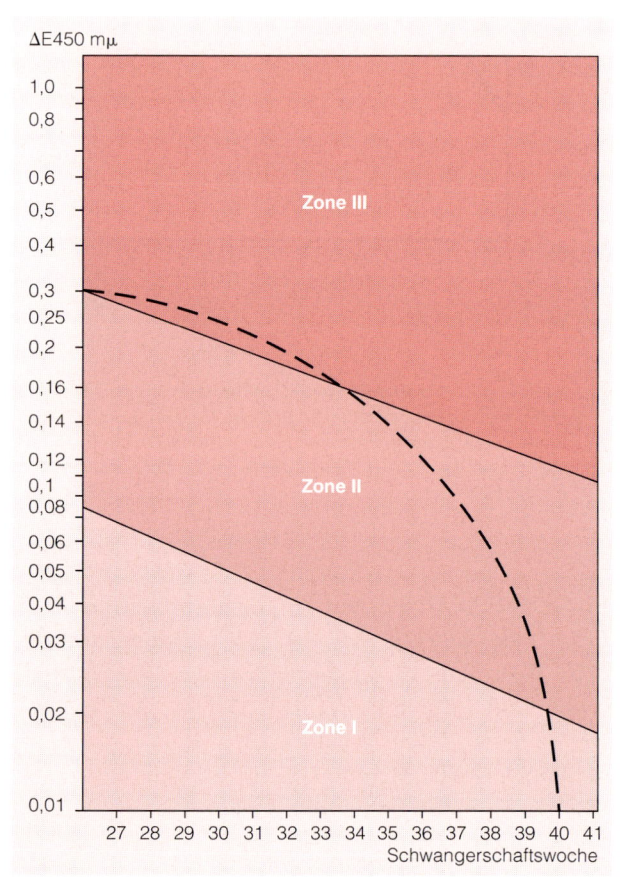

Abb. 11-14 Liley-Schema [19] mit „Action-line" nach Whitfield [41].

scheinlichkeit für eine Austauschtransfusion 10%. Mit wiederholten Messungen kann eine Vorhersagegenauigkeit des Schweregrades der hämolytischen Erkrankung von 95% erreicht werden [2]. Besonders genau sind die Aussagen, wenn die Meßwerte in Zone I oder Zone III fallen. Etwas weniger zuverlässig scheint diese Methode im II. Trimenon zu sein [25].

Aus der klinischen Erfahrung heraus wurde das Liley-Schema für Fruchtwasseruntersuchungen jenseits der 34. Schwangerschaftswoche durch die sog. Actionline nach Whitfield [41] modifiziert. Ein Überschreiten dieser Linie (Abb. 11-14) sollte genau wie das Erreichen der Zone III im Liley-Schema zu einer klinischen Konsequenz führen.

Zu beachten ist, daß die Bestimmung der Bilirubinoide im Fruchtwasser nach intrauteriner Transfusion keine Rückschlüsse mehr auf den Schweregrad der fetalen Anämie zuläßt, da durch die Zuführung der Erythrozyten die Erythropoese des Feten unterdrückt und damit auch die Hämolyse und die Bildung von Bilirubin vermindert wird.

2.1.5.4 Praktisches Vorgehen bei einer Sensibilisierung

Bei Frauen mit leerer Anamnese, bei denen keine Geburt eines Kindes mit Morbus haemolyticus neonatorum vorausgegangen ist, reicht es bei niedrigen Antikörpertitern bis 1:8 aus, lediglich den Verlauf der Titerbewegung alle drei bis vier Wochen zu kontrollieren.

Im Falle eines Antikörpernachweises einer Titerstufe von 1:16 oder höher muß zur Abklärung einer fetalen Gefährdung eine *Fruchtwasseranalyse* erfolgen. Da die Fehlgeburtenrate bei hochsensibilisierten Rh-negativen Frauen bis zur 20. Schwangerschaftswoche nicht erhöht ist [18], kann man erwarten, daß der Rh-positive Fetus wahrscheinlich bis zu diesem Zeitpunkt nicht ernstlich gefährdet sein wird. Die Verbesserung der Ultraschalltechnik erlaubt es allerdings, therapeutische Eingriffe am Feten, wie die intrauterine Transfusionsbehandlung, bereits ab Ende des I. Trimenons durchzuführen [14]. Daher ergibt sich auch die Tendenz, mit einer invasiven Diagnostik immer früher zu beginnen. Als guter Kompromiß erscheint zur Zeit die Durchführung der ersten Amniozentese in der 16. bis 18. Schwangerschaftswoche, zumal die Patientin dann noch von einer genetischen Diagnostik aus dem gewonnenen Probenmaterial profitieren kann.

Die Amniozentese wird unter Ultraschallsicht möglichst unter Schonung der Plazenta durchgeführt. Das Fruchtwasser muß sofort und vor Licht geschützt spektrophotometrisch bei einer Wellenlänge von 450 nm untersucht werden. Die Extinktionsdifferenz und der sich hieraus ergebende Delta-E-Wert entwickelt sich proportional zum Schweregrad der Hämolyse beim Feten. Die Einarbeitung in das von Liley erarbeitete Diagramm [19] (Abb. 11-14) gibt Anhaltspunkte über die erforderlichen weiteren Maßnahmen und das Intervall zur nächsten Amniozentese, das je nach Delta-E-Wert ein bis vier Wochen beträgt.

Erheblich schwieriger, wenngleich sehr viel genauer ist die *Nabelschnurpunktion* (Chordozentese) zur direkten Messung des fetalen Blutbildes. Besteht aufgrund der Blutgruppe des Vaters eine ausreichende Chance, daß der Fetus Rh-negativ ist, so kann zunächst eine Blutgruppenbestimmung in dem aus der Nabelschnurvene gewonnenen Blut vorgenommen und so ein Teil der Schwangeren bei Rh-negativem Kind von einer weiteren Diagnostik entlastet werden. Bei einem Rh-positiven Feten dient diese Untersuchung der Bestimmung von Hämatokrit, Hämoglobin-, Bilirubin- und Albuminkonzentration sowie der Leuko- und Thrombozytenzählung. Obwohl das Abortrisiko der Chordozentese nur 1% beträgt [9], beinhaltet dieser Eingriff ein großes Risiko einer feto-maternalen Blutung und sollte nur bei Kindern mit hoher Gefährdung zum Einsatz kommen.

Die Überwachung des Feten durch die *Sonographie* allein bietet keine ausreichende Sicherheit zur Beurteilung des Schweregrades der fetalen Hämolyse. Zwar können mit der Sonographie einige Stigmata einer schweren Erkrankung erfaßt werden; dazu gehören die Hepato- und Splenomegalie und die Verschlechterung des biophysikalischen Profils. Diese Symptome treten aber meist erst bei einer ausgeprägten Gefährdung des

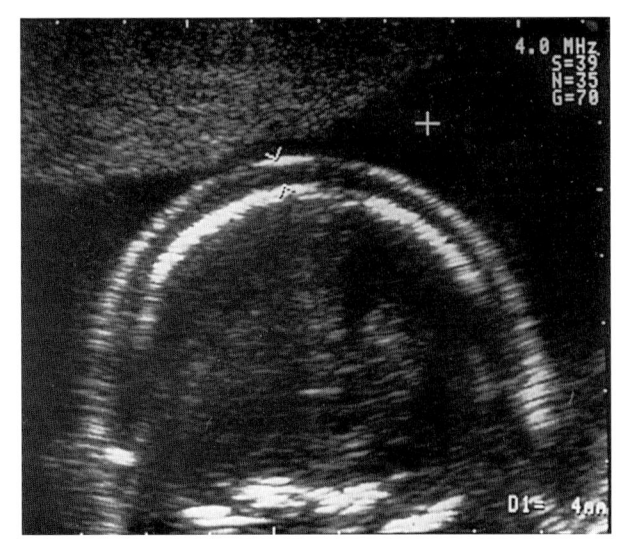

Abb. 11-15 Ultrasonographischer Befund eines Hautödems von 4 mm Dicke im Bereich des Schädels bei Hydrops fetalis wegen Rh-Inkompatibilität.

Feten auf. Auch die Diagnose eines Hydrops fetalis und eines Hydrops placentae wird erst bei einer schweren Anämie mit einem Hämatokrit von unter 15 % beobachtet (Abb. 11-15; siehe auch Abb. 11-11). Ein solcher Schweregrad der Erkrankung sollte jedoch schon vorher erkannt und durch therapeutische Maßnahmen verhindert werden.

2.1.6 Therapie

2.1.6.1 Therapie des erkrankten Feten

Die einzige kausale Therapie der Rh-Unverträglichkeit ist die *Entbindung der Schwangeren*. Während die Verbesserung der postpartalen Therapie der Erythroblastose und der Behandlung der fetalen Unreife zunächst zu einer ständigen Vorverlagerung des Entbindungszeitpunktes bei schwer erkranktem Kind geführt hat, induzierten die Erfolge der heutigen Technik der intrauterinen Transfusionstherapie eine Gegenbewegung. Heute erscheint es sinnvoll, bei schwerer fetaler Erkrankung der intrauterinen Therapie vor der 32. bis 34. Schwangerschaftswoche – entsprechend 2000 g Kindsgewicht – den Vorrang zu geben, um die Geburt eines durch seine Unreife gefährdeten Feten zu vermeiden. Erst danach ist die Entbindung die Therapie der Wahl.

Mit der konsequenten vorzeitigen Beendigung der Schwangerschaft einer sensibilisierten Frau in der 32. bis 34. Schwangerschaftswoche konnte vor 1961 die perinatale Mortalität der Rh-Erythroblastose auf 16 % gesenkt werden. Mit der Einführung der *Untersuchung des Fruchtwassers* gelang eine weitere Senkung der Mortalität auf 13 % [2].

Der entscheidende Durchbruch gelang mit der Entwicklung der *intrauterinen Transfusionstherapie* durch Liley im Jahre 1963 [20]. Dazu werden dem Feten gewaschene Erythrozyten der Blutgruppe Null-Rh-negativ unter Ultraschallsicht intraperitoneal injiziert, von wo aus sie über Lymphwege in den Ductus thoracicus und von dort in das venöse System transportiert werden. Besonders problematisch blieb die schlechte Resorption der Erythrozyten bei hydropischen Feten. Die Erfolgsrate der intraperitonealen Transfusionstherapie betrug daher nur gut 50 % [2].

Erheblich bessere Ergebnisse bietet die intrauterine Transfusion der Erythrozyten in die Nabelschnurvene. Die Methode der *Chordozentese* konnte mit den Fortschritten der Ultraschalltechnik entwickelt werden [9]. Dabei wird dem Feten bei einer Anämie von unter 110 g/l durchschnittlich 50 ml Fetalblut pro kg geschätztes Körpergewicht ohne Aszites transfundiert.

Tabelle 11-8 Fetale Verlustrate bei intraperitonealer und intravasaler intrauteriner Transfusionstherapie (nach Bowman [2])

Verlustrate	intraperitoneal (n = 204)	intravasal (n = 240)
– pro Transfusion	3,5 %	0,8 %
– bei Vorderwandplazenta	7,0 %	0,0 %

Die Erfolgsrate beträgt heutzutage über 90 % und selbst hydropische Feten können zu über 80 % gerettet werden [1]. Dann entwickeln sich diese Kinder mit der heutigen postpartalen Therapie meist völlig normal [35]. Als weiterer Vorteil zeigte sich, daß die Transfusionstherapie in die Nabelvene eine geringere Verlustrate, besonders bei Vorderwandplazenta, als die intraperitoneale Transfusionstherapie aufweist [2] (Tab. 11-8).

In jedem Fall wird man bei sensibilisierten Schwangeren auch bei fehlenden Hinweiszeichen auf eine fetale Gefährdung ab der 38. Schwangerschaftswoche die *Entbindung* anstreben, um eine weitere potentielle Gefährdung des Feten bei Erreichen der fetalen Reife zu beenden.

2.1.6.2 Behandlung der Mutter

Verschiedene Methoden zur Behandlung der sensibilisierten Schwangeren wurden versucht, um die Chancen für das Kind zu verbessern. Die Gabe von Rh-Immunglobulin, die bei der Prophylaxe eine hervorragende Effektivität zeigt, bietet bei einer einmal erfolgten Sensibilisierung keinen Nutzen mehr. Erwähnenswert ist die Methode der Plasmapherese und der intravenösen Immunglobulingabe. Diese beiden Methoden haben sich aber klinisch noch nicht bewährt.

Mit der *Plasmapherese* können vorhandene Antikörper bei der Schwangeren um 75 % reduziert werden. Da die Antikörper danach aber reaktiv vermehrt produziert werden können, ist diese teure und aufwendige Methode höchstens für sehr schwere Fälle mit einem anamnestisch sehr früh zu erwartenden Hydrops fetalis geeignet, zumal auch mütterliche Risiken, wie die Ausbildung einer Sepsis, beachtet werden müssen.

Auch mit intravenöser Verabreichung von *Immunglobulinen* scheint eine partielle Verringerung der mütterlichen Antikörper erreichbar zu sein. Der nur kurzfristige und geringe Nutzen macht auch diese Methode in der Anwendung fragwürdig.

2.1.7 Rhesus-Prophylaxe

Der Wirkungsmechanismus der Rhesus-Prophylaxe ist bis heute nicht sicher geklärt, und eine Aufdeckung scheint zur Zeit nicht möglich, da Experimente am

Menschen zu dieser Frage aus ethischen Gründen unmöglich sind. Weil eine ausreichende Immunsuppression schon erreicht wird, wenn mindestens 20% der Antigenplätze auf den Rh-positiven Erythrozyten mit Antikörpern besetzt sind, kann die Beladung und Maskierung der Rh-Antigene auf der Erythrozytenmembran durch zugeführte Antikörper nicht der Mechanismus der Rhesus-Prophylaxe sein. Es bleiben im wesentlichen drei Theorien:

- Fetale Erythrozyten der Blutgruppe Rh-positiv werden durch die zugeführten Anti-D-Immunglobuline markiert und damit einem schnellen extravasalen Abbau vor allem in der Milz zugänglich gemacht. Die Elimination ist abgeschlossen, bevor das mütterliche Immunsystem das fremde Antigen erkennt und mit einer Antikörperbildung reagieren kann.
- Rh-positive Erythrozyten werden nach der Besetzung durch Antikörper in genau den Organen, nämlich der Milz und in geringer Weise auch in den Lymphknoten, eliminiert, die auch an der Immunantwort beteiligt sind. Die Immunantwort kann mit Hilfe von T-Helfer- und T-Suppressorzellen im Sinne von Feedback-Mechanismen kontrolliert werden. Die eliminierten Erythrozyten konzentrieren sich in der Milz und dort werden weitere freie Antikörper von den noch verbleibenden Rh-Antigenen gebunden. Die massive Konzentration von Fc-Bindungsstellen in der Milz und den Lymphknoten führt möglicherweise zu einer Stimulation der T-Suppressorzellen, die eine Antikörperbildung in den Plasmazellen verhindern. Die Immunsuppression wird also durch Antigen-Antikörper-Komplexe in hoher Konzentration unterdrückt, die eine negative Feedback-Schleife im Immunsystem auslösen [31].
- Da die Rhesus-Impfstoffe auch heute noch durch Plasmapherese aus den Seren sensibilisierter Personen gewonnen werden, könnten so gleichfalls gegen Anti-D-Immunglobuline gerichtete Antiantikörper (antiidiotypische Antikörper) übertragen werden, die die mütterliche Bildung von Anti-D-Immunglobulinen über eine Suppression von B- und T-Lymphozyten unterdrücken [39]. Genauso wäre auch eine Stimulation der Bildung solcher Antikörper durch den Antikörper-Antigen-Komplex nach der Prophylaxe denkbar.

2.1.7.1 Mutterschaftsrichtlinien

Die Rhesus-Prophylaxe und die Überwachung der Schwangeren auf irreguläre Blutgruppenantikörper wird in der Bundesrepublik Deutschland von den Mutterschaftsrichtlinien vorgeschrieben (Fassung vom 29.9.1992, Abschnitt D; Wortlaut in Bd. 4, Anhang zu Kap. 5). Zweimal soll bei allen Schwangeren ein Antikörpersuchtest in der Gravidität durchgeführt werden, nämlich zu Beginn und in der 24. bis 27. Schwangerschaftswoche. Die Einbeziehung auch der Rh-positiven Schwangeren berücksichtigt, daß Antikörper auch gegen andere Blutgruppenantigene als „D" entwickelt werden können.

Nach der zweiten Antikörperkontrolle sollen alle Rh-negativen, nicht sensibilisierten Schwangeren (einschließlich solcher mit Blutgruppenmerkmal „D^u") in der 28. bis 30. Schwangerschaftswoche 250 bis 330 µg Anti-D-Immunglobulin intramuskulär erhalten.

Eine weitere Injektion von 250 bis 330 µg Anti-D-Immunglobulin erhalten diejenigen Rh-negativen Schwangeren (einschließlich Blutgruppenmerkmal „D^u") innerhalb von 72 Stunden nach der Geburt, die ein Rh-positives Kind geboren haben.

Weitere Indikationen zur Rhesus-Prophylaxe

Besteht bei Störungen der Schwangerschaft die *Gefahr einer feto-maternalen Transfusion* (siehe auch Abschnitt 2.1.1.1), so ist auch hier eine Rhesus-Prophylaxe mit Anti-D-Immunglobulin bei Rh-negativen Schwangeren erforderlich. Es ist dabei möglich, vor der 12. Schwangerschaftswoche die Anti-D-Dosis auf 100 µg zu reduzieren, da die fetalen Blutvolumina entsprechend kleiner sind.

Als Indikationen gelten *gestörte Schwangerschaften* wie Abort, Extrauteringravidität und Blasenmole. Auch *bei Blutungen* in der Schwangerschaft sollte eine Anti-D-Gabe erwogen werden oder zumindest mit der HbF-Zellzählung untersucht werden, ob fetale Erythrozyten in den mütterlichen Kreislauf übergetreten sind. Gleiche Überlegungen gelten bei *schweren Gestosen*, insbesondere wenn der diastolische Blutdruck Werte von 100 mm Hg übersteigt.

Eine Anti-D-Prophylaxe muß selbstverständlich auch *nach Schwangerschaftsabbruch* erfolgen, wenn die Frau Rh-negativ ist.

Schließlich besteht auch *bei invasiven diagnostischen Maßnahmen* wie Amniozentese, Chorionzottenbiopsie, Chordozentese und Fetoskopie eine nicht unerhebliche Gefahr der feto-maternalen Blutung und damit der Sensibilisierung, so daß auch hier die Prophylaxe innerhalb von 72 Stunden erfolgen muß.

Dazu sind folgende Anmerkungen nötig: Als *Standarddosis* wird heutzutage die intramuskuläre Gabe von 250 bis 330 µg Anti-D-Immunglobulin empfohlen [29]. Mit dieser Dosis wird ein ausreichender Schutz vor einer feto-maternalen Transfusion bis zu 25 ml Fetalblut geboten. Entsprechend der geringeren Blutvolumina kann in der Frühschwangerschaft bis zur 12. Schwangerschaftswoche die Anti-D-Dosis auch auf 100 µg reduziert werden. Besteht die Möglichkeit, bei allen Schwangeren und Entbundenen die HbF-Zellen im mütterlichen Blut zu bestimmen, so kann auch eine generelle Dosisreduktion auf 100 µg Anti-D zu jedem Zeitpunkt der Schwangerschaft erwogen werden. Einer Dosis von 300 µg Anti-D-Immunglobulin als intramuskuläre Injektion entspricht etwa die intravenöse Gabe von 125 μg. Allerdings ist ein intravenös applizierbares Präparat in der Bundesrepublik nicht erhältlich.

Die Prophylaxe sollte so bald wie möglich, spätestens aber innerhalb von 72 Stunden durchgeführt werden. Postpartal kann also zunächst die Blutgruppe des Kindes bestimmt werden, bevor eine Prophylaxe erfolgt. Bei irrtümlicher Unterlassung einer indizierten Prophylaxe kann noch bis 14 Tage später mit dem Dreifachen der Standarddosis versucht werden, eine Sensibilisierung zu verhindern [33].

Bei einer antepartalen Rhesus-Prophylaxe mit einer Standarddosis von 250 bis 330 μg Immunglobulin Anti-D ergibt sich eine Schutzwirkung für ungefähr 12 Wochen. Fällt die Konzentration des Immunglobulins danach weiter ab, so fürchtet man eine erhöhte Reaktivität des Immunsystems. Dieses als „Augmentation" bezeichnete Phänomen konnte im Tierversuch und an nichtschwangeren Freiwilligen nachgewiesen werden [30], wurde aber bei Schwangeren klinisch noch nicht beobachtet. Man empfiehlt dennoch, die Rh-Prophylaxe nach 12 Wochen zu wiederholen, wenn die Schwangerschaft noch besteht.

2.1.7.2 Kontrolle der Rhesusprophylaxe

Da bei 1 bis 4‰ aller Geburten feto-maternale Makrotransfusionen von mehr als 25 ml Fetalblut beobachtet werden [37], wird eine Kontrolle der Effizienz der durchgeführten Prophylaxe empfohlen. Dafür gibt es zwei Methoden:

– Die bereits erwähnte *HbF-Zellzählung* nach der Methode von Kleihauer et al. [17], mit der das Volumen der feto-maternalen Transfusion errechnet werden kann (siehe auch Abschnitt 2.2). Findet sich eine erhöhte Konzentration fetaler Zellen im mütterlichen Blutausstrich, so muß eine 2. Standarddosis Anti-D verabreicht werden. Ist bei einer Kontrolle nach zwei Tagen keine ausreichende Verminderung der HbF-Zellen zu verzeichnen, so kann eine 3. Dosis nachinjiziert werden. Mehr als drei Standarddosen brauchen in keinem Fall verabreicht werden, da so Transfusionsvolumina bis 75 ml abgedeckt werden und größere Volumina bei einer Gesamtblutmenge des Neugeborenen von 250 bis 300 ml nicht vorkommen, ohne daß eine lebensbedrohliche Situation beim Kind vorliegt. Daraus ergibt sich auch, daß man eine mögliche HbF-Zellpersistenz der Mutter dann nicht weiter verfolgen muß.

– Die *Bestimmung von freiem Anti-D-Immunglobulin* nach der Prophylaxe im mütterlichen Blut durch den indirekten Coombs-Test. Dabei geht man davon aus, daß bei einer Unterdosierung der Immunglobuline freie Antikörper nicht nachgewiesen werden können, da sie alle auf den Rh-positiven fetalen Erythrozyten gebunden sind. In der Praxis zeigt sich allerdings, daß auch bei ausreichender Dosierung der Test über mehrere Tage noch negativ ausfallen kann, so daß eine Nachinjektion von Anti-D-Immunglobulin eigentlich indiziert wäre. Aufgrund dieser Problematik muß die HbF-Zellzählung als zuverlässiger angesehen werden [21].

Der Erfolg der Rhesus-Prophylaxe post partum sollte aus rechtlichen Gesichtspunkten noch einmal vier bis sechs Monate nach der Entbindung durch einen Antikörpersuchtest kontrolliert werden [36]. Da die Prophylaxe, insbesondere wegen einer etwaigen antepartalen Sensibilisierung, nicht immer einen einhundertprozentigen Schutz bietet, möchte man der Patientin mit dieser Untersuchung die Möglichkeit bieten, für den Fall einer Sensibilisierung das Für und Wider einer erneuten, dann aber erheblich belasteteren Schwangerschaft abwägen zu können.

2.1.7.3 Antikörpertiter nach Prophylaxe

Nach einer Prophylaxe mit Anti-D-Immunglobulin können in Abhängigkeit von der Nachweismethode und vom Zeitpunkt der Bestimmung fast immer Rhesus-Antikörper im Blut der Mutter nachgewiesen werden. Die Höhe des Titers kann in seltenen Fällen bis 1:16 betragen. Es ist dann ausgesprochen problematisch, diesen Befund von einer echten Sensibilisierung zu unterscheiden. Da eine Sensibilisierung nicht mit Sicherheit ausgeschlossen werden kann, muß in einem solchen Fall der Antikörpertiter weiter kontrolliert werden. Andererseits wird man post partum großzügig die Rh-Prophylaxe doch durchführen, da bei einem Antikörpernachweis nach vorheriger Prophylaxe meist keine Sensibilisierung besteht und die zusätzlich zugeführte Anti-D-Gabe der Patientin nicht schadet.

2.1.7.4 Prophylaxe ante partum

Wie oben erwähnt, können bereits während der Schwangerschaft auftretende feto-maternale Transfusionen zu einer Sensibilisierung der Schwangeren führen. Eine postpartale Prophylaxe kommt dann natürlich zu spät. Tatsächlich müssen die meisten Versager der postpartalen Prophylaxe dieser vorgeburtlichen Sensibilisierung angelastet werden. Mit dem zusätzlichen Einsatz einer routinemäßigen Rh-Prophylaxe in der 28. Schwangerschaftswoche bei allen Rh-negativen Schwangeren kann man die Sensibilisierungsrate noch einmal um den Faktor 10 senken [3]. Eine Gefahr für ein Rh-positives Kind besteht durch die Verabreichung der Anti-D-Immunglobuline an die Mutter nicht. Zwar finden sich ca. 10% der zugeführten Dosis schließlich im fetalen Kreislauf, aber das Kind würde selbst bei einer zehnfachen Dosis keinen Schaden nehmen [12].

2.1.7.5 Faktor „D^u"

Träger des Blutgruppenantigens „D^u" weisen eine schwache Variante des Antigens „D" auf. Weniger als 1% der Bevölkerung sind Träger von „D^u". Solche Frauen können theoretisch durch ein Rh-positives Kind sensibilisiert werden, auch wenn das sehr selten ist [3]. Andererseits ist es vorstellbar, daß Rh-negative Frauen durch ein Kind der Blutgruppe „D^u" sensibilisiert werden. Man hat sich daher in der Bundesrepublik Deutschland sicherheitshalber entschlossen, Schwangere mit „D^u" bei der Rh-Prophylaxe mit Rh-negativen Frauen gleichzusetzen. Entsprechend sollte eine Rh-negative Mutter nach Geburt eines Kindes der Blutgruppe „D^u" auch eine Rhesus-Prophylaxe erhalten.

2.1.7.6 Nutzen der Prophylaxe

Das Risiko für eine Rh-negative Frau, ohne jede Prophylaxe durch eine Gravidität mit einem Rh-positiven Kind sensibilisiert zu werden, beträgt während der ersten Schwangerschaft 4,3 bis 8% und während einer zweiten Schwangerschaft 8 bis 13%. Mit Einführung der postpartalen Rh-Prophylaxe konnte die Sensibilisierungsrate um 90% gesenkt werden, so daß sie noch 1,5 bis 2% bei Vorliegen einer Rh-Konstellation betrug.

Die Versagerquote ist in erster Linie durch eine bereits in der Schwangerschaft auftretende Sensibilisierung zu erklären, die durch die postpartale Prophylaxe nicht korrigiert werden kann. Weitere Möglichkeiten für das Versagen einer Prophylaxe sind die unerkannte Makrotransfusion und das Unterlassen einer indizierten Prophylaxe.

Mit der zusätzlichen routinemäßigen antepartalen Rh-Prophylaxe für alle Rh-negativen Frauen in der 28. bis 30. Schwangerschaftswoche konnte gezeigt werden, daß die meisten Versager durch eine vorgeburtliche Sensibilisierung zu erklären sind. Mit der kombinierten ante- und postpartalen Rh-Prophylaxe konnte die Sensibilisierungsrate bei Vorliegen einer Rh-Konstellation noch einmal um den Faktor 10 auf 0,18% gesenkt werden [3].

Vor Einführung der Rhesus-Prophylaxe wurde bei 0,2 bis 0,6% aller Entbindungen eine schwere fetale Rhesus-Erythroblastose beobachtet. Dies entspricht ungefähr 2500 bis 3000 Kindern pro Jahr bei der heutigen Geburtenrate in der Bundesrepublik Deutschland. Mit Einführung der postpartalen Prophylaxe sank die Inzidenz auf 200 bis 300 Kinder pro Jahr (Abb. 11-16). Es ist zu hoffen, daß der Einsatz der antepartalen Rh-Prophylaxe diesen Anteil tatsächlich noch einmal um 90% senken kann.

2.1.7.7 Fehltransfusionen

Mit der Verabreichung von 10 µg Anti-D pro ml Vollblut bzw. 20 µg Anti-D pro ml Erythrozytenkonzentrat kann eine Prophylaxe auch bei Fehltransfusionen Rh-inkompatiblen Blutes durchgeführt werden. Eine Maximaldosis von 3000 µg Anti-D-Immunglobulin erscheint ausreichend, um auch mehrere Liter fehltransfundierten Blutes immunologisch zu inaktivieren. Wegen der massiven Hämolyse kann es zur Hämoglobinurie und zum Nierenversagen kommen. Daher sollte eine solche Therapie ausschließlich unter intensivmedizinischen Bedingungen durchgeführt werden.

2.2 AB0-Unverträglichkeit

Im AB0-Blutgruppensystem können bei Kontakt von unverträglichen Blutgruppen ebenso wie im Rh-System Antikörper gebildet werden. Im Gegensatz zu den bei Blutgruppe A, B und 0 vorhandenen „natürlichen" Antikörpern vom Typ IgM werden auch hier bei einer Sensibilisierung IgG-Antikörper gebildet, die die Plazenta passieren können.

Eine AB0-Unverträglichkeit, bei der fast immer die Mutter die Blutgruppe 0 und das Kind die Blutgruppe A oder B hat, wird bei 20% aller Schwangerschaften beobachtet. Allerdings tritt eine klinisch manifeste AB0-Erythroblastose nur bei 0,6% aller Geburten bzw. bei Vorliegen einer 0/A- oder 0/B-Konstellation in 5,5% der Geburten auf [10].

Im Gegensatz zur Rh-Inkompatibilität findet sich bei der AB0-Unverträglichkeit keine intrauterine

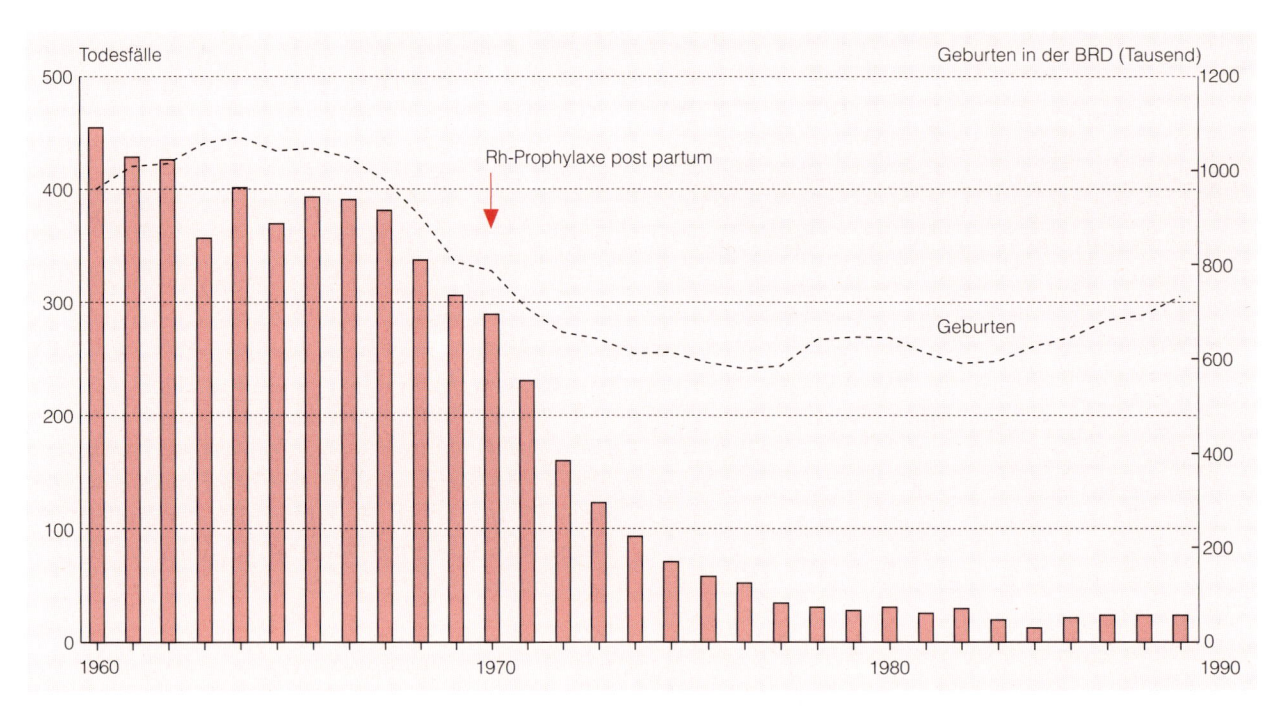

Abb. 11-16 Geburtenrate und Neugeborenensterblichkeit in der Bundesrepublik Deutschland durch Blutgruppeninkompatibilität (Daten des Statistischen Bundesamtes).

Schädigung des Feten wie Hydrops oder intrauteriner Fruchttod, da die mütterlichen Antikörper sich zum Teil an extraerythrozytäre Antigene beim Feten, z. B. in der Plazenta, anlagern und da das A- oder B-Antigen auf dem fetalen Erythrozyten erst zum Ende der Schwangerschaft voll ausgebildet ist. Schlimmstenfalls findet sich bei der Geburt eine leichte Anämie ohne Milz- oder Lebervergrößerung und fast immer ein negativer direkter Coombs-Test. Daher ist eine pränatale Behandlung nicht notwendig.

Die *manifeste AB0-Erythroblastose des Neugeborenen* ist definiert durch einen bereits während der ersten 36 Lebensstunden auftretenden Ikterus mit hohen Bilirubinwerten und dem Nachweis von freiem IgG-Anti-A oder IgG-Anti-B. Im Blutausstrich finden sich zahlreiche Kugelzellen und eine hohe Anzahl von Retikulozyten bis 50‰. Fast nur reife Neugeborene entwickeln eine klinisch manifeste AB0-Erythroblastose.

Die Diagnose der AB0-Erythroblastose kann schwierig sein und verlangt auch den Ausschluß anderer Blutgruppenunverträglichkeiten sowie von Infektionen und dem physiologischen Neugeborenenikterus (siehe auch Abschnitt 2. 1. 6). Die *Kontrolle des Bilirubinwertes beim Neugeborenen* gehört zu den wichtigen Routineuntersuchungen nach der Geburt. Daher hat man in der neuesten Fassung der Mutterschaftsrichtlinien vom 29. 9. 1992 die Forderung nach der AB0-Blutgruppenbestimmung bei Neugeborenen einer Mutter der Blutgruppe 0 verlassen.

Die *Therapie* hat die Verhinderung einer Hyperbilirubinämie und damit einer Bilirubinenzephalopathie zur Aufgabe. Sie erfolgt in analoger Weise wie die Therapie des an Rh-Erythroblastose erkrankten Neugeborenen (siehe auch Abschnitt 2. 1. 6). Die Indikation zur Phot999therapie oder Blutaustauschtransfusion richtet sich auch hier nach den Bilirubinwerten, die z. B. mit dem Diagramm nach Polacek (siehe auch Abb. 11-12) beurteilt werden können. Zur Austauschtransfusion wird meist Anti-A- oder Anti-B-lysinarmes Blut der Blutgruppe 0 verwandt. In den meisten Fällen aber kann die Austauschtransfusion durch eine Photo99therapie vermieden werden.

2.3 Andere Blutgruppenunverträglichkeiten

Neben der Rh-(D)- und AB0-Unverträglichkeit gibt es eine große Zahl von Blutgruppenmerkmalen, gegen die eine Antikörperbildung in der Schwangerschaft beobachtet werden konnte (Tab. 11-9). Dazu gehören nicht nur die übrigen Rhesus-Antigene C, c, E und e, sondern auch eine Vielzahl weiterer Blutgruppenmerkmale. Während die Inzidenz der Rh-Sensibilisierung abnimmt, findet sich bei den anderen Konstella-

Tabelle 11-9 Hämolytische Erkrankungen bei irregulären Blutgruppenantikörpern in der Schwangerschaft (nach Weinstein [40])

Blutgruppensystem	Antigen	Schwere der Erkrankung	Diagnostik
Rhesus	D	leicht bis schwer	Fruchtwasser
	C	leicht bis mäßig	Fruchtwasser
	c	leicht bis schwer	Fruchtwasser
	E	leicht bis schwer	Fruchtwasser
	e	leicht bis mäßig	Fruchtwasser
Lewis		keine Ursache für Morbus haemolyticus	
I		keine Ursache für Morbus haemolyticus	
Kell	K	leicht bis schwer	Fruchtwasser
	k	leicht	Abwarten
	Ko	leicht	Abwarten
	Kp^a	leicht	Abwarten
	Kp^b	leicht	Abwarten
	Js^a	leicht	Abwarten
	Js^b	leicht	Abwarten
Duffy	Fy^a	leicht bis schwer	Fruchtwasser
	Fy^b	keine Ursache für Morbus haemolyticus	
	Fy^3	leicht	Abwarten
Kidd	Jk^a	leicht bis schwer	Fruchtwasser
	Jk^b	leicht	Abwarten
	Jk^3	leicht	Abwarten
MNSs	M	leicht bis schwer	Fruchtwasser
	N	leicht	Abwarten
	S	leicht bis schwer	Fruchtwasser
	s	leicht bis schwer	Fruchtwasser
	U	leicht bis schwer	Fruchtwasser
	Mi^a	mäßig	Fruchtwasser
	Mt^a	mäßig	Fruchtwasser
	VW	leicht	Abwarten
	Mur	leicht	Abwarten
	Hil	leicht	Abwarten
	Hut	leicht	Abwarten
Lutheran	Lu^a	leicht	Abwarten
	Lu^b	leicht	Abwarten
Diego	Di^a	leicht bis schwer	Fruchtwasser
	Di^b	leicht bis schwer	Fruchtwasser
Xg	Xg^a	leicht	Abwarten
P	$PP_1{}^{pk}(Tj^a)$	leicht bis schwer	Fruchtwasser
Public antigens	Yt^a	mäßig bis schwer	Fruchtwasser
	Yt^b	leicht	Abwarten
	Lan	leicht	Abwarten
	En^a	mäßig	Fruchtwasser
	Ge	leicht	Abwarten
	Jr^a	leicht	Abwarten
	Co^a	schwer	Fruchtwasser
	Co^{a-b-}	leicht	Abwarten
Private antigens	Batty	leicht	Abwarten
	Becker	leicht	Abwarten
	Berrens	leicht	Abwarten

Tabelle 11-9 Fortsetzung

Blutgruppensystem	Antigen	Schwere der Erkrankung	Diagnostik
Private antigens	Biles	mäßig	Fruchtwasser
	Evans	leicht	Abwarten
	Gonzales	leicht	Abwarten
	Good	schwer	Fruchtwasser
	Heibel	mäßig	Fruchtwasser
	Hunt	leicht	Abwarten
	Jobbins	leicht	Abwarten
	Radin	mäßig	Fruchtwasser
	Rm	leicht	Abwarten
	Ven	leicht	Abwarten
	Wright[a]	schwer	Fruchtwasser
	Wright[b]	leicht	Abwarten
	Zd	mäßig	Fruchtwasser

tionen eine relative und auch absolute Zunahme [2], die wahrscheinlich durch ein verbessertes Antikörper-Screening in der Schwangerschaft und durch eine Zunahme des Einsatzes von Bluttransfusionen in den vergangenen Jahren zu erklären ist.

Oft ist der Anteil schwer erkrankter Feten bei solchen Blutgruppenunverträglichkeiten erheblich geringer als bei der Rh-Inkompatibilität. So zeigten sich bei den häufig auftretenden Anti-Kell- und Anti-E-Antikörpern nur selten schwere fetale Erkrankungen, die mit Phototherapie oder gar Austauschtransfusion behandelt werden mußten [2]. Zu den Antikörpern, die überhaupt in der Lage sind, so schwerwiegende fetale Erythroblastosen mit der Notwendigkeit einer intrauterinen Therapie auszulösen, zählen Anti-K, Anti-c, Anti-k, Anti-Jk^a, Anti-Fy^a, Anti-CC^w und Anti-E.

Je nach Schweregrad der Erkrankung, die durch die jeweiligen Antikörper hervorgerufen werden kann, und deren Aggressivität resultiert die Notwendigkeit einer *vorgeburtlichen Diagnostik* (Tab. 11-9). Für Antikörper, die eine mäßige bis schwere Hämolyse auslösen können, ergeben sich die gleichen Behandlungsrichtlinien wie bei einer Rhesus-Sensibilisierung. Lediglich bei der Sensibilisierung gegen das Kell-Antigen scheint in manchen Fällen die Analyse des Fruchtwassers den Schweregrad der fetalen Hämolyse nicht zufriedenstellend wiederzugeben. Bei Nachweis von Antikörpern, die nur eine leichte Erkrankung des Neugeborenen hervorrufen können, ist ein abwartendes Verhalten angebracht.

Eine Prophylaxe gegen solche Sensibilisierungen gibt es heutzutage nicht. Es wäre sicher kein Problem, Immunglobuline zu diesem Zweck herzustellen bzw. zu gewinnen. Aus Kostengründen ist dieses Vorgehen aber im Vergleich zu der Rh-(D)-Prophylaxe nicht durchführbar.

2.4 Immunthrombozytopenie

Immunthrombozytopenien beim Feten und Neugeborenen können als Folge einer idiopathischen Thrombozytopenie der Mutter oder als Alloimmunthrombozytopenie auftreten.

2.4.1 Idiopathische Thrombozytopenie

Bei der idiopathischen Thrombozytopenie (ITP) können IgG-Autoantikörper sowohl die mütterlichen als auch die kindlichen Thrombozyten zerstören, da sie während der Schwangerschaft und Geburt diaplazentar in den kindlichen Kreislauf übertreten (siehe auch Kap. 3). Die Abortrate bei diesen Frauen beträgt bis zu 30%, und 50 bis 90% der Kinder von ITP-kranken Müttern erleiden nach der Geburt eine Thrombozytopenie und petechiale Blutungen, die zunächst nicht sehr ausgeprägt sind, aber in den ersten drei Lebenstagen zunehmen. Schwerste Komplikationen als Folge der ITP sind fetale intrakranielle Blutungen, die erheblich zu der früher beobachteten Mortalität von 20% beigetragen haben. Dabei waren die Hälfte der perinatalen Todesfälle bereits antepartal aufgetreten.

Die Gefährdung des Kindes kann unter der Geburt durch eine Kontrolle der Thrombozytenzahl aus dem Venenblut der Kopfschwarte abgeschätzt werden. Auch die Messung von IgG-Thrombozytenantikörpern im mütterlichen Blut kann einen Hinweis auf den Schweregrad der fetalen Erkrankung geben, da hohe

Antikörperkonzentrationen wahrscheinlich mit niedrigen Thrombozytenzahlen beim Kind korrelieren. Als kritischer Wert für eine Gefährdung des Feten und Neugeborenen wird eine Thrombozytenzahl von 50 000/ml betrachtet, den ein Viertel der Kinder dieser Mütter unterschreiten. Eine enge Korrelation zwischen den Thrombozytenzahlen von Mutter und Kind besteht nicht.

Es ist strittig, ob bei dieser Erkrankung eine generelle Indikation zur Entbindung durch Sectio caesarea besteht, da entweder durch kurzfristige präpartale Prednisontherapie [15] oder durch die Verabreichung von IgG an die Mutter [24] eine verbesserte Ausgangssituation der Kinder erreicht werden kann. Mit dem postpartalen therapeutischen Einsatz von Immunglobulinen, Austausch- und Thrombozytentransfusionen ist inzwischen die Prognose dieser Erkrankung erheblich verbessert worden.

2.4.2 Alloimmunthrombozytopenie

In Analogie zur Pathogenese der Rh-Sensibilisierung werden bei dieser Erkrankung mütterliche Alloantikörper gegen fetale Plättchenantigene gebildet, die zu einer Zerstörung der fetalen Thrombozyten führen. Am häufigsten sind die Antikörper gegen die Thrombozytenantigene Pl^{A1} gerichtet, die von dem Vater auf das Kind vererbt worden sind. Blande Thrombozytopenien treten bei 1 bis 2‰ aller Schwangerschaften auf und eine klinisch manifeste Erkrankung wird einmal unter 5000 Neugeborenen beobachtet [38]. Die Mutter ist bei dieser Erkrankung gesund.

Die Alloimmunthrombozytopenie (AIT) tritt in 50% schon bei oder nach der ersten Schwangerschaft auf. Das Krankheitsbild entspricht der neonatalen idiopathischen Thrombozytopenie (siehe auch Abschnitt 2.4.1), und die Differenzierung von diesem Krankheitsbild gelingt durch die fehlende Anamnese bei der Mutter und den Nachweis des spezifischen Plättchenantikörpers. Wenn es nicht zu intrakraniellen Blutungen kommt, die bei ungefähr 10% der Kinder diagnostiziert werden, ist die Prognose im allgemeinen gut.

Die *Behandlung* erfolgt durch Transfusion kompatibler Thrombozyten, am besten von der Mutter. Da das Pl^{A1}-Antigen bereits in der 20. Schwangerschaftswoche nachweisbar ist, ist verständlich, daß Thrombozytopenien des Feten schon früh in der Schwangerschaft auftreten können. Mit der Möglichkeit der intrauterinen Diagnostik und gegebenenfalls auch der intrauterinen Transfusionstherapie mit mütterlichen Thrombozyten durch Chordozentese scheint sich ein neuer Weg einer effizienten und frühzeitigen Therapie zu eröffnen [14]. Zu den weiteren therapeutischen Maßnahmen zählt die hochdosierte Immunglobulintherapie [6], während Kortikosteroide kaum einen Nutzen bringen. Nach der Geburt klingt die AIT innerhalb von Tagen oder wenigen Woche ab. Bei einer weiteren Schwangerschaft muß mit dem erneuten Auftreten dieser Krankheit regelmäßig gerechnet werden.

Literatur zu Abschnitt 2

1. American College of Obstetricians and Gynecologists: Technical Bulletin No. 145, Washington 1990.
2. Bowman, J. M.: Treatment options for the fetus with alloimmune hemolytic disease. Transf. Med. Rev. 3 (1990) 191–207.
3. Bowman, J. M.: The prevention of Rh immunization. Transf. Med. Rev. 2 (1988) 129–150.
4. Bowman, J. M., J. M. Pollock: Amniotic fluid spectrophotometry and early delivery in the management of erythroblastosis fetalis. Pediatrics 35 (1965) 815–835.
5. Bowman, J. M., J. M. Pollock, L. E. Pension: Fetomaternal transplacental hemorrhage, during pregnancy and after delivery. Vox Sang. 51 (1986) 117–121.
6. Bussel, J. B., R. L. Berkowitz, J. G. McFarland, L. Lynch, U. Chitkara: Antenatal treatment of neonatal alloimmune thrombocytopenia. New Engl. J. Med. 319 (1988) 1374–1378.
7. Chitkara, U., I. Wilkins, L. Lynch, K. Mehalek, R. L. Berkowitz: The role of sonography in assessing severity of fetal anemia in Rh- and Kell-isoimmunized pregnancies. Obstet. and Gynec. 71 (1988) 393–398.
8. Coombs, R. R. A., A. E. Mourant, R. R. Race: Detection of weak and "incomplete" Rh-agglutinins: a new test. Lancet II (1945) 15–16.
9. Daffos, F., M. Capella-Pavlovsky, F. Forestier: Fetal blood sampling during pregnancy with use of a needle guided by ultrasound: a study of 606 consecutive cases. Amer. J. Obstet. Gynec. 153 (1985) 655–660.
10. Dufour, D. R., W. P. Monoghan: AB0 hemolytic disease of the newborn. A retrospective analysis of 254 cases. Amer. J. clin. Path. 73 (1980) 369–373.
11. Fischer, K.: Morbus haemolyticus neonatorum. In: Opitz, H., F. Schmid (Hrsg.): Handbuch der Kinderheilkunde, Bd. 1, Teil 2, S. 485–514. Springer, Berlin – Heidelberg – New York 1971.
12. Gorman, J. G.: New applications of Rh immune globulin: effect on protocols. In: Frigoletto, F. D. jr., J. F. Jewett, A. A. Konugres (eds.): Rh Hemolytic Disease: New Strategy for Eradication. Hall Medical, Boston 1982.
13. James, L. S.: Shock in the newborn in relation to hydrops. In: Robertson, J. G., F. Dambrosio (eds.): International symposium on the management of the Rh problem. Ann. Ostet. Ginec. (1970) 193–195.
14. Kaplan, C., F. Daffos, F. Forestier et al.: Management of alloimmune thrombocytopenia: antenatal diagnosis and in utero transfusion of maternal platelets. Blood 72 (1988) 340–343.
15. Karpatkin, M., R. F. Porges, S. Karpatkin: Platelet counts in in-

fants of women with autoimmune thrombocytopenia. Effect of steroid administration to the mother. New Engl. J. Med. 305 (1981) 936.
16. Katz, J., R. G. Marcus: The risk of Rh isoimmunization in ruptured tubal pregnancy. Brit. med. J. III (1972) 667–669.
17. Kleihauer, E., H. Braun, K. Betke: Demonstration von fetalem Hämoglobin in den Erythrozyten eines Blutausstriches. Klin. Wschr. 35 (1957) 637–638.
18. Levine, P.: Serological factors as possible causes in spontaneous abortions. J. Hered. 34 (1943) 71–80.
19. Liley, A. W.: Liquor amnii analysis in management of pregnancy complicated by rhesus immunization. Amer. J. Obstet. Gynec. 82 (1961) 1359–1371.
20. Liley, A. W.: Intrauterine transfusion of fetus in haemolytic disease. Brit. med. J. II (1963) 1107–1109.
21. Maas, D. H. A., W. Bader, W. Holle, U. Sasse: Anti-D-Titerkontrolle nach postpartaler Rhesus-Prophylaxe. Frauenarzt 31 (1990) 745–752.
22. Machin, G. A.: Hydrops revisited: literature review of 1414 cases published in the 1980s. Amer. J. med. Genet. 34 (1989) 366–390.
23. Narang, S., M. Bhargava, S. Kumar: Studies on foetomaternal haemorrhage (FMH). II. The role of placental pathology in foetomaternal haemorrhage. Indian J. med. Res. 62 (1974) 552.
24. Newland, A. C., M. A. Boots, K. G. Patterson: Intravenous IgG for autoimmune thrombocytopenia in pregnancy. New Engl. J. Med. 310 (1984) 261.
25. Nicolaides, K. H., C. H. Rodeck, R. S. Mibashan, J. R. Kemp: Have Liley charts outlived their usefulness? Amer. J. Obstet. Gynec. 155 (1986) 90–94.
26. Pfleiderer, A.: Die Ursachen einer Sensibilisierung gegen den sogenannten Rh-Faktor. Med. Welt 44 (1966) 2356–2362.
27. Polacek, K.: Das universale Diagramm zur Behandlung der Hyperbilirubinämie der Neugeborenen. Pädiat. Prax. 29 (1984) 1–3.
28. Pollack, W., W. Q. Ascari, J. F. Crispen, R. R. O'Connor, T. Y. Ho: Studies on Rh-prophylaxis. II. Rh immune prophylaxis after transfusion with Rh-positive blood. Transfusion 11 (1971) 340–344.
29. Pollack, W., W. Q. Ascari, R. J. Kochesky, R. R. O'Connor, T. Y. Ho, D. Tripodi: Studies on Rh-prophylaxis. I. Relationship between dose of anti-Rh and size of antigenic stimulus. Transfusion 11 (1971) 333–339.
30. Pollack, W., J. G. Gorman, H. J. Hagen, V. J. Freda, D. Tripodi: Antibody-mediated immune suppression to the Rh factor: animal models suggesting mechanism of action. Transfusion 8 (1968) 134–145.
31. Pollack, W., J. G. Gorman: Rh immune suppression: an immunostat hypothesis. In: Scientific Symposium: Rh-Antibody Mediated Immunosuppression, pp. 115–124. Ortho Research Institute for Medical Sciences, Raritan, N. J. 1976.
32. Poschmann, A., K. Fischer: Immunofluorescent detection of $Rh_0(D)$ receptors on single erythrocytes: clinical applications. Europ. J. Pediat. 130 (1979) 35–40.
33. Samson, D., P. L. Mollison: Effect on primary Rh immunization of delayed administration of anti-Rh. Immunology 28 (1975) 349–357.
34. Schellong, G. et al.: Prae- und perinatale Intensivbetreuung bei Rh-Unverträglichkeit. In: Wiesener, H. (Hrsg.): Intensivpflege bei Neugeborenen. Thieme, Stuttgart – New York 1971.
35. Schellong, G., D. Palm, E. M. Maier-Becker, K. Quakernack: Zur Entwicklung von Kindern nach intrauterinen Transfusionen bei schwerer Rh-Erythroblastose. Z. Geburtsh. Perinat. 181 (1977) 36–45.
36. Schlund, G. H.: Zur Haftung des Gynäkologen bei Injektion von Immunglobulin bei Blutgruppe 0-, rhesusfaktor-negativer Patientin und Blutgruppe 0-, rhesusfaktor-positivem Kind. Frauenarzt 31 (1990) 233–236.
37. Schneider, J., F. K. Bartsch: Ursachen der Mißerfolge der Anti-D-Prophylaxe post partum, 1. Teil: Technische Fehler und fetomaternale Transfusion. Geburtsh. u. Frauenheilk. 33 (1973) 798–805.
38. Shulman, N. R., J. V. Jordan: Platelet immunology. In: Coman, R. W., J. Hirsh, V. J. Marder, E. W. Salzman (eds.): Hemostasis and Thrombosis. Lippincott, Philadelphia 1987.
39. Steenken, C., P. Börner: Elimination rhesus-(D)-inkompatibler Erythrozyten durch (Fab)2G-Anti-D. Z. Immunol. Forsch. 150 (1975) 283–299.
40. Weinstein, L.: Irregular antibodies causing hemolytic disease of the newborn: a continuing problem. Clin. Obstet. Gynec. 25 (1982) 321–332.
41. Whitfield, C. R.: A three-year assessment of an action line method of timing intervention in rhesus isoimmunization. Amer. J. Obstet. Gynec. 108 (1970) 1239.

3 Infektionen von Mutter, Fetus und Neugeborenem

Gisela Enders

3.1 Einleitung

Seit der Entdeckung der Rötelnembryopathie durch Gregg im Jahre 1941 gehören die Infektionen zu den gefürchtetsten Risiken während der Schwangerschaft. In Tabelle 11-10 sind die derzeit wichtigsten prä- und perinatal übertragenen Infektionen aufgeführt, die mehr oder weniger häufig zu fetalen Komplikationen bzw. Schädigungen, Erkrankungen des Neugeborenen und/oder zu Spätmanifestationen führen können.

Infektionen mit weiteren Viren und Mikroorganismen in der Schwangerschaft in unseren Breiten – wie z. B. Masern, Mumps, Epstein-Barr-, Herpes Typ-6-Virus, Influenza A- und B-Virus, Mycoplasma pneumoniae, Tuberkulose und durch Tierkontakte erworbene Infektionen wie Q-Fieber, lymphozytäre Choriomeningitis (LCM) und Orthopockenviren – müssen in der Labordiagnostik, in der Beratung und in der Kontrolle des Schwangerschaftsausgangs mitberücksichtigt werden. Dies ist zur Verifikation einer Assoziation weiterer Infektionen, wie

Tabelle 11-10 Die wichtigsten Infektionen in der Schwangerschaft mit Risiko für den Fetus und das Kind.
( ) = seltener, < > = keine Viren

Pränatal – kongenital	Perinatal – neonatal
Röteln	(Röteln)
Zytomegalie = CMV	CMV
Parvovirus B 19	(Parvovirus B 19)
Varizellen-Zoster	Varizellen
(Herpes simplex 1, 2)	Herpes simplex 1, 2
(HIV 1, 2)	HIV 1, 2
Enteroviren (Coxsackieviren Typ B, Echoviren)	Enteroviren
(Hepatitis B, C, E?)	Hepatitis B, C, E?
<Toxoplasmose>	(humanes genitales Papillomavirus)
<Lues>	<B-Streptokokken>
<Listeriose>	(<Listeriose><Gonorrhö>)
<Borrelia burgdorferi>	<Chlamydia trachomatis>
	(<Mycoplasma hominis, Ureaplasma urealyticum>)

z. B. Orthopoxviren [6] oder banalen grippalen Infektionen in der Schwangerschaft mit Geburtsanomalien notwendig [9]. Ähnliches gilt auch für etliche Einschleppinfektionen aus südamerikanischen, mittel-, west- und südafrikanischen und südostasiatischen Gebieten (z. B. Gelbfieber-Leishmaniose, Malaria, Denguefieber).

Der amerikanische Begriff TORCH (T = Toxoplasmose, O = other infectious microorganisms, R = Rubella, C = cytomegaly, H = Herpes simplex) wurde inzwischen in STORCH umbenannt (S = Syphilis; T = Toxoplasmosis; O = other infectious organisms: Gonorrhö, Chlamydia trachomatis, Varizellen-Zoster, Masern, Mumps, Tuberkulose, B-Streptokokken; R = Rubella; C = cytomegaly; H = Herpes simplex, Hepatitis B- und -C, HIV, humanes Papillomavirus, humanes Parvovirus B19) [5].

Die Auswirkungen der mütterlichen Infektion auf den Fetus bzw. das Kind hängen neben verschiedenen Faktoren (Natur des Erregers, Pathogenese der Infektion und noch weitgehend unbekannten zellulären Immunabwehrmechanismen) hauptsächlich vom Gestationsalter ab.

In den ersten Gestationswochen können eine Vielzahl von Organismen und nicht-infektiöse Ursachen zum Absterben der Frucht und deren Resorption führen. Da dies häufig vor der Feststellung der Schwangerschaft geschieht, ist die Inzidenz für die einzelnen Infektionen nicht bekannt. Die Gesamtrate an Schwangerschaftsverlusten aufgrund aller Ursachen nach Implantation wird mit 31 % angegeben [7]. Die frühesten Effekte fetaler Infektionen sind erst ab der 6. bis 8. Gestationswoche erkennbar. Die Infektionen können je nach Zeitpunkt der mütterlichen Infektion zu fetalen Komplikationen wie Abort (bis zur 20. Gestationswoche), intrauterinem Fruchttod (ab der 21. Gestationswoche), Totgeburt (ab der 37. Gestationswoche), Frühgeburtlichkeit und zu Geburtsanomalien führen. Bei Geburt können Fehlbildungen und Systemanomalien mit oder ohne viszerale Symptome vorliegen. Neonatale Erkrankungen können bis zu vier Wochen nach Geburt und Spätmanifestationen erst im Säuglings- und Kleinkindesalter auftreten.

Für die *Diagnose* der fetalen und der Neugeboreneninfektion spielt der Nachweis erregerspezifischer IgM- und IgA-Antikörper eine wesentliche Rolle. Der Fetus kann ab der 10. bis 13. Gestationswoche aufgrund bereits vorhandener B-Zellen auf einen Antigenreiz mit der Produktion von erregerspezifischen IgM-, ab der 16. Gestationswoche von IgG- und ab der 30. Gestationswoche mit der Produktion von IgA-Antikörpern reagieren. Die Synthese von IgE-Antikörpern kommt schon ab der 11. Gestationswoche in Gang. Sie sind jedoch bis zur Geburt nicht oder in nur sehr geringen Mengen nachweisbar. Die verschiedenen zellulären Immunreaktionen auf der T-Zellebene sowie die Aktivität natürlicher Killerzellen werden etwa ab der 15. bzw. 20. Gestationswoche im peripheren Blut nachweisbar [8].

Nachdem nur die mütterlichen IgG-, nicht aber die großmolekularen IgM-(19s) und IgA-(11s)-Antikörper die intakte Plazentaschranke passieren, weisen erregerspezifische IgM- und IgA-Antikörper im Nabelschnurblut bzw. in Blutproben von Neugeborenen auf eine pränatal erworbene Infektion hin. Ein weiteres diesbezügliches Indiz sind persistierende IgG-Antikörper jenseits des 8. Lebensmonats.

Für die *Labordiagnose* der mütterlichen und prä- oder perinatal erworbenen kindlichen Infektion steht heute für die Mehrzahl der genannten Erreger eine Vielzahl von Methoden zum Antikörper- und Erregernachweis zur Verfügung. So gibt es die konventionellen Antikörpertests zum Gesamtantikörpernachweis (z. B. Hämagglutinationshemmtest, Komplementbindungsreaktion, Agglutinationstests) und die ELISAs, RIAs, Immunfluoreszenz-, Immunoblot- und IgG-Aviditätstests mit nativen und zum Teil schon mit rekombinanten oder synthetischen Peptidantigenen, die zum Nachweis von klassenspezifischen IgG-, IgM-, IgA-,

Tabelle 11-11 Labordiagnose von mütterlicher und kindlicher Infektion ohne und mit Symptomen

Mutter:	IgM- und IgG-Antikörperbestimmung eventuell mit Erregernachweis
Neugeborenes:	– Screening für Gesamt-IgM-, IgA-Konzentration im Nabelschnurblut und kindlichen Blut
	– Nachweis des Erregers aus Urin-, Stuhl-, Sekret- und Liquorproben
	– Nachweis spezifischer IgM-, IgG- und IgA-Antikörper im Nabelschnurblut und in späteren Blutproben
	– Nachweis persistierender IgG-Antikörper jenseits des 8. Lebensmonats

IgE- bzw. epitopspezifischen Antikörpern eingesetzt werden. Der Erregernachweis erfolgt heute neben der Kultivierung, wenn diese möglich ist, vor allem mit Tests zum schnellen Antigen- und Nukleinsäurenachweis, wie z. B. mit der Polymerase-Kettenreaktion (PCR) in ihren vielfältigen Modifikationen (Tab. 11-11).

Neben der Labordiagnose der mütterlichen und kindlichen Infektion gibt es die Möglichkeiten der *pränatalen Infektionsdiagnostik* zum Nachweis einer fetalen Infektion (Tab. 11-12). Sie wird zur Zeit bei Verdacht auf maternale Erstinfektion und Reinfektion mit Röteln, Erst- und reaktivierte Infektion mit Zytomegalie, akute Infektionen mit Parvovirus B19, Varizellen und Toxoplasmose in den ersten 23 Schwangerschaftswochen durchgeführt. Diese erfolgt mit der zu der jeweiligen Gestationswoche möglichen Technik. Voraus geht eine Beratung über das damit verbundene eingriffsbedingte Risiko für das Absterben der Frucht bzw. des Feten. Bei Durchführung der Eingriffe von erfahrenen Operateuren wird das Risiko für die transabdominale Chorionzottenbiopsie und Amniozentese mit ca. 0,5 bis 1 % [4] und für die Entnahme von fetalem Blut aus der Nabelvene in der 22. bis 28. Schwangerschaftswoche mit etwa 1 % [4] bzw. 1,4 % [3] angegeben (siehe auch Bd. 4, Kap. 16). Bei Entnahme des fetalen Blutes *vor* der 21. Gestationswoche ist das Risiko höher [3].

Für die *Interpretation* positiver und negativer Laborbefunde ist es notwendig, den Übertragungsmodus der Infektion auf den Feten, die Pathogenese und das Zeitintervall zwischen maternaler und möglicher fetaler Infektion zu berücksichtigen und die Plausibilität des positiven Laborbefundes – z. B. mit der Polymerase-Kettenreaktion – durch andere Infektionsmarker zu überprüfen.

Für die *Entscheidung* des Abbruches oder der Fortsetzung der Schwangerschaft spielen der Ultraschallbefund der Stufe II und III sowie die Art und Zahl der positiven Proben (nur Chorionzotten oder Fruchtwasser und/oder fetales EDTA-Blut und/oder positive IgM-Befunde im fetalen Serum) eine Rolle.

Zur Bewertung negativer Laborbefunde ist es erforderlich, die Grenzen zum Nachweis des Erregers – z. B. mit der Polymerase-Kettenreaktion – und von Antikörpern im fetalen Blut durch pathophysiologische und methodische Faktoren zu kennen. Ganz allgemein gilt, daß auch bei negativen Laborbefunden

Tabelle 11-12 Infektionsdiagnostik beim Feten und beim Neugeborenen

Zeitpunkt	Art der Untersuchung	Probenmaterial	Nachweis von
Fetus			
11.–17. SSW	Chorionbiopsie	Chorionzotten	Erregern, Nukleinsäure (PCR)
15.–22. SSW	Amniozentese	Fruchtwasser	
>17.–38. SSW	**Ultraschallkontrolle (Stufe II–III)**		
22.–23. SSW	Chordozentese/Amniozentese	fetales EDTA-Blut Kontrolle HBF Gesamt-IgM	IgM-Antikörper + biochemische Marker
		Fruchtwasser Plazentazotten	Erregern, Nukleinsäure (PCR)
>24. SSW	**bei auffälligem Ultraschallbefund**		
Neugeborenes	klinisch, labordiagnostisch	Serum (Liquor) Urin, Blut, Rachenabstrich, Liquor	IgG-/IgM-/IgA-Antikörpern Erregern, Nukleinsäure (PCR)

eine pränatale Infektion nicht mit 100%iger Sicherheit ausschließbar ist. Negative Befunde erhöhen jedoch die Wahrscheinlichkeit, daß mit der Geburt eines gesunden Kindes zu rechnen ist. Bei der pränatalen Infektionsdiagnostik handelt es sich um Spezialuntersuchungen. Diese setzen eine große Erfahrung auf dem Gebiet der Infektionskrankheiten in der Schwangerschaft voraus und ein Methodenspektrum, das über das übliche Maß hinausgeht [1].

Dieser Beitrag beschränkt sich auf die wichtigsten in Tabelle 11-10 aufgeführten pränatal übertragenen kongenitalen Infektionen: Röteln, Zytomegalie, Parvovirus B19, Varizellen-Zoster, Toxoplasmose und die vorwiegend perinatal übertragenen Infektionen durch Herpes-simplex-Viren, HIV 1 und 2 und Hepatitis-B- und -C-Viren.

Weitere Infektionen, die für die Schwangerschaft von Bedeutung sind oder sein können, werden an anderer Stelle beschrieben [2].

3.2 Röteln

Von allen Infektionen in der Schwangerschaft sind die Röteln wegen ihrer hohen Fehlbildungsrate noch immer am meisten gefürchtet. Trotz vieler Maßnahmen (aktive Impfung, Mutterschaftsvorsorge, verbesserte Labordiagnostik) gibt es bei uns noch immer Rötelnembryopathien, ausnahmsweise auch bei Kindern von früher geimpften Müttern.

3.2.1 Erreger, Epidemiologie, Infektion

Erreger

Die Röteln (Rubella) werden durch das Rubivirus, das mit nur einem Serotyp zur Familie der Togaviren gehört, verursacht. Sein umhülltes Genom besteht aus einzelsträngiger RNS. Die Erkenntnisse der letzten Jahre über die Strukturproteine des Virus und deren Funktionen haben unter anderem eine differenziertere Diagnostik ermöglicht. Damit lassen sich die noch anstehenden Probleme angehen, wie z.B. Immunitätslage nach Impfung im Hinblick auf Schutz des Feten bei mütterlicher Reinfektion.

Epidemiologie

Die epidemiologische Situation hat sich in Westdeutschland wie in den USA und Westeuropa durch Einsatz der Impfung gegenüber früher verändert. So ist die Zahl der seronegativen Frauen im gebärfähigen Alter rückläufig. Nach unseren Erhebungen für Deutschland (Stand Dezember 1993) liegt die Seronegativitätsrate für die westlichen Bundesländer (Geburten 1992: 719000) bei 4,5% und bei den ca. 35% geimpften Frauen bei 2%. In den östlichen Bundesländern (Geburten 1992: ca. 87000) wurden bis 1992 nur beruflich exponierte junge Frauen geimpft, so daß die Seronegativitätsrate der Frauen im gebärfähigen Alter noch bei ca. 10% liegen dürfte. Demnach sind durch Röteln in Deutschland (Geburten 1992: 806000) noch immer ca. 36000 Schwangerschaften pro Jahr gefährdet. Hinzu kommen die früher geimpften Frauen mit niedrigeren Titern (ca. 62000 Frauen in Westdeutschland), die bei Kontakt dem Risiko einer Reinfektion mit eventuellen Folgen für das Kind ausgesetzt sind [22] (Stand Dezember 1993, unveröffentlicht).

Infektion

Die *postnatalen Röteln* werden durch Tröpfcheninfektion über den Respirationstrakt übertragen. Die Inkubationszeit beträgt bis zum Auftreten der Symptome ca. 16 bis 18 Tage. Sieben bis neun Tage nach Ansteckung setzt die Virämie und die Ausbreitung des zellfreien oder mit Lymphozyten assoziierten Virus zu vielen Organen ein. Die Hauptzielorgane sind die lymphadenoiden Organe, die Haut, die Mukosa des Respirations- und des Urogenitaltraktes, das Synovialgewebe der Gelenke [14], gelegentlich das perivesikuläre Gewebe im Gehirn und bei Schwangerschaft auch die Plazenta.

Die Virusausscheidung aus dem Rachen beginnt am 10. bis 12. Tag nach Ansteckung und endet nach Auftreten der lokalen IgA-Antikörper drei bis vier Tage nach Symptombeginn. Die Virämie erreicht ihren Höhepunkt ebenfalls zehn bis zwölf Tage nach Ansteckung und dauert insgesamt fünf bis sieben Tage. Sie wird durch die verschiedenen zellulären Immunabwehrmechanismen und das Auftreten der humoralen Antikörper im Serum beendet. Dennoch kann das Virus z.B. in der Synovia von Gelenken persistieren [18].

Im Serum sind zwei bis vier Tage nach Symptombeginn die IgM- und IgA- und dann die IgG-Antikörper nachweisbar. Die Antikörper erreichen innerhalb der ersten zwei Wochen, gleichzeitig mit den meßbaren zellulären Immunreaktionen, ihre Höchstwerte. Die IgM- und IgA-Antikörper bleiben in der Regel vier bis acht Wochen nach Symptombeginn in absinkenden Konzentrationen nachweisbar. Besonders die IgM-Antikörper können auch langfristig persistieren. Die IgG-Antikörper bleiben lebenslang vorhanden [20, 22].

Die *Impfinfektion* mit dem seit 1980 alleinig gebrauchten Lebendimpfstoff RA27/3 verläuft abgeschwächt, mit stark reduzierter Virusvermehrung, gelegentlicher Lymphknotenschwellung und Exanthem sowie verzögerter Antikörperbildung mit verminderter Titerhöhe. Ähnlich wie nach natürlichen Röteln werden bei jugendlichen Frauen vorübergehende Arthralgien in 30 bis 40 %, arthritisähnliche Symptome in ca. 20 % und chronische rekurrierende Beschwerden in 2 bis 5 % beschrieben [13, 37].

Wegen der parenteralen Applikation des Impfstoffes fehlt die lokale IgA-Antikörperproduktion im Nasopharynx. Im Serum sind signifikante Antikörpertiter bzw. -werte erst nach vier bis sechs Wochen nachweisbar. Die IgM- und auch IgA-Antikörper sind im Durchschnitt acht bis zwölf Wochen lang vorhanden. Besonders die IgM-, weniger die IgA-Antikörper können aber auch für Jahre im meßbaren Bereich persistieren. Die IgG-Antikörper sinken innerhalb von vier Jahren auf niedere Werte ab und bleiben für einen bis jetzt überschaubaren Zeitraum von 15 bis 20 Jahren in individuell unterschiedlicher Titerhöhe vorhanden [27, 33].

Die versehentliche Impfung von seronegativen Frauen kurz vor oder in der Frühschwangerschaft kann in ca. 2 % zur fetalen Infektion führen, jedoch sind kindliche Schädigungen bis 1994 nicht beobachtet worden [20].

Reinfektionen bei Kontakt mit Wildvirus sind nach Impfung wegen fehlender lokaler Immunität im Nasopharynx vor allem bei niedrigen HAH- und IgG-Titern im Serum häufiger zu erwarten als nach natürlich durchgemachten Röteln [16, 27]. Neuere Untersuchungen zeigen, daß bei Impflingen trotz positiver HAH- und IgG-Antikörper die neutralisierende Qualität fehlen kann [30, 35, 40].

Bei Reinfektionen, die meist asymptomatisch verlaufen, kann eine kurzfristige Virusvermehrung im Nasopharynx ohne bzw. mit begrenzter Virämie stattfinden [31]. Dabei kommt es zu einem hohen Anstieg der IgG-Antikörper mit meist nur mäßiger IgM- und auch geringer IgA-Antikörperbildung. Reinfektionen können jedoch in Ausnahmefällen trotz präexistenter HAH- und IgG-Antikörper zu Rötelnembryopathien führen [21, 24, 36, 38] (eigene Ergebnisse, Stand Dezember 1993).

Symptomatik: Lymphknotenschwellung, insbesondere der postaurikulären, subokzipitalen und zervikalen Lymphknoten, und ein kurzfristiges Exanthem sind charakteristisch. Die Erkrankung ist meist harmlos. Komplikationen sind thrombozytopenische Purpura bei Kindern (1:3000), Meningoenzephalitiden bei jugendlichen Erwachsenen (1:5000) und Arthralgien und rheumatische Beschwerden bei jugendlichen Frauen (ca. 35 %).

3.2.2 Röteln und Schwangerschaft

Fetale Infektion

Die Übertragung der mütterlichen Infektion auf den Fetus erfolgt transplazentar im Verlauf der mütterlichen Virämie. Das Virus kann das Chorionepithel sowie das Kapillarendothel der plazentaren Blutgefäße und danach das fetale Endokard infizieren. Daran schließt sich die Virusausbreitung über den fetalen Kreislauf zu vielen Organen an, wo sich das Virus oft nur in wenigen Zellen vermehrt. In solchen Zellklonen kann das Virus verschieden lange nach Geburt persistieren. Dagegen ist in Plazentagewebe die Persistenz des Virus bis zur Geburt selten.

Die Immunabwehr auf der B-Zellebene mit Produktion von virusspezifischen IgM-Antikörpern kann ab der 10. bis 13., von IgG-Antikörpern ab der 16. und von IgA-Antikörpern ab der 30. Gestationswoche erfolgen. Die verschiedenen zellulären Immunreaktionen auf der T-Zellebene werden erst zwischen der 15. und 20. Gestationswoche nachweisbar [39].

So lassen sich in der 22. bis 23. Gestationswoche, nicht aber in der 18. bis 21. Woche, die IgM-Antikörper in ca. 90 % im Serum von rötelninfizierten Feten mit den empfindlicheren Röteln-IgM-Tests nachweisen [1, 17, 23, 25]. Bei Geburt sind in über 98 % aller Fälle mit Rötelnembryopathie selbstgebildete IgM-Antikörper und von der Mutter stammende IgG-Antikörper vorhanden. In Einzelfällen von klinisch und virologisch gesicherten Rötelnembryopathien können IgM- und IgA-Antikörper bei Geburt und eine eigene IgG-Antikörpersynthese noch im 3. bis 4. Lebensmonat fehlen. Als Gründe hierfür kommen hauptsächlich infektionsbedingte temporäre Immundefekte auf der B- und T-Zellebene in Betracht [11].

Die IgM-Antikörperproduktion hält nach Geburt für sechs bis acht Monate, gelegentlich auch länger an. Sie geht in etwa parallel zur Dauer der Virusausscheidung im Rachensekret und Urin. Aus Augenlinse, Kammerwasser und Gehirngewebe kann das Virus sehr viel länger isoliert werden. Die IgG-Antikörper persistieren in abfallenden Titern langfristig bis lebenslang. In ca. 5 bis 10 % der Fälle können IgG-Antikörper jedoch nach dem 4. bis 5. Lebensjahr nicht mehr nachgewiesen werden [15].

Häufigkeit fetaler Infektionen und Rötelnembryopathien

Die fetalen Infektionsraten zu den verschiedenen Gestationszeiten sind wesentlich höher als die Embryopathieraten. Erstere wurden anhand des Virusnachweises in fetalem und/oder Plazentagewebe von Interruptiomaterial bzw. anhand des positiven IgM-Antikörperbefundes bei Neugeborenen ermittelt. Die Raten von Rötelnembryopathien, die von einzelnen Autoren zum Teil in unterschiedlicher Häufigkeit angegeben werden, orientieren sich an amerikanischen Langzeitstudien [34], prospektiven englischen Studien [29] und deutschen Studien von 1969 bis 1993 [19] (Enders et al., Stand Dezember 1993).

Bei Röteln vor Konzeption bis zehn Tage nach der letzten Regel sind keine kindlichen Schädigungen zu erwarten [26]. Die mütterlichen Röteln in der 1. bis 12. Gestationswoche verursachen Organfehlbildungen und Symptome des erweiterten Rubellasyndroms. Bei der Infektion zwischen der 13. und 17. Gestationswoche sind in abnehmendem Maße vor allem Innenohrdefekte von schwer bis geringgradig, uni- und bilateral, zu erwarten. Mütterliche Röteln kurz vor Entbindung können zu neonatalen und frühpostnatalen Rötelnerkrankungen führen. Bei Röteln in der Frühschwangerschaft ist die Abortrate erhöht, wie anläßlich einer Großepidemie in den USA 1964/1965 festgestellt wurde [10] (Tab. 11-13).

Bei versehentlicher Impfung kurz vor oder in der Frühschwangerschaft sind bisher keine kindlichen Schädigungen beobachtet worden [20]. Bei Reinfektion nach früherer Impfung in den ersten 17 Gestationswochen sind Ausnahmefälle von Rötelnembryopathien aufgetreten [24, 36, 38 (und Enders, Stand Dezember 1993)].

Symptomatik: Die Symptomatik der Rötelnembryopathie bzw. des sog. kongenitalen Rubellasyndroms (CRS) ist in Tabelle 11-14 aufgeführt.

Pränatale Diagnostik

Die Indikationen für die pränatale Diagnostik zeigt Tabelle 11-15.

Tabelle 11-13 Fetale Infektions- und Embryopathieraten bei symptomatischen Röteln in der Schwangerschaft. Zur Ermittlung der fetalen Infektions- und Embryopathieraten siehe den Text

Mütterliche Röteln (Zeitpunkt)	fetale Infektionsrate	Embryopathierate
Präkonzeption bis 10. Tag nach der letzten Regel	ca. 3,5%	ca. 3,5%
1.– 7. SSW	70–90%	56%
8.–12. SSW	70–90%	25%
13.–17. SSW	ca. 54%	16–>10%
>17.–26. SSW	ca. 20%	ca. 3,5%
27.–38. SSW	≥ 35%	ca. 3,5%

Tabelle 11-15 Indikation für pränatale Diagnostik bei Röteln (Rubella) in der Schwangerschaft

akute Röteln in der Frühschwangerschaft	(1.–11. SSW)*
	12.–17. SSW
Reinfektion in der Frühschwangerschaft	
– nach früherer Impfung	
– ohne Vorbefunde	1.–17. SSW
nicht abklärbare positive IgM-Antikörperbefunde	

* eher Interruptio

Tabelle 11-14 Manifestationen der Rötelnembryopathie bzw. des kongenitalen Rubellasyndroms

Zeitpunkt der mütterlichen Röteln	Symptomatik	Häufigkeit der Symptome	
1.–12. Schwangerschaftswoche (Rötelnembryopathie-Risiko: >56 →25%)	Herzfehlbildungen, Augen- und Ohrdefekte, *fetale Entwicklungsstörungen,* Mikrozephalie	50–70%	
	statomotorische und geistige Retardierung	ca. 40%	Letalität ca. 30%
	viszerale Symptomatik, erweitertes Rubellasyndrom: Dystrophie, Hepatosplenomegalie, Ikterus, Thrombozytopenie, Exanthem, Enzephalitis, Pneumonie, Osteopathie	ca. 45–60%	
13.–17. Schwangerschaftswoche (Rötelnembryopathie-Risiko: 16 →10%)	Hörschäden, Innenohrdefekte, geringgradig bis schwer, uni- und bilateral		
Beginn 4.–7. Lebensmonat	*Late-onset-Syndrom* Wachstumsstillstand, chronisches Exanthem, rekurrierende Pneumonie, chronische Durchfälle, IgG+IgA-Hypogammaglobulinämie, Vaskulitis		Letalität ca. 70%
Spätmanifestation im jugendlichen Alter:	Hörschäden, Diabetes mellitus, andere endokrine Störungen, progressive Röteln-Panenzephalitis, Krampfleiden		

Die pränatale Diagnostik wurde zunächst mittels Chordozentese in der 21. bis 23. Schwangerschaftswoche zur IgM-Antikörperbestimmung im Nabelvenenblut durchgeführt [17, 25]. Mit der Polymerase-Kettenreaktion (PCR) kann nun auch ein schneller Virusnachweis in Chorionzotten, Fruchtwasser (10. bis 19. Schwangerschaftswoche) sowie im fetalen EDTA-Blut und in den Plazentazotten (22.–23. Schwangerschaftswoche) erfolgen. Da die Gesamt-IgM-Antikörperbildung *vor* der 22. bis 23. Gestationswoche noch zu gering ist, sollte die Chordozentese zur Vermeidung falsch-negativer IgM-Befunde keinesfalls früher durchgeführt werden. Die Treffsicherheit unserer bisherigen Ergebnisse mit dem Virusnachweis in Chorionzotten und/oder Fruchtwasser liegt bei etwa 80% (n = 38), die für die IgM-Antikörperbestimmung im fetalen Serum mit 3 bis 4 IgM-Tests in den bisher 160 abgeschlossenen Fällen bei 95%. Diese sog. Treffsicherheit wurde durch Folgeuntersuchungen anhand des Virusnachweises im Interruptiomaterial bzw. beim Neugeborenen anhand der klinischen und der IgM-Antikörperbefunde ermittelt [1].

3.2.3 Diagnostik

Klinische Diagnostik

Für die klinische Diagnostik bei schwangeren Frauen sollte auf folgende Charakteristika oder Angaben geachtet werden: Lymphknotenschwellung, besonders im Nackenbereich, und kurz danach hinter den Ohren beginnendes mittelfleckiges, nicht konfluierendes Exanthem, das sich schnell über das Gesicht, dann im Bereich des Rückens und der Streckseiten der Extremitäten ausbreitet und mit starkem Juckreiz einhergeht. Im Blutbild besteht eine Leukopenie mit mäßiger Linksverschiebung, relativer Lymphozytose und atypischen Lymphozyten. Weitere Verdachtszeichen sind die etwas später einsetzenden arthralgischen Beschwerden vor allem der kleinen Fuß- und Handgelenke.

Wichtig zu wissen ist, daß die Röteln in ca. 20% subklinisch oder uncharakteristisch bzw. ohne Exanthem verlaufen können und in ca. 30% mit anderen exanthematischen Krankheiten verwechselt werden. Differentialdiagnostische Schwierigkeiten bereiten die durch Enteroviren, Epstein-Barr-Viren und Adenoviren bedingten Exantheme, Arzneimittelallergien wie auch die durch Parvovirus-B19-Infektionen verursachten Exantheme und Gelenkbeschwerden. Deshalb kann eine exakte Diagnose zur Feststellung früherer oder kürzlich durchgemachter Röteln nur mit Antikörpernachweis erfolgen. Bei Rötelnkontakt oder verdächtigen klinischen Angaben und insbesondere bei auffälliger Rötelnserologie in der Schwangerschaft ist es erforderlich, gründlich nach den oben angeführten Symptomen sowie serologischen Befunden und Impfungen *vor* dieser Schwangerschaft zu fragen.

Labordiagnostik

Die Labordiagnostik wird zur Diagnose von Röteln vor oder in der Schwangerschaft mittels Antikörperbestimmung durchgeführt. Bei der pränatalen Diagnostik und der Diagnose von Rötelnembryopathien wird auch der Virusnachweis eingesetzt.

Für den *Antikörpernachweis* in der Schwangerschaft gilt der Hämagglutinationshemmtest (HAH) noch immer als Grundtest. Zur Bestätigung niederer HAH-Titer werden weitere IgG-Tests, z.B. der HiG (Hämolysis-in-Gel-Test) und eine Vielzahl von EIA-Tests angewendet.

Der *Virusnachweis* kann außer durch Isolierung des Virus in bestimmten Zellkulturarten heute auch durch den RNS-Nukleinsäurenachweis mit der Polymerase-Kettenreaktion (PCR) durchgeführt werden [28]. Die Korrelation der Ergebnisse in bezug auf Sensitivität und Spezifität mit den beiden Methoden in unserem Labor ist jetzt nach Einführung der „Nested" PCR gut [12]. Auch von anderen Autoren wird auf das Problem falsch-positiver PCR-Befunde, in der ersten Entwicklungsphase der PCR, aufmerksam gemacht [18].

Die *serodiagnostischen Probleme in der Schwangerschaft* sind in Tabelle 11-16 zusammengefaßt.

Tabelle 11-16 Serodiagnostische Probleme bei Röteln in der Schwangerschaft

---

Problem: positive IgM-AK ohne/mit erhöhten HAH-IgG-Titern bei klinisch unauffälliger schwangerer Frau

Möglichkeit für positive IgM-Antikörper:
– asymptomatische uncharakteristische kürzliche/länger zurückliegende Primärinfektion

– kürzliche/länger zurückliegende Impfung

– Reinfektion nach früherer Impfung

– langpersistierende IgM-Antikörper nach früherer Infektion/Impfung

– andere akute Infektionen (z.B. EBV, Zytomegalie) mit polyklonaler IgM-Antikörperstimulierung

Möglichkeiten zur Eingrenzung des Infektionszeitpunktes
– Anamnese, Vorbefunde! Zusatztests
  (wichtig: IgM-Antikörperverlaufskontrollen im gleichen Testansatz!*)*

– anamnestisch und serologisch nicht klärbare Fälle
  → pränatale Diagnostik

Pränatale Diagnostik

Sie wird je nach Gestationswoche in Chorionzotten, Fruchtwasser und fetalem EDTA-Blut mittels Erregernachweis durch PCR oder Anzucht in Gewebekultur und/oder IgM-Antikörperbestimmung im fetalen Blut durchgeführt.

Neugeborenendiagnostik

Zum Ausschluß oder zur Bestätigung einer Rötelnembryopathie oder einer pränatalen Infektion ohne Symptome bei Geburt umfaßt die Neugeborenendiagnostik die Röteln-IgM-, -HAH- bzw. -IgG-Antikörperbestimmung. Die IgM-Antikörper sind bei Kindern mit Rötelnembryopathie in der Regel in über 98% bei Geburt und in 50 bis 70% bis zum 6. bis 8. Lebensmonat nachweisbar. Bei asymptomatischen Kindern mit pränataler Infektion ist die Nachweisdauer für IgM-Antikörper kürzer. Die Kinetik der IgA-Antikörper ist weniger gut bekannt. In Tests mit rekombinanten bzw. Peptidantigenen werden derzeit Untersuchungen zur weiteren Differenzierung der humoralen Immunantwort bei Kindern mit Rötelnembryopathien durchgeführt. Die HAH- und IgG-Antikörper sind mehrere Jahre bis lebenslang meist nur in niederen Titern vorhanden.

Die Serodiagnostik wird durch den Erregernachweis ergänzt. Untersuchungsproben sind in den ersten vier bis sieben Lebensmonaten z. B. Rachensekret, Urin, Blutlymphozyten, Liquor, später auch Kammerwasser und Augen- und Linsengewebe. Die positiven Nachweisraten in der Gewebekultur und in der PCR sinken zwischen dem 1. und 6. Lebensmonat von 85% auf 20% ab.

Bei Kindern mit Rötelnembryopathie können mit den heute verfügbaren Methoden die Defekte im Bereich der zellulären und humoralen Immunantwort weiter aufgeklärt werden [32].

3.2.4 Therapie und Prophylaxe

Therapie

Eine Behandlung ist bei unkomplizierten Röteln nicht erforderlich, und die Behandlung von arthralgischen Beschwerden ist symptomatisch. Bei der Rötelnembryopathie sind frühzeitig unterstützende Maßnahmen wichtig.

Prophylaxe

Die *Expositionsprophylaxe* ist wegen der schon vor Ausbruch der Symptome (falls diese auftreten) bestehenden Virusausscheidung aus dem Rachen wenig erfolgversprechend.

Die *passive Prophylaxe* mit Rötelnimmunglobulinen (mit definiertem Antikörpertitergehalt) wird bei Rötelnkontakt von Frauen mit negativem oder unbekanntem Immunstatus in den ersten 17 Schwangerschaftswochen empfohlen. Zu beachten ist, daß nach Immunglobulinprophylaxe die eingetretene Infektion subklinisch und mit verzögerter und geringerer HAH- und IgM-Antikörperbildung verläuft als bei akuten Röteln ohne Immunglobulingabe. Deshalb müssen zwei weitere Antikörperkontrollen (HAH-IgG und -IgM) im Abstand von jeweils zwei Wochen durchgeführt werden, da es trotz Immunglobulingabe, wenn auch seltener, zur Rötelnembryopathie kommen kann. Für seronegative Frauen in der Frühschwangerschaft, vor allem bei beruflicher Exposition, kann als Präventivmaßnahme die wiederholte Immunglobulingabe in sechs- bis achtwöchigen Abständen mit den erwähnten serologischen Kontrollen bis zur 18. Schwangerschaftswoche erfolgen.

Die Gabe von Immunglobulin bei fraglich positiven und niederen Titern (HAH 1:8/1:16) verspricht keinen zusätzlichen Schutz, da die Titer durch die Immunglobulingabe nur selten höher werden [20].

Die *aktive Prophylaxe* wird in den westdeutschen Bundesländern laut Impfprogramm seit 1980 im Kleinkindesalter (Mädchen und Knaben um den 18. Lebensmonat) mit dem trivalenten Impfstoff (Masern-Mumps-Röteln = MMR) empfohlen. Die 2. Impfung erfolgt im 6. bis 7. Lebensjahr. Eine weitere Impfung mit monovalentem Rötelnimpfstoff ist nur für Mädchen im Alter von zehn bis zwölf Jahren vorgesehen. Außerdem werden seronegative Frauen *vor* der Schwangerschaft bzw. im Wochenbett geimpft. Die Impfung von Frauen mit niederen HAH-Titern (1:16) führt selten zur Titersteigerung, sie wird jedoch zur Sicherheit durchgeführt.

Probleme der Rötelnimpfung sind:

– Bei Impfung junger Frauen können arthralgische Beschwerden auftreten.
– Es besteht die Möglichkeit der Reinfektion bei späterem Rötelnkontakt, die in Ausnahmefällen zur Rötelnembryopathie führen kann. In der Regel ist jedoch bei bekannten Vortitern keine Schädigung des Kindes zu erwarten [21] (Stand Dezember 1993).
– Bei Impfung im Wochenbett kann es durch Stillen zur Infektion des Neugeborenen kommen; diese

Einzelbeobachtungen sollten aber nicht der Wochenbettimpfung im Wege stehen.
– Bei rhesus-negativen Frauen mit Anti-D-Prophylaxe nach Entbindung sollte die aktive Impfung im Falle eines negativen Rötelnimmunstatus nicht im Wochenbett, sondern ca. drei Monate später erfolgen.

Die Zahl der Rötelnembryopathien ist durch die Anwendung der Impfung und die verbesserte Mutterschaftsvorsorge und Labordiagnostik in den westlichen Bundesländern von früher 1:4000 auf etwa 1:10 000 Neugeborene (Geburtenrate Westbundesländer 1992 = 719 000) zurückgegangen. In den östlichen Bundesländern sind diese Zahlen weniger gut bekannt, da bei Rötelnverdacht in der Schwangerschaft diese sofort unterbrochen wurde. Weitere Anstrengungen sind jedoch erforderlich, um auch diese relativ geringe Zahl von Rötelnembryopathien bei uns durch prophylaktische Maßnahmen und nicht durch Schwangerschaftsabbruch zu verhindern.

Die in Deutschland vorhandenen Möglichkeiten zur Rötelnbetreuung junger Mädchen vor und in der Schwangerschaft sind in Tabelle 11-17 zusammengefaßt.

Tabelle 11-17 Hinweise für die „Röteln"-Betreuung junger Mädchen/Frauen vor und in der Schwangerschaft

Röteln-Antikörpertest:	**für alle jungen Mädchen/Frauen mit/ohne Impfung als „sonstige Hilfe": „Kennst Du Deinen Rötelntiter"?**
Impfung:	Seronegative Mädchen/Frauen mit Impferfolgskontrolle 8–10 Wochen nach Impfung
Mutterschaftsvorsorge:	negative (<1:8) und schwachpositive HAH-Titer (1:16): Kontrolle in der 17. Schwangerschaftswoche
	Bei Kontakt: trotz positiver Vortiter: Kontrolle HAH + IgM-AK
Röteln-Immunglobulingabe:	negative Schwangere mit (ohne) Kontakt: in der 1.–16. Schwangerschaftswoche mit 2–3 Antikörperkontrollen
Weitere Impfungen:	bei fraglich positivem (1:8) bis schwachpositivem (1:16) HAH-Titer nach früherer Infektion bzw. Impfung meist erfolglos
	Reinfektionen möglich, jedoch bei positiven Vorbefunden meist ohne Konsequenzen
Weitere Schwangerschaften:	bei fraglich positiven Titern: Antikörperkontrollen in der Frühschwangerschaft, besonders bei Kontakt

3.3 Zytomegalie

Die Zytomegalie-(CMV-)Infektion ist die häufigste virusbedingte Ursache von kongenitalen Infektionen mit kindlichen Erkrankungen und Spätschäden. Anders wie z. B. bei Röteln oder Parvovirus B19 kann es nicht nur bei der mütterlichen Erstinfektion zur fetalen Infektion kommen, sondern auch bei reaktivierter Infektion in Gegenwart mütterlicher IgG-Antikörper. Das Hauptrisiko für eine kindliche Erkrankung und Schädigung bei Geburt sowie für Spätfolgen ist mit der mütterlichen Erstinfektion verbunden, bei rekurrierender mütterlicher Infektion sind dies Ausnahmen. Außer für die Schwangerschaft hat die CMV-Infektion eine große klinische Bedeutung für immunsupprimierte Patienten, z. B. bei Transplantation, Chemotherapie oder HIV-Infektion.

3.3.1 Erreger, Epidemiologie, Infektion

Erreger

Das Zytomegalievirus (hCMV) mit einem aus doppelsträngiger DNS bestehenden Genom gehört zur Gruppe der Herpesviren. Ihnen allen ist ein dreistufiger Replikationszyklus und die lebenslängliche Persistenz des Genoms nach der Primärinfektion mit der Möglichkeit der Reaktivierung gemeinsam. Die einzelnen Virusstämme weisen eine Sequenzhomologie von bis zu 80% auf. Die Stammunterschiede konnten bislang nicht mit biologischen Differenzen in Verbindung gebracht werden [63]. Die Erkenntnisse der letzten Jahre, durch Anwendung rekombinanter Antigene und monoklonaler Antikörper, haben unter anderem die diagnostischen Möglichkeiten bei den verschiedenen klinischen Fragestellungen stark erweitert.

Epidemiologie

Die *postnatale Übertragung* der Infektion erfolgt durch Schmier-, Speichel-, Tröpfcheninfektion und Sexualverkehr. Wegen der geringen Viruskonzentration in den Ausscheidungen und der Labilität des Erregers ist für die Übertragung ein längerer, körperlich enger Kontakt notwendig. Die Infektion kann auch prä-, peri- und frühpostnatal auf den Fetus bzw. das Neugeborene übertragen werden. Eine weitere Übertragungsmöglichkeit ist die parenterale Infektion durch Blutprodukte bzw. durch Organtransplantation [49].

Der *Durchseuchungsgrad* variiert weltweit in verschiedenen Populationen in Abhängigkeit vom sozioökonomischen Status, von der geographischen Lage, der ethnischen Zugehörigkeit, den Neugeborenen- und Kleinkinder-Betreuungspraktiken sowie vom Beginn und von der Aktivität des Sexualverkehrs. So liegt die Seropositivitätsrate bei Vorschulkindern aus mittlerem und höherem sozialem Milieu in Westeuropa und etlichen USA-Bundesstaaten bei 30%, während sie bei Kindern dieses Alters in afrikanischen und südpazifischen Ländern über 90% beträgt. Dementsprechend variiert auch die Seropositivitätsrate bei Frauen im gebärfähigen Alter in Abhängigkeit von den obengenannten Faktoren zwischen ca. 40% und über 90% [46].

Infektion

Bei der *postnatalen Infektion* erfolgt nach Eintritt des Virus über die Schleimhäute des Respirations- bzw. Genitaltraktes und der lokalen Virusvermehrung die virämische Phase. Dabei gelangen zellfreies Virus oder virushaltige Leukozyten zu den Hauptzielorganen (z. B. Niere, Speicheldrüsen, Herz, Respirations-/Genitaltrakt, Leber) mit anschließender Vermehrung in den Fibroblasten, Epithel- und Endothelzellen [65].

Die Erstinfektion wird durch zelluläre Immunmechanismen und durch die Bildung humoraler Antikörper begrenzt und beendet. Die zellulären Immunmechanismen beinhalten unter anderem die Aktivierung von T-Lymphozyten, die Bildung spezifischer zytotoxischer T-Lymphozyten und die natürliche Killerzellaktivität [42]. Die IgM-, IgA-, (IgE-) und IgG-Antikörper im Serum sind kurz nach Beginn der Symptome, falls diese auftreten, nachweisbar, und zwar zuerst die IgM-, IgA- (IgE-), dann die IgG-Antikörper, die im Verlauf von zwei bis drei Wochen auf hohe Werte ansteigen. Die IgM- und IgA-Antikörper bleiben meist sechs bis zwölf Wochen, die IgG-Antikörper in absinkenden Titern lebenslang nachweisbar.

Trotz der zellulären und humoralen Immunantwort persistiert das Virusgenom lebenslang. Als Hauptort der Latenz stehen derzeit die Monozyten zur Diskussion [68]. Das Virus kann latent bleiben oder gelegentlich reaktiviert werden. Hierbei kann es zur Virusausscheidung aus dem Nasen-Rachen-Raum und dem Urogenitaltrakt sowie zu einem signifikanten IgG-Titeranstieg mit mehr oder weniger ausgeprägter IgM- und IgA-Antikörperbildung kommen. Molekulare Stammanalysen weisen darauf hin, daß die Mehrzahl der rekurrierenden Infektionen in der Schwangerschaft auf die Reaktivierung von endogenem Virus und nicht auf Reinfektion mit einem anderen CMV-Stamm zurückzuführen ist [57].

Die *Symptomatik* bei der *postnatalen Infektion* ist nicht sehr charakteristisch. Nach einer nicht genau bekannten Inkubationszeit von vier bis zwölf Wochen kann die Erstinfektion, besonders im Kindesalter, unbemerkt bzw. im jugendlichen Alter mit Symptomen wie Unwohlsein, Müdigkeit, Fieber und Lymphadenopathie verlaufen. Gelegentlich kommt es zu mononukleoseähnlichen Krankheitsbildern, Myokarditis und zum Guillain-Barré-Syndrom. Die reaktivierte Infektion bei immunkompetenten Personen ist beinahe immer asymptomatisch.

Bei immunsupprimierten Personen (Tumor-, Transplantations-, HIV-Patienten) kann sowohl die Erstinfektion als auch die reaktivierte Infektion zu schwerwiegender lebensbedrohlicher Symptomatik führen (Pneumonie, Hepatitis, Myo-/Perikarditis, Meningitis, Enzephalitis, hämolytische Anämien, Kolitis, Ösopharyngitis, Retinitis) [63].

3.3.2 Zytomegalieinfektion und Schwangerschaft

Erstinfektion und reaktivierte Infektionen

Aus verschiedenen Studien geht hervor, daß die *Erstinfektion* der jungen 14- bis 20jährigen Frauen (aus niederem sozialem Milieu) durch den Sexualverkehr erworben wird. In dieser Gruppe beträgt die jährliche Rate von Erstinfektion über 6%, und die Rate von infizierten und bei Geburt geschädigten Kindern ist am höchsten. Frauen aus mittlerem und höherem sozialem Milieu im Alter von 20 bis 35 Jahren infizieren sich erstmals vorwiegend durch den Kontakt mit virusausscheidenden Säuglingen und Kleinkindern [50]. Die jährliche Infektionsrate beträgt ca. 2,4% in der ersten Schwangerschaft, kann bis zur 3. oder 4. Schwangerschaft jedoch auf 5 bis 6% ansteigen [67]. Innerhalb dieser Gruppe werden von den jüngeren Frauen (20–30 Jahre) häufiger infizierte und geschädigte Kinder geboren als von den Frauen über 30 Jahren [50].

Reaktivierte Infektionen, die im allgemeinen keine kindlichen Schäden bei Geburt verursachen, sind bei den seropositiven Frauen im I. Trimenon in ca. 10% und nach dem II. Trimenon in ca. 20% zu erwarten.

Das Hauptrisiko für kindliche Schädigung ist die Erstinfektion im I. und II. Trimenon bis Beginn des III. Trimenons, obwohl auch bei Infektionen im III. Trimenon Fälle mit kindlicher Schädigung auftraten. In Deutschland entspricht die Seroepidemiologie für Frauen im gebärfähigen Alter in etwa der von Frauen aus mittlerem und höherem sozialem Milieu in den USA und anderen westeuropäischen Ländern.

Fetale Infektion

Bei der maternalen Erstinfektion geht die intrauterine Infektion, so wird angenommen, von der mütterlichen Virämie aus, mit Infektion z. B. der Plazentagefäße und/oder des Chorions. In den frühen Gestationswochen könnte die Virusdissemination zu den fetalen Zotten bzw. später über den fetalen Blutkreislauf zu den Zielorganen erfolgen. Bei Infektion des Chorions ist die Ausbreitung des Virus zum Feten über die Amnionflüssigkeit zu erwarten [1, 54]. Es muß aber noch weitere Transmissionswege geben, da die fetale Infektion auch bei mütterlicher reaktivierter Infektion ohne bzw. mit nur geringer Virämie und in Gegenwart mütterlicher IgG-Antikörper stattfindet [66]. Hierfür kommen in Frage: die direkte Infektion aus reaktivierten Infektionsherden im Endometrium, aus der Tube, dem kleinen Becken, infizierte Spermien und die aszendierende Infektion aus der Vagina vor und besonders nach dem Blasensprung.

Die Informationen über die Immunantwort des Feten auf die intrauterine Infektion sind begrenzt. Prinzipiell ist ab der 10. bis 13. Schwangerschaftswoche die Bildung von IgM-, ab der 16. Woche von IgG-, ab der 30. Woche von IgA-Antikörpern möglich. Die verschiedenen zellulären Abwehrreaktionen werden erst zwischen der 15. und 20. Gestationswoche nachweisbar [72]. Die IgM-Antikörperbildung erfolgt jedoch bei pränataler CMV-Infektion im Vergleich zur pränatalen Rötelninfektion ($\geq 98\%$) nur in 60 bis 70%.

Die pränatal mit CMV infizierten Neugeborenen scheiden bei Geburt Virus im Urin und aus dem Rachen aus. Die Virusausscheidung im Urin kann mehrere Jahre andauern. Die IgM-Antikörper bleiben in ca. 60 bis 70% für ein bis drei Monate nach Geburt nachweisbar. IgG-Antikörper steigen nach Absinken der mütterlichen Antikörper auf höhere Werte an. Sie bleiben in mittleren bis niederen Titern meist lebenslang nachweisbar.

Häufigkeit der fetalen Infektion und kindlichen Schädigung
Als Folge der mütterlichen Erstinfektion in der Schwangerschaft kann es zur fetalen Infektion ohne und mit kindlicher Schädigung kommen. Die CMV-spezifische Abortrate ist nicht bekannt. Bei der Erstinfektion beträgt die intrauterine fetale Infektionsrate ca. 40%, für die reaktivierte Infektion liegen Angaben von ca. 2% vor [66].

Weltweit sind 0,3 bis 2,3% aller Neugeborenen mit CMV infiziert, wie anhand des Virusnachweises im Urin festgestellt werden kann [45]. Im Schnitt liegt diese Rate in den USA bei 1%, in Deutschland bei 0,3%. Von den pränatal infizierten Neugeborenen sind bei Geburt ca. 10% symptomatisch. Sie weisen zum Teil das Vollbild der kongenitalen CMV oder Einzelsymptome auf. Von diesen Kindern sterben ca. 30% [51]. Die Überlebenden haben in über 90% Spätfolgen. Bei den über 90% asymptomatischen Neugeborenen ist in 8 bis 15% mit Spätmanifestationen verschiedener Art zu rechnen [46, 66].

Bei der reaktivierten Infektion sind zwar fetale Infektionen, aber keine Schädigungen bei Geburt zu erwarten. In etwa 5 bis 8% können jedoch im Kleinkindesalter noch Spätfolgen wie einseitige Hörstörungen auftreten [51].

Die Symptomatik der kongenitalen Zytomegalie ist in Tabelle 11-18 aufgeführt.

Tabelle 11-18 Symptomatik der kongenitalen CMV-Infektion (nach Dobbins et. al. [46] und Stagno [66])

Symptome bei/nach Geburt		**Spätschäden**		
(in 10% der pränatal infizierten Neugeborenen ein/mehrere Symptome)		(in $\geq$ 90% der bei Geburt *symptomatischen* Kinder ein/mehrere Symptome)		(in 8–15% der bei Geburt *asymptomatischen* Kinder ein/mehrere Symptome)
geringes Geburtsgewicht	38%	Mortalität	30%	0%
Spleno- und/oder Hepatosplenomegalie	52%	Mikrozephalie	48%	4%
		Hörverlust	61%	5%
Petechien	51%	– davon bilateral	70%	36%
Thrombozytopenie	52%	– davon progressiv	57%	36%
Ikterus	38%	psychomotorische oder mentale Retardierung	70%	4%
Hyperbilirubinämie	35%			
erhöhte Leberwerte	27%	Zahndefekte	27%	4%
intrakranielle Verkalkungen	43%	Chorioretinitis und Optikusatrophie	14%	2%
Mikrozephalus	27%			
Krämpfe	10%			
Chorioretinitis	15%			

Pränatale Diagnostik

Die pränatale Diagnostik wurde bisher unter folgenden Aspekten durchgeführt:

- in prospektiv überwachten Schwangerschaften in Fällen mit Serokonversion in der Frühschwangerschaft [56]
- in Fällen mit z. T. klinischem und serologischem Verdacht mit und ohne auffälligen Ultraschall
- bei auffälligem Ultraschall ohne Kenntnis des mütterlichen CMV-Antikörperstatus vor und auch nach der 24. Schwangerschaftswoche

Von verschiedenen Autoren wurde nur der *Virusnachweis* im Fruchtwasser [53], seltener in Chorionzotten [55] versucht. Andere Autoren haben außer dem Virusnachweis im Fruchtwasser und Fetalblut auch die IgM- und IgA-Antikörperbestimmung im fetalen Serum durchgeführt und zum Teil nichtspezifische biochemische Parameter (z. B. Hämatokrit, Hämoglobin, γ-GT, GOT) zusätzlich mitbestimmt [1, 47, 59, 61].

Nach den vorliegenden Ergebnissen ist das Fruchtwasser zum Nachweis einer fetalen Infektion die am besten geeignete Probe [47, 53]. Der positive Virus- oder positive IgM-Antikörpernachweis im fetalen Blut sowie erhöhte Werte bei den unspezifischen Parametern und der auffällige Ultraschallbefund sind für den Zustand des Feten, d. h. für die Erwägung eines Schwangerschaftsabbruchs maßgebend [47]. Nach unseren Ergebnissen mit bislang 68 abgeschlossenen Fällen muß hier mit einem geschädigten Kind gerechnet werden [1].

Bei *unauffälligem Ultraschall* und positivem PCR-Befund nur in Chorionzotten oder Fruchtwasser, besonders ohne Bestätigung mit einer zweiten Methode, ist im Hinblick auf die Empfehlung eines Schwangerschaftsabbruchs Zurückhaltung geboten.

Perinatale und frühpostnatale Infektion

Die perinatale Infektion wird bei der Passage durch den Geburtskanal durch Kontakt mit infizierten Sekreten erworben. Die frühpostnatale Infektion erfolgt vor allem über die Muttermilch. Die Gegenwart des Virus in den Genitalsekreten bzw. der Muttermilch kann durch die primäre, häufiger jedoch durch die reaktivierte Infektion besonders bei seropositiven Müttern aus Populationen mit hoher Durchseuchungsfrequenz bedingt sein. Insgesamt sind bei den gegebenen Verhältnissen der Seropositivität (ca. 50 %) und des weniger häufigen Stillens bei Frauen in mittleren und höheren sozialen Schichten in Deutschland, in den USA und Westeuropa in ca. 1 bis 15 % perinatale und frühpostnatale Infektionen zu erwarten [41].

Die Inkubationszeit bei peri- und frühpostnatalen Infektionen beträgt bis zur Ausscheidung des Virus im Rachen und Urin des Neugeborenen ca. vier bis zwölf Wochen. Diese kann im Urin mit relativ geringer Viruskonzentration mehrere Jahre andauern. Die vom Kind selbstgebildeten IgM-, IgA- und IgG-Antikörper steigen mit Beginn der Virusausscheidung an. Die IgG-Antikörper persistieren lebenslang.

Symptome sind bei der peri- oder frühpostnatalen Infektion selten. Nur gelegentlich kommt es zu kurzfristiger Pneumonie oder Hepatosplenomegalie, nicht aber zur zentralnervösen Manifestation [45].

Iatrogene Infektion: Bei frühgeborenen, untergewichtigen Neugeborenen kann es vor allem durch die Transfusion von Blut oder Blutprodukten, seltener durch Muttermilch von infizierten Spenderfrauen, zur iatrogenen Infektion kommen. Die wesentlichen klinischen Charakteristika der durch Transfusion erworbenen Infektion sind Hepatosplenomegalie, septisches Krankheitsbild, Thrombozytopenie und respiratorische Insuffizienz. Die Letalität liegt bei ca. 10 %. Auch bei Kindern mit passiven mütterlichen Antikörpern kommt es in etwa 15 % zur Infektion, allerdings ohne oder mit nur geringer Symptomatik. Dies weist auf einen gewissen Schutzeffekt der passiven Antikörper hin [74].

3.3.3 Diagnostik

Eine CMV-Erstinfektion wird wegen der meist uncharakteristischen Symptomatik oder dem subklinischen Verlauf nur selten diagnostiziert. In der Schwangerschaft wird aber bei der diesbezüglichen Symptomatik in zunehmendem Maße eine Laboruntersuchung für Zytomegalie und für Toxoplasmose als Ausschlußdiagnostik veranlaßt.

Labordiagnostik

Die Labordiagnostik umfaßt den Antikörper- und Virusnachweis. Für beide steht heute eine Vielzahl von Methoden und Testarten zur Verfügung, die in gewissen Testkombinationen zur Diagnose einer akuten Infektion in der Schwangerschaft, bei der pränatalen Diagnostik und in der Neugeborenendiagnostik angewandt werden.

Der *Antikörpernachweis* wird zum Teil noch in der Komplementbindungsreaktion (KBR) zur Bestimmung der Gesamtantikörpertiter, heute vor allem aber mit verschiedenen indirekten EIA zum getrennten Nachweis von IgM- und IgG-Antikörpern durchgeführt. Die sensitiveren μ-capture-EIA oder ELA mit enzymmarkiertem Antigen sind für den IgM-, IgA- und IgE-Antikörpernachweis besonders gut geeignet. Durch unterschiedliche Sensitivität und Spezifität der verschiedenen EIA-Tests, die bisher mit gereinigtem Vollvirus hergestellt werden, können insbesondere die IgM-Antikörperbefunde von Labor zu Labor divergieren.

Zur Differenzierung von primären und reaktivierten Infektionen werden zusätzliche Tests wie der Immunoblot, der Avidity-Gesamt-IgG- oder -Subklassen-IgG1-4-EIA angewendet. Bislang ist eine eindeutige Differenzierung nur anhand des Nachweises einer Serokonversion bzw. des signifikanten Titeranstiegs von IgG- und IgM-Antikörpern möglich. Da die Infektion jedoch häufig asymptomatisch verläuft, stehen solche Serumpaare selten zur Verfügung. Auch für die Zusatztests wie z. B. den Immunoblot muß für eine solche Differenzierung das Serum aus der Frühphase der Infektion bzw. Erkrankung stammen [71].

In Erprobung sind derzeit EIAs und Immunoblots mit rekombinanten Proteinen oder synthetischen Peptiden mit definierten Antigeneigenschaften. Hiermit kann man z. B. den IgM-Antikörpernachweis (pp150, p52) bei akuten CMV-Infektionen verbessern [69]. Des weiteren hofft man, durch Nachweis von Antikörpern gegen bestimmte Proteine wie z. B. p65/52 bzw. p150 eine bessere Differenzierung von primären und reaktivierten Infektionen zu erreichen [58, 60]. Diese Differenzierungsmöglichkeit ist in der Schwangerschaft von hoher praktischer Relevanz.

Der *Virusnachweis* wird in Urin, Speichel, Rachen-, Zervixsekret, Chorionzotten, Fruchtwasser, Aszites, fetalem Blut, Gewebebiopsien und Muttermilch durchgeführt. Als Methoden kommen die Isolierung in der Zellkultur, der Early-Antigen-Nachweis nach Schnellanzucht (mit monoklonalen Antikörpern), der Direktnachweis von Antigen im Blut [52] und der Nukleinsäurenachweis mit der Polymerase-Kettenreaktion (PCR) in Betracht. Der Stellenwert der einzelnen Virusnachweismethoden ist je nach Art der Untersuchungsprobe und der klinischen Fragestellung unterschiedlich [44]. Die PCR ist für die Mehrzahl der Materialien die sensitivste Methode, jedoch sind falsch-positive oder -negative PCR-Ergebnisse, vor allem bei mangelnder Korrelation mit den Befunden in anderen Testarten, nicht ausgeschlossen.

Der positive Virusnachweis aus Urin oder Zervixabstrich ist als Diagnosehilfe zur Unterscheidung von mütterlichen akuten primären oder reaktivierten Infektionen nur bedingt verwertbar [66].

Pränatale Diagnostik

In der Frühschwangerschaft (11.–19. Gestationswoche) kommt die Chorionzottenbiopsie und die Amniozentese in Betracht, in der späteren Schwangerschaft (22.–23. Gestationswoche) die Chordozentese mit Gewinnung von Fetalblut, Fruchtwasser und eventuell Plazentazotten.

Neugeborenendiagnostik

Bei auffälligen und unauffälligen Neugeborenen mit Verdacht auf mütterliche CMV-Infektion in der Schwangerschaft und auch bei auffälligen Neugeborenen ohne bekannte mütterliche CMV-Anamnese sollten die Antikörperbestimmung und vor allem der Virusnachweis im Urin und im Rachensekret veranlaßt werden. Der positive Virusbefund, insbesondere im Urin in der 1. bis 3. Woche nach Geburt, zeigt treffsicherer als die Antikörperbestimmung an, ob eine fetale/kindliche Infektion vorliegt. Beim intrauterin infizierten Neugeborenen können IgM-Antikörper in ca. 30 % fehlen, vor allem bei spät in der Schwangerschaft erfolgter maternaler Infektion. Auch der IgA- und IgE-Antikörpernachweis ist dann kein besserer Marker [70]. Die KBR- und IgG-Antikörpertiter entsprechen meist in etwa denen der Mutter. Rein *serologisch* kann eine asymptomatische prä-, peri- bzw. frühpostnatal erfolgte Infektion meist nur durch Antikörperkontrollen bis jenseits des 8. Lebensmonats anhand persistierender CMV-IgG-Antikörper bewiesen werden.

3.3.4 Therapie und Prophylaxe

Therapie

Für die Therapie steht heute vor allem das Ganciclovir (azyklisches Nukleosid-DHPG, Cymeven® bzw. bei Resistenzentwicklung Foscarnet oder Aciclovir zur Verfügung. Ganciclovir, das liquorgängig ist, wird seit einigen Jahren zum Teil gleichzeitig mit Gabe von Hyperimmunglobulin (IVIG) bei immunsupprimierten Patienten mit schwerer Symptomatik [43] und auch bei Neugeborenen, Säuglingen und Kleinkindern mit schwerer CMV-Symptomatik angewandt [48]. Auch nach eigenen Erfahrungen bewirkt die Therapie bei kongenital geschädigten Kindern nur eine vorübergehende Hemmung der Virusreplikation (Enders und Daiminger, Stand Dezember 1993). Über den Wert der Therapie in bezug auf Überleben von Kindern mit sepsisähnlicher Symptomatik und der Verhinderung von z. B. ZNS-Manifestationen (siehe

Tab. 11-18) ist derzeit noch keine endgültige Aussage möglich.

Für schwangere Frauen mit Verdacht auf akute primäre oder reaktivierte CMV-Infektion kann die Ganciclovirtherapie vorläufig nicht empfohlen werden. Ebenso ist die intrauterine Therapie mit Ganciclovir bei Feten mit CMV-Infektion problematisch [64].

Prophylaxe

Die *Expositionsprophylaxe* ist aufgrund der verschiedenen Transmissionsmöglichkeiten und der mangelnden Symptomatik kaum erfolgreich.

Seronegative Frauen, d. h. Frauen, die für eine Erstinfektion empfänglich sind und eine Schwangerschaft beabsichtigen bzw. schwanger sind, sollten im Hinblick auf die Hauptinfektionsquellen (Sexualverkehr oder Schmierkontakt durch Kinder in Tagesheimbetreuung bzw. Berufskontakt mit virusausscheidenden Kindern) über mögliche Verhaltensweisen informiert werden. Dies sind unter anderem:

- Feststellung des CMV-Immunstatus des Sexualpartners
- gute Hygienemaßnahmen (z. B. Händewaschen nach Windelwechsel oder nach Umgang mit bespeichelten Spielsachen)
- Vermeidung intensiver Mundküsse

Zur Expositionsprophylaxe gehört auch, daß die für Transfusionen verwendeten Blutprodukte von CMV-seronegativen Spendern stammen.

Zur *passiven Prophylaxe* stehen verschiedene Hyperimmunglobuline (IVIG) mit bekanntem Gehalt an neutralisierenden Antikörpern zur Verfügung [73]. Sie werden prophylaktisch für CMV-seronegative Empfänger vor Transfusion und Transplantation bzw. therapeutisch in Kombination mit Ganciclovir bei immunsupprimierten Patienten sowie bei Frühgeborenen mit kongenitalem CMV-Syndrom eingesetzt. Für seronegative Schwangere nach beruflichem CMV-Kontakt wird ebenfalls die Gabe von IVIG in Betracht gezogen. Der Wert dieser Maßnahme zur Verhinderung einer CMV-Infektion ist bisher nicht bekannt.

Für die *aktive Prophylaxe* wurden in den letzten zehn Jahren mehrere Arten von Impfstoffen z. B. Lebendimpfstoff, Subunit-Impfstoff und rekombinanter Impfstoff mit gB-Protein entwickelt und auch erprobt [62].

Falls sich die Impfstoffe mit Subunit- oder rekombinantem Antigen in der Erprobung als wirksam erweisen, käme die routinemäßige Impfung aller jungen Mädchen, mehr noch die selektive Impfung nur der Seronegativen (in West- und Mitteleuropa ca. 50 %) in Betracht. Nach Meinung etlicher Autoren mit großer Erfahrung auf dem Gebiet der kongenitalen CMV-Infektionen wäre eine solche Impfung kosten-/nutzen-effektiv [43].

Größenordnung des Problems der Zytomegalie und Schwangerschaft

Sie ist anhand der nachfolgenden Zahlen erkennbar: In den USA rechnet man bei einer Geburtenrate von ca. 4 Mio. pro Jahr mit ca. 2500 betroffenen Kindern jährlich [74a]. In Deutschland dürften bei einer Geburtenrate von ca. 806 000 pro Jahr (1992) ca. 500 Kinder jährlich von Schäden bei Geburt und/oder Spätfolgen betroffen sein [50].

Derzeit mögliche Maßnahmen zur Reduzierung von kongenitalen CMV-Infektionen mit kindlicher Schädigung sind in der Tabelle 11-19 zusammengefaßt.

Tabelle 11-19 Vorgehen bei Zytomegalie in der Schwangerschaft

Immunstatus in der Frühschwangerschaft	
– seronegativ = empfänglich	Kontrolle im II./III. Trimenon
– seropositiv = frühere Infektion (Reaktivierung möglich; Kontakt, z. B. Pflegeberufe)	keine Kontrolle für Seronegative: Immunglobulingabe (z. B. Cytotec®) möglich, jedoch Hygienemaßnahmen vorrangig
Erste oder reaktivierte Infektion?	
I., II., (III.) Trimenon	Testkombination mit zusätzlichen serologischen Markern und klinischen Angaben; Differenzierung meist nicht eindeutig
Therapie:	Ganciclovir u. ä. in der Schwangerschaft *nicht* empfohlen
Empfehlung:	
– bei auffälliger Serologie:	wiederholte Ultraschallkontrollen in der 17.–23. Woche (Stufe II/III)
– bei auffälligem Ultraschall:	– pränatale Diagnostik: falls positiv, sind kindliche Schäden zu erwarten
– bei unauffälligem Ultraschall:	– pränatale Diagnostik gibt zusätzliche Sicherheit

3.4 Ringelröteln (Parvovirus B19)

Das Parvovirus B19, die Ursache der harmlosen Ringelröteln in der Kindheit, kann bei akuten Infektionen in der Schwangerschaft zum Hydrops fetalis mit Absterben der Frucht führen. Kongenitale Infektionen sind möglich, jedoch wurden bisher Fehlbildungen bei lebendgeborenen Kindern nicht beobachtet. Außerhalb der Schwangerschaft ist die Parvovirus-B19-Infektion als Ursache aplastischer Krisen bei Personen mit hämolytischen Anämien und für chronische Anämien durch die persistierende Infektion bei immunsupprimierten Patienten verantwortlich. Von klinischer Bedeutung sind auch die durch Parvovirus B19 bedingten Arthropathien bei immunkompetenten Kindern und besonders bei Erwachsenen.

3.4.1 Erreger, Epidemiologie, Infektion

Erreger

Das zur Familie der Parvoviridae gehörende B19-Virus ist das kleinste humanpathogene Virus mit einer Größe von 18 bis 23 nm. Das Virusgenom besteht aus einzelsträngiger DNS. Das Viruskapsid setzt sich aus zwei Strukturproteinen (VP1; VP2) zusammen, die unter anderem die Antikörperbildung induzieren. Außerdem gibt es drei Nicht-Strukturproteine (NS1; NS2; NS3), die für die Virusreplikation eine Rolle spielen. Das Virus weist einen ausgeprägten Tropismus für die erythropoiden Vorläuferzellen auf, in denen es sich lytisch vermehrt. Als Rezeptor wurde kürzlich das Blutgruppen-P-Antigen identifiziert [77].

Epidemiologie

Die postnatale Übertragung erfolgt durch Tröpfcheninfektion. Epidemische Häufungen der Infektion treten von Spätherbst bis Frühsommer auf, mit Ausbrüchen hauptsächlich in kinderbetreuenden Einrichtungen aber auch auf Krankenstationen sowie innerhalb der Familie. Die Durchseuchung beginnt schon früh im Kindesalter. Sie beträgt in Deutschland in der Altersgruppe der Ein- bis Fünfjährigen 15 bis 40%. Bei Erwachsenen werden mit regionalen Unterschieden in ca. 60% IgG-Antikörper als Hinweis auf eine früher durchgemachte Infektion festgestellt [79, 81, 82, 83, 98] (Enders et al., Stand Dezember 1993). Eine weitere Übertragungsmöglichkeit ist die parenterale Infektion durch Frischblut-, Erythrozytenkonzentrat- und Gerinnungsprodukte [87, 96]. In der Schwangerschaft kann das Virus diaplazentar übertragen werden.

Infektion

Bei der *postnatalen Infektion* beträgt die Inkubationszeit nach Eindringen des Virus über den Rachenraum zwischen 13 und 18 Tagen. Die virämische Phase beginnt zwischen dem 4. und 6. Tag nach Ansteckung und erreicht ihren Höhepunkt mit 10^{11} Viruspartikel/ml vor Ausbruch des Exanthems. Zu diesem Zeitpunkt ist die Ansteckungsmöglichkeit am höchsten. Gleich danach treten die Antikörper, zunächst der IgM-Klasse, einige Tage später auch IgG-Antikörper auf. Die Infektiosität aus dem Rachen ist dann beendet. Die IgM- und IgA-Antikörper treten vor den IgG-Antikörpern auf. Die IgM-Antikörper sind ca. sechs bis zwölf Wochen, die IgA-Antikörper vier bis acht Wochen (K. Searle, G. Enders, in Vorbereitung) und die IgG-Antikörper wohl lebenslang nachweisbar. Reinfektionen, besonders bei immunsupprimierten Patienten, sind nicht ausgeschlossen [75, 81, 83]. Sie können jedoch auch bei immunkompetenten Schwangeren vorkommen.

Symptomatik: Diese ist bei Kindern durch das juckende girlandenförmige Erythem auf den Wangen mit Ausbreitung auf den ganzen Körper charakterisiert. Lymphknotenschwellungen und grippale Symptome sind ebenfalls vorhanden. Bei Erwachsenen sieht das Exanthem oft untypisch (morbilliform-vesicular, rötelnähnlich) aus oder kann auch fehlen. Insbesondere bei Frauen manifestiert sich eine akute Parvovirus-B19-Infektion durch plötzlich auftretende symmetrische, polyarthritische Symptome oder Polyarthralgien, besonders der kleinen Gelenke [94]. Bei ca. 20% (häufiger bei Erwachsenen als bei Kindern) verläuft die Infektion asymptomatisch.

3.4.2 Parvovirus-B19-Infektion und Schwangerschaft

Bei mütterlicher akuter Parvovirus-B19-Infektion kann es während der gesamten Schwangerschaft zur diaplazentaren Infektion des Feten kommen. Die Transmissionsrate wird zur Zeit auf ca. 33% geschätzt [82, 93].

Fetale Infektion

Die Hauptzielzellen für die Virusreplikation sind die erythropoiden Vorläuferzellen (Erythroblasten) in Leber und im Knochenmark, auch die Megakaryozyten sowie die kurzlebigen fetalen kernhaltigen Erythrozyten. Deren Zahl steigt zwischen dem 3. und 6. Schwangerschaftsmonat um mehr als das 34fache an. Ob andere fetale Gewebearten, z.B. Myokardzellen, auch infiziert werden, ist bisher noch nicht bewiesen [88, 90]. Als Folge der Infektion kommt es zur Hemmung der Erythropoese mit steilem Abfall des Hämoglobinwertes auf unter 3g/dl und auch Abfall der Retikulozyten.

Fetale Komplikation: Die Hemmung der Erythropoese führt beim Feten zu schwerer Anämie, Hydrops, massivem Aszites, Herzdekompensation und Absterben der Frucht. Die Zeitspanne zwischen dem Beginn der mütterlichen Infektion und der fetalen Komplikation liegt zwischen zwei und zehn Wochen, in zwei Ausnahmefällen betrug sie zwölf Wochen und mehr [97].

Häufigkeit der fetalen Infektion und Folgen für das Neugeborene

Die Rate der fetalen Komplikation wie Anämie und Hydrops liegt zwischen 8 und 12%. Die Rate für Abort bzw. intrauterinen Fruchttod beträgt mit einer Häufung zwischen der 10. und 22. Schwangerschaftswoche ca. 9% [80, 83, 93, 100]. Die Kinder von Müttern mit akuter Parvovirus-B19-Infektion in der Schwangerschaft ohne fetale Komplikationen sind nach unserer prospektiven Studie (Stand Dezember 1993: n = 585 Schwangerschaften mit bisher 390 geborenen Kindern) bei Geburt und auch später gesund. Wie Antikörperkontrollen im Alter von 8 bis 15 Monaten zeigen, sind nur in 20% persistierende IgG-Antikörper als Hinweis auf eine pränatale Infektion nachweisbar. Über Fehlbildungen bei Lebendgeborenen wurde bisher nicht berichtet [83]. Bei abgestorbenen Feten konnte jedoch in ein oder zwei Fällen eine Myokarditis nachgewiesen werden [88, 90]. Gelegentlich treten bei Neugeborenen von Müttern mit akuter Parvovirus-B19-Infektion in den letzten drei bis vier Wochen vor Entbindung Anämie und Thrombozytopenie auf. Eine Kontagiosität solcher Neugeborener ist kaum zu erwarten, jedoch fehlen hierzu noch systematische Untersuchungen.

Pränatale Diagnostik

Bei allen serologisch bewiesenen bzw. verdächtigen akuten Parvovirus-B19-Infektionen in der Schwangerschaft wird zur 10- bis 14tägigen Ultraschallkontrolle zur Feststellung eines Hydrops geraten. Bei entsprechenden auffälligen sonographischen Befunden sollte die Patientin möglichst schnell zu einem geeigneten pränatalen Zentrum überwiesen werden [100]. Dort erfolgt dann vor einer eventuellen Transfusion mit Erythrozytenkonzentrat die Feststellung des fetalen Hämoglobinwerts, der Ausschluß einer Rh-Inkompatibilität und die Abnahme der Proben für die pränatale Diagnostik [82, 83, 90, 91].

In eigenen Studien (in Zusammenarbeit mit vielen pränatal-diagnostischen Einrichtungen) gelang der DNS-Nachweis bei schwangeren Frauen mit serologisch gesicherter kürzlich-akuter Parvovirus-B19-Infektion in der Schwangerschaft und bei Hydrops fetalis insbesondere im Fruchtwasser und/oder Aszites, zum Teil auch im fetalen EDTA-Blut in 91% (51/56 Fällen). IgM-Antikörper konnten nur in 7% (4/56 Fällen) nachgewiesen werden. Bei 20 Frauen ohne sonographische Auffälligkeiten fiel dagegen der DNS-Nachweis in den obengenannten Proben negativ aus. Ebenfalls negativ verliefen diese Untersuchungen bei 146 Frauen mit Hydrops fetalis, Aszites und Hydramnion ohne Anhalt (anamnestisch-klinisch-serologisch) für eine kürzliche Parvovirus-B19-Infektion in der Schwangerschaft.

Bei fortgeschrittener fetaler Anämie kann trotz Transfusion der intrauterine Fruchttod eintreten. Diese Rate beträgt in unserer Studie bei transfundierten Feten mit parvovirusbedingtem Hydrops 7/28 (25%), ohne Transfusion 11/33 (33%) [1]. Ein mäßiger Hydrops kann sich auch ohne Eingriff spontan zurückbilden. Die Frage, ob die pränatale Diagnostik in jedem Falle einer nachgewiesenen akuten maternalen Infektion – auch ohne Anzeichen eines Hydrops fetalis – aus prophylaktischen Gründen sinnvoll ist, wird kontrovers beurteilt.

3.4.3 Diagnostik

Eine akute Parvovirus-B19-Infektion sollte bei schwangeren Frauen mit entsprechender Kontaktanamnese und besonders bei der angegebenen Symptomatik in Betracht gezogen werden. Für die hämatologischen Befunde ist ein kurzfristiges Absinken der Hämoglobinkonzentration sowie eine passagere Retikulozyto- und Thrombozytopenie typisch [85]. Hilfreich sind, besonders bei Fehlen von Symptomen, Angaben zur Kontaktperson und des Kontaktzeitpunktes. Bei allen schwangeren Frauen mit fetalen Komplikationen wie Hydrops fetalis muß an eine durch Parvovirus-B19-Infektion bedingte Ursache gedacht und diese ausgeschlossen werden.

Labordiagnose

Diese erfolgt zur Zeit durch Bestimmung von spezifischen IgM- und IgG-*Antikörpern.* Hierfür stehen heute neben den hauseigenen RIA- und ELISA-Tests mit Plasmaantigen als „Goldstandard" verschiedene Enzymimmuno- und Immunfluoreszenz-Assays mit rekombinanten oder synthetischen Peptiden sowie Immunoblots und IgG-Avidity-Assays zur Verfügung [84]. Ein gewisses Problem sind falsch-grenzwertige bis -positive IgM- und falsch-negative IgG-Antikörperbefunde. Falsch-positive IgM-Befunde mit Verdacht auf eine frische Infektion führen zu unnötiger Verängstigung und zu Folgemaßnahmen. Falsch-positive IgG-Titer geben der Schwangeren eine falsche Sicherheit für eventuelle weitere Kontaktsituationen. Die IgM-Antikörper scheinen bei symptomatischer Infektion länger (bis zu 12 Wochen) als bei subklinischen Verläufen (ca. 6–8 Wochen) nachweisbar zu sein [83] (Enders et al., Stand Dezember 1993). Die IgA-Antikörperbestimmung wird zusätzlich zur Eingrenzung des Infektionszeitpunktes herangezogen. Die IgG-Titer persistieren vermutlich lebenslang.

Der *Virusnachweis*, d. h. der Nachweis viraler DNS kann mittels der Polymerase-Kettenreaktion (PCR) [95] und für die Quantifizierung mit der Dot-Blot-Hybridisierung erfolgen [89]. Er wird nicht routinemäßig, sondern z. B. zur Feststellung des Infektionsstatus bei schwangeren Frauen in der pränatalen Diagnostik und zur Abklärung von aplastischen Krisen oder chronisch-persistierenden Infektionen bei immunsupprimierten Patienten eingesetzt. Weitere Möglichkeiten des Erregernachweises sind zytologische Untersuchungen von Knochenmarkpunktaten und gefärbten Blutausstrichen zum Nachweis von Parvovirus-B19-Einschlußkörperchen (Lampionzellen) [99]. Die experimentellen primären Zellkulturmodelle sind für diagnostische Zwecke nicht einsetzbar [102].

Pränatale Diagnostik

Diese erfolgt im wesentlichen durch den DNS-Nachweis mittels der PCR im Fruchtwasser und im fetalen Blut.

Neugeborenendiagnostik

Bei Neugeborenen von Müttern mit Verdacht auf eine Parvovirus-B19-Infektion in der Schwangerschaft, vor allem bei solchen mit Myokarditis, Anämie und Thrombozytopenie, werden IgG- und IgM-Antikörperbestimmungen sowie der DNS-Nachweis mittels PCR durchgeführt. Anhand von IgG-Antikörperkontrollen im 8. bis 9. Lebensmonat läßt sich feststellen, ob ein Kind pränatal infiziert war.

3.4.4 Therapie und Prophylaxe

Therapie

Bei Ringelröteln von immunkompetenten Personen ist keine Therapie erforderlich. Die Therapie mit Erythrozytenkonzentrat wird bei fetalen Komplikationen wie schwerer Anämie und Hydrops fetalis und bei Personen mit durch Parvovirus-B19 bedingten aplastischen Krisen durchgeführt. Bei Patienten mit chronischer Parvovirus-B19-Infektion kann die Gabe von Immunglobulinen (fast alle kommerziellen Präparate enthalten unterschiedliche Konzentrationen von Parvovirus-B19-Antikörpern) zumindest zu einer vorübergehenden Viruseliminierung führen [86, 101].

Prophylaxe

Die *Expositionsprophylaxe* kommt für seronegative schwangere Frauen in Kinderbetreuungseinrichtungen oder Schulen in Betracht. Bei gehäuftem Auftreten von Ringelröteln sollten sie von ihrer Tätigkeit in diesen Einrichtungen vorübergehend freigestellt werden (Empfehlungen der DVV in der Dtsch. med. Wschr. 1988). Die Maßnahmen bei Ausbrüchen im Klinikbereich zum Schutz von schwangeren Frauen und immunsupprimierten Patienten sind aufwendig [78, 92].

Eine *passive* prä- oder frühzeitige postexpositionelle Prophylaxe mit Immunglobulinen in der Schwangerschaft ist möglich. Zur Zeit ist noch nicht bekannt, ob dadurch das Angehen der Infektion verhindert bzw. die Infektion mitigiert wird [101]. Für die *aktive Impfung* wird die Entwicklung von Impfstoffen mit rekombinantem oder synthetischem Peptidantigen angestrebt [76].

3.4.5 Vorgehen bei Parvovirus-B19-Kontakt bzw. akuter Infektion in der Schwangerschaft

Die Vorgehensweise zeigt Tabelle 11-20. Nach Verfügbarkeit eines wirksamen Impfstoffes ist mit der Einführung eines Screenings – ähnlich wie bei Röteln – vor und in der Frühschwangerschaft zu rechnen.

3.5 Varizellen-Zoster

Varizellen in der Schwangerschaft sind ein relativ seltenes Ereignis, da etwa 94,5% der Frauen die Varizellen in der Kindheit durchgemacht haben und deshalb Antikörper und Schutz vor Erstinfektion besitzen. Bei seronegativen Frauen mit akuten Varizellen in der Schwangerschaft kann es neben Abort und intrauterinem Fruchttod in Ausnahmefällen zum sog. kongenitalen Varizellensyndrom (CVS) kommen [115]. Bei mütterlichen Varizellen um den Geburtstermin ist die Gefahr einer schwer verlaufenden neonatalen Erkrankung gegeben. Bei Zoster in der Schwangerschaft sind keine kindlichen Schädigungen zu erwarten [115].

Tabelle 11-20 Vorgehen bei Parvovirus-B 19-Kontakt und Infektion in der Schwangerschaft

Kontakt:	IgG-/IgM-Antikörperbestimmung Immunglobulingabe bei bekanntem Kontaktbeginn vor Kenntnis des Immunstatus möglich	
Antikörpernachweis:		
IgM-Antikörper Ø	IgG-Antikörper Ø	= empfänglich
IgG-Antikörper +	IgM-Antikörper Ø	= frühere Infektion
IgM und IgG Ø	DNS-Nachweis positiv	= virämische Phase
IgM-Antikörper +	IgG-Antikörper (+) – +	= *akute Infektion*
Seronegative:	IgG/IgM-Antikörperkontrolle bis 5–6 Wochen nach Kontakt	
Akute Infektion:	10–14tägige Ultraschallkontrollen bis 8–10 Wochen nach Infektionsbeginn	
Auffälliger Ultraschallbefund:	z. B. Hydrops aufgrund von schwerer fetaler Anämie	
Therapie: *sofort!*	Transfusion mit Erythrozytenkonzentrat (1→2→3mal mit Hämoglobinkontrolle)	
vor Therapie:	Hämoglobinbestimmung, Ausschluß einer Rh-Inkompatibilität, Probenentnahme beim Feten für Labordiagnostik: fetales Blut, Fruchtwasser, Aszites und mütterliches Blut	
Bei Entbindung:	mütterliches und Nabelschnurblut einsenden + Kontroll-Blut des Kindes im 8. Lebensmonat	

Außerhalb der Schwangerschaft sind Varizellen und Zoster bei immunsupprimierten Kindern und Erwachsenen besonders mit hämatologisch-onkologischen Erkrankungen von klinischer Bedeutung.

3.5.1 Erreger, Epidemiologie, Infektion

Erreger

Das Varizellenvirus (VZV) ist eines der sieben humanen Herpesviren. Es besitzt die kleinste DNS. Das Varizellenvirus kodiert unter anderem für fünf Glykoproteine (gp I–V), die für die humorale und zellvermittelnde Immunantwort Bedeutung haben [120]. Es hat wie alle Herpesviren die Tendenz, nach Erstinfektion zu persistieren, und zwar in den sensorischen spinalen und zentralen Ganglien des Rückenmarks. Während der Viruslatenz in den Ganglien ruht die Virusreplikation [108].

Epidemiologie

Das VZV wird durch Tröpfchen- und Schmierinfektion übertragen. Infektionsquellen sind Patienten mit akuten Varizellen, seltener mit Zoster. Die Varizellen sind hochkontagiös. Die Ansteckungsfähigkeit beginnt drei bis vier Tage vor Ausbruch des Exanthems über die Virusausscheidung aus dem Respirationstrakt, ist aber im akuten Bläschenstadium besonders hoch. Die Kontagiosität ist erst mit dem Abheilen der Bläschen beendet. Varizellen treten am häufigsten im Winter und Frühjahr auf. Der Kontagiositätsindex bei der ersten Exposition liegt bei ca. 85 % und der Manifestationsindex bei über 90 %. Die Durchseuchung beginnt nach dem 1. Lebensjahr und hat den höchsten Erkrankungsgipfel zwischen dem 5. und 9. Lebensjahr. Die Durchseuchung erreicht gegen Ende des 10. Lebensjahres ca. 70 % und beträgt im Alter von 20 Jahren über 90 %. In der Schwangerschaft kann das Virus diaplazentar auf den Fetus übertragen werden.

Varizelleninfektion

Bei der *postnatalen Infektion* beträgt die Inkubationszeit nach Eindringen über den Nasenrachenraum einschließlich Konjunktiva zwischen 14 und 21, im Schnitt 16 bis 18 Tage. Nach Vermehrung des Virus in den regionalen Lymphknoten folgt nach ca. vier bis sechs Tagen die erste virämische Phase mit Virusausbreitung, z. B. zu Leber, Milz und anderen Organen mit nachfolgender Virusvermehrung. Bei der 2. massiven virämischen Phase gelangt das Virus in den weißen Blutzellen über die Kapillaren, z. B. zu den Epidermiszellen der Haut und der Schleimhaut des Oropharynx, wo es sich weiter vermehrt. Die virämische Phase dauert bis zum Exanthemausbruch an [121]. Während der Primärinfektion kommt es in Gegenwart der einsetzenden Immunreaktion zum zentripetalen Virustransport über sensible Nervenstränge in die sensorischen spinalen und zentralen Ganglien mit Etablierung der Latenz. Weniger wahrscheinlich erscheint die Infektion der Ganglien über den Blutweg [108].

Die Immunabwehr beginnt mit den zellulären Immunreaktionen, gefolgt von der Entwicklung von Antikörpern. Die IgM-, auch z. T. IgA- und IgG-Antikörpertiter erreichen innerhalb von zwei Wochen nach Exanthemausbruch ihre Höchstwerte. Die IgM-Antikörper sind im Schnitt für sechs bis acht Wochen nachweisbar, die IgG-Antikörper in absinkenden Titern lebenslang [112]; Reinfektionen, die mit einer kurzfristigen Virämie verbunden sein können, kommen vor. Sie verlaufen bei immunkompetenten Personen klinisch inapparent und führen zu IgG-Titeranstiegen meist ohne oder mit nur geringer IgM-Antikörperbildung [113]. Bei immunsupprimierten Kindern mit hämatologischen onkologischen Grundkrankheiten können jedoch Varizellen auch rekurrierend auftreten [135].

Zosterinfektion

Hierbei handelt es sich um die Reaktivierung von endogenem Varizellenvirus. Bei den periodisch auftretenden subklinischen Reaktivierungen wird bei intakter Immunabwehr die Virusreplikation verhindert. Bei Verminderung vor allem der zellulären Immunität kann es jedoch zur Virusreplikation kommen. Die Viren wandern dann vom Ganglion zentrifugal auf neuralem Wege in die Haut des Innervationsgebietes des dem Ganglion zugehörigen Nerven. Faktoren für die Reaktivierung mit nachfolgender Virusreplikation sind unter anderem zunehmendes Alter, operative Eingriffe, zytostatische Therapie, die natürliche Immunsuppression in der Schwangerschaft und die verminderte humorale und zelluläre Immunantwort von Kindern nach akuten Varizellen im ersten Lebensjahr. Die klinisch manifeste Reaktivierung des VZV ist jedoch sehr viel seltener als beim Herpes-simplex-Virus [111]. Bei der Zosterinfektion ist im allgemeinen keine oder eine nur kurzfristige virämische Phase zu erwarten. Die IgG- und IgA-Antikörper und in einem kleineren Prozentsatz auch die IgM-Antikörper steigen schnell auf hohe Werte an [112].

Symptomatik

Das *Krankheitsbild der Varizellen* ist durch ein kurzes Prodromalstadium mit Fieber und Kopfschmerzen und ein an der behaarten Kopfhaut beginnendes Exanthem charakterisiert. Dieses breitet sich rasch kaudal über den ganzen Körper aus. Beim bunten Varizellenexanthem (gestirnter Himmel) liegen gleichzeitig differente Entwicklungsstadien von makulopapulösen bis vesikulären Hauteffloreszenzen vor. Die Erkrankung dauert beim unkomplizierten Verlauf ca. sechs bis zehn Tage und die Bläschen heilen ohne Narbenbildung ab.

Die *Hauptkomplikation* ist bei Jugendlichen, Erwachsenen und schwangeren Frauen die Pneumonie [110]. Andere seltene Komplikationen bei sonst immunkompetenten Personen umfassen Enzephalomeningitiden, das Reye-Syndrom, Thrombozytopenien, Augenbeteiligung, Arthritis, Nephritis und Orchitis. Immunsupprimierte Patienten, vor allem Kinder mit Leukämie, Lymphomen und Morbus Hodgkin, neigen zu disseminierten schweren Krankheitsverläufen.

Das *Krankheitsbild des Zosters* ist durch das typische klinische Erscheinungsbild des Herpes zoster charakterisiert. Der Zoster ist gekennzeichnet durch heftige Neuralgien im Bereich des befallenen Nervensegments sowie durch ein sich schubweise entwickelndes unilaterales Bläschenexanthem. Die häufigste Komplikation ist die postzosterale Neuralgie, die bei älteren Menschen trotz Therapie oft Monate bis Jahre andauert. Weiterhin können als Komplikation Fazialisparesen, segmentale Myelitis, Enzephalitiden und das Guillain-Barré-Syndrom auftreten. Bei Krebspatienten mit zytostatischer Therapie hat der Zoster die Tendenz zur Ausbreitung auf andere Hautareale und zur Generalisation unter Einbeziehung vieler Organe. Die reaktivierte Infektion kann sich jedoch auch nur durch typische Schmerzen und ZNS-Symptome verschiedener Art auch ohne Hauteruptionen manifestieren [118].

3.5.2 Varizellen-Zoster und Schwangerschaft

Varizellen und Schwangerschaft

Häufigkeit der fetalen Infektion und der kindlichen Schädigung: Varizellen in der Schwangerschaft sind relativ selten. Ihre Inzidenz beträgt schätzungsweise bei uns wie in England 0,3 pro 1000 Schwangerschaften [128]. Dabei kann es *mit* und *ohne* fetale Infektion, vor allem bei schwer verlaufenden Varizellen, in etwa 3,5 % zum Abort bzw. intrauterinen Fruchttod kommen [115].

Fetale Infektion: Während der mütterlichen Virämie kann das Virus durch diaplazentare Übertragung den Fetus infizieren. Die Pathogenese der fetalen Infektion ist noch immer nicht genau bekannt. Fetale Infektionen sind relativ selten bzw. die Mehrzahl wird durch die mütterlichen passiven IgG-Antikörper und auch durch die vom Feten gebildeten Immunreaktionen verhindert. Es besteht jedoch die berechtigte Annahme, daß das kongenitale Varizellensyndrom durch Infektion und Vermehrung des Virus in den zervikalen und lumbosakralen Plexus des spinalen Rückenmarks des Feten entsteht [120, 122]. Mit diesen pathogenetischen Vorstellungen stimmen auch die zosteriformen Stigmata des kongenitalen Varizellensyndroms (CVS) überein (Tab. 11-21).

Durch Einsatz molekularbiologischer Methoden zum Erregernachweis (Dot-Blot, In-situ-Hybridisierung, PCR) konnte in jüngster Zeit bei Interruptio- und Abortmaterial sowie in Gewebe von Neugeborenen mit CVS in einigen Fällen VZV-Nukleinsäure nachgewiesen werden [126, 131, 132]. Jedoch gelingt nicht in jedem Fall der Nachweis von VZV-DNS mittels PCR, besonders wenn formalinfixiertes Gewebe verwendet wird [109].

Die Entwicklung der Immunabwehr nach fetaler VZV-Infektion ist ebenfalls noch ungenügend bekannt. Anhand der Untersuchungen bei Kindern mit CVS sind IgM-Antikörper mit den derzeit verwendeten Methoden nur in 30 bis 40 %, oft nur in geringen Konzentrationen nachweisbar [136]. Erhöhte IgA-Antikörper konnten bisher nicht festgestellt werden. Die IgG-Antikörper persistieren bei den überlebenden Kindern mit typischen Stigmata nach dem 8. Lebensmonat.

Die Marker für eine pränatal erfolgte Infektion, mit und ohne Symptome bei Geburt, sind persistierende

Tabelle 11-21 Hauptstigmata beim kongenitalen Varizellensyndrom (CVS); (* nach Wutzler [135], ** CVS-Fälle G. Enders et al., Stuttgart)

Hauptsymptome	Anzahl Kinder			
	n = 37*		n = 15**	
Hautveränderungen (Ulzeration, Skarifikation, Narben, Defekte)	35	(95%)	13	(87%)
Gliedmaßenhypoplasien	18	(49%)	9	(60%)
Augenerkrankungen (Mikrophtalmie, Chorioretinitis, Katarakt, Horner-Syndrom)	24	(65%)	8	(53%)
Neurologische Defekte bzw. Erkrankungen (Hirnatrophie, Paralysen, Krampfanfälle, Schluckstörungen, Enzephalitis)	18	(49%)	10	(67%)
Entwicklungsstörungen	6	(16%)	5	(33%)
Weitere Organdefekte	5	(14%)	3	(20%)

IgG-Antikörper nach dem 8. Lebensmonat sowie Zosterattacken in der frühen Kindheit [107]. Insgesamt differiert die Pathogenese der fetalen VZV-Infektion von der fetalen Röteln- und Zytomegalieinfektion [115].

Die *Hauptstigmata* sind in Tabelle 11-21 aufgeführt. Die charakteristischen Symptome sind einseitige Gliedmaßenhypoplasie, dermatomale Hautskarifikationen, Augen- und zentralnervöse Organschädigungen. Die Prognose ist für die Kinder ungünstig, 25 % sterben in den ersten Lebensmonaten.

Häufigkeit des kongenitalen Varizellensyndroms (CVS) und pränataler Infektion: Seit der ersten Beschreibung des Syndroms im Jahre 1947 wurde bis heute im internationalen Schrifttum über 37 Fälle berichtet [136]. Dazu kommen die seit 1979 bis 1993 dokumentierten 15 Fälle aus unserer Studie [115].

Präzise Informationen zum Risiko des CVS nach mütterlicher Infektion zu verschiedenen Zeiten der Schwangerschaft und der Häufigkeit von fetalen Infektionen ohne Auffälligkeiten bei Geburt sind jetzt durch eine 13jährige gemeinsame deutsch-englische prospektive Studie an 1400 abgeschlossenen Schwangerschaften verfügbar [115]. Bei Varizellen in den ersten 20 Schwangerschaftswochen liegt die Häufigkeit von CVS bei ca. 1 %, mit dem höchsten Risiko zwischen der 13. und 20. Schwangerschaftswoche. Bei Varizellen nach der 24. Schwangerschaftswoche bis zur 36. Woche ist das Risiko gleich Null. Die fetale Infektionsrate, die anhand von CVS-Fällen sowie dem Nachweis persistierender IgG-Antikörper nach dem 8. Lebensmonat bei asymptomatischen Kindern und der Zahl von Kindern mit Zosterattacken ermittelt wurde, liegt insgesamt bei 10,5 %.

Mütterliche Varizellen um den Geburtstermin und Risiko neonataler Varizellen: Mütterliche Varizellen ca. vier Tage vor bis vier Tage nach Entbindung können durch intrauterine Virusübertragung neonatale Varizellen verursachen. Die neonatale Erkrankung ist hierbei zwischen dem 1. und 12. Lebenstag zu erwarten. Die Infektionsrate dürfte in diesem Zeitraum bei ca. 50 % liegen. Bei mütterlichen Varizellen bis zu fünf Tagen vor Entbindung ist das Risiko für schwerverlaufende kindliche Varizellen gering, da die Auswirkung der intrauterinen Infektion durch passive mütterliche Antikörper limitiert wird. Bei mütterlichem Exanthembeginn ca. vier Tage vor Entbindung bzw. bis zu vier Tagen nach Entbindung sind keine mütterlichen IgG-Antikörper vorhanden, so daß neonatale Varizellen mit schwerem Verlauf häufiger vorkommen. Nach neueren Studien treten kindliche Erkrankungen in 48 % und solche mit schweren Verläufen in ca. 8 % auf [127].

Die Letalitätsrate hierbei wurde bisher anhand selektionierter Berichte mit 30 % angegeben [117]. Diese Feststellung hatte zur Einführung der Varizellen-Zoster-Immunglobulin-Prophylaxe (VZIG) geführt [106, 107]. Nach neueren prospektiven Untersuchungen ist die Rate von 30 % als überhöht anzusehen [127]. Dennoch ist es sinnvoll, Neugeborenen von Müttern mit Varizellenausbruch ca. vier Tage vor bis vier Tage nach Entbindung sofort nach Geburt VZIG zu verabreichen (siehe auch Tab. 11-24).

Zoster und Schwangerschaft

Die Häufigkeit von Zoster bei 20- bis 49jährigen Personen liegt bei zwei bis drei pro Tausend Fällen. Diese Rate ist in etwa auch in der Schwangerschaft, vor allem im II. und III. Trimenon zu erwarten. In den mehr als 50 publizierten Kasuistiken werden über mehrere Fälle mit kindlichen Abnormitäten nach Zoster in der Schwangerschaft berichtet. Diese Fälle wurden jedoch retrospektiv festgestellt und sind zum Teil nicht gut dokumentiert [104, 116, 122].

In einzelnen prospektiven Studien mit sehr kleinen Fallzahlen von Zoster in der Schwangerschaft wurden kindliche Auffälligkeiten bei Geburt nicht beobachtet [129]. Auch bei unseren 366 prospektiv überwachten Frauen mit Zoster in der Schwangerschaft sind bei den Neugeborenen keine Schädigungen festgestellt worden [115].

Insgesamt ist bei Zoster in der Schwangerschaft die intrauterine Übertragung der Infektion selten, da nur ausnahmsweise bei Geburt im kindlichen Blut IgM- bzw. nach dem 8. Lebensmonat persistierende IgG-Antikörper nachweisbar sind. Es gibt jedoch gelegentlich Zosterattacken im frühkindlichen Alter.

Tabelle 11-22 Indikationen für pränatale Diagnostik bei akuter Varizellenerkrankung einer Schwangeren

Akute Varizellenerkrankung in der 1. bis 23. Schwangerschaftswoche	Pränatale Diagnostik in Schwangerschaftswoche	Art der Probe
– ohne auffälligen Ultraschallbefund (II/III)	11.–19.	Chorionzotten
	15.–23.	Fruchtwasser
– mit auffälligem Ultraschallbefund	22./23.	EDTA-Blut und Fruchtwasser
– mit auffälligem Ultraschallbefund auch	>24.	EDTA-Blut und Fruchtwasser

Pränatale Diagnostik

Die Indikationen zur pränatalen Diagnostik sind in Tabelle 11-22 aufgeführt. Die pränatale Diagnostik kann heute durch den Erregernachweis mittels PCR in Chorionzotten, im Fruchtwasser und im fetalen Blut durchgeführt werden [103, 119, 123]. Nach eigenen Erfahrungen ist der Stellenwert des Erregernachweises z. B. im Fruchtwasser mit der PCR höher als der Nachweis von spezifischen IgM-Antikörpern im fetalen Blut in der 22./23. Schwangerschaftswoche. Dies ist auch nicht anders zu erwarten, da selbst bei Neugeborenen mit CVS bzw. asymptomatischer pränataler Infektion IgM-Antikörper nur in ca. 13 % und dann nur mit dem sehr empfindlichen RIA nachweisbar sind [1, 115].

Im Hinblick auf das kleine Risiko von CVS (ca. 1 %) und die zur Zeit feststellbare geringe intrauterine Transmissionsrate bei akuten Varizellen in den ersten 23 Schwangerschaftswochen ist der Erwartungswert für einen positiven Virusbefund mit der PCR, z. B. in Chorionzottenbiopsie, Fruchtwasser und fetalem Blut, prinzipiell gering. Noch weniger aufschlußreich ist die Untersuchung auf IgM-Antikörper in fetalem Serum.

Das beste Leitmotiv für die pränatale Diagnostik ist ein auffälliger Ultraschallbefund [115, 130]. Bei *auffälligem Ultraschallbefund* und *positivem PCR-Befund*, z. B. in Fruchtwasser, Zotten oder im fetalen Blut, steht dann der Abbruch der Schwangerschaft zur Diskussion. Bei *unauffälligem Ultraschallbefund* und *positivem PCR-Befund* im Fruchtwasser ist im Hinblick auf den Schwangerschaftsabbruch Zurückhaltung geboten. Bei *unauffälligem Ultraschallbefund* und *negativem PCR-Befund* sollte die schwangere Frau nochmals auf das geringe Risiko für CVS von 1 % hingewiesen werden [1].

3.5.3 Diagnostik

Klinische Diagnostik

Obgleich die Diagnose aufgrund des typischen Krankheitsbildes für Varizellen und Zoster meist klinisch gestellt werden kann, sollte sie bei Varizellen oder Zoster in der Schwangerschaft, bei Neugeborenen, bei immunsupprimierten Patienten sowie bei Komplikationen durch Laboratoriumsuntersuchungen bestätigt werden.

Labordiagnostik

Sie erfolgt vorwiegend durch die Antikörperbestimmung. Bei Varizellen-Zoster-Komplikationen sowie in der pränatalen Diagnostik und beim Neugeborenen wird heute zusätzlich der Erregernachweis mit der PCR eingesetzt.

Die Antikörperbestimmung wird vorrangig mit dem ELISA zur quantitativen Bestimmung von IgG-Antikörpern (α-Methode) sowie zum Nachweis von IgM- und IgA-Antikörpern durchgeführt. Für geringere IgM- und IgA-Antikörperkonzentrationen ist ein „Inhouse"-RIA noch empfindlicher [115, 124]. ELISAs mit gereinigten Glykoproteinen-gp-I-III-Antigenen werden noch vorwiegend in der Forschung eingesetzt [120].

Bewertung der Serodiagnostik in der Schwangerschaft: Die im ELISA bestimmten IgG-Antikörperwerte wurden bisher als Titer (z. B. 1:64, 1:128, 1:256, 1:512 und höher) angegeben. Mit der Einführung der α-Methode werden die Antikörpertiter nun in α-Titern bzw. internationalen Einheiten (IE) ausgedrückt.

Bei Kontakt wurden die ermittelten Titer – auch im Hinblick auf die VZIG-Prophylaxe – folgendermaßen bewertet: <1:32 negativ; 1:64 bis 1:128 Schutz nicht gewährleistet; ≥1:256 Schutz ist anzunehmen. Dies ist mit den α-Titern in niederen Bereichen nicht so eindeutig (Stand Januar 1994; Herden und Enders, unveröffentlichte Ergebnisse). Bei niedrigen IgG-Titern von 1:64 und 1:128 nach Kontakt wird nach zwei bis drei Wochen eine Kontrolle durchgeführt. In etwa 6 % kommt es zur Titer-Boosterung ohne Symptome, in 94 % bleiben die Titer gleich [112, 113].

Bei *akuten Varizellen* sind vier bis fünf Tage nach Exanthemausbruch bei Erwachsenen meist schon niedrige IgG-, jedoch noch keine IgM-Antikörper nachweisbar. Zwischen dem 7. und 10. Tag sind dann hohe IgG- und IgM- sowie in ca. 60 % auch erhöhte IgA-Antikörpertiter vorhanden. Bei *Zoster* steigen die IgG- und IgA-Antikörper, in ca. 30 % auch die IgM-Antikörper besonders bei stark ausgeprägten Läsionen innerhalb von fünf bis acht Tagen auf hohe Werte an. Bei sofortiger Aciclovirtherapie sind die Titer oft weniger hoch [113].

Der *Virusnachweis* durch Isolierung des Virus in Zellkultur bzw. dem Antigennachweis mit monoklonalen Antikörpern ist nur mit Bläscheninhalt bzw. Lungensekreten kurz nach Erkrankungsbeginn erfolgreich. Deshalb wird der Nachweis des Virus, z. B. in Liquor, Chorionzotten, Fruchtwasser und Geweben mittels der PCR bzw. auch mit der In-situ-Hybridisierung durchgeführt [123, 125, 126, 131].

Pränatale Diagnostik

Sie wird überwiegend in der 15. bis 22. Schwangerschaftswoche im Fruchtwasser durchgeführt (siehe auch Abschnitt 3.5.2). Der Erregernachweis erfolgt mit der PCR.

Neugeborenendiagnostik

Bei Neugeborenen mit Verdacht auf das kongenitale Varizellensyndrom wird an entsprechenden Proben (EDTA-Blut, Liquor, Hautbiopsie, Gewebe) der Virusnachweis mittels PCR und im Serum die Bestimmung von IgG-, IgM- und IgA-Antikörpern durchgeführt. Der IgM- und der IgA-Antikörpernachweis ist mit der RIA-Methode häufiger positiv als mit den ELISA-Tests [115, 124]. Bei unauffälligen Neugeborenen von Müttern mit akuten Varizellen oder Zoster in der Schwangerschaft wird die Antikörperbestimmung bei Geburt und zur Feststellung der pränatalen subklinischen Infektionsrate auch nach dem 8. bis 9. Lebensmonat durchgeführt.

3.5.4 Therapie und Prophylaxe

Therapie

Mit dem Aciclovir (Zovirax®) und Brivudin (Helpin®) stehen selektive Virustatika zur Verfügung. Diese Nukleosidanaloga der 2. Generation hemmen im wesentlichen die virale DNS-Polymerase, aber ausschließlich in der virusinfizierten Zelle.

Das Aciclovir wird bei immunkompetenten und immunsupprimierten Patienten mit Varizellen- und Zosterkomplikationen intravenös eingesetzt. Dies gilt auch für die pneumonische Komplikation in jedem Trimenon der Schwangerschaft [110, 133]. Auch bei schwer verlaufenden Varizellen ohne Komplikationen ist nach der 20. Schwangerschaftswoche die Therapie mit Aciclovir in Erwägung zu ziehen. Teratogene Auswirkungen sind bis 1993 nicht bekannt geworden [105]. Eine Aciclovirtherapie wird bei neonatalen Varizellen und zum Teil auch prophylaktisch bei asymptomatischen Neugeborenen von Müttern mit Varizellen um den Geburtstermin durchgeführt.

Prophylaxe

Expositionsprophylaxe: Seronegative Frauen in der Schwangerschaft werden auf Vermeidung eines Varizellenkontaktes hingewiesen. Die Hauptkontagiosität besteht bei Ausbruch des Bläschenstadiums. Ebenso sollten seronegative Neugeborene und solche mit schwach-positiven passiven Antikörpern nicht zur Mutter oder zu Familienangehörigen im Bläschenstadium exponiert werden.

Passive Prophylaxe: Hierfür stehen die sehr teuren Varizella-Zoster-Immunglobuline (VZIG) mit definiertem Antikörpergehalt zur Verfügung. In Deutschland sind das unter anderem das i.m. zu verabreichende Varicellon® (1 ml = 100–170 mg Immunglobulin; VZV-Antikörpergehalt = 88 IE) und das i.v. zu verabreichende Varitect® (1 ml = maximal 100 mg Protein; VZV-Antikörpergehalt = 25 IE).

Aktive Prophylaxe: Seit einigen Jahren gibt es im Handel einen Lebendimpfstoff (Varicella RIT). Seine gute Schutzwirkung wurde zuerst bei immunsupprimierten Kindern mit z. B. Leukämie ermittelt [134].

Die Lymphoproliferationsteste zeigen, daß außer Antikörpern auch eine zelluläre Immunität induziert wird. Die Antikörpertiter nach Impfung sind meist niedrig. Bei Varizellenkontakt sind IgG-Boosterreaktionen infolge inapparenter Reinfektionen zu erwarten. Die Impfung wird heute auch für seronegative Ärzte und Pflegepersonen besonders bei Tätigkeit auf Entbindungs- und Onkologiestationen auch als Inkubationsimpfung empfohlen. Außerdem sollten sich Frauen, die seronegativ sind und eine Schwangerschaft planen, vorher impfen lassen. Eine Antikörperbestimmung vier bis sechs Monate nach der Impfung wird empfohlen. Nach begrenzten eigenen Erfahrungen sind nach 14 Tagen schon niedrige IgM-Antikörpertiter nachweisbar. Bei sehr niedrigen Titern wird zu einer 2. Impfung geraten. Der Impfstoff ist allerdings teuer und muß selbst bezahlt werden. Eine Schwangerschaft ist bis zu sechs Wochen nach der Impfung zu vermeiden, da es sich um einen Lebendimpfstoff handelt.

3.5.5 Vorgehen bei Varizellen-/Zoster-Kontakt und bei akuten Varizellen oder Zoster in der Schwangerschaft

Das Vorgehen ist in Tabelle 11-23 zusammengefaßt.

Nach eigenen Untersuchungen (Stand 1993, n = 160 Fälle) konnte trotz zeitgerechter VZIG-Gabe in der angegebenen Dosierung nur in 48% das Angehen der VZV-Infektion ganz verhindert werden.

In 5% kam es zur asymptomatischen Infektion und in 47% zum milden bis normalen Windpockenverlauf. Ob VZIG zur Verhütung der intrauterinen Infektion beiträgt, kann nicht bewiesen werden. In unseren Studien ist jedoch bei Kindern von Müttern mit VZIG-Prophylaxe kein Fall von CVS aufgetreten bzw. keine der Mütter von Kindern mit CVS hatte VZIG erhalten [115].

Das Vorgehen bei Varizellen und Zoster *um den Geburtstermin* ist in Tabelle 11-24 aufgeführt. Es unterscheidet sich für Varizellen und Zoster im wesentlichen dadurch, daß beim lokalisierten Zoster um den Geburtstermin keine intrauterine Virusübertragung zu erwarten ist [114].

Tabelle 11-23 Vorgehen bei Varizellen-, Zosterkontakt und bei akuten Varizellen oder Zoster in der 1. bis 36. Schwangerschaftswoche und die Indikation zur Varizellen-Zoster-Immunglobulin (VZIG)

Kontakt		
Seronegative Schwangere		Rate: 5,5%
bis 24. Schwangerschaftswoche und ab ± 5 Tage *vor* Entbindung	aus kindlicher Indikation	– VZIG (z. B. Varicellon® 0,3 ml/kg i. m. oder Varitect® ~70 ml i. v.) innerhalb 3 Tagen
1.–39. Schwangerschaftswoche	aus mütterlicher Indikation?	– zur Verhütung z. B. von Pneumonien (relativ selten)
Akute Varizellen		
I.–II. Trimenon		– kein VZIG – Ultraschall (Stufe II/III) in 22./23. Schwangerschaftswoche – bei Ultraschallauffälligkeiten: pränatale Diagnostik!
III. Trimenon (25.–38. Schwangerschaftswoche)		– kein VZIG; evtl. Aciclovir
4–5 Tage *vor* Entbindung		– VZIG: Mutter + Neugeborenes
2–4 Tage *nach* Entbindung		– VZIG: Neugeborenes
Akuter Zoster		
I.–III. Trimenon		– kein VZIG – im III. Trimenon evtl. Aciclovir

Tabelle 11-24 Vorgehen bei Varizellen-Zoster um den Geburtstermin; Risiko schwerer neonataler VZV-Infektion ca. 8%

Erkrankung		**Maßnahme**
Varizellen	– Beginn ± 4 Tage vor Entbindung	Verzögerung der Entbindung VZIG = Mutter und Kind
	– Beginn 2–4 Tage nach Entbindung	VZIG = nur Kind evtl. Aciclovir = Mutter und Kind
		Isolierung des Neugeborenen von der Mutter mit blühendem Exanthem
		Stillen: Milch abpumpen
		Kind bis ± 12 Tage nach Geburt klinisch für Auftreten von Symptomen überwachen, bei verdächtigen Symptomen → sofort Aciclovir
Zoster	– Beginn ± 5 Tage vor bis 4 Tage nach Entbindung	Läsionen bei Mutter abdecken Aciclovir = Mutter VZIG = nur Kind *Isolierung:* nein *Stillen:* ja – wenn Läsionen nicht im Brustbereich sind, mit Mundschutz
Beachte:	bei medizinischem Personal auf Entbindungs- und Neugeborenenstation	– Kontrolle des Immunstatus – für Seronegative: Inkubationsimpfung oder nach Inkubationszeit: Freistellung

Bei familiärer Exposition des *Neugeborenen* zu Varizellen (insbesondere Frühgeborene) bis zum Alter von vier Wochen wird, falls die mütterliche VZV-Antikörpertiterhöhe nicht bekannt ist, die VZIG-Prophylaxe empfohlen, da meist nur niedrige passive Antikörpertiter vorliegen und deshalb der Nestschutz relativ gering ist.

3.6 Toxoplasmose

Die Toxoplasmose ist seit den zwanziger Jahren als Erkrankung des Menschen und seit Ende der dreißiger Jahre bei Infektionen in der Schwangerschaft als Ursache kindlicher Schädigungen bekannt. Trotz aller seither gewonnenen Erkenntnisse zur Bedeutung der Toxoplasmose in der Schwangerschaft ist die Toxoplasmose noch nicht Bestandteil der obligatorischen Mutterschaftsvorsorge.

3.6.1 Erreger, Epidemiologie, Infektion

Erreger

Das Toxoplasma gondii gehört innerhalb der Protozoen zur Ordnung Coccidia der Klasse Sporozoa. Der Lebenszyklus des obligat intrazellulären Parasiten umschließt einen Wirtswechsel mit der geschlechtlichen Vermehrung im Endwirt, z. B. der Katze, und der ungeschlechtlichen Vermehrung im Zwischenwirt, z. B. Menschen, Säugetiere, Vögel und Nager. Beim Menschen liegt dieser Erreger in drei Stadien vor. Nach Infektion durch Aufnahme von Sporozoiten (sporolierte Form der mit dem Katzenkot ausgeschiedenen Oozysten) oder von Bradyzoiten im zystenhaltigen Fleisch, konvertieren die Parasiten zu Tachyzoiten, die später intrazellulär als umhüllte sog. Bradyzoiten in Zysten lebenslang im Wirt, vor allem im Gehirn- und Muskelgewebe, persistieren. Durch Reaktivierung bei Immunsuppression des Wirtes können sich Bradyzoiten wieder zu Tachyzoiten umwandeln. Durch Anwendung molekularbiologischer Methoden haben die Kenntnisse über den Erreger, seine Pathogenese und Immunabwehr große Fortschritte gemacht [169].

Epidemiologie

Die Ansteckungsquellen für den Menschen sind vor allem der Kot von frisch infizierten jungen Katzen – die massenhaft Oozysten ausscheiden –, und damit kontaminiertes Gemüse oder Beeren und der Genuß von rohem oder zu wenig gegartem zystenhaltigem Fleisch, hauptsächlich von Schwein, Schaf und Ziege.

Die Durchseuchung im gebärfähigen Alter variiert weltweit mit gewissen regionalen Unterschieden zwischen ca. 20 und 60 %. In Deutschland liegt die Seroprävalenz in den Westbundesländern bei ca. 42 % [164], in den Ostbundesländern variiert sie zwischen 35 und 60 % [161]. Nach unseren Studien mit Screening von über 124 810 schwangeren Frauen aus süd-, nord- und westdeutschen Bundesländern von 1988 bis 1993 liegt die Seroprävalenz im gebärfähigen Alter von 16 bis 30 Jahren bei 32,1 % und von 31 bis 40 Jahren bei 37,2 % mit einer jährlichen Zuwachsrate (bei den 31- bis 40jährigen) von 1,26 % [144, 145, 148].

Infektion

Bei der *postnatalen Infektion* des Menschen dringt der Parasit meist in die Epithelzellen des Verdauungstraktes ein, vermehrt sich ungeschlechtlich und befällt nach Zerstörung der Zelle neue Zellen der Umgebung, bis der so entstandene Nekroseherd Anschluß an die Lymph- und Blutgefäße erreicht. Daran schließt sich die Generalisation, d. h. die Parasitämie mit Ausbreitung der Tachyzoiten über die Blut- und Lymphbahnen zu den verschiedenen Organen, an. Bei Infektionen in der Schwangerschaft gelangen die Parasiten auch zur Plazenta. Durch die einsetzenden zellulären Immunreaktionen verschiedener Art und die Antikörperbildung nimmt die Vermehrung schnell ab, die ausschwärmenden freien Tachyzoiten werden immobilisiert und differenzieren sich zu Bradyzoiten, die innerhalb der Zelle als Zysten vorliegen.

Dies schützt einerseits die Bradyzoiten vor der Wirkung von Antikörpern und den bisher erprobten Medikamenten, andererseits wird aber auch der Wirtsorganismus vor dem Erreger geschützt. Somit liegt nach der Erstinfektion eine lebenslange latente chronische Infektion vor. Das Immunsystem wird durch den Antigenreiz der Zystenbestandteile fortlaufend stimuliert, so daß die Antikörper lebenslang nachweisbar bleiben. Reaktivierungen mit klinischen Folgen sind vor allem bei immunsupprimierten Patienten (z. B. AIDS) möglich, bei immunkompetenten Personen sind dies Ausnahmen [150, 169].

Symptomatik: Die Erstinfektion mit einer Inkubationszeit von ca. 8 bis 22 Tagen verläuft meist klinisch inapparent oder mit uncharakteristischen Symptomen wie beim grippalen Infekt. In ca. 1 % treten Lymphknotenschwellungen, Müdigkeit, Kopfschmerzen, abdominale Beschwerden, gelegentlich Exanthem (bei Jugendlichen) und noch seltener (bei Kleinkindern) Myokarditis, Pneumonien, Enzephalitis, Retinitis und Chorioiditis auf.

Bei immunkompetenten Personen, so auch bei schwangeren Frauen, sind reaktivierte Infektionen ohne oder mit Symptomen die Ausnahmen. Bei immunsupprimierten Patienten können jedoch Erstinfektionen und reaktivierte Infektionen zu lebensbedrohlichen Erkrankungen, vor allem unter Beteiligung des Zentralnervensystems führen.

3.6.2 Toxoplasmose und Schwangerschaft

Die Erstinfektion in der Schwangerschaft kann zu Abort, intrauterinem Fruchttod, Totgeburt oder Schädigung der Neugeborenen führen. Die spezifische Abortrate ist nicht bekannt. Die Übertragung der Infektion auf den Fetus erfolgt transplazentar. Nach Bildung von Nekroseherden in der Plazenta gelangen die Tachyzoiten auf dem Blutweg in die Organe des Feten.

Häufigkeit maternaler und kindlicher Infektion

Die Angaben zur Häufigkeit einer Erstinfektion in der Schwangerschaft und der dabei zu erwartenden fetalen Transmissionsrate im I., II. und III. Trimenon [142] sowie zur Häufigkeit von konnataler Toxoplasmose mit/ohne Symptomen bei Geburt und von Spätfolgen [143] sind in Tabelle 11-25 zusammengestellt.

Nach einer noch unveröffentlichten Analyse von Janitschke (1993) für Deutschland sind anhand der Geburtenrate (1991 = 880 000) ca. 6800 maternale Erstinfektionen (0,7 %) und 3200 infizierte Neugeborene (0,3 %) jährlich zu erwarten. Davon haben – so wird geschätzt – ca. 300 (10 %) Symptome bei Geburt, 30 davon (1 %) mit klassischer Trias (meldepflichtig). Ca. 2800 Neugeborene sind subklinisch infiziert, bei diesen ist in ca. 20 bis 60 % mit Spätschäden zu rechnen.

Zu den akzeptierten Erkenntnissen gehört die empirisch gewonnene Erfahrung, daß eine frühe, adäquate Therapie in der Schwangerschaft die Häufigkeit von fetalen Infektionen und konnataler Toxoplasmose um ca. 50 % senkt [139, 143, 156].

Symptomatik der konnatalen Toxoplasmose

Sie ist zum Teil abhängig vom maternalen Infektionszeitpunkt. So sind Neugeborene von Müttern mit Infektion in der Frühschwangerschaft häufig schwer geschädigt (floride Meningoenzephalitis, Hydrozephalus, Chorioretinitis mit nachfolgender Erblindung). Spät in der Schwangerschaft infizierte Kinder kommen als Früh- bzw. Mangelgeburten zur Welt und weisen die Zeichen einer generalisierten Infektion mit sepsisähnlichen Symptomen wie Ikterus, Hepatosplenomegalie, Thrombozytopenie, Purpura und Lungenbeteiligung auf. Die klassische Trias: Hydrozephalus, intrakranielle Verkalkungen und Chorioretinitis ist bei Geburt relativ selten voll ausgebildet.

Die Mehrzahl der pränatal infizierten Neugeborenen ist bei Geburt unauffällig, jedoch sind in einem noch immer nicht genau bekannten Prozentsatz Spätmanifestationen wie Chorioretinitis, Intelligenzdefekte und epileptische Anfälle zu erwarten. Diese können erst im späteren Kindesalter bzw. auch noch im 2. Lebensjahrzehnt auftreten [159]. Das Schwergewicht der pränatalen Toxoplasmoseinfektion liegt zahlenmäßig auf dem Gebiet der irreparablen Spätschäden.

Toxoplasmose-Screening in der Schwangerschaft

Von den möglichen Screening-Verfahren ist aus Kostengründen das Stufenprogramm mit Untersuchung

Tabelle 11-25 Toxoplasmose und Schwangerschaft: Fakten und noch offene Fragen

Fakten		
Antikörper-Positivitätsrate im gebärfähigen Alter in Deutschland (Land und Stadt) Studie Enders, Stuttgart (n = > 120 000)		34– ca. 60% ca. 30–36 %
Erstinfektion in der Schwangerschaft – meist asymptomatisch – nur die Primärinfektion in der bestehenden Schwangerschaft bedeutet fetales Risiko	4–8 pro 1000 Schwangerschaften	ca. 0,7 %
Fetale Infektionsrate (ca. 50 %) I. Trimenon 15 %, II. Trimenon ca. 30 %, III. Trimenon ca. 60–70 %	2–4 pro 1000 Neugeborenen	± 0,3 %
Risiko für konnatale Toxoplasmose ↓ – frühe adäquate Therapie in der Schwangerschaft senkt die Häufigkeit fetaler Infektion und konnataler Toxoplasmose um	im I. (II.) Trimenon höher als Ende des II. und III. Trimenons	ca. 50 %
noch nicht klar		
Häufigkeit der konnatalen Toxoplasmose – ohne Therapie – mit Therapie		10–15 % ?? 4– 5 % ??
Häufigkeit der Spätmanifestation bei subklinisch infizierten Neugeborenen		>20–60 %?

der Seren, z. B. mit der Direktagglutination oder dem EIA-Competitiontest, in Betracht zu ziehen. Bei positivem Befund, der nur bei ca. 40% zu erwarten ist, wäre die Nachtestung von IgG und IgM in den dafür geeigneten Tests durchzuführen.

Unser bisheriges Vorgehen zum Toxoplasmose-Screening in der Schwangerschaft ist in Tabelle 11-26 aufgeführt. Bei negativem IgG- und IgM-Befund bei der ersten Untersuchung in der Schwangerschaft, die meist in der 10. bis 12. Schwangerschaftswoche stattfindet, werden Kontrollen Ende des II. Trimenons und Mitte des III. Trimenons empfohlen. Negative IgG- und schwach-positive IgM-Titer gelten als Warnsignal für eine mögliche akute Infektion. Ebenso muß bei schwach-positiven IgG- und schwach-positiven bis positiven IgM-Befunden eine Kontrolle zur Erfassung eines eventuellen Titeranstiegs in ein bis zwei Wochen erfolgen. Positive und erhöhte IgG-Titer bei negativem IgM-Befund sprechen für eine früher durchgemachte Toxoplasmose. Falls keine negativen Befunde kurz vor dieser Schwangerschaft vorliegen (siehe Mutterpaß), ist eine Kontrolle nicht notwendig. Bei erhöhten IgG- und IgM-Antikörperwerten liegt der Verdacht auf eine frische bzw. kürzliche Infektion vor. Zusatztests und eine oder zwei weitere Kontrollen sind deshalb erforderlich. Bei dieser Sachlage sollte sofort nach dem ersten verdächtigen Befund, je nach Schwangerschaftswoche, die entsprechende Therapie begonnen werden. Diese kann bei entsprechendem Ausfall der Befunde in den Zusatztests und bei einer weiteren Kontrolle wieder abgesetzt werden. Bei auffälligen serologischen Befunden werden Ultraschallkontrollen der Stufe II bis III und je nach Befund eine pränatale Diagnostik empfohlen.

Pränatale Diagnostik

Sie wird bei auffälligen serologischen Befunden im I. und II. Trimenon und insbesondere bei auffälligem Ultraschall empfohlen. In zunehmendem Maße erfolgt sie aber auch bei unauffälliger mütterlicher Serologie und unauffälligem Ultraschallbefund [141, 156, 157]. Verdächtige Ultraschallbefunde für eine Toxoplasmoseinfektion des Feten sind: obstruktiver Hydrozephalus, intrakranielle Verdichtungen, Ventrikelerweiterung, Mikrozephalie, Wachstumsretardierung, Hepatomegalie, intrahepatische Verdichtungen, Plazentaverdickung und -verdichtungen, Aszites, Perikarderguß [157]. Bei solchen Auffälligkeiten, die bei Zytomegalieinfektion des Feten ähnlich sein können, wird die pränatale Diagnostik für Toxoplasmose und Zytomegalie häufig ohne Kenntnis der maternalen Serologie auch nach der 24. Schwangerschaftswoche durchgeführt.

Als Untersuchungsproben kommen Chorion- oder Plazentazotten und vor allem Fruchtwasser und EDTA-Blut zum Erregernachweis (Tachyzoiten) mittels der PCR in Betracht [138, 153]. Die Bestimmung von IgM-Antikörpern ist weniger treffsicher, da IgM-Antikörper nur in 30 bis 40% beim infizierten Feten in der 22. bis 23. Schwangerschaftswoche und IgA-Antikörper noch gar nicht nachweisbar sind. Die nichterregerspezifischen biochemischen Marker können die erregerspezifische Diagnostik unterstützen [141, 156].

Ein Hinweis auf den Stellenwert der pränatalen Diagnostik ergibt sich aus unseren bisherigen Erfahrungen in 102 Fällen. Die pränatale Diagnostik wurde bei Fällen mit unauffälligem Ultraschall zwischen der 14. und 24. Schwangerschaftswoche und bei Fällen mit auffälligem Ultraschall zwischen der 21. und 34. Schwangerschaftswoche durchgeführt. Insgesamt lag bei 60 Frauen mit auffälliger Serologie in acht Fällen ein auffälliger Ultraschall vor. Von diesen Fällen waren bei fünf (62,5%) die PCR-Befunde im Fruchtwasser und/oder im EDTA-Blut bzw. die IgM-Antikörper im fetalen Serum positiv. In 52 Fällen der Frauen mit auffälliger maternaler Serologie war der Ultraschallbefund unauffällig, dennoch konnten in vier Fällen (7,7%) positive PCR- bzw. IgM-Antikörperbefunde erhoben werden. Von 42 Frauen mit unauffälliger maternaler Serologie hatten neun einen auffälligen und 33 einen unauffälligen Ultraschallbefund. Bei beiden Kategorien waren die PCR- bzw. IgM-Antikörperbefunde negativ [1, 148].

3.6.3 Diagnostik

Aufgrund der meist inapparenten Infektionsverläufe und der wenig charakteristischen Symptomatik bei immunkompetenten Personen sowie bei den klinisch unauffälligen Neugeborenen mit subklinischer Infektion kann eine Diagnosestellung nur mit Hilfe von

Tabelle 11-26 Toxoplasmose-Antikörper-Screening in der Frühschwangerschaft

IgG (IFL-Titer) (< 32 = negativ)	IgM-EIA (< 0,7 = negativ)	Folgerungen
∅	∅	– Kontrolle am Ende des II. und Mitte des III. Trimenons
∅	± – +	– Kontrolle in 1–2 Wochen für eventuellen Titeranstieg
±	± – +	
+ –++	∅	– frühere Infektion – falls keine negativen Befunde *vor* dieser Schwangerschaft
++	++	– **Verdacht auf frische/ kürzliche Infektion, Zusatztests (z. B. KBR-, IgA-Test, IgG-Avidity-Test) und Kontrollen erforderlich**

Auffällige Antikörperbefunde: *sofort* Therapie, Ultraschallkontrollen der Stufe II–III, *eventuell* pränatale Diagnostik

Antikörperbestimmungen bzw. Erregernachweis erfolgen. Bei immunsupprimierten Patienten, z. B. bei AIDS-Patienten, muß sich die Diagnose zusätzlich auf typische CT- oder NMR-Befunde stützen [168].

Labordiagnose

Die *postnatale Toxoplasmoseinfektion* wird vorwiegend mittels Antikörpernachweis diagnostiziert. Bei der pränatalen Diagnostik, der Diagnose von konnataler Toxoplasmose und bei immunsupprimierten Patienten wird auch der Erregernachweis eingesetzt [146].

Für den *Antikörpernachweis* steht eine ständig größer werdende Zahl von Testmethoden zur Verfügung. Im Sabin-Feldmann-Test (SFT), in der Komplementbindungsreaktion (KBR), im direkten Agglutinationstest (DA) und im indirekten Hämagglutinationstest (IHA) wird die Gesamtimmunantwort gemessen. Im SFT, in der KBR und im IHA erfolgt dies quantitativ mit Titerangaben und im DA qualitativ. Mit dem indirekten Immunfluoreszenztest (IFT), den indirekten Enzyme-linked-Immunoassays (EIA, MEIA), den Enzyme-linked-Fluoreszenzassays (ELFA-TXC), den μ-capture-EIAs und den Immunosorbent-Agglutinationsassays (ISAGA) können die klassenspezifischen IgG-, IgM-, IgA-, IgE-Antikörper getrennt bestimmt werden. Im Immunoblot sind sowohl klassenspezifische als auch antigen- bzw. protein-spezifische Antikörper nachweisbar [146, 151, 152].

Probleme der Serodiagnostik

Probleme bereitet für die einsendenden Ärzte die Befundbewertung mit den unterschiedlichen Meßeinheiten für die verschiedenen Tests (Titer, Cut-off, Index, IE) und die meist wenig eindeutige Interpretation der Befunde.

Für die Befundinterpretation ist wichtig zu wissen, ab wann die Antikörper mit der gewählten Testart nach Infektionsbeginn und wie lange danach sie feststellbar sind. Mit dem SFT und der KBR sind die Gesamtantikörper ein bis zwei Wochen nach Infektionsbeginn nachweisbar. Die IgG-Antikörper im IFT und EIA sind dann oft noch negativ, während die IgM- und IgA-Antikörper schon im meßbaren Bereich vorliegen. Die IgM-Antikörper können relativ häufig lange, d. h. mehr als sechs Monate bis zwei oder drei Jahre persistieren. Die IgA-Antikörper persistieren nicht – wie zunächst ermittelt wurde – nur drei bis sechs Monate [163], sondern bis zu 14 Monate [166]. Die IgE-Antikörper sollen nach Infektionsbeginn ca. vier Monate persistieren [162].

Die IgG-Antikörper lassen sich im SFT, im IFT, in einigen EIAs und im DA-Test in absinkenden Titern bzw. Konzentrationen lebenslang nachweisen. Deshalb eignen sich diese Tests für die Bestimmung der Immunitätslage, z. B. in der Mutterschaftsvorsorge. Da die IgM-, IgA- und IgE-Antikörper die intakte Plazentaschranke nicht passieren, sind sie als Marker für eine pränatal erfolgte Infektion geeignet [146].

Für den *Erreger- bzw. Antigennachweis* sind die wichtigsten Methoden: der Mäuseversuch, die Isolierung in Zellkultur und der DNS-Nachweis mittels der PCR, am besten unter Verwendung von Primern aus dem B1-Gen für die Amplifikation [167]. Dieses B1-Gen liegt im Genom des Toxoplasma gondii in ca. 30 Kopien vor [137]. Die PCR ist die schnellste und empfindlichste Methode zum Tachyzoitennachweis in Körperflüssigkeiten. Die Nachweisgrenze liegt bei ein bis zehn Organismen im Liquor, Fruchtwasser und auch im Biopsiematerial [137, 138, 153]. Bei positivem Nachweis in Plazentagewebe oder Biopsie werden jedoch auch die in Zysten eingeschlossenen Bradyzoiten erfaßt. Die Methode zum Nachweis von zirkulierendem Antigen (CAG) in Körperflüssigkeiten ist als zusätzlicher Marker zur Diagnose von akuten Infektionen in der Schwangerschaft bisher wenig verläßlich [154].

Pränatale Diagnostik

Sie kann in der 12. bis 19. Schwangerschaftswoche mittels PCR in Chorionbiopsien und Fruchtwasser und in der 22. oder 23. Schwangerschaftswoche im fetalen Blut, Fruchtwasser und in Plazentazotten und durch die IgM-Antikörperbestimmung im fetalen Serum durchgeführt werden (siehe auch Abschnitt 3. 6. 2).

Neugeborenendiagnostik

Sie umfaßt bei Neugeborenen mit klinischem Verdacht auf konnatale Toxoplasmose den IgG-, IgM-, IgA- und eventuell IgE-Antikörpernachweis mit dafür bewährten Tests und den Erregernachweis im EDTA-Blut und Liquor. Außerdem muß die übliche Liquordiagnostik durchgeführt werden. Bei Geburt von unauffälligen Neugeborenen von Müttern mit Verdacht auf Erstinfektion in der Schwangerschaft werden die Antikörperbestimmungen (für IgG, IgM, IgA) möglichst mit Kontrollen bis zum 8. oder 9. Lebensmonat durchgeführt [148].

3. 6. 4 Therapie und Prophylaxe

Therapie

Nicht jede nachgewiesene asymptomatische Infektion oder solche mit unkomplizierter Lymphadenitis muß therapiert werden. Eine Therapieindikation besteht in der Regel für folgende Patienten:

- schwangere Frauen mit Verdacht auf Erstinfektion
- Neugeborene und Kleinkinder mit klinischem oder serologischem Verdacht auf kongenitale Infektion bzw. auch unauffällige Neugeborene von Müttern mit Verdacht auf akute Toxoplasmose in der Schwangerschaft
- Kinder und Erwachsene mit klinischer Symptomatik, z. B. Chorioretinitis, Myokarditis
- immunsupprimierte Patienten (z. B. AIDS-Patienten) mit Nachweis einer primären oder reaktivierten Infektion

Für die Therapie stehen nur wenige *Medikamente* zur Verfügung, die in den Folsäurestoffwechsel von Toxoplasma gondii eingreifen können. Dies sind zur Zeit das Pyrimethamin (Daraprim®) und das Sulfadiazin sowie das Spiramycin. Vor allem die beiden ersteren sind plazentagängig und zur Mitbehandlung des Feten geeignet, während das Spiramycin (ein Makrolidantibiotikum) in der Plazenta angereichert wird. Seine Konzentration im fetalen Blut im I. und II. Trimenon beträgt nur 47 % von der im mütterlichen Blut. Bei der Therapie mit der Kombination Daraprim und Sulfadiazin wird zur Verhütung einer Knochenmarksdepression mit Thrombozytopenie die Einnahme von 15 mg Calciumfolinat (z. B. Leucovorin®) zwei- bis dreimal wöchentlich empfohlen. Die obengenannten Medikamente wirken nur gegen die zirkulierenden Tachyzoiten, nicht aber gegen die in den Zysten enthaltenen Bradyzoiten, so daß eine endgültige Elimination der Parasiten damit nicht möglich ist.

Klinische Studien mit neueren Makrolidantibiotika, wie z. B. Roxithromycin® und Azithromycin® mit Wirkung auch gegen die Zystenform, sind vielversprechend [147, 158, 169].

Für die Therapie in der Schwangerschaft gibt es verschiedene *Therapieschemata*. Das von uns empfohlene Schema zeigt Tabelle 11-27. Die Therapie für die symptomatischen und auch subklinisch infizierten Neugeborenen richtet sich hauptsächlich nach Couvreur [140] und in der Schweiz nach Rudin [165].

Prophylaxe

Die prophylaktischen Möglichkeiten beschränken sich auf die Verhütung der *Exposition*. Die Exposition sollte von Frauen kurz vor oder in der Schwangerschaft und auch von schwer immunsupprimierten Patientinnen vermieden werden. Eine *passive Prophylaxe* mit antikörperhaltigen Immunglobulinpräparaten wurde bisher nicht in Erwägung gezogen, obwohl in Mäuseversuchen eine relativ gute protektive Wirkung gegenüber Infektionen mit virulentem Toxoplasma gondii gezeigt werden konnte [169]. Für die *aktive Prophylaxe* gibt es noch keine Impfstoffe.

3.6.5 Vorgehen bei Toxoplasmose in der Schwangerschaft

Prinzipiell sollten Frauen am besten schon vor und in der Frühschwangerschaft von ihrem Arzt auf die Ansteckungsmöglichkeit mit Toxoplasmose und das dem-

Tabelle 11-27 Therapie bei akuter Toxoplasmose in der Schwangerschaft

in der Frühschwangerschaft (1.–15. Schwangerschaftswoche)	
Spiramycin	**4 Wo 3 g/Tag = ca. 9 Millionen IE * ****
= Rovamycine® 500	3 × 2 Tabletten/Tag
oder Selektomycin®	4 × 3 Kapseln/Tag
in der Spätschwangerschaft (ab der 16. Schwangerschaftswoche)	**Kombination: – Methode der Wahl** **Daraprim + Sulfonamide 4 Wochen * ****
Daraprim® (Pyrimethamin)	Tabletten à 25 mg 1. Tag = 2 Tabletten = 50 mg/d 2.–30. Tag = 1 Tablette = 25 mg/d
plus	(50 mg/d in Frankreich)
Sulfadiazin – Heyl®	Tablette à 0,5 g 1.–30. Tag = 4 × 1 Tablette = 2,0 g/d
plus	(3–4 g/d in Frankreich)
Antidot gegen Thrombozytopenie	1 Tablette à 15 mg Leucovorin® oral (Ca-Folinat) 2mal pro Woche
vor Therapie	Thrombozytenzählung, danach einmal wöchentlich

* aus langjähriger Erfahrung in Österreich (Aspöck) und Labor Prof. Enders, Stuttgart
** in Frankreich: während der gesamten Schwangerschaft mit Intervallen

entsprechende Verhalten zur Verminderung des Infektionsrisikos unterrichtet werden (Merkblatt).

Für die Antikörperbestimmung in der Schwangerschaft gibt es unterschiedliche Vorschläge zu Testarten und Häufigkeit der Kontrollen bei negativem Antikörperstatus. Zu beachten ist, daß mit sensitiven Tests IgM-Antikörper bis zu zwei bis drei Jahre und die IgA-Antikörper bis zu 14 Monate nach der Erstinfektion nachgewiesen werden können. Zur Eingrenzung des möglichen Erstinfektionszeitpunktes sind Testkombinationen notwendig. Oft lassen sich durch Angaben von Befunden *vor* dieser Schwangerschaft verdächtige Befunde in der vorliegenden Schwangerschaft besser abklären als mit zahlreichen Kontrollen.

Nach unseren Erfahrungen wird in den letzten drei Jahren mit zunehmender Zahl der Test-Kits eine Erstinfektion mit Toxoplasmose viel zu häufig diagnostiziert. Man sollte sich daran erinnern, daß pro 1000 Schwangerschaften nur in vier bis acht Fällen (ca. 0,7%) mit einer Erstinfektion zu rechnen ist (siehe auch Tabelle 11-25). Unsere Ergebnisse mit Screening von über 124 810 schwangeren Frauen ergaben nur in 2,9% (n = 3619) auffällige Befunde mit Behandlungsbedürftigkeit und teilweise auch für die Durchführung der pränatalen Diagnostik [148].

Die Aufnahme des Toxoplasmose-Screenings in die obligatorische Mutterschaftsvorsorge wird seit Jahren von mehreren Experten vertreten [160]. Dem stehen vor allem die nicht-standardisierte Serodiagnostik und die Vielzahl der vorgeschlagenen Screening-Modelle [148, 155, 160, 164] und von staatlicher Seite die Frage nach dem Kosten-Nutzen-Effekt entgegen [149].

Die Aktion „European Network on Congenital Toxoplasmosis" (gegründet 1992) hat das Ziel, europaweit durch Zusammenarbeit von Laboratorien, Frauenärzten, Neonatologen unter anderem die Probleme der Serodiagnostik, der Häufigkeit mütterlicher und kindlicher Infektion mit und ohne Schädigung sowie der neuen Therapiemöglichkeiten gemeinsam abzuklären.

3.7 Herpes-simplex-Virus

Die Hauptbedeutung für die Schwangerschaft haben im Hinblick auf das Risiko des Herpes neonatorum die primären und rekurrierenden Genitalinfektionen im III. Trimenon. Durch die weltweite Zunahme des Genitalherpes, der zur zweithäufigsten sexuell übertragenen Infektion gehört, ist eine diesbezügliche Schwangerschaftsüberwachung erforderlich. Außer dem Gynäkologen sind auch nahezu alle anderen medizinischen Fachärzte mit den klinischen Auswirkungen der Herpes-simplex-Infektion konfrontiert.

3.7.1 Erreger, Epidemiologie, Infektion

Erreger

Die beiden Herpes-simplex-Viren (HSV) Typ 1 und Typ 2 gehören zusammen mit dem Varizellenvirus und einigen tierischen Herpesviren zur Subfamilie der Alphaherpesviridae. Die über 50%ige Homologie der Nukleotidsequenzen im DNS-Genom und die daraus resultierende große Ähnlichkeit (sowie die enge Verwandtschaft) der Typ-1- und Typ-2-Hüllglykoproteine machen unter anderem den typspezifischen Antikörpernachweis schwierig [172]. Die Kenntnis des Vermehrungszyklus mit der DNS- und Proteinsynthese ist Voraussetzung für geeignete Therapieansätze.

Bei den Herpes-simplex-Viren kommt es wie bei den anderen Mitgliedern der Herpesfamilie nach der Erstinfektion zur Latenz, und zwar in den sensorischen Ganglien. Während der Latenz liegt die virale DNS in einer zirkulären episomalen Struktur vor. Die Reaktivierungsfrequenz bei Herpes-simplex-Viren ist wesentlich höher als bei der latenten Zytomegalie-, Varizellen-, Epstein-Barr-Infektion und bei der Infektion mit humanem Herpesvirus Typ 6.

Epidemiologie

Die Erstinfektion mit HSV Typ 1 (orofazialer Typ) beginnt schon im frühen Kindesalter. In Abhängigkeit vom sozio-ökonomischen Status beträgt die Durchseuchungsrate im Erwachsenenalter ca. 70 bis 90%. Primärinfektionen mit HSV Typ 2 (genitaler Typ) setzen mit Aufnahme des Geschlechtsverkehrs ein. Die Durchseuchungsraten im Erwachsenenalter liegen je nach sexueller Aktivität und Promiskuität zwischen 20 und 80% [198].

Der Hauptfaktor für die Zirkulation des Virus in der Bevölkerung ist die asymptomatische Virusausscheidung bei primären und reaktivierten HSV-Typ-1- und besonders -Typ-2-Infektionen.

Die *Übertragung* des Typs HSV 1 erfolgt vorwiegend über den Respirationstrakt durch Tröpfchen- und Aerosolinfektion mit virushaltigen Sekreten. Die Infektion mit HSV Typ 2 und auch Typ 1 wird durch Sekrete des Genitaltraktes und auch durch Speichel über Schleimhautläsionen bei engem körperlichem Kontakt übertragen. Neonatale Infektionen werden hauptsächlich bei der Passage durch den Geburtskanal, aber auch durch frühpostnatalen Kontakt erworben. Intrauterine Infektionen, die diaplazentar oder durch Aszension übertragen werden, sind selten [184].

Infektion

Bei der *Erstinfektion* mit Typ 1, die meist im orofazialen Bereich, und mit Typ 2, die im Genitalbereich stattfindet, vermehrt sich das Virus in den Epithelzellen der

Schleimhaut und in den Keratinozyten. Eine Virämie mit Virusdissemination und entsprechender Organmanifestation ist relativ selten. Unabhängig davon, ob sichtbare Haut- und Schleimhautläsionen auftreten, dringen die Virione in die sensorischen Endungen der Nervenzellen ein und wandern über die Axone zu den jeweiligen sensorischen Ganglien mit Etablierung der Latenz. Vor allem die früh einsetzenden verschiedenen zellulären Immunreaktionen tragen zur Lokalisierung und Beendigung der Erstinfektion bei [183].

Die *Antikörperbildung* (IgG, IgM und IgA), die bei symptomatischer und bei asymptomatischer Infektion erfolgt, kommt relativ langsam in Gang. Erst nach drei bis fünf Wochen ist der maximale IgG-Titer erreicht, und spezifische Typ-1- und Typ-2-Antikörper werden nachweisbar [184]. Die IgG-Antikörper persistieren lebenslang, können aber Reaktivierungen nicht verhindern. Eine vorausgegangene HSV-Typ-1-Infektion bietet zwar keinen sicheren Schutz vor einer Typ-2-Infektion, doch verlaufen die nachfolgenden Infektionen mit HSV Typ 2 milder oder asymptomatisch. Ebenso ist in Gegenwart mütterlicher HSV-Typ-1- und besonders HSV-Typ-2-Antikörper das Risiko einer neonatalen Infektion und Erkrankung geringer [173]. Bei der neonatalen Infektion und Erkrankung erfolgt die Antikörperbildung (IgG, IgM, IgA) ähnlich langsam wie bei der Primärinfektion von Erwachsenen.

Symptomatik

Die HSV-Erstinfektionen verlaufen in 99% der Infizierten inapparent. Bei symptomatischen Infektionen mit HSV Typ 1 überwiegen die orofazialen Manifestationen, bei denen mit Typ 2 die Manifestationen im Genitalbereich.

Reaktivierte Infektion

Klinisch manifeste reaktivierte Infektionen mit HSV Typ 1 und mit Typ 2 kommen bei mehr als 35% aller Personen mit Erstinfektionen vor. Im orofazialen Bereich sind Reaktivierungen mit Typ 1 häufiger als mit Typ 2, und im genitalen Bereich sind Reaktivierungen mit Typ 2 doppelt so häufig wie mit Typ 1 [185]. Solche Rekurrenzen treten oft mehr als zehnmal pro Jahr auf. Asymptomatische Reaktivierungen mit Virusausscheidung aus dem Respirations- und Genitaltrakt sind wahrscheinlich noch häufiger [195]. Die manifesten und asymptomatischen Reaktivierungen nehmen erst mit zunehmendem Alter ab. Die Ursache der Reaktivierung liegt im Bereich gestörter zellulärer Immun-

mechanismen. Auslöser sind verschiedenartige Stimuli wie z. B. Fieber, Streß, ultraviolette Bestrahlung, Trauma, Immunsuppression und hormonelle Umstellungen wie Menstruation und Schwangerschaft.

Der *Antikörperbefund* ist bei der Mehrzahl der lokalisiert verlaufenden rekurrierenden Infektionen unauffällig. So finden keine oder geringe IgG-Titersteigerungen und nur bei disseminierten Infektionen gelegentlich eine IgM- und IgA-Antikörperbildung statt.

Klinisch verlaufen die rekurrierenden Manifestationen mit geringerer Ausdehnung und heilen schneller ab als bei der Erstinfektion. Dagegen ist bei immunsupprimierten Patienten oder bei der Herpesenzephalitis die Symptomatik gleich schwer wie bei der Erstinfektion. Die Herpesenzephalitis, die folgenschwerste Komplikation der Herpes-simplex-Infektion, tritt häufiger nach reaktivierter (ca. 70%) als nach primärer Infektion auf. Hierbei gehen mukokutane Läsionen der Enzephalitis voraus [210]. Die typischen klinischen Manifestationen der Typ-1- und Typ-2-HSV-Infektion sind in Tabelle 11-28 zusammengestellt.

3.7.2 Herpes-simplex-Infektion Typ 1 und 2 und Schwangerschaft

Neonatale Infektion

Übertragung: Die neonatale Infektion wird in über 85% bei der Passage durch den Geburtskanal und in ca. 10% frühpostnatal durch Kontakt mit Familienmitgliedern oder Klinikpersonal mit orolabialem Herpes erworben. Auffallend ist jedoch, daß bei einem hohen Prozentsatz (um 50%) von infizierten Neugeborenen ein Hinweis auf mütterlichen asymptomatischen oder rekurrierenden Herpes genitalis fehlt. Die transplazentar übertragene Infektion ist relativ selten, kann aber bei primärem disseminiertem Herpes simplex in der frühen und späteren Schwangerschaft nicht ausgeschlossen werden. Ebenso ist bei dieser Sachlage besonders in der Spätschwangerschaft eine intrauterine Infektion auch über die Aszension aus dem Genitalbereich möglich. Nur primäre disseminierte Herpes-simplex-Infektionen kommen als Abortursache in Frage.

Häufigkeit: Die Angaben zur Häufigkeit von neonatalen HSV-Erkrankungen schwanken und werden im Schnitt mit einem Fall pro 7500 Lebendgeburten angegeben. Die Mehrzahl der neonatalen Infektionen ist durch Typ 2 bedingt [186].

Tabelle 11-28 Hauptmanifestation der primären und rekurrierenden Infektion mit Herpes-simplex-Virus Typ 1 und Typ 2 (HSV-1 bzw. HSV-2) (in Anlehnung an Wutzler [210])

Überwiegend durch HSV-1		
Gingivostomatitis Ekzema herpeticum Keratokonjunktivitis	primär	Kleinkind
Enzephalitis	primär	Kleinkind
Enzephalitis	rekurrierend	Kinder und Erwachsene
Herpes simplex mukokutan	rekurrierend	Jugendliche und Erwachsene
Inokulationsherpes	primär und rekurrierend	Kinder und Erwachsene
disseminierte Infektion – Ekzema herpeticum – ohne/mit zusätzlichem Organbefall	primär und rekurrierend	besonders bei immunsupprimierten Patienten
Überwiegend durch HSV-2		
Vulvovaginitis	primär	Jugendliche und Erwachsene
Herpes genitalis	primär und rekurrierend	
Proktitis	primär und rekurrierend	
Enzephalitis	primär (und rekurrierend)	Jugendliche und Erwachsene
Meningoenzephalitis	primär	
Inokulationsherpes	primär und rekurrierend	Kinder und Erwachsene
disseminierte Infektion – Ekzema herpeticum – ohne/mit zusätzlichem Organbefall	primär und rekurrierend	besonders bei immunsupprimierten Patienten
Herpes neonatorum	primär	neonatal, frühpostnatal

Tabelle 11-29 Symptome und Letalität bei neonataler Herpes-simplex-Infektion

	Häufigkeit %	Letalität %
lokalisiert		
ZNS	35	50–75
Auge (Konjunktivitis, Keratitis, Chorioretinitis)	15	0
Haut (Exanthem)	50	10
Mund (Bläschen)	50	0
disseminiert viele Organe befallen (Gehirn, Lunge, Magen, Niere, Leber, Milz usw.)	35–50	85
Gesamtletalität:		60

In Schweden wurden bei 200 000 Geburten von 1979 bis 1989, wovon 60 000 der Mütter HSV-Typ-2-Antikörper besaßen, 48 Kinder mit neonataler HSV-Erkrankung registriert. Davon waren 70% durch HSV Typ 2 und 30% durch HSV Typ 1 bedingt. Außerdem verliefen die Infektionen mit HSV Typ 2 schwerer und mit einer höheren Letalität bzw. schwereren Restschäden als die mit HSV Typ 1 [185].

Symptomatik: Bei den wenigen dokumentierten Fällen von kindlichen Schädigungen bei Geburt nach HSV-Infektion in der Frühschwangerschaft und anzunehmender intrauteriner Infektion wurden Hautbläschen oder Hautskarifikationen, Chorioretinitis, Konjunktivitis, Mikrozephalie und Hydrozephalus festgestellt [177, 180, 194, 203]. Die intrapartum erworbene Infektion kann in einem unbekannten Prozentsatz subklinisch verlaufen, führt aber meist zu lokalisierten oder disseminierten sepsisähnlichen Erkrankungen. Die Neugeborenen sind bei Geburt selten symptomatisch. Die Anzeichen der disseminierten Infektion treten innerhalb von vier bis fünf Tagen und die Enzephalitis zwischen 12 und 16 Tagen nach Geburt auf [186]. Trotz der Aciclovirtherapie ist die Letalität und die Zahl der geschädigten Kinder hoch (Tab. 11-29).

3.7.3 Diagnostik

Die Diagnose kann vom Arzt gestellt werden, wenn charakteristische lokale Bläschen oder abheilende Läsionen (Lippe, Haut, Vulva, Zervix, Penis) vorliegen. In vielen Fällen, besonders bei Befall des weiblichen Genitalbereiches oder bei disseminiertem Exanthem ohne und mit weiteren Organmanifestationen, ist eine eindeutige ätiologische Diagnose ohne Labordiagnostik nicht möglich. Ähnliches gilt für die Diagnose einer neonatalen Infektion bzw. Erkrankung.

Labordiagnose

Hierfür werden vorrangig der Virusnachweis und zusätzlich der Antikörpernachweis eingesetzt.

Der *Virusnachweis* kann durch eine Vielzahl von Methoden erfolgen. Für Abstriche aus Bläscheninhalt und Sekreten ist die Isolierung in der Zellkultur die Methode der Wahl; jedoch macht sie den gekühlten Versand der Proben erforderlich, und die Befundermittlung dauert zwei bis drei Tage. Deshalb werden zur Zeit für diese Proben die Objektträgerausstriche oder der EIA zum Antigennachweis mit monoklonalen Antikörpern – ohne Notwendigkeit des gekühlten Versands – favorisiert. Für beide Methoden müssen aber zellhaltige Proben zur Verfügung stehen, sonst ist die Positivrate geringer als mit der Zellkultur.

Für Liquorproben ist der Nukleinsäurenachweis für Typ 1 und 2 mit der PCR die einzige erfolgreiche Methode [201]. Für Biopsien und postmortales Gewebe wird die Isolierung, die PCR und die In-situ-Hybridisierung bei frischem oder fixiertem Material eingesetzt [175, 193, 199, 201].

Für Zervixabstrichproben um den Geburtstermin sollte auch die PCR eingesetzt werden, da hier schnellere Ergebnisse – vor allem für Typ 2 – vorliegen als mit der Zellkultur [182].

Die *Antikörperbestimmung* wird heute meist im EIA zum Nachweis von immunklassenspezifischen IgG-, IgM- und IgA-Antikörpern teils qualitativ und teils quantitativ durchgeführt. Auch der Immunfluoreszenztest kann zum gleichen Zweck eingesetzt werden.

Die Komplementbindungsreaktion (KBR) ist bei quantitativer IgG-Bestimmung im EIA heute weitgehend entbehrlich [184]. Außer im Serum können insbesondere mit der EIA-Methode auch Antikörper (IgG, IgM, IgA) im Liquor nachgewiesen werden.

Eine gewisse Beeinträchtigung der HSV-Serodiagnostik hängt mit Kreuzreaktionen des HSV mit dem Varizellen-Zoster-Virus (VZV) zusammen. So kann es bei VZV-seropositiven Personen während einer HSV-Infektion auch zu IgG-Titeranstiegen für VZV und umgekehrt kommen.

Ein weiteres Problem ist die spezifische Bestimmung von HSV-Typ-1- und -Typ-2-Antikörpern [206, 207]. Sie gelingt nur bei Verwendung von Antigenen oder dagegen gerichteten monoklonalen Antikörpern, die mit den wenigen typspezifischen Glykoproteinen, z. B. HSV-2-IgG, hergestellt sind. Die diesbezüglichen EIA und Immunoblot werden nur als In-house-Tests durchgeführt [172, 174, 184, 191].

Pränatale Diagnostik

Sie kommt nur dann in Betracht, wenn in der Frühschwangerschaft eine Erstinfektion mit HSV Typ 1(2) mit Anzeichen der Generalisierung aufgetreten ist. Die Entnahme von Fruchtwasser und fetalem Blut sollte dann besonders bei einem auffälligen Ultraschallbefund in der 22. Schwangerschaftswoche erfolgen.

Neugeborenendiagnostik

Bei symptomatischen Neugeborenen von Müttern mit Verdacht auf Herpes genitalis oder orolabialis bzw. auch bei solchen ohne verdächtige mütterliche Anamnese werden sofort Proben zum Virusnachweis (Rachenabstrich, Bläschenpunktat, Liquor) und Blut für Virus- und Antikörpernachweis entnommen. Die Therapie mit Aciclovir erfolgt sofort, ohne das Eintreffen der Laborbefunde abzuwarten.

Der *Virusnachweis* wird in Abstrichen und Bläscheninhalt sowohl durch Isolierung in der Zellkultur als auch mit der PCR für Typ 1 und 2 durchgeführt. Der HSV-Nachweis im Liquor ist nur mit der PCR erfolgreich [201]. Positive Befunde sind mit der PCR innerhalb von ein bis zwei Tagen zu erwarten. Mit der Anzucht und Typisierung durch monoklonale Antikörper dauert das für Typ 1 zwei bis drei Tage und für Typ 2 drei bis vier Tage.

Der *Antikörpernachweis* mit Bestimmung von IgG-, IgM- und IgA-Antikörpern im Serum bringt dagegen diagnostisch verwertbare Befunde meist erst im Verlauf von zwei bis drei Wochen. Auch im Liquor sind IgG-, selten IgM- und IgA-Antikörper erst nach acht bis zwölf Tagen nachweisbar [184].

3.7.4 Therapie und Prophylaxe

Therapie

Aciclovir (Zovirax®), ein hochselektives Virustatikum, hat die Chemotherapie mit Vidarabin weitgehend verdrängt. Es wird topisch und oral zur Behandlung von Herpes-simplex-Läsionen auch in der Spätschwangerschaft und intravenös bei Herpes-simplex-Enzephalitis und beim Herpes neonatorum mit einigem Erfolg angewendet. Patienten mit Erstmanifestationen sprechen prinzipiell besser auf die Therapie an als Patienten mit rekurrierendem Herpes, bei denen in ca. 20%, besonders bei Langzeittherapie, innerhalb von zwei Wochen wieder Rekurrenzen auftreten [204]. Ein teratogenes Potential in der empfohlenen Dosierung bei Anwendung in der Frühschwangerschaft ist bis heute nicht bekannt geworden, es kann jedoch nicht mit hinreichender Sicherheit ausgeschlossen werden. Bei oraler Therapie in der Spätschwangerschaft ist dieses nicht zu befürchten. Gewisse Nebenwirkungen für die Mutter und für das Kind durch das in der Muttermilch eventuell enthaltene Aciclovir sind möglich, aber nicht schwerwiegend. Bei der Abwägung des Nutzeffektes sind diese Nebenwirkungen akzeptabel [105].

In Anbetracht der nur geringfügigen Nebenwirkungen wird Aciclovir auch prophylaktisch für Neugeborene einschließlich Frühgeborener von Müttern mit Verdacht auf genitale Herpesinfektion angewendet [186]. Bei schwangeren Frauen mit der Anamnese von rekurrierenden Genitalinfektionen wird eine prophylaktische Therapie zur Unterdrückung der asymptomatischen Virusausscheidung ca. zehn Tage vor dem errechneten Geburtstermin empfohlen [202, 205].

Prophylaxe

Eine generelle *Expositionsprophylaxe* ist nicht möglich. Bei der selektiven Prophylaxe für seronegative Frauen, die eine Schwangerschaft beabsichtigen bzw. sich im letzten Trimenon befinden, muß der Partner miteinbezogen werden [196].

Die *passive Prophylaxe* mit Immunglobulin wird bei Neugeborenen von Müttern empfohlen, bei denen gegen Ende der Schwangerschaft der Verdacht auf eine primäre symptomatische oder auch asymptomatische genitale Infektion besteht. Nachdem hierbei mütterliche Antikörper noch nicht gebildet sind, passive Antikörper aber eine – wenn auch begrenzte – Schutzwirkung haben, sollte das Immunglobulin gegebenenfalls zusätzlich zur prophylaktischen Aciclovirbehandlung verabreicht werden.

Für die *aktive Prophylaxe* stehen bis jetzt noch keine geeigneten Impfstoffe z. B. zur Impfung seronegativer Frauen *vor* der Schwangerschaft zur Verfügung. Angestrebt wird die Herstellung von Impfstoffen mit Subunit- oder rekombinantem Antigen.

3.7.5 Vorgehen bei Verdacht auf Herpes genitalis in der Schwangerschaft

Bei der weltweiten Zunahme des Genitalherpes ist es für den Gynäkologen und für den Neonatologen wichtig zu wissen, welche Maßnahmen zur Verhütung eines Herpes neonatorum in Betracht kommen. Das Ziel ist es, die Zahl von Schnittentbindungen bei gleichzeitiger Minimierung des Risikos einer neonatalen HSV-Infektion zu senken [188, 209].

Trotz zehn erprobten „Überwachungsstrategien" mit Entscheidungsanalysen gibt es noch immer keine überzeugende Strategie, um die Mehrzahl der neonatalen HSV-Infektionen zu verhindern [176, 187, 189, 196, 197, 200].

Vorgehen bei der Mutter: Wie die Ergebnisse von Studien in Westeuropa und USA zeigen, kann es bei bis zu 8% der Frauen mit rekurrierendem Genitalherpes in der Anamnese und/oder Erstinfektion kurz vor Entbindung zur Infektion des Neugeborenen kommen [181, 208]. Für diejenigen Frauen mit sichtbaren Läsionen oder Prodromi kurz vor Beginn der Wehen wird die Schnittentbindung empfohlen [170]. Bei denjenigen Frauen ohne Symptome, aber festgestellter Virusausscheidung in den letzten fünf Wochen vor Entbindung steht der Gynäkologe vor dem Dilemma: vaginale Entbindung oder Sectio? Wie sich gezeigt hat, ist das vierwöchige Antepartum-Screening mit Viruskultur für die Vorhersage der Virusausscheidung zum Zeitpunkt der Entbindung nicht geeignet [171, 192]. Außerdem kann ein Genitalherpes in der Anamnese der Mutter bei Kindern mit neonatalem Herpes auch fehlen [179]. Fest steht jedoch folgendes: Das kindliche Risiko ist bei einer mütterlichen Primärinfektion mit genitalem HSV vom Typ 2(1) in den letzten zwei bis drei Wochen vor Entbindung und mit noch sichtbaren Läsionen bei Entbindung, in Abwesenheit von Typ-2(1)-Antikörpern, besonders hoch. Bei rekurrierendem Genitalherpes Typ 2(1) mit vorhandenen Antikörpern gegen Typ 2(1) und ohne sichtbare Läsionen im Geburtskanal ist das kindliche Risiko sehr viel geringer.

Unter Berücksichtigung aller bekannten Risikofaktoren sind die Hinweise für den Entbindungsmodus

Tabelle 11-30   Hinweise für Therapie und Entbindungsmodus bei maternaler Infektion mit Herpes-simplex-Virus (HSV)

Befunde bei der Mutter	Risiko für neonatale Infektion	Maßnahmen
Primärer Genital-HSV mit Typ 2(1) *ohne* Antikörper für Typ (1) und 2	**hoch**	– Therapie mit Aciclovir (ab der 30. Schwangerschaftswoche; Wiederholung kurz vor Entbindung)
– mit Läsionen in Zervix und Vagina	erhöht	– **Sectio** *vor* Ruptur der Eihäute
– ohne Läsionen im Geburtskanal	niedriger	– Sectio??
Rekurrierender Genital-HSV mit Typ 2 (1) *mit* Antikörpern für Typ (1) und 2	**geringer**	– prophylaktisch: Aciclovir
– mit Läsionen im Geburtskanal	erhöht	– **Sectio**
– ohne Läsionen im Geburtskanal	gering	– nach prophylaktischer Therapie: vaginale Entbindung
Primärer orofazialer HSV mit Typ 1 bei/nach Entbindung	**hoch**	– Therapie mit Aciclovir

und die Aciclovirtherapie [205] bei Verdacht auf mütterliche HSV-Infektion in Tabelle 11-30 zusammengefaßt.

Bei primärer HSV-Genitalinfektion sollte die orale Therapie ab der 30. Schwangerschaftswoche für drei Wochen (5×200 mg) durchgeführt und vorsichtshalber noch einmal kurz vor der Entbindung wiederholt werden. Bei Vorliegen von rezidivierendem Genitalherpes steht die prophylaktische Anwendung von Aciclovir in der Dosierung von vier- bis fünfmal 200 mg täglich ab zehn Tage vor Entbindungstermin zur Diskussion. Auch die primäre Herpes-simplex-Infektion im Gesichtsbereich muß mit Aciclovir behandelt werden.

Aus einer norwegischen Fall-Kontrollstudie mit prophylaktischer Therapie ca. 10 Tage vor Entbindung (n = 150 [205]) geht hervor, daß mit Therapie Rekurrenzen und asymptomatische Virusausscheidung bis zur Entbindung nicht auftraten. Damit konnte die Zahl der Schnittentbindungen wegen Herpes-genitalis-Verdacht ohne nachhaltige Folgen für das Neugeborene reduziert werden (Stand 1993, n = 250 Fälle, mit gleichem Trend der Ergebnisse, persönliche Mitteilung von B. Stray-Pedersen). In einer anderen Studie [190] mit sehr geringen Fallzahlen kam es bei einer von fünf Frauen trotz dieser Therapie zur asymptomatischen Virusausscheidung von Typ 2 und zur Infektion des Neugeborenen. Weitere Autoren wollen vor Aufnahme dieser prophylaktischen Therapie in die Routine den Ausgang von doppelblind- und placebokontrollierten Studien abwarten [178].

So scheinen die prophylaktische Therapie mit Aciclovir zehn Tage vor Entbindung bei verdächtiger Herpes-genitalis-Anamnese und die sorgfältige Inspektion des Geburtskanals bei Wehenbeginn [197] die wichtigsten Maßnahmen zur Reduzierung von Schnittentbindungen und gleichzeitiger Prävention neonataler HSV-Erkrankungen zu sein.

Das *Vorgehen für das Neugeborene* von Mutter mit Verdacht auf Herpes-simplex-Infektion in der Schwangerschaft zeigt Tabelle 11-31.

3.8 Humanes Immuninsuffizienzvirus (HIV)

Das 1981 erstmals beschriebene Immundefektsyndrom wird am häufigsten durch das 1983 isolierte HIV-1 und seltener durch das 1986 isolierte HIV-2 verursacht.

Das HIV-Screening wird in Deutschland seit 1987, bei Einwilligung der schwangeren Frau, in der Mutterschaftsvorsorge möglichst im I. Trimenon durchgeführt. Wegen Zunahme der heterosexuellen HIV-1-Ausbreitung in den letzten Jahren sollte das HIV-Screening in der Mutterschaftsvorsorge nicht nur beibehalten, sondern intensiviert werden.

3.8.1 Erreger, Epidemiologie, Infektion

Erreger

Die humanen Immuninsuffizienz-Viren Typ 1 und Typ 2 (HIV-1, HIV-2) und die Simian-Immuninsuffizienzviren (SIV), die nur für einige Affenspecies pathogen sind, gehören innerhalb der Familie der Retroviridae zur Gruppe der Lentiviren. Die T-lymphotropen Viren HTLV-I und -II zählen zur Gruppe der Onkoviren.

Die Retroviren besitzen als genetisches Material eine Doppelstrang-RNS und als Schlüsselenzym eine RNS-abhängige DNS-Polymerase. Diese sog. Reverse-Transkriptase schreibt die virale RNS in DNS um, die dann als DNS-Provirus in die Zell-DNS integriert wird. Das Virusgenom kodiert über den env-gag-Genbereich für verschiedene Strukturproteine und über den pol-Genbereich für die Replikationsenzyme. Außer diesen drei Genen (env, gag, pol) besitzt HIV auch Gene (tat, rev, vif und nef), die Regulationsfunktionen erfüllen.

Neben den zwei Haupttypen HIV-1 und HIV-2 gibt es inzwischen für HIV-1 mindestens sechs und für HIV-2 zwei Subtypen; hinzu kommt ein neuer HIV-Subtyp, genannt O (L. Gürtler, persönliche Mitteilung, 1994). Dies ist durch die hohe Mutagenität des eingedrungenen HIV während des Infektionsverlaufs im jeweils infizierten Menschen (Minievolutionen) bedingt. Dementsprechend sind die HIV-1-Subtypen einem ständigen Drift unterworfen. Das ist für HIV-2 mit seiner viel geringeren Replikationsrate weniger evident.

Diese große Variabilität kann für die Labordiagnostik, z. B. durch Nichterfassung neuer Typen und Subtypen mit den zur Zeit verfügbaren kommerziellen Tests, von Bedeutung sein. Außerdem gestaltet sich die Herstellung von wirksamen Impfstoffen als äußerst schwierig [238, 260, 279].

Tabelle 11-31 Vorgehen bei Neugeborenen von Müttern mit genitaler oder oraler Herpes-simplex-Infektionen (HSV) vor/bei Entbindung

Neugeborene	
von Müttern mit Verdacht auf primäre genitale oder rekurrierende HSV mit sichtbaren Läsionen bei der Entbindung	– externe Kardiotokographie (CTG) – Immunglobulingabe bei Geburt – Trifluorthymidin-Augentropfen – sofortige prophylaktische Aciclovirtherapie – *vor Therapie:* Entnahme von Augen-Nasopharyngeal-Abstrichen, EDTA-Blut und Liquor für Virusnachweis und Blut/Serum für Bestimmung von HSV-Antikörpern Typ 1 und 2
Bei mütterlicher primär-genitaler HSV oder primär-oraler HSV	– Isolierung von Mutter und Kind, bis die Läsionen abgeheilt sind
Bei rekurrierender genitaler HSV der Mutter	– keine Isolierung; gute hygienische Maßnahmen

HIV-1 und -2 sind außerhalb des Körpers im Vergleich zu anderen Viren, z. B. Hepatitis B, relativ labil. Sie werden durch die meisten der gängigen Desinfektionsmittel und -verfahren, wie trockene und feuchte Hitze, inaktiviert.

Epidemiologie

Die *postnatale Übertragung* findet im wesentlichen bei Sexualkontakt, besonders bei vorliegenden Schleimhautverletzungen, durch Blut, Genitalsekrete und Samenflüssigkeit statt [267]. Sehr fraglich ist – wegen der geringen Viruskonzentration – die Übertragung über Speichel und Tränenflüssigkeit. Parenteral kann die Infektion durch die gemeinsame Benutzung von verunreinigten Spritzen bei i.v. Drogenabusus und – heute nur noch ausnahmsweise – durch Verabreichung von Frischblut und durch Organtransplantationen erfolgen. Bei Einhaltung der bei uns im Oktober 1993 verschärften Sicherheitsvorschriften ist das noch verbleibende Restrisiko einer Infektion z. B. durch Bluttransfusion mit weniger als $1:1\times10^6$ (1:1000000) verschwindend klein [223]. Eine Übertragung der HIV-Infektion durch Immunglobulinpräparate oder durch aktive Impfung mit inaktivierten Impfstoffen und mit den verfügbaren Lebendimpfstoffen ist nicht gegeben. Auch findet eine Infektion durch normale Sozialkontakte, wie langjährige Erfahrungen zeigen, nicht statt.

Infektionsquellen im beruflichen Bereich: Das Risiko durch Nadelstich- oder Schnittverletzungen mit Blut von HIV-Positiven liegt bei drei pro 1000. Bei chirurgischen Eingriffen ist das Infektionsrisiko für das Personal bei längerer Operation (über drei Stunden) und bei Blutverlusten von mehr als 300 ml erhöht. Dies läßt sich weniger durch ein prä-operatives HIV-Screening reduzieren als durch die Anhebung der Sicherheitsvorkehrungen, z. B. durch das Tragen von einem 2. Paar Handschuhen [240].

Eine HIV-1- und HIV-2-Infektion des Laborpersonals bei Umgang mit Patientenproben und deren Aufarbeitung ist bei Einhaltung der dafür geltenden Sicherheitsmaßnahmen vermeidbar. Bei experimentellen Versuchen in Rhesusaffen mit dem Modellvirus SIV, das für diese Affenspezies pathogen ist, kann bei Mißachtung der Sicherheitsvorschriften eine Infektion stattfinden [246].

Tendenz der Ausbreitung von HIV-1- und -2-Infektion: Weltweite Beachtung findet heute die zunehmende Ausbreitung über heterosexuelle Sexualkontakte. Einen großen Anteil hierbei hat auch der Sextourismus. Während die kontrollierte Prostitution fast nichts zur Verbreitung des Virus beiträgt, ist sie in den Hochrisikogebieten der Motor der AIDS-Epidemie [251]. Zu den Hochrisikogebieten gehören seit langem Zentral-Westafrika, die Karibik und seit kurzem Südostasien, das in den letzten Jahren eine explosive Ausbreitung der HIV-Infektion erlebt [261].

Die geschätzten Zahlen für HIV-Infektionen und AIDS-Fälle in den USA betrugen 1991 206000 AIDS-Erkrankungen und 1 Mio. HIV-Infizierte. Der Anteil der Frauen mit AIDS-Erkrankungen lag 1991 bei 13% und 1988 noch bei 10% [247].

In Deutschland wurden bis Ende 1993 10858 AIDS-Fälle und 61074 HIV-Infizierte, darunter 238 mit HIV-2, registriert. Der Frauenanteil an AIDS-Fällen betrug von vor 1988 bis 1989 6,6% bis 7,9% und ist von 1990 bis 1993 von 9,9% auf 11,9% angestiegen. Bei den 238 HIV-2-Infizierten liegt der Frauenanteil bei 40%. Bei den HIV-1-Infizierten betrug der Frauenanteil anhand bestätigter HIV-Antikörpertests von vor 1988 bis 1990 13,6 bis 16,1% und ist von 1991 bis 1993 von 17,4% auf 18,7% angestiegen. Die Gesamtzahl der Kinder im Alter von null bis vier Jahren mit AIDS-Erkrankung liegt zur Zeit bei 64 und bis zum Alter von neun Jahren bei 85 [215].

Aus unserer Studie zur HIV-Mutterschaftsvorsorge von 1987 bis 1993 mit Screening der Seren von 123 000 Frauen ist eine Zunahme von HIV-positiven schwangeren Frauen nicht erkennbar. Die jährlichen HIV-1-Positivraten liegen weiterhin bei 0,04% (Stand Dez. 93, G. Enders und B. Gürne). Von 1987 bis 1993 wurden drei HIV-2-Infektionen festgestellt.

Falldefinition: Die seit dem 1. Juli 1993 geltende Falldefinition für HIV-Infektionen in Europa entspricht auch dem erweiterten Katalog der CDC-Falldefinition in den USA mit Ausnahme der Berücksichtigung der CD4-T-Zellzahlen. In den USA werden Fälle mit weniger als 200 CD4-T-Zellen/μl unabhängig vom Vorliegen einer Symptomatik als AIDS-Fälle definiert [226, 277].

Infektion

Das humane Immuninsuffizienzvirus infiziert Zellen, die als Rezeptoren das CD4-T-Antigen tragen. Die Hauptzielzellen sind CD4-T-Helferzellen, Monozyten, Makrophagen, die Langerhans-Zellen der Haut und die dentritischen Retikulumzellen in den Lymphknoten. Als Kofaktoren für die Bindung wird zur Zeit das CD26-Antigen diskutiert. Aber auch Zellen ohne diese beiden Rezeptoren wie z. B. B-Lymphozyten, Zellen des Zentralnervensystems oder Kolonzellen, können infiziert werden [258].

Nach dem Eindringen des HIV in die Wirtszelle erfolgt die Umschreibung der viralen RNS in DNS, die als Provirus in das Wirtszellgenom eingebaut wird. Erst nach Aktivierung der Zelle durch bestimmte Zusatzsignale vermehrt sich das Virus. Die Art und das Ausmaß der Virusvermehrung wird unter anderem durch den Übertragungsweg (Blut oder Schleimhaut), die differenten Eigenschaften der infizierenden Subtypen und die Interaktion des sich vermehrenden Virus mit dem Immunsystem geprägt.

Immunreaktionen: Nach der Produktion einer kritischen Virusmasse wird das Immunsystem zu zellulären und humoralen Immunreaktionen stimuliert. Sowohl die komplementvermittelte oder antikörperabhängige zelluläre Zytotoxizität wie auch die direkt vom Virus ausgehenden Effekte können den Zelluntergang und die Virolyse bewirken [228]. Eine wichtige Rolle spielen außerdem die von den infizierten Makrophagen und Lymphozyten gebildeten Zytokine.

Die Antikörper können nur die Ausbreitung des zellfreien Virus begrenzen, nicht aber auf das durch Zellfusion weitergegebene Virus einwirken.

Zuerst treten Antikörper mit gewissen virusneutralisierenden Aktivitäten gegen die env-Genprodukte (Transmembranprotein gp41 und Hüllprotein gp120) auf, danach die Antikörper gegen die gag-Genprodukte (p24 und p17). Die initialen Antikörper gehören der IgM- und wahrscheinlich auch der IgA-Immunglobulinklasse an, ihnen folgen die IgG-Antikörper. Die IgM-Antikörper sind meist nur kurzfristig vorhanden. Die IgG-Antikörper gegen die gag-Genprodukte (p24 und p17) werden erst nach Absinken des p24-Antigens in der Frühphase und dann wieder in der Endphase der Infektion nachweisbar. Die IgG-Antikörper gegen die env-Genprodukte (gp41 und gp120) persistieren lebenslang.

Insgesamt spielen die zellulär bedingten Immunreaktionen für die Protektion eine wesentlich größere Rolle als die Antikörper [257]. Dafür sprechen auch Befunde von Personen, die häufig HIV ausgesetzt waren. Diese bleiben seronegativ und krankheitsfrei, zeigen aber starke zelluläre Immunabwehrreaktionen [229].

HIV-1-Infektion: Nach der erfolgten Primärinfektion mit HIV-1 kann diese mehr oder weniger lange in Gegenwart unterschwelliger Viruskonzentrationen klinisch latent bleiben. Bei ca. 20 % der Infizierten treten jedoch etwa zwei bis sechs Wochen nach Infektion, bei ausgeprägter virämischer Phase, mononukleoseähnliche Krankheitssymptome auf. Im Initialstadium kann es zu einer HIV-bedingten polyklonalen B-Zellaktivierung und einer kurzfristigen Erhöhung der CD8-Suppressor-/zytotoxischen T-Zellen kommen. Der weitere Verlauf ist immunologisch durch die Zerstörung der CD4-T-Helferzellen charakterisiert, während die nichtinfizierbaren CD8-T-Zellen im Normbereich bleiben. Dies hat die Senkung des CD4/CD8-Quotienten unter 1,0 zur Folge.

Der weitere immunologische und klinische Verlauf der HIV-1-Infektion ist am besten an den Daten der San Francisco City Clinic Cohort Study erkennbar. So sind 14 Jahre nach Infektion 70% der Infizierten an AIDS erkrankt, ca. 20% haben erniedrigte T-Helferzellzahlen (<500 CD4-positive Zellen/μl), und ca. 10% mit mehr als 500 CD4-T-Zellen/μl sind noch gesund. Bei diesen „gesunden" Langzeit-Positiven dominiert noch eine TH1-Helferzellantwort [230] und eine bestimmte Konstellation von HLA-Klasse I- und -II-Antigenen.

HIV-2-Infektionen sind im Vergleich zu HIV-1-Infektionen viel seltener, und die HIV-2-Vermehrung in Monozyten und Makrophagen wird anders gesteuert als die HIV-1-Vermehrung. Dies könnte die sehr lange Inkubationszeit und die langsamere Progredienz der Erkrankung mit HIV-2 erklären [216].

Idiopathisches CD4-T-Lymphozytopenie-Syndrom (ICL): Das kürzlich beschriebene, sog. idiopathische CD4-T-Lymphozytopenie-Syndrom (ICL) ist nach derzeitigem Kenntnisstand nicht durch einen weiteren HIV-Typ oder eine HIV-Variante bedingt. Die bisherigen virologisch-immunologischen Untersuchungen und klinischen Verläufe sprechen dagegen, daß es sich um ein einheitliches Krankheitsbild mit gemeinsamer Ursache handelt [225, 268].

Symptomatik: Die HIV-Primärkrankheit, die zwei bis acht Wochen nach Beginn der Infektion bei ca. 20% der Infizierten auftreten kann, ist durch Fieber, Lymphknotenschwellung, makulopapulöses Exanthem, Glieder- und Muskelschmerzen und Durchfall gekennzeichnet. Die Dauer beträgt ein bis zwei Wochen. Bei Personen mit Primärerkrankung soll es zu früher auftretender (innerhalb von drei Jahren) AIDS-Symptomatik mit schnellerer Progredienz kommen [254].

Die weitere mit HIV-1 und HIV-2 assoziierte Symptomatik und die Krankheitsbilder bei AIDS können aus der diesbezüglichen Literatur entnommen werden [214, 226].

3.8.2 HIV und Schwangerschaft

Die mütterliche Infektion kann intrauterin, während der Geburt und durch Stillen auf den Fetus bzw. das Kind übertragen werden. Die Mehrzahl der HIV-Infektionen bei Kindern unter einem Jahr (>80%) wurde jedoch intra partum erworben [239].

Intrauterine Infektion

Die transplazentare Übertragung mit Infektion der Plazenta und des Feten konnte durch Untersuchung eines Feten nach Schwangerschaftsabbruch im II. Trimenon durch Nachweis von Antigen in Zellinien aus fetalem Thymus, Milz, Leber, Lunge und Gehirn nachgewiesen werden [264]. Weitere Falluntersuchungen dieser Art zeigen, daß die intrauterine Infektion zwar im I. und II. Trimenon möglich ist, jedoch häufiger gegen Ende der Schwangerschaft zustande kommt [235, 252, 259]. Die fetale Infektion kann über die mütterliche Virämie mit zellfreiem oder zellassoziiertem Virus über den intervillösen Raum der

Plazenta erfolgen. Die Hauptzielzellen sind die Gewebeleukozyten, die Synzytiotrophoblasten und die Hofbauer-Zellen [227]. Eine aszendierende Infektion aus dem Genitalbereich, vor allem in der Spätschwangerschaft, mit nachfolgender Infektion des Amnions und des Feten scheint ebenfalls wahrscheinlich [245].

Mehrere Studien zeigen, daß die intrauterine Infektion stattfinden kann, jedoch selten ist und daß die Infektion entweder kurz vor Entbindung oder intra partum stattfindet [227, 235, 252].

Perinatale Infektion

Die maternalen Faktoren, die zu einem erhöhten Übertragungsrisiko beitragen können, sind: fortgeschrittene Erkrankung, niedere CD4-Zellzahlen, erhöhte Viruskonzentration im Plasma, p24-Antigenämie, bestimmte Virusvarianten, koexistente Infektionen, Frühgeburt und gynäkologische Faktoren wie frühzeitiger oder gedeckter Blasensprung und Chorioamnionitis. Die Hauptinfektionsquellen sind Kontakte mit mütterlichem Blut und Vaginalsekreten bei Entbindung [239, 245].

Aus der European Collaborative Study [237] geht hervor, daß Frühgeborene der 33. Gestationswoche viermal häufiger mit HIV infiziert wurden als reife Neugeborene. Bei Zwillingsgeburten ist der erstentbundene Zwilling (ob Sectio oder vaginale Entbindung) durch den intensiveren Kontakt mit den infizierten Vaginalsekreten zwei- bis dreimal häufiger infiziert als der 2. Zwilling [241].

Es ist bekannt, daß zahlreiche HIV-Varianten unter anderem durch den immunologischen Druck, Änderung des Zelltropismus und unterschiedliche Vermehrungseffizienz im infizierten Menschen entstehen. Bei Untersuchungen von drei Mutter-Kind-Paaren wurde festgestellt, daß die Kinder nur mit einer kleinen Subpopulation der mütterlichen HIV-Variante infiziert waren [279].

Für die intrapartale Übertragung sprechen beim Neugeborenen auch das Fehlen klinischer Störungen, die normalen CD4/ CD8-Zellzahlverhältnisse und der äußerst seltene Nachweis von Virusmarkern in Blut oder Sekreten [235, 239, 245].

Die postnatale Übertragung durch die infizierte Muttermilch ist möglich. Die diesbezügliche Rate (ca. 15%) variiert aber stark je nach Stillgewohnheit und ist z. B. in Zentralafrika bzw. in bestimmten ethnischen Populationen und/oder bei niederem sozialem Milieu in Nord- und Südamerika wesentlich höher als in westeuropäischen Ländern [249].

Die Kenntnisse über die zelluläre und humorale Immunantwort auf die fetale/kindliche Infektion sind immer noch begrenzt. Die CD4/CD8-Zellverhältnisse sind bis zu Beginn der Symptomatik unauffällig. Der Nachweis von IgM-Antikörpern ist mit den dafür vorhandenen Testmethoden nicht eindeutig möglich. Die IgG-Antikörper lassen sich von den lang persistierenden (bis zum ca. 10. Lebensmonat) passiven mütterlichen Antikörpern nicht differenzieren. IgA-Antikörper sind jedoch ab dem 3. Lebensmonat in ca. 20% und ab dem 6. Lebensmonat in über 80% mit den dafür geeigneten Tests nachweisbar. Der IgA-Antikörpernachweis ist deshalb als Infektionsmarker für die kindliche Infektion nützlich [231].

Transmissionsrate

Die Rate der Mutter-/Kind-Infektion scheint geographisch unterschiedlich zu sein. In der 19. Central European Collaborative Study [237] beträgt sie 14,4% bei 721 Kindern, die bis zum 18. Lebensmonat oder länger verfolgt wurden. In der englischen Studie beträgt diese Rate 13,7% [212]. Nach dem italienischen HIV-Register [244, 274] liegt die Rate bei 18% und in der spanischen [263] und französischen Studie [219] sowie nach Studien in den USA bei ca. 30% [243]. In afrikanischen Ländern wie Zaire und Kenia sind aus diesbezüglichen Studien Transmissionsraten bis zu 50% bekannt [255]. Diese geographischen Differenzen können teilweise durch die unterschiedlichen Stillgewohnheiten, z. B. in Afrika und in den Industrieländern, bedingt sein. Manche HIV-1-Infektionen kommen erst durch das verlängerte Stillen über ein Jahr nach Verschwinden der mütterlichen Antikörper zustande [233, 250]. Außer den unterschiedlichen Stillgewohnheiten sind auch wahrscheinlich die gleichen prognostischen mütterlichen Faktoren verantwortlich, die innerhalb der Schwangerenpopulation eines jeweiligen Landes für ein erhöhtes Transmissionsrisiko in Frage kommen (siehe Perinatale Infektion, oben).

Die Mutter-Kind-Übertragungsrate für HIV-1 ist deutlich höher als für HIV-2, jedoch sind auch HIV-2-Übertragungen dokumentiert [253].

Häufigkeit der kindlichen Erkrankung und Verlauf

Bei den perinatal mit HIV-1 infizierten Neugeborenen treten bei 78% die HIV-assoziierten Symptome vor dem 2. Lebensjahr (6.–12. Lebensmonat) auf. Von diesen sterben 17%. Bei den Überlebenden kommt es im 2. Lebensjahr zu einer gewissen Stabilisierung. Eine kleinere Anzahl der Kinder erkrankt früh mit schnell progredientem Verlauf, die größere Anzahl erkrankt später mit langsamer Progression der Krankheit und mit Überlebenszeiten bis zu zwölf Jahren [265, 266]. Die Frühmanifestation der kindlichen Erkrankung mit schneller Progression wird mit der Schwere der mütterlichen AIDS-Erkrankung in Zusammenhang gebracht [218].

HIV-assoziierte Symptomatik bei Kindern

Die häufigste HIV-assoziierte Symptomatik bei Kindern sind die durch Pneumocystis carinii bedingten Pneumonien, lymphoide interstitielle Hyperplasie, rekurrente bakterielle Infektionen, HIV-1-Wasting-Syndrome, Candidainfektion und HIV-Enzephalopathien. Das diesbezügliche Krankheitsspektrum ist aus der Literatur ersichtlich [224, 265].

Frage des Schwangerschaftsabbruches und des Entbindungsmodus

Interruptio: Diese wurde bis vor kurzem für HIV-infizierte Schwangere in den USA und den westeuropäischen Ländern wegen des ursprünglich mit 50% zu hoch eingeschätzten Infektionsrisikos für das Kind generell empfohlen. Bei der heutigen Beratung sollte auf die jetzt für westeuropäische Länder ermittelte kindliche Infektionsrate von ca. 14% hingewiesen werden. Als weitere Entscheidungshilfe müssen die mütterlichen Faktoren für ein erhöhtes Übertragungsrisiko (siehe Perinatale Infektion, oben) sowie die Möglichkeit zur Therapie (siehe Abschnitt 3.8.4) miteinbezogen werden.

Wie die Daten aus den USA zeigen, entscheiden sich dort 85% der HIV-infizierten schwangeren Frauen für eine Fortsetzung der Schwangerschaft [271]. Dies ist bei uns in Deutschland ebenso.

Entbindungsmodus: In Deutschland ist häufig bei Entbindung die HIV-Infektion der schwangeren Frau aus Datenschutzgründen unbekannt. Für diejenigen Frauen mit HIV-positiven Laborbefunden mit und ohne Symptomatik ist zur Abwägung des Nutzeffektes der Sectio folgendes zu berücksichtigen: Die Infektion wird nur selten intrauterin übertragen. In solchen Fällen ist durch Sectio die eventuelle Infektion des Kindes nicht mehr zu verhindern. Dagegen kann die *elektive* Sectio zur Verhütung der intrapartalen Übertragung dadurch beitragen, daß die maternofetale Transfusion, die bei Wehenbeginn einsetzt, nicht zustande kommt. Auch ein massiver Kontakt mit Blut und infizierten Vaginalsekreten, wie es bei der vaginalen Entbindung der Fall ist, wird verhindert bzw. vermindert. Die *elektive* Schnittentbindung wird für Frauen mit AIDS-Symptomatik und wahrscheinlich erhöhter Viruskonzentration im Blut geplant. Nicht selten sind jedoch Notfallsectiones wegen protrahierten Geburtsvorgangs oder vorzeitigen oder gedeckten Blasensprungs erforderlich. Bei Zusammenfassung der Ergebnisse aus mehreren Studien mit Metaanalyse der Daten ergibt sich eine signifikante Differenz der HIV-1-Infektionsrate für Kinder nach vaginaler Entbindung von 20% und nach Schnittentbindung von 14% [275]. Insgesamt ist davon auszugehen, daß die elektive Sectio vor allem den Kontakt mit mütterlichen infizierten Vaginalsekreten, nicht aber den mütterlichen Blutkontakt ganz verhindern kann [273].

3.8.3 Diagnostik

Klinische Diagnostik

Bei den mononukleoseähnlichen Symptomen der HIV-1-Primärinfektion (Fieber, Lymphknotenschwellung, makulopapulöses Exanthem, Glieder- und Muskelschmerzen und Durchfall) [254] muß vor allem bei Patienten mit Risikoanamnese an die HIV-Infektion gedacht werden. Das gleiche gilt für das Symptomenspektrum des Lymphadenopathie- und des AIDS-Syndroms.

Labordiagnostik

Sie umfaßt den spezifischen HIV-Antikörper-, -Antigen- und Virusnachweis sowie immunzytologische, immunfunktionelle und laborchemische Untersuchungen und die Diagnostik für opportunistische Infektionen. Die *Primärdiagnostik* von HIV erfolgt mittels des Antikörpernachweises.

Antikörpersuchtest: Die Bestimmung wird in EIA der 3. Generation, die mit rekombinanten Antigenen hergestellt sind, durchgeführt. Sie weisen gleichzeitig Antikörper der IgM- und der IgG-Immunglobulinklasse nach. Die Sensitivität der EIA der 3. Generation ist hoch. Dadurch ist die Spezifität im Hinblick auf falsch schwach-reaktive Ergebnisse mit einigen der EIA-Kits nicht immer gewährleistet.

Bestätigungstest: Grenzwertig reaktive und reaktive Seren im EIA der 3. Generation werden im Western-Blot (WB) und zusätzlich im Immunfluoreszenztest (IFL) für HIV-1- und -2-IgG-Antikörper geprüft. Bei vollreaktivem Bandenmuster im Immunoblot für HIV-1 und IgG-Titern im IFL von mindestens 1:256 (und negativen Banden im HIV-2-Western-Blot) ist eine HIV-1-Infektion bestätigt. Dies ist auch der Fall, wenn im HIV-2-Blot einzelne Banden bzw. im IFL-Test niedere Titer für HIV-2 nachgewiesen werden. Letztere sind durch Kreuzreaktionen bedingt. Die positiven Befunde müssen *vor* Mitteilung an den Betroffenen anhand einer 2. Blutprobe bestätigt werden.

Schwierigkeiten für die Interpretation der Western-Blot-Ergebnisse bereitet der Nachweis von Reaktionen gegen nur einzelne gp- oder gag-Protein-Banden. Diese Befunde werden als „undetermined" interpretiert. Sie machen nach der offiziellen Interpretationsvorschrift [242] mehrere Kontrollen bis zu sechs Monaten notwendig und führen zur langfristigen Verängstigung der betroffenen Personen. Mit zunehmender Erfahrung sollte in solchen Fällen *eine* weitere Kontrolle nach ca. vier bis sechs Wochen zum Ausschluß einer eventuellen Serokonversion durchgeführt werden. Ergeben sich hierbei die gleichen Befunde im Immunoblot bei negativem Befund im EIA und der IFL, kann das Gesamtergebnis dann als negativ bezeichnet werden. Nach unseren Erfahrungen bei 35000 untersuchten schwangeren Frauen beträgt die Rate fraglich reaktiver EIA und/oder fraglich reaktiver Western-Blots 0,23% (G. Enders und B. Gürne, Dez. 1993).

Neutralisierende Antikörper werden im wesentlichen in den Therapie- und Impfstudien bestimmt. Das Testsystem besteht aus CD4-positiven Blutzellen. Ob die in diesem In-vitro-Testsystem nachgewiesene Neutralisationsfähigkeit der Antikörper mit derjenigen in vivo korreliert, muß noch abgeklärt werden [216].

Virusnachweis

Das Virus kann mittels Isolierung in Zellkultur, der Polymerase-Chain-Reaction (PCR) sowie anhand von p24-Antigen und der Aktivität der Reverse-Transkriptase nachgewiesen werden. Der Virusnachweis durch Anzucht ist aufwendig. Deshalb wird vermehrt der PCR-DNS- und -RNS-Nachweis möglichst quantitativ in Blutlymphozyten, Körpersekreten, Liquoren und Geweben eingesetzt. Die p24-Antigenbestimmung erfolgt im μ-capture-EIA mit Serum vor und nach Säurebehandlung zur Auflösung der Immunkomplexe.

Tests für zelluläre Immunreaktivität und Immunkompetenz

Die Bestimmung der CD4-, CD8-T-Zellzahl wird mit FACS (fluorescence-activated cell sorting) durchgeführt. Die absoluten CD4-T-Zellzahlen geben den besten Einblick in die zelluläre Immunabwehrlage, da erniedrigte CD4/CD8-Quotienten auch bei anderen Infektionen, z. B. EBV oder CMV, vorkommen können.

Die Konzentrationen von Neopterin im Serum und Urin und Beta-2-Mikroglobulin im Serum gelten als weitere prognostische Marker. Allerdings sind die ermittelten Werte nur bei Verlaufskontrollen aussage-

kräftig. Prognostisch ungünstig sind niedrige und weiter fallende CD4- und erhöhte CD8-, HLA-DR-T-Lymphozytenzahlen sowie erhöhte und weiter steigende Konzentrationen von Neopterin im Serum und Urin und von Beta-2-Mikroglobulin im Serum [258].

Pränatale Diagnostik

Sie könnte prinzipiell durch den Erregernachweis in Chorionzottenbiopsie, Fruchtwasser und fetalem EDTA-Blut [232] mittels der PCR durchgeführt werden. Dies ist jedoch nicht sinnvoll, da die intrauterine Übertragung der Infektion selten ist und wenn, dann über den ganzen Schwangerschaftszeitraum, jedoch besonders gegen Ende der Schwangerschaft stattfinden könnte.

Neugeborenendiagnostik

Die Mehrzahl der Neugeborenen von HIV-positiven Müttern ist bei Geburt unauffällig [265]. Die Diagnose der HIV-Infektion bei asymptomatischen Neugeborenen und Säuglingen ist immer noch schwierig. Bei Kindern in den ersten sieben Lebensmonaten kann nur bei wiederholt positivem PCR-Nachweis im Blut davon ausgegangen werden, daß sie infiziert sind. Ein positiver IgA-Antikörperbefund ab dem 3. Lebensmonat spricht ebenfalls dafür [231]. Dagegen ist bis zum 10. bis 12. Lebensmonat nicht erkennbar, ob die positiven IgG-Antikörper von der Mutter stammen oder vom Kind selbst gebildet worden sind. Für symptomatische Kinder von HIV-1-positiven Müttern umfaßt die Labordiagnose Untersuchungen virusspezifischer, laborchemischer, immunzytologischer und Funktionsmarker sowie Untersuchungen zur Erkennung und Überwachung opportunistischer Infektionen. Die klinischen und labordiagnostischen Besonderheiten der pädiatrischen HIV-Infektion sind andernorts beschrieben [218, 265].

3.8.4 Therapie und Prophylaxe

Therapie

Zur Therapie zur Zeit zugelassen sind die Nukleosid analoga (Reverse-Transkriptase-Hemmer) Zidovudin (ZDV, AZT), Dianosin (ddI) und Zalcitabin (ddC) [222, 248]. Für Frauen ist eine Substanz für den vaginalen Gebrauch in Entwicklung [278]. Wegen der bei längerer ZDV-Therapie auftretenden Resistenzentwicklung und zur Verminderung von Nebenwirkungen werden die Substanzen kombiniert bzw. im Wechsel eingesetzt.

Zur Prophylaxe und Behandlung *opportunistischer Infektionen* mit Pilzen, Kryptosporidien, Mykobakterien, Parasiten und Viren sind die dafür als wirksam und verträglich ausgewiesenen Chemotherapeutika im Gebrauch.

Für die *postexpositionelle Prophylaxe* und die *Frühtherapie* bei asymptomatischen HIV-infizierten Personen mit weniger als 500 CD4-T-Helferzellen darf nur das ZDV angewendet werden. Der Wert der postexpositionellen Prophylaxe zur Verhütung der HIV-Infektion, z. B. nach Schnittverletzung, wird zunehmend kritisch diskutiert, ebenso die Erfolge und Risiken der Frühtherapie [256].

Therapie in der Schwangerschaft: Hierzu liegen noch keine ausreichenden Daten vor, jedoch wird die Therapie zunehmend durchgeführt. Prinzipiell können das ZDV, das ddI und das ddC die Plazentaschranke passieren und höhere Konzentrationen im Nabelschnurblut als im mütterlichen Blut erreichen [217, 270, 276]. Bei der mütterlichen ZDV-Therapie im I. und II. Trimenon ist immer noch Vorsicht wegen des bekannten embryotoxischen Effektes im Versuch bei tragenden Mäusen geboten [272].

Bisher konnte kein erhöhtes Risiko für Frühgeburten, intrauterine Wachstumsretardierung oder neonatale Asphyxie festgestellt werden. Die in einigen Fällen beobachteten Fehlbildungen zeigten kein einheitliches Bild. Zu beachten sind jedoch Knochenmarkseffekte, vor allem bei Frühgeborenen [269]. Einzelbeobachtungen lassen einen protektiven Effekt auf den Gesundheitszustand der Mutter und ein vermindertes Risiko der HIV-Transmission auf das Neugeborene vermuten [221]. Diese Beobachtungen werden gestützt durch die Ergebnisse der plazebokontrollierten US-French Clinical Trials Group Study (ACTG 076) bei HIV-positiven Schwangeren. Sie zeigte, daß durch die ZDV-Therapie mit Beginn zwischen der 14. und 34. Schwangerschaftswoche bis nach Entbindung das Risiko der vertikalen Transmission um zwei Drittel gesenkt wurde [213]. Bei bisher 364 Kindern betrugen die kindlichen Infektionsraten ohne mütterliche Therapie 25,5 % und mit Behandlung 8,5 %.

Therapie bei Säuglingen und Kindern: Bei HIV-infizierten symptomatischen Kindern wird die ZDV-Therapie zusammen mit der PCP-(Pneumocystis carinii-)Prophylaxe sofort nach Diagnosestellung begonnen. Diese wird auch von Säuglingen unter drei Monaten im allgemeinen gut vertragen. Die Frühtherapie bei asymptomatischen HIV-infizierten Säuglingen und Kindern wird zur Zeit ebenfalls durchgeführt [218, 248].

Weitere Therapiekonzepte, z. B. Kombinationen von ZDV und IFN (Protease, tat-Inhibitoren) sind erst in Entwicklung. Derzeit wird auch an gentherapeutischen Verfahren gearbeitet. Mit diesen hofft man, direkt die Virusreplikation unterbinden zu können. Hierfür kommen unter anderem die synthetischen Anti-Sense-Oligonukleotide und Ribozyme in Frage [216].

Entscheidungsfindung für Therapie: Trotz der oben aufgeführten Bedenken für die postexpositionelle Prophylaxe und Frühtherapie mit ZDV bei HIV-infizierten asymptomatischen schwangeren Frauen und asymptomatischen Kindern ist dies die derzeit einzige Chance, den Infektionsverlauf günstig zu beeinflussen. Von den Experten wird nun ein individuelleres Vorgehen empfohlen, bei dem der behandelnde Arzt die Entscheidung unter Einbeziehung der möglichen Pro und Kontras fällen soll.

Prophylaxe

Die *Expositionsprophylaxe* ist die derzeit einzig wirksame Methode zur Verhinderung einer postnatalen HIV-Infektion. Die entsprechenden Vorsichtsmaßnahmen (z. B. „safer sex") sollten in den Industrienationen heute der Allgemeinheit bekannt sein. Sie müssen jedoch allen Bevölkerungsschichten, besonders der jungen Generation, immer wieder in Schulen, Ausbildungsstätten, durch die öffentlichen Medien und auch durch die behandelnden Ärzte ins Gedächtnis gerufen werden.

Passive Prophylaxe: HIV-antikörperspezifische Immunglobulinpräparate zur Verhütung einer Infektion gibt es nicht. Sie könnten auch zur Verhütung einer Infektion keinen Beitrag leisten. Immunglobulinpräparate verschiedener Art werden zur therapeutischen Unterstützung vor allem für symptomatische HIV-infizierte Säuglinge und prophylaktisch bei eventuellem Masern-Varizellen-Kontakt eingesetzt [211, 224, 265].

Aktive Prophylaxe: Die Entwicklung einer sicheren und wirksamen Vakzine für das im Infizierten lebenslang persistierende und außerordentlich schnell mutierende Virus ist noch immer wenig aussichtsreich. Inzwischen wurden mehr als 15 Kandidatvakzine verschiedener Art (Subunit-Impfstoffe, Impfstoffe mit rekombinantem Impfvirus, z. T. auch in Vektoren integriert, und inaktivierte Vakzinen zur Immuntherapie hergestellt [262]. Einige von ihnen wurden in Pilotstudien erprobt. Die Bewertung von Sicherheit und Wirksamkeit erfolgte anhand von sog. Surrogatmarkern. Weitere Ansätze für die Herstellung von Impfstoffen sind verschieden konstruierte Lebendimpfviren, z. B. abgeschwächte SIV oder primitive HIV-Varianten.

Für die Bewertung der tatsächlichen Sicherheit und Wirksamkeit von Impfstoffen bedarf es nach bewährtem Vorbild großer Probandenzahlen, insbesondere an HIV-seronegativen Personen aus Gruppen mit hohem Verhaltensrisiko und langjähriger Überwachung. Somit ist noch lange kein brauchbarer Impfstoff in Sicht [234, 236].

Aktive Prophylaxe − Kinderimpfung: Nach den vorliegenden Erfahrungen können zahlreiche Infektionskrankheiten bei HIV-infizierten Kindern schwerer verlaufen als bei Nicht-HIV-Infizierten. Deshalb gibt es einen Impfkalender für HIV-infizierte symptomatische und asymptomatische Säuglinge und Kinder. Der Impferfolg sollte vor allem bei HIV-infizierten symptomatischen Kindern serologisch kontrolliert werden, da mit einer verminderten Immunantwort zu rechnen ist [211, 220].

3.9 Hepatitis A bis E

Von diesen Virusinfektionen sind die Hepatiden B, C und E von Bedeutung für die Schwangerschaft. Wegen des bekannten Risikos der Übertragung von Hepatitis von der Mutter auf das Kind wurde diese Infektion in das Screening der Mutterschaftsvorsorge aufgenommen. Das Risiko einer Mutter-Kind-Übertragung für Hepatitis C scheint nach bisherigem Kenntnisstand gering zu sein. Die Bedeutung der Hepatitis-E-Infektion für die Schwangerschaft wurde durch die Beobachtung fulminanter Krankheitsverläufe mit hoher Abort- und Letalitätsrate bei schwangeren Frauen innerhalb von Ausbrüchen 1987 und 1989 in tropischen Ländern Asiens bekannt.

3.9.1 Hepatitis B

3.9.1.1 Erreger, Epidemiologie, Infektion

Erreger

Das Hepatitis-B-Virus (HBV), ein etwa 42 nm großes Partikel mit Kern und einer äußeren Hülle, gehört zur Familie der Hepatnaviridae. Das Genom besteht aus einer partiell doppelstrangigen DNS, die mit ihren S1- und S2-Subregionen für das Gesamtoberflächenantigen (HBsAg) kodiert. Die C-Region kodiert für das HBc-Antigen und das Pre-C-Polypeptid, ein nichtpartikuläres Antigen (Abbauprodukt), für das HBe-Antigen. Das HBV benutzt für seine Vermehrung die einzigartige Para-Retrovirus-Strategie [288, 338].

Das Hepatitis-B-Virus ist außerhalb des Körpers gegen Umwelteinflüsse wesentlich stabiler als das HIV. Es wird aber durch die für HIV angewendeten Desinfektionsmittel und -verfahren inaktiviert.

Epidemiologie

Die Übertragung erfolgt nur parenteral. Prinzipielle Übertragungswege sind: direkte Inokulation mit verunreinigten Spritzen beim i.v.-Drogenabusus, Stichverletzungen und Aufbringen von virushaltigem Material auf verletzte Hautstellen, z. B. im medizinischen Bereich, und durch Schleimhautkontakte mit virushaltigem Blut oder blutigen Sekreten und Samenflüssigkeit beim Sexualkontakt [294]. Schleimhäute weisen immer minimale Läsionen auf, die dem Virus den Eintritt in die Blutbahn gestatten. Die Ansteckung über den Sexualkontakt ist in Ländern mit niedriger Hepatitis-B-Durchseuchung einer der Hauptübertragungswege [308].

Auch kann die Hepatitis B von akut oder chronisch infizierten Müttern kurz vor und während der Geburt auf das Kind übertragen werden [320]. Diese perinatale Infektion spielt für die weitere Ausbreitung der Hepatitis-B-Infektion eine wichtige Rolle, besonders in Ländern mit hoher Hepatitis-B-Durchseuchung.

Die Hepatitis B ist weltweit sehr unterschiedlich verbreitet. Hohe Endemiegebiete sind Zentral-Südafrika und große Teile Asiens mit Virusträgerraten bis über 20%. Endemiegebiete mit Trägerraten von 2 bis 7% sind Länder in Süd- und Osteuropa. Im Vergleich hierzu sind die industriellen Länder West- und Mitteleuropas und Nordamerika schwache Endemiegebiete mit Trägerraten unter 1%. Hier geht die Infektion vor allem von Erwachsenen aus [307].

Zu den Risikogruppen für Hepatitisinfektionen und -erkrankungen zählen heute vor allem Drogenabhängige, Personen mit promiskuitivem Verhalten, immunsupprimierte Patienten, Nieren- und Lebertransplantierte, medizinisches Personal und häusliche Kontaktpersonen. Man sollte aber nicht außer acht lassen, daß eine gewisse Zahl von Erkrankungen bei Personen auftritt, die nicht diesen typischen Risikogruppen angehören. Die Zahl der gemeldeten Neuerkrankungen in Deutschland lag 1992 bei ca. 5496 und wird für 1993 sogar noch höher liegen (persönliche Mitteilung, Prof. Dr. W. Jilg, Regensburg). Wegen des hohen Anteils an inapparenten Verläufen muß jedoch von wesentlich höheren Neuerkrankungsraten ausgegangen werden. Damit zählt die Hepatitis B immer noch zu den wichtigsten Viruserkrankungen in Deutschland [308].

Infektion

Das Hauptzielorgan für HBV ist die Leber. Das HBV ist selbst nicht zytopathogen. Man geht davon aus, daß für die Leberzelläsionen die zellulären Immunabwehrreaktionen, insbesondere die zytotoxischen $CD8^+$-T-Lymphozyten, verantwortlich sind [313]. Das HBsAg wird von den infizierten Leberzellen in großer Menge gebildet, nur ein kleiner Teil davon wird für die Umhüllung des Virus benötigt. Der Rest davon wird in Form tubulärer und sphärischer Partikel in das Blut abgegeben und läßt sich im Blut nachweisen. Während der virämischen Phase können bei Hepatitiserkrankten mehr als 10^{12} infektiöse Partikel pro Milliliter Blut enthalten sein [313].

Als erster spezifischer Antikörper tritt bei unkompliziertem Verlauf der Hepatitis-B-Infektion Anti-HBc auf, das gegen das Core-Partikel (HBcAg) gerichtet ist. Sowohl IgM- als auch IgG-Antikörper gegen HBcAg sind bereits bei Ausbruch der klinischen Symptome in hohen Titern vorhanden. Die IgM-Antikörper verschwinden innerhalb von 6 bis 12 Wochen, während die Anti-HBc-IgG-Antikörper lebenslang nachweisbar sind. Das zweite außer dem HBsAg erfaßbare virale Antigen ist das nichtstrukturgebundene HBe-Antigen, das von der infizierten Zelle in das Serum abgegeben wird. Das HBeAg ist ein indirekter, aber sehr verläßlicher Marker für die Virusneubildung und damit für das Vorliegen einer Virämie. Antikörper gegen HBeAg (Anti-HBe) werden üblicherweise nach Verschwinden des HBeAg gebildet. Im Verlauf einer ausheilenden Infektion läßt sich Anti-HBe meist für 8 bis 16 Wochen nach Infektionsbeginn nachweisen und sinkt innerhalb von einigen Jahren auf nicht meßbare Werte ab. Antikörper gegen das HBsAg (Anti-HBs) lösen im normalen Verlauf der Hepatitis-B-Infektion das HBsAg ca. fünf bis sechs Monate nach Infektionsbeginn ab und zeigen die Ausheilung der Infektion an. Diese Antikörper sind neutralisierend und werden als einzige erfaßbare Antikörper nach der Impfung gegen Hepatitis B gebildet [308].

Die Hepatitis-B-Infektion verläuft in ca. 50% subklinisch, in ca. 50% symptomatisch und in 5 bis 10% chronisch. Fulminante Verläufe während der akuten Erkrankung mit tödlich endendem Leberkoma werden in ca. 1% beobachtet. Ein nicht unbeträchtlicher Teil auch der inapparenten chronischen Hepatitis-B-Infektionen führt zu chronisch aktiver Hepatitis, die häufig in einer Leberzirrhose und im Tod durch Leberzellversagen endet. Die chronische Hepatitis-B-Infektion ist auch an der Entstehung des Leberzellkarzinoms beteiligt. Das Risiko eines chronischen Hepatitis-B-Trägers, an einem derartigen Tumor zu erkranken, ist ca. 300fach höher als das eines Menschen, der keine Hepatitis-B-Infektion durchgemacht hat [308].

Symptomatik

Die charakteristischen klinischen und laborchemischen Befunde für das breite Spektrum der klinischen Erscheinungsform bei Hepatitisinfektionen sind bekannt [313].

3.9.1.2 Hepatitis B und Schwangerschaft

In Deutschland haben ca. 8% der Bevölkerung eine HBV-Infektion durchgemacht, und 0,3 bis 0,5% sind chronische Träger. Für Frauen wird die Inzidenz von HBV-Trägern mit ca. 0,8% angegeben [293].

Nach unseren Erhebungen in der Mutterschaftsvorsorge von 1987 bis Dezember 1993 (n = 33000) sind von den deutschen Frauen 0,64% chronische HBsAg-Träger und 0,07% sind auch HBeAg-positiv. Bei den ausländischen Frauen (z. B. aus südosteuropäischen, afrikanischen und asiatischen Ländern) mit einem Anteil von ca. 20% sind 3,27% chronische HBsAg-Träger und 0,77% HBeAg-positiv (Enders et al., Stand Dezember 1993).

Übertragung der Infektion von der Mutter auf das Kind

Die Übertragung von der akut oder chronisch infizierten Mutter auf das Kind kann in etwa 5 bis 12% intrauterin gegen Ende der Schwangerschaft erfolgen [320]. Sie findet jedoch in über 80% intra partum durch Blut und Sekretkontakt beim Geburtsvorgang und in etwa 5% frühpostnatal durch die Muttermilch statt. Das Risiko einer Übertragung wird unter anderem von der Menge des zirkulierenden HBV bestimmt [302, 306]. Die Übertragungsrate wurde bei nur HBsAg-positiven Müttern, d.h. mit geringer Kontagiosität, mit 6 bis 7%, die bei HBsAg- und HBeAg-positiven Müttern mit hoher Kontagiosität mit bis zu mehr als 80% ermittelt [292, 337]. Nach einer perinatalen HBV-Übertragung entwickelt sich fast regelmäßig ein Trägerstatus, der häufig ohne klinische Symptomatik verläuft, aber in etwa 25% zu einer chronischen Hepatitis, einer Zirrhose oder einem Leberzellkarzinom führen kann. Vereinzelt sind auch fulminante Verlaufsformen bei Kindern beschrieben worden [282, 296].

Mutterschaftsvorsorge

Wegen der obengenannten Sachverhalte wurde schon 1987 das Hepatitis-B-Screening im III. Trimenon für Frauen mit Risikofaktoren in die Mutterschaftsvorsorge aufgenommen. Ab 9. 4. 1991 wurde das Screening trotz Kontroversen über Kosten und Nutzen auch auf Frauen mit nicht primär erkennbaren Risikofaktoren erweitert. Dieses Vorgehen erscheint auch nach den Erfahrungen anderer Länder wirtschaftlich sinnvoll [305, 321].

Der Nutzeffekt der Hepatitis-B-Vorsorge und der aktiven/passiven Impfung der Neugeborenen läßt sich auch anhand unserer Studie (1987 bis 1993) erkennen (siehe oben). Bei Hochrechnung der Ergebnisse auf die Geburtenrate in Deutschland von ca. 806 000 im Jahre 1992 waren jährlich ca. 1000 Kinder dem Risiko einer perinatalen Infektion ausgesetzt (G. Enders und L. Lindemann).

Durchführung der Mutterschaftsvorsorge

In der Mutterschaftsvorsorge im III. Trimenon wird nur das HBsAg bestimmt. Bei positivem Befund erfolgt dann zur Kontagiositätsabschätzung der Infizierten der HBeAg-, der Anti-HBe- und der Anti-HBc-IgM-Nachweis. Der HBV-DNS-Nachweis wird bei dieser Sachlage nur ausnahmsweise eingesetzt (Tab. 11-32).

Maßnahmen

Die Neugeborenen von HBsAg- bzw. HBsAg- und HBeAg-positiven Müttern werden sofort simultan (auf verschiedenen Seiten) passiv/aktiv geimpft. Weitere aktive Impfungen folgen in der 4. Lebenswoche und im 6. Lebensmonat. Bei extrem Frühgeborenen ist es ratsam, zuerst nur die passive und nach Gewichtszunahme die aktive Impfung durchzuführen. Unter diesen Voraussetzungen können Kinder von nur HBsAg-positiven Müttern gestillt werden. Für Kinder von auch HBeAg-positiven Müttern wird dies zum Teil kontrovers diskutiert [316]. Die Impferfolgskontrolle mittels quantitativer Anti-HBs-Bestimmung sollte im 7. bis 8. Lebensmonat erfolgen, da ca. 5 % der Neugeborenen, besonders die Frühgeborenen, nicht auf die Impfserie ansprechen bzw. niedere Antikörperkonzentrationen aufweisen, die dann weitere Impfungen erforderlich machen (Tab. 11-33) [283].

3. 9. 1. 3 Diagnostik

Das klassische Bild der akuten Virushepatitis läßt wegen ähnlicher klinischer und biochemischer Marker keine Feststellung des Erregertyps zu. Diese ist nur durch serologische Untersuchungen möglich.

Labordiagnostik

Für die Diagnostik einer Hepatitis-B-Infektion stehen kommerzielle hochempfindliche Radio- und Enzymimmunoassays mit einer großen Palette von diagnostischen Markern für den Antigen- und Antikörpernachweis zur Verfügung (siehe Abschnitt 3.9.1.1, Infektion). Bei kombiniertem Einsatz erlauben diese eine Differenzierung von verschiedenen Verlaufsformen und Aussagen zur Infektiosität, Immunität und Prognose.

Die wichtigsten serologischen Marker zur Feststellung der aktiven Infektion mit Infektiosität sind das HBsAg, das HBeAg und die gegen das HBcAg gebildeten HBc-IgM-Antikörper (Anti-HBc-IgM). Anti-HBs- und Anti-HBe, die nicht immer langfristig nachweisbar sind, weisen auf die überstandene ausgeheilte Hepatitis-B-Infektion hin. Die Anti-HBc-IgG-Antikörper sind dagegen meist lebenslang nachweisbar und damit der Marker, der anzeigt, daß eine Hepatitis-B-Infektion durchgemacht wurde [308].

Tabelle 11-32 Mutterschaftsvorsorge für Hepatitis B im III. Trimenon

Screening	Befund	Folgediagnostik-Tests auf
HBsAg	negativ	–
HBsAg	positiv	– HBeAg – Anti-HBe – Anti-HBc IgM – HBV DNS
Beachte: Infektionsrisiko für das Kind		
nur HBsAg positive Mütter	ca. 6 %	
und HBeAg positive Mütter	> 80 %	

Tabelle 11-33 Maßnahmen für das Neugeborene von HBsAg-/HBeAg-positiven Müttern

Mutter HBsAg/HBeAg ↓	positiv
Neugeborenes	
sofort bei Geburt:	aktive/passive Immunisierung 0,5 ml Gen-H-B-Vax® K i. m. 1,0 ml HB-Immunglobulin i. m.
4 Wochen:	2. Dosis Gen-H-B-Vax® K 0,5 ml
6 Monate:	3. Dosis Gen-H-B-Vax® K 0,5 ml
Antikörperkontrolle	7.–8. Lebensmonat Anti-HBs-Titer
Frühgeborene:	<2 kg 1. nur passive Immunisierung >2 kg 2. dann aktive Immunisierung
Stillen:	HBsAg-positive Mütter ja HBeAg-positive Mütter ?

Virusnachweis: Die serologische Bestimmung von Antigen und Antikörper kann in Sonderfällen durch den Virusnachweis mit verschiedenen molekularbiologischen Methoden wie Hybridisierung mit Nachweisgrenzen von 0,3 pg DNS oder etwa 10^{-4} Viruspartikel pro Ansatz bzw. mit der PCR und der „Nested"-PCR, mit der selbst noch ein einzelner Viruspartikel nachweisbar ist, durchgeführt werden. Die HBV-DNS-PCR ermöglicht den eindeutigen Nachweis oder Ausschluß der Infektiosität von chronischen Virusträgern. Sie wird unter anderem auch zur Verlaufskontrolle bei der antiviralen Therapie und in Pathogenesestudien eingesetzt.

3.9.1.4 Therapie und Prophylaxe

Therapie

Für die Therapie bei chronischer Hepatitis B ist zur Zeit das Alpha-Interferon das Mittel der Wahl. Nur bei etwa 33% der Patienten kann durch eine Behandlungsdauer von 4 bis 6 Monaten eine Remission mit Unterbrechung der Virusvermehrung und Besserung der Symptome erreicht werden. Verschiedene Nukleosidanaloga und Nicht-Nukleosidanaloga und Ribavirin werden in vivo mit Hilfe von hepadnavirusempfindlichen Tieren (z.B. Erdhörnchen, Pekingente) und in vitro mit entsprechenden Gewebekulturen auf ihre Inhibitoreigenschaften für das Hepatitis-B-Virus geprüft [304].

Prophylaxe

Die Maßnahmen für die Expositionsprophylaxe, z.B. beim Sexualverkehr mit Risikopersonen, bei i.v. Drogenabusus und im medizinischen Bereich sind bekannt. Die aktive Impfung ist jedoch die sicherste prophylaktische Maßnahme.

Aktive/passive Prophylaxe: Zur passiven Prophylaxe steht seit längerem ein spezielles Immunglobulinpräparat (HBIG) zur Verfügung. Dieses wird im wesentlichen gleichzeitig mit der aktiven Impfung (Simultanimpfung) bei Neugeborenen von Müttern mit akuter/chronischer Hepatitis B und bei akzidenteller Inokulation von Blut bei Personen angewendet, die nicht gegen Hepatitis B immun sind. Der Impfstoff zur aktiven Impfung besteht aus den Hüllproteinen (HBsAg) des Hepatitis-B-Virus, das für die in Deutschland erhältlichen Vakzine überwiegend gentechnisch in Hefezellen hergestellt wird.

Die Hepatitis-B-Impfung wird heute allen im medizinischen Bereich tätigen Personen, die nicht gegen Hepatitis B immun sind, dringend empfohlen. Eine Impfung gegen Hepatitis B schützt auch vor einer Hepatitis-Delta(δ)-Infektion, deren Erreger für die Infektion und Vermehrung auf die Mithilfe des Hepatitis-B-Virus angewiesen sind.

Zur Feststellung der Immunitätslage werden die Antikörper gegen HBc (Anti-HBc) bestimmt. Bei positivem Befund ist eine Impfung nicht notwendig. Nach einer Hepatitis-B-Impfung sollte in jedem Falle der Erfolg anhand der quantitativen Anti-HBs-Bestimmung kontrolliert werden [307, 308]. Die Neugeborenenimpfung von HBV-positiven Müttern kann zur Einschränkung der vertikalen Ausbreitung beitragen.

So ließ sich z. B. in Gambia eine 95%ige Effektivität mit der alleinigen aktiven Impfung ermitteln [290]. Dies hat dazu geführt, daß die WHO die aktive Hepatitis-B-Impfung in ihr „Expanded Program of Immunization" (EPI) aufgenommen hat und ab 1997 auch in Ländern mit niederer Endemierate die allgemeine Impfung von Kleinkindern empfiehlt.

3.9.2 Hepatitis C
3.9.2.1 Erreger, Epidemiologie, Infektion

Erreger

Das Hepatitis-C-Virus (HCV) ist ein RNS-Virus von etwa 50–60 nm Größe, das erstmalig 1988 mit molekularbiologischen Methoden charakterisiert wurde [289]. Es wird der Familie der Flavi- oder Pestiviridae zugeordnet. Das HCV ist der häufigste Erreger der Posttransfusionshepatitis [314].

Epidemiologie

Das HCV wird parenteral durch Kontakte mit infiziertem Blut übertragen. Bis vor kurzem bestand die Möglichkeit, die Infektion auch iatrogen durch viruspositive Blutkonserven, Blutprodukte und HCV-kontaminierte Immunglobuline zur Anti-D-Prophylaxe zu übertragen [285, 322, 323, 329]. Weitere Übertragungswege, wie durch sexuelle, nosokomiale und intrafamiliäre Kontakte werden ebenfalls für die Ausbreitung der Infektion angeschuldigt, spielen jedoch wahrscheinlich nur eine untergeordnete Rolle. Eine Übertragung der Infektion von der Mutter auf das Kind ist möglich [309, 319].

Über die Durchseuchung der Bevölkerung mit HCV gibt es bisher wenige Daten. Bei Blutspendern in Deutschland zeigt sich eine Seroprävalenz (C-100, ein Nichtstrukturprotein) von 0,4% bis 1,2% [310], die etwa der von anderen westeuropäischen Ländern entspricht. Hohe Prävalenzraten finden sich bei den Risikogruppen der Hämophiliepatienten (80–90%), der i.v.-Drogenabhängigen (70–80%), Dialysepatienten (ca. 10%), Patienten mit einer Posttransfusionshepatitis (50–80%) bzw. einer sporadischen Non-A-Non-B-Hepatitis (30–80%). Seit der Verfügbarkeit empfindlicher Assays zur Bestimmung von HCV-Antikörpern nimmt die posttransfusionsbedingte Hepatitis ständig ab [330].

Infektion

Die Pathogenese der HCV-Infektion ist noch nicht geklärt. Das Zielorgan ist die Leber. In Tierversuchen mit Schimpansen konnte die virale RNS bis zu 3 bis 4 Monate nach dem Antikörperanstieg im Serum nachgewiesen werden. Antikörper gegen C-22 (Core-Protein) und C-33 (Nichtstrukturprotein) traten wenige Wochen nach Infektionsbeginn auf, Antikörper gegen C-100 (Nichtstrukturprotein) erst mehrere Monate danach [329].

Aus der retrospektiven Studie zu einer HCV-Epidemie bei etwa 2000 infizierten Müttern aus der ehemaligen DDR, die mit HCV-kontaminiertem Anti-D-Immunglobulin zur Rhesus-Inkompatibilitätsprophylaxe behandelt worden waren, ergaben sich drei Verlaufsformen einer HCV-Infektion:

— inapparente Infektion mit niedrig-titriger und kurz dauernder Antikörperantwort (Anti-HCV C-100)
— akute Erkrankung mit Ausheilung und ausgeprägter Antikörperbildung (Anti-HCV C-100), die nach Monaten bis Jahren abklingt
— chronischer Verlauf mit früh auftretenden und persistierenden Antikörpern (Anti-HCV C-100)

Antikörper gegen C-22 und C-33 werden früher nachweisbar, verschwinden aber ebenfalls bei ausgeheilter HCV-Infektion nach 10 bis 15 Jahren [295, 329].

Eine Hepatitiserkrankung tritt nur bei ca. 20 bis 30% der Infizierten auf. Die Gefahr des Übergangs der akuten symptomatischen oder inapparenten Infektion in die chronische Verlaufsform ist mit ca. 50% wesentlich häufiger als bei der Hepatitis-B-Infektion [295].

3.9.2.2 Hepatitis C und Schwangerschaft

Die HCV-Antikörperprävalenz beträgt bei asymptomatischen Schwangeren 0,6% in Mannheim [298] und 1,6% in Paris [327].

Die spät-intrauterine und perinatale Infektion mit HCV wurde in Einzelstudien nachgewiesen [297, 300, 309, 311, 312, 317, 319, 333, 336]. Die Gesamtergebnisse deuten darauf hin, daß eine vertikale Transmission von der Mutter auf das Kind in weniger als 10% stattfindet. Diese ist mit hohen mütterlichen Titern der HCV-RNS korreliert. In einer kürzlichen Mutter-Kind-Kurzzeit- und -Langzeitstudie ergaben sich keine Hinweise auf eine intrauterine oder perinatale Übertragung des HCV von Müttern mit inapparenter HCV-Infektion oder limitierter HCV-Erkrankung auf das Neugeborene [315].

Maßnahmen in der Schwangerschaft

Ein Antikörper-Screening in der Schwangerschaft ist nur bei Frauen mit Risikofaktoren angezeigt (z.B. Non-A-Non-B-Hepatitis, Transfusions- und Blutproduktempfänger, i.v.-Drogenabhängige, die häufig auch HIV- und HBsAg-positiv sind).

Für Neugeborene von HCV-positiven Müttern sind nach derzeitigem Kenntnisstand keine besonderen Maßnahmen erforderlich. Sie sollten jedoch bis auf weiteres klinisch und virusserologisch bis zum 10. Lebensmonat überwacht werden.

3.9.2.3 Diagnostik

Für die klinische Diagnostik gilt wie für alle Hepatitiden, daß die Ätiologie nur durch den Antikörper- bzw. Erregernachweis abgeklärt werden kann.

Labordiagnostik

Mit den Enzymimmunoassays (ELISA) der zweiten Generation können jetzt Antikörper gegen C-22 (Core-Protein) und Nichtstrukturproteine (C-33, C-100) nachgewiesen werden. Damit hat sich die Falschpositivrate verringert und die Erfassungsmöglichkeit akuter Infektionen verbessert. Dagegen kann auch mit Zusatzuntersuchungen (z.B. rekombinante Immunoblotassay, Anti-HCV-Peptidassay) noch immer nicht zwischen akut Infizierten, Virusträgern und immunen Personen unterschieden werden.

Der Erregernachweis, d.h. der Nachweis von viraler RNS wird mit der PCR und der noch empfindlicheren „Nested"-PCR durchgeführt [299, 303, 335]. Damit kann nun der HCV-Nachweis im Blut erfolgen und das Vorliegen einer akuten oder chronischen Infektion bewiesen werden.

Die nicht selten widersprüchlichen Ergebnisse mit negativer Serologie und positivem PCR-Befund lassen sich nicht alle auf eine Immunsuppression des Patienten, sondern eher auf falsch-positive PCR-Befunde zurückführen. Insgesamt muß die Spezifität der jetzigen serologischen Tests noch verbessert werden. Weitere Tests, z. B. für den IgM-Antikörpernachweis und Tests mit zusätzlichen charakteristischen viralen Proteinen zur Erfassung der gesamten Immunantwort, sind in Entwicklung.

3.9.2.4 Therapie und Prophylaxe

Therapie

Therapiebestrebungen konzentrieren sich vor allem auf die hochdosierte Gabe von Alpha-Interferon. Doppelblindstudien an chronisch infizierten Patienten ergaben, daß in 50% der Behandelten eine Normalisierung der Transaminasen eintrat, die jedoch in der Hälfte der Fälle nach Therapieende innerhalb von sechs Monaten wieder anstiegen.

Prophylaxe

Die Expositionsprophylaxe besteht im wesentlichen in der Vermeidung des Blutkontaktes mit bekannt Infizierten sowie für den i.v.-Drogenabusus im Gebrauch von neuen Spritzen. Für die Blutbanken und die Hersteller von Blutprodukten und Immunglobulinen, z. B. für die Anti-D-Prophylaxe, gilt, daß nur Blut von HCV-seronegativen und virus-negativen Spendern verwendet werden sollte [280].

Aktive Prophylaxe: Ebenso notwendig wie die Hepatitis-B-Impfung wäre eine Impfung gegen Hepatitis C. Hier sind aber noch keine Ansätze einer Impfstoffentwicklung erkennbar. Eine HCV-Vakzine wird daher sicher noch mehrere Jahre auf sich warten lassen.

3.9.3 Hepatitis E
3.9.3.1 Erreger, Epidemiologie, Infektion

Erreger

Das Hepatitis-E-Virus (HEV) ist ein etwa 34 nm großes, nicht umhülltes, thermostabiles RNS-Virus, das der Familie der Caliciviridae zugerechnet wird. Es gibt bisher mindestens zwei Serotypen (Mexiko- und Burma-Isolate) [284].

Epidemiologie und Infektion

Die Übertragung des HEV erfolgt analog dem Hepatitis-A-Virus (HAV) vor allem fäkal-oral und über verunreinigtes Trinkwasser. Die Übertragung durch Transfusion oder Inokulation wird als möglich angesehen [334]. Die HEV-Infektion kommt vor allem im asiatischen Raum Rußlands, in Indien und Südamerika vor [281]. Einschleppinfektionen und gelegentlich endemische Infektionen werden in nordafrikanischen [301, 328], west- [332] und osteuropäischen [325] Ländern und in den USA beobachtet. Dies zeigt sich auch anhand der HEV-Seroprävalenz bei Blutspendern in verschiedenen westeuropäischen Ländern, die im Schnitt für Europa bei 1,5% liegt [326]. Bei schwangeren Frauen in Frankreich, die aus verschiedenen Ländern kommen, schwankt die Seropositivrate je nach Herkunftsland (Nordafrika, Türkei u. a.) zwischen 0 und 14,4% [324].

Wie das diagnostische Profil nach einer freiwilligen HEV-Übertragung zeigt, ist das HEV (ähnlich wie bei der Hepatitis-A-Infektion) im Stuhl und Serum (HEV-Nachweis elektronenmikroskopisch und mit PCR) nur bis zum Auftreten des Ikterus und der IgM- und IgG-Antikörper (ELISA-Test) nachweisbar [287]. Durch geringere Viruskonzentrationen im Stuhl als bei anderen Enteroviren, z. B. HAV, ist auch die Ausbreitung von Mensch zu Mensch geringer.

Die Inkubationszeit beträgt 2 bis 8 Wochen. Die Infektion verläuft in einem hohen Prozentsatz symptomatisch. Über eine Chronizität ist bisher nichts bekannt. Die Dauer der Persistenz der Antikörper bzw. der Immunität muß noch abgeklärt werden.

3.9.3.2 Hepatitis E und Schwangerschaft

Bei HEV-Ausbrüchen z.B. auf dem indischen Subkontinent wurden insbesondere bei jugendlichen schwangeren Frauen fulminante Verläufe mit hoher Abort- und Letalitätsrate von über 20% beobachtet [281, 318]. Bei Einschleppinfektionen oder sporadischen Fällen sind solche schweren Verläufe nicht bekannt. Für kindliche Fehlbildung gibt es bisher keine Hinweise.

3.9.3.3 Diagnostik

Für die Labordiagnostik der Infektion stehen demnächst kommerzielle Kits mit rekombinantem Antigen und synthetischen Peptiden für den IgG- und IgM-Antikörpernachweis zur Verfügung [286, 291, 331]. Der Erregernachweis im Stuhl und im Serum kann mit der Elektronenmikroskopie und der PCR durchgeführt werden [287, 328].

3.9.3.4 Prophylaxe

Für die aktive Prophylaxe der Hepatitis E sind noch keine Impfstoffe in Sicht.

Literatur zu Abschnitt 3

Einleitung

1. Enders, G.: Prenatal diagnosis for important infections in pregnancy: indication and outcome. Int. J. Feto-Mat. Med. (im Druck 1994).
2. Enders, G.: Infektionen und Impfungen in der Schwangerschaft, 3. Aufl. Urban & Schwarzenberg, München – Wien – Baltimore 1994 (im Druck).
3. Ghidini, A., W. Sepulveda, C. J. Lockwood, R. Romero: Complications of fetal blood sampling. Amer. J. Obstet. Gynec. 168 (1993) 1339–1344.
4. Holzgreve, W., G. Kurlemann, G. Enders, E. Helftenbein, M. Roggendorf: Pränatale Diagnostik bei Infektionen in der Schwangerschaft. Gyne 11 (1990) 1–5.
5. Ledger, W. J.: Preconceptual preventive health care for women. Inf. Dis. clin. Pract. 2 (1993) 222–226.
6. Mayr, A.: Gefährdung von Mensch und Tier durch Pockeninfektionen bei Katzen. Dtsch. Ärztebl. 90 (1993) 817–820.
7. Wilcox, A. J., C. R. Weinberg, J. F. O'Connor et al.: Incidence of early loss of pregnancy. New Engl. J. Med. 319 (1988) 189–194.
8. Wilson, C. B.: Development immunology and role of host defences in neonatal susceptibility. In: Remington, J. S., J. O. Klein (eds.): Infectious Diseases of the Fetus and the Newborn Infant, 3rd ed., pp. 18–67. Saunders, Philadelphia–London–Toronto 1992.
9. Zhang, J., W. W. Cai: Association of the common cold in the first trimester of pregnancy with birth defects. Pediatrics 92 (1993) 559–563.

Röteln

10. Anonymous: Stop Rubella, 1964–65 Rubella Epidemic, Estimated Health and Economic Costs. Dept. of Health, Education and Welfare, Public Health Service, Health Services and Mental Health Administration, National Communicable Disease Center, Atlanta 1970.
11. Amman, A. J.: Immunodeficiency diseases. In: Stites, D. P., J. D. Stobo, J. V. Wells (eds.): Basic and Clinical Immunology. Lange, Los Altos 1987.
12. Betzl, D., G. Schalasta, G. Enders: Evaluation of rubella PCR by comparison with tissue culture isolation with specimens from pregnant women with rubella infection and from cases with rubella embryopathy. Abstracts, IXth International Congress of Virology, Glasgow 1993, p. 128.
13. Centers for Disease Control: Rubella prevention: recommendations of the Immunization Practices Advisory Committee (ACIP). Morb. Mort. Weekly Rep. 39 (RR-15) (1990) 1–18.
14. Chantler, J. K., K. Lund, N. Miki, G. Tai: Mechanism of induction of arthritis by rubella virus. Abstracts, IXth International Congress of Virology, Glasgow 1993, p. 128.
15. Cooper, L. Z., A. L. Flormann, P. R. Ziring, S. Krugman: Loss of rubella hemagglutination inhibition antibody in congenital rubella. Amer. J. Dis. Child. 122 (1971) 397–403.
16. Cusi, M. G., P. E. Valensin, C. Cellesi: Possibility of reinfection after immunisation with RA 27/3 live attenuated rubella virus. Arch. Virol. 129 (1993) 337–340.
17. Daffos, F., F. Forestier, L. Grangeot-Keros: Prenatal diagnosis of congenital rubella. Lancet II (1984) 1–3.
18. Dougherty, R. M., P. E. Phillips, A. Fraser, M. Shore: Use of polymerase chain reaction to detect rubella in arthritis. Abstracts, IXth International Congress of Virology, Glasgow 1993, p. 128.
19. Enders, G.: Röteln-Embryopathie noch heute? Geburtsh. u. Frauenheilk. 42 (1982) 403–413.
20. Enders, G.: Infektionen und Impfungen in der Schwangerschaft, 2. Aufl., S. 9–35. Urban & Schwarzenberg, München – Wien – Baltimore 1991.
21. Enders, G.: Diagnostik von Rötelninfektionen in der Schwangerschaft durch konventionelle, immunologische und molekular-biologische Methoden. In: Deinhardt, F., G. Maass, H. Spiess (Hrsg.): Neues in der Virusdiagnostik. Richard-Haas-Symposium der DVV, S. 133–152. Deutsches Grünes Kreuz, Marburg 1991.
22. Enders, G.: Toxoplasmose und wichtige Virusinfektionen in der Schwangerschaft: Diagnostik und Maßnahmen. Immun. Infekt. 20 (1992) 181–188.
23. Enders, G.: Virusinfektionen in der Schwangerschaft. Möglichkeiten der prä- und perinatalen Diagnose. Therapiewoche 43 (1993) 398–404.
24. Enders, G.: Reinfection and rubella embryopathy. J. infect. Dis. (im Druck 1994).
25. Enders, G., W. Jonatha: Prenatal diagnosis of intrauterine rubella. Infection 15 (1987) 162–164.
26. Enders, G., E. Miller, U. Nickerl-Pacher, J. E. Cradock-Watson: Outcome of confirmed periconceptional maternal rubella. Lancet II (1988) 1445–1446.
27. Enders, G., U. Nickerl: Rötelnimpfung: Antikörpersistenz für 14–17 Jahre und Immunstatus von Frauen ohne und mit Impfanamnese. Immun. Infekt. 16 (1988) 58–64.
28. Ho-Terry, L., G. M. Terry, P. Londesborough: Diagnosis of fetal rubella virus infection by polymerase chain reaction. J. gen. Virol. 71 (1990) 1607–1611.
29. Miller, E., J. E. Cradock-Watson, T. M. Pollock: Consequences of confirmed maternal rubella at successive stages of pregnancy. Lancet II (1982) 781–784.
30. Mitchell, L. A., T. Zhang, M. Ho et al.: Characterization of rubella virus-specific antibody responses by using a new synthetic peptide-based enzyme-linked immunosorbent assay. J. clin. Microbiol. 30 (1992) 1841–1847.
31. O'Shea, S., J. M. Best, J. E. Banatvala: Viremia, virus excretion and antibody responses after challenge in volunteers with low levels of antibody to rubella virus. J. infect. Dis. 148 (1983) 639–647.
32. O'Shea, S., J. Best, J. E. Banatvala: A lymphocyte transformation assay for the diagnosis of congenital rubella. J. virol. Methods 37 (1992) 139–148.
33. O'Shea, S., J. M. Best, J. E. Banatvala, W. C. Marshall, J. A. Dudgeon: Rubella vaccination: persistence of antibodies for up to 16 years. Brit. med. J. 285 (1982) 253–255.
34. Preblud, S. R., C. A. Alford: Rubella. In: Remington, J. S., J. O. Klein (eds.): Infectious Diseases of the Fetus and Newborn Infant, 3rd ed., pp. 196–240. Saunders, Philadelphia–London–Toronto 1990.
35. Pustowoit, B., E. Sukholutsky, J. S. Wolinsky: Antipeptide responses as serological markers for acute rubella virus infections. Abstracts, IXth International Congress of Virology, Glasgow 1993, p. 129.
36. Saule, H., G. Enders, J. Zeller, U. Bernsau: Congenital rubella infection after previous immunity of the mother. Europ. J. Pediat. 147 (1988) 195–196.
37. Tingle, A. J., M. Allen, R. E. Petty, G. D. Kettyls, J. K. Chantler: Rubella-associated arthritis. I. Comparative studies of joint manifestations associated with natural rubella infection and RA 27/3 rubella immunisation. Ann. rheum. Dis. 45 (1986) 110–114.
38. Weber, B., G. Enders, R. Schlösser et al.: Congenital rubella syndrome after maternal reinfection. Infection 21 (1993) 118–121.
39. Wilson, C. B.: Development immunology and role of host defences in neonatal susceptibility. In: Remington, J. S., J. O. Klein (eds.): Infectious Diseases of the Fetus and the New-

born Infant, 3rd ed., pp. 18–67. Saunders, Philadelphia–London–Toronto 1992.
40. Zrein, M., J. H. Joncas, L. Pedneault, L. Robillard, R. J. Dwyer, M. Lacroix: Comparison of a whole-virus enzyme immunoassay (EIA) with a peptide-based EIA for detecting rubella virus immunoglobulin G antibodies following rubella vaccination. J. clin. Microbiol. 31 (1993) 1521–1524.

Zytomegalie

41. Alford, C. A., S. Stagno, R. F. Pass, W. J. Britt: Congenital and perinatal cytomegalovirus infections. Rev. infect. Dis. 12 (1990) 745–753.
42. Berg, A. P. van den, W. J. van Son, R. A. J. Janssen: Recovery from cytomegalovirus infection is associated with activation of peripheral blood lymphocytes. J. infect. Dis. 166 (1992) 1228–1235.
43. Collier, A. C., L. Corey: Therapy of cytomegalovirus infections with ganciclovir: a critical appraisal. Curr. Top. infect. Dis. 12 (1992) 309–328.
44. Daiminger, A., G. Schalasta, D. Betzl, G. Enders: Detection of human cytomegalovirus in urine samples by cell culture, early antigen assay and polymerase chain reaction. Infection 22 (1994) 24–27.
45. Demmler, G. J.: Infectious Disease Society of America and Centers for Disease Control – summary of a workshop on surveillance for congenital cytomegalovirus disease. Rev. infect. Dis. 13 (1991) 315–329.
46. Dobbins, J. G., J. A. Stewart, G. J. Demmler: Surveillance of congenital cytomegalovirus disease 1990–1991. Morb. Mort. Weekly Rep. 41 (1992) 35–39.
47. Donner, C., C. Liesnard, J. Content, A. Busine, J. Aderca, F. Rodesch: Prenatal diagnosis of 52 pregnancies at risk for congenital cytomegalovirus infection. Obstet. and Gynec. 82 (1993) 481–486.
48. Fan-Havard, P., M. C. Nahatas, M. T. Brady: Ganciclovir – a review of pharmacology, therapeutic efficiency and potential use for treatment of congenital cytomegalovirus infections. J. clin. Pharmacol. Ther. 14 (1989) 329–340.
49. Forbes, B. A.: Acquisition of cytomegalovirus infection: an update. Clin. microbiol. Rev. 2 (1989) 204–216.
50. Fowler, K. B., S. Stagno, R. F. Pass: Maternal age and congenital cytomegalovirus infection: screening of two diverse newborn populations, 1980–1990. J. infect. Dis. 168 (1993) 552–556.
51. Fowler, K. B., S. Stagno, R. F. Pass, W. J. Britt, T. J. Boll, C. A. Alford: The outcome of congenital cytomegalovirus infection in relation to maternal antibody status. New Engl. J. Med. 326 (1992) 663–667.
52. Gerna, G., E. Percivalle, M. G. Revello, F. Morini: Correlation of quantitative human cytomegalovirus pp65-, p72- and p150-antigenemia, viremia and circulating endothelial giant cells with clinical symptoms and antiviral treatment in immuncompromised patients. Clin. diagnost. Virol. 1 (1993) 47–59.
53. Grose, C., T. Meehan, C. Weiner: Prenatal diagnosis of congenital cytomegalovirus infection by virus isolation after amniocentesis. Pediat. infect. Dis. J. 11 (1992) 605–607.
54. Grose, C., C. P. Weiner: Prenatal diagnosis of congenital cytomegalovirus infection: two decades later. Amer. J. Obstet. Gynec. 163 (1990) 447–450.
55. Hogge, W. A., G. J. Buffone, J. S. Hogge: Prenatal diagnosis of cytomegalovirus infection: a preliminary report. Prenat. Diagn. 13 (1993) 131–136.
56. Hohlfeld, P., C. Maillard-Brignon, B. Vaudaux, C. L. Fawer: Cytomegalovirus fetal infection: prenatal diagnosis. Obstet. and Gynec. 78 (1991) 615–618.
57. Huang, E. S., S. M. Huong: Cytomegalovirus: genetic variation of viral genomes. Ann. N. Y. Acad. Sci. 354 (1980) 332–346.
58. Jahn, G., B. Plachter: Diagnostic of persistent viruses: human cytomegalovirus as an example. Intervirology 35 (1993) 60–72.
59. Lamy, M. E., K. N. Mulongo, J. F. Gadisseux, G. Lyon, V. Gaudy, M. van Lierde: Prenatal diagnosis of fetal cytomegalovirus infection. Amer. J. Obstet. Gynec. 166 (1992) 91–94.
60. Landini, M. P.: New approaches and perspectives in cytomegalovirus diagnosis. In: Melnick, J. L. (ed.): Progress in Medical Virology, pp. 157–177. Karger, Basel 1993.
61. Lynch, L., F. Daffos, D. Emanuel et al.: Prenatal diagnosis of fetal cytomegalovirus infection. Amer. J. Obstet. Gynec. 165 (1991) 714–718.
62. Plotkin, S. A.: Cytomegalovirus vaccine development – past and present. Transplant. Proc. 23 (1991) 85–89.
63. Reimer, K.: Cytomegalie. In: Porstmann, T. (Hrsg.): In-vitro Diagnostica Nachrichten - Diagnostische Bibliothek, S. 1–8. Blackwell Wissenschafts-Verlag, Berlin 1992.
64. Revello, M. G., E. Percivalle, G. Gerna, A. Kustermann, S. Nava, U. Nicolini: Prenatal treatment of congenital human cytomegalovirus infection by fetal intravascular administration of ganciclovir. Clin. diagnost. Virol. 1 (1993) 61–67.
65. Sinzger, C., A. Grefte, B. Plachter, A. S. H. Gouw, T. H. The, G. Jahn: Identification of human cytomegalovirus infected cells in lung and gastrointestinal tissue sections of immunocompromized hosts by immunohistochemical double staining. J. infect. Dis. (in press 1994).
66. Stagno, S.: Cytomegalovirus. In: Remington, J. S., J. O. Klein (eds.): Infectious Diseases of the Fetus and Newborn Infant, 3rd ed., pp. 241–281. Saunders, Philadelphia–London–Toronto 1992.
67. Stagno, S., D. W. Reynolds, E. S. Huang, S. D. Thames, R. J. Smith, C. A. Alford: Congenital cytomegalovirus infection. Occurence in an immune population. New Engl. J. Med. 296 (1977) 1254–1258.
68. Taylor-Wiedemann, J., G. P. Hayhurst, J. G. P. Sissons, L. K. Borysiewicz, J. H. Sinclair: Monocytes are major site of persistence of human cytomegalovirus in peripheral blood mononuclear cells. J. gen. Virol. 72 (1991) 2059–2064.
69. Vornhagen, R., B. Plachter, W. Hinderer et al.: Early serodiagnosis of acute human cytomegalovirus infection by enzyme linked immunosorbent assay using recombinant antigens. J. clin. Microbiol. (in press 1994).
70. Wagner, G., G. Enders: Diagnostischer Wert der IgM-, IgE- und IgA-Antikörperbestimmung zum Nachweis von akuten Cytomegalievirusinfektionen. Klin. Labor (in press 1994).
71. Wagner, G., G. Enders, F. Knotek: Wert des IgG Immunoblots und des Gesamt-IgG-Avidity-Assay zur Differenzierung von primären und akut reaktivierten Cytomegalie-Infektionen. Klin. Labor (in press 1994).
72. Wilson, C. B.: Development immunology and role of host defences in neonatal susceptibility. In: Remington, J. S., J. O. Klein (eds.): Infectious Diseases of the Fetus and the Newborn Infant, 3rd ed., pp. 18–67. Saunders, Philadelphia–London–Toronto 1992.
73. Wordell, C., L. Chambers, M. Durante, S. DiRenzo, L. Hopkins, D. Jungkind: Procedure for evaluation of neutralizing antibody to cytomegalovirus in commercial intravenous gammaglobulin preparations in innovations in antiviral development and detection of virus infection. Adv. exp. Med. Biol. 312 (1992) 173–182.
74. Yeager, A. S., C. Grumet, E. B. Hafleigh, A. M. Arvin, J. S. Bradley, C. G. Prober: Prevention of transfusion-acquired cytomegalovirus infections in newborn infants. J. Pediat. 98 (1981) 281–287.
74a. Yow, M. D., G. J. Demmler: Congenital cytomegalovirus disease – 20 years is long enough. New Engl. J. Med. 326 (1992) 702–703.

Ringelröteln (Parvovirus B19)

75. Anderson, M. J., E. Lewis, I. M. Kidd, S. M. Hall, B. J. Cohen: An outbreak of erythema infectiosum associated with human parvovirus infection. J. Hyg. 93 (1984) 85–93.
76. Bansal, G. P., J. A. Hatfield, F. E. Dunn et al.: Candidate recombinant vaccine for human B19 parvovirus. J. infect. Dis. 167 (1993) 1034–1044.
77. Brown, K. E., S. M. Anderson, N. S. Young: Erythrocyte p antigen: cellular receptor for B19 parvovirus. Science 262 (1993) 114–117.
78. Cartter, M. L., T. A. Farley, S. Rosengren et al.: Occupational risk factors for infection with parvovirus B19 among pregnant women. J. infect. Dis. 163 (1991) 282–285.
79. Centers for Disease Control: Risks associated with human parvovirus B19 infection. Morb. Mort. Weekly Rep. 38 (1989) 81–97.
80. Enders, G.: Toxoplasmose und wichtige Virusinfektionen in der Schwangerschaft - Diagnostik und Maßnahmen. Immun. Infekt. 20 (1992) 181–188.
81. Enders, G., M. Biber: Ringelröteln: Probleme und Diagnostik. Ärztl. Prax. 72 (1990) 14–15.
82. Enders, G., M. Biber: Parvovirus B19 infection in pregnancy. Behring Inst. Mitt. 85 (1990) 74–78.
83. Enders, G., M. Biber, G. Schalasta, B. Haumöller: Parvovirus infection in pregnancy, results of studies 1986 – Feb. 93. Abstract zur VIII. Internationalen Tagung über Infektionen in der Gynäkologie und Geburtshilfe am 26.02.1993 in München. Int. J. Feto-Mat. Med. (im Druck).
84. Gray, J. J., B. J. Cohen, U. Desselberger: Detection of human parvovirus B19-specific IgM and IgG antibodies using a recombinant viral VP1 antigen expressed in insect cells and estimation of time of infection by testing for antibody avidity. J. virol. Methods 44 (1993) 11–24.
85. Harris, J. W.: Parvovirus B19 for hematologist. Amer. J. Hematol. 39 (1992) 119–130.
86. Kurtzman, G. J., N. Frickhofen, J. Kimball, D. W. Jenkins, A. W. Nienhuis, N. S. Young: Pure red-cell aplasia of 10 years duration due to persistent parvovirus B19 infection and its cure with immunoglobulin therapy. New Engl. J. Med. 321 (1989) 519.
87. McOmish, F., P. L. Yap, A. Jordan, H. Hart, B. J. Cohen, P. Simmonds: Detection of parvovirus B19 in donated blood: a model system for screening by polymerase chain reaction. J. clin. Microbiol. 31 (1993) 323–328.
88. Morey, A. L., J. W. Keeling, H. J. Porter, K. A. Fleming: Clinical and histopathological features of parvovirus B19 infection in the human fetus. Brit. J. Obstet. Gynaec. 99 (1992) 566–574.
89. Mori, J., A. M. Field, J. P. Clewley, B. J. Cohen: Dot-blot hybridization assay of B19 virus DNA in clinical specimens. J. clin. Microbiol. 27 (1989) 459–464.
90. Naides, S. J., C. P. Weiner: Antenatal diagnosis and palliative treatment of non-immune hydrops fetalis secondary to fetal parvovirus B19 infection. Prenat. Diagn. 9 (1989) 105–114.
91. Peters, M. T., K. H. Nicolaides: Cordocentesis for the diagnosis and treatment of human fetal parvovirus infection. Obstet. and Gynec. 75 (1990) 501–504.
92. Pillay, D., G. Patou, S. Hurt, C. C. Kibbler, P. D. Griffiths: Parvovirus B19 outbreak in a children's ward. Lancet 339 (1992) 107–109.
93. Public Health Laboratory Service Working Party on Fifth Disease: Prospective study of human parvovirus B19 infection in pregnancy. Brit. med. J. 300 (1990) 1166–1170.
94. Reid, D. M., T. M. S. Reid, T. Brown, J. A. N. Rennie, C. J. Eastman: Human parvovirus-associated arthritis, a clinical and laboratory description. Lancet II (1985) 422.
95. Salimans, M. M., S. Holsappel, F. M. van de Rijke, N. M. Jiwa, A. K. Raap, H. T. Weiland: Rapid detection of human parvovirus B19 DNA by dot-hybridization and the polymerase chain reaction. J. virol. Meth. 23 (1989) 19–28.
96. Schwarz, T. F., G. Jäger: Hämatologische Bedeutung der Parvovirus B19-Infektion. Dtsch. med. Wschr. 118 (1993) 873–878.
97. Schwarz, T. F., G. Jäger, W. Holzgreve, M. Roggendorf: Diagnosis of human parvovirus B19 infections by polymerase chain reaction. Scand. J. infect. Dis. 24 (1992) 691.
98. Schwarz, T. F., G. Jäger, U. A. Schlipköter et al.: Parvovirus B19-Infektionen in Deutschland 1987–1988. Öff. Gesundh.-Wes. 52 (1990) 53.
99. Schwarz, T. F., A. Nerlich, B. Hottenträger et al.: Parvovirus B19 infection of the fetus. Histology and in situ hybridization. Amer. J. clin. Path. 96 (1991) 121–126.
100. Schwarz, T. F., M. Roggendorf, B. Hottenträger et al.: Human parvovirus B19 infection in pregnancy. Lancet II (1988) 566–567.
101. Schwarz, T. F., M. Roggendorf, B. Hottenträger, S. Modrow, F. Deinhardt, J. Middeldorp: Immunoglobulins in the prophylaxis of parvovirus B19 infection. J. infect. Dis. 162 (1990) 1214.
102. Schwarz, T. F., S. Serke, B. Hottenträger et al.: Replication of parvovirus B19 in hematopoietic progenitor cells generated in vitro from normal human peripheral blood. J. Virol. 66 (1992) 1273.

Varizellen-Zoster

103. Betzl, D., G. Schalasta, G. Enders: Results of prenatal diagnosis for varicella zoster infection in pregnancy by polymerase chain reaction. Amer. J. Obstet. Gynec. (im Druck).
104. Brazin, S. A., J. W. Simkowich, T. Johnson: Herpes zoster during pregnancy. Obstet. and Gynec. 53 (1979) 175–181.
105. Brown, Z. A., D. A. Baker: Acyclovir therapy during pregnancy. Obstet. and Gynec. 73 (1989) 526–531.
106. Brunell, P. A.: Varicella in pregnancy, the fetus and the newborn: problems of management. J. infect. Dis. 166 (Suppl. 1) (1992) 42–47.
107. Brunell, P. A., G. S. Kotchmar: Zoster in infancy: failure to maintain virus latency following intrauterine infection. J. Pediat. 98 (1981) 71–73.
108. Croen, K. D.: Varicella zoster virus latency. Ann. Rev. Microbiol. 45 (1991) 265–282.
109. Demetrick, D. J., A. M. Magliocco, W. S. Hwang: Absence of varicella zoster DNA in varicella embryopathy tissue utilizing the polymerase chain reaction. Pediat. Path. 13 (1993) 345–355.
110. Eder, S. E., J. J. Apuzzio, G. Weiss: Varicella pneumonia during pregnancy - Treatment of two cases with acyclovir. Amer. J. Perinat. 5 (1988) 16–18.
111. Enders, G.: Varicella-zoster virus infection in pregnancy. In: Melnick, J. L. (ed.): Progress in Medical Virology, vol. 29, pp. 166–196. Karger, Basel 1984.
112. Enders, G.: Management of varicella-zoster contact and infection in pregnancy using a standardized varicella-zoster ELISA test. Postgrad. med. J. 61 (Suppl. 4) (1985) 23–30.
113. Enders, G.: Virusinfektionen. In: Thomas, L. (ed.): Labor und Diagnose, 4th ed., pp. 1545–1633. Med. Verlagsgesellschaft, Marburg 1992.
114. Enders, G.: Herpes zoster in der Schwangerschaft. Pädiat. Prax. (im Druck).
115. Enders, G., E. Miller, J. Cradock-Watson, I. Bolley, M. Ridehalgh: Consequences of chickenpox and herpes zoster in pregnancy: a prospective study of 1667 cases. Lancet (in press).
116. Eyal, A. U.: Pregnancy complicated by herpes zoster. J. reprod. Med. 28 (1983) 600–603.
117. Gershon, A. A.: Varicella in mother and infant: problems old and new. In: Krugman, S., A. A. Gershon (eds.): Infections of the Fetus and the Newborn Infant: Progress in-

Clinical and Biological Research, pp. 79–95. Liss, New York 1975.
118. Gilden, D. H., A. N. Dueland, M. E. Devlin, R. Mahalingam, R. Cohrs: Varicella-zoster virus reactivation without risk. J. infect. Dis. 166 (Suppl. 1) (1992) 30–34.
119. Gotthardi, H., A. Rabensteiner, A. Delucca, A. Lobbiani, A. Nocco, G. Colucci: Nachweis des Varizellenvirus mit der DNA-Sonde im fetalen Blut und im Fruchtwasser. Geburtsh. u. Frauenheilk. 51 (1991) 63–64.
120. Grose, C.: Congenital varicella-zoster virus infection and failure to establish virusspecific cell-mediated immunity. Mol. Biol. Med. 6 (1989) 453–462.
121. Grose, C., T. Ng: Intracellular synthesis of varicella zoster virus. J. infect. Dis. 166 (Suppl. 1) (1992) 7–12.
122. Higa, K., K. Dan, H. Manabe: Varicella-zoster virus infections during pregnancy: hypothesis concerning the mechanisms of congenital malformations. Obstet. and Gynec. 69 (1987) 214–222.
123. Isada, N. B., D. P. Paar, M. P. Johson et al.: In utero diagnosis of congenital varicella zoster virus infection by chorionic villus sampling and polymerase chain reaction. Amer. J. Obstet. Gynec. 165 (1991) 1727–1730.
124. Kangro, H. O., A. Ward, S. Argent, R. B. Heath, J. E. Cradock-Watson, M. K. S. Ridehalgh: Detection of specific IgM in varicella and herpes zoster by antibody-capture radioimmunoassay. Epidem. Infect. 101 (1988) 187–195.
125. Kido, S., T. Ozaki, H. Asadu et al.: Detection of varicella-zoster virus (VZV) DNA in clinical samples from patients with VZV by polymerase chain reaction. J. clin. Microbiol. 29 (1991) 76–79.
126. Mehraein, Y., H. Rehder, H. G. Draeger, U. G. Froster-Iskenius, E. Schwinger, W. Holzgreve: Die Diagnostik fetaler Virusinfektionen durch in-situ-Hybridisierung. Geburtsh. u. Frauenheilk. 51 (1991) 984–989.
127. Miller, E., J. E. Cradock-Watson, M. K. S. Ridehalgh: Outcome in newborn babies given anti-varicella-zoster immunoglobulin after perinatal maternal infection with varicella-zoster virus. Lancet II (1989) 371–373.
128. Miller, E., R. Marshall, J. E. Vurdien: Epidemiology, outcome and control of varicella-zoster virus infection. Rev. med. Microbiol. 4 (1993) 222–230.
129. Paryani, S. G., A. M. Arvin: Intrauterine infection with varicella-zoster virus after maternal varicella. New Engl. J. Med. 314 (1986) 1542–1546.
130. Pretorius, D. H., I. Haward, K. L. Jones: Sonographic evaluation of pregnancies with maternal varicella infection. J. Ultrasound Med. 11 (1992) 459–463.
131. Puchhammer, E., C. Kunz, G. Wagner, G. Enders: Detection of VZV-DNA in fetal tissue by polymerase chain reaction. J. perinat. Med. (im Druck).
132. Scharf, A., O. Scherr, G. Enders, E. Helftenbein: Virus detection in the fetal tissue of a premature delivery with a congenital varicella syndrome. A case report. J. perinat. Med. 18 (1990) 317–322.
133. Smego, R. A., M. O. Asperilla: Use of acyclovir for varicella pneumonia during pregnancy. Obstet. and Gynec. 78 (1991) 1112–1116.
134. Takahashi, M.: Current status and prospects of live varicella vaccine. Vaccine 10 (1992) 1007–1014.
135. Wutzler, P.: Varicella-Zoster-Virus. Beilage Nr. 8 In-vitro Diagnostica Nachrichten 3 (1992).
136. Wutzler, P., A. Sauerbrei, H. Scholz, D. Müller, H. Wiedersberg: Varicella-Zoster Infektionen in der Schwangerschaft. Pädiat. Prax. 41 (1990) 213–224.

Toxoplasmose

137. Burg, J. L., C. M. Grover, P. Pouletty, J. C. Boothroyd: Direct and sensitive detection of a pathogenic protozoan, Toxoplasma gondii, by polymerase chain reaction. J. clin. Microbiol. 27 (1989) 1787–1792.
138. Cazenave, J., F. Forestier, M. H. Bessieres, B. Broussin, J. Begueret: Contribution of a new PCR assay to the prenatal diagnosis of congenital toxoplasmosis. Prenat. Diagn. 12 (1992) 119–127.
139. Couvreur, J., G. Desmonts, P. Thulliez: Prophylaxis of congenital toxoplasmosis. Effects of spiramycin on placental infection. J. Antimicrobiol. Chemother. 22 (1988) 193–200.
140. Couvreur, J., N. Nottin, G. Desmonts: La toxoplasmose congenitale traitée. Resultats cliniques et biologiques. Ann. Pediat. 27 (1980) 647–652.
141. Daffos, F., F. Forestier, M. Capella-Pavlovsky et al.: Prenatal management of 746 pregnancies at risk for congenital toxoplasmosis. New Engl. J. Med. 318 (1988) 271–275.
142. Desmonts, G., J. Couvreur: Toxoplasmosis in pregnancy and its transmission to the fetus. Bull. N. Y. Acad. Med. 50 (1974) 146–159.
143. Desmonts, G., J. Couvreur: Congenital toxoplasmosis: a prospective study of the offspring of 542 women who acquired toxoplasmosis during pregnancy. Pathophysiology of congenital disease. In: Thalhammer, O., P. Baumgarten, A. Pollak (eds.): Perinatal Medicine, pp. 51–60. Thieme, Stuttgart–New York 1979.
144. Enders, G.: Infektionen durch Protozoen: Toxoplasma gondii. In: Handrick, W., R. Roos, W. Braun (Hrsg.): Fetale und neonatale Infektionen, S. 220–224. Hippokrates, Stuttgart 1991.
145. Enders, G.: Toxoplasmose in der Schwangerschaft. In: Shah, P. W., W. Stille (Hrsg.): Infektionen durch Toxoplasma gondii, S. 33–43. SM Verlagsgesellschaft, Gräfelfing 1991.
146. Enders, G.: Toxoplasmose und wichtige Virusinfektionen in der Schwangerschaft. Diagnostik und Maßnahmen. Immun. Infekt. 20 (1992) 181–188.
147. Enders, G.: Toxoplasmose. In: Krück, F., W. Kaufmann, H. Bünte, E. Gladtke, R. Tölle, W. Wilmanns (Hrsg.): Therapiehandbuch, 4. Aufl., S. 1–3. Urban & Schwarzenberg, München–Wien–Baltimore 1992.
148. Enders, G.: Experience with serological diagnosis of toxoplasmosis in pregnancy, need for therapy and outcome of pregnancy. BioMérieux-Monographien 3 (1994): Toxoplasmose in der Schwangerschaft (im Druck).
149. Friese, K.: Diagnostik und Therapie der konnatalen Toxoplasmose. In: Friese, K. (Hrsg.): Infektionserkrankungen der Schwangeren und des Neugeborenen. Springer, Berlin – Heidelberg – NewYork 1994.
150. Gross, U.: Klinik, Diagnostik und Therapie von Infektionen mit Toxoplasma gondii. mta 7 (1992) 1117–1126.
151. Gross, U., W. Bohne, T. Windeck, J. Heesemann: Neue Aspekte zur Pathogenese und Diagnostik der Toxoplasmose. Immun. Infekt. 20 (1992) 151–155.
152. Gross, U., T. Roos, D. Appoldt, J. Heesemann: Improved serological diagnosis of Toxoplasma gondii infection by detection of immunoglobulin A (IgA) and IgM antibodies against P30 by using the immunoblot technique. J. clin. Microbiol. 30 (1992) 1436–1441.
153. Grover, C. M., P. Thulliez, J. S. Remington, J. D. Boothroyd: Rapid prenatal diagnosis of congenital Toxoplasma infection by using polymerase chain reaction and amniotic fluid. J. clin. Microbiol. 28 (1990) 2297–2301.
154. Hassl, A., H. Aspöck, H. Flamm: Circulating antigen of Toxoplasma gondii in patients with AIDS: significance of detection and structural properties. Zbl. Bakt. Hyg. A 270 (1988) 302–309.
155. Hlobil, H., K. Naser, A. Niu, K. Nötzel: Toxoplasmose-Screening in der Schwangerschaft. Vergleich unterschiedlicher Untersuchungsstrategien für eine Stufendiagnostik. Klin. Labor 39 (1993) 261–273.
156. Hohlfeld, P., F. Daffos, P. Thulliez et al.: Fetal toxoplasmosis:

outcome of pregnancy and infant follow-up after in utero treatment. J. Pediat. 115 (1989) 765–769.
157. Hohlfeld, P., J. MacAleese, M. Capella-Pavlovski et al.: Fetal toxoplasmosis: ultrasonographic signs. Ultrasound Obstet. Gynec. 1 (1991) 241–244.
158. Huskinson-Mark, J., F. G. Araujo, J. S. Remington: Evaluation of the effect of drugs on the cyst form of toxoplasma gondii. J. infect. Dis. 164 (1991) 170–177.
159. Janitschke, K.: Toxoplasmose-Vorsorge nach den Mutterschafts- und Kinder-Richtlinien. Bundesgesundhbl. 5 (1990) 210–212.
160. Janitschke, K.: Empfehlungen zur Vorgehensweise bei der Untersuchung auf Toxoplasma-Antikörper in der Schwangeren- und der Kinder-Vorsorge. Lab.-Med. 15 (1991) 447–449.
161. Ockert, G.: Epidemiologie der Toxoplasmose. In: Shah, P. W., W. Stille (Hrsg.): Infektionen durch Toxoplasma gondii, S. 19–32. SM Verlagsgesellschaft, Gräfelfing 1991.
162. Pinon, J. M., D. Toubas, C. Marx et al.: Detection of specific immunoglobulin E in patients with toxoplasmosis. J. clin. Microbiol. 28 (1990) 1739–1743.
163. Pujol, M., C. Morel, B. Malbruny: Intéret de la recherche des IgA dans le diagnostic de la toxoplasmose. Path. Biol. 37 (1989) 893–896.
164. Roos, T., J. Martius, U. Gross, L. Schrod: Systematic serologic screening for toxoplasmosis in pregnancy. Obstet. and Gynec. 81 (1993) 243–250.
165. Rudin, C., R. Berger, M. Fernex, M. Just, D. Stürchler: Prävention, Erfassung und Therapie der konnatalen Toxoplasmose am Beispiel der Region Basel, Schweiz. Abbott Times 3 (1991) Sonderbeilage.
166. Saathoff, M., H. M. Seitz: Nachweis von toxoplasmaspezifischen IgA- und IgM-Antikörpern in Serumproben von Erwachsenen mit erworbener Toxoplasma-Infektion. Z. Geburtsh. Perinat. 196 (1992) 221–223.
167. Ven, E. van de, W. Melchers, J. Galama, W. Camps, J. Meuwissen: Identification of Toxoplasma gondii infections by BI gene amplification. J. clin. Microbiol. 29 (1991) 2120–2124.
168. Weisberg, L. A., J. Greenberg, A. Stazio: Computed tomographic findings in cerebral toxoplasmosis in adults. Comp. Med. Imag. Graph. 12 (1988) 379–383.
169. Wong, S. Y., J. S. Remington: Biology of Toxoplasma gondii. AIDS 7 (1993) 299–316.

Herpes-simplex-Virus

170. Anonymous: Perinatal herpes simplex virus infection. Obstet. and Gynec. 71 (1988) 779.
171. Arvin, A. M., P. A. Hensleigh, C. G. Prober et al.: Failure of antepartum maternal cultures to predict the infant's risk of exposure to herpes simplex virus at delivery. New Engl. J. Med. 315 (1986) 796–800.
172. Ashley, R., A. Cent, V. Maggs, A. Nahmias, L. Corey: Inability of enzyme immunoassays to discriminate between infections with herpes simplex virus types 1 and 2. Ann. int. Med. 115 (1991) 520–526.
173. Ashley, R. L., J. Dalessio, S. Burchett et al.: Herpes simplex virus 2 (HSV 2) type specific antibody correlates of protection in infants exposed to HSV-2 at birth. J. clin. Invest. 90 (1992) 511–514.
174. Ashley, R. L., J. Militoni, F. Lee, A. Nahmias, L. Corey: Comparison of Western blot and glycoprotein G-specific immunodot enzyme assay for detecting HSV-1 and HSV-2 antibodies in human sera. J. clin. Microbiol. 26 (1988) 662–667.
175. Aurelius, E., B. Johannson, B. Skoldenberg, M. Forsgren: Encephalitis in immunocompetent patients due to herpes simplex virus type 1 and 2 as determined by type-specific polymerase chain reaction and antibody assays of cerebrospinal fluid. J. med. Virol. 39 (1993) 179–186.
176. Baker, D. A.: Herpes and pregnancy: new management. Clin. Obstet. Gynec. 33 (1990) 253–257.
177. Baldwin, S., R. J. Whitley: Teratogen update: intrauterine herpes simplex virus infection. Teratology 39 (1989) 1–10.
178. Brocklehurst, P., O. Carney, K. Helson, G. Kinghorn, D. Mercey, A. Mindel: Acyclovir, herpes and pregnancy. Lancet 336 (1990) 1594–1595.
179. Brown, Z. A., J. Benedetti, R. Ashley et al.: Neonatal herpes simplex virus infection in relation to asymptomatic maternal infection at the time of labor. New Engl. J. Med. 324 (1991) 1247–1252.
180. Brown, Z. A., L. A. Vontver, J. Benedetti: Effects on infants of a first episode of genital herpes during pregnancy. New Engl. J. Med. 317 (1987) 1246–1251.
181. Canadian Task Force on Periodic Health Examination: Periodic health examination, 1989, update 4: intrapartum electronic fetal monitoring and prevention of neonatal herpes simplex. Canad. med. Ass. J. 141 (1989) 1233–1240.
182. Cone, R. W., A. C. Hobson, J. Palmer, M. Remington, L. Corey: Extended duration of herpes simplex virus DNA in genital lesions detected by the polymerase chain reaction. J. infect. Dis. 164 (1991) 757–760.
183. Corey, L., P. G. Spear: Infections with herpes simplex virus (First of two parts). New. Engl. J. Med. 314 (1986) 686–691.
184. Enders, G.: Virusinfektionen: Diagnostik einzelner Virusinfektionen – Herpes simplex-Virus. In: Thomas, L. (Hrsg.): Labor und Diagnose. 4th ed., S. 1591–1594. Medizinische Verlagsgesellschaft, Marburg 1992.
185. Forsgren, M.: Genital herpes simplex virus infection and incidence of neonatal disease in Sweden. Scand. J. infect. Dis. 69 (1990) 37–41.
186. Forsgren, M.: Herpes simplex virus infection in the perinatal period. Rev. Med. Microbiol. 3 (1992) 1–8.
187. Forsgren, M., G. Sterner, B. Anzén, E. Enocksson: Management of women at term with pregnancy complicated by herpes simplex. Scand. J. Infect. 71 (Suppl.) (1990) 58–66.
188. Gibbs, R. S., M. S. Amstey, D. C. Lezotte: Role of cesarean delivery in preventing neonatal herpes virus infection. J. amer. med. Ass. 270 (1993) 94–95.
189. Gibbs, R. S., P. B. Mead: Preventing neonatal herpes – current strategies. New Engl. J. Med. 326 (1992) 946–947.
190. Haddad, J., B. Langer, D. Astruc, J. Messer, F. Lokiec: Oral acyclovir and recurrent genital herpes during late pregnancy. Obstet. and Gynec. 82 (1993) 102–104.
191. Ho, D. W. T., P. R. Field, E. Sjögren-Jansson, S. Jeansson, A. L. Cunningham: Indirect ELISA for the detection of HSV-2 specific IgG and IgM antibodies with glycoprotein G (gG-2). J. virol. Meth. 36 (1992) 249–264.
192. Jeffries, D. J.: Intra-uterine and neonatal herpes simplex virus infection. Scand. J. Infect. 78 (Suppl.) (1991) 21–26.
193. Kimura, H., M. Futamura, H. Kito et al.: Detection of viral DNA in neonatal herpes simplex virus infections: frequent and prolonged presence in serum and cerebrospinal fluid. J. infect. Dis. 164 (1991) 289–293.
194. Komorous, J. M., C. E. Wheeler, R. A. Briggamann: Intrauterine herpes simplex infections. Arch. Dermatol. 113 (1977) 918–922.
195. Koutsy, L. A., C. E. Stevens, K. K. Holmes et al.: Underdiagnosis of genital herpes by current clinical and viral-isolation procedures. New Engl. J. Med. 326 (1992) 1533–1539.
196. Kulhanjian, J. A., V. Soroush, D. S. Au et al.: Identification of women at unsuspected risk of primary infection with herpes simplex virus type 2 during pregnancy. New Engl. J. Med. 326 (1992) 916–920.
197. Libman, M. D., A. Dascal, M. S. Kramer, J. Mendelson: Strategies for the prevention of neonatal infection with herpes simplex virus: a decision analysis. Rev. infect. Dis. 13 (1991) 1093–1104.
198. Nahmia, A. J., F. K. Lee, S. Beckman-Nahmias: Sero-epide-

199. Nicoll, J. A. R., N. J. Maitland, S. Love: Autopsy neuropathological findings in „burn out" herpes simplex encephalitis and use of the polymerase chain reaction to detect viral DNA. Neuropath. appl. Neurobiol. 17 (1991) 375–382.
200. Prober, C. G., L. Corey, Z. A. Brown et al.: The management of pregnancies complicated by genital infections with herpes simplex virus. Clin. infect. Dis. 15 (1992) 1031–1038.
201. Puchhammer-Stöckl, E. T., T. Popow-Kraupp, F. X. Heinz, C. W. Mandl, C. Kunz: Establishment of PCR for the early diagnosis of herpes simplex encephalitis. J. med. Virol. 32 (1990) 77–82.
202. Scott, L., G. Jackson, P. Sanchez, Y. Castaneda, M. Hall, G. Wendl: Prevention of cesarean section for recurrent genital herpes simplex virus (HSV) using acyclovir suppressive therapy. Abstract No. 5223 in: Program and Abstracts of the 40th annual meeting of the Society for Gynecological Investigation; Toronto, Ontario March 31-April 3, 1993.
203. South, M. A., W. A. F. Tompkins, C. R. Morris, W. E. Rawls: Congenital malformations of the central nervous system associated with genital type (type 2) herpesvirus. J. Pediat. 75 (1969) 13–18.
204. Stone, K. M., W. L. Whittington: Treatment of genital herpes. Rev. infect. Dis. 12 (Suppl. 6) (1990) 610–619.
205. Stray-Pedersen, B.: Acyclovir in late pregnancy to prevent neonatal herpes simplex. Lancet 336 (1990) 756.
206. Sullender, W. M., L. L. Yasukawa, M. Schwartz et al.: Type-specific antibodies to herpes simplex virus type 2 (HSV-2) glycoprotein G in pregnant women, and infants exposed to maternal HSV-2 infection at delivery, and infants with neonatal herpes. J. infect. Dis. 157 (1988) 164–171.
207. Svennerholm, B., S. Olofsson, S. Jeansson, A. Vahlne, E. Lycke: Herpes simplex virus type-selective enzyme-linked immunosorbent assay with Helix pomatia lectin-purified antigens. J. clin. Microbiol. 19 (1984) 235–239.
208. Whitley, R. J.: Neonatal herpes simplex virus infection. Clin. Perinat. 15 (1988) 903–916.
209. WHO, G. Enders: Maladies à herpétoviridés: prevention et traitement. Bulletin de l'Organisation mondiale de la Santé 63 (1985) 633–652.
210. Wutzler, P.: Herpes-Simplex-Virus. In: Porstmann, T. (Hrsg.): In-vitro Diagnostica Nachrichten – Diagnostische Bibliothek, S. 9–12. Blackwell Wissenschafts-Verlag, Berlin 1992.

Humanes Immuninsuffizienzvirus (HIV)

211. Ad Hoc Working Group for the Development of the Standards for Pediatric Immunization Practices: Standards for pediatric immunization practices. Münch. med. Wschr. 42 (1993) 1–13.
212. Ades, A. E., C. F. Davison, F. J. Holland et al.: Vertically transmitted HIV infection in the British Isles. Brit. med. J. 306 (1993) 1296–1299.
213. AIDS Clinical Trials Information Service at the US National Institute of Health, V. Choo: Maternal transmission of HIV. Lancet 343 (1994) 533.
214. AIDS-Zentrum des Bundesgesundheitsamtes (Hrsg.): AIDS – Neufassung der CDC-Falldefinition zur einheitlichen epidemiologischen Erfassung. Dtsch. Ärztebl. 85 (17) (1988) 1.
215. AIDS-Zentrum des Bundesgesundheitsamtes (Hrsg.): 112. Bericht des AIDS-Zentrums des Bundesgesundheitsamtes über aktuelle epidemiologische Daten. AIDS/HIV Quartalsbericht 4 (1993) 3–17.
216. AIDS-Zentrum des Bundesgesundheitsamtes (Hrsg.): IX. Internationale AIDS-Konferenz in Berlin. AIDS-Nachrichten 3 (1993) 1–48.
217. Bawdon, R. E., S. Sobhi, J. Dax: The transfer of anti-human immunodeficiency virus nucleoside compounds by the term human placenta. Amer. J. Obstet. Gynec. 167 (1992) 1570–1574.
218. Blanche, S., M. J. Mayaux, C. Rouziuox et al.: French Pediatric HIV Infection Study Group: Relation of the course of HIV infection in children to the severity of the disease in their mothers at delivery. New Engl. J. Med. 330 (1994) 308–312.
219. Blanche, S., C. Rouziuox, M. L. Guihard Moscato et al.: A prospective study of infants born to women seropositive for human immunodeficiency virus type 1. New Engl. J. Med. 320 (1989) 1643–1648.
220. Bundesgesundheitsamt: Impfempfehlungen der Ständigen Impfkommission des Bundesgesundheitsamtes (STIKO) – Stand: September 1993. Bundesgesundhbl. 2 (1994) 85–91.
221. Busch, H. W., L. Gürtler (Hrsg.): HIV – Die Therapie der HIV-Infektion 1993 – ein aktueller Leitfaden für die Praxis. MasterMedia GmbH, Hamburg 1993.
222. Campbell, T. B.: New antiretroviral agents for the therapy of HIV type-1 infection. Curr. Op. infect. Dis. 6 (1993) 768–772.
223. Caspari, G., H. J. Eggers, W. H. Gerlich: Virussicherheit von Blut und Blutprodukten: Was kann verbessert werden? Dtsch. Ärztebl. 90 (50) (1993) 3380–3384.
224. Centers for Disease Control: Classification system for human immunodeficiency virus (HIV) infection in children under 13 years of age. Münch. med. Wschr. 36 (1987) 225–235.
225. Centers for Disease Control: Update: CD4+ T-lymphocytopenia in persons without evident HIV infection – United States. Münch. med. Wschr. 41 (1992) 578–579.
226. Centers for Disease Control: 1993 revised classification system for HIV infection and expanded surveillance case definition for AIDS among adolescents and adults. Münch. med. Wschr. 41 (1993) 1–13.
227. Chandwani, S., M. A. Greco, K. Mittal, C. Antoine, K. Krasinski, W. Borkowsky: Pathology and human immunodeficiency virus expression in placentas of seropositive women. J. infect. Dis. 163 (1991) 1134–1138.
228. Chehimi, J., S. E. Starr, I. Frank et al.: Natural killer (NK) cell stimulatory factor increases the cytotoxic activity of NK cells from both healthy donors and human immunodeficiency virus-infected patients. J. exp. Med. 175 (1992) 789–796.
229. Clerici, M., J. A. Berzofsky, G. M. Shearer, C. O. Tacket: Exposure to human immunodeficiency virus (HIV) type 1 indicated by HIV specific T helper cell responses before detection of infection by polymerase chain reaction and serum antibodies. J. infect. Dis. 164 (1991) 178–182.
230. Clerici, M., G. M. Shearer: The aetiology of AIDS: a TH1–TH2 switch? Immunol. Today 14 (1993) 107–111.
231. Connor, E., Z. Wang, R. Stephens et al.: Enzyme immunoassay for detection of human immunodeficiency virus-specific immunoglobulin A antibodies. J. clin. Microbiol. 31 (1993) 681–684.
232. Daffos, F., F. Forestier, L. Mandelbrot, G. Pialoux, M. A. Rey, F. Brun-Vezinet: Prenatal diagnosis of HIV infection: two attempts using fetal blood sampling. J. AIDS 2 (1989) 205–207.
233. Datta, P., J. E. Embree, J. K. Kreiss: Resumption of breast feeding in later childhood: a risk factor for mother to child human immunodeficiency virus type 1 transmission. Pediat. infect. Dis. J. 11 (1992) 974–976.
234. Editorial: Vaccine against AIDS? Lancet 343 (1994) 493–494.
235. Ehrnst, A., S. Lindgren, M. Dictor et al.: HIV in pregnant women and their offspring: evidence for late transmission. Lancet 338 (1991) 203–207.
236. Esparza, J., S. Osmanov: The development and evaluation of HIV vaccines. Curr. Op. infect. Dis. 6 (1993) 218–229.
237. European Collaborative Study: Risk factors for mother-to-child transmission of HIV. Lancet 339 (1992) 1007–1012.
238. Feldner, J. (Hrsg.): AIDS. Behring Diagnostika. Behringwerke, Marburg 1988.

239. Gayle, H., R. Coutinho: Epidemiology of HIV infection with a focus on mother-to-child transmission and among drug users. Curr. Op. infect. Dis. 6 (1993) 200–204.
240. Gerberding, J. L., C. Littell, A. Tarkington, A. Brown, W. P. Schecter: Risk of exposure of surgical personnel to patients' blood during surgery at San Francisco General Hospital. New Engl. J. Med. 322 (1990) 1788–1793.
241. Goedert, J. J., A. M. Duliège, C. I. Amos, S. Felton, R. J. Biggar: The international registry of HIV-exposed twins: high risk of HIV-1 infection for first-born twins. Lancet 338 (1991) 1471–1475.
242. Habermehl, K. O., G. Maass, R. Braun et al.: Interpretation der Immunoblots zum Nachweis von Antikörpern gegen HIV-1 und HIV-2. Klin. Lab. 38 (1992) 71–72.
243. Hutto, C., W. P. Parks, S. H. Lai et al.: A hospital-based prospective study of perinatal infection with immunodeficiency virus type 1. J. Pediat. 118 (1991) 347–353.
244. Italian Register for HIV-1 infection in children: Report up to 30-3-1990 (1422 children enrolled). Riv. Ital. Pediat. (IJP) 17 (1991) 145–155.
245. Johnstone, F. D., J. Mok, J. F. Peutherer: Vertical HIV transmission in pregnancy. Lancet 338 (1991) 829.
246. Khabbaz, R. F., W. Heneine, J. R. George et al.: Infection of a laboratory worker with simian immunodeficiency virus. New Engl. J. Med. 330 (1994) 172–177.
247. Koch, M. G.: Die HIV/AIDS-Epidemie – ihre Relevanz für Heterosexuelle. Hygiene Aktuell 3+4 (1991) 77–79.
248. Kozal, M. J., T. C. Merigan: Therapy of HIV-1 infection. Curr. Op. infect. Dis. 7 (1994) 72–81.
249. Lepage, P., P. Van de Perre, P. Msellati et al.: Mother-to-child transmission of human immunodeficiency virus type 1 (HIV-1) and its determinants: a cohort study in Kigali, Rwanda. Amer. J. Epidem. 137 (1993) 589–599.
250. Lepage, P., P. Van de Perre, A. Simonon, P. Msellati, D. G. Hitimana, F. Dabis: Transient seroreversion in children born to human immunodeficiency virus 1-infected mothers. Pediat. infect. Dis. J. 11 (1992) 892–894.
251. Mastro, T. D., G. A. Satten, T. Nopkesorn, S. Sangkharomya, I. M. Longini: Probability of female-to-male transmission of HIV-1 in Thailand. Lancet 343 (1994) 204–207.
252. Mattern, C. F. T., K. Murray, A. Jensen, H. Farzadegan, J. Pang, J. F. Modlin: Localization of human immunodeficiency virus core antigen in term human placentas. Pediatrics 89 (1992) 207–209.
253. Morgan, G., H. A. Wilkins, J. Pepin, O. Jobe, D. Bewester, H. Whittle: AIDS following mother-to-child transmission of HIV-2. AIDS 4 (1990) 879–882.
254. Niu, M. T., D. S. Stein, S. M. Schnittman: Primary human immunodeficiency virus type 1 infection: review of pathogenesis and early treatment intervention in humans and animal retrovirus infections. J. infect. Dis. 168 (1993) 1490–1501.
255. Van de Perre, P., A. Simonon, P. Msellati et al.: Postnatal transmission of human immunodeficiency virus type 1 from mother to infant: a prospective cohort study in Kigali, Rwanda. New Engl. J. Med. 325 (1991) 593–598.
256. Phair, J. P.: After Concorde, what? Curr. Op. infect. Dis. 7 (1994) 59–60.
257. Plummer, F. A., K. Fowke, N. J. D. Nagelkerke et al.: Evidence of resistance to HIV among continuously exposed prostitutes in Nairobi, Kenya. Abstract WS-A07-3, IXth International Conference on AIDS, Berlin 1993.
258. Porstmann, T.: Diagnostische Bibliothek: Humanes Immuninsuffizienz Virus. Beilage Nr. 1, 2, 3. In-vitro Diagnostica Nachrichten 3 (1992).
259. Reynolds-Kohler, C., G. Jahn, S. H. Lewis, J. A. Nelson: Human immunodeficiency virus infection of foetal tissue. In: Griffin, P. D., P. M. Johnson (eds.): Local immunity in reproduction tract tissues, pp. 377–390. Oxford University Press, Oxford 1993.
260. Rübsamen, H.: HIV – ein Meister der Anpassung. Therapiewoche (Sonderheft) 43 (1993) 1.
261. Saah, A. J.: Epidemiology, public health, and socioeconomics of HIV infection. Curr. Op. infect. Dis. 7 (1994) 61–64.
262. Salk, J., P. A. Bretscher, P. L. Salk, M. Clerici, G. M. Shearer: A strategy for prophylactic vaccination against HIV. Science 260 (1993) 1270–1272.
263. Sanchez-Ruiz, E., J. Casabona-Barbara, C. Fortuny-Guasch, N. Curell-Aguila, C. Marti-Gaudes: Vertical transmission of HIV: descriptive epidemiology, risk factors and survival (II). An. esp. Pediat. 37 (1992) 443–448.
264. Schäfer, A., E. Jovaisas, M. Stauber: Nachweis einer diaplazentaren Übertragung von HTLV-III/LAV vor der 20. Schwangerschaftswoche. Geburtsh. u. Frauenheilk. 46 (1986) 88–89.
265. Scott, G. B.: HIV infection in children: clinical features and management. J. AIDS 4 (1991) 109–115.
266. Scott, G. B., C. Hutto, R. W. Makuch et al.: Survival in children with perinatally acquired human immunodeficiency virus type 1 infection. New Engl. J. Med. 321 (1989) 1791–1796.
267. Semprini, A. E., P. Levi-Setti, M. Bozzo et al.: Insemination of HIV-negative women with processed semen of HIV-positive partners. Lancet 340 (1992) 1317–1319.
268. Smith, D. K., J. J. Neal, S. D. Holmberg: Centers for Disease Control Idiopathic CD4+ T-Lymphocytopenia task force: unexplained opportunistic infections and CD4+ T-lymphocytopenia without HIV-infection. New Engl. J. Med. 328 (1993) 373–379.
269. Sperling, R. S., P. Stratton, M. J. O'Sullivan et al.: A survey of zidovudine use in pregnant women with human immunodeficiency virus infection. New Engl. J. Med. 326 (1991) 857–861.
270. Sperling, R. S., P. Stratton, the members of the obstetric-gynecologic working group of the AIDS clinical trials group of the National Institute of Allergy and Infectious Diseases: Treatment options for human immunodeficiency virus-infected pregnant women. Obstet. and Gynec. 79 (1992) 443–448.
271. Stratton, P., L. M. Mofenson, A. D. Willoughby: Human immunodeficiency virus infection in pregnant women under care at AIDS clinical trials centers in the United States. Obstet. and Gynec. 79 (1992) 364–368.
272. Toltzis, P., C. M. Marx, N. Kleinman, E. M. Levine, E. V. Schmidt: Zidovudine-associated embryonic toxicity in mice. J. infect. Dis. 163 (1992) 1212–1218.
273. Tovo, P. A.: Caesarean section and perinatal HIV transmission: what next? Lancet 342 (1993) 630.
274. Tovo, P. A., M. de Martino, C. Gabiano et al.: Italian Register for HIV-1 infection in children: Prognostic factors and survival in children with perinatal HIV-1 infection. Lancet 339 (1992) 1249–1253.
275. Villari, P., C. Spino, T. C. Chalmers, J. Lau, S. Sacks: Cesarean section to reduce perinatal transmission of human immunodeficiency virus. Online J. curr. clin. Trials 2 (1993) 74.
276. Watts, D. H., Z. A. Brown, T. Tartaglione et al.: Pharmacokinetic disposition of zidovudine during pregnancy. J. infect. Dis. 163 (1991) 226–232.
277. WHO: Revision der Falldefinition für die Europäische AIDS-Überwachung. Bundesgesundhbl. 9 (1993) 388–389.
278. WHO: Ein neuer Ansatz im Kampf gegen AIDS. Bundesgesundhbl. 1 (1994) 36.
279. Wolinsky, S. M.: Retrovirology. Curr. Op. infect. Dis. 7 (1994) 65–71.

Hepatitis A bis E

280. Allain, J.-P., A. Rankin, M. C. Kuhns, A. McNamara: Clinical importance of HCV confirmatory testing in blood donors. Lancet 339 (1992) 1171–1172.
281. Bal, V., S. N. Amin, S. Rath, S. A. Kamat, A. J. Zuckerman, S. N. Marathe, R. S. Kamat: Virological markers and antibody

responses in fulminant viral hepatitis. J. med. Virol. 23 (1987) 75–82.
282. Beath, S. V., E. H. Boxall, R. M. Watson, M. J. Tralow, D. A. Kelly: Fulminant hepatitis B in infants born to anti-HBe hepatitis B carrier mothers. Brit. med J. 304 (1992) 1169–1170.
283. Belloni, C., P. Orsolini, L. Soldini et al.: Duration of immune protection after hepatitis B vaccine in newborns from HBsAg-positive carrier mothers. Microbiol. 14 (1991) 195–198.
284. Bradley, D.: Hepatitis E: epidemiology, aetiology and molecular biology. J. med. Virol. 2 (1992).
285. Browne, M.: Irish alert for hepatitis C linked to anti-D. Lancet 343 (1994) 592.
286. Chau, K., et al.: Detection of IgA class antibody to hepatitis E virus in serum samples from patients with hepatitis E virus infection. J. med. Virol. 40 (1993).
287. Chauhan, A., et al.: Hepatitis E virus transmission to a volunteer. Lancet 341 (1993) 149–150.
288. Chisari, F. V., C. Ferrari, M. U. Mondelli: Hepatitis B virus structure and biology. Microbiol. Pathogen. 6 (1989) 311–325.
289. Choo, Y. L., G. Kuo, A. J. Weiner, L. R. Overby, D. W. Bradley, M. Houghton: Isolation of a cDNA clone derived from a blood-borne non-A, non-B viral hepatitis genome. Science 244 (1989) 359–362.
290. Chotard, J., H. M. Inskip, A. J. Hall et al.: The Gambia hepatitis intervention study: follow-up of a cohort of children vaccinated against hepatitis. Brit. J. infect. Dis. 166 (1992) 764–768.
291. Dawson, G., et al.: Solid-phase enzyme-linked immunosorbent assay for hepatitis E virus IgG and IgM antibodies utilizing recombinant antigens and synthetic peptided. J. virol. Methods 38 (1992).
292. Deinhardt, F., G. Enders, E. Koschade: Hepatitis-B-Screening bei Schwangeren. Gynäk. Prax. 11 (1987) 207–210.
293. Deinhardt, F., C. Rosendahl, W. Jilg: Virushepatitis bei Neugeborenen. Die Gelben Hefte 24 (1984) 13–20.
294. Dienstag, J., J. R. Wands, K. J. Isselbacher: Acute hepatitis. In: Wilson, J. D., E. Braunwald, K. J. Isselbacher (eds.): Harrison's Principles of Internal Medicine, 12th ed., pp. 1322–1337. McGraw-Hill, New York 1991.
295. Dittmann, S., M. Roggendorf, J. Dürkop, M. Wiese, B. Lorbeer, F. Deinhardt: Long-term persistence of hepatitis C virus antibodies in a single source outbreak. J. Hepatol. 13 (1991) 323–327.
296. Ewing, C. I., D. C. Davidson: Fetal hepatitis B in infants born to HBsAg carriers with HBeAg. Arch. Dis. Childh. 60 (1985) 265–267.
297. Fortuny, C., M. G. Ercilla, O. Coll: Prospective study of HCV vertical transmission in infants born to HCV and HIV seropositive mothers. In: Proceedings of the II International Congress on HCV, Los Angeles 1990.
298. Friese, K., M. Beichert, H. Hof, W. Weikel, D. Falke, R. Sickinger. F. Melchert: Untersuchungen zur Häufigkeit konnataler Infektionen. Geburtsh. u. Frauenheilk. 51 (1991) 890–896.
299. Garson, J. A., R. S. Tedder, M. Briggs et al.: Detection of hepatitis C viral sequences in blood donations by „nested" polymerase chain reaction and prediction infectivity. Lancet 335 (1990) 1419–1422.
300. Giovannini, M., A. Tagger, M. L. Ribero et al.: Maternal-infant transmission of hepatitis C virus and HIV infections: a possible interaction. Lancet 335 (1990) 1166–1166.
301. Goldsmith, R., et al.: Enzyme-linked immunosorbent assay for diagnosis of acute sporadic hepatitis E in Egyptian children. Lancet 339 (1992) 328–331.
302. Gratwohl, J., P. Ndumbe, R. Leke, A. Uy, W. H. Gerlich, R. Repp: Perinatale Hepatitis-B-Virus-Übertragung. Monatsschr. Kinderheilk. 140 (1992) 366–368.
303. Gretch, D., W. Lee, L. Corey: Use of aminotransferase, hepatitis C antibody and hepatitis C polymerase chain reaction RNA assays to establish the diagnosis of hepatitis C virus infection in a diagnostic virology laboratory. J. clin. Microbiol. 30 (1992) 2145–2149.
304. Hantz, O., F. Turin, C. Trepo: Therapy for hepatitis, with emphasis on the role of interferons. Curr. Op. infect. Dis. 6 (1993) 778–783.
305. Hollinger, F. B.: Controlling hepatitis B virus transmission in North America. Vaccine 8 (Suppl.) (1990) 122-128.
306. Ip, H. M., P. M. Lelie, V. C. Wong, M. C. Kuhns, H. W. Reesink: Prevention of hepatitis B carrier state according to maternal levels of HBV DNA. Lancet I (1989) 406–410.
307. Jilg, W.: Virushepatitis. Abbott Times 3 (1993) 10–17.
308. Jilg, W.: Diagnostik der Virushepatitiden. Therapiewoche 43 (1993) 378–386.
309. Kuroki, T., S. Nishiguchi, K. Fukuda: Mother-to-child transmission of hepatitis C virus. J. infect. Dis. 164 (1991) 427–428.
310. Kühnl, P., S. Seidl, W. Stangel, J. Beyer, W. Sibrowski, J. Flik: Antibody to hepatitis C virus in Herman blood donors. Lancet (1989) 324.
311. Lam, J. P., F. McOmish, S. M. Burns, P. L. Yap, J. Y. Mok, P. Simmonds: Infrequent vertical transmission of hepatitis C virus. J. infect. Dis. 167 (1993) 572–576.
312. Lin, H. H., H. Y. Hsu, M. H. Chang et al.: Low prevalence of hepatitis C virus and infrequent perinatal or spouse infections in pregnant women. J. med. Virol. 35 (1991) 237–240.
313. Meisel, H.: Diagnostische Bibliothek: Hepatitis-B-Virus, Beilage 12. In-vitro Diagnostica Nachrichten 4 (1993).
314. Meisel, H.: Diagnostische Bibliothek: Hepatitis-C-Virus, Beilage Nr. 20, 21. In-vitro Diagnostica Nachrichten 5 (1994).
315. Meisel, H., A. Reip, B. Faltus et al.: Absence of vertical transmission of hepatitis C virus in a short-term and a long-term study (in press 1994).
316. Mitsuda, T., S. Yokota, T. Mori et al.: Demonstration of mother-to-infant transmission of hepatitis B virus by means of polymerase chain reaction. Lancet II (1989) 886–888.
317. Nagata, I., K. Shiraki, K. Tanimoto, Y. Harada, Y. Tanaka, T. Okada: Mother-to-infant transmission of hepatitis C virus. J. Pediat. 120 (1992) 432–434.
318. Nayak, N. C., S. K. Panda, R. Datta et al.: Aetiology and outcome of acute viral hepatitis in pregnancy. J. Gastroenterol. Hepatol. 4 (1989) 345–352.
319. Novati, R., V. Thiers, A. D'Arminio Monforte et al.: Mother-to-child transmission of hepatitis C virus detected by nested polymerase chain reaction. J. infect. Dis. 165 (1992) 720–723.
320. Ohto, H., H. H. Lin, T. Kawana, T. Etoh, H. Tohyama: Intrauterine transmission of hepatitis B virus is closely related to placental leakage. J. med. Virol. 21 (1987) 1–6.
321. Okun, N. B., R. P. Larke, J. R. Waters, M. R. Joffres: Success of a program of routine prenatal screening for hepatitis B surface antigen: the first two years. Canad. med. Assoc. J. 143 (1990) 1317–1321.
322. PHLS Communicable Disease Surveillance Centre: Hepatitis C virus associated with Irish anti-D immunoglobulin. CDR Weekly 4 (1994) 39.
323. Poel, C. L. van der, H. W. Reesink, W. Schaasberg et al.: Infectivity of blood seropositive for hepatitis C virus antibodies. Lancet 335 (1990) 558–560.
324. Ranger-Rogez, S., et al.: Seroprevalence of hepatitis E among pregnant foreign residents in France. Lancet 342 (1993) 998.
325. Ritter, A., et al.: Seroprevalence of hepatitis E virus infection in Turkey. Int. Symp. on Vir. Hep. and Liver Disease, Tokyo. Abstract (1993).
326. Ritter, A., et al.: A multi-centre study of HEV seropositivity in random blood donors. Abstract, European Association of the Study of the Liver, Paris 1993.

327. Roudot-Thoraval, F., L. Deforges, P. P. Girollet et al.: Prévalence des anticorps dirigés contre le virus de l'hépatite C dans une population de femmes enceintes en France. Gastroenterol. clin. Biol. 16 (1992) 255–259.
328. Schlauder, G., et al: Viraemia in Egyptian children with hepatitis E virus infection. Lancet 341 (1993) 378.
329. Schlipköter, U., M. Roggendorf: Diagnostik der Hepatitis-C-Virus-Infektion. Klin. Lab. 37 (1991) 342–343.
330. Schlipköter, U., M. Roggendorf, G. Ernst et al.: Hepatitis C virus antibodies in haemodialysis patients. Lancet 335 (1990) 1409–1410.
331. Sjogren, M., et al.: Assessment of serological responses during acute and convalescent stages of Hepatitis E virus infection using a new immunoassay. Abstract, European Association of the Study of the Liver, Paris 1993.
332. Skidmore, S. J., P. O. Yarbrough, K. A. Gabor, A. W. Tam, G. R. Reyes, A. J. E. Flower: Imported hepatitis E in UK. Lancet 337 (1991) 1541.
333. Thaler, M. M., D. V. Landers, D. W. Wara: Transplacental passage of hepatitis C virus RNA. Lancet 338 (1991) 17–18.
334. Wang, C.: Transmission of hepatitis E virus by transfusion? Lancet 341 (1993) 825–826.
335. Weiner, A. J., G. Kuo, D. E. Bradley et al.: Detection of hepatitis C viral sequences in non-A, non-B hepatitis. Lancet 335 (1990) 1–3.
336. Wejstal, R., S. Hormodsson, S. Iwarson, G. Norkrans: Mother to infant transmission of hepatitis C virus infection. J. med. Virol. 30 (1990) 178–180.
337. Wheeley, S. M., E. H. Boxall, M. J. Tarlow et al.: Hepatitis B vaccine in the prevention of perinatally transmitted Hepatitis B virus infection: final report on a West Midlands pilot study. J. med. Virol. 30 (1990) 113–116.
338. Yoffe, B., C. A. Noonan: Progress an perspectives in human hepatitis B virus research. In: Melnick, J. L. (ed.): Progress in Medical Virology, pp. 107–140. Karger, Basel 1993.

Sachverzeichnis

Sachverzeichnis

Die Zahlenangaben beziehen sich auf Seitenzahlen; **fettgedruckte** Ziffern zeigen die Hauptfundstelle.
Bis auf pharmakologische und fremdsprachliche Termini wird die deutsche Orthographie (z, k statt c) benutzt.

A

AB0-Erythroblastose 292
AB0-Inkompatibilität 291–292
– Chorionkarzinom 276
Abdomen, akutes 171–172
Abdominalverletzungen
– perforierende 234
– Polytrauma 232
Abort
– s.a. Spontanabort
– Anti-D-Immunglobulin 289
– Aortenstenose 15
– Cushing-Syndrom 129
– Diabetes mellitus 137
– fetomaternale Transfusion 280
– habitueller, Anticardiolipinantikörper 272
– – Antikörper, blockierende 265
– – – lymphozytotoxische 266
– – – MLC-blockierende 268
– – – zytotoxische 268
– – Antiphospholipidantikörper 272–273
– – Diagnostik 266–268
– – HLA-Kompatibilität 266–268
– – Idiotypen-Antiidiotypen-Netzwerktheorie 265
– – Immunologie 264–272
– – Immunotropismus 264–265
– – Immuntherapie 268–270
– – – Nebenwirkungen 270–271
– – – Plazeboeffekt 271–272
– – – Risiken 270–271
– – – Trophoblastvesikel 269
– – LAC 272
– – TLX-Antigene 268
– – TNFα 267–268
– HSV-Infektion 325
– Hyperparathyreoidismus 128
– Hyperthyreose 123–124
– Hypothyreose 126
– Nierenversagen, akutes 182
– Pankreatitis, hämorrhagische 176
– Phäochromozytom 131
– Ringelröteln 311
– Röteln 301
– septischer, Abdomen, akutes 172
– Thrombozytopenie, idiopathische 294
– Toxoplasmose 320
– Uterus myomatosus 248
– Varizellen-Zoster-Infektion 312
– Villitis 264
– Zytomegalie 306
– nach Zytostatikatherapie 90
Abruptio
– graviditatis s. Interruptio
– placentae s. Plazentalösung
ACE-Hemmer 37
– Hypertonie, arterielle 37
– Kardiomyopathie, peripartale 30
– Schwangerschaftshypertonie 61
Acetylsalicylsäure, Schwangerschaftshypertonie 58–59

acquired immunodeficiency syndrome s. AIDS
ACTH (adrenokortikotropes Hormon)
– Cushing-Syndrom 129
– Hyperemesis gravidarum 116
– Impetigo herpetiformis 222
ACTH-Sekretion, exzessive 121
Action-line nach Whitfield 287
Adams-Stokes-Anfälle 23
Addison gravidarum 116
Addison-Krise, Neugeborene 129
Addison-Syndrom 130
Adenokarzinom
– klarzelliges, Zervix 247
– Uterus 250
Adrenalin
– Phäochromozytom 131
– Plazentapassage 120
adrenokortikotropes Hormon s. ACTH
AIDS (acquired immunodeficiency syndrome)
– HIV-Infektion 330
– Toxoplasmose 319
– Tuberkulose 75
AIT s. Alloimmunthrombozytopenie
Akromegalie 121
Albumin-Coombs-Test 282
Aldosteron
– Plasma-Reninaktivität 5
– Plazentapassage 120
– Schwangerschaft 129
Alkalose, metabolische, Hyperemesis gravidarum 118
Alloimmunthrombozytopenie 295
Alpha-Fetoprotein
– Fehlbildungen 155
– Neuralrohrdefekte 201
Altinsulin, Diabetes mellitus 139
Alveolitis, Differentialdiagnose 82
Amenorrhö
– Crohn-Erkrankung 151
– Prolaktinom 121
– Sheehan-Syndrom 122
Aminophyllin 80
Amiodaron 38
– Herzrhythmusstörungen 35
Amnionitis, Blasensprung, vorzeitiger 275
Amniozentese
– Delta-E-Wert 287
– Diabetes mellitus 140
– Rhesus-Inkompatibilität 280, 286, **287**
– Varizellen-Zoster-Infektion 316
Amöbenabszeß, Leberruptur 167
Anämie
– hämolytische, HELLP-Syndrom 57
– – Ringelröteln 310
– Leukämie, chronische, myeloische 92
– Präeklampsie 166
– renale 186
– – Erythropoetin 186
– Sheehan-Syndrom 122
– Vitamin-B_{12}-Mangel 87

Anästhetika, Hypertonie, pulmonale 24
Analgesie, Mitralstenose 13
Androgene, Plazentapassage 120
Aneurysma
– Circulus Willisi, Ruptur 19
– intrakranielles, Natriumnitroprussid 36
– zerebrales 19
Anfälle, epileptische 200
Angina pectoris
– Aortenisthmusstenose 19
– Aortenstenose 20
– Herzfehler, angeborene 17
– Hypertonie, pulmonale 24
– Kardiomyopathie, hypertrophische 28–29
– koronare Herzkrankheit 31
Angiopathie, diabetische 137
Angiosarkom, Mamma 255
Angiotensin II, Plasma-Reninaktivität 5
Angiotensin-II-Belastungstest, Schwangerschaftshypertonie 50, 53
Angiotensin-Converting-Enzymhemmer s. ACE-Hemmer
Antazida
– Eisensubstitution 86
– Hiatusgleithernie 177
– Mendelson-Syndrom 83
– Refluxkrankheit, gastroösophageale 150
Antiactinantikörper, Kardiomyopathie 30
Antiarrhythmika 37–39
– Herzrhythmusstörungen 34
– Kardiomyopathie, hypertrophische 28
– Mitralklappenprolaps 26
Antibiotikaprophylaxe, Herzerkrankungen, rheumatische 13
Anticardiolipinantikörper
– Abort, habitueller 272
– SLE 185
Anti-D-Immunglobulin 290
– Fehltransfusionen 291
– Rhesus-Prophylaxe 289
Antidiabetika, orale 139
Anti-E-Antikörper 294
Antiemetika, Hyperemesis gravidarum 118
Antiepileptika und Kontrazeptiva, orale 200
Antigene, fetale 261
Anti-HAV-IgG 156
Anti-HAV-IgM 156
Anti-HBc 156
Anti-HBe 156
Anti-HBs 156
Anti-HCV 158
Anti-HCV-Antikörper 158
Anti-HCV-Peptidassay 340
Anti-HDV-IgM 158
Antihistaminika
– Hyperemesis gravidarum 118
– Prurigo gestationis 221
Anti-HLA-Antikörper 261, **262**
– Plazenta **263**

353

Anti-Kell-Antikörper 294
Antikoagulanzien 39–40
– vom Cumarintyp 103
– Eisenmenger-Komplex 21
– und Epiduralanästhesie 39
– Herzklappenprothesen 15–16
– Hypertonie, pulmonale 24
– Kardiomyopathie, peripartale 30
– Thromboembolieprophylaxe 105
– Thrombose 103
Antikörper
– Anti-HLA-Antikörper 262
– Antiactinantikörper 30
– Anticardiolipinantikörper 272
– antinukleäre, nach Procainamidtherapie 38
– Antiphospholipidantikörper 48, 272–273
– blockierende 262
– – Abort, habitueller 265
– Hepatitis C 339
– HLA-Alloantikörper 276
– lymphozytotoxische, Abort, habitueller 266
– MLC-blockierende, Abort, habitueller 268
– Nicht-HLA-Antikörper 262
– Plazentapassage 297
– Rh-Antikörper 281
Antikörpernachweis
– HSV-Infektion 327
– Ringelröteln 311–312
– Röteln 302
– Varizellen-Zoster-Infektion 316
– Zytomegalie 307–308
Antikörpersuchtest, HIV-Infektion 333
Antikörpertiter
– Rhesus-Prophylaxe 290
– Toxoplasmose 323
Antiphospholipidantikörper
– Abort, habitueller 272–273
– Schwangerschaftshypertonie 48
Antiphospholipidantikörpersyndrom 205
Antithrombin III, Schwangerschaftshypertonie 55, 57
Antituberkulotika, Plazentapassage 75
Anurie
– nach ACE-Hemmer-Therapie 37
– Nierenrindennekrose, bilaterale 183
Aortenaneurysma
– dissezierendes 19, 27
– – Marfan-Syndrom 26
Aortendissektion s. Aortenaneurysma, dissezierendes
Aorteninsuffizienz 9, 15
– Aortenklappe, bikuspide 19
– chronische 20
– diastolische Geräusche 10
– Marfan-Syndrom 26
Aortenisthmusstenose 19
– Aortendissektion 27
Aortenklappe, bikuspide 19–20
Aortenklappenerkrankungen, angeborene 19–20
Aortenruptur, Polytrauma 231
Aortenstenose 14–15
– angeborene 20
– Aortenklappe, bikuspide 20
– rheumatische 15

Aortenstenose
– systolische Geräusche 10
– valvuläre 15, 20
Aortenwurzeldilatation, Marfan-Syndrom 26–27
Aplasia cutis congenita 125
Appendizitis
– Abdomen, akutes 172
– akute 172–174
– Antibiotikaprophylaxe 173
– Appendektomie 173
– Differentialdiagnose 248
– Interruptio 174
– perforierte 173
Arthralgien, Röteln 300
Arthropathien, Ringelröteln 310
Asphyxie, Schwangerschaftshypertonie 63
Asthma bronchiale 78–81
– Bronchitis, eitrige 81
– Bronchospasmolytika 78
– Dyspnoe 75
– Fehlbildungen 80
– Fehlgeburt 80
– Hyposensibilisierung 78
– Hypoxie, maternale 80
– Interruptio 79
– Langzeittherapie 78
– Nebennierenrindeninsuffizienz, neonatale 80
– Pharmakotherapie 78–80
– Prostaglandine 79
– Schwangerschaftsverlauf 79
– Sympathikomimetika 80
– Wachstumsretardierung, intrauterine 80
Aszites
– Leberzirrhose 161
– Toxoplasmose 321
Atemarbeit 73
Atembewegungen, flache, Herz-Kreislauf-Erkrankungen 9
Atemfrequenz 73
Atemgrenzwert 73
Atemminutenvolumen 73
Atemnot s. Dyspnoe
Atemnotsyndrom, Diabetes mellitus 140
Atemwegs-Resistance s. Atemwegswiderstand
Atemwegswiderstand 73
– Dyspnoe 74
Atemzugvolumen 72–73
Atenolol 36
Atherose, Schwangerschaftshypertonie 52
atrioventrikulärer Block s. AV-Block
Austreibungsphase, Sauerstoffaufnahme 73
Auswurf 75
Autoantikörper
– Schwangerschaftshypertonie 48
– TSH-Rezeptor-stimulierende 124
Autoimmunhepatitis 160
Autoimmunthrombozytopenie 88
AV-Block
– totaler 33
– – angeborener 23
– Typ I (Wenckebach) 33
Avidity-Gesamt-IgG
– Ringelröteln 311
– Zytomegalie 308

Avidity-Subklassen-IgG1-4-EIA, Zytomegalie 308
AV-junktionale Tachykardie s. Reentry-Tachykardie, supraventrikuläre, paroxysmale
Azathioprin, Darmerkrankungen, entzündliche 152
Azidose, fetale, nach Lidocaintherapie 38

B

Bakteriurie 189
– asymptomatische 192, **193**, 194
– Harnabflußstörungen 197
Ballon-Valvuloplastie
– Aortenstenose 20
– Mitralstenose 14
– Pulmonalstenose, valvuläre 19
Basedow-Erkrankung 123
Bauchhöhlenblutungen, Polytrauma 232
Bauchtrauma, stumpfes 232–233
Beckenfrakturen 235–237
– Geburt 235
– instabile 236
– Unfallverletzungen 229
Beckennieren, Hyperthyreose, maternale 125
Beckenthrombose, Schnittentbindung, abdominale 108
Beckenvenenthrombose 102
– Wochenbett 107
Beinödeme s. Ödeme
Beinvenenthrombose 102
– s. a. Thrombose
– Schnittentbindung, abdominale 108
– tiefe, Antikoagulanzien 39
– Wochenbett 107
Belastungsdyspnoe
– s. a. Dyspnoe
– Aorteninsuffizienz 15
– Eisenmangel 86
– Herzerkrankungen, rheumatische 13
– Herz-Kreislauf-Erkrankungen 9
– Kardiomyopathie, hypertrophische 28
Belastungs-EKG
– s. a. EKG
– Schwangerschaft 11
Betarezeptorenblocker 36
– Herzrhythmusstörungen 36
– Hyperthyreose 124
– Hypertonie, arterielle 36
– Kardiomyopathie, hypertrophische 28–29, 36
– koronare Herzkrankheit 32, 36
– Marfan-Syndrom 27
– Mitralklappenprolaps 26
– Mitralstenose 13
– Phäochromozytom 131
– Schwangerschaftshypertonie 61
Bilirubin
– AB0-Erythroblastose 292
– Präeklampsie 165
– Rh-Erythroblastose 284
– Schwangerschaftscholestase, intrahepatische 162
– Schwangerschaftsfettleber 164
Bindegewebe, Veränderungen, schwangerschaftsbedingte 216

Bioprothesen 16
Blase s. Harnblase
Blasenmole
– Anti-D-Immunglobulin 289
– fetomaternale Transfusion 280
Blasensprung
– Interleukin-1 275
– vorzeitiger, Plasminogen 274–275
Blastenkrise, Leukämie, chronische, myeloische 92
Blutbildveränderungen, Schwangerschaft 86
Blutdruck
– arterieller 3–5
– diastolischer, Schwangerschaftshypertonie 52
– mittlerer arterieller s. MAD
– Schwangerschaftshypertonie 45
– – 24-h-Messung 56
– venöser, Schwangerschaft 56
– zentralvenöser 5
Blutdrucksenkung
– antepartale, Schwangerschaftshypertonie 59
– Uteroplazentardurchblutung 19
Blutgasüberwachung, Herzfehler, angeborene 17
Blutgefäße, Hämodynamik 3
Blutgerinnungsfaktoren s. Gerinnungsfaktoren
Blutgerinnungsstörungen s. Gerinnungsstörungen
Blutgruppenantigene 261
Blutgruppenantikörper, irreguläre, Hämolyse 293–294
Blutgruppenunverträglichkeiten
– s. AB0-Inkompatibilität
– s. Rhesus-Inkompatibilität
– andere 292–294
Blutplättchen s. Thrombozyten
Bluttransfusion
– Hepatitis-A-Infektion 156
– Hepatitis C 158
Blutungen
– Gastroduodenalulkus 175
– intraabdominale 176–177
– – Abdomen, akutes 172
– intrakranielle, fetale, Thrombozytopenie, idiopathische 294
– postpartale, Hypothyreose 126
– vaginale, Asthma bronchiale 79
– zerebrale, Phäochromozytom 130
– – Schwangerschaftshypertonie 58
Blutungsschock, Leberhämatom, rupturiertes 177
Blutverlust
– Geburt 86
– Polytrauma 229
Blutvolumen, Schwangerschaft 10
Blutzucker s. Nüchternblutzucker
Blutzuckerselbstkontrolle, Diabetes mellitus 138
Brachialgia paraesthetica nocturna 204
Bradykardie
– fetale, nach Amiodarontherapie 38
– – nach Diuretikatherapie 37
– – koronare Herzkrankheit 31
– – nach Lidocaintherapie 38
– – nach Mexiletintherapie 38

Bradykardie, fetale
– – nach Nitroglycerintherapie 36
– – nach Polytrauma 230
– – nach Propranololtherapie 36, 204
– postnatale, Phäochromozytom 131
Bradyzoiten, Toxoplasmose 319
Brechzentrum, hypothalamisches, hCG 116
Bridenileus 174
Brittle-Diabetes 141
Bronchialverletzungen, Polytrauma 231
Bronchiektasen 81
Bronchitis 81
Bronchopneumonie, Differentialdiagnose 82
Bronchospasmolytika, Schwangerschaft 78
Bypass-Operation, koronare Herzkrankheit 32

C

CAH s. Hepatitis, chronisch-aggressive
Calciumantagonisten 36
– Kardiomyopathie, hypertrophische 28–29
– koronare Herzkrankheit 32
Calciumausscheidung, Schwangerschaftshypertonie 54
Calciumhaushalt, Schwangerschaft 127–128
Captopril 37
Carbamazepin, Spina bifida 200
Carcinoma in situ
– Zervix 242
– – Schwangerenberatung 256
– – Vorgehen, postpartales 244
CBG (cortisolbindendes Globulin), Schwangerschaft 129
CD4-T-Helferzellen, HIV-Infektion 330
CD4-T-Lymphozytopenie-Syndrom, idiopathisches 331
Cerclage, Konisation 243
Cervix uteri s. Zervix
Chinidin 37
– Herzrhythmusstörungen 35
– Kardiomyopathie, hypertrophische 28
Chlamydieninfektion, Harnwege 192
Chloasma gravidarum 218
Cholangitis 175
Choledochussteine 176
Cholestase s. Schwangerschaftscholestase
Cholesterin, koronare Herzkrankheit 31
Cholezystektomie 176
Cholezystitis 175
– Differentialdiagnose 172
– Ileus 174
Chordozentese
– Alloimmunthrombozytopenie 295
– Rhesus-Inkompatibilität 280, **287**
– Rötelnembryopathie 302
– Zytomegalie 308
Chorea
– gravidarum 12, 205
– minor Sydenham 12, 205
Choreoathetose, spastische, Rh-Erythroblastose 284
Chorioiditis, Toxoplasmose 319

Choriongonadotropin, humanes s. hCG
Chorionkarzinom 263
– HLA-Kompatibilität 276
Chorionzottenbiopsie
– fetomaternale Transfusion 280
– Varizellen-Zoster-Infektion 316
Chorioretinitis
– HSV-Infektion 326
– Toxoplasmose 320
– Zytomegalie 306
CIN (zervikale intraepitheliale Neoplasie) 244–245
Cisaprid, Refluxkrankheit, gastroösophageale 150
Clonidin, Schwangerschaftshypertonie 61
CMV-Infektion s. Zytomegalie
Colitis ulcerosa 150–153, 178
– Abdomen, akutes 172
– Azathioprin 152
– Häufigkeit 150
– Ileostomie 178
– Proktokolektomie 178
– Schwangerschaftseinfluß 152
– Schwangerschaftsverlauf 151
Condylomata acuminata 241
Coombs-Test
– Anti-D-Immunglobulin 290
– Rh-Antikörper 281
Cor pulmonale, Tuberkulose 76
Corpus-luteum-Zyste 251
Cortisol
– Addison-Syndrom 130
– Schwangerschaft 129
cortisolbindendes Globulin s. CBG
Cortisonprophylaxe, Lungenreifeinduktion 140
Coumadin 39
Creatinin
– Blut, Schwangerschaft 182
– Niereninsuffizienz, chronische 184
– SLE 185
Creatinin-Clearance
– Diabetes mellitus 137
– Pyelonephritis, chronische 195
Crohn-Erkrankung 150–153, 178
– Abdomen, akutes 172
– Azathioprin 152
– Ernährung, künstliche 153
– Fertilität 150
– Häufigkeit 150
– Hemikolektomie 178
– Ileus 174
– Metronidazol 153
– Salazosulfapyridin 151
– Schwangerschaftseinfluß 152
– Schwangerschaftsverlauf 151
Curschmann-Steinert-Muskeldystrophie 203
Cushing-Syndrom 129–130

D

Darmlage, Schwangerschaft 170–171
Darmmotilität, Schwangerschaft 170
Darmverschluß s. Ileus
Dehydratation, Hyperemesis gravidarum 118
Depressionen, agitierte 213

DeRitis-Quotient, Schwangerschafts-
  cholestase, intrahepatische 162
Dermoide 251–252
destruktive Impulse, psychosomatische
  Erkrankungen 209–210
Dextrokardie, Fallot-Tetralogie 23
DHEA-S, Wehentätigkeit, vorzeitige 275
Diabetes mellitus 132–143
– Abortrate 137
– Amniozentese 140
– Angiopathie 137
– Antidiabetika, orale 138
– Beratung und Betreuung 13, 142
– Blutzuckerselbstkontrolle 138
– Diät 139
– Embryopathie 136–137
– Entbindungstermin 140, 143
– Fetopathie 138
– Fetus, Überwachung 133, 137, **140**
– Genetik 141
– Glucosetoleranz 134
– Glucosetoleranztest, intravenöser
    135–136
– – oraler 135
– Glucosurie 134–135
– Glykohämoglobin 134
– Häufigkeit 132
– HLA-Antigene 141
– Hydramnie 137
– Insulinkonzentration, Fruchtwasser 136,
    140
– Insulintherapie 139–140
– Interruptio 137, 141
– Kardiotokographie 140
– Kohlenhydrat- und Fettstoffwechsel-
    veränderungen 133
– Kontrazeption 141
– latenter 132, **134**
– Lungenreifebestimmung 140
– manifester 134, **136**
– – Überwachung 136–137
– Nephropathie 137, 185–186
– Neugeborenenversorgung 141
– Nüchternblutzucker 136
– Pathophysiologie 133–135
– Perinatalmorbidität 136
– Perinatalmortalität 132, 136
– Pyelonephritis 137
– Retinopathie 137
– Risikofaktoren 134
– Schwangerschaftseinfluß 138
– Stadieneinteilung 134
– Staging, stationäres 138
– Sterilisation 141
– Übergewicht 134
– Urinzuckerselbstkontrolle 138
– Wehentätigkeit, vorzeitige 140
– Wochenbett 141
Diät
– Diabetes mellitus 139
– Schwangerschaftshypertonie 59
Dialyse
– s. Hämodialyse
– s. Peritonealdialyse
diastolische Geräusche, Herz-Kreislauf-
  Erkrankungen 10
Diazepam, Schwangerschaftshypertonie
  62
Diazoxid, hypertensive Krise 61

Dickdarmerkrankungen
– entzündliche 177–178
– – Abdomen, akutes 172
Dickdarmileus 175
Dickdarmkarzinom 178–179
Digitalisglykoside 35
– Aorteninsuffizienz 15
– Ductus arteriosus Botalli, offener 18
– Herzinsuffizienz 35
– Herzklappenprothesen 15
– Herzrhythmusstörungen, ventrikuläre
    35
– Kardiomyopathie, peripartale 30
– Mitralinsuffizienz 14
– Reentry-Tachykardie, supraventrikuläre,
    paroxysmale 26
– Rezidivtachykardie 34
– Tachykardie, supraventrikuläre 35
Digoxin 35
– Mitralstenose 13
– Muttermilch 35
Dihydralazin, Schwangerschaftshypertonie
  60
Diphenylhydantoin 38
Diphenylhydantoinsyndrom, fetales 38
Disopyramid 38
Diuretika 37
– Aorteninsuffizienz 15
– Ductus arteriosus Botalli, offener 18
– Herzinsuffizienz 37
– Herzklappenprothesen 15
– Hypertonie, arterielle 37
– Kardiomyopathie, hypertrophische 28
– – peripartale 30
– Mitralinsuffizienz 14
– Mitralstenose 13
– Präeklampsie 37
– Schwangerschaftshypertonie 61
Divertikulitis 177–178
– Abdomen, akutes 172
– Hartmann-Operation 178
– Ileus 174
Domperidon, Refluxkrankheit, gastro-
  ösophageale 150
Dopaminantagonisten
– koronare Herzkrankheit 31
– Prolactinom 121
Doppler-Sonographie, Schwangerschafts-
  hypertonie 54
Drogenabhängige
– Hepatitis C 339
– HIV-Infektion 330
– Tuberkulose 75
Druck, hydrostatischer 3
Duchenne-Muskeldystrophie 203
Ductus arteriosus Botalli, offener 18
Dünndarmverletzungen, Polytrauma
  234
Durchgangssyndrome 213
Dysgerminom 253
Dysphagie, Refluxkrankheit, gastro-
  ösophageale 150
Dyspnoe 73–75
– s. a. Belastungsdyspnoe
– Differentialdiagnose 9, 75
– Fruchtwasserembolie 82
– Herpes-simplex-Hepatitis 159
– Hypertonie, pulmonale 24
– Mendelson-Syndrom 82

Dystrophie
– myotonische, Curschmann-Steinert
    203
– – neonatale 203
Dysurie
– Herpes-simplex-Hepatitis 159
– Pyelonephritis 194
– Zystitis 193

E

Early-Pregnancy-Faktor 261
Ebstein-Anomalie, Trikuspidalklappe 23
Echokardiographie
– Aortendissektion 27
– Kardiomyopathie, peripartale 30
– Mitralklappenprolaps 25
– Schwangerschaft 11
EDRF (Endothelium-derived relaxing
  factor) 5
EIA-Test
– Abort, habitueller 267
– HIV-Infektion 333
– HSV-Infektion 327
– Toxoplasmose 321
– Zytomegalie 308
Einstellungsanomalien, Uterus myo-
  matosus 248
Eisenbindungskapazität 86
Eisenmangel 86
Eisenmenger-Komplex 21–22
– Antikoagulanzien 39
Eisensubstitution 86
– prophylaktische 87
EKG (Elektrokardiographie)
– s. a. Belastungs-EKG
– s. a. Langzeit-EKG
– s. a. Ruhe-EKG
– Schwangerschaft 11
Eklampsie 46, 165–166
– s. a. EPH-Gestose
– Häufigkeit 46
– Leberhämatom 177
– Leberschädigung 166
Ektopie, Zervix 242
Elektrokardiographie s. EKG
Elektrokoagulation, Zervixpolypen 241
ELISA
– Hepatitis C 339
– Hepatitis E 341
– Ringelröteln 311
– Varizellen-Zoster-Infektion 316
Embolie
– arterielle, Kardiomyopathie, peripartale
    29
– paradoxe, Ebstein-Anomalie 24
– – Ventrikelseptumdefekt 21
– – Vorhofseptumdefekt 18
Embryopathie, Diabetes mellitus 132–133,
  136–137
Emesis gravidarum 115–119
– Addison-Syndrom 130
– Ätiologie 115
– Diagnostik 117
– Differentialdiagnose 173
– Faktoren, hormonelle 115–116
– – immunologische 116–117
– Frühschwangerschaft 116

Emesis gravidarum
– Symptomatik 117
– Therapie 118–119
Enalapril 37
Encephalomyelitis disseminata s. multiple Sklerose
Endokarditis
– bakterielle, Aortenisthmusstenose 19
– – Aortenklappe, bikuspide 19
– – Aortenstenose 20
– – AV-Block 33
– – Ebstein-Anomalie 24
– – Herzfehler, angeborene 17
– – Kardiomyopathie, hypertrophische 29
– – Mitralklappenprolaps 26
– – Plazentalösung, manuelle 17
– – Ventrikelseptumdefekt 21
– rheumatische 12
Endokarditisprophylaxe
– Herzfehler, angeborene 17
– Mitralklappenprolaps 26
endokrine Organe, Schwangerschaft 120–131
Endometriosezysten 251
Endotheliose, glomeruläre, Schwangerschaftshypertonie 52, 62
Endothelium-derived relaxing factor (EDRF) 5
Engpaßsyndrome, Nerven, periphere 204–205
Entbindung
– s.a. Schnittentbindung
– HIV-Infektion 333
– HSV-Infektion 328
– Ovarialtumoren 252
– Rhesus-Inkompatibilität 280
– vaginale, Diabetes mellitus 140
– – Karditisprophylaxe, rheumatische 13
– – Mitralstenose 13
– vorzeitige, Schwangerschaftshypertonie 59
Entbindungstermin, Diabetes mellitus 143
Enteritis regionalis Crohn s. Crohn-Erkrankung
Enzephalitis
– Rötelnembryopathie 301
– Toxoplasmose 319
Enzephalopathie, hepatische 164
Enzymbestimmungen, Schwangerschaftshypertonie 54
EPH-Gestose 45
– s.a. Eklampsie
– s.a. Gestose
– s.a. Präeklampsie
– s.a. Schwangerschaftshypertonie
– Thrombozyten 98
Epiduralanästhesie
– Antikoagulanzientherapie 39
– Aortendissektion 27
– Eisenmenger-Komplex 22
– Fallot-Tetralogie 23
– Hypertonie, pulmonale 24
– Lidocain 38
– Mitralstenose 13
Epikanthus, Epilepsie 201
Epilepsie 200–201
– Fehlbildungen 201
– Valproinsäure 200
Episiotomie, Zervixkarzinom 247

Epithelkörperchenüberfunktion s. Hyperparathyreoidismus
Epithelkörperchenunterfunktion s. Hypoparathyreoidismus
Erbrechen s. Emesis gravidarum
Ergotaminderivate, koronare Herzkrankheit 31
Erythema nodosum, Lungensarkoidose 77
Erythroblastose
– s. AB0-Erythroblastose
– s. Rh-Erythroblastose
Erythropoetin, Anämie, renale 186
Erythrozytenantikörper-Rosetten-Inhibitionstest s. EIA-Test
Estradiol, Fettstoffwechsel 133
ESWL s. Stoßwellenlithotripsie, extrakorporale
Euglobulin-Lysiszeit 98
Exanthem
– HIV-Infektion 333
– Röteln 300
– Toxoplasmose 319
– Varizellen-Zoster-Infektion 313–314
Expektoranzien, jodhaltige 78
Extrasystolen
– supraventrikuläre 33
– ventrikuläre 33–34
– – Mitralklappenprolaps 26
Extrauteringravidität
– Anti-D-Immunglobulin 289
– fetomaternale Transfusion 280
Extremitätenverletzungen, Polytrauma 232

F

Faktor-VIII-Antigen
– Schwangerschaft 97
– Schwangerschaftshypertonie 55
Fallot-Tetralogie 22
Fehlbildungen
– Alpha-Fetoprotein 155, 201
– nach Anthrachinonderivaten 154
– Asthma bronchiale 80
– Diabetes mellitus 132
– Embryopathia diabetica 137
– Epilepsie 201
– Harnwege, ableitende 190
– HIV-Infektion 335
– Hyperthyreose 125
– Hypothyreose 126
– nach Immunsuppression 162
– Infektionen 297
– kardiovaskuläre, Aortenstenose, mütterliche 20
– – Ventrikelseptumdefekt, mütterlicher 21
– – Vererbung 16
– Links-Katheteruntersuchung 12
– durch Natriumnitroprussid 27
– nach Propranololtherapie 204
– Ringelröteln 311
– Varizellen-Zoster-Infektion 315
– nach Zytostatikatherapie 90
Fehlgeburt
– Asthma bronchiale 80
– nach Chinidintherapie 37

Fehlgeburt
– Hepatitis 156
– Herzfehler, angeborene 17
– – zyanotische 25
– Hypertonie, pulmonale 24
– Hypothyreose 126
Fehltransfusionen, Anti-D-Immunglobulin 291
Femoralvenendruck, Erhöhung 5
Femurschaftfrakturen, Osteosynthese 232
Fertilität
– Crohn-Erkrankung 150
– Hepatitis, chronisch-aggressive 160
Fetalblut
– Thyroxin 122
– Trijodthyronin 122
Fetalinfektionen
– Ringelröteln 310–311
– Varizellen 314
– Zytomegalie 305–306
Fetalmortalität, Herzerkrankungen, rheumatische 12
fetomaternale Transfusion 279–281
– Diagnostik 282–284
– HbA-Zellen 282
– HbF-Zellen 282
– Rhesus-Inkompatibilität, Sensibilisierung 281
Fetopathia diabetica 138
– metabolica 138
– vasalis 138
fetoplazentare Einheit, T-Zellen 262
Fetoskopie, Rhesus-Inkompatibilität 280
Fettgewebe, Veränderungen, schwangerschaftsbedingte 216–217
Fettleber s. Schwangerschaftsfettleber
Fettstoffwechsel, Schwangerschaft 133
Fetus
– Glucosebedarf 133
– HLA-Antigene 262
– Immunantwort 263–264
– – mütterliche 261
– Infektionen 296–299
– – Diagnose 297–298
– Mangelentwicklung, Ursachen 49
– Nicht-HLA-Antigene 262
– Röteln 300
– Überwachung, Diabetes mellitus 133, 137, **140**
Fibrin, Schwangerschaft 97
Fibrinogen, Schwangerschaft 97
Fibrinolyse
– Laborparameter 104
– Neugeborene 99
– Schwangerschaft 98
– therapeutische 103
– – s.a. Thrombolyse
Fibrinopeptid A, Schwangerschaft 97
Fibroadenom, Mamma 255
Fibronektin, Schwangerschaftshypertonie 55
Fieber, rheumatisches s. rheumatisches Fieber
Flankenschmerzen 189
– Pyelonephritis 194
Fluoreszenz-Treponemen-Antikörper-Absorptions-Test s. FTA-Abs-Test
follikelstimulierendes Hormon s. FSH
Follikulitis, pruriginöse 222

Folsäuremangel 87
– Neuralrohrdefekte 200
Folsäuretherapie, prophylaktische 87
Foramen ovale, offenes, Ebstein-Anomalie 23
Fragmentozyten, HELLP-Syndrom 57
Frakturen 235–237
Fruchttod
– intrauteriner, Anticardiolipinantikörper 273
– – Hyperparathyreoidismus 128
– – Infektionen 297
– – Porphyrie, hepatische 204
– – Ringelröteln 311
– – Spontanabort 264
– – Toxoplasmose 320
– – Varizellen-Zoster-Infektion 312
– – nach Zytostatikatherapie 90
Fruchtwasser
– Bilirubinoide 286
– Hämolyse, Action-line nach Whitfield 287
– – Liley-Schema 286
– – Insulinkonzentration 136, 140
– Spektrophotometrie, Rhesus-Inkompatibilität 286
Fruchtwasserembolie 82
Frühgeburt
– nach ACE-Hemmer-Therapie 37
– nach Amiodarontherapie 38
– Asthma bronchiale 80
– Colitis ulcerosa 151
– Crohn-Erkrankung 151
– Cushing-Syndrom 129
– Diabetes mellitus 132
– nach Digitalistherapie 35
– Eisenmenger-Komplex 21
– Hepatitis 156
– – chronisch-aggressive 161
– Herzfehler, zyanotische 25
– Hyperthyreose 124
– Immunologie 274–275
– Infektionen 297
– Interleukin-1 274
– nach Nifedipintherapie 37
– Prostaglandine 274
– Schwangerschaftshypertonie 63
– TNFα 274
– Zyanose, mütterliche 17
Frühschwangerschaft
– Emesis 116
– Hyperventilation 73
– Ovarialtumoren 252
– Schock, hypoglykämischer 137
FSH (follikelstimulierendes Hormon), Schwangerschaft 120
FTA-Abs-Test, Lues 223
Funktionsstörungen, orale 210–211
Furosemid 37

G

Galaktorrhö, Prolactinom 121
Galle, lithogene 175
Gallenblasenerkrankungen 175–176
Gallensäuren, Schwangerschaftscholestase 162
Gallensteine, Abdomen, akutes 172

Gallensteinileus 176
Gallenwegserkrankungen 175–176
Gammaglobuline, Abort, habitueller 269
Gastroduodenalulkus 117, 175
– Differentialdiagnose 117
– Ileus 174
Gastroenteritis, Differentialdiagnose 117
Gastrointestinalbeschwerden, Vitamin-B_{12}-Mangel 87
Gastrointestinalblutungen, Schwangerschaftsfettleber 164
Gastrointestinalstörungen 170–179
Gastrointestinaltrakt, Schwangerschaft 149
Gaumenspalten, Asthma bronchiale 80
Geburt
– nach Beckenfrakturen 235
– Blutverlust 86
– Condylomata acuminata 241
– Diabetes mellitus, Altinsulin 139
– fetomaternale Transfusion 280–281
– Plexus lumbalis, Kompression 204–205
– Querschnittslähmung 203
– Uterus myomatosus 248
– Varizellen-Zoster-Infektion 318–319
– und Zervixkarzinom 247
Geburtsgewicht
– erniedrigtes 37
– – nach ACE-Hemmer-Therapie 37
– – durch Atenolol 36
– – nach Digitalistherapie 35
– – Fallot-Tetralogie 22
– – Hepatitis, chronisch-aggressive 161
– – Hypothyreose 126
– – Leukämie, akute 93
– – nach Mexiletintherapie 38
– – nach Nifedipintherapie 37
– – durch Rauchen 81
– – Zyanose, mütterliche 17
– – Zytomegalie 306
Geburtstermin, Diabetes mellitus 140
Geburtsüberwachung, Herzfehler, angeborene 17
Geburtsverlauf, Ovarialtumoren 251
Gefäßendothelschädigung, Schwangerschaftshypertonie 48, **50**
Gefäßsystem, Veränderungen, schwangerschaftsbedingte 218–219
Gefäßwiderstand
– peripherer 3
– – Schwangerschaft 4–5
– uteriner 5
Gehirn s. Hirn
Gelbsucht s. Ikterus
Generationspsychosen 211
Genetik, Diabetes mellitus 141
genetische Übertragung s. Vererbung
Genitaltuberkulose 77
Geräuschphänomene, Herz-Kreislauf-Erkrankungen 10
Gerinnung
– intravasale, disseminierte, Nierenversagen, akutes 183
– Neugeborene 99
– Schwangerschaft 97
Gerinnungsfaktoren
– Herzklappenprothesen 15
– Schwangerschaft 97
– Schwangerschaftshypertonie 55

Gerinnungsstörungen, HELLP-Syndrom 59
Gerinnungssystem, Schwangerschaft 97–100
Gestagene, Impetigo herpetiformis 221
Gestationsdiabetes s. Diabetes mellitus, latenter
Gestationspsychosen 211
Gestose
– s.a. EPH-Gestose
– Asthma bronchiale 79
– fetomaternale Transfusion 280
– Genese 47
– Immunologie 273–274
– nach Immuntherapie 270
– Leberruptur 167
– Präklampsie 165
GH (growth hormone) s. STH
Gliedmaßenhypoplasien, Varizellen-Zoster-Infektion 315
Glomerulonephritis
– membranöse, Niereninsuffizienz, chronische 184
– membranoproliferative 185
– mesangialproliferative 185
– primäre 185
Glomerulosklerose, fokale 185
Glucosebedarf, fetaler 133
Glucosetoleranz, Diabetes mellitus 134
Glucosetoleranztest 135–136
– intravenöser 135–136
– oraler 135
– – Glucosurie 135
Glucosurie
– Diabetes mellitus 134–135
– Pyelonephritis 137
Glykohämoglobin (HbA$_1$), Diabetes mellitus 134
GM-CSF, Abort, habitueller 270
Gonorrhö 192
Graft-versus-Host-Reaktion 263
– nach Immuntherapie 270
gynäkologische Erkrankungen 239–258

H

Haare, Veränderungen, schwangerschaftsbedingte 217
Hämagglutinationshemmtest s. HAH-Test
Hämangiom, Uterus 250
Hämatemesis, Gastroduodenalulkus 175
Hämatokrit 86
– Eisenmenger-Komplex 21
– Fallot-Tetralogie 22
– Hyperemesis gravidarum 118
– Schwangerschaftshypertonie 54, 57
hämatologische Neoplasien 89–90
Hämatome, Unterbauch, Polytrauma 234
Hämatopoesestörungen durch Pyrazinamid 75
Hämatothorax, Polytrauma 231
Hämaturie
– nach Heparintherapie 103
– Urolithiasis 196
Hämodialyse
– Nierenversagen, akutes 183
– Schwangerschaft 186
Hämodynamik 3

hämodynamische Veränderungen, Schwangerschaft 4–7
Hämoglobin 86
– Hyperemesis gravidarum 118
– Leukämie, chronische, myeloische 92
– Schwangerschaftshypertonie 54
– Thalassämien 87
Hämoglobin A 87, 282
Hämoglobin F 87, 282
Hämolyse
– Blutgruppenantikörper, irreguläre 293–294
– Fruchtwasser, Action-line nach Whitfield 287
– – Liley-Schema 286
– HELLP-Syndrom 166
– Nierenversagen, akutes 182
– Rh-Erythroblastose 283–284
– Vitamin-B_{12}-Mangel 87
Hämolysis-in-Gel-Test s. HiG-Test
hämolytisch-urämisches Syndrom 183
Hämophilie, Hepatitis Delta 158
Hämorrhoiden 218
Hämostase, Schwangerschaftsfettleber 164
HAES s. Hydroxyäthylstärke
Hagen-Poiseuille-Strömungsgesetz 3
HAH-Antikörper, Röteln 300
HAH-Test, Röteln 302
Handgrifftest, isometrischer, Schwangerschaftshypertonie 54
Harnabflußstörungen 197
Harnableitung, künstliche, Schwangerschaft 191–192
Harnblase, Schwangerschaft 189–190
Harnblasenentleerungsstörungen, multiple Sklerose 202
Harnblasenrekonstruktion, Schwangerschaftsverlauf 191
Harnleiter
– s. a. Ureter
– Schwangerschaft 188–189
Harnleitereinmündung, ektope 190
Harnleiter-Reimplantation, vesikorenaler Reflux 192
Harnröhre, Schwangerschaft 189–190
Harnsäure, Schwangerschaftshypertonie 54
Harnsteine 196
Harnwege
– ableitende, Abnormitäten 190–192
– – Erkrankungen 188–197
Harnwegsinfektionen 192–196
– Ätiologie 192–193
– bakterielle, einfache 193
– – Pyelonephritis 194
– – Häufigkeit 192
Harnwegsobstruktionen 197
Harnzuckerselbstkontrolle, Diabetes mellitus 138
Hartmann-Operation, Divertikulitis 178
Hashimoto-Thyreoiditis 127
Hautdrüsen, Veränderungen, schwangerschaftsbedingte 217
Hauterkrankungen 215–225
Hautveränderungen, physiologische, schwangerschaftsbedingte 216–219
HAV s. Hepatitis-A-Virus
HbA 87, 282
HbA_1 s. Glykohämoglobin

HbA-Zellen, fetomaternale Transfusion 282
HBc-IgM-Antikörper, Hepatitis B 338
HBcAg 156, 337
HBeAg 156, 337
HbF 87, 282
HbF-Zellen, fetomaternale Transfusion 282
HbF-Zellzählung, Rhesus-Prophylaxe 290
HBIG s. Hepatitis-B-Immunglobulin
HBsAg 156, 337
HBsAg-Träger 157
HBV s. Hepatitis-B-Virus
hCG (humanes Choriongonadotropin)
– plazentares, Hyperemesis gravidarum 116
– – Schilddrüsenstimulation 116
HCV s. Hepatitis-C-Virus
HDL-Cholesterin, koronare Herzkrankheit 31
HDV s. Hepatitis-Delta-Virus
HDV-Antigen 158
HELLP-Syndrom 52, 166–167
– Antithrombin III 62
– Differentialdiagnose 58, 164
– Fragmentozyten 57
– Gerinnungsfaktoren, Substitution 62
– Gerinnungsparameter 57
– Gerinnungsstörungen 59
– Heparin 62
– Klinik 57–58
– LDH-Erhöhung 57
– Oberbauchschmerzen 55, 58
Hemikolektomie, Crohn-Erkrankung 178
Heparin 39
– niedermolekulares, Thromboembolieprophylaxe 105–107
– Plazentapassage 103
– Thrombose 103
Heparininjektion, subkutane 39
Hepatitis
– chronisch-aggressive 160
– chronische 160–161
– chronisch-persistierende 160
– fulminante 159
Hepatitis A 156
– Immunologie 336
– neonatale 156
Hepatitis-A-Virus 156
Hepatitis B 156–157, 336–339
– Core-Partikel 337
– Diagnose 338–339
– Epidemiologie 336
– Erreger 336
– Hyperimmunglobulin 337, 339
– Immunisierung 157
– nach Immuntherapie 270
– Infektion 337
– – intrauterine 337
– Mutterschaftsvorsorge 337–338
– Peripartalinfektion 157
– Prophylaxe 339
– Schwangerschaft 337
– Symptome 337
– Therapie 339
– Übertragungswege 157
Hepatitis-B-Immunglobulin 157

Hepatitis-B-Virus 156–157, 336
Hepatitis C 158–159, 339–341
– Diagnose 340–341
– Epidemiologie 339
– Erreger 339
– Infektion 340
– Prophylaxe 341
– Schwangerschaft 340
– Therapie 341
Hepatitis-C-Transmission, vertikale 158
Hepatitis-C-Virus 158, 339
Hepatitis Delta 159
Hepatitis-Delta-Virus 158–159
Hepatitis E 159, 341
– Diagnose 341
– Epidemiologie 341
– Erreger 341
– Infektion 341
– Schwangerschaft 341
Hepatitis-E-Virus 159
Hepatitisprophylaxe, Hepatitis B 157
Hepatom, rupturiertes 176
hepatozelluläres Karzinom s. Leberzellkarzinom
Herpes gestationis 219–220
Herpes-simplex-Hepatitis 159–160
Herpes-simplex-Virus s. HSV
Herzbinnenraumszintigraphie, Schwangerschaft 12
Herzerkrankungen, rheumatische 12–13
Herzfehlbildungen, Rötelnembryopathie 301
Herzfehler
– angeborene 16–25
– – nach Diphenylhydantointherapie 38
– – Geburtsüberwachung 17
– – Häufigkeit 18
– – Prognose, kindliche/mütterliche 17
– – Schwangerenberatung 17
– – seltene 23–25
– – Vererbung 16
– – Wehentätigkeit, Überwachung 17
– – zyanotische 25
– – – Fallot-Tetralogie 22
Herzfrequenz (HF) 3
– Mitralstenose 13
– Schwangerschaft 4–5
Herzinsuffizienz
– Aortenisthmusstenose 19
– Aortenstenose 20
– Digitalisglykoside 35
– Diuretika 37
– Ductus arteriosus Botalli, offener 18
– Fehldiagnose 9
– Kardiomyopathie, hypertrophische 28
– – peripartale 29–30
– Pulmonalstenose, valvuläre 19
– Überwachung, hämodynamische 13
– Ventrikelseptumdefekt 21
– Zyanose 17
Herzkatheteruntersuchung
– koronare Herzkrankheit 32
– Schwangerschaft 11
Herzklappenerkrankungen
– Einschwemmkatheteruntersuchung 12
– rheumatische 13–14
– Überwachung, hämodynamische 13
Herzklappenfehler
– Endokarditis, rheumatische 12

359

Sachverzeichnis

Herzklappenfehler
- erworbene 13–15
- rheumatische 13

Herzklappenprothesen 15–16
- Bioprothesen 16
- mechanische 15–16
- – Antikoagulanzien 39
- Mitralstenose 14

Herzkrankheit, koronare s. koronare Herzkrankheit

Herz-Kreislauf-Erkrankungen
- Auskultation 9–10
- Diagnostik 11–12
- Geräuschphänomene 10
- Herztöne 9–10
- Inspektion 9
- kardiale Belastbarkeit 10–11
- NYHA-Kriterien 10
- Palpation 9
- Schwangerschaft 8–43
- Symptome 9
- Untersuchungsbefund, klinischer 9

Herz-Kreislauf-System 1–70
- Beurteilung 8, 10–12
- Hämodynamik 3
- körperliche Belastung 6–7

Herzminutenvolumen (HMV) 3
- körperliche Belastung 6
- Mitralstenose 13
- Prostacyclin 99
- Schwangerschaft 4–5
- Verteilung 6

Herzrhythmusstörungen 32–35
- Antiarrhythmika 37–39
- Betarezeptorenblocker 36
- Kardiomyopathie, hypertrophische 28
- – peripartale 29
- Langzeit-EKG 33
- Mitralklappenprolaps 25
- Phäochromozytom 130
- supraventrikuläre 38
- – Vorhofseptumdefekt 18
- – Ventrikelseptumdefekt 21
- ventrikuläre, Digitalisglykoside 35
- – Disopyramid 38
- – Mexiletin 38
- – Verapamil 36
- Zyanose 17

Herzschrittmachertherapie s. Schrittmachertherapie

Herzspitzenstoß, Schwangerschaft 9

Herztamponade, Polytrauma 231

Herztod, plötzlicher, Kardiomyopathie, hypertrophische 28

Herztöne, Herz-Kreislauf-Erkrankungen 9–10

Herztransplantation, Kardiomyopathie, peripartale 30

Herzversagen, Herzfehler, zyanotische 25

Herzzeitvolumen (HZV)
- Eisenmenger-Komplex 21
- Hypertonie, pulmonale 24
- Kardiomyopathie, hypertrophische 28

HEV s. Hepatitis-E-Virus

HF s. Herzfrequenz

Hiatusgleithernie 177

HiG-Test, Röteln 302

Hirnembolie, Kontrazeptiva, orale 31

Hirnentwicklung, Strahlenexposition 12

Hirnvenenthrombosen 205–206

HIV-assoziierte Symptomatik bei Kindern 333

HIV-Infektion 329–336
- Antikörpersuchtest 333
- Bestätigungstest 333–334
- CD4-T-Helferzellen 330
- Diagnose 333
- Entbindungsmodus 333
- Epidemiologie 330
- Erreger 329
- Immunkompetenz 334
- Immunreaktionen 330–331
- Immunreaktivität 334
- nach Immuntherapie 270
- Infektionsquellen 330
- Interruptio 333
- intrauterine 331–332
- Kinder 333
- Neugeborene 332
- Neugeborenendiagnostik 334
- perinatale 332
- postnatale 332
- Pränataldiagnostik 334
- Prophylaxe 335–336
- Schwangerschaft 331
- Symptome 331
- Therapie 335–336
- Transmissionsrate 332
- Virusnachweis 334

HIV-Typen 329

HIV-1-Infektion 331

HLA-Alloantikörper, Trophoblasterkrankungen 276

HLA-Antigene
- Diabetes mellitus 141
- Fetus 262

HLA-DR4, Präeklampsie 274

HLA-Homozygotie, Präeklampsie 274

HLA-Kompatibilität
- Abort, habitueller 266, 267–268
- Choriokarzinom 276

HLA-Sharing s. HLA-Kompatibilität

HMV s. Herzminutenvolumen

Hörstörungen
- Rötelnembryopathie 301
- Zytomegalie 306

Hofbauer-Zellen 48

Hormonbestimmungen, Schwangerschaftshypertonie 54

Hormone, Plazentapassage 120

Hormonrezeptoren, Mammakarzinom 254

Horner-Syndrom, Varizellen-Zoster-Infektion 315

hPL s. Plazentalaktogen, humanes

HPV (humanes Papillomavirus), Übertragung 241

HPV-Infektion, Portioepithel, Kanzerisierung 242

H_2-Rezeptorenblocker
- Hiatusgleithernie 177
- Mendelson-Syndrom 83
- Refluxkrankheit, gastroösophageale 150

HSV (Herpes-simplex-Virus), Typen 324

HSV-Infektion 324–329
- Antikörperbildung 325
- Antikörpernachweis 327
- Diagnose 326

HSV-Infektion
- Erreger 324
- Erstinfektion 324
- genitale, Schwangerschaft 328
- Häufigkeit 325
- Kreuzreaktion 327
- neonatale 325
- Neugeborene 326, 328
- – Diagnostik 327
- Pränataldiagnostik 327
- Prophylaxe 328
- reaktivierte 325
- Symptome 325–326
- Therapie 327–329
- Übertragung 324
- Virusnachweis 326

humanes Choriongonadotropin s. hCG

humanes Immuninsuffizienzvirus s. HIV

humanes Papillomavirus s. HPV

Husten 75

Hydralazin
- Aortendissektion 27
- Aorteninsuffizienz 15
- Kardiomyopathie, peripartale 30

Hydramnie, Diabetes mellitus 137

Hydrochlorothiazid 37

Hydrodynamik 3

Hydrops
- fetalis 287
- – Rh-Erythroblastose 283, 288
- – Ringelröteln 310–311
- placentae 288

Hydrostase 3

Hydroxyäthylstärke, Schwangerschaftshypertonie 61

17-Hydroxykortikosteroide, Hyperemesis gravidarum 116

Hydrozephalus
- HSV-Infektion 326
- Toxoplasmose 320–321

Hyperbilirubinämie
- AB0-Erythroblastose 292
- Rh-Erythroblastose 284
- Zytomegalie 306

Hyperchromie, Vitamin-B_{12}-Mangel 87

Hypercortisolismus 129

Hyperemesis gravidarum 115–119
- ACTH 116
- Addison-Syndrom 130
- Ätiologie 115
- Asthma bronchiale 79
- Dehydratation 118
- Diagnostik 117
- Frühabort 115
- Funktionsstörungen, orale 211
- hCG, plazentares 115
- hormonelle Faktoren 115–116
- 17-Hydroxykortikosteroide 116
- Hyperkaliämie 118
- Hyperparathyreoidismus 128
- immunologische Faktoren 116–117
- 17-Ketosteroide 116
- Leberdegeneration 118
- Molenschwangerschaft 115
- Nebennierenrindenunterfunktion 116
- Nephropathie, hypokaliämische 118
- Nierenversagen, akutes 182
- Östrogene 116
- Prolactin 116

Hyperemesis gravidarum
– psychische Faktoren 208
– Psychopharmaka 213–214
– Säure-Basen-Status 118
– Schilddrüsenüberfunktion 116
– Somatotropin 116
– Symptomatik 117
– Therapie 118–119
– Thyroxin 116
– Veränderungen, morphologische 118
– Wernicke-Enzephalopathie 118
– Zwillingsschwangerschaft 115
Hyperglykämie, Organogenese 137
Hyperimmunglobulin
– Hepatitis B 337, 339
– Varizellen-Zoster-Infektion 316
Hyperinsulinismus, angepaßter 133
Hyperkaliämie, Hyperemesis gravidarum 118
Hyperkalzämie
– Hyperparathyreoidismus 128
– Hypoparathyreoidismus 128
– intrauterine, Hyperparathyreoidismus 128
Hyperkapnie, Bronchiektasen 81
Hyperkinesen, choreatische 205
Hyperkoagulabilität, Schwangerschaft 39, 97
Hyperparathyreoidismus 128
– Emesis gravidarum 117
Hyperphosphatämie, Hyperparathyreoidismus 128
Hyperpigmentation, Schwangerschaft 218
Hyperprolactinämie 121
– Niereninsuffizienz, terminale 186
Hypersplenismus, Lungensarkoidose 77
Hypertelorismus, Epilepsie 201
hypertensive Krise
– Nifedipin 37
– peripartale, Blutdrucksenkung 61
– Phäochromozytom 130
Hyperthyreose 123–125
– Diagnostik 123
– Einflüsse auf das Kind 124–125
– neonatale 125
– Post-partum-Thyreoiditis 127
– Propranolol 36, 124
– Struma 123
– Therapie 124
– Thyreostatika 124
– L-Thyroxin 124
hypertone Krise s. hypertensive Krise
Hypertonie
– Addison-Syndrom 130
– arterielle, ACE-Hemmer 37
– – Aortenisthmusstenose 19
– – Aortenstenose 20
– – Betarezeptorenblocker 36
– – Diuretika 37
– – koronare Herzkrankheit 31
– – Leberhämatom 176
– – Metoprolol 36
– – Niereninsuffizienz, chronische 184
– – Nifedipin 37
– – Nitroglycerin 36
– – Zyanose 17
– chronische 46
– Cushing-Syndrom 129

Hypertonie
– Hyperthyreose 124
– portale, Rh-Erythroblastose 283
– Präeklampsie 165
– pulmonale 9
– – Antikoagulanzien 39
– – Ductus arteriosus Botalli, offener 18
– – Herztöne 10
– – primäre 24–25
– – Ventrikelseptumdefekt 21
– – Vorhofseptumdefekt 18
– Pyelonephritis, chronische 195
– schwangerschaftsinduzierte s. Schwangerschaftshypertonie
– transitorische 46
– – Wiederholungsrisiko 63
Hyperventilation, Frühschwangerschaft 73
Hypochromie 86
Hypofibrinogenämie 98
Hypoglykämie
– Neugeborene, Schwangerschaftsfettleber 164
– postnatale, Phäochromozytom 131
– Sheehan-Syndrom 122
hypoglykämischer Schock s.u. Schock
Hypokalzämie
– Hyperparathyreoidismus 128
– Hypoparathyreoidismus 128
Hypokalziurie, Schwangerschaftshypertonie 54
Hypokapnie, Asthma bronchiale 80
Hypomagnesiämie, Hyperparathyreoidismus 128
Hypoparathyreoidismus 128–129
– Impetigo herpetiformis 221
Hypophyse, Schwangerschaft 120–122
Hypophysektomie 129
Hypophysentumoren 121
Hypophysenvorderlappeninsuffizienz, postpartale 122
Hyposensibilisierung, Asthma bronchiale 78
Hypothyreose 125
– jodinduzierte 126
– kongenitale, nach Amiodarontherapie 38
– konnatale 126
– neonatale 125
– Post-partum-Thyreoiditis 127
– Schwangerschaftsverlauf 125–126
– sekundäre 122
– Struma 126
Hypothyreose-Screening, Neugeborene 126
Hypotonie
– arterielle, Addison-Syndrom 130
– – Hypoparathyreoidismus 128
– – Sheehan-Syndrom 122
Hypoxämie
– Asthma bronchiale 80
– Bronchiektasen 81
– Tuberkulose 76
Hypoxie, fetale, Asthma bronchiale 80
HZV s. Herzzeitvolumen

I

Idiotypen-Antiidiotypen-Netzwerktheorie, Abort, habitueller 265
IgA-Antikörper
– genitale 325
– HIV-Infektion 331
– HSV-Infektion 325
– orofaziale 325
– Ringelröteln 310
– Röteln 299–300
– Thrombozytopenie 88
– Varizellen-Zoster-Infektion 313
– Zytomegalie 305, 307
IgA-Nephritis 185
IgE-Antikörper, Zytomegalie 305
IgG-Antikörper
– Abort, habitueller 265
– Hepatitis E 341
– HIV-Infektion 331
– HSV-Infektion 325
– Ringelröteln 310
– Röteln 299–300
– Toxoplasmose 321
– Varizellen-Zoster-Infektion 313
– Zytomegalie 305
IgG-Autoantikörper, Thrombozytopenie 88
IgG-Bestimmung, multiple Sklerose 201
IgM-Antikörper
– Hepatitis B 337
– Hepatitis E 341
– HIV-Infektion 331
– HSV-Infektion 325
– Ringelröteln 310
– Röteln 299–300
– Rötelnembryopathie 302–303
– Thrombozytopenie 88
– Toxoplasmose 321
– Varizellen-Zoster-Infektion 313
– Zytomegalie 305, 307
Ikterus
– AB0-Erythroblastose 292
– Choledochussteine 176
– Hepatitis 156
– Präeklampsie 165
– Rötelnembryopathie 301
– Schwangerschaftscholestase, intrahepatische 162
– Schwangerschaftsfettleber 163–164
– Zytomegalie 306
Ileitis terminalis 178
– Crohn-Erkrankung 151
Ileofemoralvenenthrombose
– obliterierende 103
– – Wochenbett 107
Ileostomie, Colitis ulcerosa 178
Ileus 171, 174–175
– Abdomen, akutes 172
– Divertikulitis 177
– paralytischer 174
Immunantwort
– Fetus 263–264
– Mutter 261–262
– T-Zell-abhängige 262
Immundiagnostik, Abort, habitueller 266–268
Immunglobuline, Ringelröteln 312

Immunisierung
- Hepatitis B 157, 338–339
- Hepatitis C 340
- Röteln 303
- Varizellen-Zoster-Infektion 317
Immunkompetenz, HIV-Infektion 334
Immunoblot, Zytomegalie 308
Immunologie
- Abort, habitueller 264–272
- Frühgeburt 274–275
- Gestose 273–274
- Plazenta 263
- Präeklampsie 273–274
- Rhesus-Inkompatibilität 279–291
- Schwangerschaftsinfektionen 275–276
- Schwangerschaftskomplikationen 273–276
- Trophoblasterkrankungen 276
- Wehentätigkeit, vorzeitige 274–275
immunologische Interaktion, Mutter/Fetus 261–264
Immunotropismus, Abort, habitueller 264–265
Immunreaktionen, HIV-Infektion 330–331
Immunreaktivität, HIV-Infektion 334
Immunsuppression
- Fehlbildungen 162
- HSV-Infektion 325
- Kardiomyopathie, peripartale 30
Immunsuppressiva, multiple Sklerose 202
Immunsystem, Schwangerschaft 262
Immuntherapie
- Abort, habitueller 268–271
- Thrombozytopenie 89
Immunthrombozytopenie 294–295
- medikamenteninduzierte 88
Immunthyreoiditis, Hypothyreose 125
Impedanzplethysmographie 109
Impetigo herpetiformis 221–222
Impfinfektion, Röteln 299
Implantation, Immunantwort 261
Impulsneurosen 211
Infektionen, Schwangerschaft, Immunologie 275–276
Infektionsdiagnostik, pränatale 298
Infertilität
- Prolactinom 121
- Uterus myomatosus 247
Inhalationsanästhesie
- Eisenmenger-Komplex 22
- Fallot-Tetralogie 23
- Herzfehler, zyanotische 25
In-house-RIA, Varizellen-Zoster-Infektion 316
Inspektion, Herz-Kreislauf-Erkrankungen 9
Insulindosierpumpe 139
Insulinkonzentration, Fruchtwasser 136, 140
Insulinresistenz, periphere 133
Insulintherapie 139–140
Interferone
- Plazenta 263
- T-Zellen 262
Interleukin-1
- Blasensprung, vorzeitiger 275
- Frühgeburt 274
- Plazenta 263

Interleukin-1
- T-Zellen 262
- Wehentätigkeit, vorzeitige 274
Interleukin-2, T-Zellen 262
Interleukin-3, T-Zellen 264
Interruptio
- Aortenstenose 20
- Appendizitis 174
- Asthma bronchiale 79
- bei Azathioprintherapie 152
- Bronchiektasen 81
- Diabetes mellitus 137, 141
- Eisenmenger-Komplex 22
- Epilepsie 200–201
- Fallot-Tetralogie 22
- Herzfehler, zyanotische 25
- HIV-Infektion 333
- Hypertonie, pulmonale 24
- Impetigo herpetiformis 222
- Infektionen 298
- Leukämien, akute 93
- Lungensarkoidose 78
- Mammakarzinom 254, **255**
- Marfan-Syndrom 26
- Meningitis tuberculosa 76
- Miliartuberkulose 76
- multiple Sklerose 202
- Myasthenia gravis 203
- Rhesus-Inkompatibilität 280, 289
- Rötelnembryopathie 302
- Schwangerschaftshypertonie 59
- Zytomegalie 307
Intrauterininfektionen, HIV-Infektion 331
ITP
- s. Purpura, thrombozytopenische, idiopathische
- s. Thrombozytopenie, idiopathische

J

Jod-Clearance, thyreoidale 122
Jodsalze, Plazentapassage 80
Jodversorgung, Schwangere 122–123

K

kardiale Belastbarkeit, Herz-Kreislauf-Erkrankungen 10–11
Kardiomyopathie
- Einschwemmkatheteruntersuchung 12
- hypertrophische 27–29
- - Betarezeptorenblocker 36
- - Vererbung 27
- hypertrophisch-obstruktive, Geräuschphänomene 10
- peripartale 29–31
- - Antikoagulanzien 39
Kardiotokographie, Diabetes mellitus 140
kardiovaskuläre Fehlbildungen s.u. Fehlbildungen
kardiovaskuläre Pharmaka, Schwangerschaft und Stillzeit 35–40
Kardioversion, Kardiomyopathie 29
Karditis
- Prophylaxe 13
- rheumatische 12

Karpaltunnelsyndrom 204
Karzinoid, Ovar 253
Katecholamine, Phäochromozytom 130
Kaudablockade, Fallot-Tetralogie 23
Kernikterus, Rh-Erythroblastose 284
Kernspintomographie, Schwangerschaft 170
17-Ketosteroide, Hyperemesis gravidarum 116
Kineangiographie, koronare Herzkrankheit 32
Klappenthrombose 15
Knochenbrüche s. Frakturen
Knochenmarksuppression, fetale, nach Azathioprintherapie 153
Knochenmarktransplantation, Leukämie, chronische, myeolische 92
Koagulopathie
- Herpes-simplex-Hepatitis 160
- Schwangerschaftscholestase, intrahepatische 162
körperliche Belastung, Kreislaufveränderungen 6
Kohlendioxidpartialdruck
- arterieller 73
- - Tuberkulose 76
Kohlenhydratstoffwechsel, Schwangerschaft 133
Kollumkarzinom s. Zervixkarzinom
kolorektales Karzinom 178–179
Kolostomie, Colitis ulcerosa 178
Kolposkopie, Schwangerschaft 243
Konisation
- Cerclage 243
- Schwangerschaft 243
Konnatalinfektion s. Pränatalinfektionen
Kontrazeption, Diabetes mellitus 141
Kontrazeptiva
- orale, und Antiepileptika 200
- - Hypertonie, pulmonale 24
- - koronare Herzkrankheit 31
- - Schwangerschaftscholestase, intrahepatische 163
Kopfumfang, fetaler, nach Methyldopatherapie 60
Koronarangiographie, Strahlenbelastung 12
Koronararteriendissektion 31
Koronararterienspasmus 31
koronare Herzkrankheit 31–32
- Betarezeptorenblocker 36
- Einschwemmkatheteruntersuchung 12
Kortikosteroide
- Asthma bronchiale 78
- Cushing-Syndrom 129
- Lungensarkoidose 77
- und Tokolyse 62
Kraniosynostose, prämature 125
Kreislaufadaptation, Schwangerschaft 4
Kristallurie, Urolithiasis 196

L

Labetalol, hypertensive Krise 61
LAC (Lupus-Anticoagulant)-Faktor, Abort, habitueller 272
Lagerungstest, Schwangerschaftshypertonie 53

Laktationsadenom 255
Langzeit-EKG
– s. a. EKG
– Herzrhythmusstörungen 33
Laparotomie
– Abdomen, akutes 172
– Appendizitis 173
– Bauchtrauma, stumpfes 233
Late-onset-Syndrom, Rötelnembryopathie 301
Laxanzien, Obstipation 154–155
LDH, HELLP-Syndrom 57, 166
LDL, Schwangerschaftscholestase, intrahepatische 162
Leberblutungen, spontane 176
Leberdegeneration, Hyperemesis gravidarum 118
Lebererkrankungen
– nicht-schwangerschaftsspezifische 156–162
– schwangerschaftsspezifische 162–167
Leberfunktionsstörungen, HELLP-Syndrom 57
Leberfunktionstests, Schwangerschaftshypertonie 57
Leberhämatom, rupturiertes 167, 176
Leberruptur
– HELLP-Syndrom 166
– spontane 167
Lebertoxizität, Pyrazinamid 75
Lebertransplantation 161–162
Leberveränderungen, Schwangerschaft 155
Leberverletzungen, Polytrauma 233
Leberzellkarzinom
– Alpha-1-Fetoprotein 155
– Hepatitis B 157, 337
– Leberruptur 167
Leberzellverfettung, Präklampsie 166
Leberzellzerfall, Herpes-simplex-Hepatitis 159
Leberzirrhose 161
– Aszites 161
– Hepatitis, chronisch-aggressive 160
– Hepatitis B 157, 337
– Hepatitis Delta 158
– Ösophagusvarizenblutung 161
Lecithin/Sphingomyelin-Quotient, Lungenreife 140
Leiomyosarkom, Uterus 250
Leistenhoden, Hyperthyreose, maternale 125
Leukämie
– akute 92–93
– chronische, myeloische 89, 92
Leukozytose
– Leukämie, chronische, myeloische 92
– Neutrophile 86
– Präklampsie 166
Leukozyturie, Urolithiasis 196
Leydig-Zell-Tumor 252
LH (luteinisierendes Hormon), Schwangerschaft 120
Lichen urticatus s. Prurigo gestationis
Lidocain 38
Liley-Schema, Hämolyse, Fruchtwasser 286
Linksappendizitis s. Divertikulitis

Linksherzinsuffizienz
– Dyspnoe 75
– Links-Katheteruntersuchung 12
Linksherz-Katheteruntersuchung, Schwangerschaft 12
Links-Rechts-Shunt
– Ductus arteriosus Botalli, offener 18
– Ventrikelseptumdefekt 21
– Vorhofseptumdefekt 18
linksventrikuläre Dysfunktion, Überwachung, hämodynamische 13
Lipolyse, hPL 133
Löfgren-Syndrom 77
L/S-Ratio s. Lecithin/Sphingomyelin-Quotient
Lues 223–224
Lungen-Compliance 73
Lungenembolie 82, 102
– Antikoagulanzien 39
– Dyspnoe 75
– Hypertonie, pulmonale 24
– Kardiomyopathie, peripartale 29
– Kontrazeptiva, orale 31
– Phlebothrombose, subfasziale 102
Lungenerkrankungen 74–83
– bronchopulmonale 81–83
– Diagnostik 75
– interstitielle, Dyspnoe 75
Lungenfibrose
– Bronchitis, eitrige 81
– Sarkoidose 77–78
Lungenfunktion, Physiologie 72–74
Lungenödem
– Differentialdiagnose 82
– Dyspnoe 75
– HELLP-Syndrom 167
– Mitralstenose 13
– Phäochromozytom 130
Lungenreifebestimmung
– Diabetes mellitus 140
– L/S-Ratio 140
Lungenreifeinduktion
– Cortisonprophylaxe 140
– Schwangerschaftshypertonie 62
Lungensarkoidose 77–78
– Fibrose 8
– Kortikosteroide 77
– Schwangerschaftsverlauf 78
– Stillzeit 77
Lungenstauung, Mitralklappen-Valvuloplastie 14
Lungentuberkulose s. Tuberkulose
Lungenvenenstauung, Kardiomyopathie, peripartale 29
Lungenvolumina 72
– Dyspnoe 74
Lupus-Anticoagulant-Faktor 272
Lupus erythematodes
– nach Immuntherapie 270
– Niereninsuffizienz, chronische 184
– systemischer 185
Lupuskoagulans, Schwangerschaftshypertonie 48
Lupus-Nephritis 185
luteinisierendes Hormon s. LH
Lymphadenopathie
– HIV-Infektion 333
– Ringelröteln 310
– Röteln 300

Lymphadenopathie
– Toxoplasmose 319
– Zytomegalie 305
Lymphogranulomatose 90, 94–95
Lymphom, malignes, Uterus 250
Lymphopenie, fetale, nach Azathioprintherapie 153
Lymphozyten, Abort, habitueller 268–269
Lymphozytenkultur, gemischte s. MLC

M

MAD (mittlerer arterieller Blutdruck), Schwangerschaftshypertonie 52
Magen-Darm-Ruptur, Polytrauma 232
Magenkarzinom 178
– Differentialdiagnose 117
Magenmotilität, hCG 116
Magensaftaspiration, Mendelson-Syndrom 82
Magnesiumsulfat, Kardiomyopathie, hypertrophische 29
major basic protein s. MBP
Makrohämaturie, Urolithiasis 196
Makrophagen, plazentare 48
Makroprolactinom 121
malignes Melanom s. Melanom, malignes
Malignome, Schwangerenberatung 255–256
Mammakarzinom 253–255
– Hormonrezeptoren 254
– Interruptio 254, **255**
– 5-Jahresüberlebensrate 253
– Lymphknotenbefall, axillärer 254
– Mastektomie 254
– Prognose 253
– Schwangerenberatung 255
– Schwangerschaftseinfluß 253
– Schwangerschaftsverlauf 254
– Strahlentherapie 254
– Therapie, brusterhaltende 255
Mammariapfeifen, Herz-Kreislauf-Erkrankungen 10
Mammatumoren, gutartige, seltene 255
Mangelentwicklung, fetale, Ursachen 49
Marfan-Syndrom 26–27
Marsupialisation 176
Masern-Mumps-Röteln-Impfung, Rötelnprophylaxe 303
Mastektomie, Mammakarzinom 254
MBP (major basic protein), Wehentätigkeit, vorzeitige 275
Megachalikosis 197
Megalozytose, Vitamin-B$_{12}$-Mangel 87
Mehrlingsschwangerschaft, Vorhofseptumdefekt 18
Meigs-Syndrom 252
Melanom
– malignes 224–225
– – Ovar 253
– – Schwangerschaftsverlauf 225
melanozytenstimulierendes Hormon s. MSH
Mendelson-Syndrom 82–83
– Antazida 83
– H$_2$-Rezeptorenblocker 83
– Metoclopramid 83
Meningitis tuberculosa 76

Meningoenzephalitis, Röteln 300
Meralgia paraesthetica 204
6-Mercaptopurin, Darmerkrankungen, entzündliche 152
Methyldopa, Schwangerschaftshypertonie 60
Metoclopramid, Refluxkrankheit, gastroösophageale 150
Metoprolol 36
Metronidazol, Darmerkrankungen, entzündliche 153
Mexiletin 38
Migräne 204
Mikroalbuminurie, Schwangerschaftshypertonie 53
Mikrohämaturie
– Urogenitaltuberkulose 196
– Urolithiasis 196
Mikrophthalmie, Varizellen-Zoster-Infektion 315
Mikroprolactinom 121
Mikrozephalie
– HSV-Infektion 326
– Rötelnembryopathie 301
– Toxoplasmose 321
Mikrozephalus, Zytomegalie 306
Mikrozytose 86
Miliartuberkulose 76
– Differentialdiagnose 82
Milzsarkoidose 78
Milzverletzungen, Polytrauma 233
Mitralinsuffizienz 9, 14
– Kardiomyopathie, hypertrophische 28
– – peripartale 29
– Marfan-Syndrom 26
– systolische Geräusche 10
Mitralklappenersatz, Mitralstenose 14
Mitralklappenfehler, Antikoagulanzien 39
Mitralklappenprolaps 25–26
– Disopyramid 38
– Echokardiographie 25
– Geräuschphänomene 10
– Herzrhythmusstörungen 34
Mitralklappenprothesen, Thromboembolierisiko 15
Mitralklappen-Valvuloplastie, Mitralstenose 14
Mitralklappenverdickung 26
Mitral-Kommissurotomie, Mitralstenose 14
Mitralstenose 13
– diastolische Geräusche 10
MKR (Meinicke-Klärungsreaktion), Lues 223
MLC (gemischte Lymphozytenkultur), Abort, habitueller 267
MMR-Impfung s. Masern-Mumps-Röteln-Impfung
Morbus
– Addison 130
– – Differentialdiagnose 117
– Basedow 123
– Boeck 77–78
– Crohn s. Crohn-Erkrankung
– Cushing 129–130
– Ebstein s. Ebstein-Anomalie
– haemolyticus neonatorum s. Rh-Erythroblastose
– Hodgkin 90, 94–95
– Werlhof 88

Morphin
– intrathekal, Herzfehler, zyanotische 25
– – Hypertonie, pulmonale 24
Mortalität
– fetale s. Fetalmortalität
– mütterliche s. Müttersterblichkeit
– neonatale s. Neonatalmortalität
– perinatale s. Perinatalmortalität
– pränatale s. Pränatalmortalität
MS s. multiple Sklerose
MSH (melanozytenstimulierendes Hormon) 218
Müdigkeit, Herz-Kreislauf-Erkrankungen 9
Müttersterblichkeit
– Aortenstenose 15
– Appendizitis 173
– Bein- und Beckenvenenthrombose 107
– Ductus arteriosus Botalli, offener 18
– Eisenmenger-Komplex 21
– Herzerkrankungen, rheumatische 12
– Herzfehler, zyanotische 25
– Herzklappenprothesen 15
– Hypertonie, pulmonale 24
– Kardiomyopathie, peripartale 30
– koronare Herzkrankheit 31
– Lungenembolie 102
– Nierenversagen, akutes 182
– Präeklampsie 165
– Unfallverletzungen 228
Mukoviszidose 81–82
– Bronchitis, eitrige 81
multiple Sklerose 201–202
Muskeldystrophie 203
– progressive, Typ Duchenne 203
– spinale 203
Muttermilch
– Amiodaron 38
– Chinidin 37
– Digoxin 35
– Disopyramid 38
– Hepatitis B 337
– HIV-Infektion 332
– Metoprolol 36
– Procainamid 38
– Propranolol 36
– Verapamil 37
Mutterschaftsrichtlinien, Rhesus-Inkompatibilität 289
Mutterschaftsvorsorge, Hepatitis B 337–338
Myasthenia gravis 202–203
Myasthenie, neonatale 203
Myelose, megakaryozytäre 92
Myokardinfarkt, koronare Herzkrankheit 31–32
Myokarditis
– AV-Block 33
– Kardiomyopathie, peripartale 30
– Toxoplasmose 319
Myokardsarkoidose 78
Myokardszintigraphie
– koronare Herzkrankheit 32
– Schwangerschaft 12
Myome, Uterus s. Uterus myomatosus
Myomenukleation 249
Myopathien 202–203
Myxödem 126

N

Nabelschnurblut, Schilddrüsenhormone 122
Nabelschnurpunktion s. Chordozentese
Nachblutungen, Uterus myomatosus 249
Nachgeburt, fetomaternale Transfusion 281
Naevi
– aranei 218
– spili 218
Nävuszellnävi 218
– Melanom, malignes 224–225
narzißtische Störungen 210
Natriumnitroprussid 36
– Aneurysma, intrakranielles 36
– Aortendissektion 27
– Kardiomyopathie, peripartale 30
Nebenniere, Schwangerschaft 129–131
Nebennierenmark, Schwangerschaft 130–131
Nebennierenrindeninsuffizienz 130
– Neugeborene, durch Steroide 80
– sekundäre 122
Nebennierenrindensteroide, Plazentapassage 120
Nebennierenrindenunterfunktion 129
– Hyperemesis gravidarum 116
Nebennierenüberfunktion 129
Nebenschilddrüse, Schwangerschaft 127–129
Nelson-Syndrom 121
Neonatalmortalität, Hypertonie, pulmonale 24
Nephrokalzinose, Hyperparathyreoidismus 128
Nephropathie
– diabetische 137, 185–186
– hypokaliämische, Hyperemesis gravidarum 118
Nephrostomie
– perkutane, Harnabflußstörungen 197
– – Pyelonephritis 195
– – Urolithiasis 196
Nerven, periphere, Engpaßsyndrome 204–205
Neuborenendiagnostik, Varizellen-Zoster-Infektion 317
Neugeborene
– Addison-Krise 129
– Bronchitis 81
– Dystrophie, myotonische 203
– Fibrinolyse 99
– Gerinnung 99
– Hepatitis A 156
– Hepatitis B 338
– Hyperthyreose 125
– Hypothyreose 124, **126**
– Hypothyreose-Screening 126
– Myasthenie 203
– Rh-Erythroblastose 282–284
– Schilddrüsenstoffwechsel 125
– Tetanie, Hyperparathyreoidismus 128
– Thrombozyten 100
Neugeborenenanämie, hämolytische, Differentialdiagnose 284
Neugeborenen-Atemnotsyndrom, Asthma bronchiale 80

Neugeborenendiagnostik
- HIV-Infektion 334
- HSV-Infektion 327
- Ringelröteln 312
- Röteln 303
- Toxoplasmose 322
- Varizellen-Zoster-Infektion 317
- Zytomegalie 308

Neugeborenenikterus, Differentialdiagnose 285

Neugeboreneninfektionen 296–299
- Diagnose 297–298
- Ringelröteln 311
- Röteln 299
- Zytomegalie 305–306

Neugeborenenstruma nach Amiodarontherapie 38

Neugeborenenuntersuchung, Vitamin K_1 201

Neugeborenenversorgung, Diabetes mellitus 141

Neuralrohrdefekte
- Alpha-Fetoprotein 201
- durch Antiepileptika 200
- Folsäuremangel 200
- durch Valproinsäure 200

neurologische Erkrankungen 200–206

Neuropathie, motorisch-sensible 203

neurotische Symptome 210

New York Heart Association s. NYHA

Nicht-HLA-Antikörper 262

Nierenerkrankungen
- De-novo-Erkrankungen 182–183
- präexistente 183–186

Nierenersatztherapie, Schwangerschaft 186

Niereninsuffizienz
- chronische 183–184
- HELLP-Syndrom 167
- Schwangerschaftsfettleber 164
- terminale, Hämodialyse 186

Nierenlager
- klopfschmerzhaftes 189
- – Pyelonephritis 195
- – Urogenitaltuberkulose 196
- – Urolithiasis 196

Nierenpunktion, Glomerulonephritis, primäre 185

Nierenrindennekrose, bilaterale 183

Nierentransplantation
- Beratung vor einer Schwangerschaft 187
- Schwangerschaft 186–187

Nierenversagen
- akutes 182–183
- postpartales, idiopathisches 183

Nifedipin 37
- hypertensive Krise 37, 61
- Hypertonie, arterielle 37
- Schwangerschaftshypertonie 61

Nitrate
- koronare Herzkrankheit 32
- organische 36

Nitric-oxide(NO)-Synthetase 5

Nitroglycerin 36
- Hypertonie, arterielle 36
- Mitralstenose 13

NMH s. Heparin, niedermolekulares

Non-A-Non-B-Hepatitis
- s. Hepatitis C
- s. Hepatitis E

Non-Hodgkin-Lymphome 90
- Uterus 250

Nonnensausen, Herz-Kreislauf-Erkrankungen 10

Non-Responder, Rhesus-Inkompatibilität 279, 281

Noradrenalin
- Phäochromozytom 131
- Plazentapassge 120

Nüchternblutzucker, Diabetes mellitus 134

NYHA-Kriterien, Herz-Kreislauf-Erkrankungen 10

O

Oberbauchschmerzen
- HELLP-Syndrom 55, 58, 166
- Leberruptur 167
- Präeklampsie 165
- Schwangerschaftsfettleber 164

Obstipation 153–154
- Ileus 174
- Laxanzien 154–155
- Pyelonephritis, chronische 195

Odynophagie, Refluxkrankheit, gastroösophageale 150

Ödeme
- Differentialdiagnose 9
- Präeklampsie 165
- Schwangerschaftshypertonie 44
- Varikosis 219

Ösophagusvarizen 161

Ösophagusverletzungen, Polytrauma 231

Östrogene
- Asthma bronchiale 79
- Gastroduodenalulkus 175
- Hyperemesis gravidarum 116
- Kapillar- und Alveolenwand 73
- Mammakarzinom 254
- Melanogenese 217–218
- Phäochromozytom 131
- Plasma-Reninaktivität 5
- Plazentapassage 120

Oligohydramnion nach ACE-Hemmer-Therapie 37

Oligurie
- Hyperemesis gravidarum 118
- Nierenrindennekrose, bilaterale 183
- Schwangerschaftshypertonie 45

Omeprazol, Refluxkrankheit, gastroösophageale 150

orale Funktionsstörungen 210–211

Organogenese, Hyperglykämie 137

Organtransplantationen
- HIV-Infektion 330
- Schwangerschaft 263

Osteogenesis imperfecta, Hyperthyreose, maternale 125

Osteoporose
- Heparin 103, 106
- nach Heparintherapie 39

Osteosynthese
- Femurschaftfrakturen 232
- Frakturen 235

Ostitis fibrosa cystica, Hypoparathyreoidismus 128

Oszillometrie 73

Ovarialkarzinom 251, 253

Ovarialtumoren 250–253
- Diagnose 251
- embryonale 252
- Entbindung 252
- Geburtsverlauf 251
- gutartige 252
- Häufigkeit 250
- Histologie 251
- Komplikationen 251
- maligne, Schwangerenberatung 256
- Prognose 251
- solide 252
- Stieldrehung 251
- Therapie 252
- Wochenbett **251**, 252
- zystische 252

Ovarialvenenthrombose, Wochenbett 107

Ovarien
- Karzinoid 253
- Melanom 253
- Sinustumor, endodermaler 253
- Teratom 253

Oxytocin, Kardiomyopathie, hypertrophische 29

Oxytocinbelastungstest, Diabetes mellitus 140

P

Palmarerythem, Lebererkrankungen 155

Palpitationen 32
- Herz-Kreislauf-Erkrankungen 9

Panenzephalitis, Rötelnembryopathie 301

Pankreasfibrose, zystische 81

Pankreaspseudozyste 176

Pankreatitis 176
- Abdomen, akutes 172
- akute 176
- biliäre 176
- chronische 176
- Differentialdiagnose 117
- hämorrhagische 176
- nekrotisierende, Schwangerschaftsfettleber 164

Papeln, urtikarielle 222

Papillomatose, laryngeale, juvenile 241

Papillomavirus, humanes s. HPV

Parathormon s. PTH

Parazervikalblockade, Eisenmenger-Komplex 22

Parvovirus B19 s. Ringelröteln

Pascal (Pa) 3

PCR s. Polymerase-Kettenreaktion

Pemphigoid, bullöses 219

Pentoxyphyllin 270

Perforationsperitonitis, Abdomen, akutes 172

Perikarderguß
- Spätschwangerschaft 11
- Toxoplasmose 321

Perinatalinfektionen
- Hepatitis B 337
- Hepatitis C 339
- HIV-Infektion 332
- Zytomegalie 307

Perinatalmortalität
- Asthma bronchiale 80

Perinatalmortalität
– Diabetes mellitus 132
– Eisenmenger-Komplex 21
– Rh-Erythroblastose 288
– Schwangerschaftscholestase, intrahepatische 163
– Schwangerschaftshypertonie 58
– Thrombozytopenie, idiopathische 294
Perinatalsterblichkeit, Epilepsie 200
Peritonealdialyse, Nierenversagen, akutes 183
Peritonitis 171
– Appendizitis 173
– Differentialdiagnose 248
– Divertikulitis 177
– Gallenblasenerkrankungen 176
– Gastroduodenalulkus 175
– Ileus 174
Pfortaderhochdruck s. portale Hypertension
Pfropfgestose, Schwangerschaftshypertonie 58
Phäochromozytom 130–131
Philadelphia-Chromosom, Leukämie, chronische, myeloische 92
Philtrum, verlängertes, Epilepsie 201
Phlebographie 102
Phlebothrombose, subfasziale 102
Phlegmasia coerulea dolens 104
Photochemotherapie, Impetigo herpetiformis 222
Phototherapie
– Blutgruppenunverträglichkeiten 294
– Rh-Erythroblastose 284
Pigmentsystem, Veränderungen, schwangerschaftsbedingte 217–218
Pigtail-Katheter, Harnabflußstörungen 197
Placenta
– s. a. Plazenta
– praevia, fetomaternale Transfusion 279, 281
Plaques, urtikarielle 222
Plasmapherese, Herpes gestationis 220
Plasmathrombinzeit (PTZ), Fibrinolyse 104
Plasminogen, Blasensprung, vorzeitiger 274–275
Plasminogenaktivator-Inhibitoren 98
– Schwangerschaftshypertonie 55
Plattenepithelkarzinom, Zervix 247
Plazeboeffekt, Immuntherapie 270, 272
Plazenta
– s. a. Placenta
– Anti-HLA-Antikörper 262, **263**
– Anticardiolipinantikörper 272
– Immunologie 263
– Sarkoidose 78
– Villitis 264
– Zytokine 263
Plazentadurchblutung nach Diuretikatherapie 37
Plazentainfarkt
– Anticardiolipinantikörper 273
– Schwangerschaftshypertonie 50
Plazentainsuffizienz
– Asthma bronchiale 80
– Schwangerschaftshypertonie 58
Plazentalaktogen, humanes (hPL), Lipolyse 133

Plazentalösung
– manuelle, Endokarditis, bakterielle 17
– – fetomaternale Transfusion 279
– vorzeitige, Abdomen, akutes 172
– – fetomaternale Transfusion 279
– – Hypothyreose 126
– – nach Immuntherapie 270
– – Nierenrindennekrose, bilaterale 182
– – Unfallverletzungen 228
– – Uterus myomatosus 248
Plazentalösungsstörungen, Uterus myomatosus 248
Plazentapassage
– ACE-Hemmer 37
– Aminophyllin 80
– Amiodaron 38
– Antibiotika 81
– Antikörper 297
– Antituberkulotika 75
– Atenolol 36
– Autoantikörper, TSH-stimulierende 124
– Azathioprin 152
– Chinidin 37
– Digoxin 35
– Disopyramid 38
– Diuretika 37
– Glucose 133
– Heparin 39, 103
– Hepatitis A 156
– Hepatitis B 157
– Hormone 120
– Jodsalze 80
– Laxanzien 154
– Luesantikörper 223
– 6-Mercaptopurin 152
– Mexiletin 38
– Natriumnitroprussid 36
– Propranolol 36
– Sympathikomimetika 80
– Tetrazykline 81
– Theophyllin 80
– Thyreostatika 124
– Thyroxin 124
– Xanthine 80
Plazentareifung, vorzeitige, durch Steroide 80
Plazentaschranke, Rh-Antikörper 281
Plazentationsstörungen, Uterus myomatosus 248
Plazentaverdickung, Toxoplasmose 321
Pleuraerguß
– Kardiomyopathie, peripartale 30
– Wochenbett 11
Pleuritis, Dyspnoe 75
Plexus lumbalis, Kompression 204
Pneumocystis-carinii-Pneumonie, HIV-Infektion 333
Pneumonie
– Toxoplasmose 319
– Zytomegalie 307
Pneumothorax
– Dyspnoe 75
– Polytrauma 231
Pollakisurie
– Pyelonephritis 194
– Urolithiasis 196
– Zystitis 193
Polyarthralgien, Ringelröteln 310

Polymerase-Kettenreaktion
– Hepatitis B 339
– Hepatitis C 158, 339
– Hepatitis E 341
– HIV-Infektion 334
– HSV-Infektion 327
– Rötelnembryopathie 302
– Toxoplasmose 322
– Varizellen-Zoster-Infektion 316
Polyneuritis, Hyperemesis gravidarum 117
Polytrauma 229–234
– Abdominalverletzungen 232
– – perforierende 234
– Bauchtrauma, stumpfes 232–234
– Blutverlust 229
– Extremitätenverletzungen 232
– posttraumatische Phasen 230
– Schädel-Hirn-Verletzungen 230
– Schock, hypovolämischer 230
– Thoraxverletzungen 231–232
Porphyrie, akute, hepatische 203–204
portale Hypertension 161
Portio vaginalis uteri s. Zervix
portokavaler Shunt 161
Postnatalinfektionen
– HIV-Infektion 330
– Ringelröteln 310
– Toxoplasmose 319
– Varizellen-Zoster-Infektion 313
– Zytomegalie 307
Posttransfusionshepatitis 158, 340
posttraumatische Phasen 230–231
Präeklampsie 46, 165–166
– s. a. EPH-Gestose
– aufgepfropfte 46
– Diuretika 37
– HELLP-Syndrom 167
– HLA-DR4 274
– HLA-Homozygotie 264
– Hypothyreose 126
– Immunologie 273–274
– Leberhämatom 177
– Lebertransplantation 162
– Verapamil 36
– Wiederholungsrisiko 62
Pränataldiagnostik
– HIV-Infektion 334
– HSV-Infektion 327
– Ringelröteln 311–312
– Röteln 300, 303
– Rötelnembryopathie 302
– Toxoplasmose 321–322
– Varizellen-Zoster-Infektion 316–317
– Zytomegalie 307–308
Pränatalinfektionen
– Tuberkulose 77
– Varizellen 315
Pränatalmortalität
– Hyperparathyreoidismus 128
– Phäochromozytom 130
Procainamid 37
– Herzrhythmusstörungen 35
– Kardiomyopathie, hypertrophische 28
Progesteron
– Abort, habitueller 270
– Asthma bronchiale 79
– Gastrointestinaltrakt 149
– Herpes gestationis 220
– Obstipation 153

Progesteron
- Plazentapassage 120
- Refluxkrankheit, gastroösophageale 149
Proktokolektomie, Colitis ulcerosa 178
Prolactin
- Fettstoffwechsel 133
- Hyperemesis gravidarum 116
- Schwangerschaft 120
Prolactinom 121
Propranolol 36
- Aortendissektion 27
- Herzrhythmusstörungen 36
- Hyperthyreose 36
- Kardiomyopathie, hypertrophische 36
Prostacyclin (PGI$_2$)
- Schwangerschaft 98
- Schwangerschaftshypertonie 50
Prostacyclinmetaboliten, Schwangerschaftshypertonie 55
Prostaglandine
- Asthma bronchiale 79
- Frühgeburt 274
- Kardiomyopathie, hypertrophische 29
- Wehentätigkeit, vorzeitige 274
Protein C, Schwangerschaftshypertonie 55
Proteinurie
- Leberhämatom, rupturiertes 177
- Nephropathie, diabetische 185
- Niereninsuffizienz, chronische 184
- Präeklampsie 165
- Schwangerschaftshypertonie 44, **45**, 52
Prothrombin, Schwangerschaft 97
Protonenpumpenblocker, Refluxkrankheit, gastroösophageale 150
Prurigo gestationis 220–221
pruritic urticarial papules and plaques of pregnancy (PUPPP) 222
Pruritus gravidarum
- Morbus Hodgkin 94
- Schwangerschaftscholestase 162
Pseudotumor cerebri 205
Psoriasis pustulosa generalisata 221
psychiatrische Erkrankungen 207–214
- Therapie 213–214
psychoneurotische Störungen 212
Psychopharmaka 213
psychoreaktive Erkrankungen 208–211
- Impulse, destruktive 209–210
- - orale 210–211
Psychosen
- s. a. Schwangerschaftspsychosen
- endogene 212
- symptomatische (organische) 213
psychosomatische Störungen 208
- Erscheinungsformen und Psychodynamik 212
Psychosyndrome, hirnorganische 213
Psychotherapie 213
PTCA (perkutane transluminale Koronarangioplastie) 32
PTH (Parathormon), Hyperparathyreoidismus 128
PTT s. Thromboplastinzeit, partielle
PTZ s. Plasmathrombinzeit
Pudendusblockade
- und Antikoagulanzientherapie 39
- Eisenmenger-Komplex 22
- Fallot-Tetralogie 23

Pulmonalarteriendruck, Hydralazin 15
Pulmonalarteriendruckmessung, Schwangerschaft 12
Pulmonalarterien-Einschwemmkatheter
- koronare Herzkrankheit 32
- Mitralstenose 13
- Schwangerschaft 12
Pulmonalarterienthromben, Eisenmenger-Komplex 21
Pulmonalarterienwiderstand
- Eisenmenger-Komplex 21
- Hypertonie, pulmonale 24
Pulmonalinsuffizienz
- Doppler-Sonographie 11
- Kardiomyopathie, peripartale 30
Pulmonalkapillarendruck
- Mitralstenose 13
- Schwangerschaft 12
Pulmonalstenose
- systolische Geräusche 10
- valvuläre 19
PUPPP (pruritic urticarial papules and plaques of pregnancy) 222
Purpura
- thrombotisch thrombozytopenische 183
- thrombozytopenische, idiopathische 88
- - Röteln 300
Pustel, spongiforme, von Kogoj 222
Pyelonephritis 194–195
- akute 194
- Bakteriurie, asymptomatische 192–193
- chronische 195
- Diabetes mellitus 137
- Differentialdiagnose 117, 172, 248
- Ureteroneozystostomie 192
Pyrazinamid 75
Pyurie
- Pyelonephritis, chronische 195
- Urogenitaltuberkulose 196

Q

Querschnittslähmung 203

R

Radiofibrinogentest 102
Radionuklidmethoden, Schwangerschaft 12
Radionuklid-Ventrikulographie, koronare Herzkrankheit 32
Rauchen, Bronchitis, Neugeborene 81
Rechtsherzbelastung 9
Rechtsherz-Einschwemmkatheteruntersuchung, Schwangerschaft 12
Rechtsherzinsuffizienz
- Ebstein-Anomalie 24
- Hypertonie, pulmonale 24
- Links-Katheteruntersuchung 12
- Mitralklappen-Valvuloplastie 14
Rechtsherzversagen
- Fallot-Tetralogie 23
- Hypertonie, pulmonale 24
Rechts-Links-Shunt
- Ebstein-Anomalie 23
- Eisenmenger-Komplex 21
- Fallot-Tetralogie 22

Reentry-Tachykardie, supraventrikuläre, paroxysmale 26, **33**
Reflux, vesikorenaler 192
Refluxkrankheit, gastroösophageale 149–150
Refluxösophagitis 150
Reninaktivität, Plasma, Östrogene 5
Reservevolumen 72
Residualkapazität 72
Residualvolumen 72
Retardierung, geistige, Rötelnembryopathie 301
Retikulozytopenie, Ringelröteln 311
Retinitis, Toxoplasmose 319
Retinopathia diabetica 137
Rhabdomyolyse, Nierenversagen, akutes 182
Rh-Eigenschaft 281
Rh-Erythroblastose 281, **282–284**
- s. a. Rhesus-Inkompatibilität
- Austauschtransfusion 284
- Chordozentese 280, **288**
- Differentialdiagnose 284
- Häufigkeit 282
- Klinik 283
- Pathogenese 283
- Perinatalmortalität 288
- Phototherapie 284
- Transfusionstherapie, intrauterine 288
Rhesus-Antikörper 281
- Albumin-Coombs-Test 282
- Nachweis 282
Rhesus-Inkompatibilität 279–291
- s. a. Rh-Erythroblastose
- Amniozentese 286, **287**
- Delta-E-Wert 287
- Differentialdiagnose 285
- fetomaternale Transfusion 279–281
- - Diagnostik 282
- - Eingriffe, diagnostische 280
- - Geburt 280
- - Gestose 280
- - Non-Responder 279, 281
- - Parität 280
- - Schwangerschaft, gestörte 280
- - Sensibilisierungsrate 280
- - Späteinschwemmung 281
- Fruchtwasser, Spektrophotometrie 286
- Interruptio 289
- Mutterschaftsrichtlinien 289
- Prophylaxe 289–291
- - s. a. Rhesus-Prophylaxe
- - Fehltransfusionen 291
- Rh-Antikörper 282
- Sensibilisierung 281
- - praktisches Vorgehen 287–288
- - Schwangerenbetreuung 285–287
- Sonographie 287
- Therapie 288–289
Rhesus-Prophylaxe 288–289
- ante partum 290
- Anti-D-Immunglobulin 289
- Antikörpertiter 290
- Faktor D 291
- HbF-Zellzählung 290
- Indikationen 289
- Kontrolle 290
- Mutterschaftsrichtlinien 289
- Nutzen 291

rheumatische Herzerkrankungen 12–13
rheumatisches Fieber 12
Ringelröteln 310–312
– Diagnostik 311–312
– Epidemiologie 310
– Erreger 310
– Fetalinfektion 310–311
– Infektion, postnatale 310
– – Schwangerschaft 310–311
– Neugeborenendiagnostik 312
– Pränataldiagnostik 311–312
– Prophylaxe 312
– Symptome 310
– Therapie 312
Rippenserienfrakturen, Polytrauma 231
Röntgen-Thorax
– Schwangerschaft 11
– Strahlenbelastung 75
Röteln 299–304
– Abort 301
– Diagnostik 302
– Embryopathie 301
– Epidemiologie 299
– Erreger 299
– Fetalinfektion 300
– Impfinfektion 299–300
– Labordiagnostik 302–303
– Neugeborenendiagnostik 303
– postnatale 299
– Pränataldiagnostik 301–303
– Prophylaxe 303–304
– Reinfektionen 300
– Schwangerschaft 300
– Symptome 300
– Therapie 303–304
– Virusausscheidung 299
Rötelnembryopathie 296, **300–301**
Röteln-IgM-Test 300
Rötelnimmunglobuline 303
Rötelnimpfung 303
Roll-over-Test, Schwangerschaftshypertonie 53
Rubella s. Röteln
Rubellasyndrom, kongenitales s. Rötelnembryopathie
Rückenschmerzen, Pyelonephritis, chronische 195
Ruhe-EKG
– s. a. EKG
– Kardiomyopathie, peripartale 29

S

Salpingitis, Differentialdiagnose 172
Sarkoidose
– Lunge s. Lungensarkoidose
– Plazenta 78
Sauerstoffaufnahme, Austreibungsphase 73
Schädel-Hirn-Verletzungen, Polytrauma 230
Schädelfrakturen, fetale, Unfallverletzungen 229
Schilddrüsenautoantikörper, Post-partum-Thyreoiditis 127
Schilddrüsenerkrankungen, Herzrhythmusstörungen 34

Schilddrüsenhormone
– Nabelschnurblut 122
– Plazentapassage 120
Schilddrüsenstimulation durch hCG 116
Schilddrüsenstoffwechsel, Neugeborene 125
Schilddrüsenüberfunktion s. Hyperthyreose
Schilddrüsenunterfunktion s. Hypothyreose
Schilddrüsenveränderungen, Schwangerschaft 122–127
Schizophrenie, hyperkinetische 213
Schlagvolumen (SV) 3
– Schwangerschaft 4
Schleifendiuretika 37
Schluckstörungen, Varizellen-Zoster-Infektion 315
Schnittentbindung
– s. a. Entbindung
– abdominale, Aortendissektion 27
– – Eisenmenger-Komplex 22
– – Epilepsie 200
– – Fruchtwasserembolie 82
– – HELLP-Syndrom 62
– – nach Heparintherapie 39
– – HIV-Infektion 333
– – HSV-Infektion 328
– – Ileus 175
– – Karditisprophylaxe, rheumatische 13
– – koronare Herzkrankheit 32
– – Lungenembolie 82
– – Marfan-Syndrom 27
– – Ovarialtumoren 252
– – Phäochromozytom 131
– – Thromboembolie 108–110
– – Thrombose 108–110
– – Thrombozytopenie 89
– – – idiopathische 295
– – Uterus myomatosus 248, 250
– – Uterusverletzungen 234
– – Zervixkarzinom 247
Schock
– Fruchtwasserembolie 82
– hypoglykämischer 137
– hypovolämischer, Polytrauma 230
– – Unfallverletzungen 228
Schrittmachertherapie, AV-Block 33
Schwangere
– Immunantwort 261–262
– Jodversorgung 122–123
Schwangerenberatung
– Carcinoma in situ, Zervix 256
– Herzfehler, angeborene 17
– Malignome 255–256
– Mammakarzinom 255
– Nierentransplantation 187
– Ovarialtumoren, maligne 256
– SLE 185
– Trophoblasttumoren, maligne 256
Schwangerschaft
– Bindegewebe 216
– Blutbildveränderungen 86
– Calciumhaushalt 127–128
– Darmlage 170–171
– Darmmotilität 170
– Eisenhaushalt 86
– Eisenmangel 86

Schwangerschaft
– Eisensubstitution 86
– – prophylaktische 87
– endokrine Organe 120–131
– Fettgewebe 216–217
– Fettstoffwechsel 133
– Fibrinolyse 98
– Folsäure 86
– Folsäuremangel 87
– FSH 120
– Gastrointestinaltrakt 149
– Gefäßsystem 28, 219
– Gerinnungssystem 97–100
– Gewichtszunahme 178
– Haare 217
– Hämodialyse 186
– Harnableitung, künstliche 191–192
– Harnblase 189–190
– Harnleiter 188–189
– Harnröhre 189–190
– Hautdrüsen 217
– Hyperpigmentation 218
– Hypophyse 120–122
– Immunsystem 262
– Infektionen 296–299
– – Immunologie 275–276
– Kernspintomographie 170
– Kohlenhydratstoffwechsel 133
– Kolposkopie 243
– Komplikationen, Immunologie 273–276
– Konisation 243
– LH 120
– Nebenniere 129–131
– Nebennierenmark 130–131
– Nebenschilddrüse 127–129
– Nierentransplantation 186–187
– Nierenveränderungen 179
– Organtransplantationen 263
– Pharmaka, kardiovaskuläre 35–40
– Pigmentsystem 217–218
– Polytrauma 229–234
– Prolactin 120
– Röteln 300
– Schilddrüsenveränderungen 122–127
– Schweißsekretion 217
– Serumparameter 155
– Sonographie 170
– STH 120
– Thrombozyten 98
– Überwachung, zytologische 243
– Vitamin B_{12} 86
– Vitamin-B_{12}-Mangel 87
– Wasserretention 216
– Zervixbiopsie 243
– Zytomegalie 305
– Zytostatikatherapie 90–91
Schwangerschaftsabbruch s. Interruptio
Schwangerschaftscholestase, intrahepatische 162–163
Schwangerschaftsdermatitis, papulöse 220
Schwangerschaftseinfluß
– Colitis ulcerosa 152
– Crohn-Erkrankung 152
– Diabetes mellitus 138
– Lungensarkoidose 77
– Mammakarzinom 253
– Tuberkulose 76
– Zervixkarzinom 246

Schwangerschaftsfettleber 149
– Differentialdiagnose 58, 165
– idiopathische, akute 163–165
– Leberbefunde 164
– Prognose 165
– Symptome 164
Schwangerschaftshypertonie 44–63
– ACE-Hemmer 61
– Acetylsalicylsäure 58–59
– Ätiologie 47–52
– Angiotensin-II-Belastungstest 50, **53**
– Asphyxie, fetale 63
– – postnatale 63
– – Wachstumsretardierung 63
– Autoantikörper 48
– Betarezeptorenblocker 61
– Blutdruck 44
– – 24-h-Messung 56
– – diastolischer 52
– Blutdrucksenkung, antepartale 59
– – hypertone Krise 61
– Blutungen, zerebrale 58
– Calcium 58
– Calciumausscheidung 54
– Clomethiazol 62
– Clonidin 61
– Diagnostik 51, **52**
– Dihydralazin 60
– Diuretika 61
– Doppler-Sonographie 54
– Einteilung 46
– Endotheliose, glomeruläre 62
– Entbindung, vorzeitige 59
– Enzym- und Hormonbestimmungen 54
– epidemiologische Faktoren 47
– Fragmentozyten 57
– Früherkennungsparameter 52
– Früherkennungstests 52–53
– Frühgeburt 63
– Gefäßendothel, Schädigung 48, **50**
– Gerinnungsfaktoren 55–56
– Gewichtsanstieg 53
– Hämatokrit 54, 57
– Hämoglobinkonzentration 54
– Häufigkeit 46
– Handgrifftest, isometrischer 54
– Harnsäure 54
– HELLP-Syndrom 52, **57–58**
– Hydroxyäthylstärke 61
– immunologische Faktoren 47–50
– koronare Herzkrankheit 31
– Kortikosteroide 62
– Kriterien, symptomatische 44–45
– Laboruntersuchungen 54, 57
– Lagerungstest 53
– Leberfunktionstests 57
– Lebertransplantation 162
– Lungenreifeinduktion 61
– MAD 52–53
– Magnesium 58
– Magnesiumsulfat 62
– Methyldopa 60
– Mikroalbuminurie 53
– Morphologie 51
– Natriumnitroprussid 36
– Nifedipin 61
– Oberbauchschmerzen 55
– Pathophysiologie 51, **52**
– Pfropfgestose 58

Schwangerschaftshypertonie
– Prävention 58
– Prognose, kindliche 63
– – mütterliche 62
– Prostacyclin (PGI$_2$) 50
– Prostacyclinmetaboliten, Urin 55
– Prostaglandinstoffwechsel 48
– Proteinurie 44, **45**, 52
– Risikofaktoren 47
– Sedierung 61
– Symptome 52
– Terminologie 45–46
– Therapie 58
– Thromboxan **48**, 50
– Thrombozyten 55
– Thrombozyten-Angiotensin-II-Rezeptoren 55
– Thrombozytencalcium 55
– Tokolyse 62
– Trophoblastinvasion 50
– Überwachungsparameter 55–56
– Untersuchungen, klinische 52–55
– – post partum 63
– Verlauf 57
– Wiederholungsrisiko 63
Schwangerschaftsneurose 209
Schwangerschaftspruritus 162
Schwangerschaftspsychosen 211–213
Schwangerschaftstoxikose s. EPH-Gestose
Schwangerschaftsverlauf
– Asthma bronchiale 79
– Colitis ulcerosa 151
– Crohn-Erkrankung 151
– Epilepsie 200
– nach Harnblasenrekonstruktion 191
– Hepatitis, chronisch-aggressive 160
– Hypothyreose 125–126
– Lungensarkoidose 77–78
– Mammakarzinom 254
– Melanom, malignes 225
– multiple Sklerose 202
– Myasthenia gravis 203
– Querschnittslähmung 203
– Tuberkulose 76
– Uterus myomatosus 248, 250
Schweißsekretion, Schwangerschaft 217
Schwindel 32
– Herz-Kreislauf-Erkrankungen 9
Sectio caesarea s. Schnittentbindung, abdominale
Sedierung, Schwangerschaftshypertonie 61
Sensibilisierung, Rhesus-Inkompatibilität 281
Sepsis, Schwangerschaftsfettleber 164
Serumparameter, Schwangerschaft 155
Sheehan-Syndrom 122
– Nebennierenrindeninsuffizienz, sekundäre 130
Shunt-Operation, splenorenale 161
Shunt-Umkehr
– Ductus arteriosus Botalli, offener 18
– Ebstein-Anomalie 24
– Ventrikelseptumdefekt 21
Sinusarrhythmie 33
Sinusbradykardie 33
Sinustumor, endodermaler, Ovar 253
Sinusvenenthrombosen 205–206
Situs inversus, Fallot-Tetralogie 23

Skalenussyndrom 205
SLE s. Lupus erythematodes, systemischer
Sodbrennen
– Hiatusgleithernie 177
– Refluxkrankheit, gastroösophageale 149
somatotropes Hormon s. STH
Somatotropin s. STH
Sonographie
– Bauchtrauma, stumpfes 232
– Diabetes mellitus 140
– Rhesus-Inkompatibilität 287
– Schwangerschaft 170
Spannungspneumothorax, Polytrauma 231
Speichereisen 86
Spina bifida durch Medikamente 200
Spinalparalyse, spastische 203
Spinnennävi, Lebererkrankungen 155
Spirographie, Dyspnoe 74
Spontanabort
– s. a. Abort
– fetomaternale Transfusion 280
– Phäochromozytom 131
– Porphyrie, hepatische 204
– Risiken 264
Status asthmaticus 78
Stauungsikterus 176
Steatorrhö, Schwangerschaftscholestase, intrahepatische 162
Sterilisation, Diabetes mellitus 141
Sterilität, Hypothyreose 125
Steroide, Asthma bronchiale 78
STH (somatotropes Hormon)
– Hyperemesis gravidarum 116
– Schwangerschaft 120
Stieldrehung, Ovarialtumoren 251
Stillen
– Aciclovir 327
– Epilepsie 201
– Hepatitis A 156
– Hepatitis B 157
– Hepatitis C 158–159
– HIV-Infektion 332
– Rötelnimpfung 303
– Sumatriptan 204
Stillzeit
– Antituberkulotika 75, 78
– Lungensarkoidose 77
– Pharmaka, kardiovaskuläre 35–40
STORCH 297
Stoßwellenlithotripsie, extrakorporale, Urolithiasis 196
Strahlenbelastung
– Ballon-Dilatation 20
– Computertomographie 95
– Herzbinnenraumszintigraphie 12
– Koronarangiographie 12
– Links-Katheteruntersuchung 12
– Myokardszintigraphie 12
– Phlebographie 102
– PTCA 32
– Radiofibrinogentest 102
– Röntgen-Thorax 11, 75
– Stoßwellenlithotripsie, extrakorporale 196
– Valvuloplastie 14
Strahlentherapie
– Mammakarzinom 254
– Zervixkarzinom 246, 256
Streptokinase, Thrombolyse 103

Streßsyndrom, autonomes, Querschnitts-
 lähmung 203
Striae gravidarum 216
Strömungswiderstand, bronchialer 73
Strophulus infantum 221
Struma 123
– euthyreote 123
– fetale, durch Jodsalze 80
– Hyperthyreose 123
– Hypothyreose 126
– Neugeborene, nach Amiodarontherapie
 38
Summerskill-Walshe-Tygstrup-Syndrom
 163
SV s. Schlagvolumen
Sympathikomimetika, Asthma bronchiale
 80
Synkope 9, 32
– Aortenstenose 20
– AV-Block 33
– Eisenmenger-Komplex 21
– Fallot-Tetralogie 22
– Hypertonie, pulmonale 24
systolische Geräusche, Herz-Kreislauf-
 Erkrankungen 10

T

T_4 s. Thyroxin
T_3 s. Trijodthyronin
Tachyarrhythmia absoluta 13
Tachyarrhythmien, Amiodaron 38
Tachykardie
– AV-junktionale s. Reentry-Tachykardie,
 supraventrikuläre, paroxysmale
– Eisenmangel 86
– fetale, durch Sympathikomimetika 80
– Hyperthyreose 124
– Mendelson-Syndrom 82
– Mitralklappenprolaps 26
– supraventrikuläre, Digitalisglykoside 35
– – Ebstein-Anomalie 23
– – fetale, Chinidin 37
– – – Procainamid 38
– – paroxysmale, Vorhofseptumdefekt 18
– ventrikuläre 33
Tachyzoiten, Toxoplasmose 319
TBG (thyroxinbindendes Globulin) 122
– Hyperthyreose 124
Teratom, unreifes, Ovar 253
Tetanie, neonatale, Hyperparathyreoidis-
 mus 128
Thalassämien 87–88
Thekom 252
T-Helferzellen, CD-4-positive 262
Theophyllin 78, 80
Thiaziddiuretika 37
Thoracic-outlet-Syndrom 205
Thorakotomie, Polytrauma 231
Thoraxverletzungen, Polytrauma 231
Thrombektomie 104
Thrombin, Schwangerschaft 98
Thromboembolie 102–110
– Herzfehler, angeborene 16
– Kardiomyopathie, peripartale 30
– Schnittentbindung, abdominale
 108–110
– Wochenbett 107–108

Thromboembolieprophylaxe 105–107
– Antikoagulanzien 105
– Heparin 105
– – niedermolekulares 105–107
– Schnittentbindung, abdominale
 108–109
β-Thromboglobulin, Schwangerschafts-
 hypertonie 55, 57
Thrombolyse
– s. a. Fibrinolyse, therapeutische
– Komplikationen 104
– Remobilisation 104
– Streptokinase 103
– Urokinase 103
– Wochenbett 107
Thrombophlebitis, oberflächliche 102
Thromboplastinzeit, partielle (PTT),
 Fibrinolyse 104
Thrombose 102–110
– s. a. Beinvenenthrombose
– Antikoagulanzien 39, 103
– Diagnose 102
– Heparin 103
– Phlebographie 102
– Radiofibrinogentest 102
– Schnittentbindung, abdominale
 108–110
– Wochenbett 107–108
Thromboseprophylaxe
– Wochebett 108
– Wochenbett 107
Thromboserisiko, Herzklappenprothesen
 15
Thromboxan (TXA_2)
– Schwangerschaft 98–99
– Schwangerschaftshypertonie 48, **50**
Thrombozyten
– Neugeborene 100
– Schwangerschaft 98
– Schwangerschaftshypertonie 55
Thrombozytenaggregationshemmer 103
Thrombozyten-Angiotensin-II-Rezepto-
 ren, Schwangerschaftshypertonie 55
Thrombozytencalcium, Schwangerschafts-
 hypertonie 55
Thrombozytopenie 88–89
– HELLP-Syndrom 57, 166
– nach Heparintherapie 39
– idiopathische 294
– Leberhämatom, rupturiertes 177
– postnatale 88
– Präeklampsie 165
– Ringelröteln 311
– Rötelnembryopathie 301
– Zytomegalie 306
Thymushypoplasie nach Azathioprin-
 therapie 153
thyreoideastimulierendes Hormon s. TSH
Thyreoiditis, postpartale 127
Thyreostatika, Hyperthyreose 124
Thyreotropin-Releasing-Hormon s. TRH
L-Thyroxin s. Thyroxin (T_4)
Thyroxin (T_4) 122
– Hyperthyreose 124
thyroxinbindendes Globulin s. TBG
Tiffeneau-Test 73
TLX-Antigene, Abort, habitueller 268
TNFα (Tumornekrosefaktor alpha)
– Abort, habitueller 267–268

TNFα (Tumornekrosefaktor alpha)
– Frühgeburt 274
– Wehentätigkeit, vorzeitige 274
Tokolyse
– Kardiomyopathie, hypertrophische
 29
– und Kortikosteroide 62
– Schwangerschaftshypertonie 62
– Thrombolyse 104
– Thrombose 102
TORCH 297
Totalkapazität, Lungenfunktion 72
Totgeburt
– Cushing-Syndrom 129
– Hepatitis 156
– – chronisch-aggressive 161
– Hypothyreose 126
– Impetigo herpetiformis 222
– Infektionen 297
– Toxoplasmose 320
toxemic rash of pregnancy 222
Toxoplasmose 319–324
– Diagnostik 321–322
– Epidemiologie 319
– Erreger 319
– konnatale 320
– Neugeborenendiagnostik 322
– postnatale 319, 322
– Pränataldiagnostik 321–322
– Prophylaxe 323
– Schwangerschaft 320, 323–324
– Screening-Tests 320
– Serodiagnostik 322
– Symptome 319
– Therapie 322–323
tPA, Schwangerschaft 98
TPHA-Test, Lues 223
Tracheaverletzungen, Polytrauma 231
Transaminasen
– HELLP-Syndrom 166
– Hepatitis B 157
– Hepatitis Delta 159
– Herpes-simplex-Hepatitis 160
– Präeklampsie 165
– Schwangerschaftscholestase, intrahepati-
 sche 162
– Schwangerschaftsfettleber 164
Transfusion, fetomaternale s. fetomaternale
 Transfusion
Transposition der großen Arterien 23
Treponema-pallidum-Hämagglutinations-
 Test s. TPHA-Test
TRH (Thyreotropin-Releasing-Hormon),
 Plazentapassage 120
TRH-Test, Hyperthyreose 124
Trichomonaden-Urethritis 192
Trijodthyronin (T_3) 122
– Hyperthyreose 124
Trikuspidalatresie 25
Trikuspidalinsuffizienz
– Doppler-Sonographie 11
– Ebstein-Anomalie 23
– Kardiomyopathie, peripartale 29
Trinkstörungen, Hyperparathyreoidismus
 128
Trophoblastantigene 261
Trophoblasterkrankungen
– HLA-Alloantikörper 276
– Immunologie 276

Trophoblastinvasion, Schwangerschafts-
  hypertonie 50
Trophoblasttumoren, maligne, Schwan-
  gerenberatung 256
Trophoblastvesikel, Abort, habitueller 269
TSH (thyreoideastimulierendes Hormon)
  122
– Plazentapassage 120
TSH-Rezeptorantikörper, Hyperthyreose
  124
TSH-stimulierende Autoantikörper 124
T-Suppressorzellen, CD-8-positive 262
TTP (thrombotisch thrombozytopenische
  Purpura) 183
Tubargravidität, Uterus myomatosus 248
Tubarruptur, Abdomen, akutes 172
Tubenligatur, Hypertonie, pulmonale 24
Tuberkulose 75–77
– s.a. Urogenitaltuberkulose
– Chemotherapie 75
– Cor pulmonale 76
– Interruptio 76
– konnatale 77
– Kontrolluntersuchungen post partum 76
– Schwangerschaftsverlauf 76
Tumornekrosefaktor alpha s. TNFα
T-Zellen
– fetoplazentare Einheit 262
– Zytokine 262, 264

U

Übelkeit
– s. Emesis gravidarum
– s. Hyperemesis gravidarum
Ulcus duodeni/ventriculi s. Gastroduo-
  denalulkus
Ultraschall-Flow-Messung 102
Ultraschalluntersuchung s. Sonographie
Unfallverletzungen 228–238
– ärztliches Vorgehen 229
– Fetalrisiken 228–229
– Sicherheitsgurt 228
Ureter
– s.a. Harnleiter
– duplex 190
– fissus 190
Ureteroneozystostomie 192
Urethra s. Harnröhre
Urethritis 193
– Bakteriurie, asymptomatische 192
Urin s. Harn
Urogenitaltuberkulose 195–196
– s.a. Tuberkulose
Urokinase, Thrombolyse 103
Urolithiasis 196
Urticaria papulosa chronica 220
Uteroplazentardurchblutung
– Blutdrucksenkung 19
– Diuretika 13
– Thromboxan (TXA$_2$) 50
Uterus myomatosus 247–250
– Diagnostik 249
– Häufigkeit 247
– Myomenukleation 249
– Schnittentbindung, abdominale 248, 250
– Schwangerschaftskomplikationen 248

Uterus myomatosus
– Schwangerschaftsverlauf 248, 250
– Sonographie 249
– Veränderungen, schwangerschafts-
  bedingte 248
– Wochenbett 249
Uterushämangiom 250
Uterinsinvolution, Uterus myomatosus
  249
Uteruskontraktionen
– Asthma bronchiale 78
– nach Chinidintherapie 37
– Phäochromozytom 130
– Rizinusöl 154
– durch Sympathikomimetika 80
Uterusruptur, Abdomen, akutes 172
Uterustumoren, seltene 250
Uterusverletzungen, Polytrauma 234

V

Vakuumextraktion
– Eisenmenger-Komplex 22
– Herzfehler, zyanotische 25
– Kardiomyopathie, hypertrophische 29
Valproinsäure, Neuralrohrdefekte 200
Valsalva-Manöver
– Aorteninsuffizienz 15
– Kardiomyopathie, hypertrophische 28
Valvotomie, Pulmonalstenose, valvuläre 19
Varikosis 218–219
Varizelleninfektion 313
– Schwangerschaft 314–315
Varizellensyndrom
– kongenitales 312, **314–315**
– – Häufigkeit 315
Varizellen-Zoster-Infektion 312–319
– Diagnose 316
– Epidemiologie 313
– Erreger 313
– Fetus 314
– Geburtstermin 315, 318–319
– Immunglobulin 315, 317
– kongenitale 315
– Kontakt, akuter 318
– Neugeborenendiagnostik 317
– Pränataldiagnostik 316–317
– Pränatalinfektion 315
– Prophylaxe 317–318
– Schwangerschaft 314, 316
– Symptome 314
– Therapie 317
– VZIG 315
VDRL (Venereal Diseases Research
  Laboratory)-Test, Lues 223
Venentonika 219
Venenverschlußplethysmographie 102
Ventilationsgrößen 73
Ventrikelseptumdefekt 20–21
Ventrikelthromben, Kardiomyopathie,
  peripartale 29
Verapamil 36
– Herzrhythmusstörungen, ventrikuläre
  36
– Präeklampsie 36
– Reentry-Tachykardie, supraventrikuläre
  34
– Wehentätigkeit, vorzeitige 36

Verbrauchskoagulopathie
– HELLP-Syndrom 166–167
– Leberhämatom, rupturiertes 177
– Sheehan-Syndrom 122
Verdünnungsanämie 86
Vererbung
– Herzfehler, angeborene 16
– Kardiomyopathie, hypertrophische 27
– Marfan-Syndrom 26
Verschlußdruck, kritischer 3
vesikorenaler Reflux, Ureter-Reimplan-
  tation 192
Vestibulocochlearisschädigung nach
  Chinidintherapie 37
Villitis 264
Virushepatitis 156–160
– Schwangerschaftscholestase, intrahepa-
  tische 162
Virusnachweis
– HIV-Infektion 334
– HSV-Infektion 326
– Röteln 302
– Varizellen-Zoster-Infektion 317
– Zytomegalie 308
Vitalkapazität 72
– Tuberkulose 76
Vitamin-B$_{12}$-Mangel 87
VLDL, Schwangerschaftscholestase,
  intrahepatische 162
vomiting disease of Jamaica 165
Vorhofflattern 33
– Ebstein-Anomalie 23
– Kardiomyopathie, hypertrophische 28
– Mitralstenose 13
– Vorhofseptumdefekt 18
Vorhofflimmern 33
– Ebstein-Anomalie 23
– Herzklappenprothesen 15
– Kardiomyopathie, hypertrophische 28
– Mitralstenose 13
– Vorhofseptumdefekt 18
Vorhofseptumdefekt 18
– Herztöne 10
Vulvatumoren 241

W

Wachstumshormon, Fettstoffwechsel 133
Wachstumsretardierung
– intrauterine, Anticardiolipinantikörper
  273
– – Asthma bronchiale 80
– – Digoxin 13
– – Eisenmenger-Komplex 21
– – HIV-Infektion 335
– – nach Immuntherapie 270
– – Lebertransplantation 162
– – Phäochromozytom 131
– – nach Propranololtherapie 36, 204
– – Rh-Erythroblastose 283
– – Toxoplasmose 321
– – Trophoblastinvasion 50
– – Villitis 264
– postnatale, Schwangerschaftshypertonie
  63
WaR (Wassermann-Reaktion), Lues 223
Wasserretention, Schwangerschaft 216
Weheneinleitung, Asthma bronchiale 79

Wehentätigkeit
- vorzeitige, nach Chinidintherapie 37
- - DHEA-S 275
- - Diabetes mellitus 140
- - Immunologie 274–275
- - Interleukin-1 274
- - Leberhämatom 177
- - major basic protein 275
- - Ovarialtumoren 251
- - nach Propranololtherapie 36, 204
- - Prostaglandine 274
- - Pyelonephritis 194
- - rheumatisches Fieber 12
- - nach Thrombolyse 104
- - TNFα 274
- - Uterus myomatosus 248
- - Verapamil 36
- - nach Zytostatikatherapie 90
Wehenüberwachung, Herzfehler, angeborene 17
Wernicke-Enzephalopathie, Hyperemesis gravidarum 118
Wochenbett
- Addison-Syndrom 130
- Carcinoma in situ 244
- Condylomata acuminata 241
- Diabetes mellitus 141
- Gastroduodenalulkus 175
- Glucosetoleranztest, intravenöser 136
- multiple Sklerose 202
- Ovarialtumoren **251**, 252
- Ovarialvenenthrombose 107
- Pleuraerguß 11
- Rötelnimpfung 303
- Schwangerschaftsfettleber 163
- Thromboembolie 107–108
- Thrombolyse 107
- Thrombose 107–108
- Thromboseprophylaxe 107–108
- Uterus myomatosus 249
- Ventrikelseptumdefekt 21
- Zervixdysplasie 244
Wolff-Parkinson-White-Syndrom 24, 33

X

Xanthine 80
- Asthma bronchiale 80

Z

Zangenextraktion
- Eisenmenger-Komplex 22
- Herzfehler, zyanotische 25
- Kardiomyopathie, hypertrophische 29
zervikale intraepitheliale Neoplasie s. CIN
Zervix
- s. a. Portio...
- Carcinoma in situ 242
- - Häufigkeit 242
- - Schwangerenberatung 256
- - Vorgehen, postpartales 244
- Ektopie 242
- Plattenepithel, invasives 247
Zervixadenokarzinom, klarzelliges 247
Zervixbiopsie, Schwangerschaft 243
Zervixdysplasie 242
- Häufigkeit 242
- postpartale 244
Zervixepithel
- Kanzerisierung, HPV-Infektion 242
- Virus-DNA 242
Zervixepithelatypien, Progression und Regression 243
Zervixkarzinom 244, 246–247
- Episiotomie 247
- Geburtstermin 247
- Operation 246
- Prognose 246
- Strahlentherapie 246, 256
- Wachstumspotential 246
Zervixpolypen 241
Zoster s. Varizellen-Zoster-Infektion
Zungenbrennen, Vitamin-B_{12}-Mangel 87

Zwerchfellhernien, Differentialdiagnose 117
Zwerchfellhochstand, Schwangerschaft **72**, 73
Zwerchfellruptur, Polytrauma 231
Zwillingsschwangerschaft
- HIV-Infektion 332
- Kardiomyopathie, peripartale 29
- Präeklampsie 165
- Schwangerschaftsfettleber 164
Zyanose
- Fehlgeburtsrate 17
- Herzfehler, angeborene 17
Zystitis 193
- Bakteriurie, asymptomatische 192
Zytokine
- Embryonalentwicklung 261
- Plazenta 263
- T-Zellen 262, 264
Zytologie, Schwangerschaft 243
Zytomegalie 304–309
- Antikörpernachweis 307
- Diagnostik 307–308
- Epidemiologie 304
- Erreger 304
- nach Immuntherapie 270
- Infektion, fetale 305–306
- - frühpostnatale 307
- - kongenitale 306, 309
- - postnatale 305
- - Schwangerschaft 305
- Neugeborenendiagnostik 308
- Perinataldiagnostik 307
- Pränataldiagnostik 307–308
- Prophylaxe 309
- Symptome 306
- Therapie 308–309
- Virusnachweis 308
Zytomegalie-Hyperimmunglobulin 38
Zytostatikatherapie
- Mutagenität 91
- Schwangerschaft 90–91